Springer

*Berlin
Heidelberg
New York
Barcelona
Budapest
Hongkong
London
Mailand
Paris
Santa Clara
Singapur
Tokio*

# 9. Kongreß der Deutschsprachigen Gesellschaft für Intraokularlinsen Implantation

17. bis 19. März 1995, Kiel

Herausgegeben von

R. Rochels    G. Duncker    Ch. Hartmann

Mit 242 zum Teil farbigen Abbildungen
und 70 Tabellen

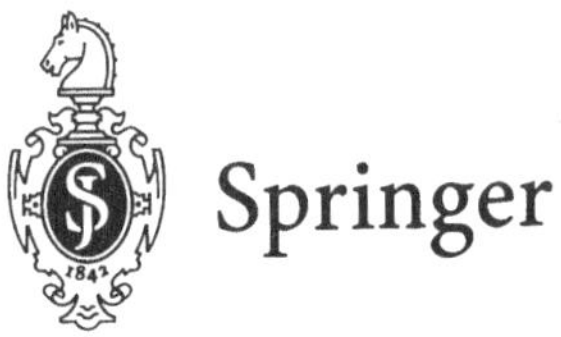

Springer

Prof. Dr. med. Rainer Rochels
Klinik für Ophthalmologie
der Universität Kiel
Hegewischstraße 2
D-24105 Kiel

Prof. Dr. med. Gernot Duncker
Klinik für Ophthalmologie
der Universität Kiel
Hegewischstraße 2
D-24105 Kiel

Prof. Dr. Dr. med. Christian Hartmann
Universitätsklinikum Charité
Medizinische Fakultät der Humbold-Universität zu Berlin
Schumannstraße 20/21
D-10117 Berlin

ISBN-13: 978-3-642-93571-8     e-ISBN-13: 978-3-642-93570-1
DOI: 10.1007/978-3-642-93570-1

ISSN 0941-6609



Satz-, Druck- und Bindearbeiten: Schneider-Druck GmbH, D-91541 Rothenburg ob der Tauber
SPIN: 10480228     26/3134 - 5 4 3 2 1 0 - Gedruckt auf säurefreiem Papier

# Vorwort

Die Herausgeber dieses Buches freuen sich, der interessierten Leserschaft die schriftlichen Fassungen der anläßlich des 9. Kongresses der DGII im März 1995 in Kiel präsentierten Referate, Vorträge, Videos und Poster vorlegen zu dürfen. Dank der optimalen Kooperation mit den einzelnen Autoren ist es uns gelungen, praktisch alle Beiträge in diesen Kongreßband aufnehmen zu können. Ausführliche Referate beschäftigen sich in dieser Veröffentlichung mit kombinierten Kataraktoperationen, mit Problemen der Biometrie bei komplizierten Ausgangssituationen, mit chirurgischen Prinzipien zur Minimierung des operativ induzierten Astigmatismus sowie experimentellen und klinischen Aspekten zur Entstehung und Prävention des Nachstars.

Weiterhin finden sich in diesem Buch neuere, aber bereits bewährte Entwicklungen in der Kataraktchirurgie, wobei auch sich klinisch abzeichnende Tendenzen zur weiteren Optimierung hier Berücksichtigung finden konnten.

Der letzte Abschnitt gibt einen Überblick über den aktuellen Stand der photorefraktiven und -therapeutischen Hornhautchirurgie.

Der vorliegende Kongreßband unterstreicht einmal mehr den hohen wissenschaftlichen Standard der – wie sie seit der Mitgliederversammlung in Kiel heißt – „Deutschsprachigen Gesellschaft für Intraokularlinsen-Implantation und refraktive Chirurgie".

Die Herausgeber hoffen, daß auch der 9. Kongreßband mit dem ihm sicher gebührenden Interesse aufgenommen wird und verbinden hiermit gleichzeitig den besonderen Dank an die Autoren, an Frau K. Kalinowski, Universitäts-Augenklinik Kiel, für die schriftlichen Vorarbeiten sowie an Frau St. Zöller und Frau H. Berger vom Springer-Verlag für die problemlose, konstruktive Zusammenarbeit bei der Fertigstellung dieses Buches in bewährter Aufmachung.

R. Rochels        G. Duncker        Ch. Hartmann

# Inhaltsverzeichnis

## Intraokularlinsen

**Nachstar**

## Refraktive Chirurgie

# Mitarbeiterverzeichnis

AISENBREY, S., Dr. med.
Universitäts-Augenklinik
Joseph-Stelzmann-Straße 9
50931 Köln

AMM, M., Dr. med.
Klinik für Ophthalmologie
der Universität Kiel
Hegewischstraße 2
24105 Kiel

ANDERS, N., Dr. med.
Virchow-Klinikum
Medizinische Fakultät
der Humboldt-Universität
zu Berlin
Augenklinik und Poliklinik
Augustenburger Platz 1
13353 Berlin

AUFFARTH, G. U., Dr. med
Universitäts-Augenklinik
Im Neuenheimer Feld 400
69120 Heidelberg

BACKES-TEPING, C., Dr. med.
Augenklinik
Saarbrücker Winterberg-
kliniken GmbH
Theodor-Heuss-Straße 122
66119 Saarbrücken

BARTZ-SCHMIDT, K. U., Dr. med.
Universitäts-Augenklinik
Joseph-Stelzmann-Straße 9
50931 Köln

BECK, R., Priv.-Doz. Dr. med.
Universitäts-Augenklinik
Doberaner Straße 140
18055 Rostock

BEHRENDT, S., Dr. med.
Klinik für Ophthalmologie
der Universität Kiel
Hegewischstraße 2
24105 Kiel

BLUM, M., Dr. med.
Universitäts-Augenklinik
Im Neuenheimer Feld 400
69120 Heidelberg

BÖMER, T. G., Dr. med.
Universitäts-Augenklinik
Killianstraße 5
79106 Freiburg

CLEMENS, S., Prof. Dr. med.
Universitäts-Augenklinik
Rubenowstraße 2
17487 Greifswald

DICK, B., Dr. med.
Universitäts-Augenklinik
Friedrichstraße 18
35385 Gießen

DUNCKER, G., Prof. Dr. med.
Klinik für Ophthalmologie
der Universität Kiel
Hegewischstraße 2
24105 Kiel

ECKHARDT, H. B., Dr. med.
Augenklinik
Seilerweg 29
36251 Bad Hersfeld

EISENMANN, D., Dr. med.
Universitäts-Augenklinik
Friedrichstraße 18
35392 Gießen

ERB, C., Dr. med.
Universitäts-Augenklinik
Schleichstraße 12
72076 Tübingen

FÖRSTER, W., Priv.-Doz. Dr. med.
Westfälische
Wilhelms-Universität Münster
Klinik und Poliklinik
für Augenheilkunde
Domagkstraße 15
48129 Münster

FRIES, U., Dr. med.
Universitäts-Augenklinik
Theodor-Stern-Kai 7
60590 Frankfurt/M.

GUTERMUTH, D., Dr. med.
Universitäts-Augenklinik
Theodor-Stern-Kai 7
60590 Frankfurt/M.

HAIGIS, W., Dr. rer. nat.
Universitäts-Augenklinik
Josef-Schneider-Straße 11
97080 Würzburg

HEINE, A., Dr. med.
Universitäts-Augenklinik
Doberaner Straße 140
18057 Rostock

HENNEKES, R., Prof. Dr. med.
Universitäts-Augenklinik, VUB
Laarbeeklaan 101
B-1090 Brüssel

HESSEMER, V., Priv.-Doz. Dr. med.
Universitäts-Augenklinik
Friedrichstraße 18
35385 Gießen

HILLE, K., Dr. med.
Universitäts-Augenklinik
Oscar-Orth-Straße 1
66421 Homburg/Saar

HOLSCHBACH, A., Dr. med.
Virchow-Klinikum
Medizinische Fakultät der
Humboldt-Universität zu Berlin
Augenklinik und Poliklinik
Augustenburger Platz 1
13353 Berlin

HÜTZ, W. W., Dr. med.
Augenklinik
Seilerweg 29
36251 Bad Hersfeld

JACOBI, F. K., Dr. med.
Universitäts-Augenklinik
Friedrichstraße 18
35385 Gießen

JACOBI, P. C., Dr. med.
Universitäts-Augenklinik
Joseph-Stelzmann-Straße 9
50931 Köln

JANNECK, U., Dr. med.
Klinik für Anaesthesiologie und
Intensivmedizin
Universitätskliniken des
Saarlandes
Oscar-Orth-Straße 1
66421 Homburg/Saar

KAIN, H. L., Priv.-Doz. Dr. med.
Universitäts-Augenklinik
Mittlere Straße 91
CH-4012 Basel

KAMMANN, J., Priv.-Doz. Dr. med.
St. Johannes-Hospital
Johannesstraße 9–13
44137 Dortmund

KLEIN, U., Dr. med
Universitäts-Augenklinik
Im Neuenheimer Feld 400
69120 Heidelberg

KOHNEN, S., Dr. med.
Klinik Dardenne
Friedrich-Ebert-Straße 23
53177 Bonn

KOHNEN, T., Dr. med.
Bundeswehrkrankenhaus
Abt. Augenheilkunde
Oberer Eselsberg 40
89081 Ulm
und:
Department of Ophthalmology
Cullen Eye Institut
Baylor College of Medicine
6501 Fannin, NC 200
Houston, TX 77030 USA

KRALLMANN, R., Dr. med.
Universitäts-Augenklinik
Moorenstraße 5
40225 Düsseldorf

KRÜGER, H., Dr. med.
Universitäts-Augenklinik
In der Schornau 23–25
44892 Bochum

LERCHE, R.-C., Dr. med.
Universitäts-Augenklinik
Martinistraße 52
20246 Hamburg

LIEKFELD, A. Dr. med.
Virchow-Klinikum
Medizinische Fakultät der
Humboldt-Universität zu Berlin
Augenklinik und Poliklinik
Augustenburger Platz 1
13353 Berlin

MEHDORN, E., Prof. Dr. med.
Marienhospital
Friedrich-Ebert-Allee 98
52066 Aachen

MENAPACE, R.,
Univ.-Prof. Dr. med.
Universitäts-Augenklinik
Abteilung B
Währinger Gürtel 18–20
A-1090 Wien

MITSCHISCHEK, E., Dr. med.
Kreiskrankenhaus
Virchowstraße 8 h
31221 Peine

MITTELVIEFHAUS, H.,
Priv. Doz. Dr. med.
Universitäts-Augenklinik
Killianstraße 5
79106 Freiburg

MOHR, A., Dr. med.
Augenklinik der Städt. Kliniken
Gotenstraße 6–8
65929 Frankfurt/M.

MÜNNICH, S., Dr. med.
Universitäts-Augenklinik
Josef-Schneider Straße 11
97080 Würzburg

NEUHANN, T., Dr. med.
Augenarzt
Helene-Weber-Allee 19
80637 München

NOVÁK, J., MUDr. Csc.
Universitäts-Augenklinik
Sokolská 1
50036 Hradec Králóve
Tschechische Republik

PHAM, D. T., Prof. Dr. med.
Virchow-Klinikum
Medizinische Fakultät der
Humboldt-Universität zu Berlin
Augenklinik und Poliklinik
Augustenburger Platz 1
13353 Berlin

PRINZ, G., Dr. med.
Augenklinik der
Bundesknappschaft
An der Klinik 10
66280 Sulzbach

REIMANN, J., Prof. Dr. med.
Universitätsklinikum
Medizinische Fakultät der
Humboldt-Universität zu Berlin
Charité
Schumannstraße 20/21
10117 Berlin

RENTSCH, F., Prof. Dr. med.
Augenklinik St. Vincentius
Steinhäuserstraße 18
76135 Karlsruhe

RIES, M., Dr. med.
Universitäts-Augenklinik
Im Neuenheimer Feld 400
69120 Heidelberg

SCHIRNER, G., Dr. med.
Universitäts-Augenklinik
Ratzenburger Allee 160
23538 Lübeck

SCHMICKLER, S., Dr. med.
Augenklinik
Am Schloßgraben 13
48683 Ahaus

SCHMIDT, F. U., Dr. med.
Klinik für Ophthalmologie
der Universität Kiel
Hegewischstraße 2
24105 Kiel

SCHMIDT, W., Oberarzt Dr. med.
Universitäts-Augenklinik
Friedrichstraße 18
35385 Gießen

SLOWIK, Ch., Dipl.-Med.
Universitäts-Augenklinik
Doberanerstraße 140
18057 Rostock

STRUCK, H. G., Prof. Dr. med.
Universitäts-Augenklinik
Magdeburger Straße 8
06097 Halle

TEPING, Ch., Prof. Dr. med.
Augenklinik
Saarbrücker
Winterbergkliniken GmbH
Theodor-Heuss-Straße 122
66119 Saarbrücken

VASS, C., Dr. med.
Universitäts-Augenklinik
Währinger Gürtel 18–20
A-1090 Wien

VOIGT, U., Dipl.-Med.
Universitäts-Augenklinik
Bachstraße 18
07740 Jena

WAGNER, R., cand. med.
Universitäts-Augenklinik
Friedrichstraße 18
35392 Gießen

WEBER, J., Priv.-Doz. Dr. med.
Universitäts-Augenklinik
Joseph-Stelzmann-Straße 9
50924 Köln

WEINDLER, J., Dr. med.
Augenklinik und Poliklinik
Universitätskliniken des
Saarlandes
Oscar-Orth-Straße 1
66421 Homburg

WELT, R., Prof. Dr. med.
Augenklinik
Bremserstraße 79
67063 Ludwigshafen

WENKSTERN, A., Dr. med.
Universitäts-Augenklinik
Im Neuenheimer Feld 400
69120 Heidelberg

WENZEL, M., Priv.-Doz. Dr. med.
Universitäts-Augenklinik
Pauwelsstraße
52057 Aachen

WIEGAND, W.,
Prof. Dr. med. Dr. rer. nat.
Augenabteilung des AKH
Tangstedter Landstraße 400
22417 Hamburg

WINDMANN, A., Dr. med.
Universitäts-Augenklinik
Friedrichstraße 18
35392 Gießen

ZEHETMAYER, M., Dr. med.
Augenklinik
Währinger Gürtel 18–20
A-1090 Wien

# Kataraktchirurgie

# Zum derzeitigen Stand der Katarakt- und refraktiven Hornhautchirurgie – Ergebnisse der Umfrage der DGII 1994

M. Wenzel und R. Rochels

**Zusammenfassung.** 1994 wurde wieder eine Umfrage der DGII durchgeführt. Die Angaben von 133 Augenabteilungen, an denen zusammen mit 443 Kollegen kataraktchirurgisch tätig sind, wurden ausgewertet. Von 82% der Ärzte wurde die Phakoemulsifikation bevorzugt. An 63% der Kliniken wurden ambulante Operationen angeboten. In 53% der Kliniken wurden auch Silikonlinsen implantiert.

**Summary.** A survey on the status of cataract and refractive surgery in 1994 has been carried out by the DGII. Data from 133 eye clinics involving a total of 443 surgeons were collected. Some 82% of the eye surgeons preferred phacoemulsification, while 63% offered out-patient surgery and 53% used silicone lenses.

## Einleitung

Seit 1986 führen wir Umfragen durch, um die aktuellen Entwicklungen der Katarakt- und refraktiven Hornhautchirurgie zu erfassen [2–6]. Zu Beginn der Umfragen ließ sich kaum erahnen, welch großer Umschwung auf dem Gebiet der Kataraktchirurgie bevorstand. Diese Auswertungen wurden erst durch die regelmäßige Mitarbeit von einem Großteil der operativ tätigen Kollegen ermöglicht. Wir möchten uns an dieser Stelle herzlich bei allen Teilnehmern für ihre Mühen bedanken. Um den Fragebogen nicht zu überlasten, werden nicht alle Fragen regelmäßig wiederholt, deshalb sei auch auf unsere bisherigen Berichte verwiesen [2–6].

Zählungen der Industrie lassen vermuten, daß in Deutschland pro Jahr ca. 300.000 Linsen implantiert werden. Es gibt etwa 600 Augenkliniken oder Belegarztabteilungen, von denen aber nicht alle kataraktchirurgisch tätig sind. An unserer Umfrage beteiligten sich 133 Augenabteilungen, davon 120 aus Deutschland. Zusammen wurden 121.009 Kataraktoperationen vorgenommen. Damit haben an der Umfrage etwa ¼ aller operativ tätigen Abteilungen teilgenommen, die zusammen ca. ⅓ aller Operationen durchgeführt haben. Demnach waren es überproportional viele Ärzte aus kleineren Belegabteilungen, die sich nicht an der Umfrage beteiligt haben. Die Teilnehmerquote ist im Vergleich zu den vorigen Jahren leider zurückgegangen.

Im Median wurden 691 Katarakte in einem Haus operiert bei maximalen Werten von 4.500/Jahr.

5 Antworten kamen aus Österreich, 5 aus der Schweiz, 120 aus Deutschland und 3 aus anderen Ländern. Bei dem Zusammenwachsen der Länder in Deutsch-

R. Rochels et al. (Hrsg.)
9. Kongreß der DGII
© Springer-Verlag Berlin Heidelberg 1995

land wurde auf eine Differenzierung nach alten und neuen Bundesländern erstmals verzichtet.

## Organisation

Die meisten Antworten (54%) kamen von *Belegärzten,* von denen 2% an selbständigen Augenkliniken arbeiteten. Die Rate der Antworten von angestellten Ärzten aus selbständigen Abteilungen oder Kliniken lag mit 46% geringfügig höher als im vergangenen Jahr.

Die *ambulante Kataraktchirurgie* hat in den letzten Jahren zugenommen (Abb. 1). In einem Drittel der Häuser (38%) wird nie ambulant operiert, in einem weiteren Drittel (31%) wird bis zu 10% ambulant operiert und im letzten Drittel werden über 10% der Patienten ambulant operiert. Die rasante Zunahme der ambulanten Operationen schien sich im letzten Jahr nicht mehr fortgesetzt zu haben.

In den meisten Häusern operieren 1–3 Kollegen Katarakte (Tabelle 1). Die *Zahl der Operateure* hat sich in den letzten Jahren nicht wesentlich geändert.

In Deutschland gibt es derzeit 4,8 stationär behandelte Augenpatienten/1000 Einwohner und Jahr, davon sind etwa 3,5 Patienten Kataraktpatienten. Zusammen mit den ambulant operierten Patienten sind etwa 80% aller Augeneingriffe Kataraktoperationen. Der Anteil der Abteilungen, bei denen die Starchirurgie weniger als 50% des *OP-Spektrums* ausmacht, ist dementsprechend gering (Tabelle 2).

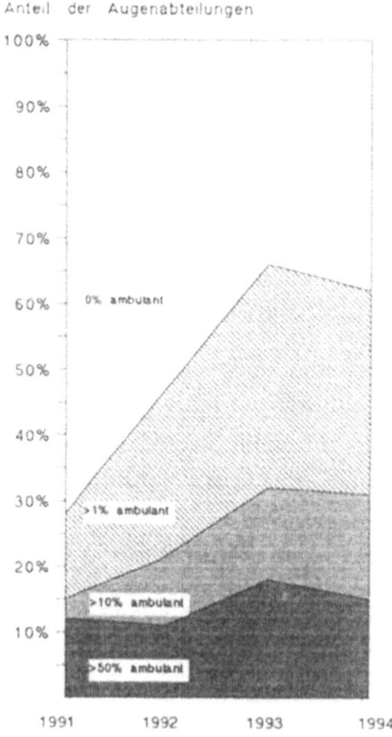


**Abb. 1.** Ambulante Kataraktoperationen 1991–1994. Der Anteil der Kliniken, an denen die ambulante Chirurgie angeboten wird, hat von 28% auf 62% zugenommen: 31% operierten $\geq 10\%$ ambulant; 15% operierten $\geq 50\%$ ambulant

**Tabelle 1.** Kataraktoperateure in einem Haus

| | Anzahl der Kataraktoperateure in einem Haus | | | | | | |
|---|---|---|---|---|---|---|---|
| | 1 | 2 | 3 | 4 | 5 | 6 | 7–14 |
| Anteil der Kliniken [%] | 27 | 24 | 17 | 9 | 5 | 6 | 12 |

**Tabelle 2.** Operationsspektrum

| | Anteil der Kataraktoperationen am gesamten Operationsspektrum in [%] | | | | | | | |
|---|---|---|---|---|---|---|---|---|
| | 0–20 | 21–30 | 31–40 | 41–50 | 51–60 | 61–70 | 71–80 | 81–90 | 91–100 |
| Anteil der Kliniken [%] | 0 | 4 | 6 | 4 | 6 | 11 | 15 | 23 | 35 |

**Tabelle 3.** Operationserfahrung der Operateure in Jahren

| | Anzahl der Jahre, seit denen die Operateure Katarakte operieren | | | | | | |
|---|---|---|---|---|---|---|---|
| | 0–4 | 5–10 | 11–15 | 16–20 | 21–25 | 26–30 | > 30 |
| Anteil der Operateure [%] | 15 | 14 | 15 | 15 | 19 | 12 | 10 |

Die Ermittlung des mittleren *Alters der Operateure* ist schwierig, da auf vielen Fragebögen nur die Altersangabe des ältesten oder das Alter des ältesten und des jüngsten Operateurs genannt wurde. Tendentiell ergibt sich jedoch eine relativ homogene Altersverteilung aus den Antworten (Tabelle 3).

## Operationstechniken

An 82% der Häuser wird inzwischen die *Phakoemulsifikation* bevorzugt, das bedeutet eine nochmalige Zunahme im Vergleich mit dem vorigen Jahre (Abb. 2a). Eine gleiche Entwicklung ist auch in den USA zu verzeichnen, obwohl dort der durchschnittliche Operateur weniger operiert als im deutschsprachigen Europa [1].

Die Implantation von *Silikonlinsen* hat noch etwas zugenommen (Abb. 2b). PMMA blieb zwar an 85% der Kliniken das bevorzugte Material, aber über die Hälfte (54%) der Kollegen haben inzwischen eigene Erfahrungen mit der Implantation von Silikonlinsen. Der Anteil der Abteilungen, an denen überwiegend

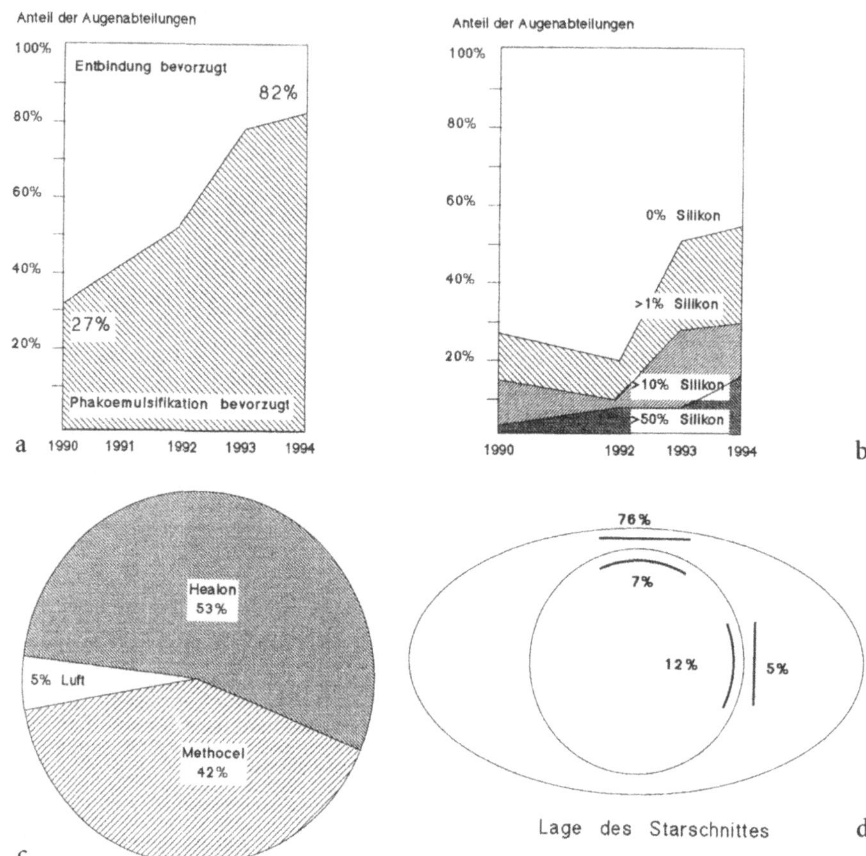



**Abb. 2 a–d.** Operationstechniken **a** Phakoemulsifikation 1990-1994. Der Anteil der Kliniken, in denen die Phakoemulsifikation bevorzugt wird, hat von 27% auf 82% zugenommen. **b** Implantation von Silikonlinsen 1990–1994. Der Anteil der Kliniken, an denen Silikonlinsen implantiert werden, hat von 26% auf 54% zugenommen: 29% implantierten ≥ 10% Silikonlinsen, 15% implantierten ≥ 50% Silikonlinsen. **c** Anteil der Kliniken, an denen 1994 Healon, Methocel oder Luft zur Stabilisierung der Vorderkammer und des Kapselsackes bevorzugt wurde. **d** Bevorzugte Lage des Starschnittes 1994

Silikonlinsen implantiert werden, hat sich im Vergleich zum Vorjahr verdoppelt. In den USA verläuft die Entwicklung parallel [1].

Als raumtaktisches Agens wird weiterhin *Healon* bevorzugt (Abb. 2c). 1990 hatten 45% der Kollegen Healon, 30% Methocel, 21% Luft und 4% wässrige Lösungen bevorzugt. Die Hinwendung zur Phakoemulsifikation seit 1990 einerseits und der zunehmende Kostendruck im gleichen Zeitraum andererseits haben wohl dazu geführt, daß sich die Zahlen nicht stärker geändert haben.

Auf eine *Naht des Starschnittes* wird weiterhin von den meisten, aber lange nicht von allen Kollegen nach der Phakoemulsifikation verzichtet. Die Zahlen haben sich in den letzten Jahren nur wenig geändert. Die Werte von Tabelle 4 bein-

**Tabelle 4** Wundnaht nach der Staroperation

| | Anteil der genähten Starschnitte in [%] | | | | | | |
|---|---|---|---|---|---|---|---|
| | 0 | 0–10 | 11–30 | 31–50 | 51–70 | 71–90 | 91–100 |
| Anteil der Kliniken [%] | 6 | 30 | 9 | 4 | 9 | 10 | 32 |

halten auch die Angaben von den Operateuren, die überwiegend entbinden und überwiegend nähen.

Die Variationsmöglichkeiten der *Lage des Starschnittes* bleibt groß. ³/₄ der Kollegen bevorzugen weiterhin den oben liegenden Schnitt, meist als skleraler Tunnel. Beim temporalen Zugang wird – wie zu erwarten – der korneale Tunnel bevorzugt. Um die Übersichtlichkeit zu wahren, wurden bei den Werten in Abb. 2d nicht berücksichtigt, ob beim Schnitt auf die Präparation eines Tunnels verzichtet wurde oder nicht, da es verschiedenste Techniken gibt.

## Refraktive Hornhautchirurgie

Im Gegensatz zu den vergangenen Jahren war 1994 nur noch eine deutliche Zunahme bei den Excimeroperationen zu verzeichnen (Abb. 3). Die Beliebtheit der

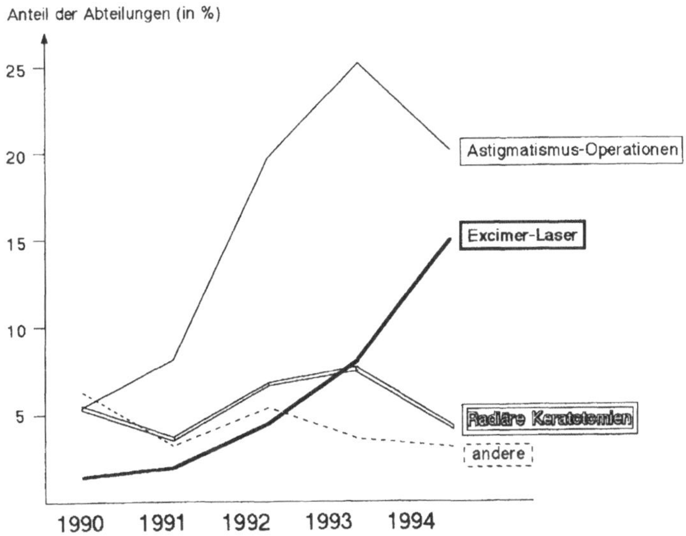


**Abb. 3.** Refraktive Chirurgie 1990–1994. Der Anteil der Kliniken, an denen Excimer-Lasereingriffe vorgenommen werden, hat 1990–1994 von 2% auf 15% zugenommen, andere refraktive Techniken wurden 1994 seltener angeboten als 1993: Astigmatismuschirurgie in 20% der Kliniken, radiäre Keratotomie in 4% und andere refraktive Techniken in 3% der Kliniken.

anderen refraktiven Operationen hat sogar leicht abgenommen. 20% der Kliniken boten 1994 Astigmatismuschirurgie an, 15% Excimerchirurgie, 4% radiäre Keratotimien und 4% andere refraktive Operationen. Es hat sich wiederum kein Kollege an der Umfrage beteilgt, der nur refraktiv chirurgisch arbeitet und nicht kataraktchirurgisch.

## Literatur

1. Leaming DV (1994) Practice styles and preferences of ASCRS members – 1993 survey. J Cataract Refract Surg 20 : 459–467
2. Reim M, Wenzel M, Bucher PJM (1991) Zum derzeitigen Stand der Kataraktchirurgie im deutschsprachigen Europa. In: Wenzel M et al. (Hrsg) 5. Kongreß der DGII. Springer, Berlin Heidelberg New York Tokyo, S 19–30
3. Wenzel M, Gloor B (1993) Zum derzeitigen Stand der Katarakt- und refraktiven Hornhautchirurgie – Ergebnisse der Umfrage der DGII 1992. In: Robert YCA et al. (Hrsg) 7. Kongreß der DGII. Springer, Berlin Heidelberg New York Tokyo, S 88–95
4. Wenzel M, Neuhann Th (1993) Zum derzeitigen Stand der Katarakt- und refraktiven Hornhautchirurgie. In: Neuhann Th et al. (Hrsg) 6. Kongreß der DGII. Springer, Berlin Heidelberg New York Tokyo, S 215–222
5. Wenzel M, Reim M (1987) Kataraktoperationen und Linsenimplantationen 1983–1985. Ergebnisse einer Umfrage anläßlich der 84. Tagung der DOG in Aachen. Fortschr Ophthalmol 84 : 450–452
6. Wenzel M, Wollensak J (1994) Zum derzeitigen Stand der Katarakt- und refraktiven Hornhautchirurgie – Ergebnisse der Umfrage der DGII 1993. In: Pham DT et al. (Hrsg) 8. Kongreß der DGII. Springer, Berlin Heidelberg New York Tokyo, S 135–134

# Kombinierte Kataraktoperation

G. DUNCKER

**Zusammenfassung.** Sind Linsentrübungen mit operablen zusätzlichen visuseinschränkenden Augenveränderungen vergesellschaftet, muß eine kombinierte Kataraktoperation erwogen werden. Dies trifft für Hornhauttrübungen, medikamentös nicht befriedigend einstellbare Glaukome, aber auch für vitrektomiebedürftige Glaskörperveränderungen zu. Im Falle der Kombination einer Keratoplastik mit einer Kataraktoperation liefert das zweizeitige Vorgehen refraktiv bessere Ergebnisse. Die Kombination einer Kataraktoperation mit einer Trabekulektomie oder Goniotrepanation wird von uns dann indiziert, wenn alten Menschen zwei konsekutive Eingriffe erspart werden sollen. Tunneltechniken ermöglichen heute ohne Probleme die Kombination vitreoretinaler Eingriffe mit Kunstlinsenimplantationen. Bei proliferativen diababetischen Retinopathien wird eine kombinierte Vorgehensweise nur dann durchgeführt, wenn die Netzhautsituation stabil und eine ausreichende Laserkoagulation durchgeführt worden ist.

**Summary.** A combination cataract operation must be considered in patients who have additional operable conditions limiting their vision. Examples are corneal scars, glaucoma that cannot be treated with drugs, and opacities in the vitreous cavity. When penetrating keratoplasty is combined with intraocular lens implantation, two consecutive operations yield better refractive results, i.e., a higher percentage of patients with good uncorrected visual acuity. Combined trabeculectomy and phacoemulsification is preferable in elderly glaucoma patients who are not able to tolerate two consecutive operations. Closed system phacoemulsification with a tunnel incision can be performed at every stage of a standard three-port vitrectomy. Intraocular lenses should only be implanted if there is no progressive proliferative vitreoretinopathy and photocoagulation of the fundus has been adequately performed.

## Einleitung

Kommen zu Katarakten Hornhauttrübungen, medikamentös nicht befriedigend einstellbare Glaukome oder Glaskörpereinblutungen hinzu, muß eine kombinierte Kataraktoperation in Erwägung gezogen werden. Hierbei stellt sich nicht selten die Frage, ob einem ein- oder zweizeitigen Operationsverfahren der Vorzug gegeben werden soll. Entscheidende Kriterien bilden hierbei die bestmögliche visuelle Rehabilitation und/oder die rasche Regulierung des intraokularen Druckes. Für die Kunstlinsenimplantation bei Pars-plana-Vitrektomie muß ein stabiler Netzhautbefund gefordert werden.

R. Rochels et al. (Hrsg.)
9. Kongreß der DGII
© Springer-Verlag Berlin Heidelberg 1995

## Triple-Operation

Die in einer Sitzung durchgeführte sogenannte Triple-Operation – bestehend aus Keratoplastik, extrakapsulärer Kataraktextraktion und Hinterkammerlinsenimplantation – wird seit Anfang der 80er Jahre propagiert, weil sie bei Patienten mit Katarakt und Hornhauttrübung am schnellsten eine visuelle Rehabilitation erlaube [2, 6–10, 13–14, 16, 22–23, 26, 29–30, 33, 35, 37, 45]. Dies wurde später sehr eindrücklich durch Studien relativiert, die zeigten, daß die simultane Veränderung zweier refraktiver Größen – Hornhautbrechkraft und Linse – bei etwa der Hälfte der so operierten Augen Anisometropien von mehr als ± 4 bis 5 Dioptrien hervorrufen kann, was die Patienten faktisch einäugig machen kann [4–7, 18]. Ein Kontaktlinsen- oder Brillenausgleich ist häufig nicht möglich. Die Angabe von bestkorrigierten Visus nach Triple-Operationen ist daher nur von eingeschränktem Wert. Refraktive „Ausrutscher" nach Triple-Operation beruhen hauptsächlich auf der postoperativ veränderten kornealen Brechkraft [18, 35, 46]. Dementsprechend ist die Korrelation zwischen prä- und postoperative Kerato-

**Tabelle 1.** Refraktion nach perforierender Keratoplastik und HKL-Implantation

| Triple | ± 2 Dpt (%) | Spanne (Dpt) |
| --- | --- | --- |
| Katz & Forster [18] | 26% | –7,0  bis +8,0 |
| Binder [6] | 56% | –7,0  bis +5,5 |
| Busin et al. [9] | 41% | –5,25 bis +3,75 |
| Musch & Meyer [30] | 67% | –7,0  bis +7,0 |
| Eigene Untersuchung (n = 22) | 50% | –6,25 bis +3,25 |
| Zweizeitig | | |
| Geggel [13] | 95% | –3,75 bis +1,75 |
| Binder [7] | 68% | –3,0  bis +3,5 |
| Eigene Untersuchung (n = 28) | 75% | –4,0  bis +3,0 |

**Tabelle 2.** Immunreaktionen nach perforierender Keratoplastik und HKL-Implantation

| Triple | |
| --- | --- |
| Hunkeler & Hyde [16] | 3% irreversible Abstoßungen |
| Katz & Forster [18] | 4% Allograft-Reaktionen |
| Eigene Untersuchung (n = 22) | 10% Immunreaktionen, alle reversibel |
| Zweizeitig | |
| Geggel [13] | 7 Immunreaktionen vor und 5 nach IOL-Implantation (4–17 Monate) |
| Eigene Untersuchung (n = 28) | 10% Immunreaktionen, alle reversibel, frühestens 8 Monate nach IOL-Implantation |

meterwerten gering [18]. Hinzu kommt, daß in bis zu 24% der Triple-Operationen irreguläre Astigmatismen auftreten können [10]. Tabelle 1 zeigt einen Vergleich der refraktiven Ergebnisse nach ein- oder zweizeitigem Vorgehen. Ein deutlich geringerer Prozentsatz der einzeitig triple-operierten Patienten erreicht Ergebnisse im ± 2-Dioptrien-Bereich. Die weitaus besten Ergebnisse hat Geggel [13] publiziert, der primär an 22 Patienten eine Keratoplastik mit extrakapsulärer Linsenextraktion durchführte und erst sekundär nach der Fadenentfernung eine Hinterkammerlinse implantierte. Die Spanne der refraktiven „Ausrutscher" ist in jedem Fall bei den einzeitig durchgeführten Triple-Operationen größer.

Vergleicht man die aufgetretenen Immunreaktionen bei ein- und zweizeitigem Vorgehen, so gibt es bisher keinen Anhalt dafür, daß Immunreaktionen nach sekundärer Implantation signifikant häufiger aufträten (Tabelle 2). Geggel [13] hat die meisten Immunreaktionen vor der sekundären Hinterkammerlinsenimplantation gesehen. Auch ist ja die Frage, ob eine Immunreaktion 4, 6 oder 8 Monate nach erfolgter Implantation noch mit dem Implantationsvorgang zusammenhängt.

Das operative Vorgehen scheint für das Ergebnis der Triple-Operation von untergeordneter Bedeutung zu sein. Dennoch stellt die einzeitige Triple-Operation erhöhte Anforderungen an das operative Vorgehen. Hinterkammerlinse und Transplantat sollten exakt entsprechend der optischen Achse zentriert sein. Symmetrische Kapselsackfixation der Kunstlinse und exakte Zentrierung des Trepanationssystems sind erforderlich. Der Operateur muß entscheiden, ob er im offenen oder geschlossenen System arbeiten möchte. Die „open sky"-Technik ermöglicht nach der Trepanation die rasche Kernentbindung, allerdings können die Kortexentfernung und die Intraokularlinsenimplantation erschwert sein. Es besteht ein erhöhtes Risiko für Kapselrupturen und suprachorioidale Blutungen.

Soll im geschlossenen System gearbeitet werden, muß nach der Trepanation ein temporärer Hornhautersatz (Abb. 1) eingenäht werden. Hiernach ist die Routinephakoemulsifikation unter kontrollierten intraokularen Druckverhältnissen möglich. Diese Technik eignet sich besonders zur Implantation flexibler Intra-

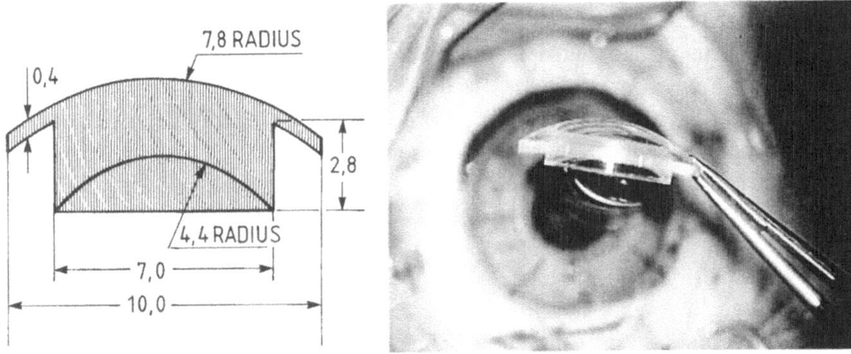


Abb. 1a, b. Silikonkeratoprothese zum temporären Hornhautersatz a in der Schemaskizze und b in der Seitenansicht. Das Aufnähen der Keratoprothese ermöglicht eine Routinephakoemulsifikation im geschlossenen System bei der Triple-Operation

okularlinsen [28]. Studien jedoch, die die Komplikationsrate von „open sky"-Techniken mit dem Vorgehen im geschlossenen System (temporäre Keratoprothese, Phakoemulsifikation) prospektiv verglichen hätten, liegen bisher nicht vor [11, 28].

## Schlußfolgerung

Es kann heute als Konsens angesehen werden, daß die refraktiven Ergebnisse nach zweizeitiger Operation denen von in einer Sitzung durchgeführten Triple-Operationen überlegen sind [2, 13]. Bisher gibt es keine Berichte, wonach Immunreaktionen nach einem zweizeitigen Vorgehen häufiger auftreten. Kontrovers ist bisher, ob die Linsenimplantation vor oder nach der Fadenentfernung durchgeführt werden sollte [5, 7] oder ob bei der Keratoplastik bereits extrakapsulär die Katarakt entfernt werden sollte, bevor dann die Intraokularlinsenimplantation durchgeführt wird [13]. Die besseren Aussichten für eine gute unkorrigierte Sehschärfe nach zweizeitigem Vorgehen werden durch eine erheblich verzögerte visuelle Rehabilitation erkauft.

## Fistulierender Eingriff und Kunstlinsenimplantation

Ist eine Kataraktoperation bei glaukomatös vorgeschädigten Augen mit weitem Kammerwinkel erforderlich, so kommen grundsätzlich drei Möglichkeiten in Betracht: Die alleinige Kataraktoperation, die Kombination der Kataraktoperation mit einem fistulierenden Eingriff oder zwei zeitlich getrennte, separate Eingriffe [15].

### Wie sind die Indikationen?

Ist die Tensio bei maximaler Medikation nicht über 24 erhöht, so ist bei geringen Gesichtsfeldausfällen die alleinige Kataraktextraktion mit HKL-Implantation vertretbar [15]. Bei darüber hinausgehender Dekompensation und erheblichen Gesichtsfeldausfällen würden wir nicht zögern, eine kombinierte Operation durchzuführen. Hierbei kommt in erster Linie die Trabekulektomie am Boden des Tunnels in Frage in Kombination mit Implantation einer faltbaren oder einer Intraokularlinse mit kleiner, sprich 5-mm-Optik [1, 24]. Die kleine Wundfläche bei der Kleinschnittchirurgie scheint für kombinierte Glaukomeingriffe langfristig günstig zu sein und zu weniger Sickerkissenverschlüssen zu führen [27, 36, 39, 40, 47, 48]. Der chirurgisch induzierte Astigmatismus wird durch die Trabekulektomie nicht erhöht [31].

Bei Druckwerten unter 28 wird von Schwenn und Grehn [38] die Kombination der Trabekulotomie mit einer Kataraktextraktion über einen separaten kornealen Zugang empfohlen. Ein neues vereinfachtes Verfahren, das von Anders et al. [3] angegeben wurde, besteht in der T-förmigen radiären Inzision des Tunnelbodens mit peripherer Iridektomie.

Eine wesentliche Erfahrung bei kombinierten Glaukom- und Kataraktextraktionen ist, daß Fibrinreaktionen wesentlich häufiger (54–61%) auftreten [47, 48]. Späte Komplikationen sind iridokapsuläre Synechierungen, eine erhöhte Nachstarfrequenz sowie Sickerkissenverschlüsse [3, 48].

## Pars-plana-Vitrektomie und Kunstlinsenimplantation

Nach Pars-plana-Vitrektomie (ppV) kommt es insbesondere bei Diabetikern häufig zur Katarakt. Frequenzen von 37% und mehr Katarakten nach ppV wurden berichtet [17]. Intraokularlinsenimplantationen bei vitrektomierten Augen werden daher häufig indiziert [17, 43]. Die heutigen Tunneltechniken ermöglichen die problemlose Kataraktentfernung bereits zu Beginn, während oder am Ende einer Pars-plana-Vitrektomie; der Bulbus läßt sich jederzeit tonisieren, die Vitrektomie wird hierdurch nicht erschwert. Entscheidend ist in jedem Fall die Indikationsstellung. Es gilt nach wie vor, daß die Linsenentfernung während der ppV bei Diabetikern das Risiko für ein Neovaskularisationsglaukom um den Faktor 4 erhöht [32, 34].

Als Indikationen für die Pars-plana-Vitrektomie mit kombinierter Hinterkammerlinsenimplantation würden wir die epiretinale Gliose bei gleichzeitig bestehender Katarakt ansehen, aber auch unkomplizierte Glaskörpereinblutungen bei auskoagulierter diabetischer Retinopathie ohne progrediente Neovaskularisationen [12, 19–21, 25, 44]. Gerade bei vitrektomierten Diabetikern sollte eine Kapselsackfixation des Implantates angestrebt werden [12, 25]. Ausgeheilte Uveitiden mit Cataracta complicata und visusbegrenzenden Glaskörpertrübungen [20] können dann mit einer Intraokularlinse versorgt werden, wenn über 6 Monate keine Entzündungen mehr aufgetreten sind und sich der Entzündungsschwerpunkt auch nicht im Bereich des Ziliarkörpers oder der peripheren Retina befunden hat. Traumatische Katarakte mit unkomplizierter Entfernung des intravitrealen Fremdkörpers können ebenfalls mit gutem Erfolg kombiniert operiert werden [19, 41, 42]. Eine Übersicht über die wichtigsten Indikationen für die Kombination einer ppV mit einer Kunstlinsenimplantation gibt Tabelle 3.

Kontraindikationen für die Hinterkammerlinsenimplantation im Rahmen einer Pars-plana-Vitrektomie sind alle Formen florider proliferativer Vitreoreti-

**Tabelle 3.** Indikation für Pars-plana-Vitrektomie und HKL-Implantation

- Epiretinale Gliose und Katarakt
- Degenerative GK-Erkrankungen und Katarakt (z. B. Amyloidose)
- Katarakt bei unkomplizierter GK-Einblutung und auskoagulierter diabetischer Retinopathie ohne progrediente Neovaskularisationen
- Ausgeheilte Uveitis mit Cataracta complicata und visusrelevanten GK-Trübungen (mindestens 6 Monate entzündungsfrei)
- Traumatische Katarakt mit unkomplizierter Entfernung eines intravitrealen Fremdkörpers

**Tabelle 4.** Kontraindikationen: Pars-plana-Vitrektomie und HKL-Implantation

- Floride PVR-Amotio
- Vordere hyaloidale fibrovaskuläre Proliferationen
- Unbehandelte Rubeosis iridis
- Periphere retinale Traktionen
- Riesenrißablatio
- Uveitiden mit Entzündungsschwerpunkt im Bereich des Ziliarkörpers oder der peripheren Retina

nopathie. Insbesondere vordere hyaloidale fibrovaskuläre Proliferationen, eine unbehandelte Rubeosis iridis sowie periphere retinale Traktionen müssen ebenso als Kontraindikationen gelten wie Riesenrißablationes oder Uveitiden, die ihren Entzündungsschwerpunkt im Bereich des Ziliarkörpers und der peripheren Netzhaut haben. Eine Übersicht über die wichtigsten Kontraindikationen für die Kombination einer ppV mit einer Kunstlinsenimplantation gibt Tabelle 4.

## Literatur


1. Allan BDS, Barrett GD (1993) Combined small incision phacoemulsification and trabeculectomy. J Cataract Refract Surg 19 : 97–102
2. Alpap JJ (1980) Keratoplasty with primary and secondary lens implantation. Arch Soc Am Ophtalmol Optom 14 : 151–167
3. Anders N, Pham DT, Mielke C, Wollensak J (1994) Ergebnisse einer kombinierten Kataraktoperation und fistulierenden Operation mit der No-stitch-Technik. In: Pham DT, Wollensak J, Rochels R, Hartmann C (Hrsg) 8. Kongreß der Deutschsprachigen Gesellschaft für Intraokularlinsen Implantation. Springer, Berlin Heidelberg New York Tokyo
4. Binder PS (1985a) Intraocular lens powers used in the triple procedure: effect on visual acuity and refractive error. Ophthalmology 92 : 1561–1566
5. Binder PS (1985b) Secondary intraocular lens implantation during or after corneal transplantation. Am J Ophthalmol 99 : 515–520
6. Binder PS (1986) The triple procedure: refractive results. 1985 update. Ophthalmology 93 : 1482–1488
7. Binder PS (1989) Intraocular lens implantation after penetrating keratoplasty. Refract Corneal Surg 5 : 224–230
8. Bruner WE, Stark WJ, Maumenee AE (1981) Combined keratoplasty, cataract extraction, and intraocular lens implantation: experience at the Wilmer Institute. Ophthalmic Surg 12 : 657–660
9. Busin M, Arffa RC, McDonald MB, Kaufman HE (1987) Combined penetrating keratoplasty, extracapsular cataract extraction, and posterior chamber intraocular lens implantation. Ophthalmic Surg 18 : 272–275
10. Crawford GJ, Stulting RD, Waring GO III et al. (1986) The triple procedure: analysis of outcome, refraction, and intraocular lens power calculation. Ophthalmology 93 : 817–824
11. Duncker G, Eckardt C (1988) Modified temporary keratoprosthesis in the triple procedure: A new surgical technique. J Cataract Refract Surg 14 : 434–436
12. Fung WE (1987) Phacoemulsification and implantation of posterior chamber intraocular lens in eyes with quiescent proliferative diabetic retinopathy. Graefes Arch Clin Exp Ophthalmol 225 : 251–253

13. Geggel HS (1990) Intraocular lens implantation after penetrating keratoplasty. Ophthalmology 97 : 1460–1467
14. Gould HL (1980) Keratoplasty and intraocular lenses. J Am Intraocular Implant Soc 6 : 42–44
15. Grehn F (1990) Chirurgische Glaukomtherapie. Fortschr Ophthalmol 87 [Suppl] : S 175–S 186
16. Hunkeler JD, Hyde LL (1983) The triple procedure: combined penetrating keratoplasty, extracapsular cataract extraction and lens implantation. An expanded experience. J Am Intraocular Implant Soc 9 : 20–24
17. Hutton WL, Pesicka GA, Fuller DG (1987) Cataract extraction in the diabetic eye after vitrectomy. Am J Ophthalmol 104 : 1–4
18. Katz HR, Forster RK (1985) Intraocular lens calculation in combined penetrating keratoplasty, cataract extraction and intraocular lens implantation. Ophthalmology 92 : 1203–1207
19. Koenig SB, Han DP, Mieler WF, Abrams GW, Jaffe GJ, Burton TC (1990) Combined phacoemulsification and pars plana vitrectomy. Arch Ophthalmol 108 : 362–364
20. Koenig SB, Mieler WF, Han DP, Abrams GW (1992) Combined phacoemulsification, pars plana vitrectomy, and posterior chamber intraocular lens insertion. Arch Ophthalmol 110 : 1101–1104
21. Kokame GT, Flynn HW, Blankenship GW (1989) Posterior chamber intraocular lens implantation during diabetic pars plana vitrectomy. Ophthalmology 96 : 603–610
22. Kramer SG (1985) Penetrating keratoplasty combined with extracapsular cataract extraction. Am J Ophthalmol 100 : 129–133
23. Lindstrom RL, Harris WS, Doughman DJ (1981) Combined penetrating keratoplasty, extracapsular cataract extraction and posterior chamber lens implantation. Am Intraocular Implant Soc 7 : 130–132
24. Lyle WA, Jin JC (1991) Comparison of a 3- and 6-mm incision in combined phacoemulsification and trabeculectomy. Am J Ophthalmol 111 : 189–196
25. Mackool RJ (1989) Pars plana vitrectomy and posterior chamber intraocular lens implantation in diabetic patients (letter to the editor). Ophthalmology 96 : 1679–1680
26. Mattax JB, McCulley JP (1989) The effect of standardized keratoplasty technique on IOL power calculation for the triple procedure. Acta Ophthalmol 67 (Suppl 192) : 24–29
27. McCartney DL, Memmen JE, Stark WJ, Quigley HA, Maumenee AE, Gottsch JD, Bernitzky DA, Wong SK (1988) The efficacy and safety of combined trabeculectomy, cataract extraction, and intraocular lens implantation. Ophthalmology 95 : 754–763
28. Menapace R, Skorpik C, Grasl M (1990) Modified triple procedure using a temporary keratoprosthesis for closed-system, small-incision cataract surgery. J Cataract Refract Surg 16 : 230–234
29. Meyer RF, Musch DC (1987) Assessment of success and complications of triple procedure surgery. Am J Ophthalmol 104 : 233–240
30. Musch DC, Meyer RF (1988) Prospective evaluation of a regression-determined formula for use in triple procedure surgery. Ophthalmology 95 : 79–85
31. Papapanos P, Wedrich A, Pfleger T, Menapace R (1992) Induced astigmatism following small incision cataract surgery combined with trabeculectomy. Doc Ophthalmol 82 : 361–368
32. Poliner LS, Christianson DJ, Escoffery RF, Kolker AE, Gordon ME (1985) Neovascular glaucoma after intracapsular and extracapsular cataract extraction in diabetic patients. Am J Ophthalmol 100 : 637–643
33. Pradera I, Ibrahim O, Waring GO III (1989) Refractive results of successful penetrating keratoplasty, intraocular lens implantation with selective suture removal. Refract Corneal Surg 5 : 231–239
34. Rice TA, Michels RG, Maguire MG, Rice EF (1983) The effect of lensectomy on the incidence of iris neovascularization and neovascular glaucoma after vitrectomy for diabetic retinopathy. Am J Ophthalmol 95 : 1–11

35. Samples JR, Binder PS (1985) Visual acuity, refractive error, and astigmatism following corneal transplantation for pseudophacic bullous keratopathy. Ophthalmology 92 : 1554–1560
36. Savage JA, Thomas JV, Belcher D, Simmons RJ (1985) Extracapsular cataract extraction and posterior chamber intraocular lens implantation in glaucomatous eyes. Ophthalmology 92 : 1506–1516
37. Schönherr U, Händel A, Ruprecht KW, Naumann GOH (1988) Simultane perforierende Keratoplastik, Katarakt-Extraktion und Kunstlinsen-Implantation („Triple-Procedure") 1981–1987. Klin Monatsbl Augenheilkd 192 : 644–649
38. Schwenn O, Grehn F (1995) Cataract extraction combined with trabeculotomy. German J Ophthalmol 4 : 16–20
39. Simmons ST, Litoff D, Nichols DA, Sherwood MB, Spaeth GL (1987) Extracapsular cataract extraction and posterior chamber intraocular lens implantation combined with trabeculectomy in patients with glaucoma. Am J Ophthalmol 104 : 465–470
40. Skorpik C, Paroussis P, Gnad HD, Menapace R (1987) Trabeculectomy and intraocular lens implantation: A combined procedure. J Cataract Refract Surg 13 : 39–42
41. Slusher MM, Greven CM, Yu DD (1992) Posterior chamber intraocular lens implantation combined with lensectomy-vitrectomy and intraretinal foreign-body removal. Arch Ophthalmol 110 : 127–129
42. Slusher MM, Sarin LK, Federman JL (1982) Management of intraretinal foreign bodies. Ophthalmology 89 : 369–373
43. Smiddy WE, Stark WJ, Michels RG, Maumenee AE, Terry AC, Glaser BM (1987) Cataract extraction after vitrectomy. Ophthalmology 94 : 483–487
44. Straatsma BR, Pettit TH, Wheeler N, Miyamasu W (1983) Diabetes mellitus and intraocular lens implantation. Ophthalmology 90 : 336–343
45. Taylor DM, Stern AL, McDonald P (1986) The triple procedure: 2 to 10 year follow-up. Trans Am Ophthalmol Soc 84 : 221–249
46. Treumer H, Duncker G (1987) Refraktion des Auges nach perforierender Keratoplastik. Fortschr Ophthalmol 84 : 503–505
47. Wedrich A, Menapace R, Radax U, Papapanos P, Amon M (1992) Combined small-incision cataract surgery and trabeculectomy – technique and results. Int Ophthalmol 16 : 409–414
48. Wedrich A, Menapace R, Radax U, Papapanos P (1995) Long-term results of combined trabeculectomy and small incision cataract surgery. J Cataract Refract Surg 21 : 49–54

# Biometrie bei komplizierten Ausgangssituationen

W. HAIGIS

**Zusammenfassung.** Untersuchungsmethodik und -geräte zur Ultraschallbiometrie und Verfahren zur IOL-Berechnung wurden dargestellt. Darauf aufbauend wurden spezielle Probleme bei komplizierten Ausgangssituationen behandelt. Hierzu gehörten dichte Katarakte, lange und kurze Augen, flache und steile Hornhautradien bzw. ungewöhnliche Hornhauttopographien, z. B. nach hornhautchirurgischen Eingriffen. Weiter wurde das Vorgehen bei Silikonöltamponade, Pseudophakie und Tripleprozedur erörtert. Schließlich wurden allgemeine Empfehlungen zur Vermeidung von Fehlern bei Ultraschallbiometrie und IOL-Berechnung gegeben. Generell empfiehlt sich gerade auch bei Problemfällen die Verwendung der Immersionstechnik für die Achsenlängenmessung und der Einsatz theoretisch-optischer Formeln zur IOL-Bestimmung.

**Summary.** Examination techniques and instrumentation for ultrasonic biometry as well as algorithms for IOL calculations were described. Special problems arising from complicated initial conditions were analyzed, including dense cataracts, long and short eyes, flat and steep corneal curvatures or uncommon corneal topographies, e.g., after corneal surgery. In addition, the biometrical management of silicone oil filled eyes, pseudophakia and triple procedures was discussed. Finally, general recommendations to minimize errors in ultrasonic biometry and IOL calculations were given. The immersion A-scan technique and theoretical IOL formulae should generally be used, especially with problem eyes.

## Einleitung

Im Jahre 1793 entdeckte der italienische Gelehrte Lazzarro Spallanzani die Verwendung von Ultraschall im Tierreich: er konnte experimentell nachweisen, daß Fledermäuse „mit den Ohren sehen" [6]. Nur wenig später (um 1795) wagte sich der Dresdner Hofophthalmologe Casaamata an die erste Implantation einer gläsernen Intraokularlinse [3]. Heute wird die Ultraschallbiometrie routinemäßig zur Vorbereitung einer IOL-Implantation durchgeführt. Der Begriff „Biometrie" wird dabei oft synonym sowohl für die Messungen als auch für die nötigen (IOL-) Berechnungen verwendet.

Das Ergebnis einer Intraokularlinsenimplantation hängt von vielen Faktoren ab: neben der chirurgischen Durchführung selbst spielt die Qualität der in die Berechnungen eingehenden Meßdaten eine große Rolle. So sind Keratometrie und Ultraschallbiometrie zusammen zu etwa 70% für das postoperative Ergebnis verantwortlich. Im Normalfall ist die Durchführung dieser Messungen und die anschließende Berechnung unproblematisch und liefert präzise Ergebnisse.

R. Rochels et al. (Hrsg.)
9. Kongreß der DGII
© Springer-Verlag Berlin Heidelberg 1995

Komplizierte klinische Ausgangssituationen – z. B. wenn Augen in ihrer Geometrie von der Norm abweichen – stellen jedoch u. U. besondere Anforderungen an die Meßmethodik bzw. Auswertung der Meßergebnisse [1, 8]. Zu den Problemfällen für Biometrie und IOL-Berechnung gehören z. B. dichte Katarakte, kurze oder lange Augen, hoher Astigmatismus, Hornhautnarben, Silikonöltamponade, Pseudophakie, geplante Tripleprozedur etc., die im folgenden behandelt werden sollen.

## Material und Methoden

### Biometriegeräte

Für die Ultraschallbiometrie können diagnostische (A-Bild-)Geräte wie auch Laufzeitmeß- oder spezielle Biometriegeräte verwendet werden. Letztere sind sog. Stand-alone-Geräte, die ausschließlich für biometrische, nicht aber diagnostische Zwecke geeignet sind. Abweichend von Diagnostikgeräten besitzen sie u. a. lineare Verstärkerkennlinien und eine geringe Dynamik sowie spezielle Biometrieschallköpfe mit einem zentralen Fixierlicht. Obwohl die Meßaufgabe „Laufzeitmessung" physikalisch wohldefiniert ist, gibt es keine technischen Standards, wie ein Ultraschallbiometriegerät aufgebaut sein muß. Wünschenswert wäre ein hochauflösendes Gerät nach dem Prinzip der simultanen Teilstreckenmessung. Kommerziell sind die verschiedensten Gerätedesigns erhältlich; ihre zeitlichen Auflösungen sind jedoch nicht über den Stand der Technik (ca. 25 nsec) der frühen 80er Jahre hinausgekommen. So können verschiedene Biometriegeräte durchaus abweichende Meßergebnisse liefern, was wiederum bei der IOL-Berechnung durch geeignete Pfuschfaktoren (fudge factors) kompensiert werden muß. Minimale technische Anforderungen sind zwar in KV-Vorschriften und einschlägigen Normen (z. B. IEC 1157) niedergelegt; dennoch sollten Biometriegeräte regelmäßig hinsichtlich ihrer Kalibrierung und klinischen Performanz durch den Anwender überprüft werden.

### Untersuchungstechnik

Zur Ankopplung des Schallkopfs an das Auge stehen die Immersions- und die Kontakttechnik zur Auswahl. Ist keine Vorlaufstrecke vorhanden, so wird die Messung durch den Nullpunktfehler verfälscht. Beim Kontaktverfahren besteht die Gefahr der Korneaeindellung bzw. Bulbusverformung. Entsprechend sind die dabei gewonnenen Meßwerte i.d.R. um 0,2–0,3 mm kürzer als beim Immersionsverfahren. Für hohe Meßqualität – insbesondere bei Problemaugen – ist die Immersionstechnik klar vorzuziehen. Auch in den USA wurden die damit verbundenen Vorteile kürzlich wiederentdeckt [19]. Bei der Untersuchung müssen alle 4 Echos (von Kornea, Vorder- und Rückfläche der Linse, Rückwand) bei möglichst steilem Anstieg möglichst hoch sein. Die Meßwerte sollten innerhalb $\pm$ 0,1 mm reproduzierbar sein, wobei eine Dejustierung des Schallkopfs um 5° bereits eine Meßwertänderung dieser Größe bewirkt. Zur besseren Justierung und

Echoidentifizierung sollte die Biometrie bei erweiterter Pupille durchgeführt werden. Man sollte auf reproduzierbare Meßbedingungen (Verstärkungseinstellungen etc.) achten; die eingestellten Schallgeschwindigkeiten müssen vor Meßbeginn überprüft werden. Besondere Vorsicht ist bei „automatischen" Messungen geboten: die so erhaltenen Ergebnisse sollten bewußt überprüft und „manuell" verifiziert werden.

## IOL-Formeln

Man unterscheidet empirische und theoretische IOL-Formeln. Die bekanntesten empirischen Formeln sind die SRK-I/II-Formeln, wobei die SRK-I-Formel nach Einschätzung ihrer Autoren [15] heute obsolet ist. Die SRK/T- [16], Holladay [12] und Hoffer/Q-Formel [11] sind die momentan gebräuchlichsten theoretisch-optischen Formeln der sog. 3. Generation. Sie beruhen alle auf der Optik dünner Linsen und lassen sich auf die Dünne-Linsen-Formel zurückführen [8]. Unterschiede bestehen in individuellen Modifikationen an den Werten für Vorderkammertiefe, Achsenlänge und Hornhautbrechkraft. Für mittlere Achsenlängen sind die Ergebnisse der SRK II und der gängigen theoretischen Formeln vergleichbar. Bei Problemaugen liefern optische Formeln die besseren Ergebnisse. In jedem Falle müssen die verwendeten Linsenkonstanten anhand von Refrak tionsbilanzen individualisiert werden. Hierzu werden die IOL-Konstanten auf der Grundlage postoperativer biometrischer Messungen so angepaßt, daß die mittlere Abweichung zwischen tatsächlicher und berechneter Refraktion minimiert wird. Wie in einem anderen Beitrag gezeigt, empfiehlt sich sogar eine Konstanenindividualisierung für verschiedene Achsenlängenbereiche.

## Biometrische Problemfälle

### Dichte Katarakte

Wegen des fehlenden Funduseinblicks besteht die Gefahr, mögliche diagnostische Probleme zu übersehen; eine orientierende B-Bild-Untersuchung kann hier sinnvoll sein. Kataraktlinsen weisen u. U. eine erhöhte Schallabsorption und -reflexion auf, so daß möglicherweise kein Bulbusrückwandecho mehr dargestellt wird. Zu geringe Dynamik oder Verstärkungsreserve des Biometriegeräts verstärken das Problem. Vielfachechos erschweren die Identifikation der Linsenrückwand; die Schallkopfjustierung ist nicht einfach, da der Patient das Fixationslicht nicht sehen kann. Für die Schallgeschwindigkeit der Linse findet man je nach Kataraktform Literaturwerte von 1610–1670 m/s; im Mittel wird ein Wert von 1641 m/s verwendet. Eine Abweichung hiervon um $\pm$ 32 m/s führt bei einer 5 mm dicken Linse zu einer Achsenlängenänderung von $\pm$ 0,10 mm ($\approx$ 0,3 dpt IOL-Brechwertänderung). Oft empfiehlt sich, die Messung in der Betriebsart „aphak" bei einer Schallgeschwindigkeit von 1532 m/s durchzuführen und die Linse durch Addition von 0,3 mm zu berücksichtigen.

## Kurze und lange Augen

Hohe Hyperopien und Myopien sind fast immer mit kurzen bzw. langen Achsenlängen verknüpft. Kurze Augen weisen kleinere Vorderkammertiefen und dickere Linsendicken auf; bei langen Augen gilt das Umgekehrte. Hohe Achsenametropien sind i.d.R. durch reguläre Vorderabschnitte mit vergrößerter bzw. verkleinerter Glaskörperstrecke gekennzeichnet. Nach unseren Daten sind ca. 11% aller Augen länger als 25 mm und weitere 11% kürzer als 22 mm; die Mittelwerte (n = 15062) für Achsenlänge, Vorderkammer, Linsendicke und Hornhautradius betragen 23,48 ± 1,67 mm, 3,13 ± 0,50 mm, 4,48 ± 0,69 mm und 7,67 ± 0,27 mm. Die Achsenlängen von Frauen sind um 0,2–0,8 mm kürzer als die von Männern.

Berücksichtigt man, daß Regressionsformeln wie die SRK-II-Formel für mittlere Achsenlängen hergeleitet wurden, so ist klar, daß sie an den Rändern ihres Definitionsbereiches *nicht* mehr zuverlässig eingesetzt werden kann. Die Autoren der SRK-II-Formel selbst raten bei Augen > 28,4 mm von ihrer Formel ab und empfehlen stattdessen eine theoretisch-optische Berechnung. Die gegenüber normalen Augen veränderten okularen Krümmungen oder Verformungen bei langen und kurzen Augen erschweren manchmal die Ultraschallbiometrie, weil es u. U. nicht gelingt, alle 4 Echos gleichzeitig optimal zu justieren. Da das Kontaktverfahren nur drei dieser Echos bereitstellt, ist dies ein weiterer Grund, es hier nicht einzusetzen.

## Hohe Hyperopie

Auf das Problem des „kurzen Auges" wies Hoffer schon 1981 hin [10]. Biometriefehler durch Eindellen des Bulbus in Kontaktankopplung sowie der Nullpunktsfehler wirken sich hier besonders nachhaltig aus (zu kurze Achsenlänge führt zu postoperativer Myopie). Ebenso machen sich Meßfehler bei der Keratometrie stärker bemerkbar als bei langen Augen mit größeren Hornhautradien. Stärkere Abweichungen ergeben sich auch bei Verwendung verschiedener Keratometer durch deren unterschiedliche Kalibrierung (d. h. Verwendung verschiedener fiktiver Hornhautbrechungsindizes). Kurze Augen erfordern Intraokularlinsen mit hohen Brechkräften, die oft erst vorbestellt werden müssen. Bei diesen hohen IOL-Stärken entstehen neue Fehler dadurch, daß sich Scheitel- und Gesamtbrechwert einer Linse deutlich unterscheiden. Die Stärkenangabe von Linsen ist international immer noch nicht genormt, so daß IOL verschiedener Hersteller sowohl durch die Scheitel- als auch durch die Gesamtbrechkraft gekennzeichnet sein können. All diese Fehlerquellen wirken auf unübersichtliche Weise zusammen und tragen zum Problem des kurzen Auges bei. Nach unseren eigenen Erfahrungen ist hier die Immersionstechnik und die Verwendung einer theoretisch-optischen Formel zu empfehlen, deren Konstanten in Refraktionsbilanzen sorgfältig angepaßt wurden. Ebenso berichtet z. B. auch Shammas 1990 [17] immer wieder über erfolgreiche IOL-Implantationen bei Mikro- und Nanophthalmus unter diesen Voraussetzungen.

## Hohe Myopie

Bei langen Augen ist die Forderung, alle 4 okularen Echos im A-Bild bei senkrechtem Anstieg gleichzeitig maximal darzustellen, oft nicht zu erfüllen, da ein

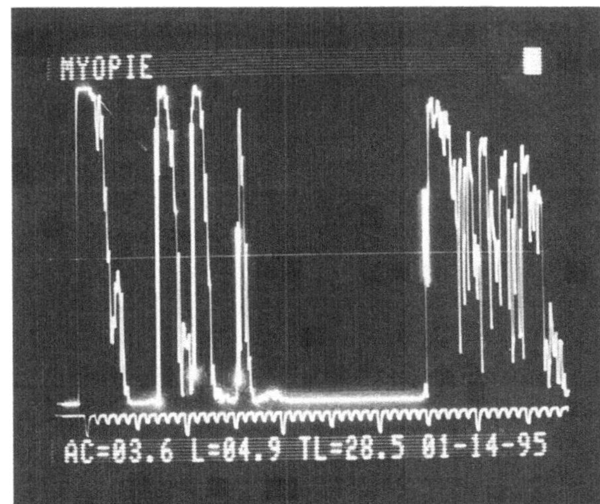


**Abb. 1.** A-Bild Echogramm eines myopen Auges (Achsenlänge = 28,5 mm). Nicht alle 4 Strukturechos lassen sich mit senkrechtem Anstieg darstellen (s. Rückwandecho)

langer Bulbus stärker gekrümmt oder durch ein Staphylom verformt sein kann (Abb. 1). Deren Inzidenz nimmt mit zunehmender Achsenlänge zu. Inkonsistente Achsenlängenwerte bei verschiedenen Messungen trotz sorgfältiger Justierung legen einen solchen Verdacht nahe. Der längste Meßwert ist nicht zwingend der beste. Eine ergänzende B-Bild-Untersuchung bei langen Augen ist anzuraten.

Wie bereits erwähnt, sollte eine theoretisch-optische Formel zur IOL-Berechnung benutzt werden. Es ergeben sich schwache, möglicherweise negative Brechkräfte, die u. U. nicht vorrätig sind. Null- oder Minuslinsen (mit konvexer Seite nach hinten), bilden eine Glaskörperbarriere bzw. stabilisieren diesen.

Neben hornhautrefraktiven Eingriffen steht zur Korrektion hoher Myopien auch die Implantation einer Minuslinse vor der natürlichen Linse zur Verfügung. Ihre Brechkraft D zur Erreichung einer postoperativen Refraktion $REF_{post}$ bei gegebener präoperativer Refraktion $REF_{prä}$ und Hornhautbrechkraft K ergibt sich zu

$$D = \frac{n}{\dfrac{n}{K + P} - d} - \frac{n}{\dfrac{n}{K + Q} - d} \tag{1}$$

$P \quad := REF_{prä}/(1 - HSA\ REF_{prä})$
$Q \quad := REF_{post}/(1 - HSA\ REF_{post})$
HSA: Hornhautscheitelabstand zur Brille (12 mm)
d: (akustische Vorderkammertiefe)

Diese Beziehung läßt sich direkt (ausführliche Publikation in Vorbereitung) aus einem Gaußschen 4-Linsen-System herleiten [7]. Für den Spezialfall $Ref_{post} = 0$ entspricht sie der Formel von VD Heijde et al. [18].

## Flache/steile Hornhautradien – Ungewöhnliche Hornhautgeometrie

Augen mit flachen oder steilen Hornhautradien (z. B. bei Megalo- oder Mikrokornea) oder stark astigmatische Augen müssen nicht zwingend ein Problem für die Ultraschallbiometrie darstellen. Oft jedoch sind die optischen Komponenten, deren Harmonie bei solchen Augen gestört sein kann, dezentriert, so daß gleich steile und gleich hohe Echos schwierig darzustellen sind. Sinnvoll ist ein B-Bild zur Bestimmung der optischen Achsenlage. Wie bei langen und kurzen Augen sollte auch hier bewußt das Korneaecho zur Schallkopfjustierung mit benutzt werden, so daß wieder die Immersionstechnik vor der Kontaktankopplung rangiert.

Es ist einleuchtend, daß bei Abweichungen der Hornhautradien vom normalen Mittelwert, verbunden z. T. mit unharmonischen Vorder- bzw. Hinterabschnitten, empirische IOL-Formeln wie die SRK-II-Formel nicht funktionieren können. Auf daraus resultierende fatale Fehlrefraktionen wies Gernet 1990 hin [5]. Statt dessen ist eine theoretische Formel heranzuziehen.

Bei hohem Astigmatismus sollte man sich bei der IOL-Berechnung am flachsten Hornhautradius orientieren, um zu verhindern, daß postoperativ möglicherweise beide Hauptschnitte hyperop werden. Bedenkt man, daß $^2/_3$ der Gesamtbrechkraft des Auges von der Hornhaut aufgebracht werden, dann ist klar, daß Hornhautnarben oder Topographieänderungen der Hornhaut durch refraktiv-chirurgische Eingriffe ein großes Problem für die IOL-Berechnung darstellen, welches sich zukünftig noch verstärken wird. Die notwendigen zentralen Krümmungsradien sind oft kaum zu bestimmen. Empfohlen wird (z. B. Koch et al. [13]), die aktuelle Hornhautbrechkraft durch Differenzbildung aus der Refraktion vor dem hornhautchirurgischen Eingriff und der damit erreichten Refraktionsänderung herzuleiten. Diese müßte eigentlich auf die Hornhautebene bezogen werden, wodurch sich ein stärkerer Brechwert für die Hornhaut ergäbe. Eine Überschätzung der Hornhautbrechkraft würde jedoch zu einer unerwünschten Unterschätzung der IOL führen. Eine andere Möglichkeit besteht in der Refraktionsbestimmung bei Benutzung einer neutralen Kontaktlinse. Mit manchen modernen Hornhauttopographiescannern ist ebenfalls eine verläßliche Bestimmung der zentralen Hornhautbrechkraft erreichbar. Sinnvoll bei solchen Augen ist in jedem Fall der Einsatz mehrerer Methoden zur Bestimmung der Hornhautbrechkraft und die anschließende Wahl des kleinsten Brechwerts (flachsten Hornhautradius) für die IOL-Berechnung.


## Silikonöltamponade

Augen mit Silikonöltamponade stellen für die Ultraschallbiometrie in mehrfacher Hinsicht ein Problem dar [8]: Die mit 982 m/s um etwa $^1/_3$ geringere Schallgeschwindigkeit von medizinischem Silikonöl im Vergleich zum Glaskörper führt zu einer scheinbaren Verlängerung der Achsenlänge. Bei einem Schwächungskoeffizient von $\approx 1$ dB/mm treten hohe Schallabsorptionsverluste auf, die u. U. allerdings wieder teilweise durch einen günstigeren Reflexionsfaktor für den Übergang Silikonöl-Retina kompensiert werden können. Diese phy-

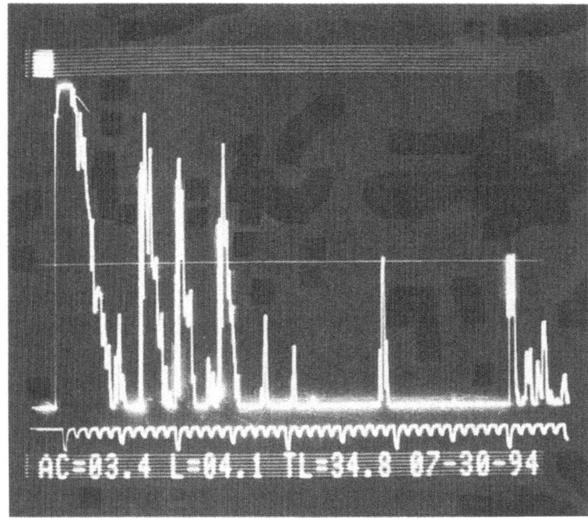


**Abb. 2.** A-Bild-Echogramm eines myopen Auges, dessen Glaskörper durch Silikonöl ersetzt ist. Scheinbare Achsenlänge: 34,8 mm. Scheinbare Glaskörperlänge: 34,8 mm – 4,1 mm – 3,4 mm = 27,3 mm. Wahre Glaskörperlänge: 27,3 mm * 982/1532 = 17,5 mm. Wahre Achsenlänge = 3,4 mm + 4,1 mm + 17,5 mm = 25,0 mm. Das hohe Echo in GK-Raum ist ein Wiederholungsecho vom Übergang Linsenrückfläche/Silikonöl, dessen Reflexionskoeffizient vergleichbar mit dem der Grenzfläche Silikonöl/Retina ist

sikalischen Besonderheiten haben zur Folge, daß bei manchen Biometriegeräten Dynamik und/oder darstellbarer Meßbereich nicht zur Erzeugung auswertbarer Echogramme ausreichen. In diesen Fällen bringt ein Diagnostikgerät bessere Ergebnisse. Schwierig ist oft auch die Identifizierung der Silikonölteilstrecken im Echogramm. Ist dies gelungen, so muß lediglich die falsch angezeigte Strecke $d_{Gerät}$ unter Verwendung der eingestellten Schallgeschwindigkeit $c_{Gerät}$ umgerechnet werden:

$$d_{wahr} = \frac{c_{Öl}}{c_{Gerät}} \, d_{Gerat} \tag{2}$$

Abb. 2 zeigt hierzu ein Beispiel.


## Pseudophakie

Die Ultraschallmessung eines pseudophaken Auges [9] wird erschwert durch die gegenüber biologischen Geweben deutlich abweichenden akustischen Eigenschaften (Schallgeschwindigkeiten, Reflexionsfaktoren) von Intraokularlinsen. Die Schallgeschwindigkeit einer PMMA-Linse ($c_{PMMA}$ = 2718 m/s) führt zu einer scheinbaren Verkürzung, eine Silikonlinse ($c_{Silikon}$ = 1000 m/s) dagegen zu einer scheinbaren Verlängerung der Achsenlänge. Die Vielfachreflexionen einer PMMA-IOL haben u. a. zur Folge, daß die Linsenrückwand nicht sicher identifiziert werden kann. Bei kürzeren Augen kann es auch passieren, daß Mehrfachreflexionen mit Rückwand- und Orbitaechos zusammenfallen, wodurch auch die Netzhautposition nicht mehr identifizierbar ist. Abhilfe ist bei Verwendung der Immersionstechnik möglich durch Variation des Schallkopfabstands, wodurch die störenden Echos aus dem Netzhautgebiet „weggeschoben" werden können. Die meisten Biometriegeräte ignorieren die nicht meßbare Laufzeit durch die IOL, und kompensieren den dadurch verursachten Fehler durch Addition einer

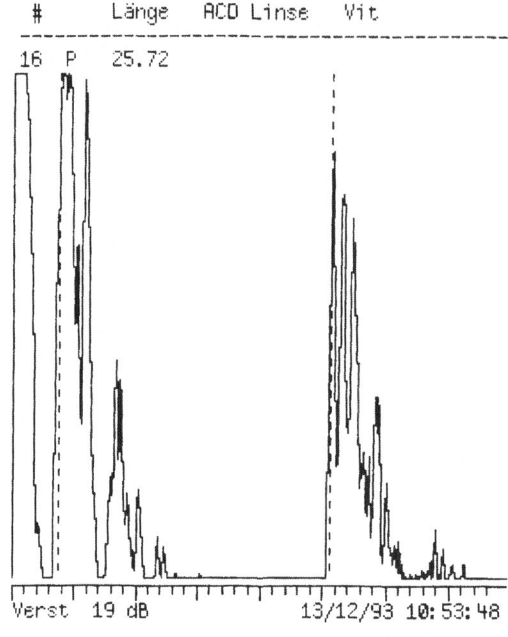


**Abb. 3.** Pseudophake Achsenlänge mit Silikonlinse ($P_{IOL}$ = 14 dptr, $D_{IOL}$ = 6 mm, $c_{IOL}$ = 1000 m/s, $n_{IOL}$ = 1,413, $d_0$ = 0,2 mm). Präoperativ wurde die Achsenlänge zu 25,03 mm bestimmt. Mit der Einstellung $c_{Gerät}$ = 1550 m/s wurde postoperativ AL ($c_{Gerät}$) = 25,72 mm gemessen. Nach (3) ergibt sich $AL_{wahr}$ = 25,72 * 1532/1550 mm – 0,54 mm = 24,88 mm

Konstante (0,3 – 0,5 mm). Diese Korrektur ist für mittlere Brechwerte von PMMA-IOL ausreichend, für alle Silikonlinsen aber katastrophal falsch. Mit einer Näherungsformel läßt sich die wahre Achsenlänge $AL_{wahr}$ aus dem mit der Geräteeinstellung $c_{Gerät}$ erhaltenen Meßwert AL ($c_{Gerät}$) berechnen:

$$AL_{wahr} = AL\,(c_{Gerät})\,\frac{1532\ m/s}{c_{Gerät}} + K \tag{3}$$

$$K := \left(\frac{D_{IOL}^2}{8\,(n_{IOL} - n_{GK})}\,P_{IOL} + d_0\right)\left[1 - \frac{1532\ m/s}{c_{IOL}}\right]$$

$D_{IOL}$: Optikdurchmesser der IOL
$P_{IOL}$: Brechwert der IOL
$c_{IOL}$: IOL-Schallgeschwindigkeit
$d_0$  : Randdicke der IOL (typisch 0,2 mm)
$n_{GK}$: Brechungsindex von Glaskörper (1,336)
$n_{IOL}$: IOL-Brechungsindex (PMMA: 1,490; Silikon: 1,413)

Ein Beispiel zur Korrektur der Achsenlänge eines Auges mit einer Silikonlinse zeigt Abb. 3.


## Triple-Prozedur

Das grundliegende Problem bei der IOL-Berechnung für eine geplante Triple-prozedur liegt in der unbekannten postoperativen Hornhautbrechkraft. Vorgeschlagen wird, diese durch die frühere Hornhautbrechkraft des OP-Auges oder des Partnerauges zu ersetzen. Ebenso wird empfohlen, eine auf individueller Erfahrung beruhende mittlere Hornhautbrechkraft zu benutzen. Die Werte hierfür reichen von 42–46 dpt. In Analogie zur empirischen SRK-Formel wird versucht, für die Emmetropie-IOL P einen statistischen Ansatz der Form

$$P = A + B\,K + C\,L \tag{4}$$

(K: Hornhautbrechkraft des OP-Auges, L: Achsenlänge; A, B, C: Konstanten) zu benutzen. Die Verschiedenheit der in der Praxis eingesetzten Techniken bei der Tripleprozedur verhindert jedoch die Aufstellung einer allgemein gültigen IOL-Formel für diesen Fall. Die besten Ergebnisse werden mit individuell auf den Operateur angepaßten Formeln nach obigem Muster [2] erzielt. Diese sollten sich noch unterteilen in Formeln für präoperativ flache, normale und steile Hornhautradien [4].


**Fehlervermeidung**

In 95% aller Fälle sind beide Augen nahezu isometrisch aufgebaut, d. h., die Seitenunterschiede in den Achsenlängen sind < 0,5 mm und in den Hornhautradien < 0,15 mm [14]. In aller Regel stellt daher das Partnerauge eine vorzügliche Referenz dar. Darauf aufbauend haben verschiedene Autoren [12, 14–16] Empfehlungen formuliert, wie grobe Fehler bei Ultraschallbiometrie und IOL-Berechnung vermieden werden können. Zusammen mit unseren eigenen Erfahrungen lassen sie sich wie folgt zusammenfassen:

- Ultraschallbiometrie überprüfen/wiederholen, wenn
  - Achsenlänge AL < 22 mm,
  - Achsenlänge AL > 25 mm,
  - Seitenunterschied R/L in AL > 0,3 mm,
  - Refraktion und AL nicht korrelieren.
- Keratometrie überprüfen/wiederholen, wenn
  - mittl. HH-Radius > 8,4 mm (K < 40 dpt),
  - mittl. HH-Radius < 7,2 mm (K > 47 dpt),
  - Seitenunterschied R/L in HH-Radius > 0,2 mm (dK > 1 dpt),
  - Astigmatismus und HH-Radien nicht korrelieren.
- IOL-Berechnung überprüfen/wiederholen, wenn
  - individuelle Emmetropie-IOL – Mittelwert für IOL > 3 dpt,
  - Seitenunterschiede R/L in IOL > 1 dpt.

In Zweifelsfällen sollten Überprüfungsmessungen durch eine zweite Person, möglichst mit einem anderen Gerät, vorgenommen werden. Zum Ausschluß größerer systematischer Fehler empfiehlt sich, z. B. den Achsenlängenmittelwert eines repräsentativen Patientenkollektivs (n > 50) zu bestimmen. Dieser sollte bei ca. 23,5 mm (bei Kontaktankopplung bei ca. 23,3 mm) liegen. Jede Abweichung um 1/10 mm von diesem Wert entspricht einer Refraktionsänderung um etwa $^1/_4$ dpt.

## Literatur


1. Buschmann W, Trier HG (Hrsg) (1989) Ophthalmologische Ultraschalldiagnostik. Springer, Berlin Heidelberg New York
2. Crawford JG, Stulting RD, Waring GO, Van Meter WS, Wislon LA (1986) The triple procedure. Analysis of outcome, refraction and intraocular lens power calculation. Ophthalmology 93 : 817–824
3. Fechner PU (1980) Intraokularlinsen. F. Enke, Stuttgart
4. Gabel MG, Meyer RF, Musch DC (1986) Intraocular lens power. In: Brightbill FS (ed) Corneal Surgery: Theory, technique and tissue. CV Mosby, St. Louis, pp 153–157
5. Gernet H (1990) Zur IOL-Planung. Geometrisch-optische Formel und SRK I und II. Ophtalmologie 4 : 96–101
6. Guthoff R (1988) Ultraschall in der ophthalmologischen Diagnostik. F. Enke, Stuttgart
7. Haigis W (1991) Strahldurchrechnung in Gauß'scher Optik zur Beschreibung des Systems Brille-Kontaktline-Hornhaut-Augenlinse (IOL). In: Schott K, Jacobi KW, Freyler H (Hrsg) 4. Kongr. d. Deutsch. Ges. f. Intraokularlinsen Implant. Essen 1990. Springer, Berlin Heidelberg New York Tokyo, S 233–246
8. Haigis W (1995) Biometrie. In: Straub W, Kroll P, Küchle HJ (Hrsg) Augenärztliche Untersuchungsmethoden, 2. Aufl. F. Enke, Stuttgart
9. Haigis W, Kammann J, Allmers R (1994) Zur Korrektur echographisch gemessener pseudophaker Achsenlängen bei Augen mit Intraokularlinsen aus verschiedenen Materialien. In: Pham DT, Wollensak J, Rochels R, Hartmann Ch (Hrsg). 8. Kongr. d. Deutsch. Gesellsch. f. Intraokularlinsen Implant, Berlin 1994. Springer, Berlin Heidelberg New York Tokyo, S 360–365
10. Hoffer KJ (1981) Intraocular lens calculation: the problem of the short eye. Ophthalmic Surg 12(4) : 269–272
11. Hoffer KJ (1993) The Hoffer Q formula: a comparison of theoretic and regression formulas. J Cataract Refract Surg 19 : 700–712
12. Holladay JT, Musgrove KH, Prager TC, Lewis JW, Chandler TY, Ruiz RS (1988) A three-part system for refining intraocular lens power calculations. J Cataract Refract Surg 14 : 17–24
13. Koch DD, Liu JF, Hyde LL, Rock RL, Emery JM (1989) Refractive complications of cataract surgery after radial keratotomy. Am J Ophthalmol 108 : 676–682
14. Olsen T (1994) persönl. Mitteilung
15. Retzlaff J, Sanders DR, Kraff MC (1990a) Lens Implant Power Calculation – A manual for ophthalmologists & biometrists, 3rd ed. Slack, Thorofare NJ
16. Retzlaff J, Sanders DR, Kraff MC (1990b) Development of the SRK/T intraocular lens implant power calculation formula. J Cataract Refract Surg 16(3) : 333–340
17. Shammas HJ (1990) Axial length measurements and IOL power calculations in microphthalmic eyes. In: Sampaolesi R (ed) Ultrasonography in Ophthalmology, Vol 12. Kluwer Academic Publishers, Dordrecht, pp 145–148
18. VD Heijde GL, Fechner PU, Worst JGF (1988) Optische Konsequenzen der Implantation einer negativen Intraokularlinse by myopen Patienten. Klin MBl Augenheilkd 192 : 99–102
19. Weymouth J (1993) Immersion A-scan enjoys resurgence. Oc Surg News 4 (10) : 30–31

# Phakotip versus Megatip versus Phakotmesistip (Videodemonstration)

R. WELT

**Zusammenfassung.** Klinische Erprobung von Phakotipvariationen zeigt Vorteile für eine gestufte trichterförmige Gestaltung gegenüber einer den herkömmlichen Tip ergänzenden Rotation des Tips.

**Summary.** Clinical investigation of phacotip variations showed advantages of funnel-shaped tips compared to normal tips with additional tip rotation.

## Einleitung

Die Kelman Phakoemulsifikation hat seit ihrer Einführung 1970 große Verbreitung gefunden und zu einer Restauration der extrakapsulären Technik geführt. In den ersten 20 Anwendungsjahren hat es lediglich am eigentlichen Operationssystem Verbesserungen gegeben, wie Wechsel vom magnetostriktiven zum energiereicheren piezoelektrischen Antrieb, Autotuning von Frequenz und Hub, gepulste Energieabstrahlung, lineare bzw. logarithmische Steuerung der Phakointensität und Aspirationskraft.

Die Ultraschallspitze, der Phakotip, erfuhr in dieser Zeit nur unbedeutende Veränderungen wie unterschiedliche Anschrägung des Tipendes und Variation des Gesamtdurchmessers, Maßnahmen, die keine faßbaren Effektivitätssteigerungen ergaben.

Erst in den 90er Jahren besannen sich Konstrukteure und Anwender darauf, daß der Phakotip selbst noch erhebliche Möglichkeiten der Effektivitätssteigerung bietet. Vorreiter war der Smallport-Tip, der durch Verbreiterung der Tipwandung Vergrößerung der Energieabstrahlfläche erreichte, jedoch dadurch an Schneidwirkung verlor. Deutlich besser ist die Effektivität beim Cobratip, der durch trichterförmige Innengestaltung des Tipendes zusätzliche Energieabstrahlung freisetzt und damit bei gleichem Energieangebot schnellere Kernaufarbeitung ermöglicht.

Hier soll über zwei weitere Neukonstruktionen des Phakotips und deren klinische Anwendung berichtete werden. Der Megatip baut auf den Konstruktionsmerkmalen von Smallport und Cobratip auf, der Phakotmesistip setzt auf ergänzende Schneidfunktion durch Rotation zusätzlich zur Vorwärtsbewegung des Phakoprinzips.

R. Rochels et al. (Hrsg.)
9. Kongreß der DGII
© Springer-Verlag Berlin Heidelberg 1995

## Klinische Ergebnisse

Der Megatip der Firma Geuder weist wie der Cobratip Trichterform im vorderen Tipende auf, die jedoch durch Einarbeitung von zwei Stufen mit 45-Grad-Anwinkelung erreicht wird. Dadurch steigert sich die Energieabstrahlung um weitere 50%. So entstehen zwei Fokuspunkte im vorderen Tipbereich, die vor allem die in den Tip hineinragenden Kernanteile effektiver aufarbeiten (Abb. 1). Das Tiplumen im hinteren Tipende verjüngt sich dadurch erheblich, so daß eine hohe Absaugrate angesteuert werden muß.

Die klinische Erprobung des Megatip zeigt eine deutlich gesteigerte Leistung in der Kernaufarbeitung, die sich besonders bei harten Kernen bemerkbar macht. Offenbar vereinigen sich zusätzliche Energie und die im hinteren Tipbereich entstehende Windkesselfunktion zu diesem positivem Effekt.

Vom Hersteller des Megatip wird seit einigen Monaten eine kleinere Version zur Erprobung angeboten, die einen Außendurchmesser von unter 1,0 mm aufweist. Der „Erlkönig" ist derzeit zwar noch mit dem normal großem Sleeve ausgerüstet, zeigt aber bei einer Aspirationsrate von 500 mm Hg eine bislang nicht erreichte Gefräßigkeit, die den Operateur zu höchster Aufmerksamkeit verpflichtet, um Schäden an umliegenden Geweben zu vermeiden. Vor allem bei flacher Vorderkammer oder enger Pupille bringt der kleine Tip Vorteile, bei Ausrüstung mit einem angepaßten Sleeve ist Phakoemulsifikation bei Schnittlängen zwischen 2,0 und 2,5 mm möglich; ein Vorteil, der besonders im Sinne der Kleinschnittchirurgie verbunden mit Implantation von faltbaren Linsen zum Tragen kommen sollte.

Die Phakotmesistechnik der Firma Chiron beinhaltet eine hochfrequente Rotation des Tip zusätzlich zur longitudinalen Vibration. Dadurch wird der Effekt des Schlagbohrers erzielt. Um die Schneidwirkung optimal zur Geltung zu bringen, wurden verschiedene Tipformen erprobt. Auskehrungen oder Einschnitte in der vorderen Tipzone erwiesen sich als zu gefährlich für die umliegenden Gewebe. Derzeit wird auf eine quadratische Innengestaltung des Tip gesetzt, die wie beim Megatip auf in den Tip reichende Kernanteile wirkt. In der klinischen Erprobung zeigt sich der Phakotmesistip zwar dem herkömmlichen Tip überlegen,

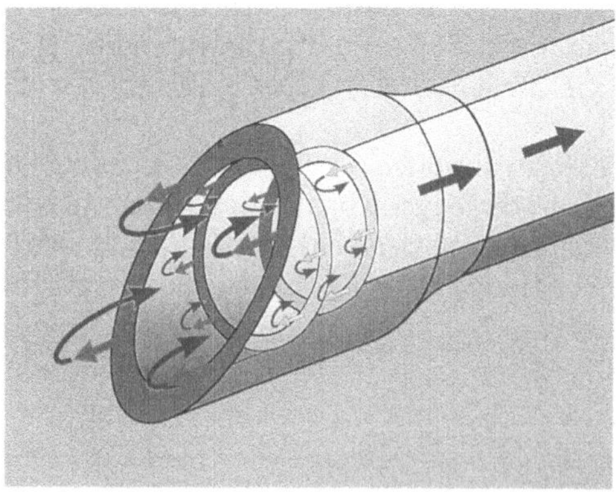

**Abb. 1.** Wirkprinzip des Megatip

erreicht aber noch nicht die Leistung des Megatips, vor allem nicht dessen verkleinerte Form. Dies bezieht sich auf die Aufarbeitungsqualität sowie auf die Vorteile bei einer Pupille und flacher Vorderkammer. Nachteil des Phakotmesistip ist weiterhin, daß bei Aufarbeitung kleiner Restkernanteile eine Rotation intraokular auftritt, die endothelschädigend sein kann. Es besteht jedoch in jeder Phase der Phakoemulsifikation, die Möglichkeit, die Tiprotation über den Fußschalter auszuschalten und mit herkömmlicher Phakotechnik zumindest vorübergehend weiterzuarbeiten.

Insgesamt ist sehr zu begrüßen, daß der Phakotip als Möglichkeit der Effektivitätssteigerung entdeckt wurde. Derzeit haben trichterförmige Tips wie Cobratip und Megatip in der verkleinerten Form die größte Effektivität. Möglicherweise kann eine Kombination mit der Rotation des Phakotmesistips die Wirkung noch weiter steigern.

# Phakotmesis: Erste Erfahrungen

J. KAMMANN und G. DORNBACH

**Zusammenfassung.** Phakotmesis ist ein neues Operationsverfahren im Rahmen der Kataraktoperationen durch Kleinschnittchirurgie. In der Phakospitze wird die bekannte, longitudinal wirkende Ultraschalloszillation mit einer Hochgeschwindigkeitsrotation kombiniert. Die wählbare Ultraschalleistung und Absaugleistung werden konstant gehalten, während die Rotation, abgestimmt auf die Härte des Linsenkerns, linear reguliert werden kann.

Von bisher über 70 Operationen unter Anwendung der Phakotmesis wurden 30 aufeinanderfolgende Kataraktoperationen bezüglich der intra- und postoperativen Komplikationen analysiert. Alle Augen wurden nach der Divide-and-conquer-Technik operiert. Die schneidende Rotation wurde in Kombination mit der Phakoemulsifikation zur kreuzförmigen Zerteilung des Linsenkerns eingesetzt. Nach Abschalten der Rotation wurden die verbliebenen 4 Fragmente durch Phakoemulsifikation allein abgebaut.

Die Rotationsbewegung führte zu einer merklichen Vibration des Auges. Kleine abgesplitterte Kernfragmente wurden an der Phakospitze angesaugt und propellerartig herumgewirbelt. Auf das Prinzip zurückzuführende postoperative Komplikationen traten nicht auf. Die Phakotmesis erscheint besonders geeignet für Linsenkerne ab Grad 3. Insgesamt handelt es sich um ein interessantes Konzept, das aber Verbesserungen erfahren muß. Das Handstück sollte kleiner sein, die Spitzen müssen einen kleineren Durchmesser haben und in ihrem inneren Aufbau verändert werden, um die Effizienz zu erhöhen. Untersuchungen über eventuelle Auswirkungen auf den Glaskörper oder das Hornhautendothel sind zwingend erforderlich.

**Summary** Phacotmesis is a new surgical technique in cataract surgery. Inside the phacotip, the usual longitudinal ultrasound oscillation is combined with high-speed rotation. The adjustable ultrasound power and aspiration are kept constant, and the rotation can be linearly adjusted according to the consistency of the nucleus.

Thirty consecutive cataract extractions, out of a total of 70 operations using Phacotmesis, were analyzed in terms of intra- and postoperative complications. The divide-and-conquer technique was used with all eyes. Cutting rotation combined with phacoemulsification was applied to divide the nucleus crosswise. Then the rotation was turned off, and the remaining four fragments were removed with phacoemulsification only.

The applied rotation caused a definitve vibration of the eye. Disintegrated nuclear debris was aspirated with the phacotip and whirled around propeller-like. No principle-induced postoperative complications could be observed.

Phacotmesis appears especially suitable for nuclei of degree 3 or higher. Generally, it is an interesting approach, which, however, still requires improvement. Both the handpiece and the tip diameter should be altered to increase the efficacy of the device. Potential effects on the vitreous body and the corneal endothelium remain to be tested.

R. Rochels et al. (Hrsg.)
9. Kongreß der DGII
© Springer-Verlag Berlin Heidelberg 1995

## Einleitung

Seit Kelman [4] vor fast 30 Jahren die Phakoemulsifikation erstmals vorstellte, hat diese Operationsmethode erhebliche Verbesserung erfahren. In Operationszentren mit hohem Anteil an Kataraktchirurgie und großer Patientenzahl dient sie als Standardtechnik, da sie in Verbindung mit der Kleinschnittchirurgie wegen des effektiven Kernabbaus die Operationszeit verkürzt. Dieses Ziel verfolgt auch Dodik [2] mit der Phakolyse, wo der Abbau von Kern und Rinde mit dem Nd:YAG-Laser erfolgt. Eine weitere Variante ist die Phakotmesis, entwickelt von Anis [1]. Hier sollen die longitudinalen Kräfte des Ultraschalls durch eine gleichzeitige Rotation der Phakospitze effizienter ausgenutzt werden. Die Rotationsfrequenz kann bei wählbarer konstanter Ultraschalleistung und wählbarem konstantem Absaugdruck bis maximal 10.000/min linear variiert werden. Wie bei den modifzierten neuen Phakospitzen, erstmals von Welt [5] vorgestellt, wird der Kernabbau bei gleichzeitiger Reduzierung des Absauglumens so weit wie möglich in das Innere der Spitze verlegt, um bei endokapsulärer Arbeitsweise das Risiko einer Endothelschädigung zu mindern. Wir berichten über die ersten Erfahrungen mit der Phakotmesismethode.

## Material und Methoden

Wir haben inzwischen an über 70 Augen die Phakotmesis im Rahmen der nahtlosen Kleinschnittchirurgie angewandt und eine Serie von 30 aufeinanderfolgenden Kataraktextraktionen analysiert. Nach Frown-Inzision, Präparation des Skleratunnels, Kapsulorhexis, Hydrodissektion und Hydrodelineation wurde unter Einsatz der Phakotmesistechnik der Linsenkern kreuzförmig nach der Divide-and-conquer-Methode „zerschnitten". Die Phakoleistung war konstant auf 40% eingestellt, konnte aber, wie die Absaugung, am Gerät selbst jederzeit geändert werden. Die Rotation wurde, der Härte des Linsenkerns angepaßt, über ein Fußpedal reguliert. Sie lag im Schnitt zwischen 2000/min und 4000/min. Nach Abschalten der Rotation am Fußpedal ließen sich die verbliebenen 4 Linsenkernstücke mit ebenfalls über das Fußpedal jetzt linear gesteuerter Phakoleistung emulsifizieren und absaugen. In 15 Fällen hatten die Phakotmesisspitze einen Durchmesser von 2,5 mm und einen Teflonsleeve. In 15 Fällen hatte sie einen Durchmesser von 1,8 mm und einen Sleeve aus Silikon.

## Ergebnisse

In der Gruppe mit der größeren Phakotmesisspitze wurden die Augen durch die Rotation merklich erschüttert. Diese Vibrationen übertrugen sich bis auf den Lidsperrer. Als Nebeneffekt waren die Rindenanteile wesentlich lockerer und ließen sich leicht absaugen. Der relativ große Durchmesser der Spitze sorgte für einen hohen Durchfluß (350–450 ml) der Spülflüssigkeit. Die Folge waren Druckschwankungen mit Abflachung der Vorderkammer und Bewegungen der hinteren Linsenkapsel.

Infolgedessen kam es zweimal zu einer Ruptur der hinteren Kapsel. Drei Augen hatten am ersten postoperativen Tag ein Hornhautödem und Descement-Fältelung. Nach entsprechender Therapie klarte die Hornhaut schnell auf.

In der Gruppe mit der kleineren Phakotmesisspitze war das Ausmaß der Erschütterungen deutlich geringer. Der geringere Durchmesser und der Silikonüberzug der Spitze sorgten für einen niedrigeren Durchfluß mit stabiler Vorderkammer und dichterem Wundspalt. Kapselrupturen oder Hornhautödeme zeigten sich hier nicht.


## Diskussion

Die Phakotmesis stellt eine interessante und möglicherweise zukunftsweisende Variante der Phakoemulsifikation dar. Durch die Kombination von Phakoemulsifikation und Rotation ist die Gefahr der Verletzung von hinterer Kapsel oder Iris deutlich geringer. Die Kapselrupturen in unserer Serie waren nicht auf das Prinzip zurückzuführen, sondern wurden durch intraokulare Druckschwankungen mit Vorwärtsbewegungen der hinteren Kapsel ausgelöst. Die Druckschwankungen kamen durch Leckagen im Wundbereich zustande. Die mit 2,5 mm relativ breite Spitze dehnt die Wunde auf, der Teflonüberzug kann sie nicht genügend abdichten. Auch die Hornhautödeme führen wir eher auf die relativ hohe Durchflußrate der Spülflüssigkeit zurück. Beide Komplikationen traten nach Modifikation der Spitze und Änderung der Durchflußrate nicht mehr auf.

Auffallend war in der Gruppe mit größerer Spitze die merkliche Erschütterung des Auges durch die Rotationsbewegung. Beim Gebrauch der kleineren Spitze war sie geringer, aber noch spürbar. Inwieweit sich diese Vibrationen auf die Hornhautendothelzellen und auf den Glaskörper negativ auswirken können, muß untersucht werden. Operationstechnisch scheint die Divide-and-conquer-Technik von Gimbel [3] am besten geeignet zu sein. Die Rotation unterstützt und beschleunigt die Vierteilung des Linsenkerns auch bei harten Kernen. Die kleineren Kernanteile sollten jedoch durch Phakoemulsifikation alleine zertrümmert werden, da durch die zusätzliche Rotation kleinere Fragmente an die Spitze der Phakonadel angesaugt und propellerartig herumgewirbelt werden und so Schäden am Hornhautendothel provozieren können.

Die ersten Erfahrungen mit der Phakotmesis zeigen wie bei jeder neuen Operationstechnik eine gewisse Lernkurve. Durch Verbesserung der Phakospitze sank die Komplikationsrate. Der Rotationsmechanismus ist an vielen Phakogeräten adaptierbar, so daß man nicht auf sein gewohntes Gerätesystem verzichten muß. Besonders geeignet für Phakotmesis sind härtere Linsenkerne ab Grad 3, bei denen durch Einsatz der Rotation bei der Vierteilung Ultraschalleistung eingespart werden kann. Kleine oder bröckelige Linsenkernteile lassen sich durch Ultraschall allein besser zertrümmern und absaugen.

Weitere Verbesserungen sind ähnlich der modifizierten Phakonadeln durch Veränderung der Spitze zu erzielen. Die Ultraschallwirkung sollte weiter in das

Innere der Nadel verlegt werden. Durch Veränderung des Nadeldurchmessers könnte eine effizientere Saugleistung erzielt werden, die dem Ziel der Phakoaspiration näher käme.

## Literatur


1. Anis AY (1993) Phacotmesis: A new technique for automated small incision cataract extraction utilizing a new surface discriminating instrument. ASCRS Symposium on Cataract, IOL and Refractive Surgery May 1993, Seattle
2. Dodick JM (1993) Update on laser phacolysis. ASCRS Symposium on Cataract, IOL and Refractive Surgery May 1993, Seattle
3. Gimbel HV (1991) Divide-and-conquer nucleofractis phacoemulsification: development and variations. J Cataract Refract Surg 17 : 281–291
4. Kelman CD (1967) Phaco and aspiration: a new technique of cataract removal. A preliminary report. Am J Ophthalmol 64(I) : 23–35
5. Welt R (1995) Phakotip mit neuem Wirkprinzip. In: Pham DT, Wollensak J, Rochels R, Hartmann Ch (Hrsg.) 8. Kongreß der Deutschsprachigen Gesellschaft für Intraokularlinsenimplantation. Springer, Berlin Heidelberg New York Tokyo, S 200–202

# Minimale chirurgische Entzündungsreaktion nach „Clear-corneal"-Phakoemulsifikation

## Teilergebnisse einer prospektiven lasertyndallometrischen Studie

V. Hessemer, H. Schartner und K. Schmitt

**Zusammenfassung.** In einer prospektiven Studie wurde die chirurgische Entzündungsreaktion nach „Clear-corneal"-Phakoemulsifikation unter unterschiedlicher entzündungshemmender Therapie untersucht. – *Patienten und Methoden:* Bei 90 Patienten (Alter 69–88 Jahre) wurde eine Phakoemulsifikation mit temporaler Hornhauttunnelinzision und Implantation einer 5-mm-PMMA-Hinterkammerlinse durchgeführt. Die Patienten wurden einer der folgenden 3 Behandlungsgruppen zugeordnet: 1) Diclofenac 0,1% unkonservierte Augentropfen (DIC) prä- und postoperativ; 2) DIC postoperativ; 3) Dexamethason 0,1% Augentropfen postoperativ. Prä- und postoperativ wurde eine Tyndallometrie mit dem Laser-Flare-Cell-Meter durchgeführt. - *Ergebnisse:* In Gruppe 1 stieg der Tyndall (in Photonencounts/ms) von präoperativ $10,8 \pm 1,7$ auf lediglich $14,7 \pm 3,1$ am Nachmittag des OP-Tags an. Bereits am 1. postoperativen Tag war der Tyndall wieder auf $9,3 \pm 0,9$ abgefallen; am 3. und 7. Tag trat keine wesentliche Änderung mehr ein. In Gruppe 2 und 3 lagen die postoperativen Tyndallwerte um 3–4 Photonencounts/ms höher ($P < 0,05$). – *Diskussion:* Die „Clear-corneal"-Phakoemulsifikation führt – insbesondere unter einer prä- und postoperativen Behandlung mit unkonservierten Diclofenac-Augentropfen – zu einer extrem geringen chirurgischen Entzündungsreaktion. Die frühpostoperativen Tyndallwerte liegen wesentlich niedriger als alle Literaturangaben nach ECCE oder konventioneller Phakoemulsifikation. Der Terminus „minimal inflammatorische Kataraktchirurgie" erscheint daher angemessen.

**Summary.** In a prospective study, we examined postoperative inflammation after clear corneal phacoemulsification with different anti-inflammatory treatments. A total of 90 patients (69–88 years of age) received phacoemulsification using a temporal corneal tunnel incision and a 5 mm PMMA posterior chamber implant. The patients were randomly assigned to one of the following three treatment groups: (1) diclofenac eyedrops 0.1% without preservatives (DIC) pre- and postoperatively; (2) DIC 0.1% postoperatively; (3) dexamethasone 0.1% eyedrops postoperatively. Aqueous flare was measured pre- and postoperatively using a laser flare-cell meter. In treatment group 1, the flare (in photon counts/ms) increased from $10.8 \pm 1.7$ preoperatively to only $14.7 \pm 3.1$ on the afternoon of the day of surgery. Already on day 1 postoperatively, the flare decreased to $9.3 \pm 0.9$ and remained relatively constant on days 3 and 7 after surgery. In groups 2 and 3, the postoperative flare values were higher by 3–4 photon counts/ms ($P < 0.05$). Clear corneal phacoemulsification therefore leads to extremely low level of postoperative inflammation, especially under pre- and postoperative treatment with diclofenac eyedrops without preservatives. The early postoperative flare values are significantly lower than all the literature values reported after ECCE or conventional phacoemulsification. Thus, the term „minimally inflammatory cataract surgery" appears adequate.

## Einleitung

Kataraktoperationen bewirken durch Alteration der Blut-Kammerwasserschranke eine mehr oder weniger ausgeprägte chirurgische Entzündungsreak-

R. Rochels et al. (Hrsg.)
9. Kongreß der DGII
© Springer-Verlag Berlin Heidelberg 1995

tion bis hin zur ausgeprägten Fibrinexsudation. Das Ziel einer *minimal inflammatorischen Kataraktchirurgie (MIK)* kann auf mehreren Wegen angestrebt werden: durch Verringerung des chirurgischen Traumas und/oder Verbesserung der antiinflammatorischen Therapie. In der vorliegenden Arbeit stellen wir Teilergebnisse einer umfangreichen Studie vor, in der wir die chirurgische Entzündungsreaktion durch eine minimal invasive Operationstechnik („Clear-corneal"-Phakoemulsifikation) – unter Therapie mit unterschiedlichen entzündungshemmenden Medikamenten – lasertyndallometrisch untersuchten.

## Patienten und Methoden

90 Patienten (Alter 69–88 Jahre), die sich einer Kataraktoperation unterzogen, nahmen an der Studie teil (die Studie umfaßt insgesamt 150 Patienten; die Gesamtergebnisse werden an anderer Stelle publiziert). Die Patienten wiesen keines der folgenden Ausschlußkriterien auf: Glaukom; Diabetes mellitus; akute, chronische oder abgelaufene Uveitis; Infektionen des Auges; Cornea guttata; Antiphlogistika lokal oder systemisch innerhalb der letzten 4 Wochen.

Nach einem prospektiven, randomisierten, kontrollierten Doppelblindstudiendesign wurden die Patienten einer der folgenden 3 Behandlungsgruppen zugeteilt:

*Gruppe 1:*  Diclofenac 0,1 % unkonservierte Augentropfen (DIC) prä- und postoperativ;

*Gruppe 2:*  Diclofenac 0,1% unkonservierte Augentropfen (DIC) postoperativ (kombiniert mit Placebo präoperativ);

*Gruppe 3:*  Dexamethason-21-dihydrogenphosphat 0,1% Augentropfen (DEXA) postoperativ (kombiniert mit Placebo präoperativ).

Die Applikation der Augentropfen wurde nach folgendem zeitlichen Schema durchgeführt:

Präoperativ: zur Nacht vor der Operation; am OP-Tag 3, 2 und 1,5 Stunden sowie 1 und ½ Stunde präoperativ.

Postoperativ: unmittelbar nach Beendigung der Operation, zum Verbandswechsel und zur Nacht des OP-Tags; ab dem ersten postoperativen Tag 5mal täglich im Abstand von 3 Stunden.

Zur perioperativen Infektionsprophylaxe erhielten die Patienten 5mal präoperativ sowie zu allen genannten postoperativen Zeitpunkten Ofloxacin 0,3% Augentropfen, ferner unmittelbar präoperativ eine i.v. Kurzinfusion mit 2 g Cefotaxim.

*Operation:* Bei allen Patienten wurde von einem erfahrenen Kataraktoperateur (VH) in Peribulbäranästhesie eine Phakoemulsifikation mit temporaler Hornhauttunnelinzision [5], Implantation einer 5-mm-PMMA-Hinterkammerlinse in den Kapselsack und Nahtverschluß mit 1 oder 2 Einzelknopfnähten aus Vicryl 10 × 0 durchgeführt. Die Operation wurde unter Schutz eines Viskoelastikums (Na-Hyaluronat) durchgeführt; auf die möglichst vollständige Entfernung des Viskoelastikums vor OP-Ende wurde sorgfältig geachtet.

Der *Vorderkammer-Tyndalleffekt* wurde quantitativ mit dem Laser-Flare-Cell Meter FC-1000 [12] bestimmt. Details zu dieser Methode finden sich im deutschsprachigen Schrifttum an verschiedenen Stellen [6, 7, 11].

Die Patienten wurden zu folgenden Zeitpunkten untersucht: präoperativ: am Nachmittag des Tags vor der Operation (ca. 16 Uhr); postoperativ: am OP-Tag ca. 6 Stunden nach der Operation sowie am 1., 3. und 7. postoperativen Tag (jeweils ca. 16 Uhr).

Zur *statistischen Untersuchung* wurde eine 2faktorielle Varianzanalyse (ANOVA) mit Meßwiederholungen auf einem Faktor [3] durchgeführt. Folgende Faktoren wurden varianzanalytisch untersucht: D: Differenz zwischen den Gruppen (Gruppenfaktor); T: Zeitfaktor. Folgende Nullhypothesen ($H_0$) wurden getestet:

$H_{0(D)}$: keine Differenz zwischen den Gruppen im Mittel;

$H_{0(DxT)}$: keine Differenz zwischen den Gruppen im zeitlichen Verlauf.

$P_D$ bzw. $P_T$ und $P_{DxT}$ sind die den entsprechenden Nullhypothesen entsprechenden Irrtumswahrscheinlichkeiten. Das vorgegebene Signifikanzniveau betrug $\alpha = 0{,}05$.

## Ergebnisse

In Abb. 1 ist gezeigt, daß der Tyndallwert in Gruppe 1 (DIC prä- und postoperativ) von präoperativ $10{,}8 \pm 1{,}7$ auf $14{,}7 \pm 3{,}1$ Photonencounts/ms 6 Stunden postoperativ anstieg. Bereits am 1. postoperativen Tag war der Tyndall auf $9{,}3 \pm 0{,}9$

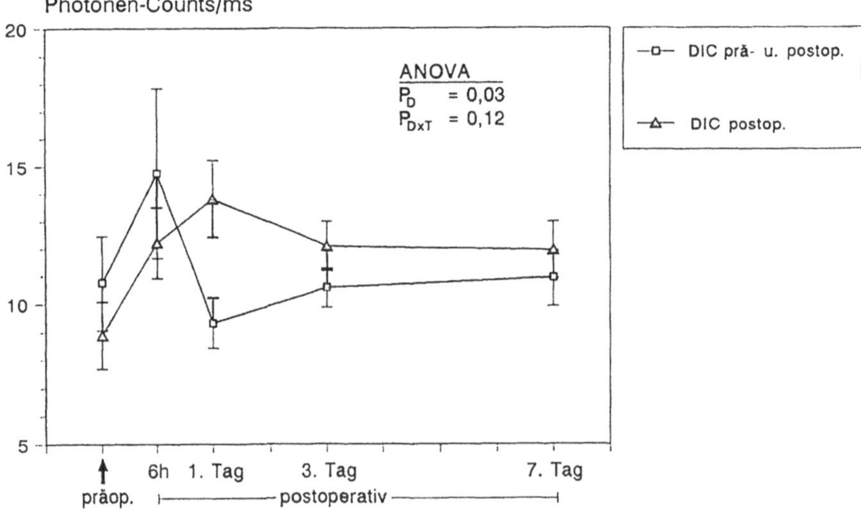



**Abb. 1.** Vorderkammertyndalleffekt vor und nach Phakoemulsifikation mit Hornhauttunnelinzision unter einer Therapie mit Diclofenac 0,1% unkonservierten Augentropfen (DIC) prä- und postoperativ oder nur postoperativ. Angegeben sind Mittelwerte ± Standardabweichungen von jeweils 30 Patienten pro Gruppe. *ANOVA* Varianzanalyse; $P_D$ und $P_{DxT}$ Irrtumswahrscheinlichkeiten für die Nullhypothesen „keine Differenz zwischen den Gruppen im Mittel bzw. im zeitlichen Verlauf"

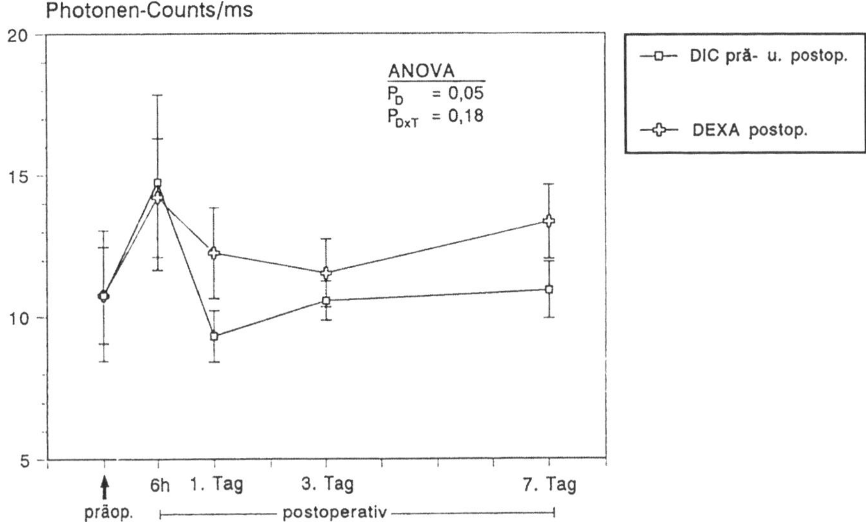


**Abb. 2.** Vorderkammertyndalleffekt vor und nach Phakoemulsifikation mit Hornhauttunnelinzision unter einer Therapie mit Diclofenac 0,1% unkonservierten Augentropfen *(DIC)* prä- und postoperativ oder mit Dexamethason 0,1% Augentropfen *(DEXA)* postoperativ

abgefallen, also sogar auf einen etwas niedrigeren Wert als präoperativ. Am 3. und 7. postoperativen Tag stieg der Tyndall wieder auf das Niveau des Ausgangswerts an (10,6 ± 0,8 bzw. 10,9 ± 1,0). In Gruppe 2 (DIC nur postoperativ) lag der Tyndallwert am 1. postoperativen Tag mit 13,8 ± 1,4 deutlich höher als in Gruppe 1. Die Varianzanalyse ergab im Mittel eine signifikante Gruppendifferenz ($P_D = 0,03$).

In Abb. 2 sind die Tyndallwerte von Gruppe 1 (DIC prä- und postoperativ) denen von Gruppe 3 (DEXA postoperativ) gegenübergestellt. Unter Therapie mit Dexamethason postoperativ lagen die Tyndallwerte besonders am 1. und 7. Tag höher als in der mit Diclofenac (prä- und postoperativ) behandelten Gruppe. Die Varianzanalyse ergab im Mittel eine signifikante Gruppendifferenz ($P_D = 0,05$).

In keiner der 3 Behandlungsgruppen trat eine postoperative Fibrinexsudation auf.

## Diskussion

Die vorliegende Studie zeigt, daß die Phakoemulsifikation mit Hornhauttunnelinzision („Clear-corneal"-Phakoemulsifikation) zu einer extrem geringen chirurgischen Entzündungsreaktion führt, so daß der eingangs vorgeschlagene Terminus *minimal inflammatorische Kataraktchirurgie (MIK)* gerechtfertigt erscheint. Unter einer Lokaltherapie mit Diclofenac (unkonservierte 0,1%ige Lö-

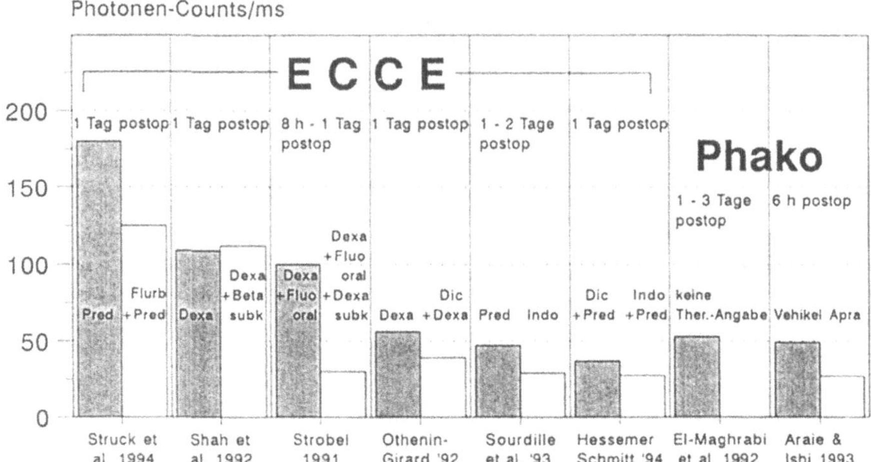



**Abb. 3.** Frühpostoperative Tyndallwerte nach ECCE und Phakoemulsifikation mit konventioneller korneoskleraler Inzision (Literaturgaben). *Pred* Prednisolon; *Flurb* Flurbiprofen; *Dexa* Dexamethason; *Beta* Betamethason; *Fluo* Fluocortolon; *Dic* Diclofenac; *Indo* Indometacin; *Apra* Apraclonidin

sung, prä- und postoperative Behandlung) kommt es lediglich 6 Stunden postoperativ zu einem minimalen Anstieg des Vorderkammertyndalleffekts, und bereits am 1. postoperativen Tag ist der Tyndallwert nicht mehr erhöht (s. Abb. 1).

Die in der vorliegenden Studie gemessenen Tyndallwerte liegen wesentlich niedriger als alle Literaturangaben (Abb. 3). Die höchsten Werte (in Photonencounts/ms) wurden meist nach ECCE beschrieben: In Abhängigkeit von individuellem Operationstrauma und Therapie liegen die maximalen frühpostoperativen Werte nach ECCE zwischen 180 [18] und 27 [6]. Die publizierten frühpostoperativen Tyndallwerte nach Phakoemulsifikation mit konventioneller korneoskleraler Inzision liegen zwischen 52 [4] und 28 [1]. Wir nehmen an, daß die von uns gefundenen extrem niedrigen Tyndallwerte (s. Abb. 1 und 2) v. a. auf die Technik der „Clear-corneal"-Phakoemulsifikation zurückzuführen sind: kleiner Schnitt, Zugang durch die nichtvaskularisierte Hornhaut, keine Präparation und Kauterisation der Bindehaut erforderlich, fehlende Irisberührung (bei der Phakoemulsifikation allgemein) im Gegensatz zur ECCE oder gar ICCE.

Die vorliegende Studie zeigt ferner, daß trotz der äußerst niedrigen Tyndallwerte nach „Clear-corneal"-Phakoemulsifikation ein bereits präoperativer Therapiebeginn mit einem nichtsteroidalen Antiphlogistikum (Diclofenac) sinnvoll ist. Dies bestätigt frühere Ergebnisse, die noch bei intrakapsulärer Operationstechnik mit älteren Untersuchungsmethoden gewonnen wurden [2, 9].

Ein weiterer Befund der vorliegenden Studie ist, daß 0,1%iges Diclofenac – bei präoperativem Behandlungsbeginn – eine stärkere entzündungshemmende Wirkung nach Phakoemulsifikation besitzt als 0,1%iges Dexamethason (s. Abb. 2). Dieser Befund ist vereinbar mit dem Ergebnis einer fluorophotometrischen Untersuchung [8], wonach Diclofenac in unterschiedlicher Konzentration (0,1–1%) einen besseren Schutz vor dem postoperativen Zusammenbruch der Blut-Kammerwasser-Schranke gewährleistet als 1%iges Prednisolon. Aufgrund dieser Ergebnisse sowie angesichts des Nebenwirkungspotentials von Steroiden ist ein bevorzugter Einsatz von Diclofenac in der Kataraktchirurgie empfehlenswert, insbesondere bei der Phakoemulsifikation.

## Literatur


1. Araie M, Ishi K (1993) Effects of apraclonidine on intraocular pressure and blood-aqueous barrier permeability after phacoemulsification and intraocular lens implantation. Am J Ophthalmol 116 : 67–71
2. Araie M, Sawa M, Takase M (1981) Effect of topical indomethacin on the blood-aqueous barrier after intracapsular extraction of senile cataract – a fluorophotometric study. Jpn J Ophthalmol 25 : 237–247
3. Bortz J (1985) Lehrbuch der Statistik für Sozialwissenschaftler. Springer, Berlin Heidelberg New York Tokyo
4. El-Maghraby A, Marzouki A, Matheen TM, Souchek J, Van Der Karr M (1992) Reproducibility and validity of laser flare/cell meter measurements as an objective method of assessing intraocular inflammation. Arch Ophthalmol 110 : 960–962
5. Fine HI, Fichman RA, Grabow HB (Hrsg) (1993) Clear-Corneal Cataract Surgery & Topical Anesthesia. Slack, Thorofare
6. Hessemer V, Schmitt K (1994) Antiinflammatorischer Effekt einer lokalen Kombinationstherapie mit Diclofenac und Prednisolon vs. Indometacin und Prednisolon. Eine Laserflare-cell-photometrische Untersuchung. Ophthalmologe 91 : 224–228
7. Hessemer V, Schmitt K (1995) Monotherapie vs. Kombinationstherapie mit topischem Prednisolon und Indometacin. Ophthalmologe 92 : 31–34
8. Kraff MC, Sanders DR, McGuigan L, Raanan MG (1990) Inhibition of blood-aqueous barrier breakdown with diclofenac. A fluorophotometric study. Arch Ophthalmol 108 : 380–383
9. Miyake K (1977) Prevention of cystoid macular edema after lens extraction by topical indomethacin. (I). Graefes Arch Clin Exp Ophthalmol 202 : 81–88
10. Othenin-Girard P, Borruat FX, Bovey E, Herbort CP (1992) Association diclofenac-dexamethasone sans le traitement de l'inflammation postopératoire: étude prospective en double-insu. Klin Monatsbl Augenheilkd 200 : 362–366
11. Rödinger ML, Hessemer V, Schmitt K, Schickel B (1993) Reproduzierbarkeit der In-vivo-Bestimmung von Eiweiß- und Partikelkonzentration mit dem Laser-flare-cell-Photometer. Ophthalmologe 90 : 742–745
12. Sawa M, Tsurimaki Y, Tsuru T, Shimizu H (1988) New quantitative method to determine protein concentration and cell number in vivo. Jpn J Ophthalmol 32 : 132–142
13. Scheffé H (1953) A method for judging all contrasts in the analysis of variance. Biometrika 40 : 87–104
14. Schmitt K, Hessemer V (1995) Ist eine subkonjunktivale Steroidgabe zusätzlich zur Lokaltherapie nach Kataraktoperationen notwendig? Ophthalmologe 92: 303–306
15. Shah SM, McHugh JD, Spalton DJ (1992) The effects of subconjunctival betamethasone on the blood aqueous barrier following cataract surgery: a double-blind randomised prospective study. Br J Ophthalmol 76 : 475–478
16. Sourdille P, Zanlonghi X, Bron V, Allaire C, Trinquand C (1993) Comparison of prednisolone and topical indomethacin in post-operative inflammation. Eur J Implant Ref Surg 5 : 160–163

17. Strobel J (1991) Subkonjunktivale Kortisoninjektion am Operationsende – Welcher Nutzeffekt ist zu erwarten? In: Wenzel M, Reim M, Freyler H, Hartmann C (Hrsg) 5. Kongreß der Deutschsprachigen Gesellschaft für Intraokularlinsen-Implantation. Springer, Berlin Heidelberg New York Tokyo, S 641–646
18. Struck HG, Schäfer K, Foja C, Giessler C, Lautenschläger C (1994) Zum Einfluß von Diclofenac und Flurbiprofen auf den Entzündungsverlauf nach der Kataraktextraktion. Ophthalmologe 91 : 482–485

# Viskodissektion und kombinierte Viskokortexaspiration nach der IOL-Implantation

T. Neuhann und Th. Neuhann

**Zusammenfassung.** Verschiedenste Statistiken besagen, daß die hintere Kapselruptur besonders bei erfahrenen Chirurgen in bis zu 80% bei der Kortexaspiration nach der Phakoemulsifikation passiert. Implantiert man aber eine faltbare IOL direkt nach der Phakoemulsifikation in ein Gemisch aus Viskoelastikum und Kortex, wobei man die benötigte viskoelastische Substanz noch zur Dissektion der verbliebenen Linsenrinde verwenden kann, so ergeben sich hieraus mehrere positive Ergebnisse: 1. Kortex- und Viskoaspiration wird zu einem Vorgang zusammengezogen; somit wird aus bisher zwei nur eine Manipulation, die zudem die intraokulare Verweildauer herabsetzt. 2. Große schlaffe, wie auch alle anderen Kapselsäcke werden durch die IOL-Haptik ausgespannt, die Aspiration des jetzt viskösen Kortexgemisches wird einfacher. 3. Unabsichtliche Aspiration der hinteren Kapsel besonders zentral ist unmöglich, da die Kunstlinsenoptik vollständigen Schutz bietet. 4. Die Politur der hinteren Kapsel ist weiterhin mindestens so sicher und gut möglich wie bisher. Es werden Technik, Vor- und Nachteile sowie die klinischen Ergebnisse von 3789 Patienten demonstriert.

**Summary.** In more than 80% at patients, posterior capsule rupture occurs during automated cortex aspiration. If a foldable IOL is implanted at the conclusion of phacoemulsification into a mixture of viscodissected cortical remnants which have been aspirated after the implantation, inadvertent aspiration of the posterior capsule is vitually impossible, if the IOL optic is always kept between the I/A tip and the capsule. Advantages and disadvantages of this important change in phacoemulsification procedure are discussed, and the clinical results of 3789 patients are demonstrated.

## Einleitung

Seit dem Einzug der Phakoemulsifikation in die klinische Routine [17] hat sich eine Art dogmatische Reihenfolge der einzelnen Schritte etabliert [4], die so seit 20 Jahren weitergegeben und gelehrt wird. Die Abfolge der wesentlichen Schritte: Schnittpräparation, Kapseleröffnung [6, 7, 13, 15, 21], Phakoemulsifikation [1, 5, 7, 18], Aspiration und schließlich Linsenimplantation – hat sich, trotz mannigfaltigster Verbesserungen [7, 8, 10, 11, 19, 20] und Variationen der einzelnen Schritte [14, 16], seither nicht geändert. Je länger somit diese Grundfesten der Phakoemulsifikation bestehen bleiben, um so schwieriger wird es, etwas daran zu ändern. Es muß somit schon einen sehr guten Grund geben, daß man an diesem fast schon ehernen Grundsatz der Phakoemulsifikation rührt. Eine Legitimation für eine solche Veränderung sehe ich in der künftig signifikanten Reduktion der häufigsten Komplikation bei der Phakoemulsifikation –

R. Rochels et al. (Hrsg.)
9. Kongreß der DGII
© Springer-Verlag Berlin Heidelberg 1995

nämlich der hinteren Kapselruptur [12] – durch die vorgezogene IOL-Implantation.

Beweisend, daß etwas getan werden muß, ist das Ergebnis einer Umfrage bei amerikanischen Augenärzten, die im Gegensatz zu deutschen Ophthalmologen nahezu alle operativ tätig sind, daß während der Kortexaspiration die hintere Kapsel am häufigsten rupturiert. Sowohl bei den High-volume-surgeons als auch bei den nicht so erfahrenen Kollegen fällt laut dieser Umfrage jede zweite oder dritte Kapselruptur bei der Aspiration an. Zwar ist mit der Einführung der Hydrodissektion sowie deren Verfeinerungen die absolute Zahl der Kapselrupturen etwas gesunken, sie ist aber nach wie vor die häufigste Komplikation während der Phakoemulsifikation. Somit gilt also dieser Komplikation unsere höchste Aufmerksamkeit.

## Methodik

Die Kleinschnittchirurgie, die mit Einführung der ersten Faltlinsen vor 12 Jahren ihren Anfang nahm, gibt uns neben anderen wichtigen und bekannten Vorteilen die Basis für die Prophylaxe [2, 3] einer Kapselruptur: die vorübergehende Umwidmung des Implantates als Schutzschild für die hintere Kapsel. Da die Schnittgröße eben nicht wie bei den starren Implantaten 6 mm oder mehr, sondern nur 3,5 mm beträgt, kann durch diese unverändert kleine Inzision sowohl das Implantat als auch die Aspiration im geschlossenen System durchgeführt werden. Die Reihenfolge dieser beiden Schritte ist somit austauschbar geworden. Dies bedeutet also, daß zur Prophylaxe einer möglichen Kapselruptur bereits nach Abschluß der Phakoemulsifikation wie bei allen Faltimplantaten überhaupt viskoelastisches Material in die Vorderkammer und in den Kapselsack gegeben wird. Um sich die anschließende Kortexaspiration noch leichter zu gestalten, kann man zusätzlich eine Viskodissektion anstreben, welche nach sehr kurzer Lernphase einerseits schnell gelingt, andererseits den weiteren OP-Ablauf eher beschleunigt. In dieses Gemisch aus Viskoelastikum und Kortex wird nun die bevorzugte Falt-IOL jeglichen Designs implantiert. Ästheten unter den Ophthalmochirurgen mißfällt diese ungewohnte Implantation, eine Kapselruptur hingegen mit all ihren bekannten Problemen ist jedoch weitaus weniger ästhetisch.

## Ergebnisse

Die Vorteile dieses Vorgehens liegen also auf der Hand:

1. Eine Kapselruptur während der Aspiration ist rein mechanisch solange unmöglich, wie sich die Öffnung des Saug-Spül-Systems während der Aspiration über der Optik oder einer Plattenhaptik befindet.
2. Eine notwendige Kapselpolitur ist ebenso oder sogar besser durchführbar, da die Haptik des Implantates die hintere Kapsel ausspannt. Wählt man hierzu die von uns entwickelte Non-contact-Politur, welche per forcierter Infusion ähnlich einem Hochdruckreiniger geschieht, so lassen sich von der

ausgespannten Kapsel die restlichen Kortex- oder Fibroseauflagerungen besser lösen als von einer instabilen.

3. Sollte bei der Politur dennoch die Kapsel rupturieren, so stellt dies kein großes Problem mehr dar, weil die IOL bereits implantiert ist und somit Manipulationen, die in ihrer Folge zu Glaskörperverlust führen könnten nicht mehr notwendig sind [22].

4. Oft erscheint die Aspiration des viskösen Kortexgemisches rascher und unproblematischer als von Kortex allein.

5. Die bekannte Hilfe durch Drehen des Implantates mittels der Haptik gelegentlich restliche Kortexfäden zu lösen, um diese leichter aspirierbar zu machen, wird hier von der Einzellösung zur Routine umfunktioniert.

6. Im Ausbildungsbereich bietet diese Umstellung der Schritte endlich den sicherheitsspielraum, den man sich als Lehrender für den Lernenden als auch den Patienten immer wünschte.

7. Diese Technik ist unabhängig vom Design der Optik und Haptik, funktioniert also auch bei Disklinsen.

8. Durch die gemeinsame Aspiration von Kortex und Viskoelastikum reduziert sich der operative Ablauf um einen weiteren Schritt, nämlich die selektive Entfernung des Viskoelastikums nach der Implantation. Postoperative Druckerhöhungen durch zurückgebliebenes Viskoelastikum sind somit äußerst selten geworden, eine kürzere OP-Zeit die logische Folge.

9. Hochvisköses Elastikum eignet sich unserer Erfahrung nach besser als niedermolekulares.

10. Als letzten Vorteil möchte ich noch die bessere Absorption der freiwerdenden Kräfte beim Entfalten vor allem von Silikonkunstlinsen erwähnen, was gelegentlich von wesentlicher Bedeutung sein kann.

Zur Vorbeugung einer intraoperativen hinteren Kapselruptur bietet sich besonders bei der Kleinschnittkataraktchirurgie in Abänderung des bisherigen Vorgehens direkt nach der Phakoemulsifikation [18] die IOL-Implantation an, wobei dann diese IOL bei der anschließenden Aspiration des Visko-Kortex-Gemisches die hintere Kapsel mechanisch schützt. Außer dem logischen Zeitvorteil wird auch der Operationsablauf um einen Schritt reduziert. In unserem Patientengut sank somit seit September 1993 bei mehr als 3000 so durchgeführten Phakoemulsifikationen die Rupturrate der hinteren Kapsel während der IOL-Implantation und Kortexaspiration auf 0,07%, was signifikant unter unserem bisherigen Standard liegt.

## Literatur

1. Anis AY (1992) Hydrosonic hydrodelineation and phacoemulsification. In: Yalon M (ed) Techniques of phacoemulsification surgery and intraocular lens implantation. Slack, Thorofare, 199–209

2. Assia EI, Apple DJ, Tsai JC, Lim ES (1991) The elastic properties of the lens capsule in capsulorhexis. Am J Ophthalmol 111(5)628–632

3. Assia EI, Blumenthal M, Apple DJ (1992) Hydrodissection and vicsoextraktion of the nucleus in planned extracapsular cataract extraction. Eur J Implant Refract Surg 4(1)3–8

4. Blumenthal M, Assia E, Neuman D (1991) Lens anatomical principles and their technical implications in cataract surgery. J Cataract Refract Surg 17(2)211–217

5. Faust KJ (1984) Hydrodissection of soft nuclei. J Am Intraocular Implant soc 10(1)75–77

6. Galand A (1990) Capsulorhexis or envelope technique? Acta 96 eme Congr. SFO, Paris, Mai 1990, p 11

7. Gimbel HV (1991) Divide and conquer nucleofractis phacoemulsification: development and variations. J Cataract Refract Surg 17(3)281–291

8. Gimbel HV (1992) Evolving techniques of cataract surgery: continuous curvilinear capsulorhexis, down-slope sculpting, and nucleofractis. Semin Ophthalmol 7(4)193–207

9. Gimbel HV, Neuhann T (1991) Continuous curvilinear capsulorhexis. J Cataract Refract Surg 17(1)110–111

10. Klaas DW (1990) Aquadessectio alia post aliam. Eine hilfreiche Technik der fraktionierten Darstellung des Linsenkerns bei extrakapsulären Kataractoperationen. Fortschr Ophthalmol 87(4)425–428

11. Koch PS, Davison JA (1991) Hydrodelamination and hydrodissection. Textbook of advanced phacoemulsification techniques. Slack, Thorofare, pp 99–104

12. Lim L, Wong D, Yeoh RLS, Lim ASM (1993) Posterior capsular tears from relaxing incisions in capsulorhexis during extracapsular cataract extraction. Asia Pac J Ophthalmol 5(3)14–17

13. Neuhann Th (1987) Theorie und Operationstechnik der Kapsulorhexis. Klin Monatsbl Augenheilkd 190(6)542–545

14. Neuhann T, Neuhann Th (1994a) Sind primäre Entlastungsschnitte einer intakten Kapsulorhexis bei der ECCE und bei der Phakoemulsifikation noch nötig? Wollensak J et al. (Hrsg) 8. Kongreß der DGII, Springer, Berlin Heidelberg New York Tokyo

15. Neuhann Th, Neuhann T (1991) Capsulorhexis. New Frontiers in Ophtahlmology. Proc. XXVI Int Congr Ophthalmol, Singapore, March 1990. Int. Congr. Series 920. Excerpta Medica, Amsterdam, pp 41–42

16. Neuhann T, Neuhann Th (1994b) Hydroexpression. J. Greek Intraocular Implant Refractive Surgery Society, Vol 7, 1, April 1994

17. Ohrloff C (1993) Vergleich von Phakoemulsifikation und geplanter Kernexpression. Klin Monatsbl Augenheilkd, 19(6)695–699

18. Shepherd JR (1990) In situ fracture. J Cataract Refract Surg, 16(4)436–440

19. Tana P, Belmonte J (1993) Elasticity of the capsulorhexis and delivery of the nucleus. Eur J Implant Refract Surg, 5(2)103–108

20. Thim K, Krag S, Cordydon L (1990) Capsulorhexis and nucleus expression. Eur J Implant Refract Surg, 2(1)37–41

21. Thim K, Krag S, Corydon L (1993) Hydroexpression and viscoexpression of the nucleus through a continuous circular capsulorhexis. J Cataract Refract Surg 19(2)209–212

22. Wasserman D, Apple DJ, Castaneda VE, Tsai JC, Morgan RC, Assia EI (1991) Anterior capsular tears and loop fixation of posterior chamber intraocular lenses. Ophthalmology, 98(4)425–431

# Klinische Erfahrungen mit dem bimanuellen Saug-/Spülsystem

C. Teping, W. Deppe und C. Backes-Teping

**Zusammenfassung.** Das bimanuelle System nach Brauweiler wurde nach Phakoemulsifikation mittels Tunnel- oder Clear-cornea-Technik in 2450 konsekutiven Fällen angewandt, um einen klinischen Vergleich zum herkömmlichen Absaugvorgang mittels Saug-/Spültip ziehen zu können.

Ergebnisse: Die Vorteile des bimanuellen Systems sind: 1) Zügiger I/A Vorgang, 2) optimale Aspiration peripherer Kortexanteile bei tiefer Vorderkammer, 3) vorteilhaftes Arbeiten bei enger Pupille, 4) problemlose Entfernung von Rindenanteilen in 12-Uhr-Position, 5) komplette Politurmöglichkeit der Rückfläche der Vorderkapsel nach Kapsulorhexis, 6) hierdurch Senkung der regeneratorischen Nachstarentwicklung, 7) deutlich erhöhte Sicherheit nach Hinterkapselruptur, 8) Lösen anhaftender Membranen auf der Hinterkapsel mit Hilfe einer neu entwickelten Saug-/Polierkanüle.

Nachteilig sind: 1) Notwendigkeit zweier Parazentesen sowie erhöhte Beanspruchung der Kornea im Parazentesenbereich, 2) intrastromale Flüssigkeitsinjektion zum sicheren Verschluß der Parazentesen, 3) intraoperativ bei Wechsel der Instrumente erhöhte Tendenz zum Abflachen der Vorderkammer. Schlußfolgerung: Nach den vorliegenden Erfahrungen überwiegen in der Mehrzahl der operativen Gegebenheiten die Vorteile der bimanuellen Aspiration eindeutig.

**Summary.** After phacoemulsification with the tunnel or clear cornea technique Brauweiler's bimanual system was used in 2450 consecutive cases in order to compare this method with the conventional I/A tip procedure. The advantages of the bimanual system are: (1) rapid I/A procedure, (2) optimal aspiration of peripheral cortex material, (3) permanent deep anterior chamber during irrigation/aspiration, (4) easy removal of cortex remnants at the 12 o'clock position, (5) mechanical polish and aspiration of lens epithelium over 360° with subsequent reduction of secondary cataract development, (6) clearly higher degree of safety after posterior capsule rupture, (7) peeling of posterior capsule membranes with a newly developed aspiration/polish cannula. The disadvantages are: (1) necessity of two paracenteses and higher corneal stress in paracentesis area, (2) intrastromal fluid injection for paracentesis closure, (3) higher tendency of anterior chamber flattening while changing cannula handpieces. Nonetheless, based on our experience, we conclude that the advantages of bimanual irrigation/aspiration clearly predominate in nearly all operative situations.

## Einleitung

Nach Phakoemulsifikation des Linsenkerns erfolgt die Absaugung von Kortexresten heute meist mit dem Saug-/Spülhandgriff (I/A Tip) des Phako-I/A-Gerätes. Bimanuelle Saug-/Spülverfahren mit unterschiedlichen Gerätschaften haben bereits früher bei der Operation der kindlichen Katarakt und im Rahmen der e.c.-Kataraktchirurgie Erwähnung gefunden [1, 2, 6–8]. Um eine operative

R. Rochels et al. (Hrsg.)
9. Kongreß der DGII
© Springer-Verlag Berlin Heidelberg 1995

Alternative zu testen und um einen fundierten klinischen Vergleich zum herkömmlichen Absaugvorgang ziehen zu können, haben wir über einen Zeitraum von 12 Monaten ausschließlich das bimanuelle Absaugsystem nach Brauweiler benutzt. Die Funktionen des bimanuellen I/A Systems sind:

1. Die bimanuelle Absaugung der Kortexreste
2. Die bimanuelle Politur der Rückfläche der Linsenvorderkapsel nach Kapsulorhexis und der Äquatorregion des Kapselsackes
3. Die bimanuelle Politur der Hinterkapsel (Entfernung fibrotischer/membranöser Auflagerungen)
4. Die bimanuelle Absaugung viskoelastischen Materials nach IOL-Implantation

Über die klinischen Erfahrungen berichten wir im folgenden.

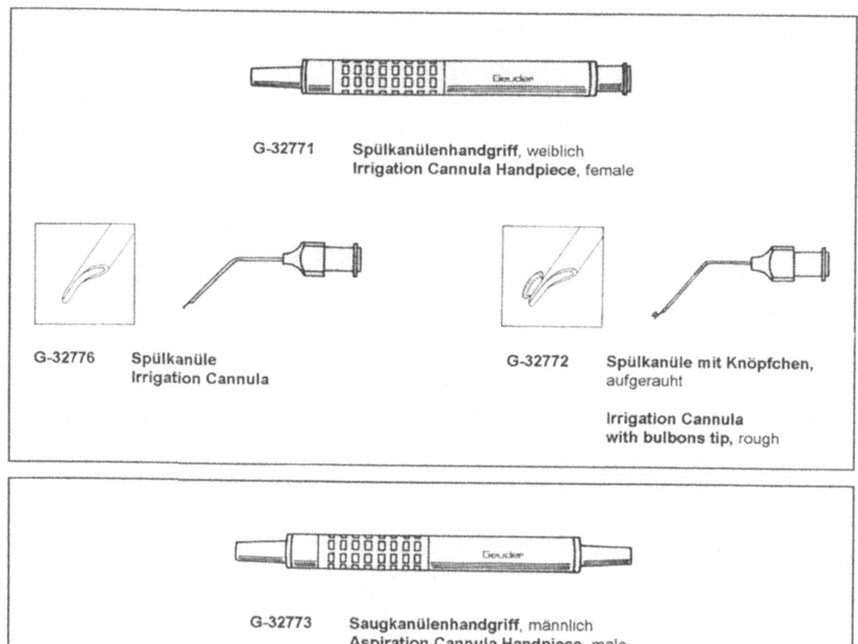


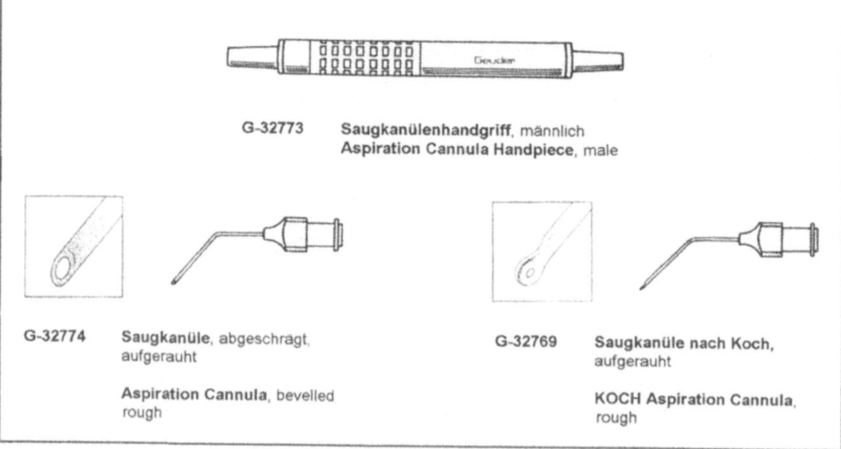


**Abb. 1.** Schematische Darstellung des bimanuellen Systems nach Brauweiler. Zur routinemäßigen Anwendung kamen der Spülkanülenhandgriff/weiblich mit Spülkanüle G-32776 sowie der Saugkanülenhandgriff/männlich mit der Saugkanüle nach Koch G-32769

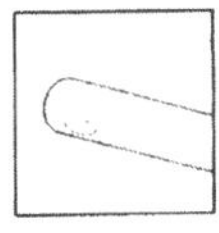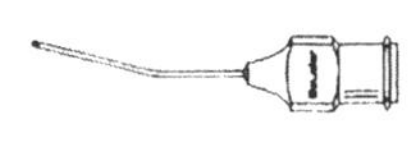



**Abb. 2.** Schematische Darstellung der Saug-/Polierkanüle nach Teping zur Absaugung und Politur fibrotischer und membranöser Hinterkapselauflagerungen

## Material und Methoden

Das bimanuelle System nach Brauweiler wurde nach Phakoemulsifikation mittels Tunnel- oder Clear-cornea-Technik in 2450 konsekutiven Fällen angewendet. Durch die relativ hohe Operationszahl wurde gewährleistet, daß praktisch jede operative Ausgangssituation beurteilt und mit den Erfahrungen bei Verwendung des herkömmlichen Systems verglichen werden konnte. Verwendet wurde ausschließlich die Kombination aus Spülkanülenhandgriff/weiblich mit Spülkanüle G-32776 (Katalognummer, Fa. Geuder/Heidelberg) und Saugkanülenhandgriff/ männlich mit Saugkanüle nach Koch G-32769. Fakultativ ergänzt wurde das System durch die Saug-/Polierkanüle nach Teping G-16133 (Abb. 1 und 2). Die Einführung der Instrumente erfolgte über zwei Parazentesen; wurde ein operativer Phakozugang bei 12 Uhr gewählt, so lagen die Parazentesen bei 9–10 Uhr und 2 Uhr (rechtes Auge) bzw. 10 Uhr und 2-3 Uhr (linkes Auge). Bei temporalem Zugang (Clear cornea oder Skleratunnel) mit lateraler Sitzposition des Operateurs wurden die Parazentesen entsprechend variiert; Hinweise zur Operationstechnik finden sich bei Koch [3]. Während des I/A-Vorgangs erfolgte ein einmaliger Wechsel der Handgriffe. Mehrheitlich wurde eine Politur der Vorderkapselrückfläche über 360° durchgeführt sowie bei entsprechenden Hinterkapselveränderungen die bimanuelle Entfernung fibrotischer bzw. membranöser Auflagerungen mit Hilfe der Saug-/Polierkanüle. Unabhängig hiervon erfolgte eine rein manuelle Hinterkapselpolitur mittels diamantbeschichteter Polierkanüle. Gegen Ende der Operation wurde ein Verschluß der Parazentesen durch intrastromale Flüssigkeitsinjektion mit einer Sautter-Kanüle durchgeführt.

## Ergebnisse

Die Ergebnisse bei Verwendung des bimanuellen Systems lassen sich wie folgt summarisch darstellen:

A) *Vorteile des bimanuellen Systems*
   1. Zügiger I/A Vorgang
   2. Optimale Aspiration peripherer Kortexanteile
   3. Permanent tiefe Vorderkammmer während der Aspiration
   4. Problemlose Entfernung von Rindenanteilen bei 12 Uhr bzw. im lateralen Inzisionsbereich bei Clear-cornea-Zugang
   5. Kein Instrumentenwechsel im Tunnelbereich

6. Vorteilhaftes Arbeiten bei enger Pupille
7. Komplette Politurmöglichkeit der Vorderkapselrückfläche
8. Reduktion der regeneratorischen Nachstarentwicklung
9. Hohe Sicherheit nach Hinterkapselruptur und anteriorer Vitrektomie, reduzierte Gefahr des Absinkens von Linsenresten
10. Möglichkeit der Entfernung anhaftender Membranen auf der Hinterkapsel mit Hilfe neu entwickelter Saug-/Polierkanüle

*B) Nachteile des bimanuellen Systems*
1. Notwendigkeit zweier Parazentesen
2. Erhöhte Belastung der Kornea im Parazentesenbereich
3. Intrastromale Flüssigkeitsinjektion am Ende der Operation zum sicheren Verschluß der Parazentesen
4. Erhöhte Tendenz der Vorderkammerabflachung beim Wechsel der bimanuellen Kanülen

## Diskussion

Nach den vorliegenden klinischen Erfahrungen überwiegen in der Mehrzahl der operativen Gegebenheiten die Vorteile der bimanuellen Aspiration. Periphere Kortexanteile sind über 360° problemlos erreichbar, insbesondere für die komplette Absaugung in 12-Uhr-Position sind keinerlei zusätzliche Instrumente notwendig. Die permanent tiefe Vorderkammer und die nicht fixe Kopplung von Spülöffnung und Saugloch führen dazu, daß sämtliche Areale innerhalb des Kapselsackes sehr gut zugänglich sind. Von besonderer Bedeutung sind die aufgeführten Vorteile bei engen Pupillen. Falls nach Beendigung des Phakovorgangs größere epinukleäre Linsenanteile bzw. Kernfragmente in der Vorderkammer befindlich sind, lassen sich diese ohne erneuten Instrumentenwechsel durch „Füttern" des Sauglochs mit der Spülkanüle entfernen. Die genannten Vorteile haben zur Folge, daß der I/A-Vorgang bei hoher Sicherheit sehr zügig durchführbar ist. Im Fall einer Kapselruptur bietet das bimanuelle System nach Durchführung der vorderen Vitrektomie durch die unabhängige Führung von Saugöffnung und Spülung zweifelsfrei eine höhere Sicherheit als der I/A-Tip. In Einzelfällen wurden auch Erfahrungen gesammelt mit der kombinierten Viskokortexaspiration nach IOL-Implantation [4], die mit dem bimanueln System unseres Erachtens nach besser gelingt als mit dem konventionellen I/A-Tip. – Rentsch [5] hat auf den nachstarreduzierenden Effekt der mechanischen Entfernung des Linsenepithels über 360° des Kapselsackes hingewiesen. Bei primärer Benutzung des bimanuellen Systems gelingt dies ohne zusätzlichen Instrumentenwechsel. Grenzen gesetzt sind der Entfernung der Linsenepithelien bei lockerer bzw. defekter Zonula (z. B. bei Pseudoexfoliatio lentis, nach Traumata). Wesentliche Linsendezentrierungen konnten wir nach 360°-Politur nicht feststellen.

Die als Nachteile aufgeführte Notwendigkeit zweier Parazentesen sowie die erhöhte Belastung der Kornea im Bereich der Parazentesen führten in keinem Fall zu einer relevanten Veränderung. Gewöhnungsbedürftig ist dagegen die er-

höhte Tendenz der Vorderkammerabflachung beim Seitenwechsel der bimanuellen Kanülen, da die Parazentesen vor der endgültigen intrastromalen Flüssigkeitsinjektion nicht komplett abdichten. Im Fall eines radiären Einrisses der
Kapsulorhexis sollte daher u. U. auf bimanuelles Arbeiten verzichtet werden, um
ein äquatorwärtiges Weiterreißen während des Seitenwechsels der Handgriffe zu
vermeiden.

Zusammenfassend kommen wir zu dem Ergebnis, daß das bimanuelle Saug-
spülsystem nicht nur eine interessante Alternative zum I/A-Tip darstellt, sondern
in der überwiegenden Mehrzahl der Fälle eindeutige Vorteile aufweist.

## Literatur


1. Dardenne MU, Setiawan HSD, Engels T (1972) Zur Technik der bimanuellen Linsenabsaugung. Klin Monatsbl Augenheilkd 160 : 164–167
2. Friedburg D (1984) Ein sehr einfaches Instrument für die extrakapsuläre Kataraktextraktion
   im Saug-Spülverfahren. Klin Monatsbl Augenheilkd 185 : 70
3. Koch HR (1993) Phakotechnik mit Clear-Cornea-Inzision und Implantation von Silikonlinsen. Ophtahlmochirurgie 5: 117-130
4. Neuhann T, Neuhann Th (1995) Viskodissektion und kombinierte Visko-Kortexaspiration
   nach der IOL-Implantation reduziert signifkant die Ruptur der hinteren Kapsel. Klin Monatsbl Augenheilkd 206 : 16
5. Rentsch F, Bauer W (1995) Langzeitergebnisse nach Entfernung des Linsenepithels bei der extrakapsulären Kataraktextraktion mit Phakoemulsifikation. Klin Monatsbl Augenheilkd
   206 : 13
6. Schmidt EJ (1984) Ein vereinfachtes Saug-Spül-System zur extrakapsulären Kataraktextraktion. Klin Monatsbl Augenheilkd 184 : 238–239
7. Welge-Lüssen L (1980) Beitrag zum Problem der angeborenen Katarakt. Klin Monatsbl Augenheilkd 177 : 394
8. Welge-Lüssen L, Gareis-Helferich E (1985) Geplante extrakapsuläre Kataraktextraktion mittels eines bimanuellen Spül-Saug-Systems. Fortschr Ophthalmol 82 : 524–526

# Langzeitergebnisse bei Triple-Operationen

C. ERB, B. ZIMMERMANN-BURG, K.-P. STEUHL, E. G. WEIDLE und H.-J. THIEL

**Zusammenfassung.** An der Universitätsaugenklinik Tübingen werden seit den siebziger Jahren kombinierte Operationen (Keratoplastik und Kataraktextraktion) durchgeführt. In dieser Studie soll die Langzeiteffizienz dieser Triple-Operation überprüft werden.
*Patienten:* Untersucht wurden 23 Augen von 19 Patienten (Altersdurchschnitt 70 ± 8,4 Jahre), bei denen an der Universitätsaugenklinik Tübingen zwischen 1983 und 1991 eine Triple-Operation durchgeführt wurde. Es handelt sich ausschließlich um solche Patienten, deren Hornhauttransplantat mindestens 4 Jahre (6,5 ± 2,3) alt war.
*Ergebnisse:* Bei 20 Augen wurde die Keratoplastik erstmalig durchgeführt, bei 3 Patienten lag eine Rekeratoplastik vor. Der präoperative Visus besserte sich von durchschnittlich 0,06 ± 0,08 auf 0,4 ± 0,26. Der Interferenzvisus betrug postoperativ 0,5 ± 0,2. Intraoperative Komplikationen waren in vier Fällen eine vis-a-tergo-Reaktion und eine Vorderkammerblutung. Als häufigste postoperative Komplikationen waren ein Astigmatismus in 61% (3,4 ± 2,3 dpt) und ein Sekundärglaukom in 4,3%. 6 Patienten hatten in der postoperativen Phase zusätzliche Augenoperationen am betroffenen Auge.
*Schlußfolgerung:* Unsere Ergebnisse zeigen, daß Triple-Operationen im Langzeitverlauf zu einer sehr stabilen Visusverbesserung führen. Deshalb können wir Triple-Operationen bei Patienten, die eine rasche visuelle Rehabilitation benötigen, empfehlen.

**Summary.** Since the 1970s, combined keratoplasty and cataract surgery has been performed at the University Eye Clinic in Tübingen. This study was carried out to evaluate the long-term efficacy of this procedure.
*Methods:* Only grafts that were followed for at least 4 years (6.5 ± 2.3) were analyzed. We studied the clinical outcome and final visual acuity of 19 patients (mean age 70 ± 8.4 years), who underwent triple procedere surgery in 23 eyes at the University Eye Clinic in Tübingen between 1983 and 1991.
*Results:* In 20 eyes, keratoplasty was performed for the first time; three patients underwent regrafting. The mean diameter of the donor transplant was 7.31 ± 0.4 mm compared to the host transplant of 7.17 ± 0.4 mm. Intraoperative complications included a vis a tergo reaction ($n = 4$) and one bleeding in the anterior chamber. The most frequent complications during the postoperative period were astigmatism (61%) and secondary glaucoma (4.3%). Six patients required additional surgical intervention. The preoperative visual acuity (0.06 ± 0.08) improved postoperatively to 0.4 ± 0.26 which was statistically significant. Postoperative retinal vision was 0.5 ± 0.2.
*Conclusion:* Our results demonstrate the long-term success of the triple procedure, which can be especially recommended in patients with reduced general health and who need rapid visual rehabilitation.

## Einleitung

Die simultane Durchführung einer perforierenden Keratoplastik und einer Kataraktoperation mit Implantation einer Intraokularlinse („Tripleprocedure") ist

R. Rochels et al. (Hrsg.)
9. Kongreß der DGII
© Springer-Verlag Berlin Heidelberg 1995

ein etabliertes chirurgisches Verfahren bei gleichzeitigem Vorliegen von therapiebedürftigen Hornhauttrübungen und Katarakt. Der wesentliche Vorteil des einzeitigen Verfahrens liegt in der schnelleren visuellen Rehabilitation, weshalb diese Methode vorzugsweise bei älteren Patienten, unter besonderen Bedingungen auch bei Kindern angewandt wird [12].

Über die Kombination von Kataraktextraktion und perforierender Keratoplastik berichteten erstmals Katzin und Meltzer [4]. Während zunächst überwiegend eine intrakapsuläre Kataraktextraktion mit Implantation von irisfixierten Linsen durchgeführt wurde, setzte sich in den folgenden Jahren zunehmend die extrakapsuläre Operationsmethode durch [11]. Seit Etablierung der Triple-Operation mit extrakapsulärer Vorgehensweise und Verwendung von Hinterkammerlinsen wird von verschiedenen Autoren über gute Kurzzeitergebnisse berichtet (Tabelle 1). In der vorliegenden retrospektiven Studie wurden 23 Augen untersucht, bei denen eine Triple-Operation durchgeführt wurde. Schwerpunkt bildete hierbei das funktionelle Langzeitergebnis dieses therapeutischen Vorgehens.


## Methoden

In die Studie wurden nur Patienten aufgenommen, deren Operation mindestens 4 Jahre zurücklag (Nachbeobachtungszeitraum 6,5 ± 2,3 Jahre). Es wurden aus einem Gesamtkollektiv von 120 Patienten, die sich zwischen 1983 und 1991 an der Universitätsaugenklinik Tübingen einer Triple-Operation unterzogen, insgesamt 19 Patienten bzw. 23 Augen nachuntersucht. Das Patientenalter zum Zeitpunkt der Operation lag zwischen 53 und 85 Jahren, das Durchschnittsalter betrug 70 ± 8,4 Jahre. Dabei war die Verteilung des Patientenalters zum Operationszeitpunkt des jeweiligen Auges wie folgt: bis 69 Jahre 12, von 70–79 Jahre 7 und älter als 80 Jahre 4. Fünf Patienten waren männlich, 14 Patienten (74%) weiblich. Es handelte sich um 13 rechte (57%) und um 10 linke Augen (43%).

Neben dem aktuellen klinischen Befund wurden retrospektiv insbesondere folgende Parameter erfaßt: Präoperative Diagnose (Indikation zur Keratoplastik), prä- und postoperativer Visus, prä- und postoperative Tensio, eventuelle intra- und postoperative Komplikationen, intraoperative Nahttechnik, verwendeter IOL-Typ, Durchmesser von Spender- bzw. Empfängerhornhaut, Alter des Hornhautspenders, Latenz zwischen Gewebeentnahme und OP-Beginn, postoperativer Verlauf, ophthalmologische Zusatzdiagnosen, postoperativer Astigmatismus, Auftreten einer Abstoßungsreaktion und postoperativer Schirmer-Test.

Die Indikationen zur Triple-Operation ergeben sich aus Tabelle 2. Die Operationsmethode erfolgte nach Weidle et al. [13]. Verwendet wurde frisches, nichttypisiertes, homologes Hornhautmaterial mit einem durchschnittlichen Spenderalter von 57 ± 17 Jahren. Die Zeitdauer zwischen Gewebeentnahme und Operationsbeginn lag bei maximal 25 Stunden, im Mittel bei 14 ± 6 Stunden. Deshalb war eine spezielle Hornhautkonservierung in einem Nährmedium nicht notwendig. In 30% wurden Einzelknopfnähte, in 70% eine einfache fortlaufende Naht durchgeführt. Die Kataraktextraktion erfolgte in Open-sky-Technik. Nach Can-opener-Eröffnung der vorderen Linsenkapsel wurde mittels Kryostift der

**Tabelle 1.** Vergleich der verschiedenen Studien über Triple-Operationen untereinander und mit den eigenen Ergebnissen

| Studie | Patientenanzahl | Nachbeobachtungszeit (Monate) | Patientenalter zum OP-Zeitpunkt | Klare Hornhaut | Visus praeoperativ | | Visus postoperativ | | Refraktiver Astigmatismus | Naht |
|---|---|---|---|---|---|---|---|---|---|---|
| Busin [1] | 14 | 7,6 | 76,6 | 93% | I<br>II<br>III | 0%<br>0%<br>100% | I<br>II<br>III | 7%<br>21%<br>71% | – | 16 EKN |
| Crawford [2] | 66 | 15,8 | 69,9 | 90% | I<br>II<br>III | 0%<br>33%<br>67% | I<br>II<br>III | 65,2%<br>21,2%<br>13,6% | 3,23 | EKN, 2FN |
| Katz [3] | 53 | 8,9 | 71 | – | I<br>II<br>III | 0%<br>0%<br>100% | I<br>II<br>III | 64%<br>26%<br>10% | 3,1 | |
| Mattax [5] | 21 | 11,8 | – | 95% | – | | III | 76,2% | 2,66 | 1 FN |
| Meyer [6] | 166 | 17 | 72 | – | – | | I<br>II<br>III | 83%<br>15%<br>2% | 4,39 | 2 FN |
| Musch [7] | 52 | 12 | 71,3 | – | – | | I<br>II<br>III | 85%<br>13%<br>2% | 4,32 | 2 FN |
| Ruusuvaar [8] | 20 | 9,9 | 73 | – | III | 100% | I<br>II<br>III | 45%<br>35%<br>20% | 4,25 | 1 FN |
| Schönherr [9] | 90 | 12,5 | 71 | – | – | | | | | FN 84x,<br>EKN 6x |
| Skorpik [10] | 21 | 22 | 74 | 100% | – | | I<br>II<br>II | 71%<br>14%<br>14% | – | FN |
| Taylor [11] | 37<br>(ECCE) | 60 | 70 | 97% | III | 100% | I<br>II<br>III | 64%<br>28%<br>8% | 4,18 | EKN + FN:<br>65%<br>2 FN : 35% |
| Weidle [14] | 100 | 30 | 72 | 98% | I<br>II<br>III | 0%<br>10%<br>90% | I<br>II<br>III | 57%<br>31%<br>12% | – | 1 FN 23%<br>2 FN 49%<br>EKN 28% |
| Erb | 23 | 78 ± 8,4 | 70 ± 8,4 | 91% | I<br>II<br>III | 0%<br>9%<br>91% | I<br>II<br>III | 39,1%<br>34,8%<br>26,1% | 3,4 ± 2,3 | EKN 30%<br>FN 70% |

ECCE = extrakapsuläre Kataraktextraktion, EKN = Einzelknopfnaht, FN = Fortlaufende Naht,
Visusbereich I = 20/20 – 20/40, II = 20/50–20/100, III < 20/100

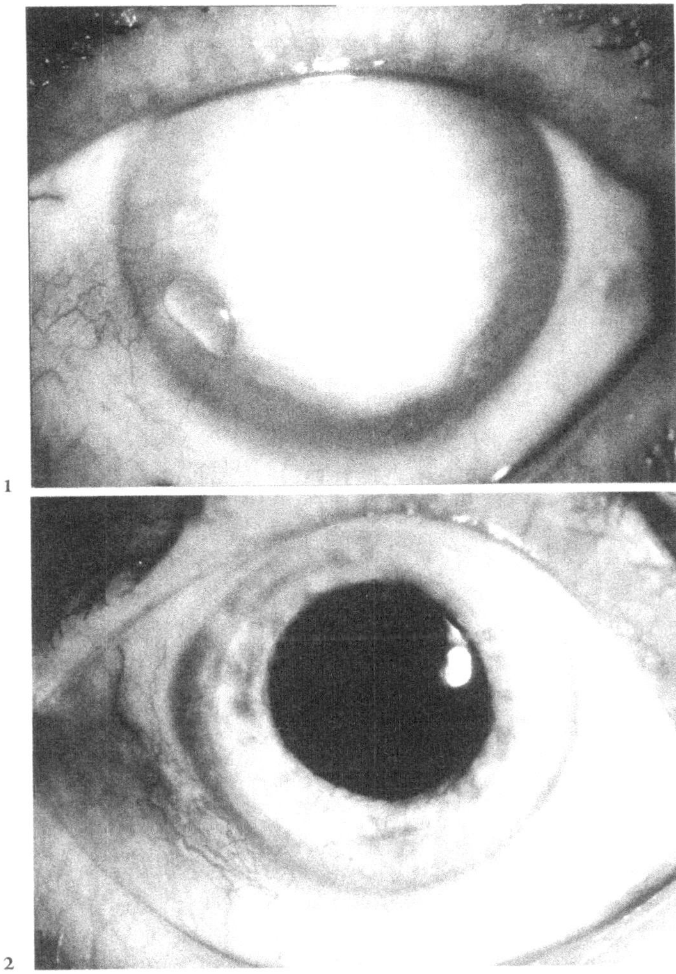

**Abb. 1.** Keratopathia bullosa nach endoepithelialer Dekompensation bei Fuchsscher Hornhautdystrophie

**Abb. 2.** Postoperativer Zustand nach Triple-Operation nach 81 Monaten, Visus 0,7

Linsenkern entbunden. Die restliche Linsenrinde wurde anschließend mit dem Aspitron abgesaugt. Bei den Intraokularlinsen handelte es sich ausschließlich um Hinterkammerlinsen mit J-, später mit C-Schlaufen verschiedener Hersteller.

## Ergebnisse

Im Unterschied zu den meisten Studien über Triple-Operationen hatten unsere Patienten statt einer Fuchsschen Endotheldystrophie am häufigsten einen Zustand nach einem infektiösen Geschehen (30%).

**Tabelle 2.** Indikationen zur Triple-Operation ($n = 23$)

| | | |
|---|---|---|
| Z. n. interstitieller Keratitis | 7 | (30%) |
| Keratitis scrophulosa | 3 | |
| Keratitis ekzematosa | 1 | |
| Keratitis herpetica | 1 | |
| Keratitis unklarer Genese | 2 | |
| Bullöse Keratopathie | 5 | (22%) |
| Z. n. ICCE und Vorderkammerlinse | 1 | |
| Z. n. perforierender Keratoplastik | 1 | |
| Z. n. Winkelblockglaukom | 1 | |
| Z. n. Verätzung | 1 | |
| unbekannt | 1 | |
| Fuchssche Dystrophie | 4 | (17%) |
| Z. n. perforierender Keratoplastik | 3 | (13%) |
| Bandförmige Keratopathie | 2 | (9%) |
| Keratokonus | 1 | (4%) |
| Z. n. perforierender Verletzung | 1 | (4%) |

**Tabelle 3.** Vergleich zwischen prä- und postoperativem Visus

| | 1,0–0,5 | 0,4–0,2 | < 0,2 |
|---|---|---|---|
| Präoperativ | 0 | 2 (9%) | 21 (91%) |
| Postoperativ | 9 (39,1%) | 8 (34,8%) | 6 (26,1%) |

Präoperativ ergab sich ein Visus von 0,06 ± 0,08, der sich postoperativ auf 0,4 ± 0,3 verbesserte. Im Vergleich zwischen präoperativer Situation und postoperativer Langzeitrehabilitation ergab sich damit eine Verbesserung in 19 Augen (83%). Bei einem Patienten blieb der Visus unverändert, bei 3 Patienten kam es zu einer Visusverschlechterung. Eine genauere Aufschlüsselung ergibt sich aus Tabelle 3. Bei den 14 Patienten mit einem Visus kleiner gleich 0,4 lagen bei 9 Patienten folgende visuseinschränkende, operationsunabhängige Zusatzerkrankungen vor: trockene senile Makuladegeneration 7mal, Retinopathia diabetica non proliferans 2mal, Netzhautkolobom mit Makulabeteiligung einmal. Bei 2 weiteren Patienten mit derart eingeschränktem Visus entwickelte sich bei einem Patienten ein postoperatives Sekundärglaukom mit Entwicklung einer Keratopathia bullosa, und bei einem Patienten lag ein hoher postoperativer Astigmatismus von 5,25 Dioptrien vor. Bei den restlichen 2 Patienten dieser Visusgruppe fanden wir keine Erklärung für die herabgesetzte Sehschärfe. Postoperativ fanden wir im Durchschnitt einen Astigmatismus von 3,4 ± 2,3 Dioptrien, wobei 7 Patienten einen Astigmatismus zwischen 0–2 dpt, 3 Patienten zwischen 2–4 dpt und 9 Patienten > 4 dpt aufwiesen.

Ein klares Transplantat hatten 21 der 23 operierten Augen (91%). Ein Patient hatte eine bullöse Keratopathie im Rahmen eines Sekundärglaukoms, bei einem Patienten kam es zu einer Abstoßungsreaktion.

Als intraoperative Komplikationen ergaben sich viermal eine vis-a-tergo-Reaktion und einmal eine Blutung in die Vorderkammer. Im postoperativen Verlauf traten auf:

Nd:YAG-Laser-Kapsulotomie (5mal), Fadennachlegung (2mal), periphere Iridektomie bei Iriscapture (1mal), Hinterkammerlinsendezentrierung (1mal), Tarsorhaphie (1mal) und eine Rekeratoplastik im Rahmen einer Abstoßungsreaktion. Darüber hinaus traten keine weiteren immunologischen Abstoßungsreaktionen auf.

Ein Patient hatte zum Zeitpunkt der Nachuntersuchung ein nicht druckreguliertes Sekundärglaukom, und ein Patient hatte ein durch eine nachträglich durchgeführte Goniotrepanation gut eingestelltes Sekundärglaukom.

Eine Siccasymptomatik konnte bei 42% der Patienten nachgewiesen werden.


## Diskussion

Die in dieser Studie mit der ECCE-Technik durchgeführte Triple-Operation ist erst seit Ende der 70er Jahre eingeführt worden. Damit stellen unsere Ergebnisse mit einem Nachbeobachtungszeitraum von 78 ± 26 Monaten die für diese Operationstechnik längste Erhebung dar. Neben der retrospektiven Aufarbeitung wurde eine aktuelle Untersuchung der Patienten vorgenommen und nur deren Daten ausgewertet. Hierdurch ist die geringe Fallzahl von 19 Patienten aus einem Gesamtkollektiv von 120 operierten Patienten bedingt. Im Vergleich mit anderen Studien (s. Tabelle 1) unterschied sich das Ausgangsalter der Patienten nicht wesentlich. Aufgrund des bereits fortgeschrittenen Alters zum Operationszeitpunkt (70 ± 8,4 Jahre) konnten viele Patienten an der späten Nachuntersuchung nicht mehr teilnehmen, da sie bereits verstorben waren, ihr Allgemeinzustand eine aktuelle Nachuntersuchung nicht zuließ oder sie unbekannt verzogen waren.

Die in unserem Kollektiv hohe Rate klarer Transplantate stimmt mit den Literaturangaben weitgehend überein (s. Tabelle 1). Dabei fällt auf, daß trotz der hohen Rate postinfektiöser Hornhautnarben (30%) als Indikation zur Triple-Operation und trotz des hohen Alters des Spendermaterials (57 ± 17 Jahre) ein gutes Ergebnis erzielt worden ist. Eine Erklärung dafür könnte in der verminderten Immunabwehr des älteren Menschen liegen. Als Folge kam es bei einem großen Teil zu einer guten optischen Rehabilitation, die sich in der günstigen Visusentwicklung wiederspiegelt. Dies zeigt sich insbesondere in Studien mit kürzerer Nachbeobachtungszeit, bei denen in der Regel bessere Visuswerte erreicht wurden als in unserer Studie. Trotzdem konnte bei fortgeschrittenem Alter der Patienten und dem Vorliegen von visusbegrenzenden Zusatzdiagnosen bei der Nachuntersuchung in 83% eine dauerhafte Visusverbesserung dokumentiert werden. Damit wurde das Ziel der raschen, aber auch dauerhaften visuellen Rehabilitation der Patienten erreicht. Dies wird unterstützt durch eine Studie von Weidle [14], die mit einer kürzeren Nachbeobachtungszeit von 30 Monaten vergleichbare Visusangaben erzielt hatte. Von Seiten der Komplikationen ist anzumerken, daß nur eine Abstoßungsreaktion und ein schwer einstellbares Sekundärglaukom auftraten. Der postoperative Astigmatismus war mit 3,4 ± 2,3

Dioptrien im wesentlichen im Bereich innerhalb der Literaturangaben und ist damit größer als bei Operationen im zweizeitigen Verfahren. Dennoch trat nur bei einem Patienten eine dadurch bedingte Visusminderung auf; die restlichen Patienten konnten gut mit optischen Hilfen ausgeglichen werden. Trotz des Nachteils, präoperativ aufgrund der Hornhaut- und Linsentrübung die Intraokularlinse nicht korrekt berechnen zu können, hatten wir keine größeren Fehlberechnungen. Dies ist vor allem auf die Berechnung der Hinterkammerlinse am klinisch besseren Auge zurückzuführen.

Bei 7 Patienten wurde das visuelle Endergebnis vor allem durch Folgen der Kataraktextraktion beeinträchtigt (Nachstar, Iriscapture, Hinterkammerlinsendezentrierung). Eine Verbesserung bringt hier die jetzt geübte Kapsulorhexis und die Hydrodissektion und -extraktion des Linsenkerns. Bei anschließender Linsenrindenabsaugung kommt es dann zu hohen mechanischen Scherkräften, die zu einer erhöhten Traumatisierung des Gewebes führen.

Insgesamt konnten wir im Rahmen der vorliegenden Studie zeigen, daß durch die Triple-Operation nicht nur kurzfristig, sondern in den meisten Fällen auch dauerhaft eine Visusverbesserung erreicht werden kann. Dabei war die visuelle Rehabilitation durch intra- und postoperative Komplikationen nicht wesentlich beeinträchtigt.

Aufgrund dieser Ergebnisse bei einzeitigem operativen Vorgehen ist die Triple-Operation insbesondere dann indiziert, wenn eine zweizeitige Operation – unabhängig vom Alter des Patienten – nicht möglich ist (zum Beispiel bei Amblyopiegefahr, reduziertem Gesundheitszustand, begrenzter Lebenserwartung).


## Literatur


1. Busin M, Brauweiler P, Böker T, Spitznas M (1990) Complications of sulcus-supported intraocular lense with iris sutures, implanted during penetrating keratoplasty after intracapsular cataract extraction. Ophthalmology 97 : 401–405
2. Crawford GJ, Stulting RD, Waring GO, Van Meter WS, Wilson LA (1986) The triple procedure. Ophthalmology 93 : 817–824
3. Katz HR, Forster RK (1985) Intraocular lens calculation in combined penetrating keratoplasty, cataract extraction and intraocular lens implantation. Ophthalmology 92 : 1203–1207
4. Katzin HM, Meltzer JF (1966) Combined surgery for corneal transplantation and cataract extraction. Am J Ophthalmol 62 : 556–560
5. Mattax JB, McCulley JP (1989) The effect of standardized keratoplasty technique on IOL power calculation for the triple procedure. Acta Ophthalmol 67 : 24–29
6. Meyer RF, Musch DC (1987) Assessment of success and complications of triple procedure surgery. Trans Am Ophthalmol Soc 85 : 350–367
7. Musch DC, Meyer RF (1988) Prospective evaluation of a regression-determined formula for use in triple procedure surgery. Ophthalmology 95 : 79–85
8. Ruusuvaara P, Setälä K (1987) The triple procedure. Penetrating keratoplasty, extracapsular cataract extraction and posterior chamber lens implantation. Acta Ophthalmol 65 : 433–443
9. Schönherr U, Händel A, Ruprecht KW, Naumann GOH (1988) Simultane perforierende Keratoplastik, Katarakt-Extraktion und Kunstlinsenimplantation („Triple-Procedure") 1981–1987. Klin Monatsbl Augenheilkd 192 : 644–649

10. Skorpik C, Menapace R, Gnad H-D, Grasl M (1988) The triple procedure-results in cataract patients with corneal opacity. Ophthalmologica 196 : 1–6
11. Taylor DM, Stern AL, McDonald P (1986) The triple procedure: 2 to 10 year follow-up. Trans Am Ophthalmol Soc 84 : 221–249
12. Vajpayee RB, Angra SK, Honavar SG (1994) Combined keratoplasty, cataract extraction and intraocular lens implantation after corneolenticular laceration in children. Am J Ophthalmol 117 : 507–511
13. Weidle EG, Thiel H-J, Pleyer U (1987) Erfahrungen mit gleichzeitiger Keratoplastik, Kataraktoperation und Linsenimplantation. Fortschr Ophthalmol 84 : 436–442
14. Weidle EG (1989) The triple procedure: results and complications in 100 consecutive cases. Eur J Implant Ref Surg 1 : 79–84

# Die kombinierte Vitrektomie, Splitterextraktion und Kataraktoperation mit Intraokularlinsenimplantation

S. CLEMENS, H. GERDING und F. WILHELM

**Zusammenfassung.** Bei 5 von 18 Patienten wurde nach primärer Wundversorgung eine kombinierte Vitrektomie mit Splitterentfernung und eine Kataraktoperation mit Kunstlinseneinpflanzung in den Kapselsack in einer Operation durchgeführt. Die mittlere Sehschärfe konnte von präoperativ 0,15 auf 0,6 im Mittel postoperativ erhöht werden. Wichtig ist die Anlegung der Sklerotomien vor Beginn der Kataraktoperation, um eine iatrogene Aderhauteffusion zu vermeiden. In 3 Fällen wurde über das zu erwartende Maß hinaus ein protrahierter Reizzustand über 2 bis 4 Wochen gefunden, der sich komplett zurückgebildet hat. Das Verfahren empfiehlt sich als Zweiteingriff bei klarer Netzhautsituation ohne Abhebung.

**Summary.** After primary wound repair, a combined vitrectomy with foreign body removal and cataract surgery with intraocular lens implantation into the capsular bag was performed in five of 18 patients. The medium vision could be raised from 0,15 preoperatively to 0,6 postoperatively. It is essential to perform three sclerotomies before cataract surgery to avoid iatrogenic choroidal effusion. In three cases, a protracted intraocular inflammation over 2–4 weeks that recovered completely was found. The recommended procedure can be adopted as a second step surgery after wound repair, when the retinal situation is stable without detachment.

## Einleitung

Sowohl die Splitterextraktion von der Netzhautoberfläche und die Operation der traumatischen Katarakt sind typische Sekundäreingriffe nach mikrochirurgischer Primärversorgung. Von den meisten Autoren werden diese beiden Eingriffe zeitlich getrennt durchgeführt. Der optimale Zeitpunkt sowohl der sekundären Splitterentfernung mit Vitrektomie als auch die Operation der traumatischen Katarakt liegen häufig nach einer Woche nach der Versorgung der Verletzung. Bis zu diesem Zeitpunkt ist die Wiederherstellung der Schrankenfunktion weitgehend vorhanden, die Glaskörperabhebung von der Netzhaut im hinteren Fundussegment abgeschlossen und die traumatische Katarakt entweder gequollen und operabler, oder sie hat sich konsolidiert und muß erst einmal nicht operiert werden. Vom Aspekt des optimalen Zeitpunktes und der Herstellung optimaler Einblicksmöglichkeiten zur Entfernung des Splitters bietet sich daher die kombinierte Operation an. Die kombinierte Kataraktoperation mit Vitrektomie wurde bereits durch die Arbeitsgruppe von Blankenship beschrieben. Nach ihrem Vorgehen wurde zuerst eine Lentektomie über die Pars plana des Ziliarkörpers mit hinterer Kapsulotomie und anschließender Implantation in den Sulcus ciliaris durchgeführt.

R. Rochels et al. (Hrsg.)
9. Kongreß der DGII
© Springer-Verlag Berlin Heidelberg 1995

In der vorliegenden Studie wird über die Ergebnisse der kombinierten Operation dieser beiden Schritte und deren Komplikationsmöglichkeiten berichtet.

## Material und Methoden

Aus einem Zeitraum von 1,5 Jahren wurden 18 Verletzungen mit intraokularem Splitter in der Augenklinik Münster aufgenommen und primärversorgt. In 10 Fällen wurde eine primäre Splitterextraktion durchgeführt. Hiervon konnte in 7 Fällen in einem zeitlich getrennten Eingriff eine Kataraktoperation mit Linsenimplantation durchgeführt werden. Von den 8 Augen mit bei Primärversorgung zunächst verbleibendem Splitter konnten 5 kombiniert mit Vitrektomie und Splitterextraktion und Kataraktoperation mit Kunstlinsenimplantation versorgt werden.

Das Vorgehen ab dem Zeitpunkt der stationären Aufnahme umfaßte folgende Einzelschritte: Lokalisation des intraokularen Splitters zunächst mit optischen Methoden ohne Berührung des Auges, eventuell dann mit Aufsetzen eines Dreispiegelkontaktglases nach Goldmann. Zum Ausschluß eines weiteren Splitters wird grundsätzlich eine Röntgenaufnahme p.a. durchgeführt und bei hinreichender Stabilität des Auges mit einer Lokalisation nach Comberg kombiniert. Bei Kontakt des Splitters mit der Netzhaut oder Verbindung über einen Fibrinstrang sollte frühestmöglich eine Laserumstellung des Splitterbettes schon vor der Primärversorgung oder nach Wiederherstellung der Stabilität des Auges eine Kälteapplikation erfolgen. Hiermit wird eine Adhärenz der Netzhaut an der Aderhaut durch Vernarbung erzielt. Auch unabhängig von der jeweiligen Lage des intraokularen Druckes und einer eventuell vorhandenen Hypotonie mit ausbleibender Resorption der subretinalen Flüssigkeit besteht eine Adhäsion als Vorbeugung gegen die Ausbreitung einer Netzhautablösung. Die Primärversorgung dient der Wiederherstellung der Stabilität des Bulbus und der Prophylaxe der Entstehung einer Netzhautablösung durch Cerclage. Intraoperativ wird nur dann eine Magnetextraktion durchgeführt, wenn der Splitter keine Verbindung zur Netzhautoberfläche hat. Wenn Zweifel daran bestehen, kann mit Hilfe einer Echountersuchung aus mehreren Positionen heraus diese Fragestellung beantwortet werden. Ein weiterer Vorteil der Echountersuchung ist die Darstellbarkeit der Linsenhinterkapsel. Wenn nur ein kleiner Defekt vorhanden ist, kann mit normalem Instrumentarium der Phakoemulsifikation und Irrigationaspiration bei niedrigen Drücken eine Linsenimplantation durchgeführt werden. Bei ausgedehntem Defekt der Hinterkapsel sollte primär eine Sulkusimplantation erwogen werden. Die Vitrektomie kann zuerst über den Vorderabschnitt durchgeführt werden, oder sie wird nach Wiederherstellung des Einblickes über die Pars plana des Ziliarkörpers vorgenommen. Somit kann die operative Schwierigkeit vorausgesagt werden und auch die Reihenfolge der Einzelschritte und die Art der Linsenfixation besser im einzelnen festgelegt werden. Letzten Endes kann auch über die Diagnostik entschieden werden, ob nicht von vornherein ein kombinierter Eingriff sinnvoller ist, als zuerst eine Linseneinpflanzung mit größerer

Glaskörperkomplikation ohne Möglichkeit der Pars-plana-Vitrektomie zu bewältigen.

## Ergebnisse

Im Rahmen der Sekundärversorgung wurde in 5 Fällen eine kombinierte Splitterextraktion mit Vitrektomie und Kataraktoperation mit Kunstlinseneinpflanzung in einer Sitzung durchgeführt.

Folgende Verfahren kamen bei der Vitrektomie mit Splitterextraktion zur Anwendung: Präparation der Fibrinumhüllung und des Splitterbettes mit Mobilisierung des Fremdkörpers, Fassen mit Fremdkörperpinzette oder Endomagnet oder Magnetextraktion über die Pars plana mit Handmagnet.

Die Eingriffe wurden im einzelnen wie folgt durchgeführt: Die zirkuläre Eröffnung am Limbus wird je nach zuvor gelegter Cerclage nur bis zur Anlage der Sklerotomien und der Vorbereitung des Tunnelschnittes oder mit Präparation der Tenon-Kapsel zur Vorbereitung der Cerclage zirkulär angelegt. Die Vorbereitung des Tunnelschnittes sollte nicht im Bereich der Primärversorgung stattfinden.

1. Am noch geschlossenen Auge wird die Vorbereitung des Tunnelschnittes bis vor die Perforation durchgeführt.
2. Die 3 Sklerotomien für den Pars-plana-Zugang werden komplett durchgeführt, da bis zu diesem Moment wegen des fehlenden Parazenteseeffekts noch keine Aderhautamotio besteht.
3. Daran kann die Kataraktoperation mit Linseneinpflanzung angeschlossen werden.
4. Die Infusion für die Vitrektomie wird angeschlossen, um eine normale Tonisierung des Auges zu halten. Mit oder ohne Abklemmung der Infusionsleitung wird die Kataraktoperation durchgeführt, um einen guten Einblick für die Vitrektomie zu gewährleisten. Der Tunnelschnitt sollte so angelegt werden, daß eine kurzfristige Druckerhöhung während der Vitrektomie ohne Vorderkammerabfluß toleriert werden kann.
5. Vor der Kataraktoperation kann auch eine Vitrektomie durchgeführt werden, wenn der Glaskörper umschrieben in der hinteren Kapsel eingeklemmt wird.
6. Es kann auch per Vitrektom im Glaskörperraum etwas Volumen geschaffen werden, um ein weiteres Vordrängen des Glaskörpers in den Kapseldefekt zu vermeiden. Hierzu kann auch viskoelastische Substanz in die Vorderkammer gegeben werden.
7. Die Irrigationsaspirationsdrucke sollten minimal gehalten werden. Die Respektierung der Einzelkompartimente ohne stärkere Bewegung durch Spülflüssigkeit oder Druckschwankungen sollte angestrebt werden.
8. Die Implantation sollte in den Kapselsack erfolgen, kann aber auch im Sulkus sein oder auch möglichst nach Vitrektomie im Sulkus festgenäht werden.

**Tabelle 1.** Präoperativer Visus und letzter Visus

| Patient | Visus prä | Visus post |
| --- | --- | --- |
| 1 | 0,2 | 0,8 |
| 2 | 0,1 | 0,8 |
| 3 | HBW | 0,5 |
| 4 | 0,3 | 0,3 |
| 5 | 0,2 | 0,6 |

**Tabelle 2.** Lage des Fremdkörpers intraoperativ

| Patient | Präretinal | Intraretinal |
| --- | --- | --- |
| 1 | + | |
| 2 | | + |
| 3 | | + |
| 4 | | + |
| 5 | | + |

9. Die Implantation mit Verankerung im Kammerwinkel kann bei totalem Defekt der Hinterkapsel angewendet werden. Lediglich bei Kombination mit Keratoplastik sollte eher eine Sulkusnahtfixation einer Hinterkammerlinse stattfinden.
10. Die zusätzliche Stabilisierung des Tunnelschnittes kann mit einer Kreuzstichnaht erfolgen, um während der Eindellung der Peripherie stabile Verhältnisse zu haben.
11. Durch klare Medien kann jetzt eine gezielte Vitrektomie am Hinterabschnitt durchgeführt werden einschließlich der Dellung bis auf die Pars plana des Ziliarkörpers.
12. Wenn während der Vitrektomie am Splitterbett ein Foramen auftreten sollte, kann immer noch eine Endotamponade durchgeführt werden.
13. Eine Tonisierung des Auges am Ende der Operation kann beliebig im vorderen oder hinteren Segment durchgeführt werden.

In jedem der 5 Fälle konnte eine Linseneinpflanzung erfolgreich durchgeführt werden. Die in Tabelle 1 aufgeführten Funktionen wurden vor und nach Operation gefunden.

Es kamen die Lagebeziehungen zur Netzhaut vor, wie in Tabelle 2 dargestellt.

Die Perforation an der Vorderwand des Auges betraf die Sklera und die Hornhaut (Tabelle 3).

Die Cerclage wurde bei den Patienten 2 bis 5 intraoperativ gelegt. Die in Tabelle 4 beschriebenen Refraktionen wurden bei der letzten Untersuchung nach mehreren Monaten vorgefunden.

Auffüllungen der Augen wurden nur mit Luft in der Vorderkammer am Ende der Operation durchgeführt. Endotamponaden der Netzhaut waren nicht erfor-

**Tabelle 3.** Lage der Perforation

| Patient | HH-Zentrum | HH-Peripherie |
|---|---|---|
| 1 | + | |
| 2 | | + |
| 3 | | + |
| 4 | | + |
| 5 | | + |

**Tabelle 4.** Refraktion in Nachbeobachtung

| Patient | Refraktion | nach x Monaten |
|---|---|---|
| 1 | $+ 1,5^{\wedge}$  $-3,25/$  $12°$ | 6 |
| 2 | $- 3,0^{\wedge}$  $-1,5$  $/144°$ | 4 |
| 3 | $-2,0^{\wedge}$  $-5,0$  $/$  $10°$ | 5 |
| 4 | $+ 0,5^{\wedge}$  $-0,25/152°$ | 3 |
| 5 | $- 2,25^{\wedge}$  $-2,25/116°$ | 12 |

derlich und hätten wahrscheinlich die Aufteilung der operativen Schritte bedeutet. Komplikationen traten auf in Form von längeren leichteren Reizzuständen 3mal über 2 bis 4 Wochen, einmal Vorderkammerblutung und einmal Subluxation einer sulkusnahtfixierten Hinterkammerlinse.

## Diskussion

Die Voraussetzung zur kombinierten Vitrektomie mit Splitterextraktion und gleichzeitiger Kataraktoperation mit Linsenimplantation ist, daß es sich nicht um eine Primärversorgung handelt. Das Auftreten einer Endophthalmitis kann der Linseneinpflanzung angelastet werden. Die Beimpfung mit Keimen, verbunden mit Kompartimentierung der Linsenhaptik im Kapselsack und Abschottung durch Linsenreste und Vorderkapsel kann durch die Kontamination des Splitters begünstigt werden. Nach Untersuchungen von Dickey et al. 1991 wurde mit den modernen mikrobiologischen Methoden nach Hinterkammerlinsenimplantationen in 43% der Kammerwasserproben ein positiver Abstrich gefunden [4]. In der Augenheilkunde wird zur Zeit von einem postoperativen Infektionsrisiko für intraokulare Eingriffe von 0,01–1,7% ausgegangen. Allen beobachtete nach 20 000 intraokularen Eingriffen in 0,11% eine intraokulare Infektion, nach Kataraktoperation 0,086% [1]. Cristy et al. [3] gaben nach Kataraktoperation 0,086–0,5% Endophthalmitiden an. Nach Kataraktoperation mit Kunstlinseneinpflanzung wurde eine relativ höhere Rate von Endophthalmitiden nachgewiesen [9]. Nach Pars-plana-Vitrektomie beschrieben Tolentino und Ho in 0,14% eine Endophthalmitis, wobei $\frac{1}{4}$ bei Diabetes mellitus vorkam [11]. Nach zurückliegenden Studien ist eine perforierende Verletzung mit intraokularen Splitter mehrfach so häufig durch eine Infektion belastet wie ohne intraokularen Splitter. Von Reich konnte nachgewiesen werden, daß nach perforierenden Verletzungen ohne intraokularen Fremdkörper in 0,9% der Fälle eine Infektion auftritt [8]. Nach Verletzungen mit intraokularem Fremdkörper betrug die Infektionsrate 9%. Bei ungedeckten filtrierenden Glaukomoperationen erhöht es sich u. U. bis auf über 9%. Nach perforierenden Verletzungen rechnet Brinton mit einer Inzidenz zwischen 2 und 13%, abhängig von Art und Schwere des Traumas und dem Verbleiben von Fremdkörpern [2]. Das Zurückgehen einer Endophthalmitis auf ein Trauma wird mit rund einem Drittel angegeben.

Weitere Voraussetzungen sind eine überschaubare Netzhautsituation mit anliegendem Splitterbett und fehlende Anzeichen für die Entwicklung einer PVR. Die Verfahren der Splitterextraktion sind bei der hier beschriebenen kombinierten Operation von untergeordneter Bedeutung.

Folgende Verfahren kamen bei der Vitrektomie mit Splitterextraktion zur Anwendung: Präparation der Fibrinumhüllung und des Splitterbettes mit Mobilisierung des Fremdkörpers, Fassen mit Fremdkörperpinzette oder Endomagnet oder Magnetextraktion über die Pars plana mit Handmagnet.

Die Einführung der Vitrektomie zur Splitterentfernung zusätzlich zur alleinigen Magnetextraktion konnte die Rate der sekundären Amotionen von 87% auf 41% vermindern [7]. Experimentelle Arbeiten bestätigen den Beginn der PVR und damit die Einleitung der Hautkomplikation nach 5 bis 6 Tagen. Wird die Vitrektomie später als 15 Tage nach der Verletzung durchgeführt, ist die Mißerfolgsrate deutlich höher. Der optimale Zeitraum beträgt 5–15 Tage nach der Verletzung.

Der Tunnelschnitt erwies sich hilfreich in seiner Stabilität für die gezielte Präparation der Netzhaut und die Eindellung der Peripherie mit ihren obligaten Druckschwankungen. Die gleichzeitige Zugangsmöglichkeit über den vorderen und hinteren Bulbusabschnitt ermöglicht ein besseres Handhaben von Glaskörperkomplikationen.

Das angegebene Verfahren eigent sich für Fälle mit Fremdkörpern in unmittelbarer Nachbarschaft zur Netzhaut ohne schweres Trauma und gleichzeitiger traumatischer Katarakt. Lediglich bei Fall Nr. 2 mußte aufgrund des Kapseldefektes eine Sulkusnahtfixation durchgeführt werden.

Das ursprünglich von Kokame et al. angegebene Verfahren der mit Vitrektomie kombinierten Kataraktoperation [6] beruhte auf der Sulkusimplantation bei verbliebener Vorderkapsel. Dieses Verfahren muß jedoch als für wenige bestimmte Fälle vorbehalten gelten.

Die von Koenig et al. berichteten 24 Fälle der kombinierten Operation enthalten nur eine Verletzung mit intraokularem Splitter [5]. Die Reihenfolge des Vorgehens ist jedoch anders: Bilden der Sklerotomien zunächst ohne Geräte, dann Phakoemulsifikation, dann Inspektion der Netzhaut mit Splitterentfernung und als letzter Schritt die Linsenimplantation erst nach Schnitterweiterung. Der Vorteil ist ein relativ stabiles Auge während der Vitrektomie. In jedem Falle konnte eine Sehverbesserung erzielt werden.

Die klassische vorausgehende Arbeit über die kombinierte Operation in der hier genannten Form ist die von Slusher et al. von 1992 [10]. Als erster Schritt wird eine Phakektomie mit Resektion der zentralen Hinterkapsel durchgeführt unter Schonung der Vorderkapsel. Im zweiten Schritt wird die hintere Vitrektomie, Splitterentfernung, Koagulationsabriegelung und Inspektion der peripheren Netzhaut vorgenommen. Als drittes wird eine Implantation der Hinterkammerlinse vor der Vorderkapsel vorgenommen. An den Berührungspunkten der beiden Kapselblätter kommt es zu einer verstärkten Fibrosierung.

Ein Grund, die Hinterkammerlinse sofort zu implantieren, ist die Schienung des Kapselsackes und damit die Vermeidung der iatrogenen Foramina an irgendeiner ihrer Stellen. Auch hier wird die Indikation nur gesehen, wenn das Netzhauttrauma überschaubar ist und eine Prognose für die Wiedererlangung einer verwertbaren Sehschärfe besteht. Die bei Slusher beschriebenen postoperativen Sehschärfen betrugen 0,7 und 1,0 bei Lokalisation einmal nasal der Papille und einmal 4 mm von der Makula entfernt [10].

## Literatur


1. Allen HF et al. (1964) Bacterial endophthalmitis after cataract-Extraction: A study of 22 infections in 20.000 operations. Arch Ophthalmol 72 : 434–437
2. Brinton GS, Tapping TM, Hyndiuk RA, Aaberg TM, Reeser FH, Abrams GW (1984) Posttraumatic Endophthalmitis. Arch Ophthalmol 102 : 547–550
3. Cristy NE, Lall P (1973) Postoperative endophthalmitis following cataract surgery: Effects of subconjunctival antibiotics and other factors. Arch Ophthalmol 90 : 361–366
4. Dickey JB, Thompson KD, Jay WU (1991) Anterior Chamber Aspirate Culture after Uncomplicated Cataract Surgery. Am J Ophthalmol 112 : 278–282
5. Koenig SB, Mieler WF, Han DP, Abrams GW (1992) Combined phacoemulsification, pars plana vitrectomy and posterior chamber intraocular lens insertion. Arch Ophthalmol 110 : 1101–1104
6. Kokame GT, Flynn HW, Blankenship GW (1989) Posterior chamber intraocular lens implantation during diabetic pars plana vitrectomy. Ophthalmology 96 : 603–610
7. Kuhn F, Kovacs B (1989) Management of postequatorial magnetic intraretinal foreign bodies. Int Ophthalmol 13 : 321–325
8. Reich ME et al. (1981) Intraokulare Infektion bei perforierenden Augenverletzungen. Klin Monatsbl Augenheilkd 179 : 411–412
9. Stark WJ, Worthen DM, Holladay JT, Both PE, Jacobs ME, Murray GC, McGhee ET, Talbott BS, Shipp MW (1983) The FDA report on intraocular lenses. Ophthalmology 90 : 311–317
10. Slusher MM, Greven CM, Yu DD (1992) Posterior chamber intraocular lens implantation with lensectomy-vitrectomy and intraretinal foreign-body removal. Arch Ophthalmol 110 : 127–129
11. Tolentino FI, Ho PC (1984) Bacterial endophthalmitis after closed vitrectomy. Arch Ophthalmol 102 : 207–210

# Pars-plana-Vitrektomie und hintere Kapsulotomie zur Therapie des iridoziliokapsulovitrealen Blocks bei Pseudophakie

U. Klein, M. R. Tetz und E. Alexandridis

**Zusammenfassung**

*Einleitung:* Als postoperative Komplikation einer Kataraktoperation mit Hinterkammerlinsen-implantation (HKL-Implantation) wurde in den letzten Jahren ein ziliolentikulärer Blockmechanismus beschrieben, wie er nach fistulierenden Operationen bei Glaukompatienten bekannt ist.
*Kasuistiken:* Die Entwicklung eines iridoziliokapsulovitrealen Blocks (IZKVB) wurde bei drei Patienten nach Kataraktoperation mit HKL-Implantation beobachtet. Bei zwei Patienten war 18 Jahre zuvor eine fistulierende Operation aufgrund eines primären Offenwinkelglaukoms mit im Zugang eingeengtem Kammerwinkel bei relativem Mikrophthalmus durchgeführt worden. Bei dem dritten Patienten waren mehrmalige Iridotomien aufgrund eines Sekundärglaukoms bei rezidivierenden Iridozyklitiden vorgenommen worden. Die Kataraktoperation verlief jeweils komplikationslos. Zwei, elf und zwölf Monate postoperativ kam es zur Vorderkammer-abflachung und Tensionsanstieg. Pars-plana-Vitrektomie und hintere Kapsulotomie führten zur Vorderkammertiefung und Tensionsregulierung.
*Schlußfolgerung:* Bei sehr kleinem vorderen Augensegment und/oder entzündlichen Veränderungen sowie durch Voroperationen können sich Adhäsionen im Bereich der iridoziliokapsulovitrealen Gewebestrukturen ausbilden. Es kommt zur Umkehrung der Kammerwasserzirkulation nach glaskörperwärts mit Zunahme des Glaskörpervolumens, Abflachung der Vorderkammer und Tensionsanstieg. Unter Berücksichtigung der Pathogenese stellt die kombinierte Pars-plana-Vitrektomie und hintere Kapsulotomie ein wirksames operatives Verfahren dar.

**Summary**

*Introduction:* A recently occurring postoperative complication in cataract surgery with posterior chamber lens implantation is ciliary lenticular block, which is found after fistulating operations in glaucoma patients.
*Case reports:* After cataract surgery, three patients developed an irido-cilio-capsular vitreal block. Two patients had a history of bilateral narrow-angle glaucoma with relative microphthalmia and had undergone glaucoma surgery of the filtering type. In one patient with a history of recurrent iritis, iridotomies were performed due to secondary glaucoma. The cataract operation and the postoperative course were without complication. Some 2, 11, and 12 months after the operation, shallowing of the anterior chamber and elevation of the IOP occurred. After pars plana vitrectomy and capsulectomy, the anterior chamber deepened and the IOP normalized.
*Conclusion:* In small anterior eye segments and/or a history of inflammation or previous operations, adhesions may occur in irido-cilio-capsularvitreal structures and act as a barrier to the aqueous humor flow. The latter enters the vitreous with a subsequent increase of the vitreous volume. The result is a flattening of the anterior chamber and IOP elevation. In view of the pathogenesis, a pars plana vitrectomy and posterior capsulectomy seem to be reliable surgical methods.

R. Rochels et al. (Hrsg.)
9. Kongreß der DGII
© Springer-Verlag Berlin Heidelberg 1995

## Einleitung

Als schwerwiegende Komplikation nach fistulierenden Operationen ist der ziliolentikuläre Block als Ursache eines malignen Glaukoms bekannt. Kennzeichen ist eine deutliche Abflachung der Vorderkammer und der Anstieg des intraokularen Drucks [5, 8]. Auch nach Kataraktoperation mit HKL-Implantation ist die Entstehung eines ziliolentikulären Blockmechanismus beschrieben worden [11]. Im Verlauf der letzten 2 Jahre behandelten wir drei Patienten, die nach Kataraktoperation einen iridoziliokapsulovitrealen (IZKV) Block entwickelten. Im folgenden werden die einzelnen Kasuistiken beschrieben und anschließend prädisponierende Faktoren, Pathogenese und therapeutische Konsequenzen diskutiert.

## Patienten: Klinischer Verlauf und Therapie

**Patient 1:** Ein 63jähriger Patienten stellte sich mit der Frage der Kataraktoperation am rechten Auge bei Cataracta complicata mit ausgeprägten hinteren Synechien vor. 1958 war an diesem Auge eine Amotiooperation durchgeführt worden. Aufgrund eines Sekundärglaukoms durch rezidivierende Iridozyklitiden bei bekanntem M. Bechterew waren mehrmals YAG-Iridotomien durchgeführt worden. Bei Erstvorstellung lag der Visus am rechten Auge bei LSP, Tensio bei 14 mmHg unter lokaler drucksenkender und antiphlogistischer Therapie. Die Bulbuslänge betrug 23,62 mm, Linsendicke 3,32 mm, Vorderkammertiefe 3,14 mm. Eine Kataraktextraktion mit Synechiolyse, Sektoriridektomie und HKL-Implantation wurde komplikationslos durchgeführt. Im Verlauf der nächsten zwölf Monate traten erneut Tensionspitzen auf. Klinisch auffällig waren zunehmende Veränderungen der Glaskörperstruktur mit Trübungen und Verdichtungen. Durch lokale und systemische drucksenkende Therapie war eine Tensionseinstellung nicht möglich. Die Vorderkammer flachte zunehmend ab. Unter der Verdachtsdiagnose eines IZKV-Blocks wurde eine Pars-plana-Vitrektomie und hintere Kapsulotomie durchgeführt. Bislang lagen postoperativ regulierte Tensionswerte vor, der Visus war bei der letzten Kontrolle 0,08.

**Patient 2:** Ein 41jähriger Patient, bei dem 1976 am linken Auge eine filtrierende Operation bei PCOWG mit juveniler Komponente durchgeführt worden war, zeigte bei Erstvorstellung eine nahezu aufgehobene Vorderkammer mit nach vorne verlagerter Linse und einem deutlich prominenten, teils septierten Filterkissen. Der Visus lag am linken Auge bei 0,4, Tensio 2 mmHg. Die Linsendicke betrug 5,78 mm, die Vorderkammertiefe 0,62 mm bei einer Achsenlänge von 21,5 mm. Unter Mydriasis kam es zu einer Tiefung der Vorderkammer mit Tensionsanstieg. Bei Hyperfiltrationssyndrom mit Vorverlagerung des Iris-Linsen-Diaphragmas und inzipienter Katarakt wurde eine Phakoemulsifikation mit HKL-Implantation durchgeführt.

Im Verlauf der nächsten elf Monate flachte die Vorderkammer erneut ab mit Ausbildung von vorderen Synechien im Bereich des kornealen Schnittes und Verlegung des Kammerwinkels in der oberen Zirkumferenz. Pars-plana-Vitrekto-

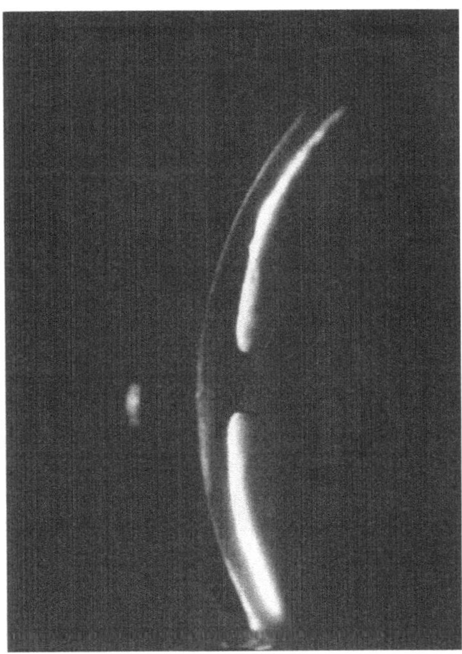

**Abb. 1.** Präoperativer Befund: LA, 42jährige Patientin, Achsenlänge 20,9 mm, Linsendicke 5,64 mm, Vorderkammertiefe 0,98 mm

mie und hintere Kapsulotomie führten zur deutlichen Tiefung der Vorderkammer und regulierten Tensionswerte, der Visus lag bei 0,6.

**Patient 3:** Eine 42jährige Patientin stellte sich mit der Frage der Kataraktoperation am Oculus ultimus vor. Aufgrund eines primär chronischen Offenwinkelglaukoms mit im Zugang eingeengtem Kammerwinkel war beidseits 1974 eine Trabekulektomie durchgeführt worden. Klinisch fand sich am rechten Auge ein Glaucoma absolutm. Das linke Auge zeigte eine fast vollständige Aufhebung der Vorderkammer (Abb. 1). Der Visus lag bei 0,6, Tensio 16 mmHg. Die Bulbuslänge betrug 20,9 mm, Linsendicke 5,64 mm, die Vorderkammertiefe 0,98 mm. Eine extrakapsuläre Kataraktextraktion mit Sektoriridektomie und HKL-Implantation wurde komplikationslos durchgeführt. Zwei Monate postoperativ kam es zu einer erneuten Abflachung der Vorderkammer, die Tensio stieg trotz maximaler Therapie an. Unter der Verdachtsdiagnose des IZKV-Blocks wurde eine Pars-plana-Vitrektomie und hintere Kapsulotomie durchgeführt. Postoperativ ließ sich eine deutliche Tiefung der Vorderkammer beobachten, die Tensionswerte waren im Normbereich.

## Schlußfolgerung

Kommt es nach Kataraktextraktion mit HKL-Implantation zur Vorderkammerabflachung mit Tensionsanstieg, ist an die Entwicklung eines malignen Glau-

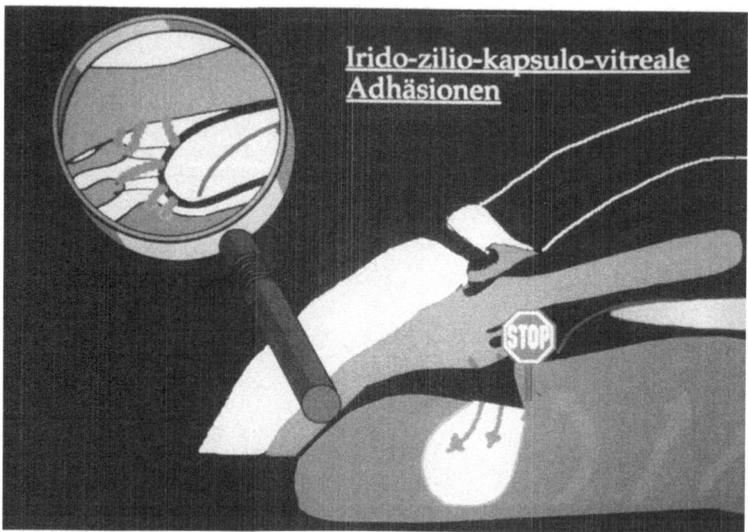


**Abb. 2.** Schematische Darstellung der Entwicklung eines iridoziliokapsulovitrealen Blocks: Einstrom des Kammerwassers in den Glaskörper, Vorverlagerung des Iris-IOL-Diaphragmas, Abflachung der Vorderkammer

koms durch einen IZKV-Blockmechanismus zu denken [8]. Durch Anlagerungen und Ausbildung von Adhäsionen im Bereich des Ziliarkörpers des Kapselsacks und des Glaskörpers kommt es zur Verlegung der Kammerwasserabflußwege. Prädisponiert für solche Adhäsionen sind, wie in den letzten Jahren des öfteren beschrieben [7, 11], Augen, die einen relativ kleinen vorderen Augenabschnitt aufweisen. Hier besteht schon primär eine relative Vorverlagerung des Iris-Linsen-Diaphragmas. Kommt es postoperativ zu entzündlichen Veränderungen, können sekundäre Synechien zwischen Iris, Ziliarkörper und hinterer Kapsel entstehen [6]. Ebenso können bei primär entzündlicher Veränderung der Uvea sich im Anschluß an eine Kataraktoperation Adhäsionen im Bereich des Diaphragmas ausbilden. Es kommt zur Umkehrung des Kammerwasserflusses in den Glaskörper (Abb. 2). Dies konnte mit dem Ultraschallbiomikroskop nachgewiesen werden [9]. Voroperationen können diesen Mechanismus begünstigen, da das operative Trauma zu einer Ablösung des Glaskörpers von der Pars plana führen kann [7]. Die Volumenzunahme des Glaskörpers bewirkt eine weitere Kompression des iridoziliokapsulären Gewebes und eine Abflachung der Vorderkammer mit Tensionsanstieg [5]. Eine Iridektomie kann in dieser Situation keine Drucksenkung bewirken, da die Kammerwasserzirkulation weiterhin durch pathologische Adhäsionen zwischen Kapselsack, Ziliarkörper und Vitreus unterbunden ist [7, 11]. Eine alleinige Kapsulotomie und Lasertherapie der vorderen Glaskörpergrenzmembran [1, 3, 4] führt, wenn man den pathogenetischen Mechanismus berücksichtigt ebenfalls nicht zu Drucksenkung, da die Hinterkapsel durch den erhöhten Intraokulardruck an die Linsenhinterfläche gedrückt wird. Der Abfluß des Kammerwassers aus dem Glaskörper entlang der Linsenhinterfläche wird so blockiert. Auch die alleinige Vitrektomie halten wir nicht für ausreichend, da sich weiterhin Kammerwasser im Glaskörperraum sammelt. Durch eine Pars-plana-Vitrektomie in Kombination mit einer hinteren Kapsulotomie können normale Kammerwasserflußverhältnisse wiederhergestellt werden.

## Literatur


1. Brown RH, Lynch MG, Tearse JE et al. (1986) Neodymium-YAG vitreous surgery for phakic and pseudophakic malignant glaucoma. Arch Ophthalmol 104 : 1464–1466
2. Epstein DL (1987) Pseudophakic glaucoma – is it really pseudo-malignant. Am J Ophthalmol 103 : 231–233
3. Epstein DL, Steinert RF, Puliafito CA (1984) Neodym YAG laser capsulotomy to the anterior hyaloid in aphakic malignant (ciliovitreal block) glaucoma. Am J Ophthalmol 98 : 137–143
4. Halkias A, Magauran DM, Joyce M (1992) Ciliary Block (malignant) glaucoma after cataract extraction with lens implant treated with YAG laser capsulotomy and anterior hyaloidotomy. Br J Ophthalmol 76 : 569–570
5. Levene RZ (1984) Current concepts of malignant glaucoma. Ophthalmic Surg 17 : 515–520
6. Lynch MG, Brown RH, Michels RG et al. (1986) Surgical Vitrectomy for pseudophakic malignant glaucoma. Am J Ophthalmol 102 : 149–153
7. Pham DT, Wollensak J (1987) Ciliary Block (Malignant) Glaucoma following posterior lens implantation. Ophthalmic Surg 18 : 741–744
8. Shaffer RN (1978) Ciliary Block (malignant) glaucoma. Ophthalmol 85 : 215–221
9. Tello GE, Chi T, Shepps G et al. (1993) Ultrasound biomicroscopy in pseudophakic malignant glaukoma. Ophthalmology 100 : 1330–1334
10. Trope GE, Pavlin CJ, Bau A et al. (1994) Malignant Glaucoma Clinical and Ultrasound Biomicroscopic Features. Ophthalmology 101 : 1030–1035
11. Wollensack J, Pham DT, Anders N (1994) Ziliolentikulärer Block als Spätkomplikation bei Pseudophakie. Ophthalmologe (Suppl)91 : 35

# Einfluß der Operationstechnik auf den intraokularen Druckanstieg nach Kataraktextraktion – Eine prospektive Studie

T. G. Bömer, W.-D. A. Lagrèze und J. Funk

**Zusammenfassung**

*Hintergrund:* In einer früheren Studie fanden wir, daß der Druckanstieg nach extrakapsulärer Kataraktextraktion wesentlich ausgeprägter ist als nach Phakoemulsifikation. Wegen der geringen Zahl extrakapsulär operierter Augen, die außerdem verschiedene drucksenkende Medikamente erhalten hatten, wurde die Studie angezweifelt. In der vorliegenden, prospektiven Studie untersuchten wir daher den postoperativen Druckanstieg bei verschiedenen Operationstechniken anhand einer ausgeglichenen Stichprobe.

*Patienten und Methoden:* Bei jeweils 30 Patienten führten wir entweder eine Phakoemulsifikation mit korneoskleralem Tunnel (Phako/Tunnel), eine Phakoemulsifikation mit Korneoskleralschnitt und Naht (Phako/Naht) oder eine extrakapsuläre Extraktion mit Korneoskleralschnitt und Naht (ECCE) durch. Der Augendruck wurde einen Tag vor sowie 5–7 und 22–24 h nach der Operation mit einem Goldmann-Tonometer in der 0°- und 90°-Achse gemessen.

*Ergebnisse:* In allen Gruppen stieg der mittlere Augendruck signifikant (p immer < 0,05) auf ein Maximum 5–7 h nach der Operation an. Auch nach 22–24 h war die Druckerhöhung noch signifikant (p immer < 0,05). Der mittlere Druckanstieg nach 5–7 h war in der ECCE-Gruppe (20,2 ± 7,9 mm Hg) signifikant (p < 0,005) höher als in der Phako/Naht-Gruppe (11,2 ± 8,3 mm Hg) und der Phako/Tunnel-Gruppe (4,7 ± 8,7 mm Hg) sowie in der Phako/Naht-Gruppe signifikant (p < 0,05) höher als in der Phako/Tunnel-Gruppe. Ein Druckanstieg ≥ 40 mm Hg trat nach 5–7 h signifikant häufiger (p < 0,01) in der ECCE-Gruppe (9 von 30) als in den beiden Phako-Gruppen (jeweils 1 von 30) auf.

*Schlußfolgerungen:* Die Ergebnisse bestätigen den ausgeprägten Einfluß der Operationstechnik auf den Druckanstieg nach Kataraktextraktion.

**Summary**

*Background:* In a previous study, we found that the rise in intraocular pressure (IOP) after cataract extraction strongly depends on the surgical technique. However, due to various medications and the small number of extracapsular operations performed, this result has been questioned. In the present prospective study we therefore compared the rise in IOP for different surgical techniques in a balanced sample.

*Patients and Methods.* Patients underwent either phacoemulsification and corneoscleral sutureless tunnel (phaco/tunnel), phacoemulsification, corneoscleral incision and suture (phaco/suture), or an extracapsular technique including corneoscleral incision, nucleus expression and suture (ECCE). Each group contained 30 patients. IOP was measured the day before as well as 5–7 h and 22–24 h after surgery.

*Results:* In all groups, the mean IOP significantly increased to a maximum 5–7 h after surgery. The pressure rise was significantly (*p* < 0,005) higher in the ECCE group (20.2 ± 7.9 mm Hg) than in the phaco/suture (11.2 ± 8.3 mm Hg) and the phaco/tunnel (4.7 ± 8.7 mm Hg) group and significantly (*p* < 0,05) higher in the phaco/suture than in the phaco/tunnel group. 22–24 h

R. Rochels et al. (Hrsg.)

9. Kongreß der DGII

after surgery, the IOP was still significantly elevated ($p < 0{,}05$). IOP peaks $\geq 40$ mm Hg at the 5–7 h measurement were found significantly ($p< 0{,}01$) more often in the ECCE group (9/30) than in either phaco group (each 1/30).
*Conclusions:* Our data confirm that the rise in IOP after cataract extraction strongly depends on the surgical technique.

## Einleitung

In einer früheren Arbeit untersuchten wir verschiedene Medikamente auf ihre Tauglichkeit, einen Druckanstieg nach Kataraktoperation zu verhindern [1]. Dabei fanden wir einen wesentlich höheren Druckanstieg bei extrakapsulärer Technik mit Kernexpression im Vergleich zur Phakoemulsifikation. Allerdings war die Anzahl der extrakapsulär Operierten mit 12 Augen in dieser Studie sehr klein. Da die Patienten außerdem mit verschiedenen drucksenkenden Medikamenten behandelt und von Operateuren unterschiedlicher Erfahrung operiert worden waren, hatten wir Zweifel, ob der Einfluß der Operationstechnik so ausgeprägt sein könnte, wie er sich in dieser Studie darstellte. In der vorliegenden Studie überprüfen wir daher den Einfluß der Operationstechnik anhand einer ausgewogenen und größeren Stichprobe.

## Patienten und Methoden

An der Studie nahmen 90 Patienten teil. Sie wurden entweder (1) mit Phakoemulsifikation über einen 3,5 mm langen und 7 mm breiten korneoskleralen Tunnel (Phako/Tunnel), (2) mit Phakoemulsifikation über einen korneoskleralen 7-mm-Schnitt mit Nahtverschluß (Phako/Naht) oder (3) extrakapsulär mit Kernexpression über einen korneoskleralen 11-mm-Schnitt mit Nahtverschluß (ECCE) operiert. Jede der Operationsgruppen enthielt 30 Patienten. Die folgenden Faktoren führten zum Außschluß eines Patienten: Glaukom, Pseudoexfoliationssyndrom, vorangegangene intraokulare Operationen oder Entzündungen, Kapselruptur und Undichtigkeit des Wundverschlusses (nachgewiesen durch eine positive Seidelprobe). Der Operateur entschied sich für die extrakapsuläre Technik, wenn der Kern nach klinischen Gesichtspunkten für die Phakoemulsifikation zu hart erschien. Die Entscheidung über den operativen Zugang bei Phakoemulsifikation (Tunnel oder Naht) war willkürlich. Die Verteilung der Operateure in den drei Technikgruppen wurde so gewählt, daß hinsichtlich der Operationserfahrung keine wesentlichen Unterschiede bestanden. Die Operateure waren über die Studienteilnahme ihres Patienten nicht informiert.

Die Operation erfolgte in Retrobulbäranästhesie mit ca. 4 ml Scandicain 2%. Alle Patienten erhielten eine 10minütige Okulopression. Nach Präparation des Tunnels bzw. Vorlegen eines lamellären korneoskleralen Schnittes wurde die Vorderkapsel durch Kapsulorexis oder durch Inzision mit der Spülkanüle oder dem Sato-Messer eröffnet. Für die Phakoemulsifikation wurde die Vorderkammer auf 3,5 mm, für die Kernexpression auf 11 mm eröffnet. Nach Entfernung des Kernes wurden die Rindenreste abgesaugt und bei Phakoemulsifikation der Zugang auf 7 mm erweitert. Anschließend wurde nach Gabe von Methocel und Acetylcholin eine Hinterkammerlinse mit einer 6,5-mm-Optik implantiert. Der korneosklerale Schnitt wurde durch eine fortlaufende 10-0-Nylon-Naht verschlossen, der Tunnel bedurfte keiner Naht. Am Ende der Operation wurden jeweils 1 ml Gentamycin und Betamethason subconjuktival gegeben und ein Verband mit 1%iger Pilocarpinsalbe angelegt.

Der Augendruck wurde einen Tag vor der Operation jeweils in Miose und Mydriase sowie 5–7 h und 22–24 h nach der Operation mit dem selben Goldmann-Applanationstonometer in der 0°– und 90°–Achse gemessen. Die Messung nach 5–7 h lag in dem aus der Literatur bekannten Zeitintervall des maximalen Druckanstieges [3]. Die in der 0°- und 90°-Achse gemessenen Werte wurden jeweils gemittelt. Der Mittelwert aller präoperativen Messungen wurde als Ausgangswert herangezogen.

Ein Druckanstieg innerhalb der Operationsgruppen wurden mit dem Wilcoxon-Test für Paardifferenzen, Unterschiede des Druckanstieges zwischen den Operationsgruppen mit Hilfe der Varianzanalyse nach Scheffé auf Signifikanz geprüft. Die Häufigkeit eines Druckanstieges auf mindestens 40 mm Hg wurde mit dem exakten Vier-Felder-Test nach Fischer analysiert.

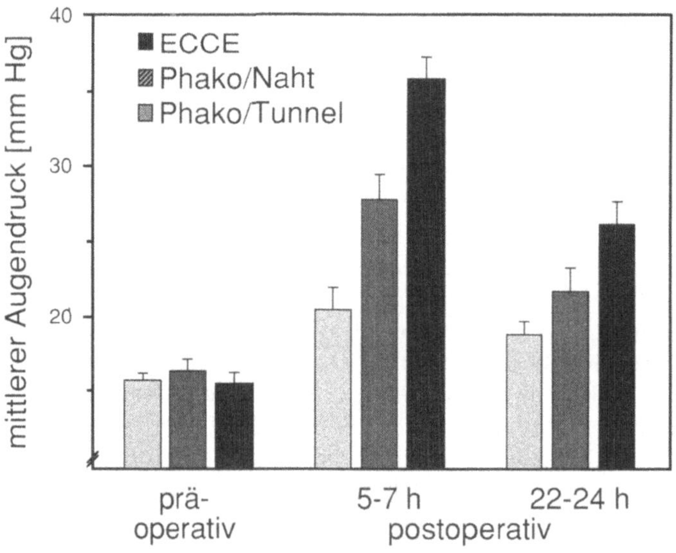


**Abb. 1.** Mittlerer Augendruck (die Fehlerbalken entsprechen dem Standardfehler). Der Augendruck erreichte in allen Gruppen 5–7 h nach der Operation ein Maximum. Der mittlere Druckanstieg war in der ECCE-Gruppe 20,2 ± 7,9 mm Hg etwa doppelt so hoch wie in der Phako/Naht-Gruppe (11,2 ± 8,3 mm Hg) und etwa 4mal so hoch wie in der Phako/Tunnel-Gruppe (4,7 ± 8,7 mm Hg). Alle Unterschiede waren signifikant

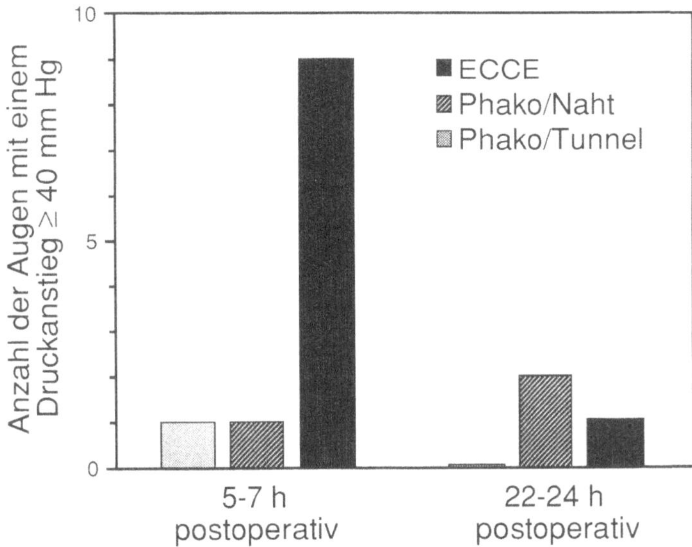


**Abb. 2.** Anzahl der Augen mit einem Druckanstieg ≥ 40 mm Hg. Ein Druckanstieg ≥ 40 mm Hg trat überwiegend 5–7 h nach der Operation auf und war zu diesem Zeitpunkt in der ECCE-Gruppe signifikant häufiger als in den beiden Phako-Gruppen

## Ergebnisse

Der präoperative Augendruck war in den drei Operationsgruppen nahezu identisch. 5–7 h nach der Operation war der Druck in allen Gruppen signifikant angestiegen (ECCE und Phako/Naht $p < 0,001$; Phako/Tunnel $p < 0,05$). Der mittlere Druckanstieg war in der ECCE-Gruppe (20,2 ± 7,9 mm Hg) signifikant ($p < 0,005$) höher als in der Phako/Naht-Gruppe (11,2 ± 8,3 mm Hg) und der Phako/Tunnel-Gruppe (4,7 ± 8,7 mm Hg), sowie in der Phako/Naht-Gruppe signifikant ($p < 0,05$) höher als in der Phako/Tunnel-Gruppe.

22–24 nach der Operation war der Augendruck in allen Gruppen niedriger als nach 5–7 h (Abb. 1). Im Vergleich zu den präoperativen Ausgangswerten war er jedoch noch immer signifikant erhöht (ECCE $p < 0,001$; Phako/Naht $p < 0,005$; Phako/Tunnel $p < 0,05$). Auch zu diesem Zeitpunkt war der Druckanstieg in der ECCE-Gruppe signifikant höher als in der Phako/Naht-Gruppe ($p < 0,05$) und in der Phako/Tunnel-Gruppe ($p < 0,01$). Der Unterschied zwischen den beiden Phako-Gruppen war nicht mehr signifikant ($p = 0,53$).

Druckanstiege ≥ 40 mm Hg traten überwiegend 5–7 h nach der Operation auf und waren zu diesem Zeitpunkt in der ECCE-Gruppe (9 von 30) signifikant häufiger ($p < 0,01$) als in den beiden Phako-Gruppen (jeweils 1 von 30, Abb. 2). 22–24 h nach der Operation waren die Unterschiede zwischen den Operationsgruppen nicht mehr signifikant ($p ≥ 0,246$).

## Diskussion

Die Ergebnisse dieser Studie bestätigen unsere früheren Untersuchungen [1], die einen ausgeprägten Einfluß der Operationstechnik auf den Druckanstieg nach Kataraktoperation nahelegten: im Mittel ist der Druckanstieg bei extrakapsulärer Technik mit ca. 20 mm Hg etwa doppelt so hoch wie bei Phakoemulsifikation über einen Korneoskleralschnitt mit Naht (ca. 10 mm Hg) und etwa 4mal so hoch wie bei Phakoemulsifikation über einen korneoskleralen Tunnel (ca. 5 mm Hg). Eine Ursache für den ausgeprägteren Druckanstieg bei extrakapsulärer Technik im Vergleich zur Phakoemulsifikation könnte sein, daß die extrakapsuläre Technik aufgrund der Kernexpression und der langen, kammerwinkelnahen Korneoskleralnaht traumatischer ist als die Phakoemulsifikation. Der bei der Tunneltechnik wesentlich geringere Druckanstieg könnte dementsprechend durch das Fehlen einer Korneoskleralnaht bedingt sein. Für einen Einfluß des bei verschiedenen Techniken unterschiedlichen Operationstraumas spricht, daß der mit Lasertyndallometrie gemessene intraokulare Reizzustand bei extrakapsulärer Technik signifikant stärker ist als bei Phakoemulsifikation mit Tunneltechnik [2]. Eine weitere Erklärung für den niedrigen Druckanstieg bei Tunneltechnik könnte in einer Mikrofistulation des Tunnels selbst oder der bei dieser Technik erforderlichen Parazentese liegen.

## Literatur

1. Bömer TG, Lagrèze WDA, Funk J (1995) Intraokularer Druckanstieg nach Kataraktextraktion – Einfluß von Operationstechnik, Operationserfahrung und medikamentöser Prophylaxe. Klin Monatsbl Augenheilkd 206 : 13–19
2. Dick B, Kohnen T, Schmitt K, Hessemer V (1994) Lasertyndallometrie nach ECCE versus Phakoemulsifikation mit kornealer Tunnelinzision. Ophthalmologe 91 (Suppl)1 : 65
3. Rich WJ, Radtke ND, Cohan BE (1974) Early ocular hypertension after cataract extraction. Br J Ophthalmol 58 : 725–731

# Ergebnisse nach kombinierter Phakoemulsifikation und Goniotrepanation mittels modifizierter Skleralstanze

A. MOHR und N. MAI

**Zusammenfassung.** Bei der Kombination einer Kataraktoperation mit einer Glaukomoperation entsprechen die unmittelbar postoperativen Beobachtungen bzgl. des intraokularen Reizzustandes (Fibrinbildung, Hyphäma, Vorderkammerabflachung) sowie der Funktion des Filterkissens häufig nicht den gewünschten Erwartungen. Um diese Ergebnisse zu verbessern, verwendeten wir eine neue Technik.
*Patientengut und Methoden:* An 15 Augen von 13 Patienten wurde eine Phakoemulsifikation mit Hinterkammerlinsenimplantation mit anschließender Goniotrepanation durchgeführt. Alle Augen wiesen fortgeschrittene Gesichtsfeldausfälle auf; trotz maximaler antiglaukomatöser Therapie war die Tension über 25 mm Hg. Die Goniotrepanation wurde mit einer modifizierten Skleralstanze entweder durch den Skleraltunnel hindurch ($N = 9$) oder nach Bildung eines Skleralläppchens ($N = 6$) durchgeführt. Bis auf 2 Patienten mit einer Aderhautamotio zeigte sich ein reizfreier Pseudophakiestatus bei gut ausgebildeter Filtration. Im Nachbeobachtungszeitraum (maximal 7 Monate) wiesen alle Augen eine regulierte Tensiolage auf. Ein Patient benötigte eine zusätzliche lokale Therapie.
*Schlußfolgerung:* Mit der beschriebenen Methode und der neuen Skleralstanze kann möglicherweise die Komplikationsrate der kombinierten Katarakt-/Glaukomoperation in der frühen und späten postoperativen Phase reduziert werden.

**Summary.** The results of combined cataract and glaucoma operation are often not very satisfying regarding the early postoperative period: the intraocular irritation (fibrinous reaction, hyphema, decreased anterior chamber depth) and above all the function of the filtering bleb are not as expected. In order to improve this, we have developed a new technique with a scleral punch.
*Patients and method:* In 15 eyes of 13 patients a phacoemulsification with posterior chamber lens implantation followed by a goniotrephination was performed in the same session. All eyes had either progressed deficiencies of the visual field or a glaucomatous excavation of the optic nerve head. In spite of antiglaucomatous therapy the eye pressure was over 25 mm Hg. The goniotrephination was performed either through a scleral tunnel ($N = 9$) or after building a scleral flap ($N = 6$). Postoperatively, only two patients had a choroidal detachment, the others showed a regular pseudophacic eye without any irritation and with a well prepared filtration bleb. After 7 months of observation all eyes had well regulated eye pressure. One patient needed additional topical therapy.
*Conclusion:* We conclude that using the described method and in cooperation with our new scleral punch, the rate of complications in the early period can possibly be reduced and a successful regulation of intraocular pressure can be achieved.

## Einleitung

Sowohl die Phakoemulsifikation und Implantation einer Hinterkammerlinse im Rahmen der modernen Kleinschnittchirurgie als auch die verschiedenen Modi-

R. Rochels et al. (Hrsg.)
9. Kongreß der DGII
© Springer-Verlag Berlin Heidelberg 1995

fikationen der Trabekulektomie gelten in der Vorderabschnittschirurgie als Standardeingriffe mit berechenbarem Risiko. Bei einer einzeitigen Kombination von Katarakt- und Glaukomoperation, die in den verschiedenen Modifikationen durchgeführt werden kann, stellen sich die Befunde der frühen postoperativen Phase, aber auch die Langzeitresultate mit nur schwer reproduzierbaren Ergebnissen dar [1, 4]. Insbesondere die mangelhafte Übersichtlichkeit von Kammerwinkelstrukturen bedeutet bei der Kombinationsoperation durch den gleichen Zugangsweg eine große Behinderung für den Operateur. Komplikationen der frühen postoperativen Phase können daher häufig fibrinöse Reaktionen und/oder ein Hyphäma sein [2]. Die stabile langfristige Druckregulierung kann durch eine zu groß oder zu klein gewählte Trepanationsöffnung, je nach gewähltem Wundverschluß, gefährdet werden [5]. Zur Schonung der Kammerwinkelstrukturen ist unseres Erachtens die genaue optische Kontrolle des Trepanationsvorganges notwendig. Dieses ist durch eine von uns entwickelte modifizierte Skleralstanze möglich. Das Ziel unserer Studie war, zu untersuchen, ob in der postoperativen Phase die Komplikationsrate gesenkt und langfristig eine stabile Druckregulierung mit Ausbildung eines Filterkissens erzielt werden kann.

## Instrumentenbeschreibung

Ausgehend von der Stanze nach Walser entwickelten wir ein Instrument, mit dem ein 1,3 mm großes Trepanationsloch in die innere Wundlippe gestanzt werden kann. Durch die Abrundung der Instrumentenkanten ist eine Schonung der Kammerwinkelstrukturen möglich. Der zusätzliche Abstand der Fußplatte vom Trepanationszylinder läßt eine besonders weite korneale Trepanation zu und vermeidet eine unbeabsichtigte Verletzung des suprachorioidalen Raums respektive des Schlemm-Kanals. Die genaue optische Kontrolle des Stanzzylinders und der damit anzulegenden Trepanationsöffnung ist für den Operateur während des Vorgangs möglich. Der Vorderrand der inneren Wundlippe wird durch die Trepanation nicht verletzt, so daß die Vorteile des selbstschließenden Wundverschlusses gewahrt bleiben.

## Patientengut und Methoden

Bei unserem Patientengut erfolgte eine strenge Indikationsstellung, wobei präoperativ verifiziert wurde, daß ein ungenügend therapiertes Glaukom vorlag. Patienten mit okulärer Hypertension wurden ausgeschlossen. Voraussetzung für Aufnahme in die Studie war, daß trotz maximaler miotischer Therapie die Drucklage über 25 mm Hg lag.

Weiterhin mußten glaukombedingte Gesichtsfeldausfälle oder aber zumindest eine sichere glaukombedingte Exkavation der Papille präoperativ nachgewiesen sein. Insgesamt wurde an 15 Augen von 13 Patienten die Phakoemulsifikation mit Hinterkammerlinsenimplantation mit anschließender Goniotrepanation durchgeführt. Das Durchschnittsalter lag zwischen 64 und 89 Jahren

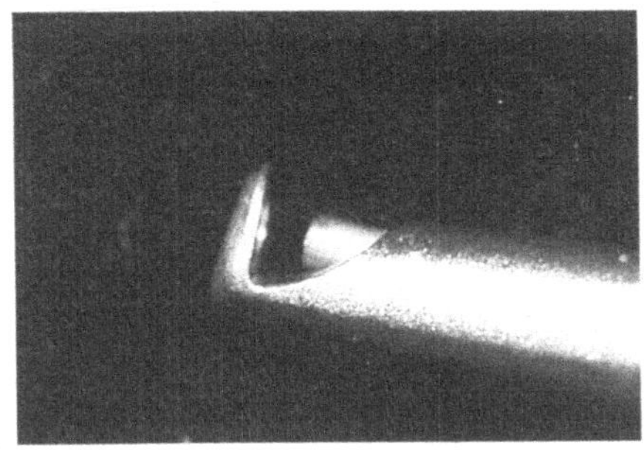 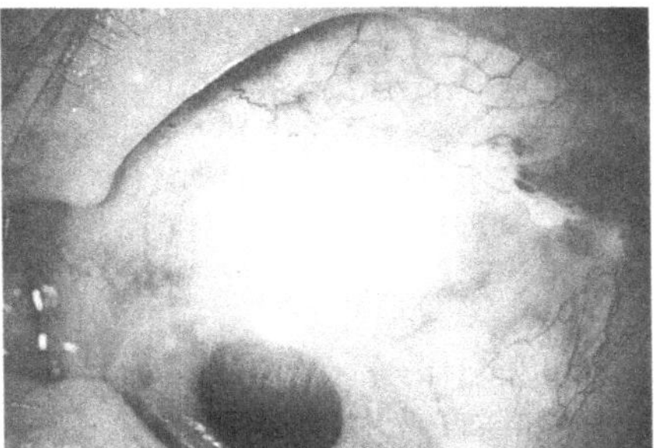

**Abb. 1.** Skleralstanze in seitlicher Ansicht

**Abb. 2.** Zustand nach kombinierter Katarakt-/Glaukomoperation über Sklerataltunnel

(Durchschnittsalter 72,1 Jahre). Nach Schaffung eines limbusgestützten Bindehautlappens wurde bei 6 Patienten ein Skleralläppchen als Zugang zur Vorderkammer gebildet. Bei 9 Patienten wurde dieser Zugang durch einen Skleraltunnel von 6,0 mm Breite angelegt. Nach der Phakoemulsifikation und der Implantation der Hinterkammerlinse erfolgte unter Beibehaltung von viskoelastischer Substanz das Eingehen mit der Skleralstanze unter die innere Wundlippe und das Trepanieren einer 1,3 mm großen Öffnung. Anschließend wurde ein peripheres Kolobom erzeugt und die viskoelastische Substanz abgesaugt.

Bei den Patienten mit Skleralläppchen wurde die Spitze mit einem 10-0-Nylon-Faden repositioniert. Nach Prüfung des Fistulationseffektes durch Injektion von Flüssigkeit über eine kleine seitliche Parazentese, Naht der Bindehaut mit einem fortlaufenden 8-0-Vicrylfaden.

## Ergebnisse

Bei keinem der Patienten beobachteten wir einen verstärkten intraokularen Reizzustand.

Fibrinöse Reaktionen oder gar ein Hyphäma traten nicht auf. Eine aufgehobene Vorderkammer oder ein zilioiridopseudolentikuläres Blockbild konnte nicht beobachtet werden. In der Frühphase, die wir auf 6 Wochen postoperativ begrenzten, waren 14 Augen normoton.

Nur ein Patient zeigte postoperativ eine kurzfristige Tensioerhöhung auf 23 mm Hg.

Die Tensiowerte lagen bei 7 Patienten zwischen 8 und 12 mm Hg, bei weiteren 7 Patienten zwischen 12 und 18 mm Hg. Hypotonieschäden wie eine Stauungspapille e vakuo oder eine Makulopathie mit Aderhautfältelung konnte nicht festgestellt werden. Die Hypotonie schien insgesamt jedoch stärker ausgeprägt zu sein als bei alleiniger Goniotrepanation. Kein Patient mußte operativ revidiert werden. Nach einer durchschnittlichen Nachbeobachtungszeit von 7 Monaten wurde eine Abschlußkontrolle durchgeführt. Hierbei fanden wir in 13 Fällen ein gut abgegrenztes Filterkissen und nur in 2 Fällen keine sichtbare Filtration. Bei einem dieser Patienten mußte zusätzlich die lokale Gabe eines Betablockers erfolgen. Bei den Patienten mit Skleraldeckel und Fadenfixation fand sich keine Veränderung des Astigmatismus zum Ausgangswert. Bei der Gruppe, die mit einem Skleraltunnel operiert wurden, zeigte der induzierte Astigmatismus ein Shift von –0,75 Dioptrien in Richtung gegen die Regel.

## Schlußfolgerung

Der wesentliche Vorteil der Phakoemulsifikation besteht in der gut stehenden Vorderkammer während der Linsenzertrümmerung. Dieser Vorteil wird aufgegeben, falls die Trepanation mit einem konventionellem Handtrepan vor der Linsenentfernung durchgeführt wird. Zur Trepanation nach erfolgter Phakoemulsifikation und Linsenimplantation stehen zur Zeit nur Verfahren bzw. Instrumente zur Verfügung, die die Wundstabilität der inneren Wundlippe wesentlich schwächen. In dem von uns erstmals vorgestellten Verfahren ist es möglich, die innere Wundlippe an ihrer zentralen Kante intakt zu lassen. Dies führt unseres Erachtens zu einer deutlich erhöhten Wundstabilität [3]. Gleichzeitig ist durch die Konfiguration des Instrumentes gewährleistet, daß eine unbeabsichtigte Verletzung des Schlemm-Kanals vermieden werden kann. Lediglich die verlängerte und verstärkte Hypotonie läßt uns daran denken, ob die Trepanationsöffnung durch Verkleinerung des Zylinders reduziert werden muß.

## Literatur

1. Allan BD, Barrett GD (1993) Combined small incision phacoemulsification and trabeculectomy. J Cataract Refract Surg 19(1)p 97–102
2. Gregg FM (1992) Phacoemulsification and modified trabeculectomy for managing combined cataracts and glaucoma. J Cataract Refract Surg 18(4) p 362–5
3. Papapanos P, Wedrich A, Pfleger T, Menapace R (1992) Induced astigmatism following small incision cataract surgery combined with trabeculectomy. Doc Ophthalmol 82(4) p 361–368
4. Wedrich A, Menapace R, Radax U, Papapanos P, Amon M (1992) Combined small-incision cataract surgery and trabeculectomy-technique and results. Int Ophtalmol 16(4–5) p 409–414
5. Wishart PK, Austin MW (1993) Combined cataract extraction and trabeculectomy: phacoemulsification compared with extracapsular technique. Ophtalmic Surg 24(12)p 814–821

# W-Inzision für die Routinekataraktoperation und kombinierte Katarakt-Glaukom-Operation

R. Hennekes

**Zusammenfassung:** Um die Stabilität größerer Frown-Inzisionen zur Implantation von PMMA-Linsen mit großer Optik zu verbessern, wird eine Modifikation vorgeschlagen: dabei wird die Sklera nicht in Form eines umgekehrten U, sondern eines W vorinzidiert. Dann folgt die Tunnelpräparation in der üblichen Weise. Diese Inzision hat alle Eigenschaften einer konventionellen Frown-Inzision, aber zusätzlich noch einen zentralen skleralen Lappen. Dies erlaubt einen Einzelnahtverschluß weit weg vom Limbus. Über 400 Augen wurden so operiert. Die Vorteile der W-Inzision sind: weitere Verbesserung des Astigmatismus, verbesserte selbstschließende Funktion und geringere postoperative Leckage, Anspruchslosigkeit des W-Verschlusses, hohe mechanische Stabilität und leichte Kombinierbarkeit mit einer Trabekulektomie.

Bei der kombinierten Katarakt-Glaukom-Operation wird lediglich zusätzlich unter dem Läppchen eine Trabekulektomie und periphere Iridektomie angelegt.

**Summary.** Larger frown-type incisions used for implantation of rigid posterior chamber lenses still bear certain disadvantages as far as stability and astigmatism are concerned. A suture in the center of the incision is thereby not able to optimally solve these problems. Therefore we suggest a modification. A scleral groove is made away from the limbus which resembles an inverted W and the anterior chamber is entered by a conventional tunnel technique. This tunnel bears all the characteristics of a frown incision but has an additional trangular central scleral flap. On closure of the incision, a single stitch can be placed through this flap away from the limbus.

The advantages are as follows: further reduction and control of astigmatism, improved self-sealing characteristics, reduced postoperative leakage, no special requirement for suture material, high mechanical stability, easily extendible for trabeculectomy. For combined cataract-glaucoma intervention, the trabeculectomy and peripheral iridectomy can easily be done underneath the flap.

## Einleitung

Für alle jene Kataraktchirurgen, die von der Langzeiterfahrung und der optischen Qualität großer intraokularer PMMA-Linsen profitieren wollen, aber zur gleichen Zeit an den Fortschritten der Kleinschnittchirurgie teilhaben wollen, besteht die Forderung nach einer großen „one stitch" - oder sogar „no stitch"-Inzision. Die beste Lösung in dieser Hinsicht bietet heute die Frown-Inzision [9]. Dieser Typ von Inzision ist relativ astigmatismusneutral und hat selbstschließende Eigenschaften. Trotz alledem induziert jedoch eine 6–7 mm lange Frown-Inzision ohne Naht einen signifikanten Astigmatismus gegen die Wunde und hat die Tendenz sich zu öffnen, insbesondere dann, wenn Druck auf die hintere Lippe ausgeübt wird. Eine Naht im Zentrum der Wunde kann diese Nach-

R. Rochels et al. (Hrsg.)
9. Kongreß der DGII
© Springer-Verlag Berlin Heidelberg 1995

teile ganz oder teilweise aufheben, aber sie ist oft schwierig auszuführen [4–6, 8, 9]. Wir möchten deshalb die Modifikation einer One Stitch-Frown-Inzision mit verbesserten Eigenschaften was Stabilität, Selbstverschluß, astigmatische Verformung, Versatilität und Einfachheit des Nahtverschlusses betrifft, vorschlagen.

## Material und Methoden

Unter Berücksichtigung des sogenannten Inzisionstrichters [2] und abgeleitet von einer Frown-(1) oder besser von einer trapezoidalen [7] skleralen Tunnelinzision wird eine W-förmige Vorinzision in halber Skleradicke gemacht (Abb. 1), von der die lamellierende horizontale Dissektion in der üblichen Weise ausgeht. Die sklerale Vorinzision und der zentrale sklerale Lappen können mit einem Rasierklingenfragment gemacht werden (Abb. 2). Daraufhin erfolgt die Lamellierung mit dem Rundmesser bis in die klare Kornea. Am Ende der Operation werden der sklerale Lappen und das Wundbett mit einer Einzelknopfnaht Vicryl 8–0 appositioniert. Die Dimensionen der W-Inzision waren: größte Breite 7 mm, totale Länge 4 mm, Tunnellänge 2 mm, Limbusabstand 1,5 mm, Abstand der beiden Spitzen des W untereinander 3 mm.

Der nach hinten orientierte sklerale Lappen im Zentrum gestattet einen Einzelknopfnahtverschluß weitweg vom Limbus, sogar in radiärer Richtung, und schafft eine breitere Wund- und Vernarbungsfläche, während die Eigenschaften

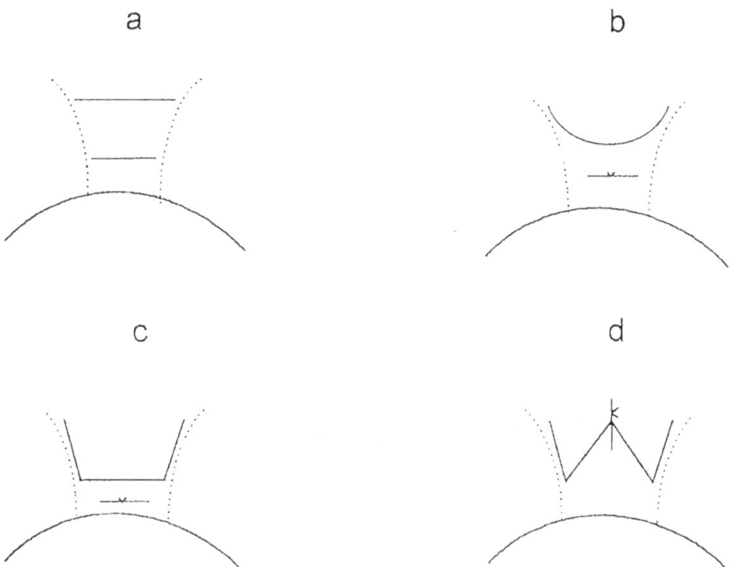



**Abb. 1 a–d.** „Entwicklung" von astigmatismusneutralen Inzisionen innerhalb des „Inzisionstrichters" ausgehend von einer geraden über ein U-förmiges und trapezoidales Muster zu einer W-Konfiguration

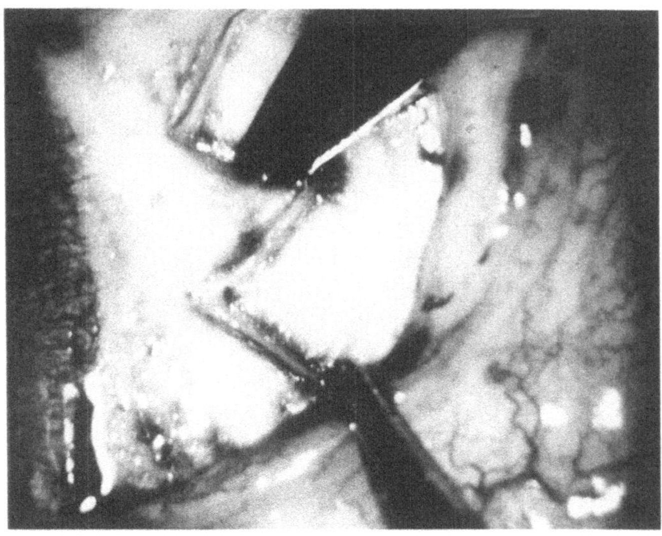

**Abb. 2.** Präparation des zentralen Lappens einer W-Inzision mit einem Rasierklingenfragment

der Inzision während der Phakoemulsifikation und Linsenimplantation exakt denen der konventionellen U-förmigen Frown-Inzision gleichen.

In Fällen von präoperativ existentem Astigmatismus über 1,5 dpt wurde versucht, durch forciertes Anspannen oder lockeres Knüpfen einen gewissen korrigierenden Effekt zu erreichen. Mehr als 400 Augen sind bisher auf diese Weise operiert worden.

Für die Auswertung des postoperativen Verlaufes wurden die üblichen klinischen Untersuchungen ausgeführt, die u. a. Spaltlampenuntersuchung, Applanationstonometrie und automatische Keratometrie umfaßten. Eine Vektorberechnung des chirurgisch induzierten Astigmatismus wurde ausgeführt, so wie von Jaffe [1] angegeben, jedoch mit leichten Modifikationen.

## Resultate

Die Tabelle 1 gibt Aufschluß über die Komplikationen beziehungsweise die klinische Sicherheit der Methode. Auffallend ist die geringe Zahl von postoperativen Hypotonien und das vollständige Fehlen von schweren Hypotonien. Die Vektoranalyse des chirurgisch induzierten Astigmatismus, ausgedrückt als Versteilerung oder Abflachung des Meridians im Sektor der Wunde (Abb. 3) ergibt ein Versteilerungsprofil, das bereits nach einer Woche stabil ist. Dabei liegt das Maximum der Verteilung in der Nähe des Nullpunktes, d. h., durch das Anspannen des Fadens waren etwa gleich viele Astigmatismen mit und gegen die Wunde erzeugt worden.

Als im Laufe der Operationen die Erfahrung wuchs, wurde es deutlich, daß die W-Inzision auch eine große Versatilität besitzt (Abb. 4):

**Tabelle 1.** Inzisionsbezogene postoperative Komplikationen (Komplikationen bei W-Inzision [$n = 455$])

|  |  | [$n$] | [%] |
|---|---|---|---|
| Hypotonie < 9 mm Hg: |  | 17 | 3,7 |
| Hypotonie < 3 mm Hg: |  | 9 | 1,9 |
| 1 Tag: | 5 |  |  |
| 2–5 Tage: | 4 |  |  |
| > 5 Tage: | 0 |  |  |
| Hyphäma > 1 mm |  | 0 | 0 |
| Hyphäma < 1 mm | 1 Tag: | 17 | 3,7 |
| Blutzellen in VK | 2 Tage: | 5 | 1,0 |
| Blutkoagel in VK | 3–5 Tage: | 4 | 0,8 |
| Zystoides Makulaödem |  | 3 | 0,6 |
| (vorübergehend) |  |  |  |
| Fibrin in VK |  | 1 | 0,2 |
| Hinterkapselruptur |  | 1 | 0,2 |
| Vorderkapselruptur (rad.) |  | 3 | 0,6 |
| Zonuladialyse (2 h) |  | 1 | 0,2 |
| Drucksteigerung > 35 mm Hg |  | 1 | 0,2 |
| Endophthalmitis |  | 0 | 0 |
| Vitritis |  | 1 | 0,2 |
| Korneadekompensation |  | 0 | 0 |

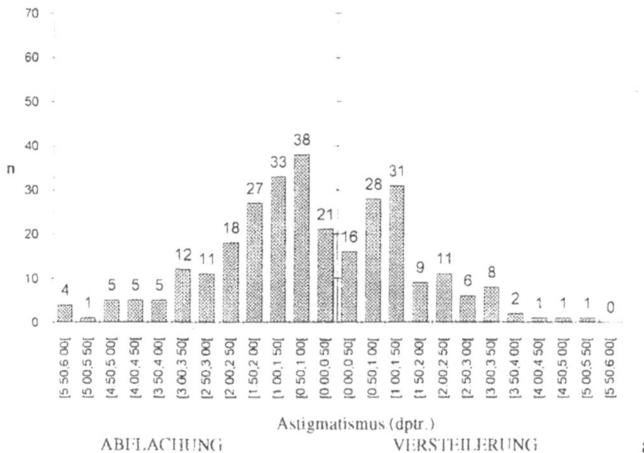


**Abb. 3 a–d.** Verteilungsmuster des postoperativ induzierten chirurgischen Astigmatismus (Vektoranalyse) bei ca. 300 Kataraktoperationen **a** nach einem Tag **b**, einer Woche, **c** einem Monat und **d** drei Monaten. Beachte, daß das Verteilungsmuster bereits nach einer Woche keine großen Veränderungen mehr zeigt und daß die Veränderungen zwischen erster Woche und erstem Monat minimal sind

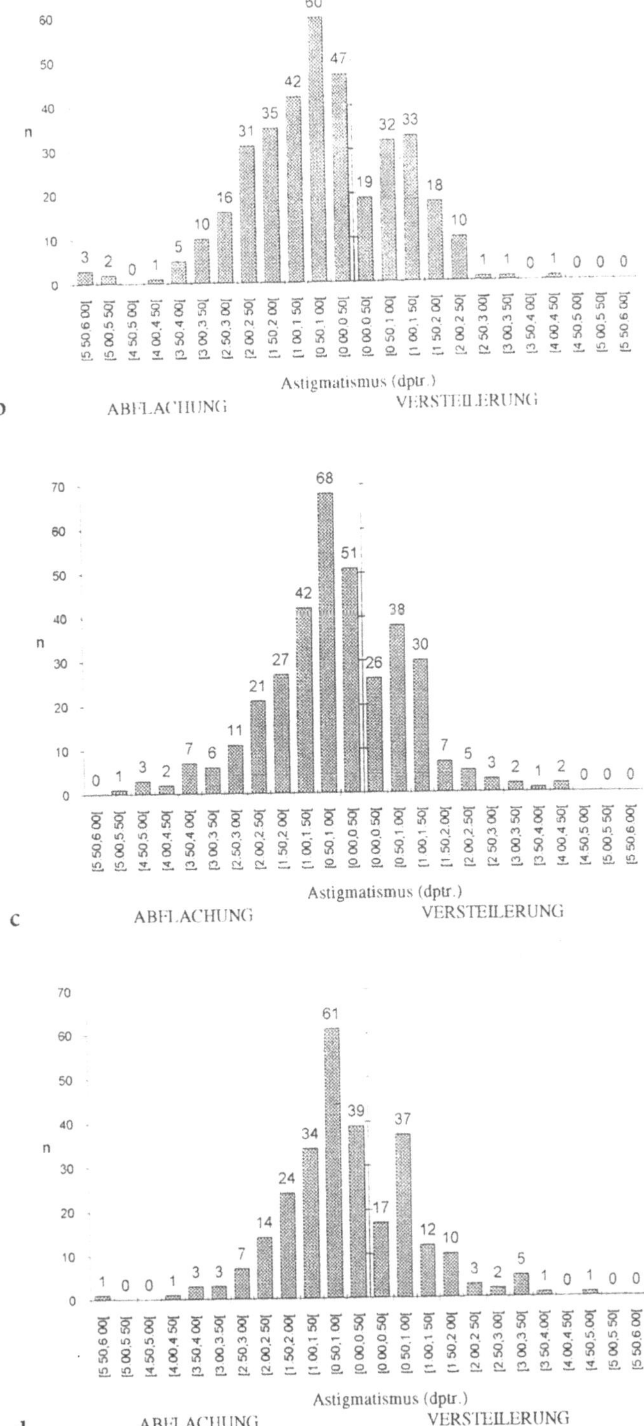
60
50
40
n
30
20
10
0
60
47
42
35
31
16
10
5
3  2  0  1
32  33
19
18
10
1  1  0  1  0  0  0
[5 50,6 00[
[5 00,5 50[
[4 50,5 00[
[4 00,4 50[
[3 50,4 00[
[3 00,3 50[
[2 50,3 00[
[2 00,2 50[
[1 50,2 00[
[1 00,1 50[
[0 50,1 00[
[0 00,0 50[
[0 00,0 50[
[0 50,1 00[
[1 00,1 50[
[1 50,2 00[
[2 00,2 50[
[2 50,3 00[
[3 00,3 50[
[3 50,4 00[
[4 00,4 50[
[4 50,5 00[
[5 00,5 50[
[5 50,6 00[
Astigmatismus (dptr.)
b
ABFLACHUNG
VERSTEILERUNG
70
60
50
40
n
30
20
10
0
68
51
42
27
21
11
7  6
3  2
0  1
26
38
30
7  5  3  2  1  2  0  0  0
[5 50,6 00[
[5 00,5 50[
[4 50,5 00[
[4 00,4 50[
[3 50,4 00[
[3 00,3 50[
[2 50,3 00[
[2 00,2 50[
[1 50,2 00[
[1 00,1 50[
[0 50,1 00[
[0 00,0 50[
[0 00,0 50[
[0 50,1 00[
[1 00,1 50[
[1 50,2 00[
[2 00,2 50[
[2 50,3 00[
[3 00,3 50[
[3 50,4 00[
[4 00,4 50[
[4 50,5 00[
[5 00,5 50[
[5 50,6 00[
Astigmatismus (dptr.)
c
ABFLACHUNG
VERSTEILERUNG
70
60
50
40
n
30
20
10
0
61
39
37
34
24
14
17
7
3  3
1  0  0  1
12  10
3  2
5
1  0  1  0  0
[5 50,6 00[
[5 00,5 50[
[4 50,5 00[
[4 00,4 50[
[3 50,4 00[
[3 00,3 50[
[2 50,3 00[
[2 00,2 50[
[1 50,2 00[
[1 00,1 50[
[0 50,1 00[
[0 00,0 50[
[0 00,0 50[
[0 50,1 00[
[1 00,1 50[
[1 50,2 00[
[2 00,2 50[
[2 50,3 00[
[3 00,3 50[
[3 50,4 00[
[4 00,4 50[
[4 50,5 00[
[5 00,5 50[
[5 50,6 00[
Astigmatismus (dptr.)
d
ABFLACHUNG
VERSTEILERUNG

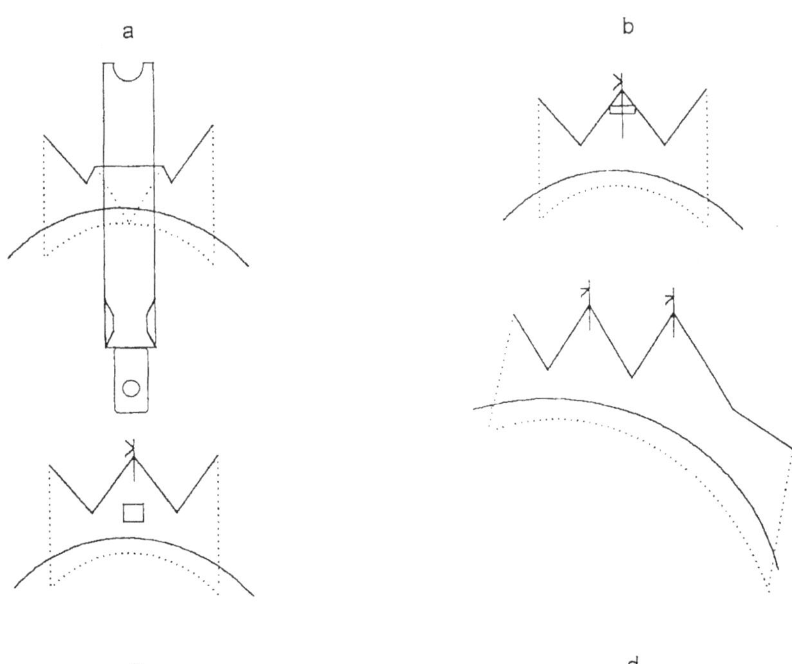

**Abb. 4 a–d.** Variationen der W-Inzision. **a** Abdichtung einer leckenden I/A-Öffnung, **b** Pars-plana-Sklerotomie in den Lappen integriert, **c** Kombination von W-Inzision für die Katarakt-chirurgie mit einer Trabekulektomie, **d** Verbreiterung der Inzision bei der Konversion zur ECCE

1. Während der Phakoemulisfikation oder Irrigation-Aspiration kann der Lappen in die Wunde eingeschlagen werden und so eine zu große leckende Öffnung abdichten (s. Abb. 4a).

2. Wenn eine Pars-plana-Sklerotomie für eine anteriore Vitrektomie notwendig wird, so kann die Sklerotomie im Wundbett selbst erfolgen und anschließend der Lappen immer noch mit einer einzelnen Naht darüber genäht werden (s. Abb. 4b).

3. Natürlich kann eine W-Inzision auch erweitert werden, wenn es notwendig ist, eine Phakoemulsifikation zur ECCE umzuwandeln (s. Abb. 4d). Der Wundverschluß wird dann mit zwei radiären Nähten durchgeführt.

4. Die wichtigste zusätzliche Eigenschaft ist jedoch die Leichtigkeit, mit der die W-Inzision mit einer Trabekulektomie unter dem Lappen kombiniert werden kann (s. Abb. 4c). Eine Einzelknopfnaht ist auch in diesem Fall immer noch genügend um beides zu gewährleisten, eine gute Wundstabilität und zur gleichen Zeit einen Fistulierungstyp mit all den bewährten Eigenschaften einer konventionellen Trabekulektomie. Dies konnte bisher in einer Serie von 25 Patienten bestätigt werden, die sich einer simultanen Katarakt- und Glaukomoperation unterzogen. Der postoperative Verlauf, die hypotone Phase und die Sickerkissen-bildung glich in diesen Fällen denen, die man auch bei konventionellen Trabekulektomien findet.

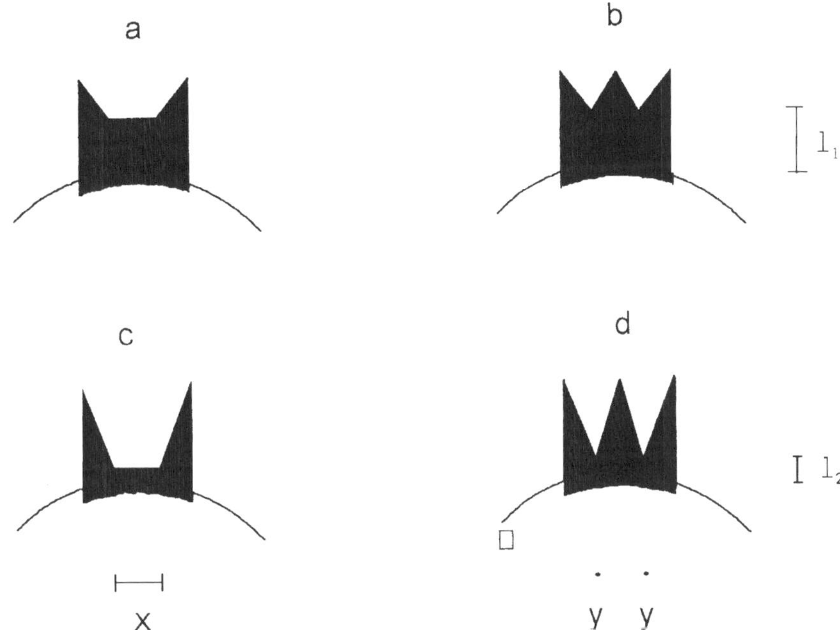

Abb. 5 a–d. Vergleich verschiedener Wundoberflächen bei trapezoidaler und W-förmiger Inzision mit verschiedenen Tunnellängen. Beachte, daß die W-Inzision eine größere Wund- und Vernarbungsfläche hat als die trapezoidale Inzision mit der gleichen Tunnellänge

## Diskussion

Man kann demzufolge sagen, daß die Umwandlung einer U-förmigen Frown-Inzision in eine W-Inzision eine weitere Zuverlässigkeitssteigerung, besonders bei breiten Inzisionen gewährt, ohne einen einzigen Vorteil der Frown-Inzision aufzugeben. Wenn man den Gedanken von Singer [9] folgt, dann reduziert die W-Konfiguration die postoperative Wundverschiebung noch weiter dadurch, daß sie *alle* Komponenten der Inzision radialisiert, indem sie einen zusätzlichen zentralen Pfeiler in die „Hängebrücke" der normalen U-förmigen Inzision einfügt. Darüberhinaus reduziert die größere sklerale Wundoberfläche und deren Vernarbung die Zeit bis zum Erreichen einer stabilen Refraktion. Abb. 5 gibt eine Vorstellung davon, inwieweit die Wund- und Vernarbungsoberfläche von der Wundkonfiguration und Tunnellänge abhängig ist. Man kann sich leicht eine Situation vorstellen, in der die Oberfläche einer trapezoidalen Inzision mit einem langen skleralen Tunnel (s. Abb. 5a) der Oberfläche einer W-Inzision mit derselben Länge, aber mit viel kürzerer Tunnellänge (s. Abb. 5c) gleicht. Mit anderen Worten: die größere Wundoberfläche einer W-Inzision gestattet es sogar, den Tunnel kürzer zu machen und zur gleichen Zeit die Selbstverschlußeigenschaften einer U-Inzision mit viel längerer Tunnellänge zu behalten.

Dies verbessert auch die intraoperative Sicht durch Vermeidung von kornealen Falten und ist von großem Wert in Fällen von endothelialer Dystrophie, enger Pupille, Irodotomie und Irisnaht etc. Auch erleichtert es die Linsenimplantation.

Mit einer Weite von 7 mm sind die Grenzen der Methode aber noch lange nicht erreicht. Sogar Inzisionen von 10 mm Breite oder sogar mehr können leicht und sicher mit einer Einzelknopfnaht verschlossen werden, wenn man die W-Technik benutzt. Diese Möglichkeiten der breiteren Inzision macht die Methode auch interessant für jene, die keine Phakoemulsifikationstechnik benutzen und die intraokuläre Zerschneidung des Linsenkerns vermeiden möchten.

Wenn man die W-Inzision mit einer Trabekulektomie kombiniert, dann ist praktisch keine weitere Naht nötig. Die *zusätzliche* Traumatisierung ist begrenzt auf die absolut notwendigen Schritte zur Behandlung des Glaukoms, d. h. die eigentliche Trabekulektomie im Boden der Sklerallamelle unterhalb des Lappens und die periphere Iridektomie. Der Mechanismus der Filtration danach folgt den Regeln, die bereits ausführlich bekannt und besprochen sind [3]. Gute Langzeitergebnisse wie bei der konventionellen Trabekulektomie mit einem skleralen Lappen in halber Skleraldicke können erwartet werden. Dies steht im Gegensatz zu allen anderen Techniken, die eine sklerale Tunnelinzision mit einer zusätzlichen Öffnung im Boden des Tunnels zur Vorderkammer hin kombinieren. In diesen Fällen ist die Lokalisation des Eingangs in die Vorderkammer im Verhältnis zur hinteren Lippe des Tunneldaches sehr kritisch.

Die W-Inzision gewährt ein hohes Maß an Versatilität, wohingegen der Wundverschluß viel einfacher ist als bei U-förmigen Inzisionen. Die zusätzliche Zeit, die zur Präparation des Lappens benötigt wird, ist minimal und mehr als aufgewogen durch die Einfachheit des Wundverschlusses. Wir denken, daß die klinische Sicherheit und Einfachheit der W-Inzision sie auch zu einer Alternative für diejenigen machen kann, die große U-Inzisionen ohne Nahtverschluß favorisieren.

## Literatur

1. Jaffe NS (1984) Cataract surgery and its complications: Postoperative corneal astigmatism. C. V. Mosby, St. Louis Toronto Princeton, pp 111–127
2. Koch PS (1991) Structural analysis of cataract incision construction. J Cataract Refract Surg 17 : 661–667
3. Lambrou N, Fronimopoulos J (1978) Die Bedeutung des Skleralappens für die Chirurgie des Glaukoms. Klin Monatsbl Augenheilkd 173 : 599–606
4. Masket S (1989) Keratorefractive aspects of the scleral pocket incision and closure method for cataract surgery. J Cataract Refract Surg 15 : 70–77
5. Masket S (1991) Horizontal anchor suture closure method for small incision cataract surgery. J Cataract Refract Surg 17 : 689–695
6. Pacificio RL, Morrison C (1991) Astigmatically neutral sutured small incision. J Cataract Refract Surg 17 : 710–712
7. Pham DT, Wollensak J (1992) „No-stitch"-Kataraktchirurgie als Routineverfahren. Klin Monatsbl Augenheilkd 200 : 639–643
8. Shepherd JR (1989) Induced astigmatism in small incision cataract surgery. J Cataract Refract Surg 15 : 85–88
9. Singer JA (1991) Frown incision for minimizing induced astigmatism after small incision cataract surgery with rigid optic intraocular lens implantation. J Cataract Refract Surg 17 : 677–688

# Ein neues kammerwinkelchirurgisches Verfahren zur Verhinderung von Druckspitzen in der initialen postoperativen Phase nach Kataraktextraktion

P. C. Jacobi, B. Engels und G. K. Krieglstein

**Zusammenfassung.** Eine passagere Erhöhung des Intraokulardrucks (IOD) nach geplanter extrakapsulärer Kataraktextraktion (ECCE) wird nicht selten beobachtet. Ursächlich wird eine vorübergehende Okklusion des Trabekelmaschenwerks durch viskoelastische Substanzen und lentikulären Debris diskutiert. Zur Vermeidung von Druckspitzen in der initialen postoperativen Phase wurde in einer prospektiv randomisierten Doppelblindstudie ein neues kammerwinkelchirurgisches Absaugverfahren auf seine drucksenkende Wirkung nach geplanter ECCE normotoner Augen untersucht. Bei 48 Patienten (Alter 73 ± 5,5 Jahre) wurde im Anschluß an die ECCE mit einer neuen Absaugkanüle 180° der unteren Zirkumferenz des Kammerwinkels mit 100–200 mmHg abgesaugt. Die Kontrollgruppe umfaßt 52 Patienten (Alter 76 ± 4,6 Jahre). Postoperativ wurden keinerlei druckwirksame Medikamente appliziert. Präoperativ betrug der IOD (Mittelwert ± S.D.) für die Studiengruppe [und Kontrollgruppe] 15,8 ± 2,7 mmHg [16,1 ± 3,5 mm Hg]. Postoperativ lagen die Werte nach 6 Stunden bei 23,3 ± 8,3 mmHg [36,9 ± 9,5 mmHg], nach 12 Stunden bei 16,7 ± 5,2 mmHg [17,1 ± 4,2 mmHg] und nach 24 Stunden bei 14,5 ± 2,6 mmHg [15,5 ± 2,7 mmHg]. Es ließ sich ein signifikant niedriger IOD ($p < 0,01$) nach Anwendung des Kammerwinkelsaugverfahrens innerhalb der initialen postoperativen Phase (6 Stunden) für die Studiengruppe feststellen.

**Summary.** A rise in intraocular pressure is a common complication in the early postoperative period following cataract surgery. Trabecular occlusion by remnants of viscoelastic substances and lenticular debris is a major factor in the development of pressure elevation. In a prospective, double-blind study, we investigated the efficacy of a new trabecular aspiration technique on the early postoperative intraocular pressure after cataract surgery. Out of 100 patients undergoing extracapsular cataract extraction, 48 were randomly assigned to the study group, in which 180° of the inferior circumference of the chamber angle was treated with a negative suction pressure ranging between 100 and 200 mm Hg. Intraocular pressures were measured preoperatively and early (5–7 h) and late (12–48 h) postoperatively. There was a significant mean increase in pressure from the preoperative period to the early postoperative period for both the control group (20.8 mm Hg) and the aspiration group (7.4 mm Hg). There was no significant difference between preoperative and late postoperative pressures for any of the groups. One-way analysis of covariance of the changes in pressure from the preoperative to early postoperative period showed a significant decrease ($p < 0,0041$) for the aspiration group compared to the control group. From these results we conclude that trabecular aspiration proved to be most effective in preventing an increase in intraocular pressure in the early postoperative period after extracapsular cataract extraction.

R. Rochels et al. (Hrsg.)
9. Kongreß der DGII
© Springer-Verlag Berlin Heidelberg 1995

## Einleitung

Eine pathologische Erhöhung des Intraokulardrucks (IOD) kann als Folge verschiedener okulärer Traumata auftreten, so auch Folge der intraokularen Mikrochirurgie. Eine passagere Steigerung des IOD zählt zu den häufigsten Komplikationen in der unmittelbaren postoperativen Phase nach geplanter extrakapsulärer Kataraktextraktion (ECCE) und Intraokularlinsenimplantation [6, 12, 13, 15, 18, 20, 25]. Zu den ursächlichen Faktoren, die für einen transienten Druckanstieg verantwortlich gemacht werden, zählen: die Verwendung von Alpha-Chymotrypsin bei der intrakapsulären Kataraktextraktion [12, 13, 15], ein wasserdichter Wundverschluß [10], Verletzungen im Bereich der trabekulären Abflußstrukturen [5, 14], Freisetzung von Prostaglandinen [19], periphere anteriore Synechierungen, Pupillarblock und eine passagere Verstopfung des Trabekelmaschenwerks durch intraoperative freigesetzte Pigmentgranula, lentikulären Debris und viskoelastischer Substanzen [6, 22, 25]. Eine passagere ziliare Mindersektion von Kammerwasser scheint Häufigkeit und Ausmaß des postoperativen Druckanstiegs zu begrenzen [26, 28]. Andererseits konnte in zahlreichen klinischen Studien eine längerfristige, klinisch relevante Druckbeeinflussung nach ECCE und Intraokularlinsen (IOL) Implantation nicht nachgewiesen werden [7, 11, 24].

Der zu erwartende IOD nach Kataraktextraktion und IOL Implantation wird in der Literatur kontrovers diskutiert. Seit der intraoperativen Einführung viskoelastischer Substanzen häufen sich Berichte über IOD-Anstiege in der unmittelbaren postoperativen Phase [1, 6, 16, 22]. Berson und Coautoren konnten anhand enukleierter Spenderaugen zeigen, daß die Injektion von Natriumhyaluronat (1%) in die Vorderkammer zu einer 65%igen Reduktion der trabekulären Fazilität führt [3].

Zur Vermeidung von Druckspitzen in der initialen postoperativen Phase nach ECCE und IOL-Implantation untersuchten wir in einer prospektiv randomisierten doppelblind durchgeführten Studie ein neues kammerwinkelchirurgisches Absaugverfahren – das sich bereits auch in der Glaukomchirurgie bewährt hat [8] – auf seine drucksenkende Wirkung präoperativ normotoner Augen.


## Methodik

100 Patienten, die für eine ECCE und IOL-Implantation vorgesehen waren, wurden randomisiert der Kontroll- oder Studiengruppe zugeordnet. Ausschlußkriterien waren präexistentes Glaukom, Uveitis, vaskuläre Netzhauterkrankungen und vorausgegangene Intraokulareingriffe.

Präoperativ erhielten sämtliche Patienten 500 mg Acetazolamid oral, 125 ml Osmofundin i.v. und eine Okulopression von 400 mm Hg für 10–15 Minuten. Die Mydriasis wurde durch präoperative Applikation von Cyclopentolat (2,5%) und Tropicamid (1%) erzielt.

Die Operationstechnik der geplanten ECCE unterschied sich in den beiden Untersuchungsgruppen nicht voneinander: Der Zugang zur vorderen Augen-

**Tabelle 1.** Prä- und postoperative IOD-Werte (*: $p < 0{,}001$)

| Zeit | ECCE + HKL (mm Hg) | ECCE + HKL + TA (mm Hg) |
| --- | --- | --- |
| Präoperativ | 16,1 ± 3,5 | 15,8 ± 2,7 |
| 6 h | 36,9 ± 9,5 * | 23,2 ± 8,3* |
| 12 h | 17,1 ± 4,2 | 16,7 ± 5,2 |
| 24 h | 15,5 ± 2,7 | 14,5 ± 2,6 |
| 38 h | 16,0 ± 2,9 | 16,5 ± 3,1 |

*IOD* Intraokulardruck, *ECCE* extrakapsuläre Kataraktextraktion, *HKL* Hinterkammerlinse

kammer erfolgte über einen 8–10 mm kornealen Schnitt; Healoninjektion in die Vorderkammer; Kapseleröffnung in der can-opener-Technik, Hydrodissektion mit BSS; Kernexprimation; Aspiration von Kortexresten aus dem Kapselsack, endokapsuläre Hinterkammerlinsenimplantation unter erneutem Healonschutz; Zentrierung der IOL; Aspiration von verbliebenen Healonresten aus der Vorderkammer; Induktion einer Miosis durch Acetylcholin 1%; Wundverschluß durch eine fortlaufende Hornhautnaht mit 10-0-Nylon. Postoperativ wurden in beiden Untersuchungsgruppen keinerlei drucksenkende Medikamente verabreicht.

In der Studiengruppe wurde im Anschluß an die ECCE vor dem Wundverschluß mit einem speziellen Spül-Saug-Handgriff in der unteren Zirkumferenz der Kammerwinkelbucht die Trabekelaspiration durchgeführt. Der Aspirator wurde in die Vorderkammer eingeführt und gegen das Trabekelmaschenwerk in der 6-Uhr-Position gerichtet. Mit leichtem Auflagedruck gegen den Kammerwinkel wurde der Aspirator über 4–5 Uhrzeiten geführt und gleichzeitig ein Sog von 100–200 mm Hg appliziert. Über eine ausführliche Beschreibung der Operationstechnik wurde bereits an anderer Stelle berichtet [8, 9]. Die Aspirationsöffnung am distalen Ende des Spül-Saug-Handgriffs hat einen Durchmesser von 400 µm und ist entsprechend den anatomischen Gegebenheiten des Kammerwinkels um 45° abgewinkelt. Weiter proximal befinden sich zwei weitere Öffnungen, die der Irrigation und Vertiefung der Vorderkammer dienen.

Die Registrierung des IOD erfolgte doppelblind mit dem Applanationstonometer nach Goldmann präoperativ und zu den in Tabelle 1 angegebenen Zeiten postoperativ. Mit Hilfe der Kovarianzanalyse wurde auf signifikante Unterschiede des mittleren IOD innerhalb und zwischen beiden Untersuchungskollektiven zu den unterschiedlichen Meßzeitpunkten geprüft.


## Ergebnisse

Die Kontrollgruppe umfaßte 52 Patienten (16 Männer und 36 Frauen) mit einem Durchschnittsalter von 76 ± 4,6 Jahren, die Studiengruppe umfaßte 48 Patienten (17 Männer und 31 Frauen) mit einem mittleren Lebensalter von 73 ± 5,5 Jahren. Der mittlere präoperative IOD (± SD) lag bei der Kontrollgruppe [Studiengruppe] bei 16,1 ± 3,5 mm Hg [15,8 ± 2,7 mm Hg] ($p > 0{,}05$). In der unmittelbaren postoperativen Phase, d. h. nach 6 h, kam es für beide Untersuchungsgruppen im Vergleich zum präoperativen IOD zu einem signifikanten ($p < 0{,}05$) Druckanstieg. In der Kontrollgruppe stieg der IOD im Mittel auf $36{,}9 \pm 9{,}5$ mm Hg und in der Studiengruppe auf $23{,}3 \pm 8{,}3$ mm Hg. In der späteren postoperativen Phase (12, 24 und 48 h) ließ sich in beiden Gruppen kein Unterschied des IOD zum präoperativen Ausgangsniveau feststellen (s. Tabelle 1). In der Kovarianzanalyse des relativen IOD-Anstieges in der unmittelbaren postoperativen Phase (nach 6 h) konnte für die Studiengruppe eine hoch signifikante Druckreduktion gegenüber den Werten der Kontrollgruppe der Kontrollgruppe registriert werden ($p < 0{,}0041$).

Die Trabekelaspiration führte zu keinerlei postoperativen Komplikationen, wie etwa Hyphäma, vermehrter Vorderkammerreizzustand oder Hornhauteintrübung.


## Diskussion


Ein transienter Anstieg des IOD in der unmittelbaren postoperativen Phase nach Kataraktextraktion und IOL-Implantation gehört zu den am häufigsten beobachteten Komplikationen [1–8]. Diese Druckspitzen können zur Beeinträchtigung der okulären Perfusion und Hornhautendothelschädigungen führen [4, 27]. Insbesondere bei bestehenden Vorerkrankungen (Glaukom, retinale Vasopathien) können kurzfristige Druckbelastungen verheerende Folgen für die Funktion haben [2, 23]. Es gilt daher Druckspitzen – auch wenn sie nur für kurze Zeit bestehen – in der postoperativen Phase zu vermeiden.

Folgende Faktoren werden für den transienten Druckanstieg verantwortlich gemacht: ein wasserdichter Wundverschluß [10], Verletzungen im Bereich der trabekulären Abflußstrukturen [5, 14], Freisetzung von Prostaglandinen [19], periphere anteriore Synechierungen, Pupillarblock und eine passagere Verstopfung des Trabekelmaschenwerks durch intraoperative freigesetzte Pigmentgranula, lentikulären Debris und viskoelastische Substanzen [6, 22, 25].

Verschiedene systemisch oder lokal applizierbare antiglaukomatöse Medikamente wurden auf ihre möglichen drucksenkenden Wirkungen in der postoperativen Phase nach Kataraktextraktion und IOL Implantation untersucht. Acetazolamid erwies sich als wirksam zur Vorbeugung von okulärer Hypertension nach intrakapsulärer Kataraktextration [17]. Andere Autoren hingegen konnten den IOD mittels systemischer Acetazolamidgabe nur ungenügend kontrollieren [21], während Binkhorst so gut wie keinerlei drucksenkende Wirkung feststellen konnte [4]. Auch die drucksenkende Wirkung lokal applizierbarer Miotika und β-Blocker in der unmittelbaren postoperativen Phase nach Kataraktextraktion wird zum Teil kontrovers diskutiert [6, 27].

In der vorliegenden Studie wurde der Versuch unternommen, durch ein neues kammerwinkelchirurgisches Verfahren – der Trabekelaspiration – den postoperativen Druckanstieg nach ECCE und IOL-Implantation vorzubeugen. Die drucksenkende Wirkung der Trabekelaspiration konnte bereits durch den erfolgreichen Einsatz an pseudoexfoliationsglaukomerkrankten Patienten demonstriert werden [8, 9]. Der dem Pseudoexfoliationsglaukom zugrundeliegende Pathomechanismus einer sekundären trabekulären Obstruktion führt zu einer allmählichen Reduktion der Kammerwasserfazilität und schließlich zur okulären Hypertension. Durch direkte Aspiration der verstopfenden Pigmentgranula und Pseudoexfoliationsfibrillen aus dem Kammerwinkel kommt es über eine Erhöhung der Fazilität zur Druckregulierung. In Analogie zum Pathomechanismus beim Pseudoexfoliationsglaukom beruht ein Erklärungsansatz für die frühpostoperative okuläre Hypertension auf einer passageren Verstopfung der Trabekelzwischenräume durch freigesetzte Pigmentgranula, lentikulären Debris und viskoelastischen Substanzen [6, 22, 25]. Durch Aspiration dieses obstruierenden Materials sollte somit einer transienten IOD-Steigerung vorgebeugt werden.

Der in der Kontrollgruppe registrierte signifikante Anstieg des IOD von 20,8 mm Hg in der unmittelbaren postoperativen Phase ist in Übereinstimmung mit zahlreichen anderen klinischen Studien [15, 18, 27]. Die Anwendung der Trabekelaspiration im Anschluß an die ECCE und IOL-Implantation konnte den postoperativen Druckanstieg mit nur 7,4 mm Hg signifikant senken ($p < 0{,}0041$).

Die Trabekelaspiration stellt ein effektives chirurgisches Verfahren zur Verminderung des postoperativen Druckanstieges nach Kataraktextraktion und IOL-Implantation dar, so daß die Notwendigkeit lokaler oder systemischer drucksenkender Medikation hierdurch erheblich eingeschränkt wird.

## Literatur


1. Barron BA, Busin M, Page C et al. (1985) Comparison of effects of Viscoat and Healon on postoperative intraocular pressure. Am J Ophthalmol 100 : 377–384
2. Bartov E, Mosseiev J, Blumenthal M (1984) Intraocular pressure following ECCE, ICCE, and IOL implantation. Cataract 2 : 22–25
3. Berson FG, Patterson MM, Epstein DL (1983) Obstruction of aqueous outflow by sodium hyaluronate in enucleated human eyes. Am J Ophthalmol 95 : 668–672
4. Binkhorst CD (1980) Inflammation and intraocular pressure after the use of Healon in intraocular lens surgery. J Am Intraocul Implant Soc 6 : 340–341
5. Campell DG, Grant WM (1977) Trabecular deformation and reduction of outflow facility due to cataract and penetrating keratoplasty sutures. Invest Ophthalmol 16(Suppl) : 126
6. Fry LL (1989) Postoperative intraocular pressure rises: a comparison of Healon, Amvisc, and Viscoat. J Cataract Refract Surg 15 : 415–420
7. Heslin KB, Guerriero PN (1986) Extracapsular cataract extraction. Primary intraocular lens implantation. J Cataract Refract Surg 12 : 44–46
8. Jacobi PhC, Krieglstein GK (1994) Trabecular aspiration: a new surgical approach to improve trabecular facility in pseudoexfoliation glaucoma. Int Ophthalmol 18 : 153–157
9. Jacobi PhC, Krieglstein GK. Trabecular aspiration: clinical results of a new surgical approach to improve trabecular facility in glaucoma capsulare. Ophthal Surg Vol 25 : 5–24–29
10. Jaffe NS (1981) Glaucoma in aphakia in cataract surgery and its complication. CV Mosby, St. Louis, pp 317–319
11. Kratky V, Feldman F (1988) Effect of extracapsular cataract extraction on intraocular pressure. Can J Ophthalmol 23 : 111–113
12. Kirsch RE (1964) Glaucoma following cataract extraction associated with use of alphachymotrypsin. Arch Ophthalmol 72 : 612–615

13. Krisch RE (1966) Does relationship of alpha-chymotrypsin in production of glaucoma after cataract extraction. Arch Ophthalmol 75 : 774–779
14. Krisch RE, Levine O, Singer JA (1977) The ridge at the internal edge of cataract incision. Trans Am Acad Ophthalmol Otolaryngol 83 : 224–227
15. Lantz JN, Quigley JH (1973) Intraocular pressure after cataract extraction: Effects of alphachymotrypsin. Can J Ophthalmol 8 : 339–344
16. MacRae SH, Edelhauser HF, Hyndiuk RA (1983) The effect of sodium hyaluronate, chondroitin sulfate, and methylcellulose on the corneal endothelium and intraocular pressure. Am J Ophthalmol 95 : 332–341
17. Naeser K, Thim K, Hansen TE (1986) Intraocular pressure in the first days after implantation of posterior chamber lenses with the use of sodium hyaluronate (Healon). Acta Ophthalmol 64 : 330–337
18. Podolski NM, Rich R (1981) Elevated intraocular pressure in the immediate postoperative period after cataract extraction. Ann Ophthalmol 13 : 1239–1242
19. Rich WJ (1977) Prevention of postoperative ocular hypertension by prostaglandin inhibitors. Trans Ophthalmol Soc 97 : 268–272
20. Rich WJ, Radke ND, Cohan BE (1974) Early ocular hypertension after cataract extraction. Br J Ophthalmol 58 : 725–728
21. Ruiz RS, Wilson CA, Musgrove KH, Prager TC (1987) Management of increased intraocular pressure after cataract extraction. Am J Ophthalmol 103 : 487–491
22. Ruusuvaara P, Pajari S, Setälä K (1990) Effect of sodium hyaluronate on immediate postoperative intraocular pressure after extracapsular cataract extraction and IOL implantation. Acta Ophthalmol 68 : 721–727
23. Savage JA, Thomas JV, Belcher, Simmons RJ (1985) Extracapsular cataract extraction and posterior chamber lens implantation in glaucomatous eyes. Ophthalmology 92 : 1506–1509
24. Steuhl KP, Maraharens P, Frohn C, Frohn A (1992) Intraocular pressure and anterior chamber depth before and after extracapsular cataract extraction with posterior chamber lens implantation. Ophthalmic Surg 23 : 233–237
25. Thomsen M, Simonsen AH, Andreassen TT (1987) Comparison of sodium hyaluronate and methylcellulose in extracapsular cataract extraction. Acta Ophthalmol 65 : 400–405
26. Volkmann U, Kampik A (1990) Späte Hypotonie durch Hinterkammerlinsenimplantation. Klin Monatsbl Augenheilkd 197 : 418–421
27. West DR, Lisching TD, Thompson VH (1988) Comparative efficacy of the β-blockers for the prevention of increased intraocular pressure after cataract extraction. Am J Ophthalmol 106 : 186–173
28. Wollensak J, Seiler T (1986) Hypotoniesyndrom durch geschrumpfte Linsenkapsel. Klin Monatsbl Augenheilkd 188 : 242–244

# Risikofaktoren und Inzidenz der Pseudophakieamotio bei hoher Myopie

F. K. Jacobi und B. Dick

**Zusammenfassung.** In einer retrospektiven Studie sollten Risikofaktoren und Inzidenz der Pseudophakieamotio bei hoher Myopie untersucht werden. Zur Datenerhebung wurde das Aktenmaterial aller Patienten mit einer Bulbuslänge von $\geq$ 27 mm, die sich zwischen 1985 und 1993 an unserer Klinik einer extrakapsulären Kataraktextraktion mit Hinterkammerlinsenimplantation unterzogen hatten (n = 275), durchgesehen. Alle Patienten wurden schriftlich nach dem Auftreten einer Netzhautablösung und einer Nachstarbehandlung mit dem Laser befragt. Zur Auswertung kamen die Angaben von 190 Patienten zu 253 (66%) Eingriffen. Die mittlere Bulbuslänge im untersuchten Kollektiv betrug 29,2 mm ($\pm$ 1,7) bei einem mittleren Patientenalter von 69,8 Jahren ($\pm$ 12) und einer mittleren Nachbeobachtungszeit von 3,8 Jahren ($\pm$ 2). Frauen wurden fast dreimal häufiger als Männer operiert.

Eine Pseudophakieamotio trat in zwei Fällen (0,8%) nach unkomplizierter Kataraktchirurgie auf. Eine Nd:YAG-Kapsulotomie wurde in 29% der Fälle berichtet. Intraoperative Komplikationen waren eine hintere Kapselruptur bzw. Zonuladialyse mit Glaskörperverlust in vier Fällen (1,6%) und eine expulsive Aderhautblutung während einer Sekundärimplantation. Die geringe Häufigkeit an Netzhautablösungen in unserem Kollektiv erklärt sich durch die geringe Rate an intraoperativen Komplikationen mit Glaskörperverlust, die überwiegende Anzahl an weiblichen Patienten und durch das relativ hohe Patientenalter.

Wir schlußfolgern aus unserer Untersuchung, daß die unkomplizierte Pseudophakie kein ungewöhnlich hohes Risiko der Netzhautablösung bei hoher Myopie darstellt. Die Nd:YAG-Kapsulotomie bedeutet einen wichtigen Risikofaktor, weshalb die Indikation bei Risikopatienten besonders sorgfältig gestellt werden sollte.

**Summary.** We conducted a retrospective survey to evaluate risk factors and the incidence of pseudophakic retinal detachment in high myopia. We reviewed all records of patients with an axial length of $\geq$ 27 mm, who were submitted to extracapsular cataract extraction and posterior chamber lens implantation at our Department of Ophthalmology between 1985 and 1993. Patients were surveyed by a questionnaire to document the incidence of retinal detachment and laser posterior capsulotomy. The responses from 190 patients concerning 253 surgical procedures were evaluated. Mean age in the evaluated series was 69.8 years ($\pm$ 12) with a mean follow-up of 3.8 years ($\pm$ 2) and an axial length of 29.2 mm ($\pm$ 1.7). Women were operated on almost three times more often than men.

Pseudophakic retinal detachment occurred in two cases (0.8%) after uncomplicated cataract surgery. Laser posterior capsulotomy was reported in 29%. A posterior capsule or zonular break with vitreous loss occurred in four cases (1.6%). One expulsive choroidal hemorrhage occurred during secondary intraocular lens implantation.

The low incidence in our study may be attributed to the low rate of intraoperative complications with vitreous loss, the high number of female patients and the fairly high mean age. According to our study, pseudophakia following uncomplicated cataract surgery poses little ad-

R. Rochels et al. (Hrsg.)
9. Kongreß der DGII

ditional risk for retinal detachment in high axial myopia. Nd:YAG posterior capsulotomy is an important risk factor and the indication should be carefully assessed in high risk patients.

## Einleitung

Die Netzhautablösung nach Kataraktchirurgie an myopen Augen ist eine gefürchtete Komplikation [9]. Bei immer sichereren Operationsverfahren und großzügiger Indikationsstellung zur Hinterkammerlinsenimplantation bei hochmyopen Augen ist die Frage nach den Risikofaktoren und der Häufigkeit der Pseudophakieamotio von besonderem Interesse. In einer retrospektiven Studie sollten die Risikofaktoren und die langfristige Inzidenz der Pseudophakieamotio bei hoher bis exzessiver Myopie untersucht werden.

## Patienten und Methoden

Zur Datenerhebung wurden die Akten aller Patienten mit einer Bulbuslänge von ≥ 27 mm, die sich zwischen 1985 und 1993 an unserer Klinik einer extrakapsulären Kataraktextraktion mit Hinterkammerlinsenimplantation unterzogen hatten ($n$ = 275), durchgesehen. Alle Patienten wurden schriftlich nach dem Auftreten einer Netzhautablösung und einer Nachstarbehandlung mit dem Laser (Nd:YAG-Kapsulotomie) befragt. Von 214 Antworten wurden die Angaben von 190 Patienten zu 253 (66%) Eingriffen ausgewertet. Vierundzwanzig Patienten waren nach den Angaben von Angehörigen verstorben. Die mittlere Bulbuslänge im untersuchten Kollektiv betrug 29,2 mm (± 1,7) bei einem mittleren Patientenalter von 69,8 Jahren (± 12) und einer mittleren Nachbeobachtungszeit von 3,8 Jahren (± 2). Frauen wurden im untersuchten Kollektiv fast dreimal häufiger als Männer operiert (1:2,8). Die extrakapsuläre Kataraktextraktion erfolgte in 97,2% der Fälle über Kernexpression und in sechs Fällen (2,4%) durch Phakoemulsifikation. In einem Fall einer spontanen Linsensubluxation wurde eine intrakapsuläre Extraktion vorgenommen. Eine Sekundärimplantation wurde bei fünf Patienten durchgeführt. Einer dieser Patienten entwickelte intraoperativ eine expulsive Aderhautblutung. Bei zwei Patienten mußte wegen einer Subluxation die Intraokularlinse in einem zweiten Eingriff explantiert werden. Alle Eingriffe wurden unter Schutz von Natriumhyaluronat (Healon) durchgeführt.

## Ergebnisse

Eine Pseudophakieamotio trat in zwei Fällen (0,8%) auf. Ein Patient erlitt eine Amotio dreieinhalb Jahre nach einer komplikationslosen Kataraktoperation und anderthalb Jahre nach einer Nd:YAG-Kapsulotomie. Der andere Patient entwickelte eine Netzhautablösung acht Tage nach unkompliziertem Operationsverlauf. Einer der zwei Patienten mit Zustand nach Intraokularlinsenexplanta-

**Tabelle 1.** Klinische Daten der Amotiopatienten

| Alter [Jahre] | Geschlecht | Bulbuslänge [mm] | Intervall: Kat. Op-Amotio | IOL-Status | Zustand der hinteren Kapsel |
|---|---|---|---|---|---|
| 54 | Männlich | 27,24 | 3 Jahre und 7 Monate | HKL[b] | Z.n. Nd:YAG-Kapsulotomie |
| 41 | Männlich | 31,71 | 2 Jahre und 3 Monate[a] | Aphakie[a] | Intakt |
| 60 | Weiblich | 27,66 | 8 Tage | HKL | Intakt |

[a] Aphakie nach IOL-Explantation
[b] Hinterkammerlinse

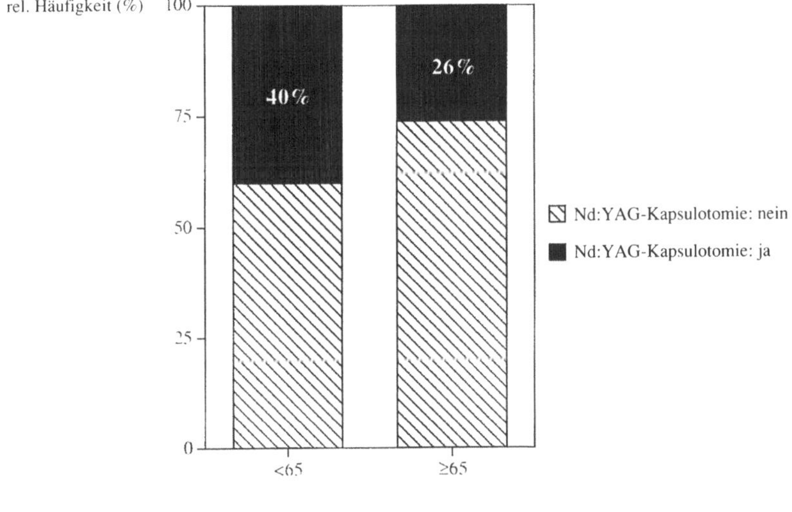


**Abb. 1.** Relative Häufigkeit der Nd:YAG-Kapsulotomie bei über und unter 65jährigen Patienten

tion bekam ein Aphakieamotio drei Jahre postoperativ. Keiner der vorgenannten Patienten hatte eine prophylaktische periphere Retinokryokoagulation bzw. Argonlaserphotokoagulation erhalten oder hatte eine Amotio auf dem Begleitauge erlitten. Tabelle 1 stellt die wichtigsten Daten dieser Amotiopatienten zusammen.

Ein intraoperativer Glaskörperverlust nach Ruptur der hinteren Kapsel bzw. Zonuladialyse trat in vier Fällen (1,6%) auf. Eine Nd:YAG-Kapsulotomie wurde in 74 Fällen (29,2%) berichtet. Bei unter 65jährigen Patienten wurde eine Nd:YAG-Kapsulotomie relativ häufiger durchgeführt als bei über 65jährigen (Abb. 1). Periphere Netzhautdegenerationen und atrophische Netzhautforamen wurden präoperativ an 61 Augen (24,1%) bzw. 22 Augen (8,7%) beobachtet.

28 Augen (11,1%) erhielten präoperativ eine prophylaktische periphere Retinokryokoagulation bzw. Argonlaserphotokoagulation.

## Diskussion

Die Häufigkeit der Pseudophakieamotio bei hoher Myopie wird in der Literatur
zwischen 0,9% und 7% angegeben [1, 2, 7, 11, 12]. Die Unterschiede in den Angaben erklären sich durch Unterschiede in Patientenkollektiv, Operationstechnik
etc. Ein Schwachpunkt retrospektiver Studien ist die Nachbeobachtung bei um-
fangreichem Patientenkollektiv. Die Datenerhebung mittels verschickter Fragebögen ist eine einfache Methode, die eine hohe Zuverlässigkeit und Validität erwarten läßt, wenn die erfragten Befunde dem Patienten als einschneidendes
Erlebnis in Erinnerung sind oder sich der Befund auf die alltägliche Aktivitäten
auswirkt [4, 8]. Eine Netzhautablösung erfüllt unseres Erachtens diese Kriterien.

Im Vergleich zu früheren Studien fanden wir eine sehr geringe Amotioinzidenz von 0,8% [1, 2, 7, 11, 12]. Dies ist darauf zurückzuführen, daß sich verschiedene typische Risikofaktoren wie komplizierter Operationsverlauf, junges Patientenalter und männliches Geschlecht in unserer Studie nur gering auswirken
[5, 15]. Ein intraoperativer Glaskörperverlust trat in nur 1,6% der Fälle auf, Männer stellten nur knapp mehr als ein Viertel des Patientenkollektivs dar, und
schließlich lag das mittlere Patientenalter von fast 70 Jahren im oberen Normbereich von Kataraktpatienten.

Bemerkenswert ist das Ergebnis, daß bei beiden Augen mit Pseudophakieamotio die Bulbuslänge deutlich unter der mittleren Bulbuslänge von 29,2 mm
lag (s. Tabelle 1). Möglicherweise ist das Risiko der Pseudophakieamotio bei
hochmyopen Augen geringer als bei mäßig hoher Myopie [3, 14]. Dies würde weiter die geringe Amotioinzidenz in unserer Studie im Vergleich zur Literatur erklären. Uns ist keine Studie bekannt, in der ein umfangreiches Patientenkollektiv mit vergleichbar hohen Bulbuslängen nachuntersucht wurde.

Die Nd:YAG-Kapsulotomie gilt als ein wichtiger Risikofaktor der Netzhautablösung bei hoher Myopie [6, 10, 13]. Die geringe Amotioinzidenz in unserer
Studie läßt hier keine eindeutige Aussage zu, doch deutet die erhöhte Kapsulotomierate bei jungen Kataraktpatienten auf ein erhöhtes Amotiorisiko hin.

Wir können aus unserer Untersuchung schlußfolgern, daß die unkomplizierte
Pseudophakie kein ungewöhnlich hohes Risiko der Netzhautablösung bei hoher
Myopie darstellt. Nach Vergleich mit Angaben in der Literatur finden wir kein er-
höhtes Amotiorisiko bei hoher gegenüber mäßig hoher Myopie.

## Literatur


1. Armstrong TA, Lichtenstein SB (1984) Intraocular lenses in myopes. Ophthal Surg 15 : 653–657
2. Buratto L (1991) Cataract surgery in high myopia. Eur J Implant Ref Surg 3 : 271–278
3. Celorio JM, Pruett RC (1991) Prevalence of lattice degeneration and its relation to axial length in severe myopia. Am J Ophthalmol 111 : 20–23
4. Colditz GA, Martin P, Stampfer MJ, Willett WC, Sampson L, Rosner B, Hennekens CH, Speizer FE (1986) Validation of questionnaire information on risk factors and disease outcomes in a prospective cohort study of women. Am J Epidemiol 123 : 894–900
5. Coonan P, Fung WE, Webster RG, Allen AW, Abbott R (1985) The incidence of retinal detachment following extracapsular cataract extraction. A ten-year study. Ophthalmology 92 : 1096–1101
6. Dardenne MV, Gerten GJ, Kokkas K, Kermani O (1989) Retrospective study of retinal detachment following Neodymium:YAG posterior capsulotomy. J Cataract Refract Surg 15 : 676–680
7. Gross KA, Pearce JL (1987) Modern cataract surgery in a highly myopic population. Br J Ophthalmol 71 : 215–219
8. Harlow SD, Linet MS (1989) Agreement between questionnaire data and medical records: the evidence for accuracy of recall. Am J Epidemiol 129 : 233–248
9. Jaffe NS (1984) Cataract surgery and its complications, 4th ed. CV Mosby, St. Louis
10. Koch DD, Liu JF, Gill PE, Parke II DW (1989) Axial myopia increases the risk of retinal complications after Neodymium-YAG laser posterior capsulotomy. Arch Ophthalmol 107 : 986–990
11. Lindstrom RL, Lindquist TD, Huldin J, Rubenstein JB (1988) Retinal detachment in axial myopia following extracapsular cataract surgery. Trans New Orleans Acad Ophthalmol 36 : 253–268
12. Percival SPB, Setty SS (1993) Sight-threatening pathology related to high myopia after posterior chamber lens implantation: A prospective study. Eur J Implant Ref Surg 5 : 95–98
13. Rickman-Barger L, Florine CW, Larson RS, Lindstom RL (1989) Retinal detachment after Neodymium:YAG laser posterior capsulotomy. Am J Ophthalmol 107 : 531–536
14. Smith PW, Stark WJ, Maumenee AE, Enger CL, Michels RG, Glaser BM, Bonham RD (1987) Retinal detachment after extracapsular cataract extraction with posterior chamber intraocular lens. Ophthalmology 94 : 495–504
15. Wollensak J, Zeisberg B, Pham DT (1988) Netzhautablösung nach Implantation einer Hinterkammerlinse. Klin Monatsbl Augenheilkd 192 : 1–5

# Kataraktoperationen bei hochmyopen Patienten

K. Hille, A. Waibel, J. Weindler und K. W. Ruprecht

**Zusammenfassung.** Wir untersuchten retrospektiv die postoperativen Ergebnisse nach Kataraktextraktion bei Patienten mit einer Bulbuslänge über 27 mm, die im Zeitraum von 1990 bis 1993 an unserer Klinik operiert wurden. Es konnten 88 Patienten dokumentiert werden, bei denen 131 Augen operiert wurden. Die mittlere Nachbeobachtungszeit betrug 18 Monate. 48 Augen (37,4%) erreichten einen Visus von mehr als 0,5; der Median des Visus stieg von 0,1 präoperativ auf 0,4. An Komplikationen traten intraoperativ eine Ruptur der hinteren Kapsel bei 5 Augen (3,8%), postoperativ ein Tensioanstieg bei 6 Augen (4,6%), eine Cataracta secundaria 51mal (39%), ein zystoides Makulaödem 2mal (1,5%) und eine Ablatio retinae bei 2 Patienten (1,5%) auf. Aufgrund der Korrektur des refraktiven Fehlers und dem relativ geringen Risiko in unserer Serie befürworten wir bei hochmyopen Patienten eine frühzeitige Kataraktextraktion.

**Summary.** We investigated the postoperative outcome of highly myopic patients (length of bulbus more than 27 mm) who underwent cataract extraction in our clinic between 1990 and 1993. We documented 88 patients (131 eyes). The mean follow-up time was 18 months. In 48 eyes (37.4%) a visual acuity of more than 0,5 was achieved, while the median rose from 0,1 before operation to 0,4. The following complications were observed: rupture of the posterior capsula in five eyes (3,8%), high eye pressure in six eyes (4,6%), cataract secundaria in 51 (39%), cystoid macular edema in 2 (1,5%) and retinal detachment in two patients. Because of the correction of the refractive errors the relatively low risk in our patients, we recommend early cataract extraction even in highly myopic patients.

## Einleitung

Aus der Literatur ist bekannt, daß eine Kataraktextraktion an hochmyopen Patienten mit einem höheren Risiko behaftet ist als bei normaler Bulbuslänge [1]. Auf der anderen Seite wird die Clear-lens-Extraktion als refraktiver Eingriff von einigen Autoren befürwortet [2, 4]. Zur Abschätzung des Risikos einer Kataraktextraktion an hochmyopen Augen bei unseren Patienten führten wir die vorliegende retrospektive Studie durch.

## Patienten und Methoden

Wir konnten 88 Patienten in die Studie aufnehmen, die in einem Zeitraum von 1990 bis 1993 operiert wurden. Insgesamt führten wir an 131 Augen eine extra-

R. Rochels et al. (Hrsg.)
9. Kongreß der DGII
© Springer-Verlag Berlin Heidelberg 1995

kapsuläre Linsenextraktion mit Implantation einer Hinterkammerlinse durch, 53mal als reine extrakapsuläre Extraktion (40,5%), 77mal mittels Phakoemulsifikation des Linsenkerns (58,8%). Das Alter der Patienten lag zwischen 42 und 87 Jahren (Median 73 Jahre). Die Nachbeobachtungszeit betrug im Schnitt 18 Monate (12 bis 48 Monate).

## Ergebnisse

Bei 64 Augen von 49 Patienten lagen visusrelevante myopische Dehnungsveränderungen vor. Ein Staphyloma posticum fand sich bei 37 Augen (28%), eine Fuchssche Fleckbildung 36mal (27%), eine Amblyopie 20mal (15%). Ein primär

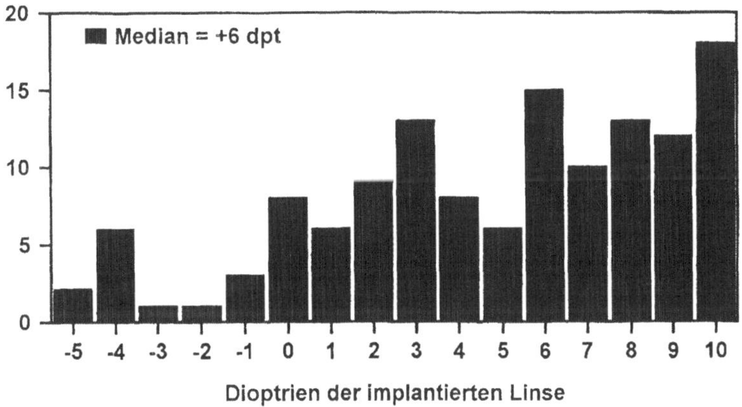


**Abb. 1.** Kataraktoperation bei hochmyopen Patienten (Stärke der implantierten Linse in Dioptrien, aufgetragen ist die Häufigkeit gegen die Dioptrienzahl)

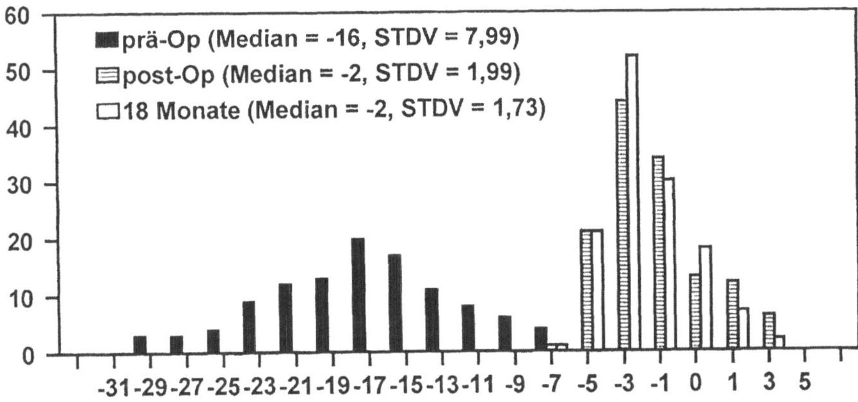


**Abb. 2.** Prä- und postoperative Refraktion (aufgetragen ist die Anzahl der Patienten gegen die Refraktion)

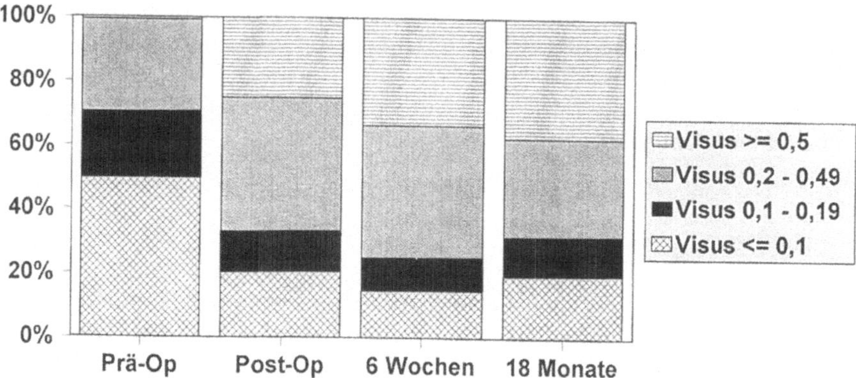


**Abb. 3.** Visusentwicklung nach Kataraktoperation bei hochmyopen Patienten (aufgetragen ist zum jeweiligen Untersuchungszeitpunkt die prozentuale Verteilung des Sehvermögens)

chronisches Offenwinkelglaukom lag bei 8 Augen (6%) vor. An Voroperationen wurde 9mal (7%) eine ARGON-Laserkoagulation äquatorialer Netzhautdegenerationen durchgeführt, 3mal präoperativ eine Ablatio-retinae-Operation (2%). Der Median der Bulbuslänge betrug 30 mm (Range von 27 bis 34 mm). Wir implantierten Linsen von + 10 bis – 5 dpt, der Median lag bei + 6 dpt (Abb. 1).

Die postoperative Refraktion lag wie gewünscht bei – 2 dpt, wobei auch einige Ausreißer im positiven Bereich zu verzeichnen waren (Abb. 2). Der Visus stieg von präoperativ 0,1 nach 6 Wochen auf 0,4 (Median) und war im Mittel bis zum Ende der Nachbeobachtungszeit konstant. Immerhin erreichten 48 Augen (37,4%) einen Visus über 0,5 (Abb. 3). Die Anzahl der Kapselrupturen lag mit 5 (3,8%) über dem klinikinternen Durchschnitt. 6mal (4,6%) fanden wir einen postoperativen Druckanstieg, 12mal (9,2%) wurde direkt postoperativ eine primäre Kapselfibrose beschrieben. Eine Netzhautablösung wurde direkt postoperativ bei einem Patienten beobachtet.

Während der Nachbeobachtungszeit von 12 bis 48 Monaten (Median 18 Monate) fanden wir bei 51 Augen einen Nachstar (39%), der bis jetzt bei 17 Augen eine hintere Nd-/YAG-Laserkapsulotomie erforderlich machte. Insgesamt trat bei zwei Patienten eine Netzhautablösung auf (1,5%).

## Diskussion

Der postoperative Visus liegt unter dem eines vergleichbaren Normalkollektivs nach Kataraktoperation. Dies ist durch die große Anzahl von myopischen Netzhautveränderungen sowie amblyopen Augen erklärt. Dennoch erreicht ein Drittel der Augen einen Lesevisus größer als 0,5 (s. Abb. 2). Die Verteilung der postoperativen Refraktion unterstreicht die Schwierigkeit der Bulbuslängenmessung bei hochmyopen Patienten (s. Abb. 3). Bei Vorliegen eines Staphyloms (bei unseren Patienten 28%) werden häufig zu lange Bulbuslängen gemessen, was die Implantation von zu schwachen Linsen zur Folge hat.

In den letzten Jahren ist über das Ablatiorisiko in sehr großen Patientenkollektiven berichtet worden [3, 5, 6]. Nach diesen Angaben liegt das Risiko einer Netzhautablösung zwischen 0,4% und 0,8%. Nach anderen Studien liegt das Risiko für eine Ablatio bei Hochmyopen zwischen 0% [1] und 7,3% [2]. Bei den beiden letztgenannten Studien handelt es sich jedoch um Patienten, bei denen eine Clear-lens-Extraktion durchgeführt wurde. Das Risiko für eine Netzhautablösung ist altersabhängig und fällt mit zunehmendem Alter. Bei der Clear-lens-Extraktion handelt es sich vorwiegend um jüngere Patienten, also um eine Risikogruppe. Collin [2] führt seine niedrige Ablatiorate von 0% auf eine präoperative Laserkoagulation der Peripherie zurück.

Bei unseren Patienten konnten wir lediglich zweimal eine Netzhautablösung postoperativ finden. Bei einem der beiden wurde diese bei der ersten Funduskontrolle postoperativ entdeckt, so daß nicht sicher ist, ob diese Netzhautablösung nicht präoperativ wegen der Katarakt übersehen wurde. Wir beobachten eine relativ niedrige Amotiorate von 1,5% beziehungweise ohne Berücksichtigung dieses Patienten von 0,75%. Das Amotiorisiko unserer Patienten lag also sehr nahe an dem in der Literatur angegebenen Risiko einer Vergleichsgruppe mit normaler Augenlänge. Auf der anderen Seite gewinnen die Patienten durch die intraokulare refraktive Korrektur an Visus- und Lebensqualität. Ohne eine rein refraktive Kataraktextraktion im Sinne einer Clear-lens-Extraktion das Wort reden zu wollen, befürworten wir zur optischen Rehabilitation eine möglichst frühzeitige Kataraktextraktion bei hochmyopen Patienten.

## Literatur


1. Barraquer C, Cavelier C, Mejia LF (1994) Incidence of retinal detachment following clear-lens extraction in myopic patients. Arch Ophthalmol 112 : 336–339
2. Collin J, Robinet A (1994) Clear lensectomy and implantation of low-power posterior chamber intraocular lens for the correction of high myopia. Ophthalmology 101 : 107–112
3. Javitt JC, Street DA, Tielsch JM, Wang Q, Kolb MM, Schien O, Sommer A, Bergner M, Steinberg EP (1994) National outcomes of cataract extraction. Retinal detachment and endophthalmitis after outpatient cataract surgery. Cataract Patient Outcome Research Team. Ophthalmology 101 : 100-105
4. Lyle WA, Jin GJ (1994) Clear lens extraction for the correction of high refractive error. J Cataract Surg 20 : 273–276
5. Nilson NE, Naeser K (1993) Epidemiology of retinal detachment following extracapsular cataract extraction: a follow-up study with an analysis of risk factors. J Cataract Refract Surg 19 : 675–680
6. Powe NR, Schein OD, Gieser SC, Tielsch JM, Lithra R, Javitt J, Steiberg EP (1994) Synthesis of the literature on visual acuity and complications following cataract extraction with intraocular lens implantation. Cataract Patient Outcome Research Team. Arch Ophthalmol 112 : 239–252

# Langzeitergebnisse nach Kataraktoperationen mit Implantation von Minuslinsen bei hochmyopen Patienten

S. Kohnen und P. Brauweiler

**Zusammenfassung.** Bei 32 hochmyopen Augen von 27 Patienten mit einem Durchschnittsalter von 61 (40–86) Jahren bestand eine signifikante Katarakt. Außergewöhnlich waren die echographisch ermittelten Bulbuslängen, die im Mittel 33,54 mm betrugen (31,21 mm bis über 35,0 mm). Bei allen Patienten konnte eine Kataraktoperation komplikationslos durchgeführt werden. Es wurden einstückige, konvex/konkave PMMA-Linsen mit 6,5 mm Optik- und 13,5 mm Gesamtdurchmesser implantiert. Die Brechkräfte der implantierten Kunstlinsen lagen zwischen –1,0 und –8,0 dpt. Der Nachbeobachtungszeitraum betrug im Mittel 34 Monate (16–60 Monate).

Bei 30 der 32 Augen (94%) konnte eine Visusverbesserung festgestellt werden. Bei 2 Augen entsprach der postoperative dem präoperativen Visus. Die postoperative Refraktion lag bei 72% der Augen innerhalb ± 1dpt von der Zielrefraktion.

Auch bei einem Nachbeobachtungszeitraum von bis zu 5 Jahren konnten keine operationsbedingten Netzhautkomplikationen, insbesondere zystoide Makulaödeme oder rhegmatogene Netzhautablösungen festgestellt werden. Die Gründe für das Ausbleiben von derartigen Komplikationen könnten in der Glaskörperstruktur und in der Operationsmethode liegen.

Die Phakoemulsifikation mit geeigneter Technik stellt bei hochmyopen Patienten kein erhöhtes Risiko dar. Die Patienten profitieren von der Minuslinsenimplantation bezüglich der postoperativen Refraktion. Darüber hinaus dient das Implantat der intraokularen Stabilisierung. Nach Kataraktoperationen bei hochmyopen Patienten sollte auf die Implantation von Minuslinsen nicht verzichtet werden.

**Summary.** In 32 eyes of 27 highly myopic patients a cataract extraction with implantation of a negative-power intraocular lens (IOL) was performed. All patients showed a significant cataract. The mean axial length of the eyes, measured by ultrasound, was 33,54 mm (31,21 up to more than 35 mm). We performed one ECCE. All other patients were operated on by phacoemulsification, usually with a self-sealing frown incision, but twice in combination with trabeculectomy. The IOL power varied from –1,0 to –8,0 diopter. We chose a one-piece, convex/concave PMMA model with a 6,5 mm optic and 13,5 mm diameter. There were no intraoperative complications. We reached a follow-up of 34 months (16–60 months). In 94% of the patients (30 of 32) we achieved an improvement of best corrected visual acuity. The same pre- and postoperative visual acuity were found in two eyes.

A postoperative refraction of 72% of the operated eyes were found within 1 diopter from the predicted power. Even after a follow-up of 1–5 years, there were no retinal complications, e.g., retinal detachment or CME.

In summary we believe that cataract extraction can be performed in highly myopic eyes if necessary. For reason of postoperative refraction and intraocular stability, an IOL should be implanted, even if negative lens power is required.

R. Rochels et al. (Hrsg.)
9. Kongreß der DGII

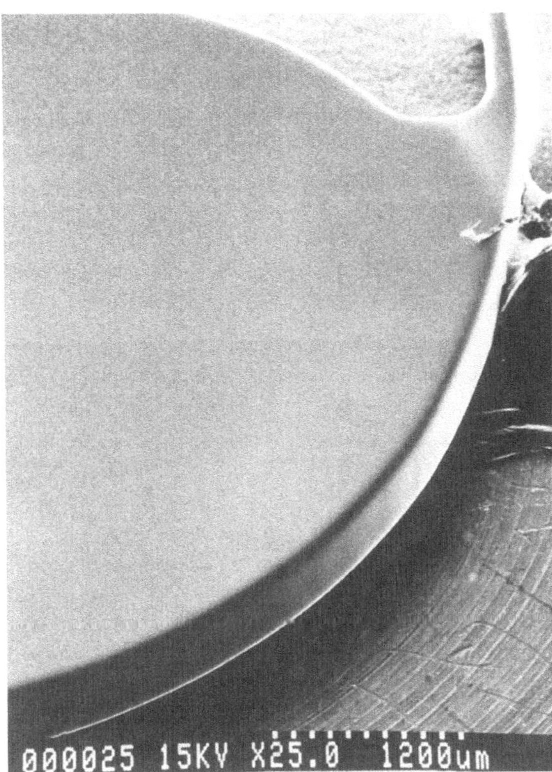

**Abb. 1.** Rasterelektronenmikroskopische Aufnahme der Hinterkammerlinse. Blick auf die konkave Vorderfläche der 6,5 mm Optik. Gesamtdurchmesser 13,5 mm, PMMA-Monoblock, Typ Flex 65

## Material und Methoden

Wir berichten über 32 hochmyope Augen von 27 Patienten (16 Frauen und 11 Männer), bei denen eine signifikante Katarakt bestand. Das Durchschnittsalter betrug 61 Jahre (40 bis 86 Jahre).

Die präoperativen Refraktionen der 32 Augen lagen im Mittel bei −22,8 Dioptrien (−16,25 - −28,5 Dioptrien).

die echographisch ermittelten Bulbuslängen lagen im Mittel bei 33,54 mm (31,21−35,0 mm). Bei zwei Augen mit einer Bulbuslänge von über 35 mm konnten die exakten Maße nicht bestimmt werden.

Wir führten 29 Phakoemulsifikationen mit selbstschließender Bogeninzision [2], einmal eine ECCE und zweimal eine Phakoemulsifikation in Kombination mit einer Trabekulektomie durch. Alle Operationen verliefen komplikationslos.

In allen Fällen wurde eine Hinterkammerlinse mit negativem Vorzeichen (Minuslinse) implantiert. Zur Implantation wählten wir eine einstückige, konvex/konkave PMMA-Linse mit 6,5 mm Optik- und 13,5 mm Gesamtdurchmesser (Abb. 1). Die Brechkraft der implantierten Linsen lag zwischen −1,0 dpt und −8,0 dpt.

Der Nachbeobachtungszeitraum lag im Mittel bei 34 Monaten (16−60 Monate).

## Ergebnisse

Bei 30 von 32 Augen (94%) konnte eine Visusverbesserung erreicht werden (Abb. 2). Die absoluten Visusergebnisse fanden sich bestkorrigiert zwischen 0,01 und 0,8. Diese breite Streuung war im wesentlichen durch den Einfluß verschieden tiefer Amblyopien und unterschiedlich ausgeprägter myoper Netzhautdegenerationen erklärt.

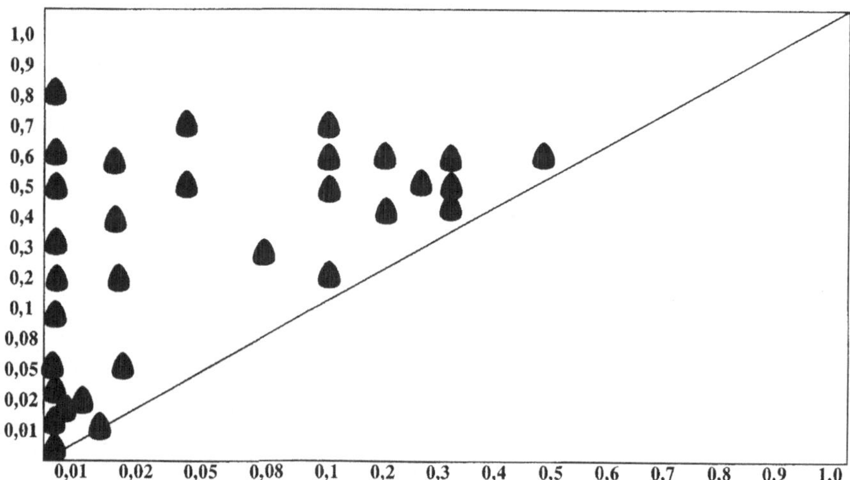

**Abb. 2.** Graphik der Visusergebnisse aller Augen. Aufgetragen ist der Vergleich zwischen bestkorrigiertem prä- und postoperativem Visus. Punkte oberhalb der Diagonale entsprechen einer Visusverbesserung

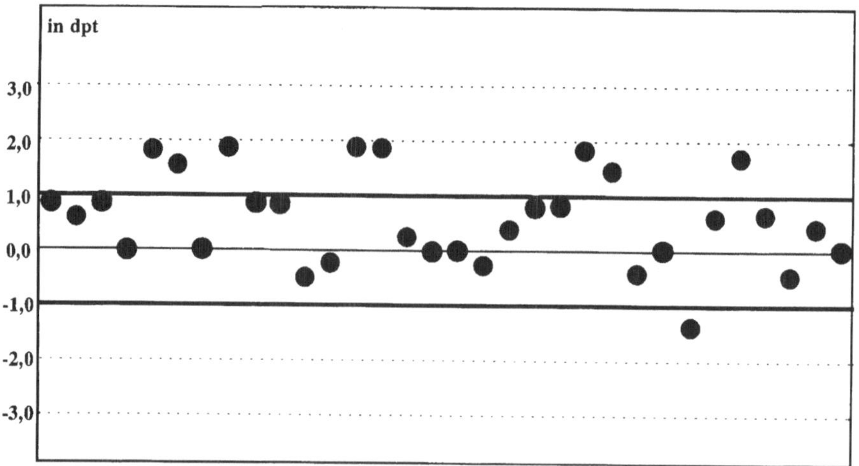

**Abb. 3.** Graphik der postoperativen Refraktionsabweichung aller Augen (aufgetragen ist die Differenz zur Zielrefraktion)

Bei zwei Augen fanden sich prä- und postoperativ der gleiche Visus, obwohl der Situs der vorderen Augenabschnitte eine bessere Sehleistung erwarten ließ. In beiden Fällen gingen wir von tiefen Amblyopien aus. 72% der Augen wichen weniger als 1 dpt von der Zielrefraktion ab, wobei primär eine Myopie von 2,5 bis 3,0 dpt erwünscht war [9]. Kein Patient wich mehr als 2 dpt von der Zielrefraktion ab. Die Linsenberechnung erfolgte mittels SRK-II-Formel [21–23], unter Berücksichtigung eines individuellen „surgeon's factor" (Abb. 3).

Eine Patientin äußerte Beschwerden beim binokularen Sehen. Trotz erfolgreicher Operation des ersten Auges, lehnte sie die Kataraktoperation am zweiten, ebenfalls hochmyopen Auge ab. Der Versuch der Korrektur des nichtoperierten Auges mittels Kontaktlinsen scheiterte aufgrund einer Unverträglichkeitsreaktion.

Bei allen anderen Patienten konnten weder Doppelbilder noch Beschwerden im Sinne der Anisometropie beschrieben werden.

5 Patienten erhielten beiderseits eine Minuslinse nach erfolgreicher Kataraktoperation (beide Augen in dieser Studie).

10 Patienten erhielten am zweiten Auge eine schwach positive IOL mit + 1,0 bis + 8,0 dpt (zweites Auge nicht in dieser Studie).

6 Patienten waren am zweiten, nichtoperierten Auge nur schwach myop oder auch emmetrop, so daß postoperativ keine höhere Anisometropie entstand.

3 Patienten waren funktionell einäugig.

2 Patienten ließen sich am zweiten, nichtoperierten Auge problemlos mittels Kontaktlinsen korrigieren.

Bei 21 der 32 Augen (65,6%) fanden sich bei den Nachuntersuchungen ein beginnender oder fortgeschrittener Nachstar. Vorwiegend handelte es sich um Kapselfibrosen. Bei 15 Augen (46,9%) führte dies zu einer signifikanten Visusreduktion, die eine Intervention mittels YAG-Kapsulotomie oder Nachstarabsaugung erforderte. In allen Fällen konnte der beste postoperative Visus wieder erreicht werden.

Andere Komplikationen der vorderen Augenabschnitte fanden sich nicht. Netzhautkomplikationen, wie sie in der Literatur beschrieben wurden [5, 10–13, 15, 19, 20, 24], insbesondere zystoide Makulaödeme und rhegmatogene Netzhautablösungen, fanden sich innerhalb unseres Nachbeobachtungszeitraumes von 16 Monaten bis zu 5 Jahren in keinem Fall.


## Diskussion

Hochmyope Patienten stellen eine Problemgruppe der Kataraktchirurgie dar. Durch ihre extreme Kurzsichtigkeit sind diese Patienten ein Leben lang stark beeinträchtigt. Verschiedene chirurgische Ansätze sind in den vergangenen Jahren verfolgt worden, um diese Menschen von ihren –20-Dioptrien-Gläsern zu befreien. Über die Indikationen von operativen Eingriffen bei exzessiver Myopie wird kontrovers diskutiert, insbesondere dann, wenn die Linse des Patienten weitestgehend ungetrübt ist [7].

Was ist jedoch zu tun, wenn diese hochmyopen Patienten zusätzlich eine signifikante Katarakt entwickeln, wie es in unserem Patientenkollektiv der Fall war? Wir wollten der Frage nachgehen, ob eine Phakoemulsifikation mit Hinterkammerlinsenimplantation bei diesen Patienten erfolgreich und zuverlässig durchgeführt werden kann.

Darüber hinaus ist die Vorhersagbarkeit der postoperativen Refraktion bei Implantation von Minuslinsen von Interesse. Häufig wird bei diesen Patienten auf die Implantation von Intraokularlinsen gänzlich verzichtet, obwohl die Vorteile des pseudophaken Auges gegenüber der Aphakie bekannt sind. Hinzu kommen die daraus resultierenden Refraktionsprobleme, die unbefriedigend für Patienten und Chirurgen sind.

Bereits auf dem 8. Kongreß der DGII in Berlin stellten wir mittelfristige Ergebnisse unseres Patientenkollektivs vor [8]. Damals wurde die Frage nach Spätkomplikationen im hinteren Augenabschnitt kritisch beurteilt.

Bei unseren mittelfristigen Ergebnissen verfügten wir über einen Nachbeobachtungszeitraum von 11,5 Monaten (3–36 Monate). Langzeituntersuchungen standen nicht zur Verfügung. Wir haben deshalb die Anregung aufgegriffen und im Laufe des vergangenen Jahres alle unsere Patienten erneut untersucht. Somit konnte der Nachbeobachtungszeitraum auf 34 Monate im Mittel und bei vielen Patienten auf 5 Jahre absolut erweitert werden.

Erneut überraschte uns die hohe Rate der Nachstarentwicklungen. Bei über 60% der Augen kam es zu einer geringen bis signifikanten Kapselfibrose [1]. Zum Vergleich schätzen wir die Nachstarrate für ein entsprechendes Normalkollektiv in unserem Patientengut auf 25–30% drei Jahre nach der Operation. Bei allen Phakoemulsifikationen führen wir eine ausgiebige intraoperative Kapselpolitur mit dem bimanuellen System nach Brauweiler durch. Nicht in allen Fällen erforderte die Kapseltrübung eine operative Intervention. Jedoch bei 12 Patienten und 15 Augen (46,9%) wurde der Wunsch nach einer visuellen Rehabilitation geäußert. In Abstimmung mit dem Patienten über Nutzen und Risiken eines operativen Eingriffs konnte in 14 Fällen durch eine YAG-Kapsulotomie und bei einem Patienten durch eine Nachstarabsaugung wieder der beste postoperative Visus erreicht werden.

Die Untersuchungen des hinteren Augenabschnittes bestätigten die letztjährigen Ergebnisse. Es fanden sich bei keinem Patienten, auch nicht nach YAG-Kapsulotomie, eine Netzhautablösung oder ähnliche Komplikationen des hinteren Augenabschnittes.

Für diese durchaus erstaunliche Beobachtung haben wir verschiedene Erklärungsversuche diskutiert. Es scheint, als ob sich das Komplikationsrisiko für hochgradige Myopien, im Gegensatz zu Myopien mit Bulbuslängen von unter 26,0 mm wieder reduziert [12]. Eine mögliche Erklärung hierfür könnte die Glaskörperstruktur sein. Bereits präoperativ fanden wir bei unseren Patienten eine Verflüssigung und hintere Abhebung des Glaskörpers [16]. Möglicherweise wird somit ein postoperativer Zug an der Netzhaut vermieden. Hinzu kommen die Vorteile der Phakoemulsifikation im geschlossenen System, bei der intraoperativ Druckschwankungen vermindert werden [2]. Über die Vorteile eines pseudophaken Auges gegenüber der Aphakie wurde bereits an anderer Stelle ausführlich berichtet [3, 14, 17]. Zusammen reduzieren diese Mechanismen das Trauma am Auge und somit auch die Komplikationsrate.

Zusammenfassend lassen unsere Untersuchungen mit einem Nachbeobachtungszeitraum von bis zu 5 Jahren nunmehr den Schluß zu, daß auch bei exzessiv kurzsichtigen Augen die Kataraktoperation mit Kunstlinsenimplantation in der hier durchgeführten Art kein ungewöhnliches Risiko darstellt. Auch die Implantation von Minuslinsen ist für den Patienten von Vorteil. Das Auge gewinnt durch die Hinterkammerlinse an Stabilität und mittels Biometrie läßt sich die postoperative Refraktion ausreichend genau vorhersehen.

## Literatur


1. Apple DJ, Solomon KD, Tetz MR, Assia EI, Holland EY, Legler UFC, Tsai JC, Castaneda VE, Hoggatt JP, Kostick A (1992) Posterior Capsule Opacification. Surv Ophthalmol 37 : 73–116
2. Brauweiler HP, Kessler AS, Dühr R (1991) „No Stitch"-Kataraktchirurgie für konventionelle PMMA-Intraokularlinsen. Ophthalmo-Chirurgie 3 : 75–82
3. Buratto L (1991) Cataract Surgery in High Myopia. Eur J Implant Ref Surg 3 : 271–278
4. Daiker B (1993) Glaskörperpathologie. Ophthalmologe 90 : 419–425
5. Dardenne MU, Gerten GJ, Kokkas K, Kermani O (1989) Retrospective study of retinal detachment following neodymium:YAG laser posterior capsulotomy. J Cataract Refract Surg 15 : 676–680
6. Davison JA (1988) Retinal tears and detachment after extracapsular cataract surgery. J Cataract Refract Surg 14 : 624–632
7. Goldberg MF (1987) Clear Lens Extraction for Axial Myopia. Ophthalmology 94 : 571–582
8. Kohnen S, Deutsch S, Brauweiler HP (1994) Mittelfristige Ergebnisse nach Kataraktoperationen mit Implantation von Minuslinsen bei hochmyopen Patienten. In: Pham DT, Wollensak J, Rochels R, Hartmann Ch (Hrsg) 8. Kongreß der DGII. Springer, Berlin Heidelberg New York Tokyo
9. Kora Y, Yaguchi S, Inatomi M, Ozawa T (1995) Preferred postoperative refraction after cataract surgery for high myopia. J Cataract Refract Surg 21 : 35–38
10. Kraff MC, Sanders DR (1990) Incidence of retinal detachment following posterior chamber intraocular lens surgery. J Cataract Refract Surg 16 : 477–480
11. Küllenberg C, Hermeking H, Gerke E (1991) Risikofaktoren der Netzhautblösung nach Kataraktextraktion mit Implantation einer Hinterkammerlinse. In: Wenzel M, Reim M, Freyler H, Hartmann Ch (Hrsg) 5. Kongreß der DGII. Springer, Berlin Heidelberg New York Tokyo
12. Liesenhoff O, Kampik A (1994) Risiko der Ablatio retinae bei Pseudophakie und axialer Myopie. Ophthalmologe 91 : 807–810
13. Lindstrom RL, Lindquist TD, Huldin J, Rubenstein JB (1988) Retinal Detachment in Axial Myopia Following Extracapsular Cataract Surgery. In: Cataracts. Raven, New York
14. Naeser K, Kobayashi C (1988) Epidemiology of aphakic retinal detachment following intracapsular cataract extraction. A follow-up study with an analysis of risk factors. J Cataract Refract Surg 14 : 303–308
15. Nielsen NE, Naeser K (1993) Epidemiology of retinal detachment following extracapsular cataract extraction: A follow-up study with an analysis of risk factors. J Cataract Refract Surg 19 : 675–680
16. Ohrloff C (1994) Die Bedeutung der intakten Hinterkapsel für den Glaskörper. Klin Monatsbl Augenheilkd 205 : 181–186

17. Percival SPB (1986) High myopia: new definitions and the significance of IOL implantation. Eur J Implant Ref Surg 4 : 137-140
18. Percival SPB, Baikoff G (1991) High Myopia. In: A Colour Atlas of Lens Implantation. Wolfe, Hazell, Aylesburry
19. Percival SPB, Setty SS (1993) Sight threatening pathology related to high myopia after posterior chamber lens implantation. A prospective study. Eur J Implant Ref Surg 5 : 95-98
20. Prager DL (1979) Five years' follow-up in the surgical management of cataract in high myopia treated with the Kelman phacoemulsification technique. Ophthalmology 86 : 2024-2033
21. Richards SC, Steen DW (1990) Clinical evaluation of the Holladay and SRK II formulas. J Cataract Refract Surg 16 : 71-74
22. Sanders DR, Retzlaff J, Kraff MC (1988) Comparison of the SRK II formula and other second generation formulas. J Cataract Refract Surg 14 : 22-26
23. Sanders DR, Retzlaff JA, Kraff MC, Gimbel HV, Raanan MG (1990) Comparison of the SRK/T formula and other theoretical and regression formulas. J Cataract Refract Surg 16 : 341-346
24. Wollensak J, Zeisberg B, Pham DT (1988) Netzhautablösung nach Implantation einer Hinterkammerlinse. Klin Monatsbl Augenheilkd 192 : 1-5

## Danksagung

Die Autoren danken Herrn Dr. Thomas Kohnen, Houston, Texas, für die freundliche Übernahme des Vortrags auf dem 9. Kongreß der DGII in Kiel.

# Die Ultraschallbiomikroskopie – Ein neues Verfahren zur prä- und postoperativen Diagnostik komplizierter Katarakte

S. Münnich, W. E. Lieb und F. Grehn

**Zusammenfassung.** Die Ultraschallbiomikroskopie ist ein neues hochfrequentes Ultraschallverfahren, mit dem erstmals in vivo eine Darstellung der vorderen Augenabschnitte in mikroskopischer Auflösung und unabhängig von Trübungen der optischen Medien gelingt. Es bietet sich damit auch für die Diagnostik schwieriger Kataraktsituationen an, in denen eine Evaluierung mit herkömmlichen Untersuchungsmethoden nicht möglich ist.

Die Untersuchung von 18 Patienten wurden am Ultraschallbiomikroskop (UBM Humphrey Modell 840) mit einem 50-MHz-Schallkopf durchgeführt. Es können damit Strukturen bis zu 50 µm aufgelöst werden. Bei den Patienten lagen Medientrübungen, unklare Linsenpositionen, assoziierte Erkrankungen wie Glaukom, Uveitis und Trauma sowie postoperative Tensioentgleisungen oder chirurgische Komplikationen vor.

Mit dem UBM konnten folgende Befunde erhoben werden: Linsenmorphologie und -position, Veränderungen an Hornhaut, Iris, Kammerwinkel, Ziliarkörper, Zonula und vorderem Glaskörper. Postoperativ kann die Position der IOL-Optik und Haptik bestimmt werden. Auch diskrete Veränderungen wie Ziliarkörperabhebung und Zyklodialysen bei Hypotonie werden erkannt. Die Ultraschallbiomikroskopie nimmt mit diesen bisher nicht verfügbaren Informationen einen wertvollen Platz in der prä- und postoperativen Beurteilung der Augenvorderabschnitte ein.

**Summary.** Ultrasound biomicroscopy is a new imaging technology that uses high frequency ultrasound and thus allows the depiction of the anterior portion of the globe in microscopic resolution. It is independent of the clarity of the optical media and allows, for the first time, a non-invasive demonstration of the structures of the posterior chamber and their relationship to each other. Therefore it is suitable for the evaluation of difficult pre- and postoperative cataract situations in which the usual examination techniques do not provide further information.

A total of 18 patients were examined using an ultrasound-biomicroscope (UBM Humphrey model 840) with a 50 MHz transducer. This allows resolution of structures up to 50 µm.

The patients showed opacities of the optical media, unknown lens position, associated disorders such as glaucoma, uveitis, and trauma as well as postoperative hypotony and surgical complications.

The following findings could be demonstrated: lens morphology and position, configuration of the cornea, iris, anterior chamber angle region, ciliary body, zonules and anterior vitreous. Postoperatively, the IOL optic and haptic position could be evaluated. In hypotony, small ciliary effusions and cyclodialysis clefts were also diagnosed. With this information ultrasound-biomicroscopy offers additional details for the differential diagnosis and surgical management of difficult cataract situations.

R. Rochels et al. (Hrsg.)
9. Kongreß der DGII
© Springer-Verlag Berlin Heidelberg 1995

## Einleitung

Mit der Einführung der Ultraschallbiomikroskopie in die Augenheilkunde durch die Arbeitsgruppe Pavlin und Foster 1991 ist der Stellenwert der Ultraschalltechnik in der ophthalmologischen Diagnostik weiter erheblich gestiegen [1, 4]. Bisher waren mit den bekannten A- und B-Mode-Verfahren bei Schallfrequenzen von 8–10 MHz eine laterale Auflösung von 1–2 mm und eine Tiefenauflösung von 0,3 mm möglich. Diese wurden im Bereich der hinteren Augenabschnitte und der Orbita erreicht. Die vorderen Augenabschnitte entzogen sich einer relevanten Beurteilung.

Neue 50-MHz-Schallköpfe ermöglichen jetzt eine verbesserte Auflösung, die jedoch durch eine verringerte Eindringtiefe erkauft wird. Basierend auf der B-Mode-Technologie, steht nun ein Verfahren zur Verfügung, mit dem erstmals in vivo eine Darstellung der vorderen Augenabschnitte in mikroskopischer Auflösung gelingt. Von besonderem Interesse ist dabei die Untersuchung des Kammerwinkels und der hinteren Augenkammer. Auch die Augenlinse und ihre Lagebeziehung zu Zonula und Ziliarkörper ist beurteilbar. Dies eröffnet neue Einsatzgebiete, die neben Glaukom, Bulbusverletzungen und Tumoren des Auges auch in der Diagnostik komplizierter prä- und postoperativer Kataraktsituationen liegen [3]. Obwohl sich die meisten Kataraktpatienten mit den herkömmlichen Untersuchungsmethoden ausreichend untersuchen lassen, gibt es dennoch immer wieder Situationen, in denen man bei der exakten klinischen Befunderhebung an Grenzen stößt. Präoperativ kann dies ein schlechter Einblick sein, der durch eine Hornhauttrübung, eine Hyphäma oder eine enge Pupille bedingt ist. Eine Evaluierung der Linsenmorphologie, -position und -aufhängung ist dann schwierig. Auch bei assoziierten Erkrankungen wie Glaukom, Uveitis und Trauma bleiben bei üblicher Untersuchung Fragen offen. Postoperativ entstehen komplizierte Untersuchungssituationen ebenfalls bei Medientrübungen oder nach Tensioentgleisungen, wie z. B. einer Hypotonie. Besonders interessieren hier jedoch chirurgische Komplikationen, die oft durch eine falsche Position der Intraokularlinse und ihrer Bügel bedingt sind. Die folgende Darstellung stellt eine Zusammenfassung unserer Erfahrungen und einige ultraschallbiomikroskopische Befunde von Patienten mit komplizierten Kataraktsituationen dar.

## Material und Methoden

Seit 1993 steht uns ein Ultraschallbiomikroskop der Firma Zeiss-Humphrey Modell 840 mit einem 50-MHz-Schallkopf zur Verfügung. Man erreicht damit eine axiale sowie laterale Auflösung von 50 μm bei einer maximalen Eindringtiefe von 5 mm. Die Untersuchung erfolgt in Real time bei einer Scanfrequenz von 8 Bilder/Sekunde. Jedes Bild stellt einen Ausschnitt von 5 × 5 mm dar.

Der Patient wird auf einer Untersuchungsliege flach gelagert. Nach Oberflächentropfanästhesie des zu untersuchenden Auges mit Proxymetacain 0,5% wird zwischen die Lider ein konisch zulaufender Trichter von 22 mm Durchmesser eingesetzt und mit einem Methylzellulose-Wasser-Gemisch (Methocel) angefüllt. Die Untersuchung erfolgt dann in Immersionstechnik in allen vier Quadranten sowohl in radiären als auch in limbusparallen Schnittebenen.

Wir erhoben ultraschallbiomikroskopische Befunde bei 18 Patienten mit komplizierter Katarakt bzw. Pseudophakie und korrelierten sie mit den spaltlampenbiomikroskopischen und gonioskopischen Befunden. Bei den Patienten lagen Trübungen der optischen Medien, Zustände nach Verletzungen, persistierende Hypotonie sowie unklare IOL-Optik- und Haptikpositionen vor.

## Ergebnisse und Diskussion

Beim ultraschallbiomikroskopischen Normalbefund erkennt man zunächst die Hornhaut mit ihren Schichten Epithel, Bowman-Schicht, Stroma und dem hochreflektiven Descemet-Endothel-Komplex. Der korneosklerale Übergang ist anhand einer Reflektivitätsänderung zu identifizieren. Hier liegt auch der Skleralsporn, der in der Kammerwinkelbeurteilung einen wichtigen Orientierungspunkt darstellt. Die Vorderkammertiefe kann vermessen und Trübungen lokalisiert und quantifiziert werden. Schließlich lassen sich auch die Iris mit Stroma und Pigmentepithel sowie der Ziliarkörper mit Zotten, Ziliarmuskel und Zonulafasern darstellen. Bei der Linse läßt sich die Vorderfläche und, in Abhängigkeit von der Vorderkammrtiefe, die Binnenreflektivität der Linse bis zum Äquator erkennen und ihre Lage zu den benachbarten Strukturen beurteilen. Meistens ist auch die Hinterkammertiefe bis zur Glaskörpergrenzmembran und die Netzhautperipherie bis zur Ora serrata untersuchbar.

Komplizierte Situationen können sich aus der Kombination einer flachen Vorderkammer bei starker Hyperopie und einem engen Kammerwinkel mit erhöhtem Augeninnendruck ergeben. Wurde zur Drucksenkung Pilocarpin gegeben, so bleibt häufig trotz Mydriatikagabe die Pupille eng und erschwert zusätzlich zur Katarakt den Einblick. Eine Beurteilung der Linsenposition und der Hinter-

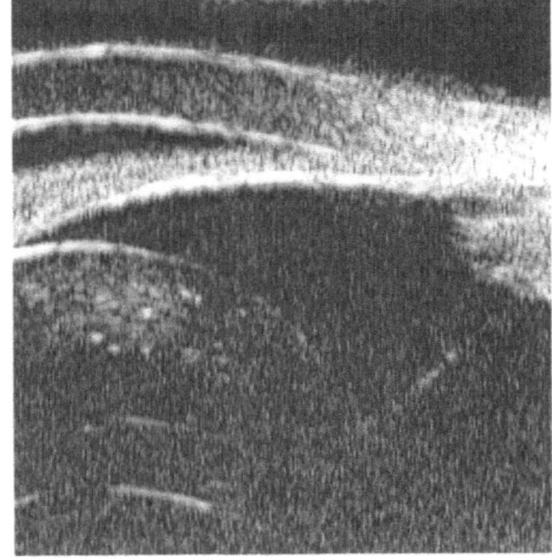

**Abb. 1.** Ultraschallbiomikroskopisches Bild einer Patientin mit Sphärophakie bei flacher Vorderkammer und enger Pupille. Der Kammerwinkel ist eng bei nach vorne verlagerter Irisbasis. Die Linse ist kugelig konfiguriert und weit vom Ziliarkörper entfernt

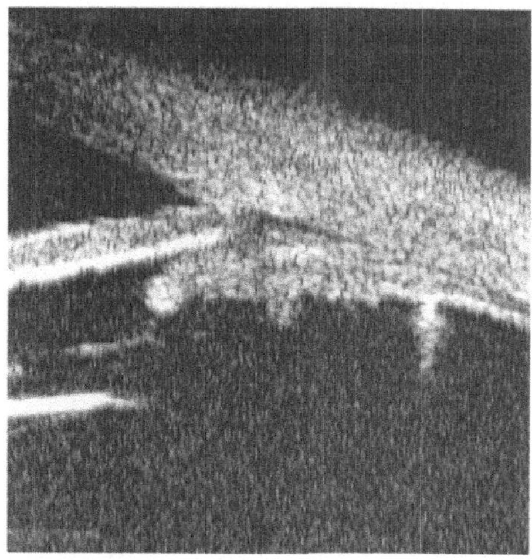

**Abb. 2.** Die Ultraschallbiomikroskopie zeigt eine Haptik einer Hinterkammerlinse bei Zustand nach Hinterkammerlinseneinnähung, die im Bereich der Pars plana des Ziliarkörpers gelegen ist

kammer zum Ausschluß eines ziliolentikulären Blockes ist hierbei bisher nicht möglich gewesen. Die Darstellbarkeit der Hinterkammer mit dem UBM bietet hier zusätzliche Entscheidungshilfen bei der Differentialdiagnose und Therapie. Das ultraschallbiomikroskopische Bild eines ziliolentikulären Blockes würde eine aufgehobene Hinterkammer erwarten lassen mit kompletter Anlagerung der Linse an Ziliarkörper und Iris mit Verlegung des Kammerwinkels [6]. Ein klinisch ähnliches Bild wurde in einem Fall durch eine Sphärophakie hervorgerufen. Im UBM jedoch sah man, daß die Hinterkammer tief und der Linsenäquator in allen 4 Quadranten weit vom Ziliarkörper entfernt war sowie eine kugelige Form aufwies (Abb. 1).

Bei Patienten mit getrübter Hornhaut, die zur perforierenden Keratoplastik oder Tripleprozedur anstehen, ist eine exakte klinische Erhebung des intraokularen Befundes zumeist nicht möglich. Hier bietet die Ultraschallbiomikroskopie entscheidende Hilfen für die Operationsplanung. Zum einen lassen sich damit Form und Lage der Linse bestimmen. Zum anderen erkennt man den Kammerwinkel und das Ausmaß, die Größe und die Lokalisation von Synechien oder zyklitischen Membranen.

Auch nach Bulbusverletzungen mit gequollener Hornhaut oder Hyphäma ist eine genaue Untersuchung der Vorderabschnitte nicht möglich. Meist bleibt nur die Vorderkammerspülung oder das Abwarten der Resorption der Blutung. Eine frühzeitige Befunderhebung wäre jedoch wünschenswert, um eine etwaige Operationsindikation zu erkennen und weitere Komplikationen zu verhindern. Bei mehreren Patienten konnten wir mit dem UBM ausgeprägte Verletzungen der Linse und des Kammerwinkels mit Irido- und Zyklodialysen, Ziliarkörperabhebungen und Verlagerungen, Zonulolysen und Linsendislokationen diagnostizieren noch ehe es zur Vorderkammeraufklarung gekommen war.

Postoperative Komplikationen können häufig durch eine falsche Linsenbügelposition bedingt sein. Üblicherweise wird die Hinterkammerlinse (HKL) heute in den Kapselsack oder seltener in den Sulcus ciliaris implantiert. In hi-

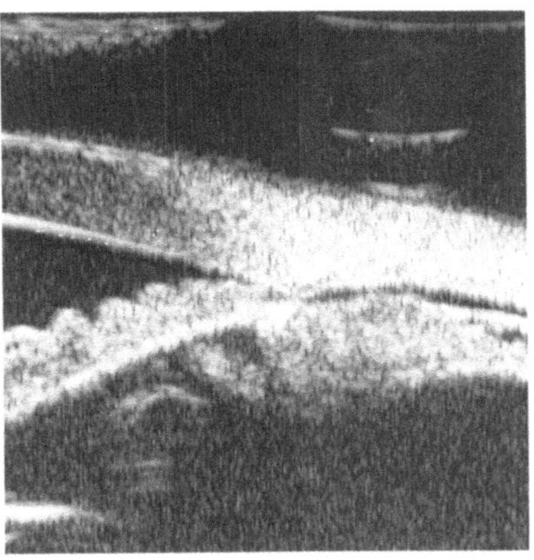

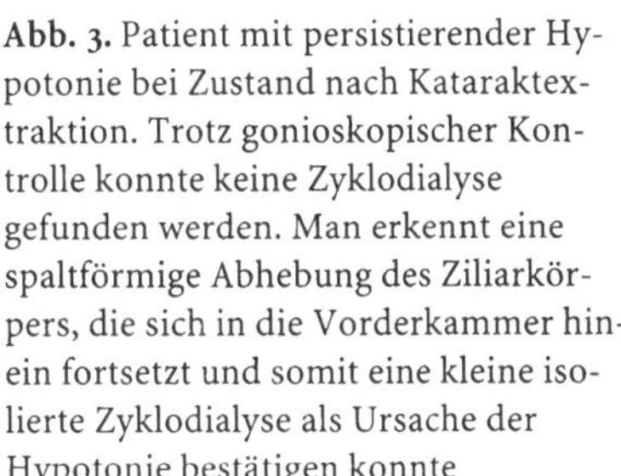

**Abb. 3.** Patient mit persistierender Hypotonie bei Zustand nach Kataraktextraktion. Trotz gonioskopischer Kontrolle konnte keine Zyklodialyse gefunden werden. Man erkennt eine spaltförmige Abhebung des Ziliarkörpers, die sich in die Vorderkammer hinein fortsetzt und somit eine kleine isolierte Zyklodialyse als Ursache der Hypotonie bestätigen konnte

stologischen Studien konnte gezeigt werden, daß die Bügel oftmals auch an nicht beabsichtigten Stellen in der Hinterkammer oder im Glaskörper zu liegen kamen [2]. Mit dem UBM kann man wegen der hohen Reflektivität des Linsenmaterials die Position der IOL sehr genau bestimmen. Die Bügel lassen sich jedoch bedingt durch die Schnittebene nie in ihrer Gesamtheit, sondern nur abschnittsweise darstellen. Sie fallen anhand ihres Doppelechos und ihrer Reflexwiederholungen besonders auf. Bei der dynamischen Untersuchung ist ihr Verlauf dann gut zu verfolgen. Sehr einfach gelingt mit dem UBM die Unterscheidung zwischen einer sulkusfixierten und einer grob dislozierten HKL anhand des anatomischen Bildes. Schwierigkeiten bereitet im Einzelfall die Abgrenzung eines endokapsulär liegenden von einem gering dislozierten Bügels, da sich der Kapselsack nur im Falle einer erheblichen Fibrosierung darstellt.

Auch nach HKL-Einnähung interessiert die Bügelposition, gibt sie doch bei falscher Position Anlaß für Beschwerden und Komplikationen. In mehreren Fällen konnte eine Bügelfixierung im Ziliarmuskelbereich oder der Pars plana festgestellt werden, auch wenn spaltlampenbiomikroskopisch ein korrekter Optiksitz vorlag [5] (Abb. 2).

Bei Vorderkammerlinsen stellt sich gelegentlich die Frage der Kammerwinkelverletzung durch die Bügel. Ist es zu einer Endothelschädigung mit Hornhautquellung gekommen, so läßt sich auch gonioskopisch diese Frage nicht klären. Im UBM sahen wir Verletzungen, bei denen sich ein Bügel tief in den Kammerwinkel eingegraben hatte. In einem Fall lag der Bügel schlaufenförmig im uveoskleralen Spalt und hatte eine Ziliarkörperabhebung hervorgerufen.

Ein diagnostisches und therapeutisches Problem stellen Patienten mit Hypotoniesyndrom dar. Trotz eingehender klinischer Untersuchung bleibt die Ursache oftmals unklar. Das UBM ist hier ein ideales Untersuchungswerkzeug für den Ziliarkörperbereich. Durch die Fähigkeit auch sehr feine Gewebsdiskontinuitäten aufzuzeigen, lassen sich Ziliarkörperabhebungen sicher diagnostizieren. Bei einem Patienten ließ sich trotz sorgfältiger Gonioskopie erst mit dem UBM ein Zyklodialysespalt als Ursache der Hypotonie darstellen (Abb. 3).

Mit diesen bisher nicht verfügbaren Aussagen erweist sich die Ultraschallbiomikroskopie als wertvolles Hilfsmittel bei der Diagnostik komplizierter Kataraktsituationen. Keineswegs soll sie dabei die Beurteilung mittels Spaltlampe und Gonioskopie verdrängen, bieten diese doch die höhere Auflösung und bessere dreidimensionale Übersichtlichkeit. Feste Indikationen jedoch bestehen bei Trübungen der optischen Medien, die eine anderweitige Untersuchung verhindern. Erstmals ist eine in-vivo-Beurteilung der Hinterkammr möglich mit genauer Bestimmung der Linsenposition. Bei Hypotonie sind Ziliarkörperabhebungen und Fistulationsspalten darstellbar, und nicht zuletzt läßt sich die Lage von Kunstlinsenoptik und Haptik bestimmen. Damit hat die Ultraschallbiomikroskopie einen festen Platz in der klinischen Zusatzdiagnostik eingenommen.

## Literatur


1. Foster FS, Pavlin CJ, Lockwood G, Ryan L, Harasiewicz K, Rauth A (1993) Principles and application of ultrasound backscatter microscopy. IEEE Trans Ultrason Ferroelec Freq Contr 40 : 608–617
2. McDonnell PJ, Champion R, Green WR (1987) Location and composition of haptics of posterior chamber intraocular lenses. Ophthalmology 94 : 136–142
3. Pavlin CJ, Foster FS (1994) Ultrasound biomicroscopy of the eye. 1. Aufl. Springer, Berlin Heidelberg New York Tokyo
4. Pavlin CJ, Harasiewicz K, Sherar MD, Foster FS (1991) Clinical use of ultrasound biomicroscopy. Ophthalmology 98 : 287–295
5. Pavlin CJ, Rootman D, Arshinoff S, Harasiewicz K, Foster FS (1993) Determination of haptic position of transsclerally fixated posterior chamber intraocular lenses by ultrasound biomicroscopy. J Cataract Refract Surg 19 : 573–577
6. Trope GE, Pavlin CJ, Bau A, Baumal CR, Foster FS (1994) Malignant glaucoma. Clinical and biomicroscopical features. Ophthalmology 101 : 1030–1035

# Ultraschallbiomikroskopische Befunde des Kapselsackäquators nach Implantation eines Kapselspannringes

H. Mittelviefhaus und W. Lagrèze

**Zusammenfassung.** In den vergangenen Jahren wurden unterschiedliche Kapselspannringe entwickelt, um bei der Kataraktoperation die Kontur des Kapselsackäquators zu erhalten. Mit ihrer Hilfe soll der Kapselsack soweit stabilisiert werden, daß er auch bei Defekten des Zonulaapparates vollständig von Linsenresten gesäubert und eine Intraokularlinse (IOL) eingepflanzt werden kann. Wir haben die postoperative Lokalisation des Kapselsackäquators sowie das Schrumpfungsverhalten des Kapselsackes in vivo mit einem Ultraschallbiomikroskop untersucht. Bei drei Augen war es bei der Kataraktoperation nur mit Hilfe eines PMMA-Kapselspannringes möglich, den Kapselsack zu erhalten. Als Vergleichskollektiv dienten zehn Patienten, bei denen der Kapselspannring bei intaktem Zonulaapparat implantiert wurde. Der Kapselspannring ermöglicht selbst bei sehr ausgedehnten Zonulafaserdefekten und bei einer Dislokation des Kapselsackäquators über sieben Uhrzeiten in die Vorderkammer eine Stabilisierung und die Implanation einer IOL. Die ultraschallbiomikroskopischen Untersuchungen zeigten nur an einem Auge eine geringe Vorwärtskippung des Kapselsacks im Bereich des Zonuladefektes. Die IOL-Optik war bei allen drei Augen gut zentriert. Während der Nachbeobachtungszeit von 6 bis 9 Monaten war keine Dislokation oder fortschreitende Dezentrierung der IOL zu beobachten. Unsere Untersuchungen lassen vermuten, daß die verdickten Enden des Ringes ein Übereinandergleiten der Enden und damit wahrscheinlich auch eine weitere Schrumpfung des Kapselsackes verhindern. Dies ist Voraussetzung dafür, daß es nicht zu einer störenden Dezentrierung der IOL kommt.

**Summary.** Various capsular bag rings have been designed to maintain the integrity of the capsular bag during cataract extraction. We have examined the postoperative localization of the capsular bag equator and the shrinkage of the capsular bag after complicated cataract extraction and implantation of a capsular ring with thickened endings. In three eyes, an open one-piece PMMA capsular ring was implanted during phacoemulsification in order to prevent complete loss of the capsular bag. The capsular equator and the capsular ring were examined by ultrasound biomicroscopy. Patients who had implantation of the capsular ring during uncomplicated phacoemulsification were used as controls. The capsular ring allowed posterior chamber intraocular lens (PC-IOL) implantation even in cases of large zonular defects extending over 7 clock hours with dislocation of the capsular equator into the anterior chamber. Ultrasound biomicroscopy showed anterior tilt of the capsule and PC-IOL in only one eye. During a 6–9 month follow-up, no dislocation or decentration of the PC-IOLs were seen. There is strong evidence by ultrasound-biomicroscopy that the thickened endings of the capsular bag ring do not overlap. This may prevent further shrinkage of the capsular bag and decentration of the PC-IOL even in cases of large sectorial zonular defects.

R. Rochels et al. (Hrsg.)
9. Kongreß der DGII
© Springer-Verlag Berlin Heidelberg 1995

## Einleitung

Wenn während der Kataraktoperation eine Zonulolyse auftritt, wird die extrakapsuläre Entfernung der Linse erschwert und die Implantation einer Hinterkammerlinse gefährdet. Eine Zonulolyse, die über mehr als 6 Uhrzeiten reicht, führt häufig dazu, daß der gesamte Kapselapparat verloren geht. Ein neuartiger Kapselsackspannring aus PMMA-Material macht es möglich, den Kapselapparat auch bei Defekten der Zonula zu stabilisieren. Er soll verhindern, daß weitere Zonulafasern einreißen und der Kapselsack disloziert. Auch bei einer intraoperativ auftretenden Zonulolyse kann so die Phakoemulsifikation mit Hilfe des Ringes beendet und der Kapselsack vollständig von Rindenanteilen gereinigt werden. Wir berichten über drei Augen mit einer ausgedehnten Zonulolyse, bei welcher der bereits in die Vorderkammer dislozierte Kapselsackäquator mit Hilfe des Kapselsackspannringes wieder entfaltet und hinter der Iris stabilisiert werden konnte. Mit der Ultraschallbiomikroskopie werden erstmals die Ausdehnung und die Lage des durch einen Kapselspannring stabilisierten Kapselsackes in vivo dargestellt. Die Befunde wurden mit den Ultraschalluntersuchungen von 10 Patienten verglichen, bei denen der Kapselspannring bei intaktem Zonulaapparat implantiert wurde.

## Material und Methoden

Bei allen Patienten wurden ein Kapselspannring (Typ 14) und eine Ein-Stück-PMMA-Intraokularlinse (Typ 66) der Fa. Morcher, Stuttgart, implantiert. Die ultraschallbiomikroskopische Untersuchung erfolgte mit dem Ultraschall Biomikroskop UBM 840 der Fa. Humphrey-Zeiss, München.

## Patienten

### Fall 1:

Bei einer 61jährigen Patientin mit fortgeschrittenem PEX-Glaukom und Katarakt wurde über einen sklerokornealen Tunnelschnitt eine kombinierte Phakoemulsifikation und Trabekulektomie durchgeführt. Präoperativ bestand keine Phakodonesis. Bei der Phakoemulsifikation trat in der unteren Zirkumferenz eine Zonulolyse über 4 Uhrzeiten auf, die sich beim Versuch, die Linsenrinde abzusaugen, auf nahezu 7 Uhrzeiten vergrößerte und zu einer Dislokation des Kapselsackäquators in die Vorderkammer führte.

Durch sehr langsames Vorschieben eines 12,5 mm im Durchmeser großen PMMA-Kapselsackspannringes (Typ 14) ließ sich der zusammengefaltete Kapselsackäquator wieder entfalten und hinter dem Irisdiaphragma stabilisieren. Anschließend konnten alle Linsenrindenanteile entfernt und der Kapselsack poliert werden. Es wurde eine Ein-Stück-PMMA-Intraokularlinse (Typ 66) in den Kapselsack implantiert. Die Intraokularlinse wurde so eingepflanzt, daß die

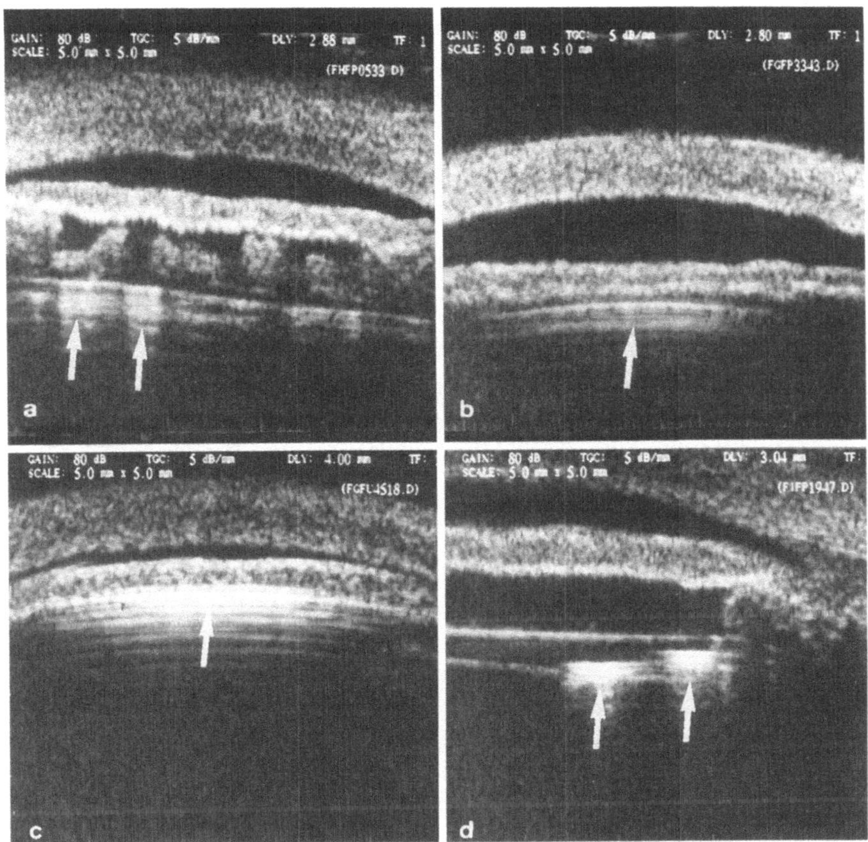

**Abb. 1 a.** Ultraschallbiomikroskopie der Kammerwinkelregion mit den deutlich sichtbaren Ziliarkörperzotten und den Enden des Kapselspannringes (↑↑). **b, c** Der Ring (↑) ist leicht an den Wiederholungsechos zu identifizieren. **d** Ultraschallbiomikroskopie der Enden des Kapselspannringes ↑↑

Haptik den Kapselsack im Bereich der Zonulolyse ausspannt. Die Enden des Kapselspannringes wurden an der der Zonulolyse abgewandten Seite positioniert.

**Fall 2:**

Bei derselben Patientin kam es auch am Partnerauge während der Phakoemulsifikation zu einer Zonulolyse und Dislokation des Kapselsackäquators über 4 Uhrzeiten in die Vorderkammer. Durch die Implantation des Kapselspannringes (Typ 14) konnten der Kapselsackäquator wieder hinter das Irisdiaphragma geschoben, der Kapselsack gereinigt und eine Ein-Stück-PMMA-Intraokularlinse (Typ 66) eingepflanzt werden. Die Haptik der Intraokularlinse und die Enden des Kapselsackringes wurden wie für Fall 1 beschrieben positioniert.

**Fall 3:**

Bei einem 22jährigen Patienten war es 3 Jahre vor der Kataraktoperation zu einer schweren Kontusionsverletzung gekommen. Dabei war über 3 Uhrzeiten eine Iridodialyse mit Zonulafaserabriß und Glaskörpervorfall aufgetreten. Weitere Komplikationen waren Netzhautriß, Aderhautruptur, Sekundärglaukom und Katarakt. Während des Absaugens der Rindenreste nahm die Zonulolyse noch weiter zu und der Kapselsack schob sich nach vorne. Nach einer vorderen Vitrektomie wurden der Kapselsackäquator mit einem Kapselspannring (Typ 14) stabilisiert, eine Ein-Stück-PMMA-Intraokularlinse (Typ 66) in den Kapselsack implantiert und die periphere Iris mit McCannel-Nähten im Kammerwinkel befestigt.

Als Vergleichsgruppe zu diesen drei Patienten dienten zehn Patienten, bei denen während einer unkomplizierten Phakoemulsifikation ein Kapselspannring Typ 14 und eine Ein-Stück-PMMA-Intraokularlinse Typ 66 in den Kapselsack implantiert wurden.

Die Lage der Hinterkammerlinse, des Kapselspannringes und des Kapselsackäquators wurden in 12 h-, 3 h-, 6 h- und 9 h-Position und im Bereich der Ringenden mit dem Ultraschallbiomikroskop untersucht (Abb. 1).

## Ergebnisse

Postoperativ bestand nur bei einem Auge (Fall 1) für zwei Monate eine sehr geringe Pseudophakodonesis. Die Ultraschallbiomikroskopie zeigte bei diesem Auge eine leichte Vorwärtskippung des Kapselsackes. Der Äquator des Kapselsackes war im Bereich des Zonuladefektes geringgradig nach vorne geneigt und imprimierte die Rückseite des Irisgewebes. Der Kammerwinkel war verlegt (Abb. 2). Die beiden Enden des Kapselspannringes lagen ohne Überlappung unmittelbar aneinander an, so daß der ausgespannte Kapselsack einen Gesamtdurchmesser von 9,7 mm hatte. Die Nachbeobachtungszeit betrug bei der Patientin 9 Monate. In diesem Zeitraum haben wir keine Dislokation der Intraokularlinse und keine weitere Schrumpfung des Kapselsackes beobachtet. Die Vorderkammertiefe war bei allen Untersuchungen konstant 3,7 mm. Die Sehfähigkeit betrug 0,5 (präoperativ 0,2). Der Augendruck lag ohne drucksenkende Therapie bei 12 mm Hg (präoperativ unter augendrucksenkender Therapie 26 bis 34 mm Hg). Die anderen beiden Augen (Fall 2 und 3) zeigten keine Verkippung des Kapselsackes und der Intraokularlinse. Auch bei diesen Augen lagen beide Enden des Kapselspannringes ohne Überlappung unmittelbar aneinander an. Somit hatte der ausgespannte Kapselsack einen Gesamtdurchmesser von ebenfalls 9,7 mm. Die Nachbeobachtungszeit war 6 und 7 Monate. Die Sehfähigkeit betrug 0,4 und 0,5, der Augendruck war bei beiden Augen ohne zusätzliche Therapie normal.

Postoperativ war die Intraokularlinse bei allen drei Augen gut zentriert, und die angestrebte Refraktion wurde bis auf eine Abweichung von ± 0,5 dpt erreicht.

Obwohl die Zonulafasern bei den Patienten der Kontrollgruppe intakt waren, kam es auch bei diesen Patienten postoperativ zu einer Schrumpfung des Kap-

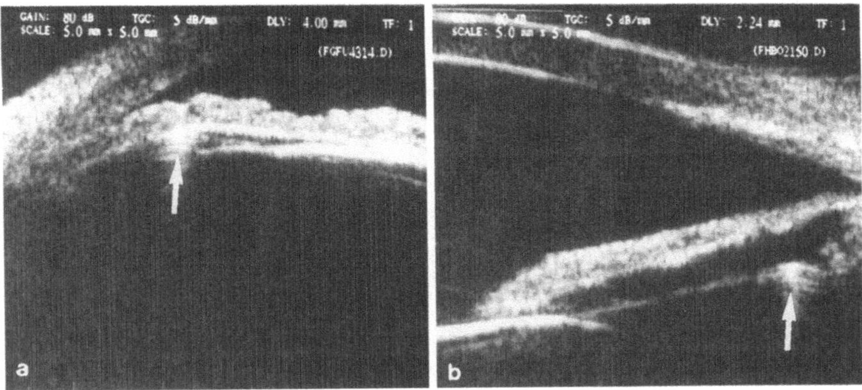

**Abb. 2 a, b.** 61jährige Patientin mit großem Zonulafaserdefekt während der Phakoemulsifikation (Fall 1). **a** Die Ultraschallbiomikroskopie zeigt die Vorwärtsneigung der Hinterkammerlinse und die Dislokation des Kapselsackäquators bei 6 Uhr (↑). Der Kammerwinkel ist aufgehoben. **b** In der 12-Uhr-Position ist der Kapselsackäquator in normaler Position (↑)

selsackes. Mit der ultraschallbiomikroskopischen Untersuchung konnten wir nachweisen, daß sich die Enden des Kapselspannringes einander näherten. Wir haben aber bei keinem Patienten beobachtet, daß sich die Ringenden übereinander schoben.

## Diskussion

Die Anwendung des Kapselspannringes wurde bisher nur bei Überdehnung des Kapselaufhängeapparates oder bei einer Zonulolyse über weniger als 5 Uhrzeiten beschrieben. Bei diesen Patienten lag eine mäßiggradige Instabilität des Kapselsackes vor. Die Hinterkapsel war beim Einschieben des Spannringes in der Regel bereits weitgehend von Rindenresten gesäubert worden [2, 3]. Bei unserem ersten Fall war es dagegen zu einer wesentlichen Instabilität des Kapselsackes gekommen. Über nahezu 7 Uhrzeiten lagen ein vollständiger Zonulafaserabriß und eine Dislokation des Kapselsackäquators in die Vorderkammer vor. In dieser Situation hätten wir früher ohne Hilfe des Kapselspannringes den Kapselsack vollständig entfernt und die Hinterkammerlinse mit transskleralen Nähten befestigt [4, 5]. Mit Hilfe des Kapselsackspannringes gelang es jedoch, den Kapselsack wieder vollständig zu entfalten, die Linsenrinde zu entfernen und den Kapselsack zu reinigen. Dadurch wurde es möglich, die Hinterkammerlinse in den Kapselsack einzupflanzen. Es ist dabei ganz wichtig, daß der Kapselsackspannring unter dem Schutz einer viskoelastischen Substanz außerordentlich langsam vorgeschoben wird. Dadurch kann das abgerundete und kolbenförmig verdickte Ende des Ringes langsam durch die peripheren Linsenreste vordringen und dabei die Kontur des völlig zusammengefallenen Kapselsackäquators wiederherstellen. Der Kapselsack wurde so in einer Ebene entfaltet, die flach unter das Iris-

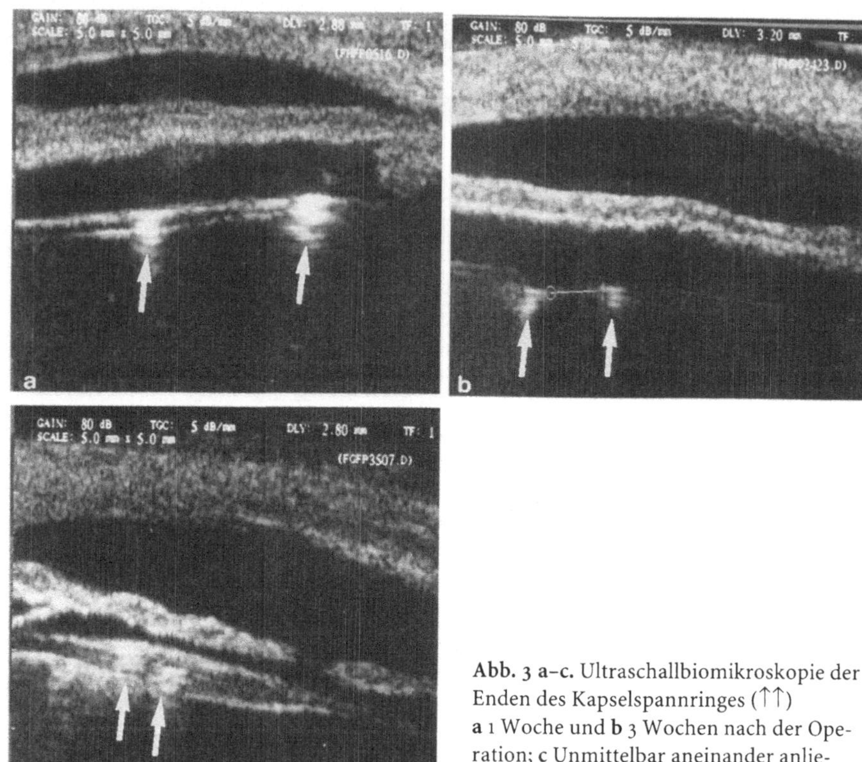

Abb. 3 a–c. Ultraschallbiomikroskopie der Enden des Kapselspannringes (↑↑) a 1 Woche und b 3 Wochen nach der Operation; c Unmittelbar aneinander anliegende Ringenden (↑↑)

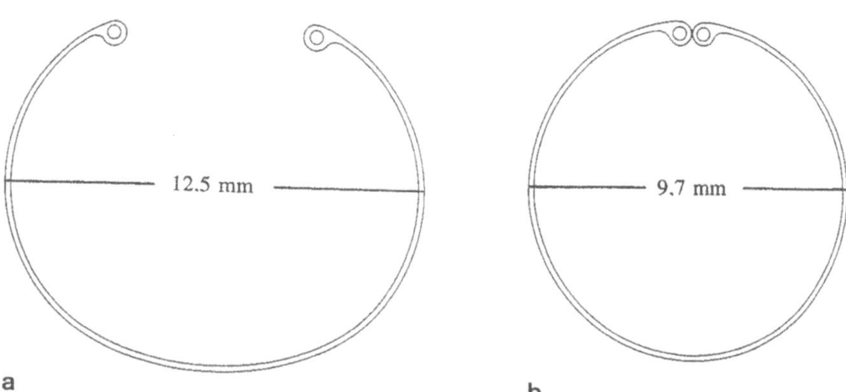



Abb. 4 a–b. Kapselspannring Typ 14 (Morcher, Stuttgart) a entspannt und b maximal angespannt

diaphragma gerichtet war. Für die verwindungsfreie, exakte Führung des Ringes mit einer Irispinzette war das Positionierungsloch am Ende des Ringes sehr hilfreich.

Seit 1992 sind drei unterschiedliche Kapselspannringe entwickelt worden [1, 3, 6]. Bisher wurde die Lokalisation des Kapselsackäquators nach der Einpflanzung dieser Kapselspannringe nur in vitro untersucht. Hierzu wurde der Augapfel nach der Operation aufgeschnitten und das Iriskunstlinsendiaphragma von hinten mit der Mijaki-Technik beurteilt [1, 3]. Nagamoto [6] konnte an Kapselsackexplantaten, die über 2 Wochen unter Zellkulturbedingungen beobachtet wurden, zeigen, daß der Kapselsack auch mit einem implantierten PMMA-Spannring noch weiter schrumpft, wenn die Enden des Ringes übereinandergleiten können. Der von uns verwandte Kapselspannring hat im Unterschied zu dem von Nagamoto verwandten Ring an seinen Enden kolbenförmige Verdickungen. Diese erleichtern nicht nur die exakte Führung des Ringes bei der Implantation, sie legen sich auch nach der Einpflanzung aneinander und verhindern dadurch ein Übereinanderschieben der Ringenden. Der Ring wird also maximal bis zu einem Gesamtdurchmesser des Kapselsackes von 9,7 mm zusammengestaucht (Abb. 3 und 4). Bei den von uns erstmals in vivo durchgeführten Untersuchungen des Kapselspannringes konnten wir während der Nachbeobachtungszeit von bis zu 9 Monaten keine weitere Schrumpfung feststellen. Der Kapselspannring blieb stabil in seiner Position. Die Hinterkammerlinse wurde nicht dezentriert, und die Vorderkammertiefe und Refraktion blieben konstant. Beobachtungen von Wollensak und Pham [8], die an zwei Augen eines Patienten trotz Implantation eines Kapselspannringes eine Dezentrierung der Intraokularlinse gesehen haben, führen wir darauf zurück, daß der Kapsel spannring bereits primär bei der Operation mit überlappenden Enden eingepflanzt wurde. Für diese Annahme spricht, daß an beiden Augen ein Linsenkolobom vorlag, so daß der Kapselsack bereits vor der Operation zu klein und der Kapselspannring Typ 14 für diesen kleinen Kapselsack relativ zu lang war. Absolut zu groß war wohl der für myope Augen konstruierte Kapselspannring Typ 14A, den Neuhann [7] in ein normal konfiguriertes Auge implantierte, das später ein Kapselschrumpfungssyndrom mit einer nur noch 1 mm großen vorderen Kapsulorhexis entwickelte. Auch bei diesem Fall nehmen wir an, daß die Kapselringenden bereits überlappend implantiert wurden und die Enden deshalb eine weitere Schrumpfung nicht verhindern konnten.

Ultraschallbiomikroskopische Untersuchungen derartiger Fälle würden helfen den außerordentlich hilfreichen Kapselspannring noch weiter zu verbessern.

Die Autoren haben keine finanziellen Interessen an den genannten Produkten der Firma Morcher.
Unterstützt mit Mitteln der Gertrud Krusen Stiftung, Hamburg.

## Literatur

1. Hara T, Yamada Y (1991) „Equator ring" for maintenance of the completely circular contour of the capsular bag equator after cataract removal. Ophthalmic Surg 22 : 358-359
2. Legler UFC, Witschel BM (1994) The capsular ring: A new device for complicated cataract surgery. German J Ophthalmol 3 : 265
3. Legler UFC, Witschel BM, Lim SJ, Apple DJ (1993) The capsular ring: A new device for complicated cataract surgery. Video, ASCRS-Meeting, Seattle Mai 1993

4. Mittelviefhaus H, Wiek J (1993) A refined technique of transscleral suture fixation. Ophthalmic Surg 24 : 698-701
5. Mittelviefhaus H, Witschel H (1995) Transscleral suture fixation of posterior chamber lenses after cataract-extraction with vitreous loss. German J Ophthalmol 4 : 80-85
6. Nagamoto T, Bissen-Miyajima H (1994) A ring to support the capsular bag after continuous curvilinear capsulorhexis. J Cataract Reract Surg 20 : 417-420
7. Neuhann T (1995) Diskussionsbemerkung beim 9. Kongreß der Deutschsprachigen Gesellschaft für Intraokularlinsen-Implantation. Kiel, 18.3.1995
8. Wollensak J, Pham-Duy T (1995) Diskussionsbemerkung beim 9. Kongreß der Deutschsprachigen Gesellschaft für Intraokularlinsen-Implantation, Kiel, 18.3.1995

# Einsatz des Kapselspannringes im Rahmen von Phakoemulsifikation und Linsenimplantation nach durchgreifender Resektion eines Ziliarkörpertumors

R. Menapace und M. Zehetmayer

**Zusammenfassung.** Bei einem Patienten wurde als Ursache einer zunehmenden Sehverschlechterung eine sektorförmige hintere Schalentrübung festgestellt, die durch einen die Linse eindellenden Ziliarkörpertumor verursacht wurde. Um eine iatrogene Tumorzellpropagation zu vermeiden, wurde die Resektion des Tumors zuerst durchgeführt. Bei der Blockresektion mußte die Zonula in einer Ausdehnung von einem Quadranten durchtrennt werden. Als weiteres Erschwernis der 10 Wochen später durchgeführten Kataraktoperation trat der Umstand hinzu, daß die Katarakt mittlerweile intumeszent geworden war. Trotz des Einsatzes eines Hochfrequenzzystotoms entstanden zwei radiäre Einrisse im Verlauf der vorderen Kapsulotomie. Nach Einsetzen eines Spannringes wurde die Katarakt emulsifiziert. Rindenaspiration und Kapselpolitur waren problemlos durchführbar. Die durch den sklerokornealen Ventilschnitt in den Kapselsack eingebrachte Ein-Stück-PMMA-Linse zentrierte spontan und dauerhaft. *Schlußfolgerung:* Der Kapselspannring erlaubt die sichere Durchführung der Kataraktoperation und die zentrische Fixation einer Kapselsacklinse selbst dann, wenn die Kapsulotomieöffnung radiäre Einrisse aufweist. Er ist besonders hilfreich bei Kataraktoperationen nach Blockresektion von Ziliarkörpertumoren.

**Summary.** A patient presented with a ciliary body tumor clinically suspicious of melanoma. The tumor was located in the inferonasal quadrant and had invaded the iris base and chamber angle; due to lens contact, a vision-impairing posterior subcapsular cataract had formed. In order to avoid the risk of systemic cell dissemination, bloc resection of the tumor was done first requiring transsection of the zonular fibers over one quadrant. In the following months, cataract progressed to intumescence. Despite the use of a high-frequency cystotome, anterior capsulotomy resulted in two radial tears. Before emulsification and aspiration of the cataract, a capsule tension ring was inserted in order to prevent bulging of the posterior capsule as well as extension of the dialysis. The one-piece C-loop PMMA lens inserted through the sclerocorneal lip incision centered spontaneously and permanently. Thus, the capsule tension ring allows for safe cataract surgery and stable lens centration with zonular defects, even if the anterior capsulotomy is radially torn. It is specifically helpful in cataract surgery following cyclectomy for ciliary body tumors.

## Einleitung

Ein intakter Zonularapparat ist Voraussetzung für die stabile Zentrierung einer Kunstlinse, sofern diese nicht selbst eine zirkuläre Ausspannung des Kapselsackes garantiert (Disk- oder Circular-loop-Linsen). Die Verwendbarkeit letzterer ist jedoch dadurch sehr eingeschränkt, daß ihre Implantation den Zonularapparat sehr belastet und eine Vorschädigung aggravieren kann. Vor diesem

R. Rochels et al. (Hrsg.)
9. Kongreß der DGII
© Springer-Verlag Berlin Heidelberg 1995

Hintergrund erweist sich die Implantation eines Kapselspannringes mit nachfolgendem Einsetzen einer Ein-Stück-PMMA-Linse mit offenen Bügeln in Augen mit ausgedehnten Zonulardialysen als beste Lösung. Die Zweckmäßigkeit dieses Konzepts wird in einem Fall demonstriert, wo im Zuge einer Blockresektion eines Ziliarkörpertumors die Zonulafasern entlang eines Quadranten durchtrennt und in weiterer Folge die intumeszente Katarakt durch eine Kunstlinse ersetzt werden mußte.

## Material und Methoden

Im November 1993 wurde ein 63jähriger Mann wegen eines pigmentierten Ziliarkörpertumors im rechten Auge zugewiesen. Das im nasal unteren Quadranten gelegene Gewächs hatte die Iriswurzel und den Kammerwinkel invadiert und eine hintere Schalentrübung verursacht (Abb. 1, 2). Der Basisdurchmesser des Tumors wurde auf 6 mm, seine Höhe auf 4 mm geschätzt. Die Echographie erhärtete den Verdacht auf Vorliegen eines Ziliarkörpermelanoms.

Bei der Planung des operativen Vorgehens wurde darauf Bedacht genommen, daß die mit einer Kataraktoperation verbundenen Manipulationen und Druckschwankungen im Auge eine Zellaussaat bewirken könnten [7, 9]. Aufgrund dessen wurde zunächst die Resektion des Tumors vorgenommen. Da maligne Uveamelanome eine ausgeprägte Tendenz zur Sklerainvasion zeigen und diese klinisch nicht ausgeschlossen werden kann, wurde aus prinzipiellen Gründen der durchgreifenden oder Blockexzision der Vorzug gegenüber einer lamellierenden Technik gegeben.

Die Blockexzision wurde im November 1993 in peribulbärer Anästhesie durchgeführt. Im nasal unteren Quadranten wurde ein fornixständiger Bindehaut-/Tenonlappen gebildet. Die Recti nasalis und inferior wurden angeschlungen, die Tumorbasis diaphanoskopisch dargestellt und an der Skleraoberfläche markiert. Ein Flieringa-Ring wurde aufgenäht und die Sklera mit einem Sicherheitsabstand von 1 mm um den Tumor mittels eines 7,5 mm Handtrepans ausgeschnitten. Das Skleratrepanat wurde vorsichtig angehoben und, da dort leicht adärent, von der Tumorbasis stumpf abgelöst. Es zeigte sich ein gut abgegrenzter Tumor mit glatter Oberfläche (Abb. 3). Danach wurde die Aderhaut am Rande der Trepanationsöffnung inzidiert und der Tumor umschnitten. Um diesen schließlich entfernen zu können, mußte neben adhärierenden Glaskörperfasern die zonulare Aufhängung der Linse in der Ausdehnung eines Quadranten durchtrennt werden (Abb. 4). Danach wurde der Glaskörper mittels Stripper trocken ektomiert. Der Äquator der eingetrübten Linse kam dabei deutlich zur Darstellung (Abb. 5). Ein Sklerokornealtransplantat von 7,5 mm Durchmesser wurde eingesetzt; die Fixation erfolgte im Bereich der Sklera mit Einzelknopfnähten, im kornealen Bereich mit einer fortlaufenden Naht aus 10-0-Nylon.

Operation und postoperativer Verlauf waren komplikationslos, das Transplantat heilte reizlos ein (Abb. 6). Die histologische Untersuchung des Exzisats ergab einen Compoundnävus. Die hintere Schalentrübung entwickelte sich innerhalb der folgenden Wochen zur intumeszenten Katarakt, wodurch der Visus

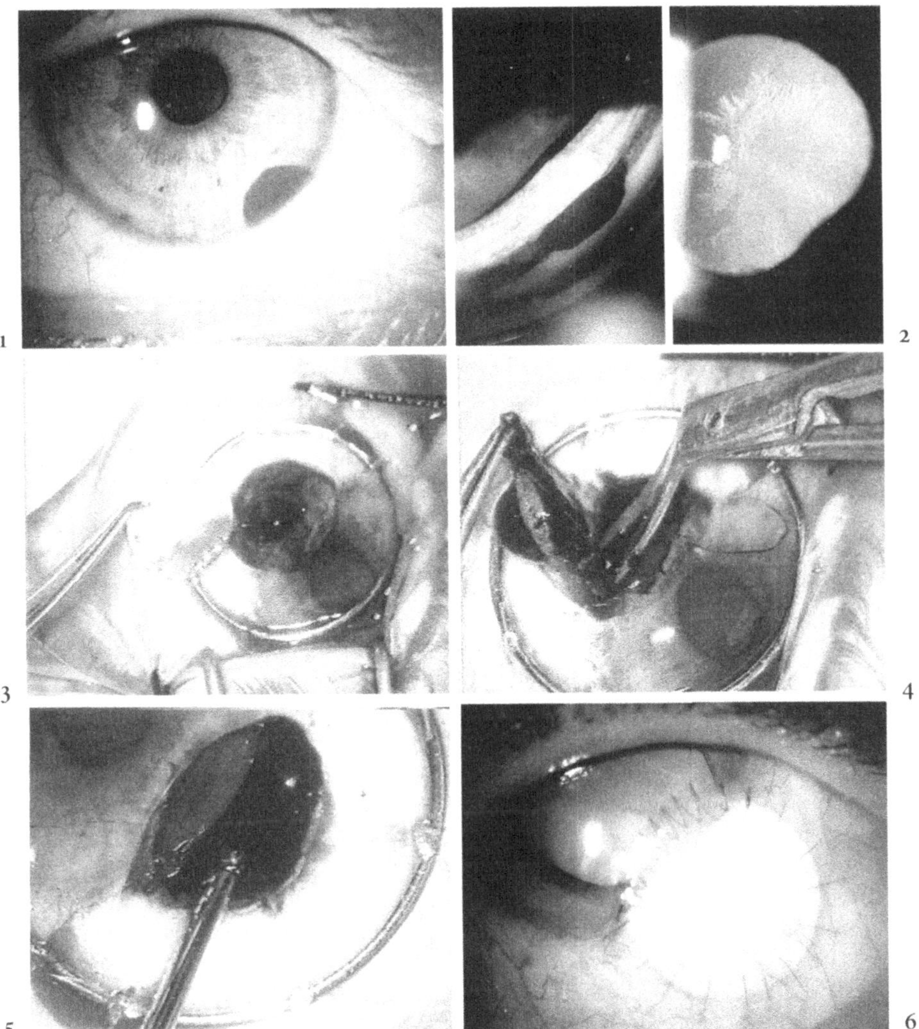

**Abb. 1.** Aspekt des Auges zum Zeitpunkt der Erstvorstellung

**Abb. 2.** Der kuppelförmige Aderhauttumor ist in den Kammerwinkel eingewachsen und dellt den Linsenäquator mit der Folge einer hinteren Schalentrübung

**Abb. 3.** Aspekt des Tumors nach Trepanation der deckenden Sklera

**Abb. 4.** Nach Umschneidung des Tumors muß der Zonulaapparat in der Ausdehnung eines Quadranten durchtrennt werden

**Abb. 5.** Vitrektomie im Bereich des Zonuladefektes: Der Äquator der getrübten Linse kommt zur Darstellung

**Abb. 6.** Aspekt 10 Wochen nach der Resektion: Das korneosklerale Transplantat ist reizfrei eingeheilt, die Katarakt ist intumeszent geworden

von 0,5, Jg2 zum Zeitpunkt der Zuweisung auf Lichtwahrnehmung absank. Dies gab Anlaß zur ehestmöglichen Durchführung der Kataraktoperation.

Die Kataraktoperation wurde im Januar 1994, 10 Wochen nach der Blockexzision, ebenfalls in Peribulbäranästhesie durchgeführt. Nach Legen eines Zügelfadens und Bilden eines fornixständigen Bindehaut-/Tenonlappens wurde ein 6 mm breiter selbstdichtender Tunnel mit geradem skleralen Eingang präpariert [4]. Aufgrund des prononcierten Quellungszustandes der Linse, der zu einer deutlichen Abflachung der Vorderkammer geführt hatte, wurde das Kammerwasser über eine Parazenteseöffnung durch Viskoelastikum ersetzt und die Kammer vertieft. Danach wurde über dieselbe Öffnung eine Hochfrequenzkapsulotomiesonde (Firma Oertli, Berneck, Schweiz) eingeführt und die vordere Linsenkapsel eröffnet (Abb. 7). Trotz größter Vorsicht gelang es nicht, den Fortgang der Kapsulotomie lückenlos zu verfolgen. Nach Absaugen der gequollenen Linsenmassen zeigte sich, daß die sonst glattrandige Kapsulotomieöffnung durch zwei radiäre Einrisse bei ½ 5 und ½ 10 Uhr unterbrochen war. Nach Vortragen des Tunnelschnittes in die Vorderkammer wurde nicht gleich mit der Emulsifikation des Kernes begonnen. Vielmehr wurde vorbereitend ein Kapselspannring unter dem vorderen Kapselblatt eingebracht (Abb. 8–10). Ziel dieser Maßnahme war, die hintere Kapsel insgesamt wie auch den Kapselsackfornix im Dialysebereich auszuspannen. Dadurch sollte einem Ballonieren der Kapsel als auch einer Vergrößerung der Zonulardialyse vorgebeugt werden. Mit dem selben Ziel wurden Flaschenhöhe wie auch Durchflußrate und Vakuumgrenze abgesenkt und besonderes Augenmerk darauf gelegt, Zonula und Kapsulotomierand während der Phakoemulsifikation und Linsenimplantation nicht zu überlasten. Nach Anlegen einer Furche wurde der Kern bei Pedalstellung „Null" (Infusion „aus") vorsichtig gespalten und die beiden Hälften nacheinander in die Vorderkammer luxiert und dort emulsifiziert (Abb. 11). Nach erfolgter Rindenaspiration wurde die innere Lippe des Tunnels auf 6,5 mm erweitert und eine Ein-Stück-PMMA-Linse mit 6-mm-Optik und Kapselsackbügeln (12,5 mm Gesamtdurchmesser, „Capsular-C"-Schlaufen: Pharmacia 811C) bimanuell in

---

**Abb. 7.** Kapsulotomie mittels Hochfrequenzzystotom (Fa. Oertli)

**Abb. 8.** Schema des Kapselspannringes nach Witschel (Fa. Morcher)

**Abb. 9.** Einsetzen des Kapselspannringes: Das führende Ende des Ringes wird mittels in die Öse eingesetztem Rotationshäkchen hinter das vordere Kapselblatt geführt

**Abb. 10.** Das nachfolgende Ende wird auf ähnliche Weise über den Kapsulotomierand gehievt und durch den seitlich eingeführten Phakospatel nach unten ausgeklinkt

**Abb. 11.** Bimanuelle Phako der Kernhälften vor dem vorderen Kapselblatt

**Abb. 12.** Bimanuelle Kapselsackpositionierung der nachfolgenden Haptik: Aufnehmen mit Y-Spatel, Vorschieben über Kapsulotomierand, Ausklinken unter gleichzeitigem Druck des Phakospatels auf den kranialen Linsenrand

**Abb. 13.** Perfekt im Kapselsack zentrierte Linse

**Abb. 14.** Gonioskopie des Resektionsbereiches: Kapselsack zwischen den Endösen des Ringes ausgespannt, im Hintergrund Resektionsnarbe erkennbar

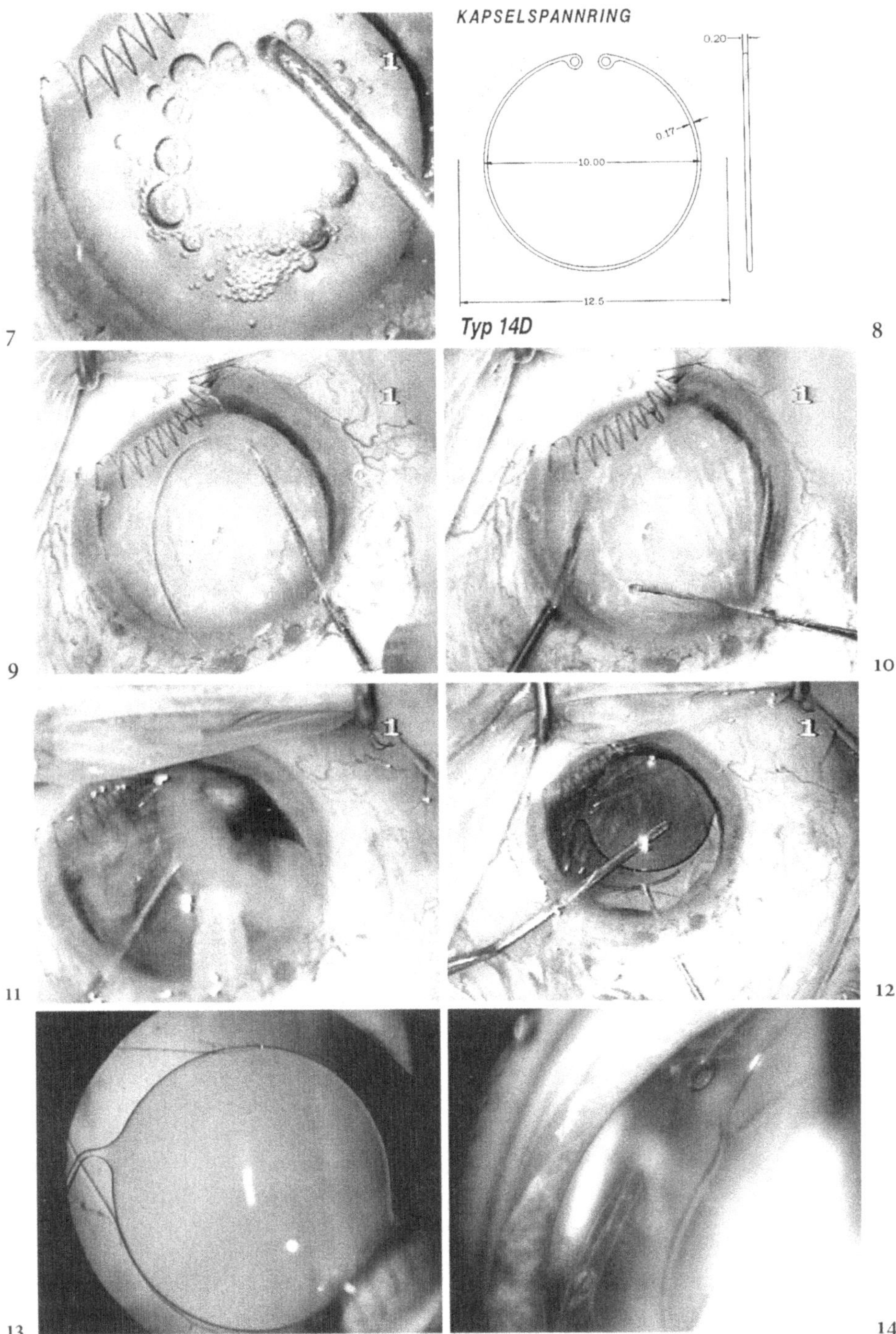
KAPSELSPANNRING
0.20
0.17
10.00
12.5
Typ 14D

den Kapselsack manövriert. Zunächst wurde die führende Schlaufe in den unteren Kapselsackfornix eingebracht, indem die Linse mit entsprechender Neigung in das Auge eingeführt wurde. Dann wurde die nachfolgende Schlaufe mit einem Y-Häkchen aufgenommen und bis über den Kapsulotomierand vorgeschoben. Dann wurde der Bügel unter gleichzeitigem Druck des seitlich eingeführten Phakospatels auf den kranialen Optikrand mittels nachfassender Bewegungen durch den Y-Spatel im Uhrzeigersinn rotiert, bis das Ende ausklinkte, um direkt in den oberen Kapselsackfornix zu springen (Abb. 12). Die im Kapselsack fixierte Linse zentrierte spontan. Nachdem sich das Hornhautventil nach Tonisierung des Bulbus als dicht erwiesen hatte, wurde der Tunnel mittels einer Horizontalnaht deformationsstabil gemacht [4] und der Bindehauttenonlappen durch zwei Ecknähte adaptiert.

Auch diesmal traten intra- wie postoperativ keine Probleme auf. Die Linse blieb optimal zentriert (Abb. 13). Gonioskopisch waren die Endösen des Kapselsackringes, im Resektionsareal die bare Sklera umgürtet von Kryonarben zu sehen (Abb. 14). Der Visus stieg mit Korrektur auf 0,7 Jg1 bei einem regulären Hornhautastigmatismus von vier Dioptrien in der Achse der Resektion bei noch in situ befindlichen Hornhautnähten.

## Diskussion

Obwohl Ziliarkörpertumoren auch einer Kontaktbestrahlung zugänglich sind [1, 3], bietet die Resektion neben dem der sicheren Tumorkontrolle den Vorteil der histologischen Diagnose. Im vorliegenden Fall bestätigte die Histologie die klinische Verdachtsdiagnose eines malignen Ziliarkörpermelanoms.

Ziliarkörpertumoren machen sich nicht selten durch eine kontaktbedingte Katarakt bemerkbar. Wie von Stanford und Reese [7] klinisch nachgewiesen, können durch Manipulationen am Auge Tumorzellen in die Blutbahn gelangen. Es ist nicht auszuschließen, daß die während einer Kataraktoperation unvermeidlichen Manipulationen und Druckschwankungen eine solche Aussaat von Zellen auslösen können. Es empfiehlt sich daher, die Resektion prinzipiell vor der Kataraktoperation durchzuführen.

Uveamelanome weisen eine ausgeprägte Tendenz zur Sklerainvasion auf. Starr und Zimmermann [8] fanden eine solche in durch das Zentrum gelegten Zufallschnitten bei 13%, Donders in Serienschnitten gar bei 90% dieser Tumoren (persönliche Mitteilung an Naumann [6]). Eine Sklerainvasion kann klinisch nicht ausgeschlossen werden. Aus diesem Grunde ist es die durchgreifende oder Blockresektion der lamellierenden Skleraresektion prinzipiell vorzuziehen, um so mehr, als diese bei solch anteriorer Lokalisation problemlos durchführbar ist.

Die Resektion eines Ziliarkörpertumors erfordert die Durchtrennung der in diesen inserierenden Zonulafasern. Obwohl eine Dezentrierung bei intakter Rhexis und entsprechender Orientierung einer Ein-Stück-PMMA-Linse mit rigiden Bügeln nicht eintreten muß [2], ist die Neigung dazu bei gleichzeitig vorliegenden radiären Einrissen eines sonst kontinuierlichen Kapsulotomierandes, wie sie aufgrund der Intumeszenz trotz Einsatzes der Hochfrequenzdiathermiesonde entstehen können, sicherlich höher. Wie dieser Fall zeigt, garantiert der Kapselspannring auch in einem solchen Fall eine perfekte Zentrierung des Implantats.

Was die Dimensionierung von Spannring und Linse betrifft, so wurde im Leichenauge mit der Kombination 11,5 Ring/12,0 mm eine optimale zirkuläre Ausspannung erzielt [5]. Die im gegenständlichen Fall verwendete Kombination kommt dieser Vorgabe sehr nahe und ist dem bei Vorliegen von radiären Einrissen geringfügig vergrößerten Kapselsackdurchmesser angepaßt. Die Haptik der eingesetzten Linse („Capsular-C"-Design) schmiegt sich der Kontur des Kapselsackfornix optimal an (breiter Kontakt, minimale Deformierung). Die an den Enden des Spannringes angebrachten Ösen erleichtern die Manipulierbarkeit im Auge und damit die Belastung des Kapselsackes während der Implantation erheblich (s. Abb. 9, 10). Bei Einsatz der oben geschilderten bimanuellen Implantationstechnik (s. Abb. 12) wird der Streß auf Zonula und Kapsulotomierand, insbesondere aber auf eventuell vorhandene radiäre Einrisse während der Kapselsackpositionierung des nachfolgenden Linsenbügels minimiert. Bei Berücksichtigung dieser Details kann auch bei Vorliegen radiärer Rhexiseinrisse eine Linsenimplantation unter Verwendung eines Kapselspannringes zur Kompensation einer größeren Zonulardialyse empfohlen werden.

Bei Vorliegen einer Zonulardialyse kann die Kataraktextraktion selbst erheblich erschwert und kompliziert werden. Die Infusionsflüssigkeit kann hinter die hintere Kapsel gelangen und diese vorwölben, wodurch insbesondere das Absaugen von Rindenresten schwierig und riskant wird. Glaskörper kann durch die Dialyse in die Vorderkammer eintreten. Die Dialyse kann durch akzidentielles Ansaugen der flottierenden Kapsel oder des prolabierten Glaskörpers vergrößert werden. Aus diesem Grund empfiehlt es sich, den Spannring bereits unmittelbar nach erfolgter Kapsulotomie in den Kapselsack einzusetzen.

Die demonstrierte Vorgangsweise: *Zunächst Blockresektion, dann Kataraktoperation* mit *Einsetzen eines Kapselspannringes bereits vor Beginn der Phakoemulsifikation* kann somit als effektiv und sicher empfohlen werden. Die verwendete Kombination von Kapselspannring und Kunstlinse *(12,5 mm Durchmesser, Linse:One-piece, „Capsular-C"-Design)* hält das Trauma während der Implantation gering und gewährleistet eine optimale Kapselsackausspannung. Eine *bimanuelle Technik für die Implantation von Spannring und Linse* ist unbedingt empfehlenswert.

## Literatur


1. Ballin R, Lommatzsch PK, Drost H, Ratajek B (1986) Ein Betastrahlenapplikator ($^{106}$Ru/$^{106}$Rh) zur Behandlung von Ziliarkörpermelanomen. Klin Monatsbl Augenheilkd 187 : 144–146
2. Lindquist TD (1992) Capsulorhexis, phacoemulsification, and posterior chamber lens placement following iridocyclectomy. Ophthalmic Surg 23/1 : 44–46
3. Menapace R (1990) Indikation, Technik und Ergebnisse der hochdosierten Kontaktbestrahlung von Aderhautmelanomen mittels Ruthenium-106 Applikatoren. Spektrum Augenheilkd 1990 (Suppl) : 1–59

4. Menapace R, Vass C, Radax U (1994) Straight entrance sclerocorneal valve incision with horizontal suture reinforcement for large PMMA lens implants. J Cataract Refract Surg (im Druck)
5. Nagamoto T, Bissen-Miyajima H (1994) A ring to support the capsular bag after continuous curvilinear capsulorhexis. J Cataract Refract Surg 20 : 417–420
6. Naumann GO (1975) Blockexzision intraokularer Prozesse. I. Tumoren der vorderen Uvea. Klin Monatsbl Augenheilkd 166 : 436–448
7. Stanford GB, Reese AB (1971) Malignant cells in the blood of eye patients. Trans Am Acad Ophthalmol Otolaryngol 75 : 102–109
8. Starr HJ, Zimmermann LE (1962) Extrascleral extension and orbital recurrence of malignant melanomas of the choroid and ciliary body. Int Ophthalmol Clin 2 : 369–384
9. Zimmerman LE, McLean IW, Foster WD (1978) Does enucleation of the eye containing a malignant melanoma prevent or accelerate the dissemination of tumor cells? Brit J Ophthalmol 62 : 420–425

# Kataraktextraktion und Hinterkammerlinsenimplantation bei Mikrophthalmus anterior

M. Blum, U. Faller, G. Auffarth, M. Tetz und H. E. Völcker

**Zusammenfassung.** In einer retrospektiven Studie wurden 52 Augen von 39 Patienten mit Mikrophthalmus anterior nach einer geplanten Kataraktoperation mit Hinterkammerlinsenimplantation ausgewertet. Einschlußkriterium war ein maximaler horizontaler Hornhautdurchmesser zwischen 10 und 11 mm. Die präoperative Tiefe der Vorderkammern lag bei 2,44 (± 0,47) mm, die Linsendicke bei 5,09 (± 0,41) mm. Die durchschnittliche Bulbuslänge der Augen betrug 21,89 (± 0,96) mm. Bei 75% der Augen bestand ein Glaukom, bei 50% waren antiglaukomatäse Eingriffe erfolgt. Mikropthalmusbedingte Komplikationen traten durch erhöhten Glaskörperdruck auf, intraoperativ durch „vis a tergo", postoperativ entstand bei 3 Augen ein ziliolentikulärer Block. Trotz Kapselsackimplantation der HKL waren in mehr als 10% der Fälle ein „iris capture" zu beobachten.

**Summary.** In a retrospective study, 52 eyes (39 patients) with anterior microphthalmos undergoing cataract extraction and PC-IOL implantation were evaluated. Only eyes with corneal diameters within 10–11 mm were included. The mean anterior chamber depth was 2,44 (± 0,47) mm, lens thickness 5,09 (± 0,41) mm. Total axial length was 21,89 (± 0,96) mm. In addition, 75% of all eyes had glaucoma, 50% had undergone surgery for glaucoma. Complications due to the small anterior segment of the eye were caused during surgery by positive vitreous pressure. Postoperatively, three ciliary blocks required additional surgical intervention. Despite „in the bag" implanation of the IOLs, in 10% „pupil captures" occurred.

## Einleitung

In der Literatur wird der Mikrophthalmus in den einfachen Mikrophthalmus und den komplizierten Mikrophthalmus unterteilt [2, 10, 11]. Letzterer ist mit komplexen intraokularen Fehlbildungen gekoppelt und sowohl mit Systemerkrankungen als auch isoliert am Auge beschrieben worden. Beim einfachen Mikrophthalmus handelt es sich um ein prinzipiell normal gebautes Auge, welches jedoch einen Kleinbau aufweist [11]. Klinisch gelten Mikrokornea und Hyperopie als die wesentlichen Kriterien. Die Abgrenzung zum Normalauge ist fließend und die Definitionen einzelner Autoren uneinheitlich. Während Naumann [8], Apple [1] und Yanoff [12] die Mikrokornea ab einem Durchmesser unter 11 mm definieren, sprechen Spencer [9], Kenyon [5] und Kanski [4] erst unterhalb 10 mm Hornhautdurchmesser von einer Mikrokornea. Küchle [6] nennt mit 10,5 mm einen Zwischenwert. Eine Kompromißformulierung wurde durch Naumann mit dem Begriff des „relativen Mikrophthalmus anterior" eingeführt [8].

R. Rochels et al. (Hrsg.)
9. Kongreß der DGII
© Springer-Verlag Berlin Heidelberg 1995

## Material und Methoden

In eine klinische retrospektive Studie wurden Augen mit einem horizontalen Hornhautdurchmesser zwischen 10 und 11 mm aufgenommen, bei denen eine Kataraktextraktion mit Hinterkammerlinsenimplantation durchgeführt worden war. Der Operationszeitraum umfaßte die Jahre 1992–1994. Die präoperativen Daten enthielten den besten korrigierten Visus mit korrigierter Refraktion, Tensio, sowie den biomikroskopischen Befund. Weitere ophthalmologische Diagnosen und eventuell vorangegangene Operationen wurden vermerkt. Vorderkammertiefe, Linsendicke und Bulbuslänge wurden mittels Ultraschallbiometrie bestimmt. Weiter wurden Operationsverfahren, Typ und Brechkraft der implantierten IOL sowie intraoperative Komplikationen erfaßt. Postoperativ wurde der beste korrigierte Visus mit Refraktion bestimmt, das intraokulare Druckverhalten und etwaige postoperative Komplikationen festgehalten.

## Ergebnisse

Insgesamt konnten 52 Augen von 39 Patienten ausgewertet werden. 6 Patienten waren männlich, die anderen 33 weiblichen Geschlechts. Das durchschnittliche Alter lag bei 72,7 (± 10,6) Jahren.

Der beste korrigierte Visus aller Patienten war präoperativ 0,3 (± 0,2). Im sphärischen Äquivalent ergab sich eine durchschnittliche präoperative Refraktion – 2,4 (± 2,1) Dioptrien. Die überwiegende Anzahl der Patienten zeigte eine deutliche bruneszente Kernkatarakt mit flacher Vorderkammer und dicker Linse. Die Vorderkammertiefen lagen im Schnitt bei 2,44 (± 0,47) mm, die Linsendicke bei 5,09 (± 0,41) mm. Die Bulbuslängen wurden mit 21,89 (± 0,96) gemessen.

Bei 15% der Patienten wurden präoperativ eine Pseudoexfoliatio lentis festgestellt. Die weitaus häufigste Nebendiagnose war das Glaukom. 13% der Patienten hatten ein primär chronisches Offenwinkelglaukom (pcOWG), bei 48% bestand ein pcOWG mit im Zugang eingeengtem Kammerwinkel. 11,5 % der Augen hatten einen akuten Druckanstieg durch ein Winkelblockglaukom erlebt. Bei 7,5 % zeigte sich bereits präoperativ eine ziliolentikuläre Komponente des Glaukoms, d. h. auf Gabe von Mydriatika vertiefte sich die Vorderkammer und der intraokulare Druck fiel ab.

Bei 11,5% der Augen war vor der Kataraktextraktion eine Nd-YAG-Iridotomie durchgeführt, bei 28,8% war eine basale Iridektomie angelegt worden. An 23% der Augen war eine filtrierende Glaukom-OP erfolgt. Abb. 1 faßt diese Daten der untersuchten Patientengruppe zusammen.

Bei allen Augen wurde eine ECCE oder Phakoemulsifikation mit Implantation einer Hinterkammerlinse durchgeführt. Intraoperativ wurden bei 46,1% der Augen Iridektomien erforderlich, die teilweise als inkomplette Sektoren angelegt wurden und zum Teil vorbestehende periphere Iridektomien totalisierten. Bei 11,5% der Augen waren ausgedehnte Synecholysen erforderlich, bei 7,5% konnte mit kleinen Pupillotomien die Linse extrahiert werden (Abb. 2). Bei 7,5% der Au-

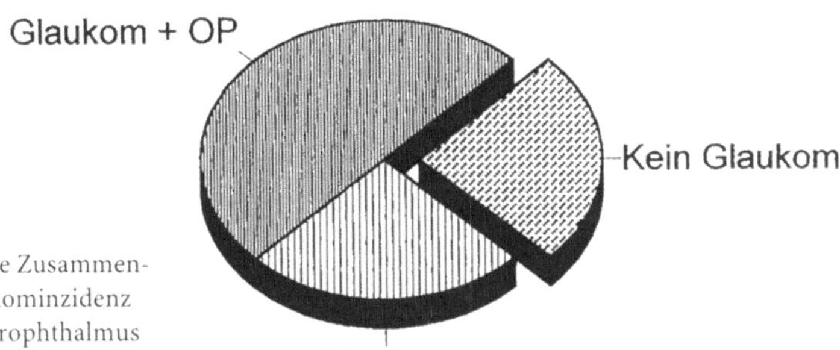



**Abb. 1.** Graphische Zusammenfassung der Glaukominzidenz bei relativem Mikrophthalmus anterior

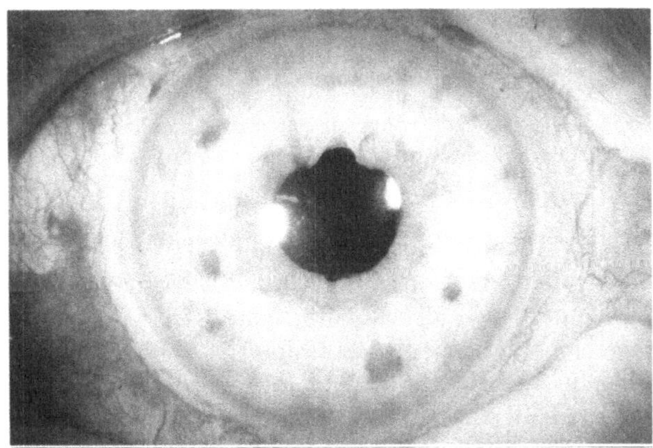

**Abb. 2.** Postoperativer Befund mit kleiner Spinkterotomie bei 6 Uhr und etwas größerer bei 12 Uhr. IOL-Implantation in den Kapselsack

gen wurde zur Schonung ausgedehnter Filterkissen bei vorangegangener Glaukomoperation ein kornealer Zugang gewählt. Intraoperative Komplikationen beinhalteten bei 3 Augen eine deutliche „vis a tergo".

Der bestkorrigierte postoperative Visus war 0,52 ($\pm$ 0,26) mit einer Refraktion von –1,46 ($\pm$ 0,99). Postoperativ zeigten 3 Augen mit ausgedehnten Synecholysen kurzzeitige Fibrinreaktionen in der Vorderkammer. Bei 3 weiteren Augen kam es im Verlauf zum Auftreten eines ziliolentikulären Blocks. In allen 3 Fällen wurde eine erneute operative Intervention mit vorderer Vitektomie und hinterer Kapsulotomie erforderlich. Bei 6 Augen (11,5%) wurde ein „iris capture" beobachtet.

## Diskussion

Die Definition des Mikrophthalmus in der Literatur ist uneinheitlich. Für den einfachen Mikropthalmus wurde von Duke-Elder als Synonym der Begriff des „Nanophthalmus" gebraucht [2]. Aufgrund der uneinheitlichen Terminologie schlägt Weiss vor, nur bei Bulbuslängen unter 20 mm von einem Nanopthalmus

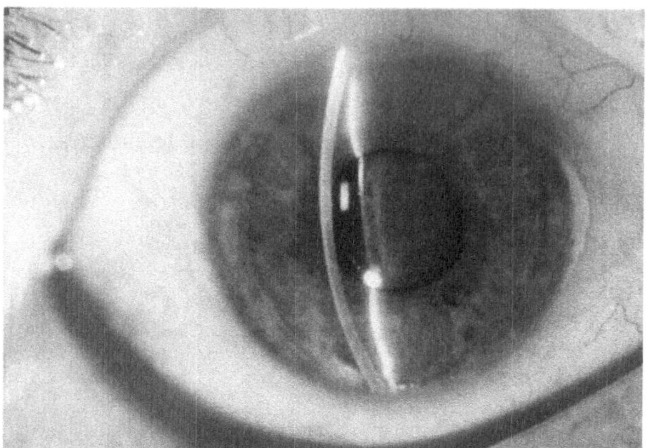

**Abb. 3.** Das klinische Bild erscheint zunächst unauffällig. Der Lichtspalt der Zeiss Fotospaltlampe – maximal auf 10 mm ausgefahren – erreicht oben und unten den Limbus und deutet den kleinen Hornhautdurchmesser an

zu sprechen [11]. Legt man die klinischen Kriterien Mikrokornea und Hyperopie zugrunde, erscheint die ausschließliche Definition des Mikropthalmus über die Bulbuslänge jedoch unzureichend. Der von Naumann eingeführte Begriff des „relativen Mikrophthalmus anterior" beschreibt die Situation eines engen Vorderabschnitts mit kleinem Hornhautdurchmesser in Kombination mit Bulbuslängen über 20 mm [8].

Da nicht durch offensichtliche Fehlbildungen geprägt, erscheinen diese Augen klinisch zunächst unauffällig (Abb. 3). Weiss hat auf das häufige Übersehen dieser anatomischen Variante hingewiesen [11]. Auch die myope Refraktion kann irreführend sein. Die Myopisierung ist zum einen durch die Kernkatarakt, zum anderen durch die flache Vorderkammer mit vorverlagerter Linse zu erklären.

Bei dem retrospektiv untersuchten Patienten ist die Häufung von Glaukomfällen, die sich sowohl in den Diagnosen als auch in den Voroperationen spiegelt, auffällig. Seit von Graefe 1857 die basale Iridektomie eingeführt hat, ist die anatomische Prädisposition zum Winkelblockglaukom Gegenstand von zahlreichen anatomischen Studien gewesen [7]. Grieten und Weekers veröffentlichten eine Studie, in der Augen mit einem akuten Glaukom einen 0,48 mm geringeren Hornhautdurchmesser hatten als ein Vergleichskollektiv mit gleicher Hyperopie [3]. Bei einer Summation von 75% der Fälle erscheint die Suche nach weiteren ätiologischen Faktoren gerechtfertigt. Bei relativ engem Vorderabschnitt und normalem Hinterabschnitt der Augen muß an einen erhöhten Glaskörperdruck als zusätzlichen Pathomechanismus gedacht werden.

Dieser erhöhte Glaskörperdruck prägt auch die intraoperativen und postoperativen Komplikationen. Bereits präoperativ konnte bei einer kleinen Gruppe von Augen ein abfallender Augendruck unter Mydriasis beobachtet werden. Ein postoperativer ziliolentikulärer Block trat bei den untersuchten Patienten in 5,7% auf. Der relative Mikropthalmus anterior stellt eine Risikogruppe für das Auftreten eines ziliolentikulären Blocks dar. Eine Rate von über 10% „iris-capture"-

Syndromen trotz Kapselsackimplantation der Intraokularlinsen ist auffällig. Ein chronisch erhöhter Glaskörperdruck bei Augen mit engem vorderen Augensegment stellt möglicherweise einen mitverursachenden Faktor dar.

## Literatur

1. Apple DJ, Rabb MF (1991) Ocular Pathology. 4. Aufl. Mosby Year Book, St Louis
2. Duke-Elder S (1964) System of Ophthalmology. Vol III: Normal and Abnormal Development. Henry Kimpton, London
3. Grieten J, Weekers R (1962) Etude des dimensions de la chambre antérieure de l'oeil humain. Ophthalmologica 143 : 409–422
4. Kanski JJ, Spitznas M (1987) Lehrbuch der klnischen Ophthalmologie. Georg Thieme, Stuttgart New York
5. Kenyon KR, Fogle JA, Grayson M (1994) Dysgeneses, dystrophies, and degenerations of the cornea. In: Tasmann W, Jaeger EA (eds) Duane's Clinical Ophtahlmology, Vol 4, 16, revised Ed. Lippincott, Philadelphia
6. Küchle HJ, Busse H  (1991) Taschenbuch der Augenheilkunde, 3. Aufl. Hans Huber, Bern Stuttgart Toronto
7. Lowe RF (1970) Aetiology of anatomical basis for primary angle-closure glaucoma. Br J Ophthalmol 54 : 161–169
8. Naumann GOH (1980) Pathololgie des Auges. In: Doerr W, Seifert G (Hrsg) Spezielle pathologische Anatomie, Bd 12. Springer, Berlin Heidelberg New York
9. Spencer HS (1985) Ophthalmic Pathology. Vol. I, 3. Aufl. W. B. Saunders, Philadelphia
10. Weiss AH, Kousseff BG, Ross EA, Longbottom J (1989a) Complex microphthalmos. Arch Ophthalmol 107 : 1619–1624
11. Weiss AH, Kousseff BG, Ross EA, Longbottom J (1989b) Simple microphthalmos. Arch Ophthalmol 107 . 1625–1630
12. Yanoff M, Fine BS (1989) Ocular Pathology, 3. Aufl. Lippincott, Philadelphia

# Langzeitergebnisse bei Pseudophakie und Kolobom

A. Wenkstern, M. Tetz und H. E. Völcker

**Zusammenfassung.** Kolobomatöse Defekte des vorderen und hinteren Augensegmentes stellen keine Kontraindikation für eine Hinterkammerlinsenimplantation dar. Über die Langzeitergebnisse, insbesondere der Visusentwicklung und Stabilität der Linsenfixation, bei solchen Augen ist relativ wenig bekannt. Bei 26 Patientenaugen mit traumatischen oder kongenitalen kolobomatösen Defekten des vorderen Augenabschnittes ($n = 25$), der Netzhaut ($n = 3$), der Aderhaut ($n = 3$) und des N. opticus ($n = 1$) wurde eine extrakapsuläre Kataraktextraktion und Hinterkammerlinsenimplantation durchgeführt. 23 der operierten Augen konnten in eine postoperative Langzeitkontrolle einbezogen werden.

Die Patienten wurden in zwei Gruppen eingeteilt: Gruppe 1 wurden Augen mit traumatischen Kolobomen zugeordnet, Gruppe 2 Augen mit kongenitalen Kolobomen. In der Gruppe 1 wurde ein Visusanstieg von 0,2 auf postoperativ 0,6 erreicht, entsprechend 5 logarithmischen Visusstufen. Über ein Nachuntersuchungsintervall von im Mittel 43 Monaten verhielt sich das zentrale Sehvermögen bei Augen mit traumatischem Kolobom bei einer Visusreduktion um 1 logarithmische Visusstufe relativ stabil. In Gruppe 2 besserte sich der Visus postoperativ von 0,125 auf 0,5 (= 6 logarithmische Visusstufen). Nach einem Kontrollzeitraum von durchschnittlich 52 Monaten fiel der Visus bei diesen Augen um 3 logarithmische Visusstufen auf durchschnittlich 0,25. In dem bis zu 8 Jahren dauernden Beobachtungsintervall trat als Komplikation eine Amotio retinae bei kongenitalem Netzhaut-/Aderhaut-Kolobom auf. Bei den nachuntersuchten Augen wurden 4 mäßige HKL-Dezentrierungen (< 1,5 mm) ohne Progredienz beobachtet. Eine weitere HKL-Luxation machte einen HKL-Austausch mit Skleralnahtfixation der HKL erforderlich. 11 traumatische und 6 kongenitale Kolobomaugen entwickelten eine Cataracta secundaria, in 6 Fällen war eine Nd-/YAG-Kapsulotomie erforderlich. Nach einer intraoperativen intrakapsulären Hämorrhagie wurde in einem Auge ein spätes Sekundärglaukom beobachtet. Insgesamt war trotz der z. T. ausgedehnten Defekte in diesen Augen die Rate von Komplikationen, die einen weiteren operativen Eingriff erforderlich machten, lediglich 10%.

**Summary.** Colobomatous defects are no contraindication for posterior chamber intraocular lens (PC-IOL) implantation. Little is known about the long-term results, especially development of visual acuity and stability of lens fixation. In this study, 26 patients with traumatic or congenital colobomatous defects of the anterior segment ($n = 25$), retina ($n = 3$), choroidea ($n = 3$) and optic nerve ($n = 1$) underwent extracapsular cataract extraction with subsequent PC-IOL implantation. A total of 23 of the eyes could be included in this long-term study.

Patients were devided into two groups: group 1 consisted of 18 eyes with traumatic coloboma, group 2 of eight eyes with congenital coloboma. In group 1, visual acuity increased from 0.2 to 0.6 postoperatively (= 5 Snellen lines). After a follow-up period of 43 months on average, visual acuity decreased only by 1 Snellen line. In group 2, visual acuity increased from 0,125 to 0,5 postoperatively (= 6 Sneeln lines). After a follow-up period of 52 months, on average visual acuity decreased to 0,25 (= 3 Snellen lines). During a control period of up to 8 years, the follo-

R. Rochels et al. (Hrsg.)
9. Kongreß der DGII

wing complications were seen: one retinal detachement in congenital coloboma of the retina and choroidea, four slight PC-IOL decentrations without progression, one PC-IOL subluxation with subsequent PC-IOL exchange and transscleral fixation. Secondary cataract developed in 11 traumatic and six congenital coloboma-eyes. Nd:YAG-capsulotomy was performed in six eyes. Secondary glaucoma with late onset was seen in one eye after intracapsular hemorrhage intraoperatively. The overall surgically induced complication rate was, in spite of the extensive defects in these eyes, only 10%.

## Einleitung

Bei Patienten mit kolobomatösen Defekten wird wegen fehlender Langzeitergebnisse über die Komplikationsrate und Linsenfixationsstabilität die Indikation zur extrakapsulären Kataraktextraktion oftmals zurückhaltend gestellt [1, 3]. Über den mittelfristigen Verlauf konnten wir bereits gute Ergebnisse berichten [8, 9]. Im folgenden werden die postoperativen Erfahrungen bei 26 Patientenaugen über einen Verlauf von bis zu 8 Jahren vorgestellt.

## Patienten und Methoden

Bei 26 Kolobomaugen von 25 Patienten wurde eine Kataraktextraktion mit Hinterkammerlinsen-(HKL-)Implantation durchgeführt. Es wurden zwei Patientengruppen gebildet. Die Gruppe 1 enthielt 8 Augen mit kongenital angelegtem Kolobom, mit einem durchschnittlichen Alter von 56 Jahren (23–84 Jahren). Diese wurde von Gruppe 2 mit 18 traumatisch bedingten Kolobomaugen unterschieden (durchschnittliches Patientenalter 68 Jahre (47–85)). Das Ausmaß und die Verteilung der kolobomatäsen Defekte in beiden Gruppen ist der Tabelle 1 zu entnehmen.

Die angewendete operative Technik wurde bereits beschrieben [8]. Nach Eröffnung des Auges mittels Stufenschnitt oder Tunneltechnik wurde die Kataraktextraktion soweit möglich durch Phakoemulsifikation bzw. bei besonders

**Tabelle 1.** Verteilung der kolobomatösen Defekte innerhalb des vorderen und hinteren Augensegmentes

| Kolobomart | Anzahl | Ausdehnung | Anzahl |
|---|---|---|---|
| Traumatisch | 18 | Iris | 18 |
| | | Ziliarkörper | 2 |
| | | Zonulafasern | 6 |
| Kongenital | 8 | Iris | 7 |
| | | Ziliarkörper | 3 |
| | | Zonulafasern | 3 |
| | | Choroidea/Retina | 3 |
| | | N. opticus | 1 |

harten Kernen extrakapsulär durchgeführt. Die Integrität der Hinterkapsel konnte in allen Augen erhalten werden. Die HKL-Implantation erfolgte in $^2/_3$ der Augen intrakapsulär, in $^1/_3$ in den Sulkus. Bei großen Zonuladefekten erfolgte die Schlaufenpositionierung senkrecht zur Achse des Defektes in den Sulkus. Lag ein kleinerer Zonuladefekt vor, wurde die Haptik der HKL auf Höhe des Defektes positioniert, um so den Kapselsack äquatorial in seiner gleichmäßigen Ausdehnung zu unterstützen.

## Ergebnisse

### Visusentwicklung

Postoperativ wurde bei allen Patienten eine Visusbesserung erreicht. In der Gruppe der kongenitalen Kolobomaugen stieg das zentrale Sehvermögen von 0,125 auf 0,5 an, entsprechend 6 logarithmischen Visusstufen. Nach einem Beobachtungszeitraum von durchschnittlich 52 (± 21) Monaten fiel der Visus um 3 logarithmische Visusstufen auf 0,25. Dies ist im wesentlichen durch eine Nachstarausbildung erklärt; andererseits durch das vergleichsweise höhere Alter der Patienten mit einer gesteigerten Rate alterskorrelierter Makuladegenerationen. Bei den Augen mit traumatisch bedingtem Kolobom und einem präoperativen Restsehvermögen von Handbewegungen oder Lichtschein wurde ein Visusanstieg auf durchschnittlich 0,5 verzeichnet. Die traumatischen Kolobomaugen mit einem meßbaren präoperativen Visus von im Mittel 0,2 erzielten eine Visusbesserung auf 0,6 (5 logarithmische Visusstufen). Über einen Nachbeobachtungszeitraum von durchschnittlich 43 Monaten (± 15) verhielt sich das zentrale Sehvermögen mit einer geringen Visusredukton von 1 logarithmischen Visusstufe relativ stabil.

### Spätkomplikationen

Postoperativ entwickelte sich in der Gruppe der traumatisch bedingten Kolobomaugen ein Sekundärglaukom, ausgehend von einer intraoperativen Hämorrhagie aus einer Neovaskularisationsmembran im Bereich von Kammerwinkel und Linse [2]. 26 Monate nach dem kataraktchirurgischen Eingriff entwickelte sich bei einem anderen Patienten vom Rand eines kongenitalen retinalen Koloboms eine Amotio retinae, die zum Erhalt des Auges eine Netzhautoperation erforderlich machte (Abb. 1). Eine progrediente Subluxation einer in den Sulkus implantierten HKL bei einer traumatisch bedingten Zonuladehiszenz über 90 Grad konnte durch HKL-Austausch mit Skleralnahtfixation behoben werden. Zusätzlich wurden 4 HKL-Dezentrierungen von weniger als 1,5 mm ohne Progredienz beobachtet (3 traumatisch/1 kongenital). In 17 Augen (11 traumatisch/6 kongenital) bildete sich eine Cataracta secundaria aus, davon war in 6 Fällen eine Nd-/YAG-Kapsulotomie erforderlich (5 traumatisch/1 kongenital). Ein HKL-assoziiertes Sekundärglaukom, eine Reaktivierung einer Uveitis oder eine Amotio retinae nach YAG-Kapsulotomie wurden im Nachbeobachtungszeit-

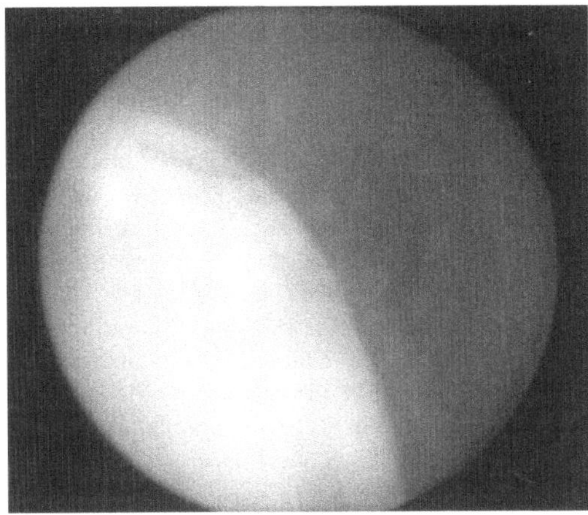

**Abb. 1.** Darstellung des choroidalen und retinalen Koloboms, das nach dem kataraktchirurgischen Eingriff zur Amotio retinae führte

raum von bis zu 7 Jahren in der Gruppe der traumatischen Kolobomaugen bzw. 8 Jahren bei den kongenital angelegten Kolobomen nicht beobachtet.

## Diskussion

Noch vor 8 Jahren äußerte sich Jaffe zurückhaltend zur Prognose der Intraokularlinsenimplantation bei Augen mit kolobomatösen Defekten [3]. Die vorgestellten Langzeitergebnisse der Kunstlinsenversorgung über einen Zeitraum von bis zu 8 Jahren sind ermutigend: Maida [5] weist auf die wegen oftmals ausgedehnter Zonuladefekten mögliche HKL-Dislokation hin. Wir beobachteten in der vorliegenden Studie einen Anteil von 19% HKL-Dislokationen und damit eine relativ stabile HKL-Positionierung. Eine zusätzliche Irisfixation durch Iriskolobomrandadaptation, wie von Maida beschrieben [4], scheint uns daher nicht generell erforderlich.

Eine gefürchtete Komplikation stellt das Auftreten einer Amotio retinae dar. Gegenüber komplikationsloser Kataraktextraktion findet sich bei Kataraktextraktion mit traumatischen Zonuladehiszenzen mit 12,5% ein deutlich erhöhtes Risiko für eine Amotio retinae [6]. Im Vergleich zur von Pham beschriebenen Risikogruppe trat in unserer relativ kleinen Gruppe eine Amotio retinae deutlich seltener auf (1/26).

In Zukunft ist eine verbesserte Stabilisierung des Kunstlinsenkapselsackdiaphragmas bei Zonuladefekten ggf. durch den Einsatz von Spannringen zu erwarten [4]. In dieser Studie mit Langzeitergebnissen fand ein Kapselspannring, wie er 1994 von Legler beschrieben wurde, noch keine Verwendung.

Eine häufig beklagte, erhöhte Blendungsempfindung kann unter Umständen durch spezielle Linsendesigns reduziert werden [7]. Die extrakapsuläre Kataraktextraktion mit HKL-Implantation bietet eine gute Möglichkeit zur visuellen Rehabilitation von Augen mit Kolobom bei vertretbarem operativen Risiko und guten Langzeitergebnissen.

## Literatur



1. Apple DJ, Mamlis N, Olson RJ, Kincaid MC (1989) Intraocular lenses. Evolution, designs, complications and pathology. Wiliams & Wiklins, Baltimore
2. Holz FG, Tetz M, Völcker HE (1991) Extrakapsuläre Kataraktextraktion mit Hinterkammer-linsenimplantation bei umschriebener Endophthalmitis phacoanaphylactica. In: Wenzel et al. (Hrsg) 5. Kongreß der DGII. Springer, Berlin Heidelberg New York Tokyo, S 571–574
3. Jaffe NS, Clayman HE (1987) Cataract extraction in eyes with congenital colobomata. J Cataract Refract Surg 13 : 54–58
4. Legler UFC, Witschel BM (1995) The endocapsular ring – clinical applications. Proceedings of Symposium on Cataract, IOL und Refractive Surgery. April 1–5, 1995, p 80
5. Maida JW (1980) Contraindications to implant surgery in traumatic cataracts. In: Emery JM, Jacobson AC (eds) Current concepts in cataract surgery. Selected Proceedings of the Sixth Biennial Cataract Surgical Congress. Mosby, St. Louis, pp 84–85
6. Pham DT, Wollensak J, Bauer C (1988) Kapselläsion bei e.c. Kataraktoperation und Implantation von Hinterkammerlinsen. Klin Monatsbl Augenheilkd 193 (1) : 25–28
7. Reinhard T, Sundmacher T, Althaus C (1994) Irisblenden-IOL bei traumatischer Aniridie. Klin Monatsbl Augenheilkd 205(4) : 196–200
8. Tetz MR, Daus W, Völcker HE (1991) Intraokularlinsenimplantation bei Patienten mit kongenitalen oder traumatischen Kolobomen. In: Wenzel et al. (Hrsg) 5. Kongress der DGII. Springer, Berlin Heidelberg New York Tokyo, S 565–569
9. Völcker HE, Tetz MR, Daus W (1991) Cataract surgery in eyes with colobomas. Dev Ophthalmol 22 : 94–100

# Wundverschluß in der Kleinschnittkataraktchirurgie durch Fibrin (Videopräsentation)

B. Dick, V. Hessemer und U. Mester

**Zusammenfassung.** Die Phakoemulsifikation mit Intraokularlinsenimplantation durch eine Skleral- oder Hornhauttunnelinzision induziert einen minimalen Astigmatismus und garantiert eine frühe postoperative visuelle Rehabilitation. Hornhauttunnelinzisionen einer Breite von größer als 3,5 mm, z. B. für die Implantation von PMMA-Intraokularlinsen, bedingen möglicherweise eine geringere Wunddichtigkeit mit höherem Endophthalmitisrisiko.

Eine Alternative zum Wundverschluß mit Naht in der Kataraktchirurgie stellt die Abdichtung von Hornhaut- und Skleratunnelinzisionen mit Fibrin nach Phakoemulsifikation und Implantation verschiedener PMMA-Intraokularlinsen dar.

Der Fibrinkleber besteht aus zwei Komponenten: 1. humanes Fibrinogen, Faktor XIII mit Aprotinin und 2. Thrombin mit Kalziumchlorid. Beide Komponenten werden intraoperativ in einer Mischspritze vereinigt und führen zur Einleitung der Endreaktionen der Koagulationskaskade, die in der Bildung von Fibrin endet. Der Kleber härtet nach einigen Sekunden. Bereits die Applikation einer sehr geringen Menge reicht zur vollständigen Abdichtung aus. Der nichtverwendete Rest bleibt unverbraucht in dem Spritzensystem bis zur nächsten Applikation zurück. Der Fibrinkleber erzielte einen raschen und wasserdichten Wundverschluß, ohne daß eine Naht erforderlich wurde. Es fand sich auch nach Monaten ein nur geringer chirurgisch induzierter Astigmatismus.

**Summary.** Longer incisions for IOL implantation are associated with less self-sealing properties and a possibly higher risk of infection. Our intention was to reinforce the scleral and clear-corneal tunnel incision after phacoemulsification and IOL implantation with fibrin adhesive. Upon simultaneous mixing of fibrinogen complex and thrombin using a double syringe, the final stages of the coagulation cascade are mimicked after application of fibrin adhesive, resulting in fibrin clot formation. The sealant consolidated and adhered to the site of corneal application. Fibrin adhesive is efficacious in rapid and watertight wound closure and provides good support for wound healing. Surgically induced astigmatism was minimal. This technique of corneal wound closure is a simple and effective alternative to single-suture wound closure after small incision cataract surgery.

## Einleitung

Die Implantation faltbarer Silikonintraokularlinsen durch einen selbstdichtenden Hornhauttunnel stellt einen vielversprechenden Fortschritt in der Kataraktchirurgie dar [6].

Nach Phakoemulsifikation mit Intraokularlinsenimplantation über einen temporalen 2-Stufen-Hornhauttunnel kam es zu einem minimalen Astigmatismus und einer frühpostoperativen visuellen Rehabilitation [13]. Die computerisierte Videokeratoskopie und Vektoranalysen zeigten, daß selbstdichtende temporale korneale Inzisionen für faltbare Intraokularlinsen minimale hornhaut-

R. Rochels et al. (Hrsg.)
9. Kongreß der DGII
© Springer-Verlag Berlin Heidelberg 1995

topographische Veränderungen auch nach 6 Monaten postoperativ hervorrufen. Ein Endothelzellverlust von etwa 7% sechs Monate nach Phakoemulsifikation und 5 mm temporaler Hornhauttunnelinzision ist mit dem nach Skleratunnelinzision gut vergleichbar [4]. Die Clear-cornea-Inzision hat eine Reihe von Vorteilen bei Patienten u. a. unter Antikoagulantientherapie, Glaukomvoroperation oder möglichem späteren fistulierenden Eingriff [12]. Bei geringerer Blut-Kammerwasser-Schrankenstörung ist die Eingriffszeit kürzer [5]. Auch ein Eingriff in Tropfanästhesie ist möglich [6].

Während bis zu 3,5 mm breite Hornhauttunnelinzisionen für die Implantation faltbarer Silikonlinsen allgemein akzeptiert werden [15], sind breitere Inzisionen für die PMMA-IOL-Implantation mit möglicherweise geringeren selbstdichtenden Eigenschaften und einem höheren Infektionsrisiko assoziiert. Davis berichtete über drei Fälle einer bakteriellen Endophthalmitis nach PMMA-IOL-Implantation über eine 5,1 bis 5,5 mm breite Hornhauttunnelinzision [3].

Seit der Einführung der Fibrinkleber in den Bereich der Ophthalmologie Ende 1940 [17, 21, 22] wurde in einer Vielzahl von Artikeln über die Wirksamkeit von Fibrin bei der Abdichtung von Inzisionen berichtet [7–10, 14, 18, 19, 23]. Der Fibrinkleber (Tissucol, Immuno, Heidelberg) stellt ein in Europa seit einigen Jahren kommerziell erhältliches biologisches Agens dar. Über eine Infektion durch den Fibrinkleber wurde nach nunmehr mindestens zwei Millionen Applikationen und einer Vielzahl von kontrollierten klinischen Studien bisher nicht berichtet. Der Kleber besteht aus einem Fibrinogenkomplex, welcher Fibrinogen und Aprotinin zur Verlängerung der Klebewirkung durch Verzögerung der Fibrinolyse enthält, und einer Thrombin/$CaCl_2$-Lösung zur Induktion der Fibrinbildung. Dieser Fibrinkleber ist u. a. als Fertigprodukt mit einer Mischspritze (Duo S) erhältlich, das diese Komponenten in der tiefgefrorenen Lösungsform enthält. Mit der gleichzeitigen intraoperativen Kombination beider Komponenten (Fibrinogenkomplex und Thrombin) wird die Endreaktionskette der Koagulationskaskade eingeleitet, die in der Bildung von Fibrin endet. Durch die Gegenwart von Faktor $XIII_a$ und Kalziumchlorid geht das Kollagen eine Kreuzverbindung mit dem Fibrin ein. Redl wies eine Festigkeit von etwa 200 g/cm² (17 kPa) einer derart erzeugten Fibrinlage nach, die damit auch nach Wochen eine höhere Festigkeit aufwies als ein Wundverschluß mit Naht oder Zyanoacrylat [18, 19]. Der Fibrinkleber kann ebenso auch auf feuchten Gewebeflächen angewendet werden.

Als biologische Substanz wird das Fibrin nach einigen Tagen unter Kollagenbildung und Beschleunigung der natürlichen Wundheilung resorbiert.


## Methoden


### 1. Wundverschluß verschiedener Hornhauttunnelinzisionen mit Fibrin nach Implantation von PMMA-Intraokularlinsen

*Inzisionstechnik:* Ein modifizierter Thornton-Fixationsring stabilisiert das Auge und nach Markierung der vorgesehenen Inzisionsgröße mittels Zirkel wird un-

**Abb. 1.** Schemazeichnung des Zweispritzenkanülensystems zur Fibrinkleberapplikation (Tissucol, Typ Duplojekt Duo S), welche aus zwei Komponenten besteht: 1. humanes Fibrinogen, Faktor XIII mit Aprotinin und 2. Thrombin mit $CaCl_2$-Lösung. Beide Komonenten werden erst am Kanülenende vermengt

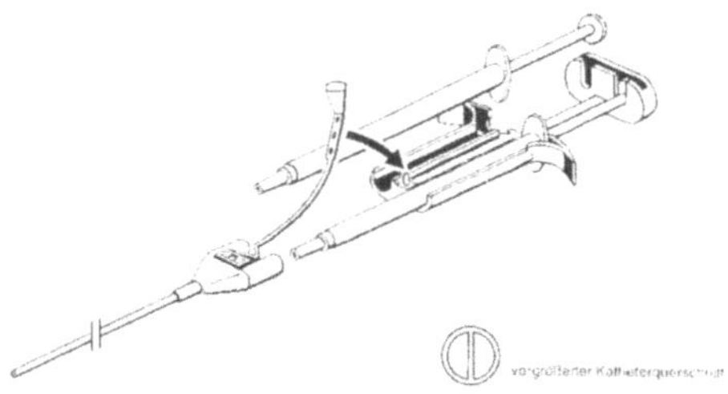

ter Peribulbäranästhesie zuerst die 0,3 mm tiefe und 5 mm lange Schnittiefeninzision am temporalen Limbus angelegt. Das Clear-cornea-Diamantmesser ermöglicht bei leichter Penetration die Präparation eines 1,6 bis 1,8 mm langen und ca. 3 mm breiten Tunnels.

*Operationstechnik:* Nach bimanueller Phakoemulsifikation in der Divide-and Conquer-Technik unter Viskoelastikum (Healon) werden Kortexanteile mit dem bimanuellen Irrigations-/Aspirationssystem nach Brauweiler entfernt. Dann wird der Kapselsack mit Viskoelastikum gestellt und die Tunnelinzision auf 5 mm durch ein Tellerdiamantmesser für die nachfolgende PMMA-IOL-Implantation erweitert.

Nach der Implantation einer einstückigen bikonvexen PMMA-IOL mit 5 mm-Optik und 12 mm Gesamtdurchmesser wird das Viskoelastikum mittels I/A-System entfernt. Über die Parazentesen wird das Auge tonisiert.

Der sogenannte Tissucol-Fibrinkleber (Immuno, Heidelberg) besteht aus einem speziellen Zweikomponentenspritzensystem Duplojekt:

1. Fibrinogen, Faktor XIII sowie Aprotinin und 2. Thrombin sowie Kalziumchlorid.

Beide Komponenten werden intraoperativ mittels eines Spritzensystems vereinigt und führen zur Einleitung der Endreaktionen der Koagulationskaskade, die in der Bildung von Fibrin endet.

Die zwei Komponenten Fibrinogen und Thrombin werden im Duplojekt erst am Kanülenende vermengt (Abb. 1). Bereits die Applikation weniger Tropfen reicht zur vollständigen Abdichtung aus.

Überschüssiger Kleber kann durch das bimanuelle Irrigations-/Aspirationssystem über die Parazentesen mobilisiert und entfernt werden. Der Kleber härtet in wenigen Sekunden, ohne daß die Wundfläche völlig trocken sein muß.

Der vergebliche Versuch, eine stumpfe Kanüle durch den Tunnel einzuführen, belegte den raschen und wasserdichten Wundverschluß, ohne daß eine Naht erforderlich wurde.

## 2. Wundverschluß verschiedener Skleratunnelinzisionen mit Fibrin nach Implantation vornehmlich heparinbeschichteter PMMA-Intraokularlinsen

Um einen dünnen Fibrinfilm zu erreichen, werden nur wenige Tropfen Fibrin einhändig auf das Sklerainzisionsareal appliziert. Die Bindehaut wird unter leichtem Druck der Pinzette auf der Sklera adaptiert, um einen breitflächigen

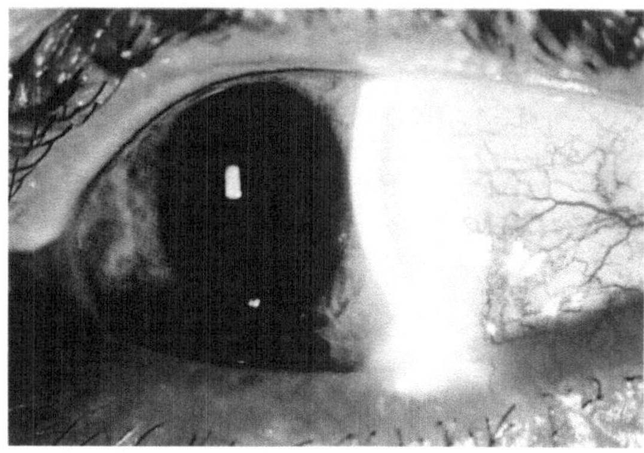

**Abb. 2.** Spaltlampenfotografie der temporalen Hornhauttunnelinzision am ersten postoperativen Tag nach Wundverschluß mit Fibrin

Wundverschluß zu erzielen. Sehr wichtig ist die Erwärmung des Fibrinklebers auf Körpertemperatur, da nur dann eine gleichmäßige Mischung der Komponenten mit optimaler Klebewirkung vorhanden ist. Der nichtverwendete Kleberanteil verbleibt unvermengt und flüssig bis zur nächsten Anwendung.

Hornhauttopographische Aufnahmen wurden mit dem computerisierten Videokeratoskop (EyeSys Laboratories) präoperativ, am 1.–4. Tag und 3 Monate postoperativ angefertigt. Unter Verwendung der Vektoranalyse wurde der chirurgisch induzierte Astigmatismus berechnet [11].

## Ergebnisse

Der Kleber bewirkte einen raschen und wasserdichten Wundverschluß, ohne daß eine zusätzliche Naht erforderlich war (Abb. 2). Wundheilungsstörungen oder Nebenwirkungen traten nicht auf.

Es fand sich postoperativ auch nach Monaten ein nur geringer chirurgisch induzierter Astigmatismus mit der Regel. Die Videokeratoskopie veranschaulichte die – nach temporaler Hornhauttunnelinzision übliche – dreiecksförmige Abflachung im Inzisionsareal mit Spitze des Dreiecks zur Hornhautmitte. Diese topographische Veränderung bildete sich nach sechs Monaten zurück.

Durch die Spaltlampenmikroskopie beobachtet man bei hoher Vergrößerung einige kleine, kristalline Fibrinstrukturen in der Tunnelregion.

## Diskussion

Zum Verschluß von traumatischen Linsenkapseldefekten setzte Buschmann den Fibrinkleber erfolgreich zur Kataraktvorbeugung ein [1]. Als weitere Indikationen des Fibrinklebers in der Ophthalmochirurgie sind konjunktivale, korneale oder sklerale Wiederherstellungen aus der Literatur bekannt [2, 7, 9, 14]. Unter Anwendung der dargestellten Applikationstechnik mit einer dünnen Lage des Fibrinklebers auf die äußere Wundfläche kam es zu einem raschen Wundverschluß ohne intraokulare Applikation. In der Rasterelektronenmikroskopie wurde ein sehr enger Kontakt des Fibrins (bis zu 20 nm zur Zellmembran) mit den Epithelzellen aufgezeigt [8]. Die basalen Zellindentationen umschlossen dabei häufig Fibrinakkumulationen.

Eine Vielzahl von Berichten weisen auf die Vorteile von Skleratascheninzisionen mit nahtlosem Wundverschluß hin. Trotzdem wird von mehreren Autoren über die Induktion eines postoperativen Astigmatismus gegen die Regel berichtet [20]. Durch den Verschluß von Skleratascheninzisionen mit Fibrin konnte der postoperativen Entwicklung eines Astigmatismus gegen die Regel entgegengewirkt werden [16].

Der positive Einfluß des Fibrins auf die Wundheilung kann auf verschiedene Wirkungsmechanismen zurückgeführt werden:

- Wirkung als biologische Substanz,
- Vereinigung der Wundoberflächen,
- Anbieten einer Grundlage zur Einwanderung von Fibroblasten und
- Stimulation reparativ aktiver Zellen entweder direkt oder indirekt durch seine Degradationsprodukte (z. B. Freisetzung von Wachstumsfaktoren).

In früheren Studien erlaubte Fibrin einen freizügigen Transport von Inulin (42 000 Dalton), die Diffusion kritischer Nährstoffe durch das Hornhautstroma sowie über künstliche Membranen [18].

Fehlende Wundheilungsstörungen und eine minimale Narbenbildung sprechen für eine hohe Toleranz des umgebenden Gewebes gegenüber dem Fibrinkleber.

Der Wundverschluß von Skleratunnelinzisionen durch Fibrin erwies sich als ein wirksames Instrument in der Kataraktchirurgie.

Der bereits intraoperativ erzielte feste Wundverschluß beschert eine weitere Verringerung der Infektionsgefahr, was bei der Zunahme ambulanter Kataraktoperationen von Bedeutung ist. Die zuverlässige Tonisierung des Auges verhindert intraokulare Komplikationen infolge einer beeinträchtigten Blut-Kammerwasser-Schranke. Der Entwicklung eines wundbedingten postoperativen Astigmatismus wird entgegengewirkt.

Die bisherigen Ergebnisse sind sehr ermutigend, aber weitere Untersuchungen erscheinen vor einer Etablierung des Wundverschlusses durch Fibrin in der Clear-cornea-Kataraktchirurgie notwendig.

## Literatur


1. Buschmann W (1990) Erhaltung verletzter Linsen durch mikrochirurgische Versorgung der Kapselwunden. Klin Monatsbl Augenheilkd 196 : 329–333
2. Buschmann W, Stemberger A, Blümel G, Leydhecker W (1984) Fibrinklebung und antifibrinolytische Nachbehandlung von Bindehautwunden. Klin Monatsbl Augenheilkd 184 : 185–188
3. Davis PL (1994) PMMA implants via temporal clear corneal incisions: concern replace confidence. Eur J Implant Ref Surg 6 : 205–210

4. Dick B, Kohnen T, Jacobi KW (1994) Endothelzellverlust nach Phakoemulsifikation durch eine temporale Hornhauttunnelinzision. In: DT Pham, J Wollensak, R Rochels, Ch Hartmann (Hrsg) 8. Kongreß der Deutschsprachigen Gesellschaft für Intraokularlinsen Implantation, Springer, Berlin Heidelberg New York Tokyo, S 16–27

5. Dick B, Kohnen T, Schmitt K, Hessemer V (1995) Lasertyndallometrie nach ECCE versus Phakoemulsifikation mit kornealer Tunnelinzision. Akt Augenheilkd 20 : 54–57

6. Fine IH (1993) Corneal tunnel incision with a temporal approach. In: Fine IH, Fichman RA, Grabow HB (eds) Clear-corneal cataract surgery & topical anesthesia. Slack, Thorofare, pp 5–26

7. Gauthier L, Lagoutte F (1989) Utilisation dúne colle de fibrine (Tissucol) pour traiter les ulcères de cornée perforès et prèperforès. J Fr Ophthalmol 12 : 469–476

8. Grabosch A, Bogusch G, Plogmeier K, Öllinger R (1994) In vivo studies of fibrin sealant ultrastructure. In: Schlag G, Redl H (eds) Fibrin sealing in surgical and nonsurgical fields: wound healing, Springer, Berlin Heidelberg New York Tokyo, Vol. 1 : 67–74

9. Härting F, Mellin KB (1981) Fixation von lyophilisierter Dura Mater auf der Sklera durch Fibrinverklebung. Ber Dtsch Ophthalmol Ges 78 : 541–544

10. Henrick A, Kalpakian B, Gaster RN, Vanley C (1991) Organic tissue glue in the closure of cataract incisions in rabbit eyes. J Cataract Refract Surg 17 : 551–555

11. Jaffe NS, Clayman HM (1975) The pathophysiology of corneal astigmatism after cataract extraction. Trans Am Acad Ophthalmol Otolaryngol 79 : 615–630

12. Kammann J, Dornbach G, Linares I, Schüttrumpf R (1994) Linsenimplantation bei Patienten unter Antikoagulantientherapie. Ophthalmologe 91 : 486–489

13. Kohnen T, Dick B, Jacobi KW (1995) Comparison of the induced astigmatism after clear corneal tunnel incision of different sizes. J Cataract Refract Surg 21: 417–424

14. Lagoutte FM, Gauthier L, Comte PRM (1989) A fibrin sealant for perforated and preperforated corneal ulcers. Br J Ophthalmol 73 : 757–761

15. Menapace R, Radax U, Vass C, Amon M, Papanos P (1994) In-the-bag implantation of the PhacoFlex SI-30 high-refractive silicone lens through self-sealing sclerocorneal and clear corneal incisions. Eur J Implant Ref Surg 6 : 143–152

16. Mester U, Zuche M, Rauber M (1993) Astigmatism after phacoemulsification with posterior chamber lens implantation: Small incision technique with fibrin glue for wound closure. J Cataract Refract Surg 19 : 616–619

17. Parry TG, Laszlo GC (1946) Thrombin technique in ophthalmic surgery. Br J Ophthalmol 30 : 176

18. Redl H, Schlag G (1986) Fibrin sealant and its modes of application. In: Schlag G, Redl H (eds) Fibrin sealant in operative medicine, Vol. 2: Ophthalmology – Neurosurgery. Springer, Berlin Heidelberg New York Tokyo

19. Shigemitsu T, Majima Y, Yumiyama A (1994) The utilization of fibrin glue for treatment of wounds: comparison by tensile strength test. XII[th] Congress of the European Society of Cataract and Refractive Surgeons, Lisbon, Book of abstracts, p 106

20. Steinert RF, Brint SF, White SM, Fine IH (1991) Astigmatism after small incision cataract surgery: a prospective, randomized, multicenter comparison of 4- and 6.5-mm incisions. Ophthalmology 98 : 417–424

21. Tassman IS (1950) Experimental studies with physiologic glue (autogenous plasma plus thrombin) for use in the eyes. Am J Ophthalmol 33 : 87

22. Town AE, Naidoff D (1950) Fibrin closure in eye surgery. Am J Ophthalmol 33 : 879

23. Zagorski Z, Grunwald W, Naumann GOH (1989) Fibrin glue improves wound healing of non-perforating keratotomy. Fortschr Ophthalmol 86 : 581–583

Die Autoren haben kein kommerzielles oder finanzielles Interesse an irgendeinem in diesem Artikel erwähnten Gegenstand.

# Irishäkchen ELLA

J. Novák

**Zusammenfassung.** Für die Phakoemulsifikation durch einen Tunnelschnitt können bei engen Pupillarverhältnissen die sogenannten Irishäkchen „ELLA" über 2 bis 4 Parazentesen benutzt werden. Diese Irisretraktoren setzten wir bisher bei 25 Patienten mit Katarakt und Glaukom ein. Das Häkchen ist 8 mm lang und aus Prolene 5-0 hergestellt. Das Endstück ist auf 1,2 mm verbreitert, um die Manipulation mit Pinzetten zu erleichtern. Zur Fixation dient eine 1-mm-Silikonmanschette. Die angestrebte Größe der Pupille von 4 bis 5 mm haben wir mit Hilfe der Häkchen bei allen Patienten mit einem Ausgangspupillendurchmesser von 1,5 bis 2,5 mm herstellen können. Die Phakoemulsifikation konnte hiernach durch die erweiterte Pupille problemlos durchgeführt werden. Viermal wurde am Ende der Operation eine Läsion des Musculus sphincter pupillae beobachtet, was zu einer geringen Pupillenentrundung führte.

Die Konstruktion des Irishäkchens hat sich bewährt. Bei einer sehr rigiden Pupille kann man zusätzlich eine Iridotomie bei 12 Uhr erwägen, die am Ende der Operation vernäht werden sollte.

**Summary.** The method of phacoemulsification during ECCE may be difficult in miosis, especially in glaucomatous eyes. Using transcorneal iris retractors, first described by McReynolds in 1975, a stable dilatation of the pupil can be achieved. A flexible modification of the iris hooks was described by de Juan in 1991.

Our flexible iris hook is made of Prolene 5-0 fibers and has an adjustable 1 mm collar-like ring of silicone rubber. The length of the iris retractors is 8,0–9,2 mm; the diameter of the angulated part of the retractor measures 1,0 mm.

The iris hook ELLA was used in 25 cases of glaucomatous eyes during phacoemulsification. The diameter of the pupil before surgery varied from 1,5 to 2,5 mm. Visible damage to the pupillary margin after pupil dilatation was observed in four cases and was followed by postoperative pupilloplegia. In a further ten cases with rigid pupils, iridotomies may be done and will be sutured at the end of the operation.

## Einleitung

Eine schmale Pupille stellt sowohl für den Anfänger als auch für den erfahrenen Augenchirurgen bei der Ausführung der Phakoemulsifikation ein erhebliches Problem dar. Für die Dilatation der Pupille gibt es mehrere Möglichkeiten: Nach erfolgloser pharmakologischer Weitstellung durch intrakamerale Mydriatikumgabe und nach der Lösung hinterer Synechien können feine radiale Einschnitte des Pupillensphinkters (Sphinkterotomien) versucht werden. Ein verdickter Pigmentsaum des Pupillenrandes sollte beseitigt werden. Eine sogenannte „strech

R. Rochels et al. (Hrsg.)
9. Kongreß der DGII
© Springer-Verlag Berlin Heidelberg 1995

pupiloplasty", das heißt Pupillendehnung durch ein chirurgisches Instrument
etwa mit Kuglen- oder Sinskey-Irishäkchen, stellt eine weitere Möglichkeit dar
[1, 5, 8]. Man kann auch durch Parazentesen Metallirishäkchen einführen und die
Pupille so erweitern [2, 4, 7]. Die flexible Variante von diesen Häkchen wurde von
de Juan im Jahre 1991 beschrieben, bei der er für diese flexiblen Häkchen Nylon-
fäden verwendete [7]. Die Vorteile dieser Methodik wurden von Nichamin aufgeführt [6].

## Beschreibung des neuen Instruments

Das Häkchen besteht aus semiflexiblen 5-0-Prolene-Fäden (Ethicon, Hamburg).
Die Länge der Häkchen beträgt 8 bis 9,2 mm. Der gebogene Häkchenanteil hat
einen Durchmesser von 1,0 mm und das Häkchenende ist mit einem halbkugeli-
gen Abschluß versehen. Dadurch wird das Risiko der Linsenkapselbeschädigung

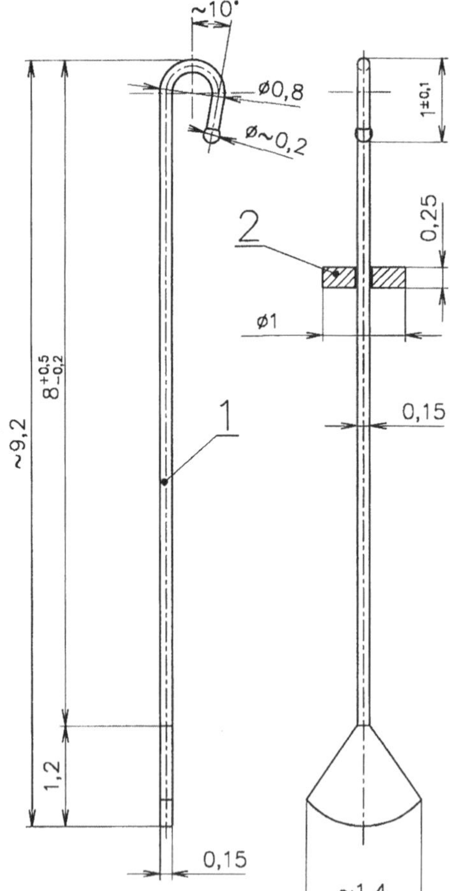


**Abb. 1.** Technische Zeichnung des Irishäkchens ELLA

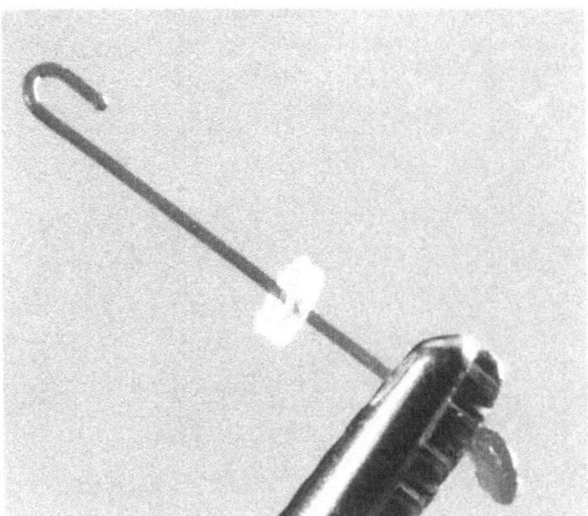

**Abb. 2.** Das Irisretraktorhäkchen ELLA
in der Seitenansicht

und der Irisperforation vermindert. Das Häkchen ist um 10 Grad abgewinkelt.
Hierdurch wird das Zurückziehen des Retraktors durch die Hornhautinzision
(Parazentese) erleichtert. Das Einführungsende des Häkchens ist kreisförmig zu-
sammengepreßt (1,2 mm) und im rechten Winkel zur Achse des Häkchens gehalten (Abb. 1 und 2). Hierdurch kann das Häkchen leicht hinter den Pupillarsaum geführt werden. Die Häkchen werden durch eine Silikongummimanschette
fixiert.

## Einsetzen der Häkchen

Im Bereich der Schwalbeschen Linie werden 4 Parazentesen angelegt. Es ist nicht
zu empfehlen, weiter nach zentral zu gehen, da sonst ein Endotheltrauma befürchtet werden muß. Unsere bevorzugte Häkchenposition ist $\frac{1}{2}$ 2, 4, 8, $\frac{1}{2}$ 11 Uhr
(Abb. 3, oben links). Es ist jedoch auch möglich, diese Technik mit einer Iridotomie bei 12 Uhr zu kombinieren, wenn die Pupille sehr rigide ist und bei der
Dehnung mit 4 Haken ein Einreißen des Sphinkters befürchtet werden muß. Hier
ist jedoch zu empfehlen, daß die Iridotomie am Ende der Operation wieder vernäht wird. Die Implantation der Häkchen erfolgt am besten, wenn das gebogene
Häkchenende mit einer Implantationspinzette um den Pupillarsaum gedreht
wird und dann die Silikonmanschette nach unten geschoben wird zur Fixierung
des Häkchens. In jedem Fall sollte bei sehr derben Pupillen eine Sphinkterotomie oder eine Iridotomie mit der Pupillendehnung durch die Irisretraktoren
kombiniert werden, um ein unkontrolliertes Einreißen des Musculus sphincter
pupillae zu verhindern. In der Regel ist eine Dehnung des Sphincter pupillae über
5 mm hinaus nicht erforderlich.

Nach der Implantation der Intraokularlinse bestehen zwei Möglichkeiten zur
Entfernung der Irisretraktoren:

1. Es kann der distale Häkchenanteil über der Cornea abgeschnitten werden,
und mit einer feinen Pinzette der intraokulare Teil des Irisretraktors über den
Tunnel herausgezogen werden (s. Abb. 3, unten links).

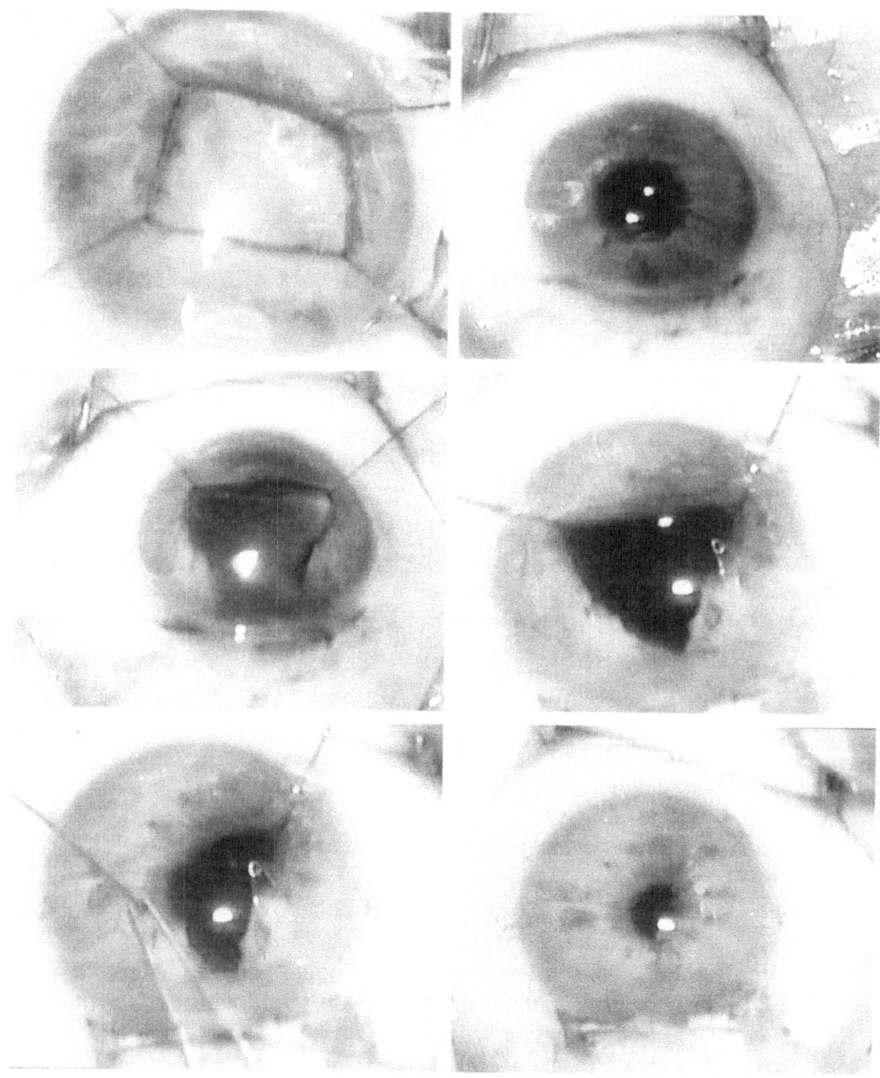

**Abb. 3.** Anwendungsmöglichkeiten der Irishäkchen. *Oben:* Nach Einführung von 4 Irishäkchen viereckige Dehnung der Pupille (oben links), oben rechts der Aspekt der Pupille am Ende der Operation. *Mitte:* Einführung von 2 Irishäkchen bei 4 und 8 Uhr, zusätzlich Iridotomie bei 12 Uhr (Mitte links) oder Sphinkterotomie bei 12 Uhr (Mitte rechts). *Unten:* Entfernung der Irisretraktorhäkchen (unten links) und der Pupillenaspekt nach Vernähung der Iridotomie (unten rechts)

2. Es kann die Silikonmanschette zurückgezogen werden, der gekrümmte Teil des Häkchens und den Pupillenrand bewegt und anschließend der Haken vorsichtig durch die Parazentese herausgezogen werden.

Die Häkchen werden bei uns mit Äthylenoxyd sterilisiert und im Fünferpack angeboten.

## Schlußfolgerung

Die beschriebenen Irisretraktoren ELLA haben sich bei der Phakoemulsifikation bei engen Pupillarverhältnissen bei 25 Patienten bewährt. Es handelte sich in allen Fällen um Glaukompatienten mit medikamentös nicht erweiterbaren Pupillen mit einem Durchmesser von weniger als 3 mm. In der Regel wurde daher zusätzlich eine Sphinkterotomie oder eine Iridotomienaht notwendig. Bei 4 Augen ohne zusätzliche Irisinzisionen kam es zur Ruptur des Sphincter pupillae mit Entrundung postoperativ. Das beschriebene operative Verfahren zeigte in unseren Fällen folgende Komplikationen:

In 2 Fällen Bindehautchemosis in Folge sehr peripherer Parazentesen, in 4 Fällen ein vorübergehendes Hornhautstromaödem im Bereich der Parazentesen, in 8 Fällen eine leichte Sanguination vom Pupillarrand in die Vorderkammer. In der frühen postoperativen Periode fiel an 6 Augen ein Fibrinnetz in der Pupille auf, was durch eine intensive lokale Kortikoidtherapie beherrscht werden konnte.

## Literatur


1. de Juan E, Hickingbotham D (1991) Flexible iris retractor. Am J Ophthalmol 111 : 776–777
2. Fuller DG (1990) Translimbal iris hook for pupillary dilatation during vitreous surgery. Am J Ophthalmol 110 : 577
3. Eckardt C (1985) Pupillary stretching. A new procedure in vitreous surgery. Retina 5 : 235–238
4. McCuen BW, Hickingbotham D, Tsai M, deJuan E (1989) Temporary iris fixation with a micro-iris retractor. Arch Ophthalmol 107 : 925
5. McReynolds WU (1977) Ocular surgical system. United States Patent 619, 189-4, 037,589
6. Nichamin LD (1993) Enlarging the pupil for cataract extraction using flexible nylon iris retractors. J Cataract Refract Surg 19 : 793–796
7. Miller KM, Keener GT (1994) Stretch pupilloplasty for small pupil phacoemulsification. Am J Ophthalmol 117 : 107-108
8. Shepherd DM (1993) The pupil stretch technique for miotic pupils in cataract surgery. Ophthalmic Surg 24 : 851–852

# Reduktion der Lichtbelastung durch Kataraktoperation in regredienter Spaltlichtbetrachtung

C. BACKES-TEPING, E. ORAN und C. TEPING

**Zusammenfassung.** Die überwiegende Mehrzahl verfügbarer Mikroskopsysteme ermöglicht die Betrachtung des Operationssitus ausschließlich mit Ganzfeldbeleuchtung. Um klinische Erfahrungen bei Verwendung reduzierter Beleuchtungsverhältnisse zu sammeln, erfolgten konsekutiv 8500 Phakoemulsifikationen und IOL-Implantationen unter regredienter Spaltlichtbetrachtung.

*Methode:* Kapsulorhexis, Phakoemulsifikation, I/A-Vorgang, Kapselpolitur und IOL-Implantation wurden bei regredienter Spaltlichteinstellung mit einer Spaltbreite von 2–3 mm durchgeführt. Bindehauteröffnung, Tunnelpräparation und Wundverschluß erfolgten bei Schräglichteinstellung oder regredienter Ganzfeldbeleuchtung mit Helligkeitsreduktion.

*Ergebnisse:* Die intraokularen Manipulationen bei regredienter Spaltlichtbetrachtung bieten erhebliche Vorteile: 1) Reduktion der Lichtbelastung für das Patientenauge, 2) Reduktion der Lichtbelastung für den Operateur, 3) Reflexminderung, geringere Blendung und Ermüdung des Operateurs, 4) eindeutig bessere Kontrast- und Detailwahrnehmung im Vergleich zur Ganzfeldeinstellung.

*Schlußfolgerung:* Die regrediente Spaltlichtbetrachtung reduziert nicht nur die Lichtbelastung für Patient und Operateur, sondern bietet auch optisch bessere Betrachtungsbedingungen. Eine entsprechende Variationsmöglichkeit ist für alle Operationsmikroskope zu fordern.

**Summary.** Most of the common microscope systems enable the surgeon to look at the operation site only by total field illumination. In order to collect experience with reduced field illumination, about 8500 cataract operations were performed consecutively looking under a regredient slit lamp. Capsulorhexis, phacoemulsification, I/A procedure, capsule polishing, and IOL implantation were performed by looking through a regredient slit lamp with a slit width of about 2–3 mm. Conjunctival opening, tunnel preparation and wound closure were done by total field illumination.

The intraocular manipulations by regredient slit lamp position offered many advantages: (1) reduction of light exposure for the patient eye; (2) reduction of light exposure for the surgeon; (3) reduction of reflection, less blinding and fatigation of the surgeon; (4) obviously better recognition of contrast and details compared to total field position.

Thus, the regredient slit lamp position does not only reduce light exposure to patient and surgeon, it offers more detailed viewing conditions, too. Such a possibility to change light position should be demanded in all surgical microscope systems.

## Einleitung

Die überwiegende Mehrzahl verfügbarer Mikroskopsysteme für die Ophthalmochirurgie ermöglicht die Betrachtung des Operationssitus ausschließlich mit

R. Rochels et al. (Hrsg.)
9. Kongreß der DGII

Ganzfeldbetrachtung. Eine variable Spalteinstellung bei rückfallendem Licht oder bei Schräglichtbetrachtung ist nur bei wenigen Mikroskoptypen möglich. Um klinische Erfahrungen bei Verwendung reduzierter Beleuchtungsverhältnisse zu sammeln, erfolgten konsekutiv 8500 Phakoemulsifikationen und IOL-Implantationen unter regredienter Spaltlichtbetrachtung.

## Material und Methoden

Das verwendete Operationsmikroskop (Fa. Möller Optische Werke, Wedel) bietet folgende Einstellmöglichkeiten:

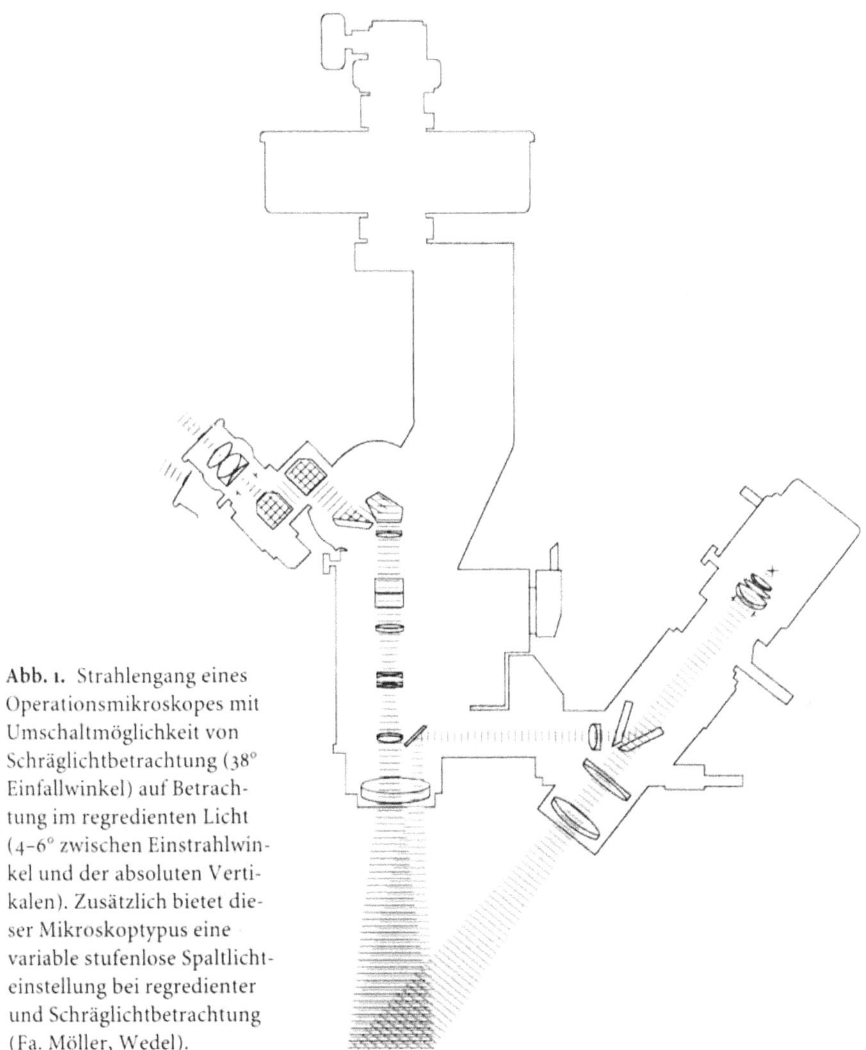

**Abb. 1.** Strahlengang eines Operationsmikroskopes mit Umschaltmöglichkeit von Schräglichtbetrachtung (38° Einfallwinkel) auf Betrachtung im regredienten Licht (4–6° zwischen Einstrahlwinkel und der absoluten Vertikalen). Zusätzlich bietet dieser Mikroskoptypus eine variable stufenlose Spaltlichteinstellung bei regredienter und Schräglichtbetrachtung (Fa. Möller, Wedel).

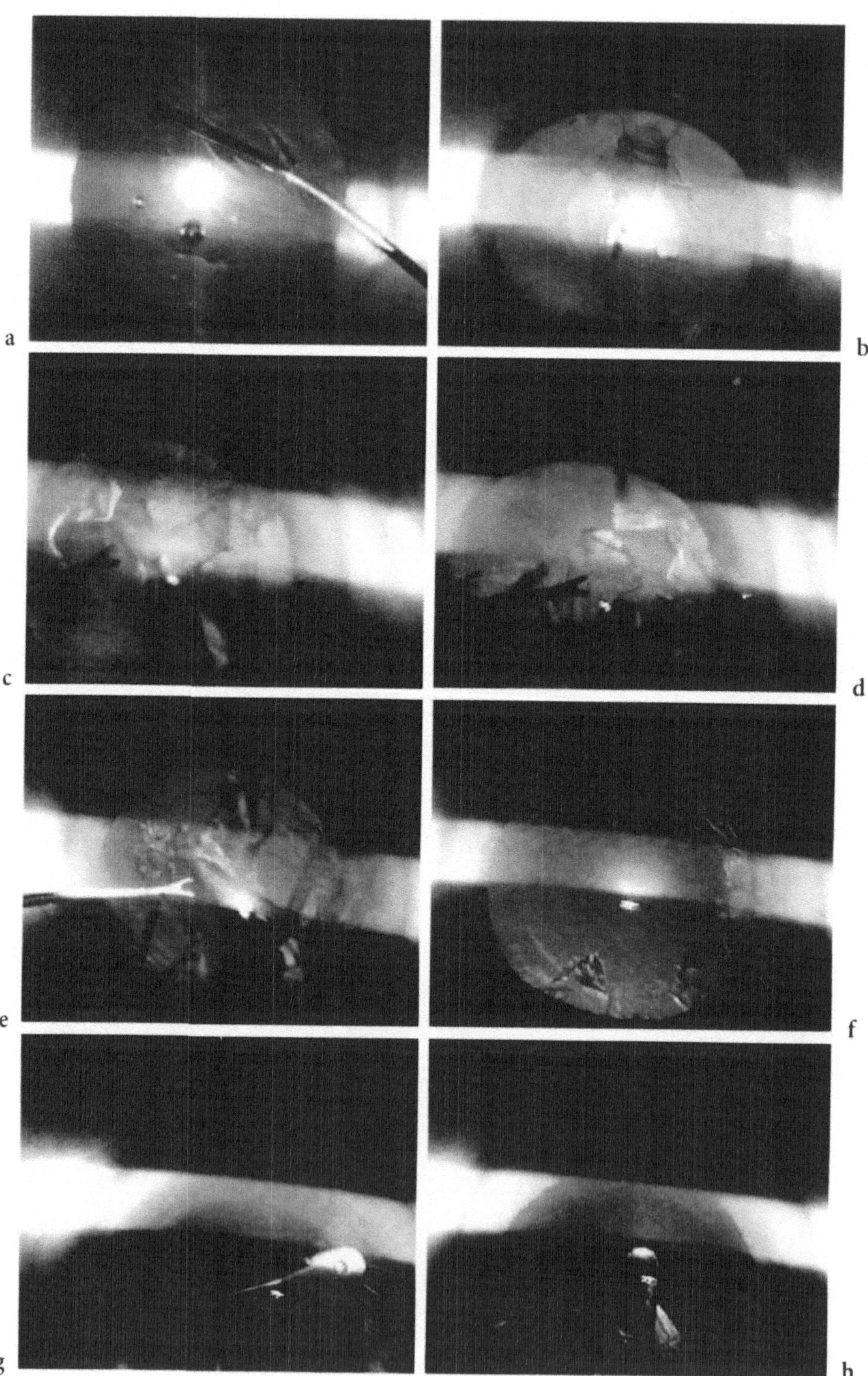

a
b
c
d
e
f
g
h

1. Regrediente Ganzfeldbeleuchtung (4–5° zwischen Einstrahlwinkel und der Vertikalen),
2. variable stufenlose Spalteinstellung bei regredienter Beleuchtung,
3. Ganzfeldbeleuchtung bei Schräglichteinstellung (38° Einfallwinkel),
4. variable Spalteinstellung bei Schräglichtbeleuchtung (Abb. 1).

Kapsulorhexis, Hydrodissektion, Phakoemulsifikation, I/A-Vorgang, Kapselpolitur und IOL-Implantation wurden bei regredienter Spaltlichteinstellung mit einer Spaltbreite von ca. 2–3 mm durchgeführt (Abb. 2). Bei der Kapselpolitur erfolgte teilweise die Umstellung auf Spalteinstellung mit Schräglichtbeleuchtung; durch diese Einstellung wird die Spaltlampenbetrachtung bei den postoperativen Untersuchungen imitiert. Bindehauteröffnung, Tunnelpräparation und Wundverschluß wurden bei Ganzfeldbetrachtung (Schräglicht oder regredientes Licht) durchgeführt.

## Ergebnisse

Die intraokularen Manipulationen bei regredienter Spaltlichtbetrachtung bieten nach übereinstimmenden Aussagen der beteiligten Operateure erhebliche Vorteile:

1. Reduktion der Lichtbelastung für das Patientenauge,
2. Reduktion der Lichtbelastung für den Operateur,
3. Reflexminderung und erheblich geringere Blendung für den Operateur,
4. hierdurch geringere Ermüdung des Operateurs und
5. eindeutig bessere Kontrast- und Detailwahrnehmung im Vergleich zur Ganzfeldeinstellung.

## Diskussion

Die Durchführung der entscheidenden intraokularen Operationsschritte unter regredienter Spaltlichtbetrachtung reduziert nicht nur die Lichtbelastung für das Patientenauge, sondern wesentlich auch die für den Operateur. Die Minderung der einfallenden Gesamtlichtmenge sowie die Reduzierung störender Reflexe führen zu deutlich geringerer Blendung des Operateurs, was zu entspannterem Arbeiten und zu geringerer Ermüdbarkeit führt. Entscheidend für die Tatsache, daß die o. g. Lichteinstellungen am Mikroskop zu unseren Standardbedingungen

Abb. 2 a–h. Darstellung einiger Operationsschritte unter regredienter Spaltlichteinstellung. a Hydrodissektion, b Beginn Phakoemulsifikation, zentrale Grabenbildung, c Z. n. Emulsifikation der oberen Quadranten, d Emulsifikation des dritten Kernquadranten, e Zustand vor Emulsifikation des letzten Quadranten, f Z. n. Beendigung des Phakovorgangs, g bimanuelle Kortexaspiration in der unteren Peripherie des Kapselsackes, h bimanuelle Kortexaspiration in der oberen Peripherie des Kapselsackes

wurden, sind der eindeutig bessere Kontrast und die bessere Detailwahrnehmung von Linsenstrukturen im Vergleich zur Ganzfeldbeleuchtung. Dies überrascht unter Zugrundelegung der Kontrastdefinition (Imax–Imin/Imax + Imin) nicht, da bei höheren Leuchtdichteunterschieden benachbarter Strukturen der Kontrast zunimmt. Die zentrale Grabenbildung des Linsenkerns, die Segmentierung bei der „divide and conquer" Technik sowie die verbleibenden Kortexreste nach Phakoemulsifikation lassen sich mit hoher Präzision darstellen. Bewährt hat sich bei der Hinterkapselpolitur zusätzlich die Spalteinstellung bei Schräglichtbeleuchtung: diese entspricht der normalen Spaltlampeneinstellung und macht feinste Kapselauflagerungen sichtbar.

Zusammenfassend sind wir der Ansicht, daß die genannten Variationsmöglichkeiten der Beleuchtung der Operationssitus für alle Mikroskopsysteme zu fordern sind. Eine weitere Bereicherung würde die Möglichkeit darstellen, die Spaltbreite über das Fußpedal zu steuern.

# Vorhersagegenauigkeit der postoperativen Restrefraktion nach Kataraktoperation unter Anwendung verschiedener Formeln zur IOL-Brechkraftbestimmung

A. Windmann, P. Großkopf und K.W. Jacobi

**Zusammenfassung.** Neben der Vorhersagegenauigkeit verschiedener Biometrieformeln (Binkhorst II-, Holladay-, SRK II-, SRK/T-, Haigis-Formel) wurde die Verteilung der Vorhersagefehler sowie der Einfluß späterer Refraktionsänderungen auf die IOL-Brechkraftbestimmung untersucht. Bei 312 Patienten wurde die postoperative Frührefraktion, bei 75 dieser Patienten anschließend die Spätrefreaktion ermittelt. Retrospektiv wurde für die tatsächlich implantierte IOL-Brechkraft mit o.g. Formeln die jeweilige Refraktionsvorhersage errechnet. Die Differenz zwischen postoperativer Refraktion und Vorhersagewert repräsentiert den Vorhersagefehler, dessen mathematischer Betrag den absoluten Vorhersagefehler. Es erfolgte eine Unterteilung nach Bulbuslängen. Der mittlere absolute Vorhersagefehler der Binkhorst II- und der SRK II-Formel ist für alle und normale Bulbuslängen der Frührefraktionsgruppe signifikant höher als bei den übrigen Formeln. Bei langen Augen erweist sich die Binkhorst II-Formel als am ungenauesten, bei kurzen Augen erzielen alle Formeln kleine mittlere absolute Vorhersagefehler. Die Resultate in der Spätrefraktionsgruppe sind vergleichbar. Die Binkhorst II-Formel tendiert zur Vorhersage schwächer brechender IOL als die anderen Formeln. Bei der Spätrefraktion liegt eine Myopisierung um 0,34 D. gegenüber der Frührefraktion vor.

**Summary.** Six formulas (Binkhorst II, Holladay, SRK II, SRK/T, Haigis formula) for predicting postoperative refraction were evaluated for their accuracy and the distribution of their prediction errors. In addition, we examined the stability of the postoperative refraction. Early refraction (2 days after surgery) was obtained in a series of 312 patients, 75 of them were examined again after at least 4 months (late refraction). Retrospectively, the predicted refraction was calculated, using the actual implanted intraocular lens power and the above mentioned different formulas. The difference between predicted refraction and observed postoperative refraction represents the prediction error. For statistical analysis the absolute value of the prediction error, called the mean absolute error, was used. Cases were grouped according to axial length. For the average axial length ranges the Binkhorst II and the SRK II formula performed worse than the other formulas. For long axial length ranges, the Binkhorst II formula gave the poorest results. For short axial length ranges, all formulas performed well. The Binkhorst II formula has the tendency to underestimate IOL power. The postoperative refraction underlies a myopic shift of 0.34 D.

## Einleitung

Die postoperative Refraktion weicht in 80% der Fälle um weniger als 1 D. vom vorhergesagten Wert ab, wenn moderne Biometrieformeln verwendet werden [6]. Bei normalen Bulbuslängen ist eine übereinstimmende, klinisch ausreichende Vorhersagegenauigkeit, z.T. auch der älteren Biometrieformeln be-

R. Rochels et al. (Hrsg.)
9. Kongreß der DGII
© Springer-Verlag Berlin Heidelberg 1995

schrieben [1, 12, 13, 15–17]. Vor allem bei abnormen Bulbuslängen kommt es zu einer nachlassenden Vorhersagegenauigkeit einzelner Formeln, deren Anwendung in diesen Fällen nicht empfohlen wird [2, 3, 10–12, 16–18]. Eine verbesserte Genauigkeit kann durch Einbeziehung optimierter Konstanten erzielt werden [9, 15]. Neben der Größe des Vorhersagefehlers ist seine Verteilung zu beachten: Sind die Abweichungen nicht gleichmäßig um den Vorhersagewert verteilt, kommt es zu einer Anhäufung zu schwach oder zu stark brechender Implantate. Daneben sollten in der postoperativen Phase auftretende Refraktionsänderungen ermittelt und bei der IOL-Brechkraftbestimmung berücksichtigt werden.

## Material und Methoden

Es wurden die Daten von 312 Patienten untersucht, die sich einer Kataraktextraktion und HKL-Implantation unterzogen hatten. Die postoperative Refraktion wurde durch subjektiven Abgleich bei der Entlassungsuntersuchung ermittelt *(Gruppe Frührefraktion)*. Bei 24% der Patienten erfolgte nach frühestens 4 Monaten die Bestimmung der Spätrefraktion *(Gruppe Spätrefraktion, Tabelle 1)*.

Der postoperative Visus betrug mindestens 0,4. Alle Untersuchungen wurden von 2 Personen durchgeführt.

Präoperativ wurde die HH-Brechkraft mit einem Autokeratometer (Fa. Humphrey, Modell 420) gemessen. Die Okulometrie wurde im Applanationsverfahren am sitzenden Patienten durchgeführt (Fa. Humphrey, Ultrasonic Biometer Modell 820).

Retrospektiv wurde jeweils für die tatsächlich implantierte IOL-Brechkraft die entsprechende Refraktionsvorhersage errechnet. Dabei wurden verschiedene Biometrieformeln mit den vom IOL-Hersteller empfohlenen Konstanten verwendet: Binkhorst II-, SRK II-, SRK/T- und Holladay-Formel [1, 2, 13, 14, 16–18]. Bei 175 Patienten der Früh- und bei 63 Patienten der Spätrefraktions-Gruppe wurde die Vorhersage außerdem mit der Haigis-Formel [5–7] berechnet. Für einen Operateur (1 in Tabelle 1) und einen IOL-Typ wurde ein optimierter Surgeonfaktor berechnet und konnte bei 170 Patienten der Frührefraktionsgruppe so-

**Tabelle 1.** Daten der untersuchten Patienten der Gruppen Früh- und Spätrefraktion

|  | Frührefraktion | Spätrefraktion |
|---|---|---|
| Anzahl Patienten [n] | 312 | 75 |
| Alter [Jahre] | 73,0 ± 12,0 | 73,8 ± 11,7 |
| Bulbuslänge [mm] | 23,63 ± 1,61 | 23,64 ± 1,61 |
| Hornhautradius [mm] | $K_1$ 7,72 ± 0,28 | $K_1$ 7,68 ± 0,32 |
|  | $K_2$ 7,69 ± 0,30 | $K_2$ 7,66 ± 0,34 |
| Visus | 0,61 ± 0,21 | 0,73 ± 0,23 |
| Operateure | 1: 68%, 2: 19%, 3: 13% | 1: 77%, 2: 20%, 3: 3% |
| IOL-Typen | 1: 74%, 2: 14%, 3: 12% | 1: 83%, 2: 9%, 3: 8% |
| Operationstechnik | ECCE 85%, Phako 15% | ECCE 95%, Phako 5% |

wie bei 57 Patient der Spätrefraktions-Gruppe in die Holladay-Formel eingesetzt werden. Die Differenz zwischen postoperativer Restrefraktion und vorhergesagter Refraktion entspricht dem Vorhersagefehler. Da sich positive und negative Vorzeichen der Vorhersagefehler kompensieren, wurde bei der Berechnung der Vorhersagegenauigkeit der mathematische Betrag verwendet, bezeichnet als absoluter Vorhersagefehler.

## Ergebnisse

### Absoluter Vorhersagefehler

Wir unterteilten die Augen nach Bulbuslängen (Tabelle 2).

In der Gruppe der Frührefraktionen sind die mittleren absoluten Vorhersagefehler der Binkhorst II- und der SRK II-Formel bei allen Augen sowie den Augen mit einer Bulbuslänge zwischen 22 und 25 mm signifikant höher als bei Anwendung der übrigen Formeln. Die Verwendung des optimierten SF und der Holladay-Formel führt zum kleinsten mittleren absoluten Vorhersagefehler (Tabelle 3).

Bei langen Bulbi schneidet die Binkhorst II-Formel am schlechtesten ab, der Unterschied zur Holladay-Formel ist signifikant. Die SRK/T-Formel ist der SRK

Tabelle 2. Aufteilung der Patienten nach Bulbuslänge

| Gruppe | | Gesamt alle AL | AL $22 \leq \times \leq 25$ | AL $> 25$ | AL $< 22$ |
|---|---|---|---|---|---|
| Früh- | Anzahl [n] | 312 | 243 | 39 | 30 |
| refraktion | Bulbuslänge x ± SD [mm] | 23,5 ± 2,0 | 23,3 ± 0,7 | 26,4 ± 0,9 | 21,5 ± 0,5 |
| Spät- | Anzahl [n] | 75 | 60 | 9 | 6 |
| refraktion | Bulbuslänge x ± SD [mm] | 23,6 ± 1,6 | 23,4 ± 0,7 | 27,3 ± 1,2 | 21,3 ± 0,7 |

Tabelle 3. Mittlere absolute Vorhersagefehler in D. in der Gruppe Frührefraktionen. Dargestellt sind die Mittelwerte und Standardabweichungen (T theoretischer SF, P optimierter SF)

| | Gesamt | $22 \leq \times \leq 25$ mm | $> 25$ mm | $< 22$ mm |
|---|---|---|---|---|
| Binkhorst II | 0,76 ± 0,63 | 0,72 ± 0,53 | 1,12 ± 1,03 | 0,67 ± 0,57 |
| Holladay T | 0,67 ± 0,58 | 0,63 ± 0,55 | 0,90 ± 0,79 | 0,65 ± 0,50 |
| Holladay P | 0,65 ± 0,57 | 0,60 ± 0,51 | 0,92 ± 0,83 | 0,67 ± 0,42 |
| SRK II | 0,73 ± 0,56 | 0,70 ± 0,53 | 0,91 ± 0,71 | 0,76 ± 0,59 |
| SRK T | 0,68 ± 0,55 | 0,63 ± 0,52 | 0,89 ± 0,75 | 0,73 ± 0,48 |
| Haigis | 0,67 ± 0,61 | 0,62 ± 0,58 | 0,87 ± 0,85 | 0,79 ± 0,61 |

**Tabelle 4.** Mittlere absolute Vorhersagefehler in D. in der Gruppe Spätrefraktionen. Dargestellt sind die Mittelwerte und Standardabweichungen (*T* theoretischer SF, *P* optimierter SF)

|  | Gesamt | $22 \leq \times \leq 25$ mm | > 25 mm | < 22 mm |
|---|---|---|---|---|
| Binkhorst II | 0,72 ± 0,61 | 0,69 ± 0,46 | 1,09 ± 1,34 | 0,60 ± 0,22 |
| Holladay T | 0,79 ± 0,65 | 0,83 ± 0,56 | 0,96 ± 1,04 | 0,56 ± 0,50 |
| Holladay P | 0,81 ± 0,63 | 0,80 ± 0,56 | 0,99 ± 1,33 | 0,56 ± 0,18 |
| SRK II | 0,77 ± 0,54 | 0,76 ± 0,55 | 0,80 ± 0,50 | 0,83 ± 0,49 |
| SRK T | 0,77 ± 0,57 | 0,80 ± 0,53 | 0,79 ± 0,86 | 0,55 ± 0,52 |
| Haigis | 0,83 ± 0,60 | 0,85 ± 0,60 | 0,83 ± 0,79 | 0,69 ± 0,19 |

II-Formel bei kurzen Bulbi < 22 mm signifikant überlegen, jedoch zeigen alle Formeln einen niedrigen mittleren absoluten Vorhersagefehler. Die Ergebnisse der Spätrefraktion werden in Tabelle 4 dargestellt.

## Genauigkeitsbereiche

Die Abbildungen 1, 2 und 3 zeigen den prozentualen Anteil von Vorhersagefehlern für die Gruppe der Frührefraktionen, die kleiner als 0,5 und 1,0 D. bzw. größer als 2 D. sind.

Die Holladay-, SRK/T- und die Haigis-Formel haben bei normalen Bulbuslängen einen deutlich höheren Anteil kleiner Vorhersagefehler als die Binkhorst II- und die SRK II-Formel (s. Abb. 1). Bei hohen Bulbuslängen von > 25 mm ist der Anteil großer Vorhersagefehler für alle Formeln groß (Abb. 2).

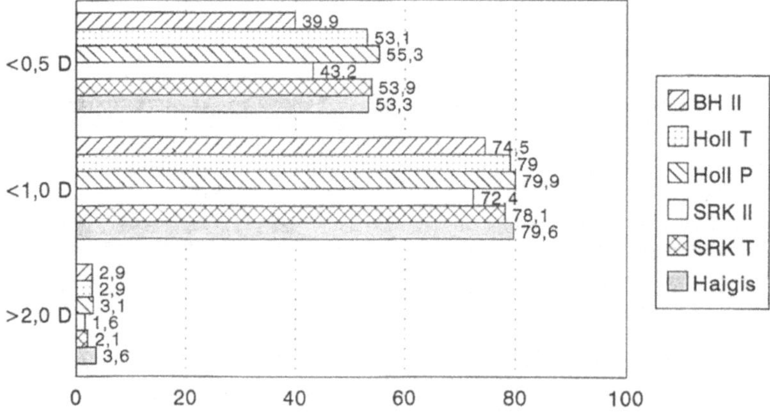


**Abb. 1.** Häufigkeit (%) der Abweichung vom Vorhersagewert in der Gruppe der Frührefraktion, Bulbuslänge zwischen 22 und 25 mm (Holl T/P theoretischer bzw. optimierter SF). Beispiel: Bei Verwendung der Holladay-Formel mit optimierter Konstante (P-SF) ist die Abweichung in 55% der Fälle kleiner als 0,5 D

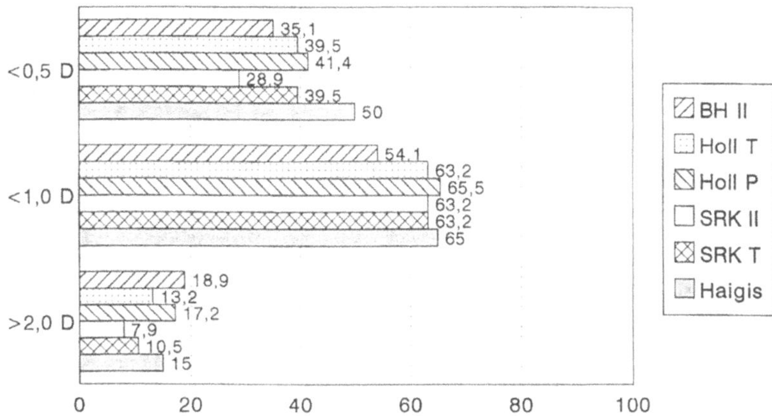

**Abb. 2.** Häufigkeit [%] der Abweichung vom Vorhersagewert in der Gruppe der Frührefraktion, Bulbuslänge größer 25 mm (Holl T/P theoretischer bzw. optimierter SF)

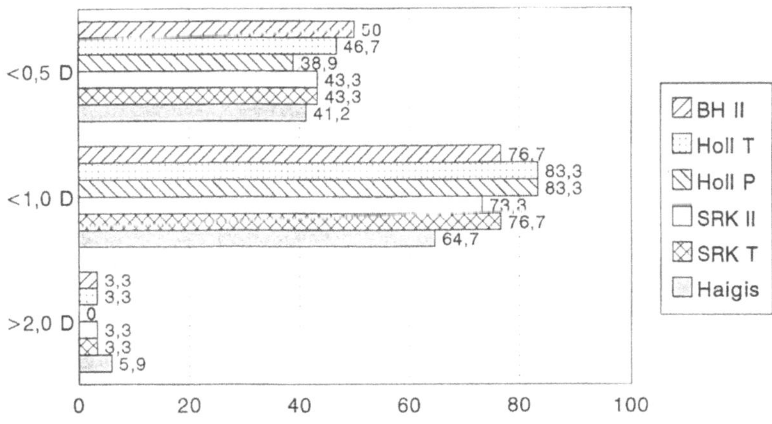

**Abb. 3.** Häufigkeit [%] der Abweichung vom Vorhersagewert in der Gruppe der Frührefraktion, Bulbuslänge kleiner 22 mm (Holl T/P theoretischer bzw. optimierter SF)

Bei kurzen Bulbi erreichen alle Formeln einen hohen Anteil kleiner Abweichungen vom Vorhersagewert (s. Abb. 3). Die Ergebnisse der Gruppe der Spätrefraktion sind der Tabelle 5 zusammengefaßt.

## Verteilung

Tabelle 6 zeigt die Mediane der Vorhersagefehler für Früh- und Spätrefraktionen. Die Vorhersagefehler der Binkhorst II-Formel haben bei 75% der Patienten ein positives Vorzeichen.

**Tabelle 5.** Fälle [%] mit Abweichungen vom Vorhersagewert, die innerhalb der angegebenen Grenzen liegen

| | Gruppe Spät | Gesamt alle AL | AL $22 \leq x \leq 25$ | AL $> 25$ | AL $< 22$ |
|---|---|---|---|---|---|
| Binkhorst II | ± 0,5 D | 43,8 | 43,3 | 55,6 | 33,3 |
| | ± 1,0 D | 78,8 | 78,3 | 66,7 | 100 |
| | ± 2,0 D | 95,0 | 98,3 | 66,7 | 100 |
| Holladay theoretischer SF* | ± 0,5 D | 42,5 | 36,7 | 55,6 | 66,7 |
| | ± 1,0 D | 67,5 | 65,0 | 66,7 | 83,3 |
| | ± 2,0 D | 96,3 | 96,7 | 88,9 | 100 |
| Holladay opt. SF* | ± 0,5 D | 44,8 | 40,5 | 62,5 | 25,0 |
| | ± 1,0 D | 69,0 | 66,7 | 62,5 | 100 |
| | ± 2,0 D | 98,3 | 100 | 87,5 | 100 |
| SRK II | ± 0,5 D | 36,3 | 38,3 | 33,3 | 16,7 |
| | ± 1,0 D | 62,5 | 66,7 | 44,4 | 50,0 |
| | ± 2,0 D | 98,8 | 98,3 | 100 | 100 |
| SRK/T | ± 0,5 D | 41,3 | 36,7 | 44,4 | 66,7 |
| | ± 1,0 D | 72,5 | 70,0 | 77,8 | 83,3 |
| | ± 2,0 D | 97,5 | 98,3 | 88,9 | 100 |
| Haigis | ± 0,5 D | 41,3 | 40,0 | 50,0 | 25,0 |
| | ± 1,0 D | 66,7 | 64,0 | 66,7 | 100 |
| | ± 2,0 D | 98,4 | 100 | 83,3 | 100 |

* *SF* Surgeonfaktor

**Tabelle 6.** Fehlerverteilung: Mediane der Vorhersagefehler in D

| Formel | Frührefraktion | Spätrefraktion |
|---|---|---|
| Binkhorst II | 0,48 | 0,15 |
| Holladay theor. SF | –0,01 | –0,45 |
| Holladay opt. SF | –0,11 | –0,38 |
| SRK II | 0,115 | –0,33 |
| SRK/T | –0,08 | –0,46 |
| Haigis | –0,15 | –0,63 |

## Refraktionsänderung

Die Refraktion der Patienten unterlag nach Ablauf von mindestens 4 Monaten einer durchschnittlichen Myopisierung um 0,34 D.

## Diskussion

Die heutzutage zur Verfügung stehenden Formeln zur Brechkraftbestimmung von Intraokularlinsen sollen auch bei extremen Bulbuslängen eine hohe Vorhersagegenauigkeit erzielen. Übereinstimmung besteht darüber, daß ältere Formeln, bei denen keine Anpassung an die Bulbuslänge erfolgt, nicht verwendet werden sollten [2, 8, 17, 18]. Für lange Augen wird die Verwendung theoretischer Formeln empfohlen [3, 18]. Unsere Ergebnisse bestätigen die Untersuchungen anderer Autoren [3, 6, 18], welche eine hohe Vorhersagegenauigkeit in der kombinierten Gruppe (alle Bulbuslängen) sowie bei den normalen Bulbuslängen erzielten, wenn die IOL-Kalkulation mit der Holladay-, der SRK/T- oder die Haigis-Formel erfolgte. Daneben kann die Verwendung einer modifizierten Konstante die Vorhersagegenauigkeit erhöhen [8]. Unsere Ergebnisse zeigen die nachlassende Genauigkeit der SRK II- und der Binkhorst II-Formel bei Augen großer Achsenlänge, vor allem an der geringeren Häufigkeit von Abweichungen zu erkennen, die kleiner als 0,5 D. sind (vgl. Abb. 2). Alle Formeln erzielen bei kurzen Augen hohe Vorhersagegenauigkeit.

Die dargestellten Refraktionsbilanzen entsprechen bei Anwendung der Holladay-, der SRK/T- und der Haigis-Formel den heutigen Anforderungen [6] an die Vorhersagegenauigkeit.

Bei der Verteilung der Vorhersagefehler ist die Tendenz der Binkhorst II-Formel zur Vorhersage schwächer brechender IOL bemerkenswert, erkennbar an dem gegenüber anderen Formeln in den hyperopen Bereich verschobenen Median der Vorhersagefehler (s. Tabelle 6). Dieses Phänomen beeinträchtigt zwar nicht die dargestellte Vorhersagegenauigkeit, führt aber dazu, daß 75% der Refraktionen hyperoper als der Vorhersagewert sind. Da nach Olsen [10] die Korrelation zwischen vorhergesagter und tatsächlicher postoperativer Vorderkammertiefe bei der Binkhorst II-Formel gut ist, liegt unser Beobachtung eher eine andere Ursache zugrunde.

Die postoperative Refraktion unterlag bei den untersuchten Augen einer Myopisierung um 0,34 D., die durch entsprechende Definition des Refraktionszieles bei der Auswahl einer IOL-Brechkraft berücksichtigt werden muß. Als Ursache wäre eine im postoperativen Verlauf eintretende mögliche IOL-Dezentrierung mit Sulcus-Kapselsack- bzw. Sulcus-Sulcus-Fixierung nach Letter-box-Kapseleröffnungstechnik für die ECCE-operierten Patienten in Betracht zu ziehen [4].

Grundsätzlich sollten regelmäßige Qualitätskontrollen zur Überprüfung der Refraktionsergebnisse unter Einbeziehung der Spätrefraktion durchgeführt werden, damit eine Optimierung durch Auswahl einer geeigneten Biometrieformel und Anwendung optimierter Konstanten erfolgen kann.

## Literatur


1. Binkhorst RD (1979) Intraocular lens power calculation. Int ophthalmol Clin 19 (4) : 237–252
2. Binkhorst RD (1984) Intraocular lens power calculation manual. In: A guide to the author's TI CC-40 programs, 3rd ed. New York, Richard D Binkhorst
3. Coburn RM, Grandon SC, Grandon GM (1990) Intraocular lens implant power calculations: Investigations controlling for lens type. J Cataract Refract Surg 16 : 457–464
4. Duncker G, Wetzel W (1990) Linsenposition nach 400 konsekutiven Phakoemulsifikationen mit geplanter Kapselsackfixierung. In: Schott K, Jacobi KW, Freyler H (Hrsg) 4. Kongreß der DGII. Springer, Berlin Heidelberg New York Tokyo, S 113–119

5. Haigis W (1991) Strahlendurchrechnung in Gauß'scher Optik zur Beschreibung des Systems Brille-Kontaktlinse-Hornhaut-Augenlinse (IOL). In: Schott K, Jacobi KW, Freyler H (Hrsg) 4. Kongreß der DGII. Springer, Berlin Heidelberg New York Tokyo, S 233–246

6. Haigis W, Kamman J, Dornbach G, Schüttrumpf R (1993a) Berechnung der Brechkraft von Silikonlinsen zur Implantation im Kapselsack. In: Robert YCA, Gloor B, Hartmann C, Rochels R (Hrsg) 7. Kongreß der DGII. Springer, Berlin Heidelberg New York Tokyo, S 499–504

7. Haigis W, Kamman J, Dornbach G, Schüttrumpf R (1993b) Vorhersage der postoperativen Vorderkammertiefe bei Implantation von PMMA- und Silikonlinsen im Kapselsack. In: Robert YCA, Gloor B, Hartmann Ch, Rochels R (Hrsg) 7. Kongreß der DGII, Springer, Berlin Heidelberg New York Tokyo, S 505–510

8. Holladay JT, Prager TC, Ruiz RS, Lewis JW, Rosenthal H (1986) Improving the predictability of intraocular lens power calculations. Arch Ophthalmol 104 (4) : 539–541

9. Holladay JT, Prager TC, Chandler TI, Masgrove KH (1988) A three-part system for refining intraocular lens power calculations. J Cataract Refract Surg 14 : 17–24

10. Olsen T, Olesen H, Thim K, Corydon L (1992) Prediction of pseudophakic anterior chamber depth with the newer IOL calculation formulas. J Cataract Refract Surg 18 : 280–285

11. Olsen T, Thim K, Corydon L (1990) Theoretical versus SRK I and SRK II calculation of intraocular lens power. J Cataract Refract Surg 16 : 217–225

12. Olsen T, Thim K, Corydon L (1991) Accuracy of the newer generation intraocular lens power calculation formulas in long and short eyes. J Cataract Refract Surg 17 : 187–193

13. Retzlaff JA (1980) A new intraocular lens calculation formula. J Am Intraocul Implant Soc 6 : 51–55

14. Retzlaff JA, Sanders DR, Kraff MC (1990) Development of the SRK/T intraocular lens implant power calculation formula. J Cataract Refract Surg 16 : 27–34

15. Richards SC, Steen DW (1990) Clinical evaluation of the Holladay and SRK II formulas. J Cataract Refract Surg 16 : 71–74

16. Sanders DR, Kraff MC (1980) Improvement of intraocular lens power calculation using empirical data. J Am Intraocul Implant Soc 6 (3) : 46–50

17. Sanders DR, Retzlaff MD, Kraff MC (1988) Comparison of the SRK II [TM] formula and other second generation formulas. J Cataract Refract Surg 14 : 35–39

18. Sanders DR, Retzlaff JA, Kraff MC, Gimbel HV, Raanan MG (1990) Comparison of the SRK/T formula and other theoretical and regression formulas. J Cataract Refract Surg 16 : 40–45

# Vergleichende Messungen eines computerisierten Spiegelmikroskops für die Untersuchung des Hornhautendothels

B. Dick und F. K. Jacobi

**Zusammenfassung.** Die Qualitätskontrolle und -sicherung nach Laserbehandlung oder intraokularer Chirurgie stellt eine wichtige Aufgabe dar. Seit der Einführung der Spiegelmikroskopie in die klinische Ophthalmologie durch Laing im Jahre 1975 entwickelte sich die Anwendung der Spiegelmikroskopie zu einem Routineverfahren zur qualitativen und quantitativen Analyse u. a. der Hornhautendothelzellen. Seitdem wurden viele technische und methodische Fortschritte erzielt. Die Entwicklung eines computerunterstützten Weitwinkel (0.48 × 0.65 mm²)-Kontaktspiegelmikroskops (EM-1100, expert version, Tomey AG, Europa) mit hoher Vergrößerung (200 ×) der Endothelzellen und einer farbkodierten Zellunterscheidung stellt einen vielversprechenden Ansatz in Richtung höherer Präzision und Reproduzierbarkeit der Meßergebnisse dar. Die morphometrische Analyse (z. B. Zellzahl, Zellgröße und -dichte, maximale und minimale Zellgröße, durchschnittliche Abweichung und Varianzkoeffizienz, Polygonalität) wird durch Bilddigitalisierung und verschiedene Filterprozesse umgehend erbracht. Für spezielle Fragestellungen besteht die Möglichkeit, eine individuelle Filterabfolge zu editieren oder eventuell später ein sogenanntes Batch processing durchzuführen.

In einer prospektiven klinischen Studie wurden fünf zentrale Fotografien von 57 Augen nach Kataraktchirurgie durch Weit (EM-1100, Tomey AG)- und Normalwinkelkontaktspiegelmikroskopie (Biophthal, Leitz) angefertigt. Nach qualitativer morphologischer und quantitativer morphometrischer Analyse wurden die Daten beider Methoden verglichen, um die Reproduzierbarkeit, Qualität sowie Vor- und Nachteile individueller Aufnahmen zu evaluieren.

Die intrafotographische Anlayse zeigte keinen signifikanten Varianzkoeffizienten hinsichtlich der durchschnittlichen morphometrischen endothelialen Zellparameter mit einem geringeren Standardabweichungsindex in der Gruppe mit computerisierter Zellanalyse. Die Zellzahl pro Quadratmillimeter nahm wie auch die Zellfläche in μm² nahezu gleiche Werte an. Die Erfolgsrate bei der Aufnahme war bei beiden Geräten hoch. Die farbkodierte computerisierte Spiegelmikroskopie ermöglichte einen Überblick für den Untersucher während der Untersuchung. Der Verzicht auf Blitzlicht führte zu einer hohen Akzeptanz und einer großen Erfolgsrate. Weitere Untersuchungen sollten auch die farbkodierte Endothelzellanalyse zur Früherkennung der unterschiedlichen Endotheldystrophien, zur detaillierten Differentialdiagnostik oder chirurgischen Qualitätskontrolle mit einschließen.

**Summary.** Quantitative assessments of in vivo corneal endothelial cell parameters after laser treatment or intraocular surgery provide an important tool for assessing treatment quality. Specular microscopy was introduced into the field of clinical ophthalmology by Laing in 1975. Since then, the use of specular microscopy as a routine clinical method for qualitative morphological and quantitative morphometric analysis of the corneal endothelium has widely been accepted. Furthermore, many technological and methodological advances have been made until now.

The development of a soft-touch contact wide-angle (0.48 × 0.65 mm²) computer-assissted corneal endothelium cell analyser (EM-1100, expert version, Tomey AG, Europe) based on high-power magnification (200 ×) of the endothelial cell and color-coded cell distinction is a new and

R. Rochels et al. (Hrsg.)
9. Kongreß der DGII
© Springer-Verlag Berlin Heidelberg 1995

promising approach to higher sampling precision from the central corneal endothelium and better reproducibility in analysis. The morphometric analysis (e.g., number of cells in a specified area, average area and cell density, maximum and minimum cell size, average deviation and coefficient variation) is performed immediately by image digitilization and 51 different filtering and numeric processing devices. It is also possible to run built-in filters of choice.

The precision of the measurement of mean endothelial cell area obtained by sampling with computer-assisted wide-angle and normal-angle contact (Biophthal, Rodenstock) specular microscopy was studied by comparing endothelial cell parameters from individual specular micrographs in vivo.

Data showed no significant difference in mean values with a lower standard deviation index in the computer-assisted analysis group. The omission of flash light in computer-assisted specular microscopy led to better acceptance by the patients, resulting in a larger number of successful photographs.

Further investigations should concentrate on color-coded analysis of the endothelium for early recognition of the different endothelial dystrophies and a more detailed differential diagnosis.


## Einleitung

Maurice beschrieb 1968 ein neues Spiegelmikroskop zur in-situ-Fotographie des Hornhautendothels [15, 16]. Laing fotografierte als erster menschliches Hornhautendothel in vivo [14]. Seit dieser Einführung der Spiegelmikroskopie in das Gebiet der klinischen Ophthalmologie im Jahre 1975 wurden viele technologische und methodologische Fortschritte entwickelt [1, 2, 8, 17, 18]. Diese Fortschritte eliminierten nahezu alle Einwände gegen die Anwendung der Spiegelmikroskopie als ein klinisches Diagnostikum [19].

Das Hornhautendothel besteht aus einer Einzellage flacher hexagonaler Zellen, die die Hornhautrückfläche auskleiden. Es besitzt bedeutende Funktionen bei der Erhaltung der kornealen Integrität und Transparenz [3, 11]. Seine Zellen erzeugen Descemetmembranen, dehydrieren das Hornhautstroma, üben eine Barrierefunktion gegenüber dem Kammerwasser aus und besitzen aktive Glukosetransportmechanismen [12]. Ein weiteres Verständnis der endothelialen Zellmorphologie der Hornhaut ist von großer Bedeutung für den Vorderabschnittschirurgen, da die Zellzahl und -form des Endothels als ein Indikator des Gesundheitszustandes der Hornhaut zählt [4–7, 10, 13]. Die Spiegelmikroskopie erlaubt die direkte Visualisierung der Endothelzellmorphologie und eine weitere Analyse dieser Daten durch die automatische Morphometrie.

Die Verwendung des Spiegelmikroskops ist nicht an die Analyse des Hornhautendothels gebunden, sondern kann auf jeder anderen Ebene des Hornhautstromas Anwendung finden. Der Reliefmodus ermöglicht auf der endothelialen Seite die Untersuchung verschiedener Ablagerungen einschließlich Erythro- und Leukozyten, keratitischer Präzipitate, Pigmentgranula und pseudoexfoliativer Präzipitate.

Bei der Kontaktspiegelmikroskopie unter Verwendung von Immersionsobjektiven mit kurzem Fokus überstrahlt der lichtintensivere vordere Hornhautoberflächenspiegelbezirk den lichtschwächeren hinteren Spiegelbezirk der Hornhaut (Abb. 1). Die Entwicklung eines Soft-touch Weitwinkel (0.48 × 0.65 mm²)-Kontaktspiegelmikroskops (Abb. 2) mit computerisiertem Hornhautendothel-

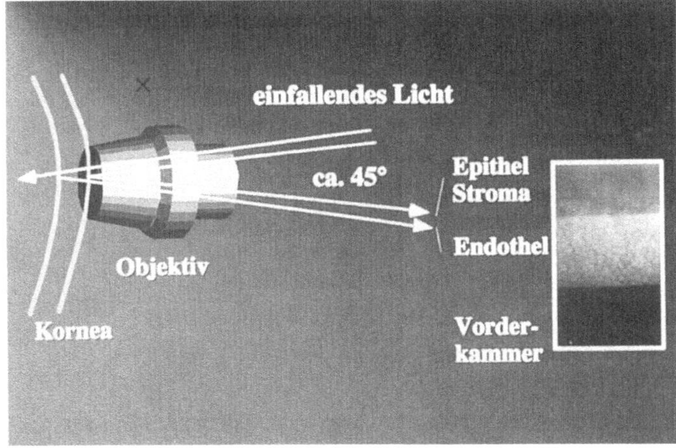


**Abb. 1.** Schematische Darstellung des Strahlengangs bei der Kontaktspiegelmikroskopie unter Verwendung eines Immersionsobjektivs mit kurzer Brennweite

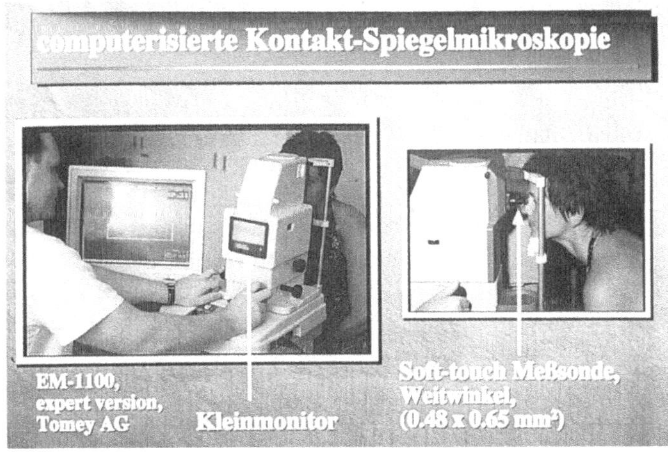


**Abb. 2.** Computerisiertes Weitwinkelkontaktspiegelmikroskop (EM-1100, expert version, Tomey AG, Europa) mit einer sogenannten Soft-touch-Sonde (0,48 × 0,65 mm²) zur Vergrößerung (200 ×) der Endothelzellen und anschließenden farbkodierten Zellunterscheidung

zellanalysesystem basierend auf einer hohen Vergrößerung (200 ×) und einer farbkodierten Zellunterscheidung ist ein vielversprechender Ansatz in Richtung möglicherweise höherer Präzision und Reproduzierbarkeit (Abb. 3). Die vorliegende Untersuchung wurde durchgeführt, um die Präzision der Messung der durchschnittlichen endothelialen Zellparameter nach Aufnahme durch die computerisierte Weitwinkel- und herkömmliche Normalwinkelkontaktspiegelmikroskopie zu evaluieren. Die endothelialen Zellparameter individueller Spiegelmikroskopieaufnahmen in vivo wurden dazu miteinander verglichen.

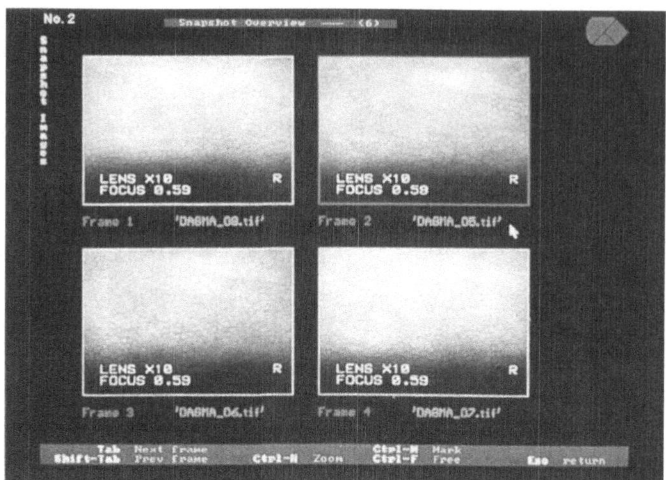

**Abb. 3.** Durch das Weitwinkelkontaktspiegelmikroskop erbrachte Auswahl an Endothelaufnahmen, von denen eine Aufnahme zur weiteren Analyse ausgewählt wird. Das dann überlagerte Fenster, das fünf verschiedene repräsentative Zellmuster anbietet, erlaubt die Abschätzung der durchschnittlichen Zelldichte durch den Vergleich des endothelialen Mosaikbildes mit den fünf standardisierten Zellmustern auf dem Monitor

## Patienten und Methoden

In dieser prospektiven Studie wurden die Spiegelmikroskopieaufnahmen, die durch das Weitwinkelkontaktspiegelmikroskop (EM-1100, expert version, Tomey AG, Europe) angefertigt wurden, mit den Aufnahmen eines Normalwinkelkontaktspiegelmikroskops (Biophthal, Leitz) verglichen. Zur Fotografie des Endothels mußte die Hornhaut klar und ohne vorbestehenden pathologischen Befund sein. Adäquate Patientenkooperation und -fixation waren weitere Kriterien für die Patientenauswahl. Es wurden fünf Aufnahmen des zentralen Hornhautendothels nach Tropfanästhesie von 57 Augen von insgesamt 55 Patienten (53–85 Jahre) zwölf Monate nach „clear-cornea"-Kataraktchirurgie mittels Weit- bzw. Normalwinkelkontaktspiegelmikroskops angefertigt. Nach qualitativer morphologischer und quantitativer morphometrischer Analyse der 285 Fotografien wurden die ermittelten Daten beider Methoden zur Überprüfung der Reproduzierbarkeit, Qualität sowie Vorteile und Nachteile der Aufnahmen miteinander verglichen.

Das Weitwinkel ($0{,}48 \times 0{,}65$ mm²)-Kontaktspiegelmikroskop erzielt seine Aufnahmen über eine Aufnahmevorrichtung (Objektivkopf), welche die Hornhautoberfläche nur leicht berührt. Eine interne Fixationseinrichtung garantiert die Wiederholbarkeit der Aufnahmen. Mehrere Bilder können durch den Untersucher in nahezu derselben Position in rascher Folge durch den automatischen Aufnahmemodus oder per Fußschalter aufgenommen und gespeichert werden. Später kann die zufriedenstellendste Aufnahme hiervon zur weiteren Analyse ausgewählt werden. Zur Analyse stehen unter anderem die farbkodierte Zellun-

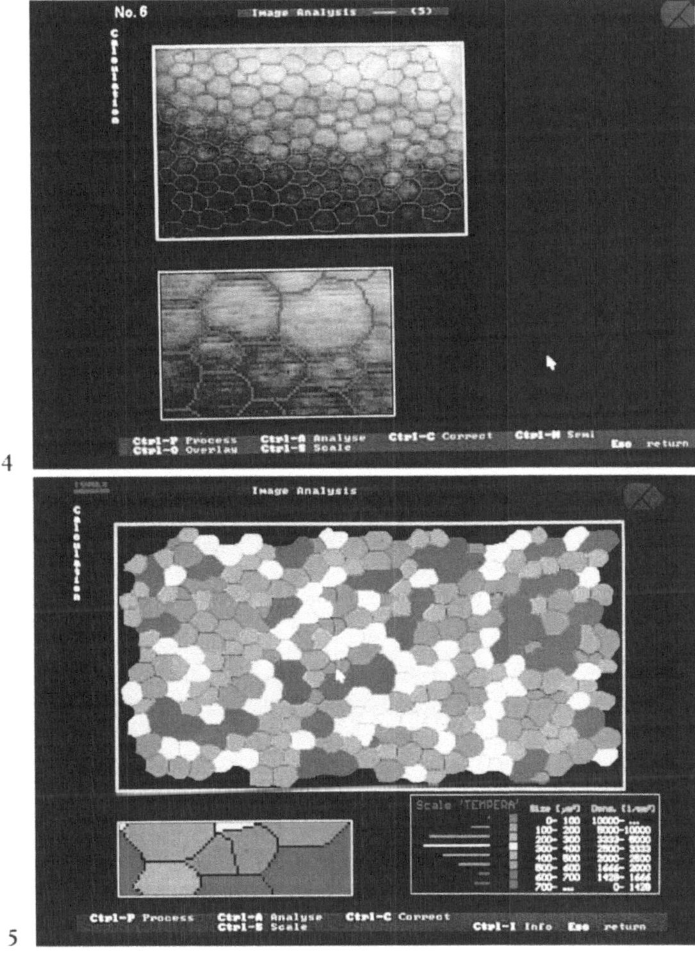

4

5

**Abb. 4.** Endothelfotografie erstellt durch den Zoommode, welcher das vorher ausgewählte Ziel-gebiet vergrößert. Dieser Modus erlaubt die Korrektur und Editierung der Endothelzellkontur bei Vorliegen schwieriger morphologischer Situationen

**Abb. 5.** Automatische Morphometrie nach Ablauf des integrierten automatischen farbkodier-ten Zellanalysesystems für die Weitwinkelkontaktspiegelmikroskopie

terscheidung der Zellzahl, -form und -fläche unter verschiedenen Aspekten und Vorgaben zur Verfügung. Zur detaillierteren Analyse bietet sich noch ein Zoom-modus an, der ein vorher ausgewähltes Zielgebiet vergrößert (Abb. 4).

In der vorliegenden Studie wurde die automatische Morphometrie von dem integrierten automatischen farbkodierten Zellanalysesystem für die Weitwinkel-kontaktspiegelmikroskopie (Abb. 5) bzw. vom nach Kontron modifizierten Bild-verarbeitungssystem (Fa. Philipps, Wetzlar) für die Normalwinkelkontaktspie-gelmikroskopie vorgenommen.

## Ergebnisse

Die Erfolgsrate bei der Endothelzellaufnahme bei 57 Augen der 55 Patienten (73,6 ± 7,9 Jahre) war für beide Methoden hoch: 100% für die Weitwinkel- und 96,5% für die Normalwinkelkontaktspiegelmikroskopie (Abb. 6). Die intrafotografische Analyse ergab keinen signifikanten Variationskoeffizienten der mittleren Zellparameter (z. B. Zellzahl und -fläche) bei beiden Methoden. Die interfotografische Analyse der endothelialen Zellzahl und Zellfläche zeigte eine signifikant höhere Abweichung der Werte bei der Normalwinkel- als bei der Weitwinkelkontaktspiegelmikroskopie auf. Der Test auf Varianzengleichheit ergab signifikante Unterschiede für die Endothelzellzahlzählung ($p < 0,05$) sowie die Zellflächenmessung ($p < 0,001$). Die durchschnittliche endotheliale Zellzahl pro Quadratmillimeter betrug 2377,4 (± 152,8 SD) bei der Weitwinkel- und 2369,8

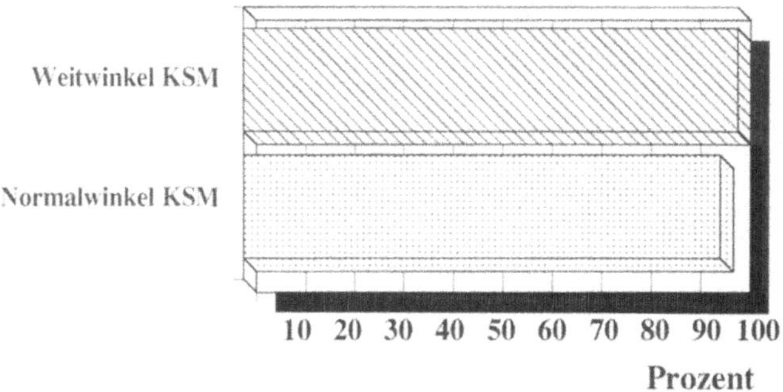


**Abb. 6.** Aufnahmeerfolgsrate der Weitwinkel- versus Normalwinkelkontaktspiegelmikroskopie (KSM) bei einer selektierten Patientengruppe ein Jahr nach Intraokularlinsenimplantation über einen temporalen Hornhauttunnel ($n = 57$ Augen)

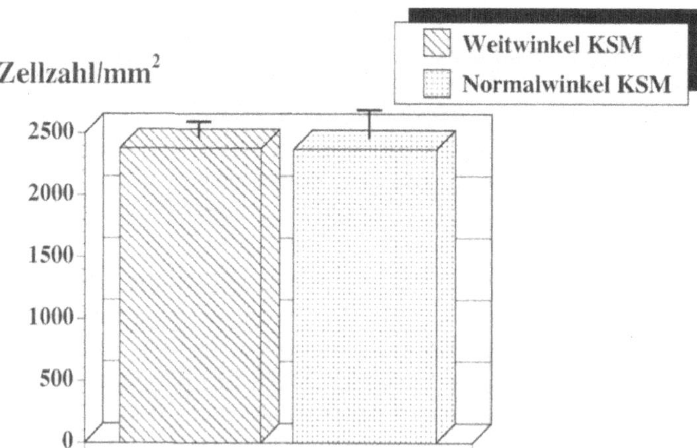


**Abb. 7.** Endothelzellzahl nach Weitwinkel- und Normalwinkelkontaktspiegelmikroskopie ($n = 57$ Augen)

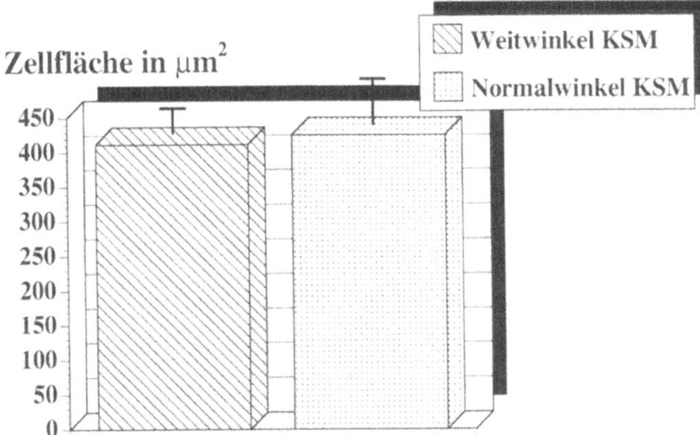


**Abb. 8.** Endothelzellgröße als ein Teil der morphometrischen Analyse nach Weitwinkel- und Normalwinkelkontaktspiegelmikroskopie ($n = 57$ Augen)

($\pm$ 212,5) bei der Normalwinkelkontaktspiegelmikroskopie (Abb. 7). Die mittlere Zellfläche betrug 411,5 ($\pm$ 37,3) bei der Weitwinkel- und 425,1 ($\pm$ 61,4) µm² bei der Normalwinkelkontaktspiegelmikroskopie (Abb. 8). Die statistische Analyse hinsichtlich mittlerer Zellzahl ($p = 0,415$) und -fläche ($p = 0,092$) ergab keinen signifikanten Unterschied.

## Diskussion

Die Anwendung der Spiegelmikroskopie als eine klinische Routinemethode zur qualitativen morphologischen und quantitativen morphometrischen Analyse des kornealen Endothels ist allgemein verbreitet.

Die Nonkontaktspiegelmikroskopie verhindert das Risiko einer Infektionsübertragung oder Affektion des Auges, was besonders in der frühpostoperativen Phase wichtig ist. Die Akzeptanz und Kooperation der Patienten war oftmals gesichert, was sich in einer hohen Erfolgsquote bei der Aufnahme ausdrückte. Die morphometrische Analyse kann sofort vorgenommen werden [5].

Der Vergleich der Weitwinkel- versus Normalwinkelspiegelmikroskopie ergab hinsichtlich der *intra*fotografischen Analyse *keinen* signifikanten Varianzkoeffizienten der mittleren Zellparameter, was für eine hohe Reproduzierbarkeit beider Methoden spricht (99,7 vs. 99,5%). Der Vergleich der Endothelzellzahl vermittelte einen hohen Grad an Konformität bei beiden Methoden.

Durch Überlagerung eines von fünf beweglichen Fenstern mit Mosaikrastern für die Zellzahlabschätzung auf ein repräsentatives Zellmuster bei der Kontaktspiegelmikroskopie konnte eine grobe Abschätzung der Zellzahl vorgenommen werden. Die zufriedenstellende Korrelation zwischen den Ergebnissen der Zellzahlschätzung und der definitiven Zählung empfehlen diese rasche Methode für das einfache klinische Screening und für rasche Ab-/Einschätzungen.

Die Weitwinkelkontaktspiegelmikroskopie erlaubte die direkte Visualisierung eines größeren Endothelzellareals als die Normalwinkelspiegelmikroskopie mit insgesamt hohem Kontrast. Die automatische Analyse der Daten scheint eine detaillierte Information und Präzision der zentralen Endothelzellparameter zu ergeben.

In vorangegangenen Studien gaben Aufnahmen des Zentrums einer Weitwinkelaufnahme die Zelldichte und -flächenverteilung adäquat wieder. Aufgrund der hohen Abweichungen der Werte und der Analyse der Aufnahmegröße wurden Aufnahmen durch Engwinkelspiegelmikroskope als nicht repräsentativ für den umgebenden Quadratmillimeter des kornealen Endothels angesehen [9].

Während die Zelldichte wie auch die Variation der Größe und Morphologie durch die Spiegelmikroskopie bestimmt werden kann, werden die Pumpfunktion und Permeabilität durch die Pachymetrie und Fluorophotometrie erfaßt. Alle diese Methoden gestatten eine frühzeitige Diagnose einer Schädigung des kornealen Endothels.

Zwölf Monate nach „clear-cornea"-Kataraktchirurgie über einen 3,5 bzw. 4 mm breiten selbstdichtenden Zwei-Stufen-Hornhauttunnel mit IOL-Implantation wurde keine endotheliale Pathologie wie z. B. erhöhte Polygonalität oder Polymegathismus beobachtet.

Die computerunterstützte Spiegelmikroskopie vermittelte dem Untersucher einen Überblick während der Untersuchung. Der Verzicht auf Blitzlicht führte zu einer hohen Akzeptanz bei den Patienten und geringfügig mehr erfolgreiche Aufnahmen. Sofortige Bilddigitalisierung mit der Möglichkeit des sogenannten „batch processing", also einer Analyse zu einem späteren definierbaren Zeitpunkt auch mehrerer Aufnahmen, bietet neue Möglichkeiten (51 Filter und frei wählbare Berechnungen). Die geringe Erfahrung mit dieser Methode in kritischen fotografischen Situationen wie fortgeschrittene endotheliale Dystrophien und die derzeit hohen Anschaffungskosten sind als nachteilig zu beurteilen.

Beide Methoden vermittelten detaillierte Informationen über die zentralen Endothelzellen, und die spiegelmikroskopischen Aufnahmen gaben adäquat die Zelldichte und Häufigkeitsverteilung der Zellgröße wieder. Die computerunterstützte Weitwinkelkontaktspiegelmikroskopie wies eine höhere Präzision und Reproduzierbarkeit mit einem niedrigereren Standardabweichungsindex auf.

## Literatur


1. Bigar F (1982) Specular microscopy of the corneal endothelium. Diagnostic techniques and clinical questions. In: Straub W (ed) Developments in ophthalmology. Karger, Basel, p 1–94
2. Bourne WM, Kaufman HE (1976) Specular microscopy of human corneal endothelium in vivo. Am J Ophthalmol 81 : 319–323
3. Daus W, Völker HE (1992) Hornhautendothel. Anatomie, Physiologie, Biomikroskopie, Klinik und Pathologie. Ophthalmologe 89 : 16–26
4. Dick B, Kohnen T, Jacobi KW (1995) Endothelzellverlust nach Phakoemulsifikation und 3,5 vs. 5 mm Hornhauttunnel. Ophthalmologe 92 : 476–483
5. Dick B, Kohnen T, Jacobi KW (1995) Contact vs. non-contact specular microscopy after cataract surgery. Eur J Implant Ref Surg 7 : 219–223

6. Drews RC, Waltman SR (1978) Endothelial cell loss in intraocular lens placement. Am Intraocular Implant Soc J 4 : 14–16
7. Galin MA, Lin LL, Fetherof E, Obstbaum SA et al. (1979) Time analysis of corneal endothelial cell density after cataract extraction. Am J Ophthalmol 88 : 93–96
8. Hartmann C, Kolb M, Knauer I, Konen W (1985) Clinical specular microscopy. Technic, organization and simple calculator morphometry. Klin Monatsbl Augenheilkd 186 : 96–104
9. Hirst LW, Auer C, Abbey H, Cohn J, Kues H (1984) Quantitative analysis of wide-field specular photomicrographs. Am J Ophthalmol 97 : 488–495
10. Hoffer KJ, Phillip G (1978) A cell membrane theory of endothelial repair and vertical cell loss after cataract surgery. Am Intraocular Implant Soc J 4 : 18–26
11. Hoppenreijs VP, Pels E, Vrensen GF, Oosting J, Treffers WF (1992) Effects of human epidermal growth factor on endothelial wound healing of human corneas. Invest Ophthalmol Vis Sci 33 : 1946–1957
12. Khodadoust AA, Green K (1976) Physiological function of regeneratoring endothelium. Invest Ophthalmol 15 : 96–101
13. Kohnen T, Felderhoff T, Han J, Koch HR (1991) Endothelzellverlust nach endokapsulärer und konventioneller Phakoemulsifikation. In: Wenzel M, Reim M, Freyler H, Hartmann C (Hrsg) 5. Kongreß der Deutschen Gesellschaft für Intraokularlinsen Implantation. Springer, Berlin Heidelberg New York Tokyo, S 354–365
14. Laing RA, Sandstrom MM, Leibowitz HM (1975) In vivo photomicrography of the corneal endothelium. Arch Ophthalmol 93 : 143–145
15. Maurice DM (1968) Cellular membrane activity in the corneal endothelium of the intact eye. Experientia 24 : 1094–1095
16. Vogt A (1930) Lehrbuch und Atlas der Spaltlampenmikroskopie des lebenden Auges. I. Technik und Methodik. Hornhaut und Vorderkammer. Springer, Berlin
17. Waring G, Krohn MA, Ford G, Harris R, Rosenblatt L (1980) Four methods of measuring human corneal endothelial cells from specular photomicrographs. Arch Ophthalmol 98 : 848–855
18. Wenzel M (1993) Specular microscopy of intraocular lenses. Thieme, Stuttgart New York
19. Werblin TP (1993) Long-term endothelial cell loss following phacoemulsification: model for evaluating endothelial damage after intraocular surgery. Refract Corneal Surg 9 : 29–35

Der Autor hat kein kommerzielles oder finanzielles Interesse an irgendeinem Gegenstand, der in diesem Artikel erwähnt wurde.

# Einfluß der Hornhautkrümmung, der Hornhautdicke und unterschiedlicher Kapillaradhäsionskräfte auf die Applanationstonometrie

R.-C. Lerche, M. Kohlhaas und J. Draeger

**Zusammenfassung.** In einer klinischen Studie wurde der Einfluß der Hornhautkrümmung und der Hornhautdicke auf die Meßergebnisse der Applanationstonometrie untersucht.

An 91 Normalpatienten, 167 Augen, und an 45 Patienten, 79 Augen, die sich zuvor einer Keratomileusis unterzogen hatten, wurden die gemessenen Druckwerte zur Hornhautdicke und Hornhautkrümmung korreliert. Es zeigt sich, daß mit der Applanationstonometrie bei abnehmender Hornhautdicke niedrigere Tensionswerte gemessen werden. Ebenso bewirkt eine zusätzliche Abflachung des Hornhautkrümmungsradius bei der Druckmessung falsch-niedrigere Meßwerte. Aufgrund der erheblichen Meßfehler soll folgendes empirisches Korrekturschema zur Einschätzung der richtigen Drucklage führen: Bei einer Abweichung der physiologischen Hornhautdicke (0,54 mm) sollte der gemessene Augeninnendruck pro 0,05 mm um ± 1 mm Hg, bei einer Abweichung des Krümmungsradius (7,7 mm = 43 Dioptrien) von 1 mm um ± 1,5 mm Hg verändert werden.

**Summary.** To evaluate the influence of increased and decreased corneal thickness and corneal curvature on applanation tonometry, 91 controls (167 eyes) and 45 patients (79 eyes) after keratomileusis were examined. Pressure readings and findings of corneal thickness and curvature were correlated. It could be shown that thin corneas produce an underestimation and thick corneas an overestimation of the intraocular pressure. Further, in flatter corneal curvatures the applanation diameter is achieved earlier; thus, the intraocular pressure is underestimated. Based on these findings, the following correction schedule is suggested: for each increase or decrease of corneal thickness of 0,05 mm from the physiological value (0,54 mm) one may add or substract 1 mm Hg: for each increase or decrease of corneal curvature (7,7 mm = 43 dpt) of 1 mm one may add or substract 1,5 mm Hg from the obtained IOP.

## Problemstellung

Die heute vorwiegend gebräuchliche Applanationstonometrie folgt dem Imbert-Fick-Gesetz. Es besagt, daß der Druck in einer Flüssigkeitskugel, die von einer dünnen Membran umgeben ist, durch jenen Gegendruck gerade gemessen wird, der die Membran zu einer Ebene abplattet. Am menschlichen Auge beeinflussen jedoch die Eigensteifigkeit der Hornhaut und flüssigkeitsbedingte Kapillarkräfte an der Augenoberfläche die Gültigkeit dieser Gesetzmäßigkeit. Goldmann konnte in seinen grundlegenden Arbeiten zur Tonometrie dennoch zeigen, daß sich beim menschlichen Auge bei einem Abplattungsdurchmesser zwischen 3 und 3,5 mm die elastischen Kräfte und die Kapillarkräfte gerade aufheben [2, 5, 6, 10]. Daher ist die von Goldmann begründete Applanationstono-

R. Rochels et al. (Hrsg.)
9. Kongreß der DGII
© Springer-Verlag Berlin Heidelberg 1995

metrie heute weitverbreitet und als Standard- bzw. Referenzmethode anzusehen.

Im Rahmen von refraktiven Eingriffen wird nun die normale Struktur der Hornhaut irreversibel verändert, wodurch die Goldmannsche Gesetzmäßigkeit ihre Gültigkeit verliert. Durch Modifizierung der Hornhautdicke und der Hornhautkrümmung werden falsch-niedrigere Augeninnendruckwerte gemessen, ohne daß diese Umstände bisher in der klinischen Routine berücksichtigt wurden.

## Patienten und Methoden

In einer klinischen Studie wurden bei 45 Patienten, 79 Augen, nach Keratomileusis und 91 Normalprobanden, 167 Augen, der Einfluß von Hornhautdicke und Hornhautkrümmungsradius auf die Augeninnendruckmessung mit dem Applanationstonometer ausgewertet.

Die mit einer Keratomileusis refraktiv behandelten Patienten wurden in einer retrospektiven Studie in Bogotá, Kolumbien, nachuntersucht. Bei dieser Operationsmethode wird ein kleines stromales Hornhautscheibchen entfernt bzw. ein gefrorenes Hornhautlentikel durch Zurechtschleifen modifiziert, um die vorliegende Achsenmyopie durch Abflachung des Hornhautkrümmungsradius auszugleichen. Zwei wesentliche Einflußgrößen der Applanationstonometrie werden somit verändert.

Ergänzend wurden 16 Patienten, 31 Augen, nach Zusatz von Liquifilm-Augentropfen (Polyvinylalkohol) bzw. Vidisic-Gel (Polyacrylsäure, Sorbitol, Cetrimid)

**Tabelle 1.** Untersuchte Patientenkollektive

|  | MW | STD ± |
|---|---|---|
| *Normalprobanden* |  |  |
| *(91 Patienten, 167 Augen)* |  |  |
| Alter | 29,6 Jahre | 8,64 Jahre |
| HH-Dicke | 0,54 mm | 0,027 mm |
| Krümmungsradius | 7,77 mm | 0,27 mm |
| IOD | 14,0 mm Hg | 2,35 mm Hg |
| *Keratomileusispatienten* |  |  |
| *(45 Patienten, 79 Augen)* |  |  |
| Alter | 28,2 Jahre | 9,03 Jahre |
| HH-Dicke | 0,49 mm | 0,038 mm |
| Krümmungsradius | 9,36 mm | 0,91 mm |
| IOD | 9,7 mm Hg | 3,18 mm Hg |
| *Viskositäts-Probanden* |  |  |
| *(16 Patienten, 31 Augen)* |  |  |
| Alter | 47,2 Jahre | 22,5 Jahre |
| HH-Dicke | 0,54 mm | 0,035 mm |
| Krümmungsradius | 7,57 mm | 0,37 mm |
| IOD | 16 mm Hg | 6,2 mm Hg |

tonometriert, um den Einfluß verschiedener Kapillaradhäsionskräfte auf die Applanationstonometrie zu verifizieren.

Bei der Viskositätsmessung wurde zunächst der Ausgangsdruckwert tonometriert. Zehn Minuten nach Liquifilm-Applikation wurde die zweite, und nach weiteren zehn bzw. 60 Minuten nach Vidisic-Applikation die dritte bzw. vierte Druckmessung durchgeführt.

Die in Tabelle 1 beschriebenen Patientenkollektive wurden untersucht und gingen schließlich in die Auswertung ein.

## Ergebnisse

Bei abnehmender Hornhautdicke finden sich durch Veränderung der Eigensteifigkeit sowohl bei den Normalprobanden als auch bei den refraktiv behandelten Patienten niedrigere Tensionswerte. Numerisch liegen die Druckwerte im Mittel pro 0,05-mm-Dickenreduzierung um 0,8 mm Hg niedriger (Abb. 1).

Eine refraktiv veränderte, flachere Hornhautkrümmung beeinflußt die Applanationstonometrie noch stärker, es werden deutlich niedrigere Druckwerte gemessen. Wird der Krümmungsradius um einen Millimeter vergrößert, resultiert eine um 1,2 mm Hg niedrigere Druckmessung. Dagegen beeinflußt die Krümmung bei der Vergleichsgruppe mit normalen Krümmungsradiuswerten (K-Werten) die Applanationstonometrie nur unwesentlich (Abb. 2).

Je flacher die Hornhautkrümmung ist, desto größer ist ihr Einfluß auf die gemessenen Druckwerte. Bei K-Werten zwischen 7 und 8,5 mm gleichen sich die Hornhautdicke bzw. Hornhauteigensteifigkeit und die entgegengesetzt wirkenden Kräfte der Oberflächenspannung gerade aus. Ab K-Werten größer 8,5 mm geht dieses Gleichgewicht verloren, durch ansteigende Kapillaradhäsionskräfte werden erheblich niedrigere Druckwerte gemessen (Abb. 3).

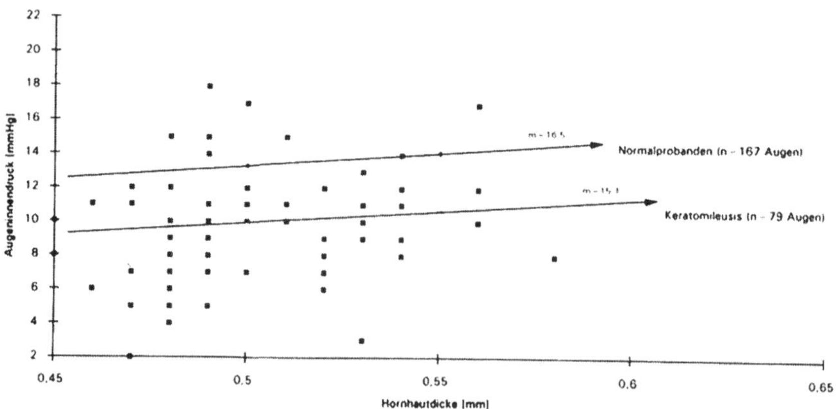


**Abb. 1.** Korrelation Augeninnendruck – Hornhautdicke bei Normalprobanden ($n = 168$ Augen) und Patienten nach Keratomileusis ($n = 79$ Augen). Die Normalprobandengerade wurde zum Vergleich in den Scatter-Plot der Keratomileusispatienten eingefügt

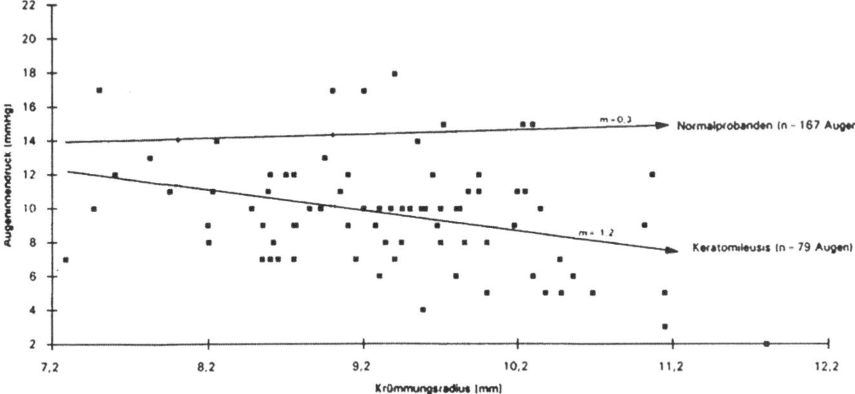

**Abb. 2.** Korrelation Augeninnendruck – Hornhautkrümmung bei Normalprobanden ($n = 167$ Augen) und Patienten nach Keratomileusis ($n = 79$ Augen). Die Normalprobandengerade wurde zum Vergleich in den Scatter-Plot der Keratomileusispatienten eingefügt.

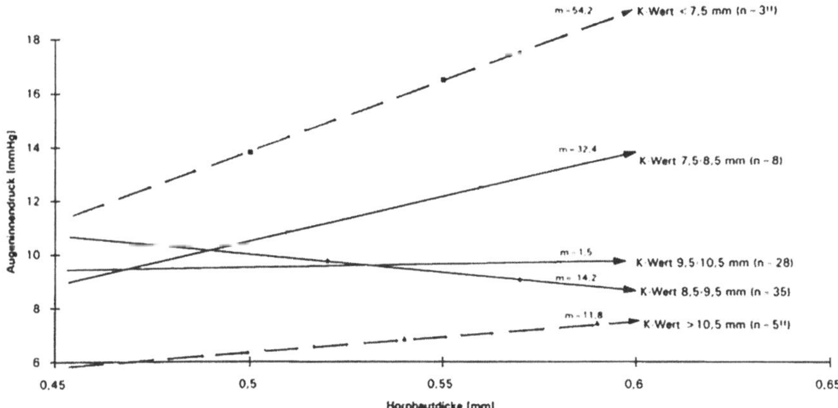

**Abb. 3.** Korrelation Augeninnendruck – Hornhautdicke der Patienten nach Keratomileusis ($n = 79$ Augen) bei verschiedenen Krümmungsradien. Die K-Wert-Geraden < 7,5 mm und > 10,5 mm sind aufgrund geringer Fallzahlen gestrichelt dargestellt

Bei den Viskositätsversuchen ergab sich im Vergleich zur Ausgangsdruckmessung nach Liquifilm-Applikation eine signifikante Verminderung der gemessenen Augendruckwerte um 2,2 mm Hg ($p = 0{,}0001$) und nach Vidisic-Applikation um 4,4 mm Hg (nach 10 Minuten, $p = 0{,}0001$) bzw. 3,3 mm Hg (nach 60 Minuten, $p = 0{,}0001$).

## Diskussion

Die Ergebnisse dieser Studie zeigen, daß die Applanationstonometrie zur Messung des Augeninnendrucks nach refraktiver Hornhautchirurgie nur noch bedingt geeignet ist. Durch die Veränderung der Hornhautrigidität, -elastizität, -plastizität und -stabilität werden die Gesetzmäßigkeiten der Goldmannschen Applanationstonometrie aufgehoben, da das erforderliche ausgleichende Kräfteverhältnis der Eigensteifigkeit der Hornhaut und der Adhäsionskräfte an der Hornhautoberfläche verloren geht.

Andere Arbeitsgruppen um Ehlers et al. [3, 4] und Johnson et al. [7] haben festgestellt, daß Hornhautdicken über den physiologischen 0,5 mm eine größere Membransteifigkeit aufweisen und die applanatorisch gemessenen Druckwerte über den manometrisch gemessenen liegen. Mark [11] konnte bei Probanden zwischen 40 und 49 Dioptrien Brechkraft zeigen, daß eine steilere Hornhautkrümmung bei der Applanationstonometrie höhere Meßwerte ergibt.

Im Zuge der refraktiven Chirurgie werden sowohl die Krümmung als auch die Dicke der Hornhaut verändert, ohne daß diese Aspekte bisher berücksichtigt wurden. Neben der Keratomileusis werden auch bei anderen Verfahren die genannten Parameter verändert. So bewirkt die radiäre Keratotomie durch zentripetale Schnitte eine Abflachung im Hornhautzentrum [8, 9], also an der Stelle, wo im Idealfalle die Applanationstonometrie durchgeführt wird. Verantwortlich für dieses Phänomen ist auch hier die geschwächte Eigensteifigkeit der Hornhaut [1, 12]. Die photorefraktive Keratektomie mit dem Excimer-Laser verändert durch die Zerstörung der Bowman-Lamelle die Membransteifigkeit der Hornhaut und flacht selbige ab, so daß auch hier eine Beeinflussung der Tonometrie zu erwarten ist.

Diese Beobachtungen sind Anlaß, aus unseren Ergebnissen ein rein empirisches Korrekturschema für die Applanationstonometrie nach refraktiver Hornhautchirurgie zu erstellen: Bei einer Abweichung der physiologischen Hornhautdicke (0,54 mm) sollte der gemessene Augeninnendruck pro 0,05 mm um ± 1 mm Hg, bei einer Abweichung des Krümmungsradius (7,7 mm = 43 Dioptrien) von 1 mm um ± 1,5 mm Hg verändert werden.

## Literatur

1. Buzard KA (1992) Introduction to biomechanics of the cornea. Refract Corneal Surg 8 : 127–138
2. Draeger J (1963) Der Einfluß der Wandbeschaffenheit des Auges auf tonometrische Meßergebnisse. Fortschr Med 81 : 415–418
3. Ehlers N, Hansen FK (1974) Central corneal thickness in low-tension glaucoma. Acta Ophthal 52 : 740–746
4. Ehlers N, Bramsen T, Sperling S (1975) Applanation tonometry and central corneal thickness. Acta Ophthal 53 : 34–43
5. Goldmann H, Schmidt T (1957) Über Applanationstonometrie. Ophthamologica 134 : 221–242
6. Goldmann H, Schmidt T (1961) Weiterer Beitrag zur Applanationstonometrie. Ophthalmologica 141 : 441–456
7. Johnson M, Kass MA, Moses RA, Grodzki WJ (1978) Increased corneal thickness simulating elevated intraocular pressure. Arch Ophthalmol 96 : 664–665
8. Kohlhaas M, Draeger J, Böhm A (1993) Progressive hyperopia after radial keratotomy. Eur J Implant Ref Surg 5 : 202–205

9. Kohlhaas M, Draeger J, Schwartz R, Böhm A, Lombardi M, Abbondanza M, Zappardo M (1992) Stabilität der Hornhautkrümmung nach radiärer Keratotomie. Ophthalmo-Chirurgie 4 : 193–197
10. Maaß KD (1985) Beitrag zur applanationstonometrischen Messung des intraokularen Druckes am Tierauge – Analyse der Goldmann-Schmidt'schen Befunde. Dissertation, Hamburg
11. Mark HH (1973) Corneal curvature in applanation tonometry. Am J Ophthalmol 76 : 223–224
12. McPhee TJ, Bourne WM, Brubaker RF (1985) Location of stress-bearing layers of the cornea. Invest Ophthalmol Vis Sci 26 : 869–872

# Intraokularlinsen

# Einfluß der Optikform auf die individuelle Anpassung von Linsenkonstanten zur IOL-Berechnung

W. Haigis

**Zusammenfassung.** Linsen verschiedener Formen sind durch unterschiedliche Lagen ihrer optischen Zentren charakterisiert, die sie bei Brechkraftvariation auch auf deutlich unterschiedliche Weise ändern. Es sind diese unterschiedlichen Positionen (optische Vorderkammertiefen) über den gesamten Brechkraft- bzw. Achsenlängenbereich, die letztlich durch „IOL-Konstanten" repräsentiert werden müssen. Eine Konstante allein ist dazu nicht in der Lage. Wird – wie üblich – dennoch nur eine IOL-Konstante verwendet, dann muß diese je nach Linsenform und Stärke- (bzw. Achsenlängen-)Bereich korrigiert werden. Für Plankonvexlinsen sind die erforderlichen Anpassungen dabei am geringsten; bei Bikonvexlinsen spielt der Formfaktor eine wesentliche Rolle. Die notwendigen Korrekturen an der A-Konstanten sind größer als an der ACD-Konstanten. Die Verwendung von drei anstelle nur einer IOL-Konstanten liefert deutlich bessere Ergebnisse. Es wird daher empfohlen, IOL generell durch mehrere Konstanten zu charakterisieren.

**Summary.** Lenses of different shapes are characterized by different positions of their optical centers. With varying dioptric powers these positions change by significantly different amounts. Basically, it is this variation in optical center position (optical ACD) throughout the range of powers or axial lengths that must be represented by „IOL constants." This cannot be performed by just one single constant. If, however, as is usually done today, only one constant is utilized, then it need to be corrected with respect to lens shape and dioptric power (axial length) range. The necessary adjustments are the least for plano-convex lenses; for biconvex lenses the shape factor plays a dominant role. A-constants need more and ACD constants need less fine-tuning. Using three IOL constants instead of just one produces significantly better results. It is therefore recommended to characterize IOLs by several constants.

## Einleitung

Intraokularlinsen werden vom Hersteller durch verschiedene Konstanten charakterisiert. Hierzu gehört z. B. die A-Konstante der SRK I/II/T-Formeln, die (optische) „Vorderkammertiefe" oder „ACD-Konstante" zum Gebrauch mit verschiedenen theoretisch-optischen Formeln oder der „surgeon factor" für die HOLLADAY-Formel. Diese Firmenangaben stellen Mittelwerte dar, die für den individuellen Gebrauch optimiert werden sollen (Konstantenindividualisierung). Die einzelnen Konstanten sind dabei nicht unabhängig voneinander, sondern lassen sich ineinander umrechnen, so daß es tatsächlich nur eine einzige Konstante zur Beschreibung einer Intraokularlinse gibt.

Dieses Konzept hat sich in der Vergangenheit bei Plankonvexlinsen bewährt; man kann allerdings nicht erwarten, daß Linsen beliebiger Form in gleicher

R. Rochels et al. (Hrsg.)
9. Kongreß der DGII
© Springer-Verlag Berlin Heidelberg 1995

Weise nur durch eine einzige Konstante charakterisiert werden können. Zur Abschätzung ds Einflusses der Optikform wurden daher Modellrechnungen bei verschiedenen Achsenlängen durchgeführt. Dabei sollte auch geprüft werden, ob die Verwendung mehrerer Linsenkonstanten die Ergebnisse verbessern kann.

## Material und Methoden

In ein mathematisches Augenmodell, das einen Achsenlängenbereich von 20–27 mm umfaßte, wurden Modell-IOL verschiedener Form „implantiert", indem sie rechnerisch an die Position des Kapseläquators des Modellauges plaziert wurden.

### Augenmodell

Aus der Auswertung biometrischer Daten von mehr als 15000 Augen wurden Mittelwerte für Hornhautradien, Vorderkammertiefen und Linsendicken im Achsenlängenbereich von 20–27 mm gewonnen. (Eine ausführliche Publikation hierzu ist in Vorbereitung.) Die Hornhautradien wurden bei kleinen Achsenlängen mit 7,4 mm, bei großen Achsenlängen mit 7,8 mm angenähert; zwischen 21,5 mm und 24,5 mm erfolgte ein linearer Übergang zwischen beiden Werten. Für den Kapselsackäquator wurde angenommen, daß dieser um den Betrag VK + 0,4 LD (VK: Vorerkammertiefe, LD: Linsendicke, gemessen jeweils mit Ultraschall) vom vorderen Hornhautscheitel entfernt liege. Bei kleinen Achsenlängen ergab sich hierzu ein Wert von 4,5 mm, bei großen Achsenlängen 5,3 mm, wieder mit einem linearen Übergang zwischen 21,5 mm und 24,5 mm

### Modell-IOL

Die Modell-Linsen bestanden aus (als dicke Linsen berechneten) sphärischen PMMA-Linsen mit einer 7-mm-Optik, einer Randdicke von 0,2 mm und nicht angewinkelten Haptiken. Nähere Eigenschaften sind in Tabelle 1 zusammengefaßt. So ist etwa Linse Lo plankonvex, alle anderen Linsen sind bikonvex. L1 ist equikonvex; L3 stellt eine asymmetrische Bikonvexlinse mit einem Radienverhältnis von 3 : 1 dar. Die Bikonvexlinse L6 besitzt eine konstante hintere Flächenbrechkraft von 6 dpt.

**Tabelle 1.** Spezifikationen der Modell-IOL: Optikdurchmesser 7 mm, Randdicke 0,2 mm, Formfaktor $= (C_1 + C_2)/(C_1 - C_2)$ mit $C = 1/R$, Brechungsindex 1,49

| IOL | L0 | L1 | L3 | L6 |
|---|---|---|---|---|
| Optikform | plkx | bikx | bikx | bikx |
| Formfaktor | 1 | 0 | −0,5 | var |
| Krümmungsradien | $R_2 =$ plan | $R_1/R_2$ $= -1$ | $R_1/R_2$ −3 | $R_2 =$ konst. |

## Modellrechnungen

Für die Rechnungen wurden Hornhaut und IOL als dicke Linsen behandelt [1]. In Abhängigkeit von der Achsenlänge wurde dabei für jede Modell-IOL der Emmetropiebrechwert bestimmt. Sodann wurde berechnet, welche optische Vorderkammertiefe d in die Dünne-Linsen-Formel (1) einzusetzen ist, um denselben Brechwert zu erhalten. Diese Formel

$$D_L = \frac{n}{L - d} - \frac{n}{n/z - d} \tag{1}$$

$$\text{mit } z = D_C + \frac{\text{ref}}{1 - \text{ref } d_{BC}} \quad \text{und} \quad D_C = \frac{n_C - 1}{R_C}$$

$D_L$ : IOL-Brechkraft  
$D_C$ : Hornhautbrechkraft  
$R_C$ : Hornhautradius  
$n_C$ : (fiktiver) Brechungsindex der Hornhaut (1,3315)  
ref : Zielrefraktion  
$d_{BC}$: Scheitelabstand zwischen Hornhaut und Brille (12 mm)  
d : optische Vorderkammertiefe  
L : Achsenlänge (Ultraschallmeßwert)  
n : Brechungsindex von Kammerwasser und Glaskörper (1,336)

muß hierzu nach d aufgelöst werden, woraus sich eine quadratische Gleichung ergibt.

**Tabelle 2.** Berechnete ACD- und A-Konstanten der Modell-IOL

| IOL | L0 | L1 | L3 | L6 |
|---|---|---|---|---|
| ACD-Konst. [mm] | 4,1 | 5,1 | 5,6 | 4,7 |
| A-Konst. [dpt] | 116,6 | 118,2 | 118,9 | 117,6 |

Unter Zugrundelegung einer Normalverteilung für die Achsenlängen wurde sodann für jede Modell-Linse der Mittelwert der optischen Vorderkammertiefe berechnet. Dieser Wert stellt die ACD-Konstante der betreffenden IOL dar; die zugehörige A-Konstante (vgl. Tabelle 2) ergibt sich daraus gemäß Retzlaff et al. 1990 [3].

$$\text{A-Konstante} = (\text{ACD-Konstante} + 68{,}747) / 0{,}62467 \tag{2}$$

Mit den so bestimmten A-Konstanten wurde für jede IOL und jede Achsenlänge die Emmetropie-IOL nach der SRK II- und der SRK/T-Formel berechnet (vgl. z. B. Retzlaff et al. [3].

Diese Berechnung wurde dann mit Hilfe der Dünne-Linsen-Formel (1) mit folgendem statistischen Ansatz für die optische VK-Tiefe d wiederholt:

$$d = a_0 + a_1 \, VK_{pre} + a_2 \, AL_{pre} \tag{3}$$

mit $a_0$ = ACD-Konstante - $a_1$ MW ($VK_{pre}$) - $a_2$ MW ($AL_{pre}$)

MW ($VK_{pre}$): Mittelwert der präoperativen Vorderkammertiefe,
MW ($AL_{pre}$): Mittelwert der präoperativen Achsenlänge.

Die Konstanten $a_1$ und $a_2$ ergeben sich aus einer multiplen Regressionsanalyse, in der die optische Vorderkammertiefe d mit den präoperativen Werten $VK_{pre}$ und $AL_{pre}$ korreliert wird. Die spezielle Form von (3) erklärt sich aus der Übertragung eines bei der Vorhersage der akustischen Vorderkammertiefe erfolgreichen Ansatzes [2].

Die Rechnung mit Hilfe von (3) erfolgte zweifach: einmal mit der speziellen Wahl von $a_1$ = 0,4 und $a_2$ = 0,1 (die sich bei der Vorhersage der akustischen Vorderkammertiefe bewährt hatte), zum anderen mit den sich individuell aus der Regressionsanalyse ergebenden Werten für $a_1$ und $a_2$.

## Ergebnisse und Diskussion

Abbildung 1 zeigt die Ergebnisse der Modellrechnungen für die optischen Vorderkammertiefen der verschiedenen Linsen, d. h. die jeweils in Formel (1) ein-

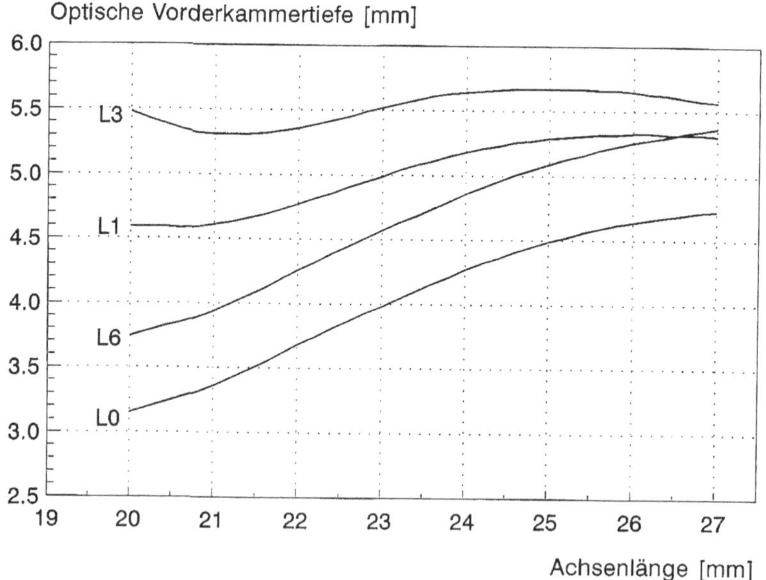


**Abb. 1.** Optische Vorderkammertiefen (d in (1)) vs Achsenlänge für Augenmodell und Modell-Linsen L0, L1, L3 und L6

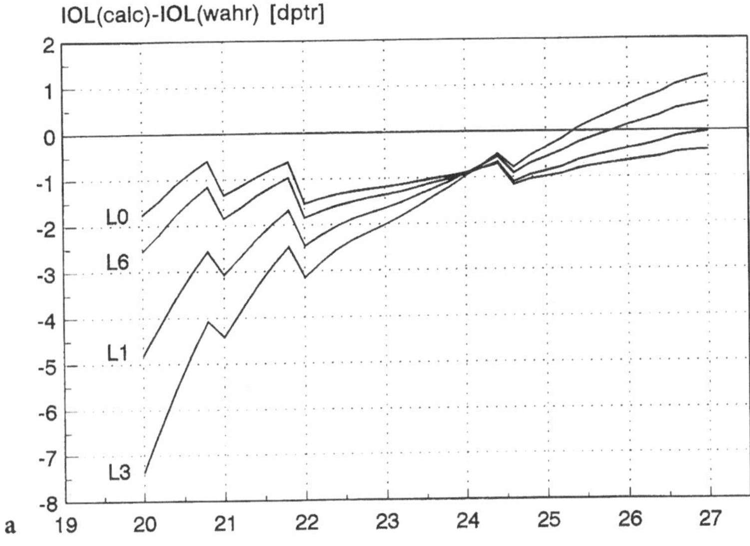


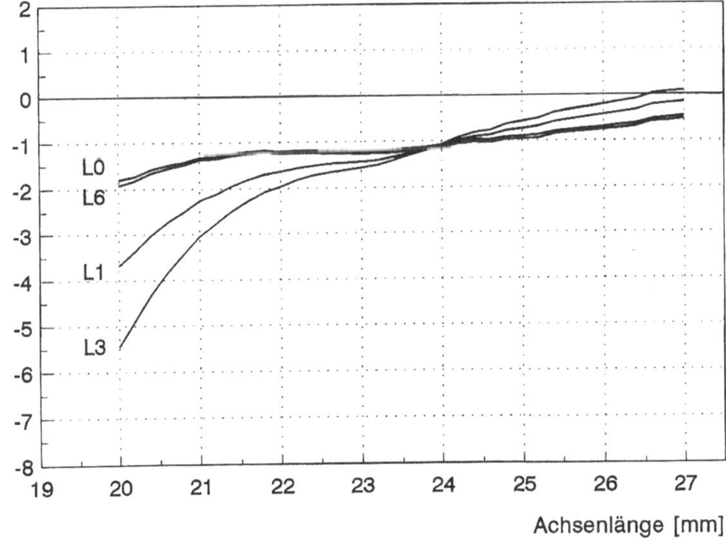


**Abb 2. a, b.** Abweichung zwischen berechnetem (IOL(calc)) und tatsächlichem (IOL(wahr)) Brechwert der Emmetropie-IOL für Augenmodell und Modell-Linsen L0, L1, L3 und L6. **a** berechnet mit der SRK-II-Formel. **b** berechnet mit der SRK/T-Formel

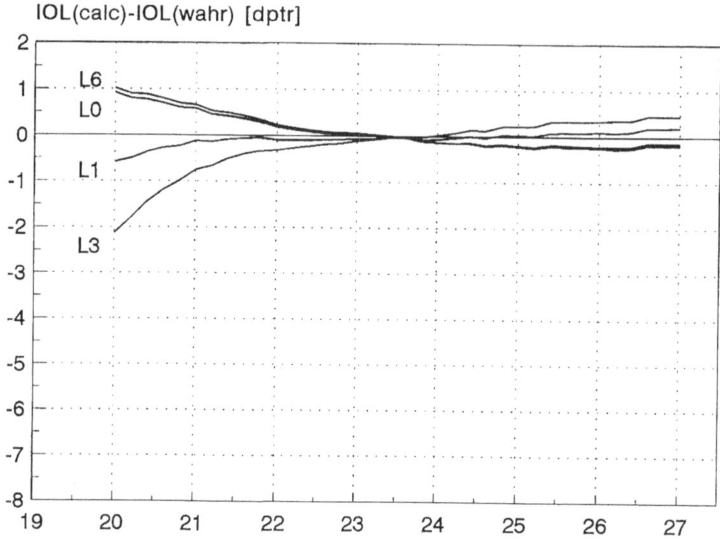


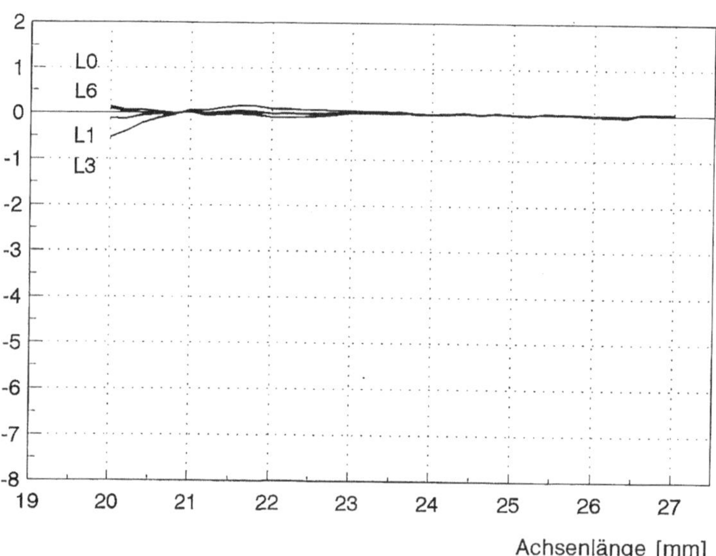


**Abb. 3 a, b.** Abweichung zwischen berechnetem (IOL(calc)) und tatsächlichem (IOL(wahr)) Brechwert der Emmetropie-IOL für Augenmodell und Modell-Linsen L0, L1, L3 und L6. **a** berechnet mit Formeln (1) und (3) mit der speziellen Wahl $a_1 = 0{,}4$ und $a_2 = 0.1$; **b** berechnet mit Formeln (1) und (3) und individuell angepaßten Werten für $a_1$ und $a_2$

zusetzenden Werte d zur Erzeugung der korrekten Emmetropie-IOL-Brechwerte. Man erkennt einen ausgeprägten Geometrieeffekt. Die Plankonvexlinse Lo benötigt eine deutlich achsenlängenabhängige optische Vorderkammertiefe, ebenso wie Linse L6 mit ihrer konstanten hinteren Flächenbrechkraft. Die Achsenlängenabhängigkeit ist geringer bei der Equikonvexlinse L1 und fast vernachlässigbar für die asymmetrische Modell-IOL L3. Bei dieser Linse erhielte man mit einer konstanten „Vorderkammertiefe" bzw. einer IOL-Formel der 1. Generation die besten Ergebnisse.

Die Abweichungen zwischen berechneten und tatsächlichen IOL-Brechwerten sind in Abb. 2 für die SRK II- (oben) und SRK/T-Formel (unten) dargestellt. Die konstante Verschiebung der Kurven um 1 dpt – deutlich erkennbar bei 24 mm Achsenlänge – läßt sich durch Individualisierung der A-Konstanten aufheben und soll hier nicht weiter interessieren. Wieder ist für beide Formeln ein deutlicher Geometrieeinfluß zu erkennen. Da heutige IOL-Formeln auf klinischer Erfahrung mit Plankonvexlinsen beruhen, sind die Ergebnisse für diese (Lo) oder ähnliche Linsenformen (L6) ersichtlich am besten. Eine asymmetrische Bikonvexlinse (L3) in einem kurzen Auge hingegen würde zu einer fatalen Unterschätzung der IOL von 7–8 dpt führen. Die Abweichungen für die SRK/T-Formel sind etwas geringer, zeigen aber die gleiche Tendenz.

Die Dünne-Linsen-Formel (1) mit der Vorderkammertiefenvorhersage nach (3) führt zu den Ergebnissen der Abb. 3. Schon die Standardwahl von $a_1 = 0{,}4$ und $a_2 = 0{,}1$ liefert signifikant kleinere Fehler als die beiden anderen Formeln (s. Abb. 3 oben). Per definitionem (vgl. (3)) liegt der mittlere Fehler bei 0 dpt. Die Individualisierung von $a_1$ und $a_2$ reduziert den Geometrieeffekt und führt – je nach IOL-Geometrie – zu einem Restfehler von bis zu 0,5 dpt bei 20 mm Achsenlänge (s. Abb. 3 unten). De facto benutzt diese Berechnungsweise drei Konstanten zur IOL-Charakterisierung: $a_0$, $a_1$ und $a_2$.

## Literatur

1. Haigis W (1991) Strahldurchrechnung in Gauß'scher Optik zur Beschreibung des Systems Brille-Kontaktlinse-Hornhaut-Augenlinse (IOL). In: Schott K, Jacobi KW, Freyler H (1991) 4. Kongreß der Deutschen Gesellschaft für Intraokularlinsen-Implantation, Essen. Springer, Berlin Heidelberg New York Tokyo, S 233–246
2. Haigis W, Kammann J, Dornbach G, Schüttrumpf R (1993) Vorhersage der postoperativen Vorderkammertiefe bei Implantation von PMMA- und Silikonlinsen im Kapselsack. In: 7. Kongr. d. Deutsch. Ges. für Intraokularlinsen-Implant. Zürich 1993. Springer, Berlin Heidelberg New York, S 505–510
3. Retzlaff J, Sanders DR, Kraff MC (1990) Lens implant power calculation – a manual for ophthalmologists & biometrists, 3rd ed. Slack, Thorofare

# Eine neue diffraktive Bifokallinse als Routinelinse im klinischen Alltag

A. LIEKFELD, D. T. PHAM, N. ANDERS und J. WOLLENSAK

**Zusammenfassung.** Eine neue seit August 1994 auf dem Markt erhältliche diffraktive Bifokallinse wurde in insgesamt 137 Augen auf ihre funktionelle Tauglichkeit im klinischen Alltag überprüft. Die funktionellen Ergebnisse wurden außerdem retrospektiv mit dem entsprechenden Studienvorläufermodell sowie mit der bis dato an unserer Klinik routinemäßig implantierten diffraktiven Bifokallinse verglichen. Zusätzlich wurden die Patienten in zwei Altersgruppen (bis 70 Jahre bzw. über 70 Jahre) unterteilt und die entsprechenden Ergebnisse einander gegenübergestellt. Alle Patienten wiesen zufriedenstellende Ergebnisse für Fern- und Nahvisus, Kontrastempflindlichkeit, Kontrastsehschärfe und Blendungssehschärfe auf. Im Vergleich zu den beiden anderen Modellen zeigte die hier besprochene Linse eine signifikant bessere Kontrastsehschärfe. Andere funktionelle Unterschiede ließen sich nicht finden. In bezug auf Kontrastempflindlichkeit und Kontrastsehschärfte zeigten sich zwischen den beiden Altersgruppen keine signifikanten Unterschiede, so jedoch in bezug auf die Blendungssehschärfe.

**Summary.** A new (since August 1994) commercial diffractive bifocal lens was implanted into 137 eyes and its functional results were investigated. The results were also retrospectively compared to the precedent study lens and to the diffractive bifocal lens that had been routinely implanted up to then as a multifocal lens at our clinic. The patients were divided into two age groups (up to 70 years and above) and the functional results were compared. All patients showed satisfying results in distance and near visual acuity, contrast sensitivity, low contrast visual acuity and glare visual acuity. Compared to the other two lens designs, the new lens had better low contrast visual acuity; otherwise there were no significant differences. Regarding contrast sensitivity and low contrast visual acuity, there were no significant differences between the two age groups; however, there was significantly better glare visual acuity for younger patients.

## Einleitung

Sogenannte Multifokallinsen ermöglichen dem Patienten durch mehrere Brennpunkte eine Pseudoakkommodation. Für diesen Vorteil müssen einige Patienten jedoch gewisse Nachteile in Kauf nehmen, wie z. B. vermehrte Blendungsempfindlichkeit, Halos oder Kontrastsehschärfenreduktion. Seit Implantation der ersten Multifokallinse 1986 [5] wurden viele verschiedene Modelle von Multifokallinsen entwickelt und klinisch getestet [3, 4, 14]. Dabei wurde versucht, die Pseudoakkommodation zu optimieren und gleichzeitig die möglichen optischen Nachteile zu reduzieren.

Bei der bisher am weitesten verbreiteten Multifokallinse handelt es sich um eine diffraktive Bifokallinse (Fa. 3M). Sie wurde erstmals 1987 implantiert [6].

R. Rochels et al. (Hrsg.)
9. Kongreß der DGII
© Springer-Verlag Berlin Heidelberg 1995

Seitdem hat sie sich in ausgesuchten Fällen bewährt, obwohl gelegentlich optische Nebenwirkungen dieses Linsentyps beschrieben wurden [2, 8, 11, 15]. Die in dieser Arbeit untersuchte Linse (Modell 811E, Fa. Pharmacia) beruht ebenfalls auf dem optischen Prinzip der Diffraktion. Durch Designveränderungen wird dabei eine Beseitigung der bisherigen Nachteile angestrebt. Für das Vorläuferstudienmodell (Modell 808X, Fa. Pharmacia) konnten in der klinischen Erprobungsphase zufriedenstellende funktionelle Ergebnisse gezeigt werden [1, 7]. Das nun kommerziell erhältliche Modell 811E soll in der vorliegenden Arbeit anhand eines repräsentativen Patientenkollektivs hinsichtlich seiner Tauglichkeit als Routinemultifokallinse im klinischen Alltag untersucht werden. Neben einem Vergleich zum Modell 808X wurde die neue Linse retrospektiv einem Vergleich zum bis dahin an unserer Klinik routinemäßig als Multifokallinse implantierten Modell 825X (Fa. 3M) unterzogen. Auch für das Linsenmodell 825X konnten in früheren Arbeiten zufriedenstellende funktionelle Ergebnisse aufgezeigt werden [13, 14].

Bisher wurde die Indikationsstellung für die Implantation von Multifokallinsen eher eng und streng gesehen. So wurde z. B. bei sehr jungen Patienten und Patienten höheren Alters von einer Multifokallinsenimplantation abgeraten [4, 6]. Da wir jedoch davon ausgehen, daß nach entsprechender Selektion auch Patienten höheren Alters (über 70 Jahre) für eine Multifokallinse geeignet sind, haben wir die Patienten in zwei Altersgruppen unterteilt und die funktionellen Ergebnisse jeweils miteinander verglichen.

## Material und Methoden

In die Untersuchung gingen konsekutiv alle Patienten ein, denen zwischen August 1994 und Februar 1995 eine diffraktive Bifokallinse vom Typ 811E implantiert wurden. Von insgesamt 142 Patienten konnten 127 Patienten mit 137 implantierten Linsen nachuntersucht werden. Das durchschnittliche Alter der

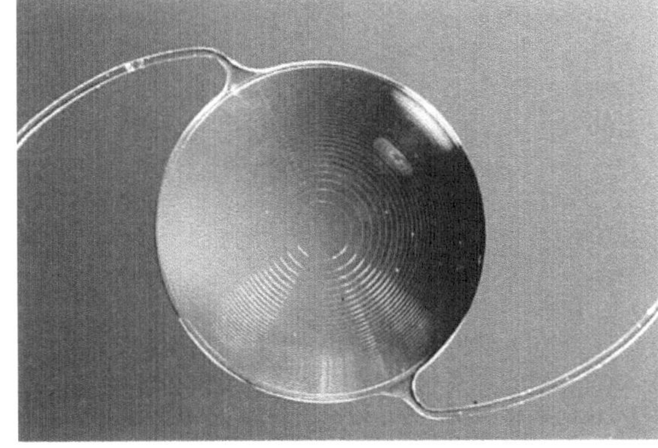

**Abb. 1.** Die diffraktive Bifokallinse 811E aus PMMA mit einem Optikdurchmesser von 6,0 mm und einem Gesamtdurchmesser von 12,0 mm. Die bikonvexe One-piece-Hinterkammerlinse besitzt einen Nahzusatz von 4,0 dpt.

Patienten lag bei 66 (± 11) Jahren (45 bis 84 Jahre). 74 Patienten waren 70 Jahre oder jünger, 53 Patienten waren über 70 Jahre. Neben der Katarakt wiesen die Patienten bei einem Retinometerwert von mindestens 0,8 keine pathologischen Augenveränderungen auf.

Als Operationstechnik wurde einheitlich die Phakoemulsifikation in Verbindung mit der No-stitch-Technik angewandt.

Bei der implantierten diffraktiven Bifokallinse 811E handelt es sich um eine bikonvexe One-piece-Hinterkammerlinse aus PMMA mit einem Optikdurchmesser von 6,0 mm und einem Gesamtdurchmesser von 12,0 mm bei einem Haptikwinkel der „Capsular-C"-Haptiken von 6° (Abb. 1). Ihr Nahzusatz beträgt 4,0 dpt. Die beiden zum Vergleich herangezogenen Linsenmodelle besitzen ebenfalls eine diffraktive bikonvexe Optik mit einem Nahzusatz von 4,0 dpt. Das Studiendesign 808X unterscheidet sich lediglich durch einen Optikdurchmesser von 6,5 mm und einem Haptikwinkel von 10° vom Modell 811E. Das Modell 825X ist dagegen eine Three-piece-Linse aus PMMA mit Positionierungslöchern.

Der Nachuntersuchungszeitraum lag bei durchschnittlich 4,5 Monaten (1 bis 6 Monate). Neben den üblichen ophthalmologischen Untersuchungen wurden Fern- und Nahvisus jeweils mit und ohne Korrektion, Kontrastempfindlichkeit (Vistech Charts/Pelli Robson), Kontrastsehschärfe (Humphrey-Autorefraktometer) und Blendungssehschärfe (Humphrey-Autorefraktometer) untersucht.

Die statistische Auswertung erfolgte nach Prüfung auf Normalverteilung und gleicher Varianz mit dem t-Test. Das Signifikanzniveau wurde auf 1% festgelegt.

## Ergebnisse

Der Fernvisus (Abb. 2) zeigte für die verschiedenen Linsenmodelle weder mit noch ohne Korrektion signifikante Unterschiede mit 0,69 (± 0,27) für das Modell 811E, 0,7 (± 0,19) für das Modell 808X und 0,62 (± 0,3) für das Modell 825X ohne Korrektion sowie mit 0,99 (± 0,21) für das Modell 811E, 1,01 (± 0,18) für das Modell 808X und 0,93 (± 0,25) für das Modell 825X mit Korrektion.

Auch in bezug auf den Nahvisus bestanden zwischen den verschiedenen Linsenmodellen keine signifikanten Unterschiede: Ohne jegliche Korrektion lasen 83% der Patienten mit der Linse 811E Nieden I. Mit der entsprechenden Fernkorrektion betrug ihr Anteil 95%. Die anderen Patienten benötigten eine zusätzliche Nahaddition von im Schnitt 0,5 dpt (± 0,2). Diese Ergebnisse decken sich mit denen der anderen beiden Linsenmodelle.

Die Kontrastempfindlichkeit wurde anhand der Pelli-Robson-Tafeln getestet. Für alle Linsenmodelle zeigten sich keine signifikanten Unterschiede (Abb. 3) mit 1,44 (± 0,19) für das Modell 811E, 1,40 (± 0,18) für das Modell 808X und 1,46 (± 0,17) für das Modell 825X.

In bezug auf die Kontrastsehschärfe (Abb. 4) hatte die Linse 811E ein signifikant besseres Ergebnis als die Linse 825X ($p \leq 0,01$), nicht jedoch als das Studienmodell 808X ($p = 0,05$).

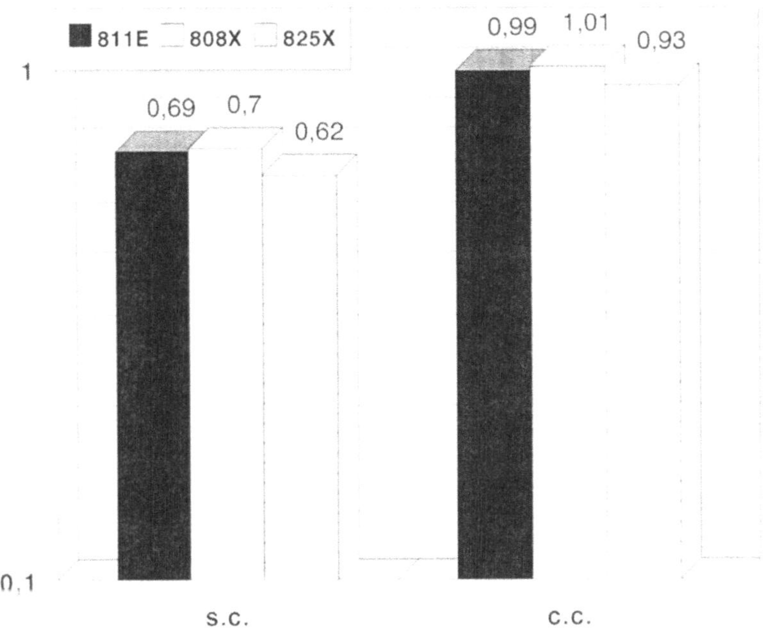


**Abb. 2.** Fernvisus ohne und mit Korrektion. Keine signifikanten Unterschiede zwischen den Linsenmodellen

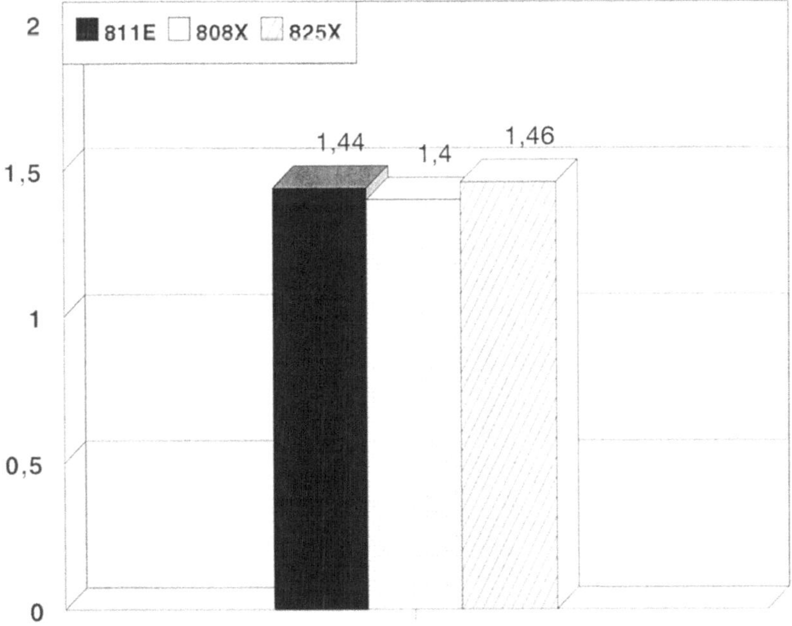


**Abb. 3.** Kontrastempfindlichkeit geprüft anhand der Pelli-Robson-Tafeln. Keine signifikanten Unterschiede zwischen den Linsenmodellen

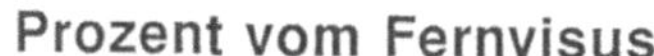

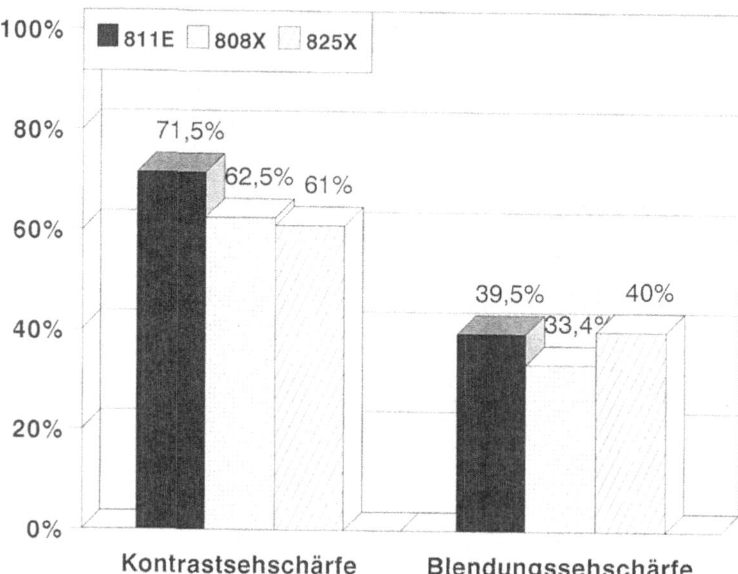


**Abb. 4.** Kontrastsehschärfe und Blendungssehschärfe geprüft am Humphrey-Autorefraktometer. Signifikant ($p \leq 0{,}01$) bessere Kontrastsehschärfe für das Modell 811E mit 71,5% ($\pm$ 15,4) im Vergleich zum Modell 825X mit 61% ($\pm$ 14,8); kein signifikanter Unterschied zum Modell 808X mit 62,5% ($\pm$ 13,25). Keine signifikanten Unterschiede in bezug auf die Blendungssehschärfe

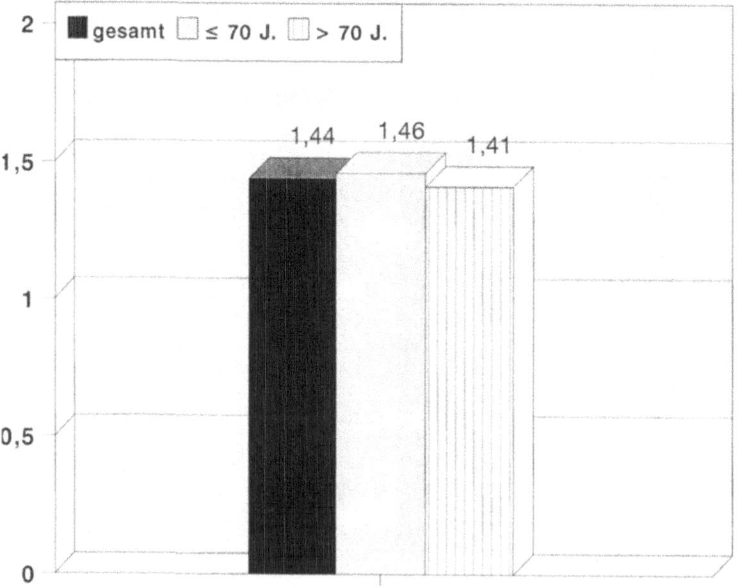


**Abb. 5.** Kontrastempfindlichkeit (Pelli Robson) für die verschiedenen Altersgruppen mit dem Modell 811E. Keine signifikanten Unterschiede

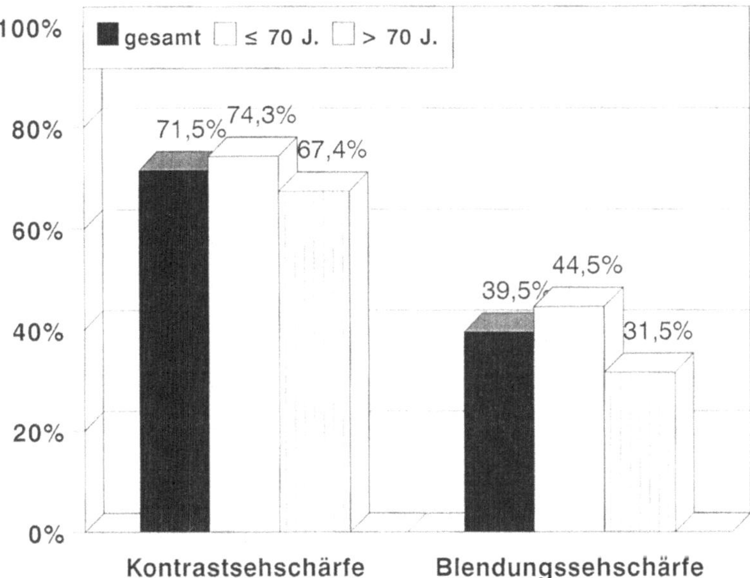


**Abb. 6.** Kontrastsehschärfe und Blendungssehschärfe (jeweils Humphrey-Autorefraktometer) für die verschiedenen Altersgruppen mit der Linse 811E. Keine signifikanten Unterschiede in bezug auf die Kontrastsehschärfe. Die Blendungssehschärfe ist für die Patienten bis 70 Jahre mit 44,5% (± 15,7) signifikant besser ($p \leq 0{,}02$) als für die Patienten über 70 Jahre mit 31,5% (± 16,0)

Für die Blendungssehschärfe (s. Abb. 4) ergaben sich keine signifikanten Unterschiede zwischen den Modellen.

Bei der Befragung nach dem subjektiven Empfinden gaben 5% (= 7 Patienten) Halos an und 2% (= 3 Patienten) vermehrte Blendung. Keiner der Patienten empfand die optischen Phänomene als beeinträchtigend.

Insgesamt 75% (= 95 Patienten) konnten im täglichen Leben auf jegliche Sehhilfe – sowohl für die Ferne als auch für die Nähe – verzichten.

Bei der Betrachtung der verschiedenen Altersgruppen ließen sich weder für Kontrastempfindlichkeit noch für Kontrastsehschärfe signifikante Unterschiede feststellen (Abb. 5 und 6), während die Patienten bis 70 Jahre eine bessere Blendungssehschärfe als die über 70 Jahre alten Patienten aufwiesen ($p \leq 0{,}02$) (s. Abb. 6).

## Diskussion

Im Vergleich zu den bisherigen Publikationen über Multifokallinsen [8, 10, 12, 14] zeigen unsere Untersuchungen des neuen diffraktiven Multifokallinsenmodells zumindest gleichwertige, teilweise überlegene funktionelle Ergebnisse.

Auch in dieser Arbeit finden sich beim Fernvisus ohne Korrektur insgesamt zufriedenstellende Ergebnisse. Diese können jedoch noch durch eine entsprechende Fernkorrektion verbessert werden. In diesem Zusammenhang sei darauf hingewiesen, daß vor allem für die Multifokallinsen ein möglichst geringer postoperativer Astigmatismus (z. B. durch Small-incision- oder astigmatismusvermindernde Operationstechnik [9]) und Emmetropie (durch sorgfältiges und mehrfaches Biometrieren) anzustreben sind. Denn eine gewisse Pseudoakkommodation durch Astigmatismus oder eine Myopisierung sind hier für den Patienten nicht von Vorteil, sondern verhindern vielmehr, daß das Ziel der Multifokallinse, ohne Brille in Ferne und Nähe optimal zu sehen, erreicht wird.

Der Nahzusatz dieses Linsenmodells scheint für die meisten Patienten ausreichend im Vergleich zu anderen Multifokallinsen [14].

Im Vergleich zu den beiden anderen Linsenmodellen zeigt das Modell 811E mindestens gleichwertige funktionelle Ergebnisse, in bezug auf die Kontrastsehschärfe sogar bessere.

Der Vergleich zwischen den beiden Altersgruppen weist eine schlechtere Blendungssehschärfe für die älteren Patienten auf, während alle anderen Ergebnisse gleichwertig sind. Insgesamt haben auch die älteren Patienten gute funktionelle Ergebnisse, so daß wir im Gegensatz zu anderen Autoren [4, 6] eine Implantation auch Patienten über 70 Jahren empfehlen können.

Auch in dieser Untersuchung wurden wie bei bisherigen Studien [7, 8, 13] pathologische Augenveränderungen außer einer Katarakt als Ausschlußkriterien festgelegt. So haben wir weiterhin keine Erfahrungen mit Multifokallinsenimplantationen in Augen mit Veränderungen wie fortgeschrittenes Glaukom, retinale Erkrankungen oder Makularleiden. Hier sei zunächst, wie auch bei Kindern, wo uns bisher Ergebnisse fehlen, Zurückhaltung geboten. Ansonsten sehen wir die hier vorgestellte Multifokallinse altersunabhängig nach entsprechender Patientenselektion als Routinelinse an.

## Literatur

1. Allen ED, Burton RL, Webber SK, Haaskjold E, Sandvig K, Jyrkkiö H, Leite E, Nyström A, Wollensak J (1995) A randomized comparative multicentre trial of the Pharmacia diffractive bifocal IOL versus a monofocal IOL. Vortrag gehalten auf der ASCRS, San Diego

2. Bellucci R, Giardini P (1993) Pseudoaccomodation with the 3M diffractive multifocal intraocular lens: A refraction study of 52 subjects. J Cataract Refract Surg 19 : 32–35

3. Eisenmann D, Jacobi KW (1994) Diffraktive Multifokallinsen: 5-Jahres-Ergebnisse. In: Wollensak et al. (Hrsg) 8. Kongreß der Deutschen Gesellschaft für Intraokularlinsen Implantation. Springer, Berlin Heidelberg New York Tokyo

4. Hessemer V, Eisenmann D, Jacobi KW (1993) Multifokale Intraokularlinsen – eine Bestandsaufnahme. Klin Monatsbl Augenheilkd 203 : 19–33

5. Keates RH, Pearce JH, Schneider RT (1987) Clinical results of the multifocal lens. J Cataract Refract Surg 13 : 557–560

6. Knorz MC, Liesenhoff H (1993) Indikationen und Kontraindikationen für die Implantation bifokaler Intraokularlinsen. Klin Monatsbl Augenheilkd 202 : 500–506

7. Liekfeld A, Pham DT, Wollensak J (1994) Funktionelle Ergebnisse einer neuen diffraktiven Bifokallinse versus Monofokallinse. In: Wollensak et al. (Hrsg) 8. Kongreß der Deutschen Gesellschaft für Intraokularlinsen Implantation. Springer, Berlin Heidelberg New York Tokyo

8. Lindstrom RL (1993) Food and drug administration study update, one-year results from 671 Patients with the 3M multifocal intraocular lens. Ophthalmology 100 : 91–97

9. Pham DT (1994) Lokalisation der selbstschließenden Wundöffnung und korneale Stabilität. In: Wollensak et al. (Hrsg) 8. Kongreß der Deutschen Gesellschaft für Intraokularlinsen Implantation. Springer, Berlin Heidelberg New York Tokyo

10. Rüther K, Eisenmann D, Zrenner E, Jacobi KW (1994) Der Einfluß diffraktiver Multifokallinsen auf Kontrastsehen, Gegenlichtsehschärfe und Farbsinn. Klin Monatsbl Augenheilkd 204 : 14–19

11. Teping C, Wenner M, Deppe W (1991) Funktionelle Ergebnisse nach Implantation bifokaler diffraktiver Intraokularlinsen. In: Wenzel et al. (Hrsg) 5. Kongreß der Deutschen Gesellschaft für Intraokularlinsen Implantation. Springer, Berlin Heidelberg New York Tokyo

12. Wenner M, Deppe W, Teping C (1991) Dämmerungssehen und Blendempfindlichkeit bei Trägern monofokaler und diffraktiver bifokaler Intraokularlinsen. In: Wenzel et al. (Hrsg) 5. Kongreß der Deutschen Gesellschaft für Intraokularlinsen Implantation. Springer, Berlin Heidelberg New York Tokyo

13. Wiemer C, Pham DT, Wollensak J (1995) Kann die diffraktive multifokale Hinterkammerlinse als Routinelinse implantiert werden? Ophthalmologe 91 (im Druck)

14. Wollensak J, Pham DT, Wiemer C (1991a) Ergebnisse multifokaler Hinterkammerlinsen unterschiedlicher Typen. In: Wenzel et al. (Hrsg) 5. Kongreß der Deutschen Gesellschaft für Intraokularlinsen Implantation. Springer, Berlin Heidelberg New York Tokyo

15. Wollensak J, Pham DT, Wiemer C (1991b) Klinische Ergebnisse nach Implantation einer multifokalen diffraktiven Hinterkammerlinse. Klin Monatsbl Augenheilkd 199 : 91–95

# Optische Rehabilitation mit diffraktiven Multifokallinsen

U. Voigt und J. Strobel

**Zusammenfassung.** In einer prospektiven Studie sollte die optische Rehabilitation nach Implantation einer diffraktiven Multifokallinse an einem selektionierten Patientengut überprüft werden.

Bei 33 Patienten (mittleres Alter 67,6 Jahre) wurde in 47 Augen eine diffraktive 3M-Multifokallinse implantiert.

Am 2. bis 4. postoperativen Tag und 6 Wochen nach der Operation erfolgte die Visusprüfung (Ferne und Nähe) jeweils mit und ohne beste subjektive Fernkorrektur. Mittels Ginsburgtest wurde die Kontrastsehschärfe für die Ferne untersucht. Desweiteren erfolgte nach 6 Wochen eine gründliche subjektive Anamnese der Patienten.

*Ergebnisse:* Am 2. bis 4. postoperativen Tag betrug die mittlere Sehschärfe für die Ferne 0,6, für die Nähe Nd4 ohne Korrektur bzw. mit Korrektur 0,9 für die Ferne und Nd2,5 für die Nähe. Die Contrast sensitivity equivalent acuity betrug 20/40.

6 Wochen nach der Operation stieg die mittlere Sehschärfe für die Ferne auf 0,7, für die Nähe auf Nd2 ohne Korrektur bzw. mit Korrektur auf 1,0 für die Ferne und Nd1,5 für die Nähe. Die Contrast sensitivity equivalent acuity betrug 20/30.

14 Patienten zeigten 6 Wochen nach der Operation des 2. Auges durchweg sehr gute binokulare Sehleistungen mit und ohne Korrektur.

Die Befragung 6 Wochen nach der Kataraktoperation zeigte, daß alle Patienten mit einer diffraktiven Multifokallinse sehr zufrieden sind.

**Summary.** Optical rehabilitation after implantation of a diffractive multifocal IOL has been investigated in a prospective study. A 3M diffractive multifocal IOL was implanted into 47 eyes of 33 patients (mean age 67,6 years). The visual acuity for the distant and the near with and without distance correction was tested on the second to fourth postoperative day and after 6 weeks, respectively. Using the Ginsburg test, contrast sensitivity was determined. After 6 weeks a subjective anamnesis of the patients was performed.

On the second to fourth postoperative day the mean visual acuity for distance was 0,6 and for near Nd4 without any correction. Applying the best distance correction gave a visual acuity of 0,9 for distance and Nd2,5 for the near. The contrast sensitivity equivalent acuity was 20/40.

Six weeks after the operation the mean visual acuity increased to 0,7 for distance and Nd2 for near without correction in either case. However, a value of 1,0 for distance and Nd1,5 for near were achieved with the best distance correction. The contrast sensitivity equivalent acuity increased to 20/30.

Six weeks following the operation of the second eye an excellent binocular visual acuity with and without the best distance correction was observed for 14 patients. The anamnesis carried out in all cases 6 weeks after operation demonstrated that all patients were satisfied with their diffractive multifocal IOL.

R. Rochels et al. (Hrsg.)
9. Kongreß der DGII
© Springer-Verlag Berlin Heidelberg

## Einleitung

Seit der Implantation der 1. multifokalen Intraokularlinse (MIOL) 1986 wurden verschiedene Linsen mit unterschiedlichen Funktionsprinzipien entwickelt. Bei diffraktiven MIOL werden zur Erzeugung von 2 Brennpunkten die Welleneigenschaften des Lichtes, die Beugung an optischen Hindernissen und Interferenzerscheinungen zwischen den phasenverschobenen Wellen einer Wellenfront nach dem Beugungsvorgang ausgenutzt [7]. Im Ergebnis der Diffraktion wird das Licht auf ein Maximum 0. Ordnung (Fernfokus) und ein Maximum 1. Ordnung (Nahfokus) aufgeteilt.

MIOL werden bei ausgewählten Patienten mit dem Ziel implantiert, ihnen nach der Kataraktoperation eine brauchbare Sehschärfe für die Ferne und für die Nähe entweder ohne oder mit einer schwachen Fernkorrektur zu ermöglichen. Von der Implantation einer MIOL sollte Abstand genommen werden, wenn die Augen durch Verletzungen oder Operationen vorbelastet sind und wenn andere Augenerkrankungen bekannt sind, die bereits eine Reduktion des Bildkontrastes bedingen [5].

Insbesondere sollte der Wunsch jüngerer, aktiver Patienten, postoperativ keine Brille tragen zu müssen, bei der Patientenauswahl berücksichtigt werden.

## Material und Methoden

Wir implantierten bei 33 Patienten mittleren Alters von 67,6 Jahren in insgesamt 47 Augen eine diffraktive MIOL. 14 Patienten stellten sich relativ kurzfristig ca. ½ Jahr nach der ersten Operation zur Versorgung des Partnerauges vor. Bei allen Augen wurde ein Retinometervisus von 0,8 und besser ermittelt.

Bei der implantierten Linse handelte es sich um die 3M-MIOL der Firma Alcon, Modell 825X, mit einem Nahzusatz von +4,0 dpt. Die Kataraktoperation erfolgte mittels Tunnelinzision und Phakoemulsifikation. Zur gezielten Beeinflussung des postoperativen Astigmatismus wurde der Starschnitt bei 12 Uhr mit einer Einzelknopfnaht adaptiert.

Die Nachuntersuchung unserer Patienten erfolgte am 2.–4. postoperativen Tag sowie 6 Wochen postoperativ. Wir untersuchten den postoperativen Astigmatismus mit dem Zeissophthalmometer nach Javal sowie die Sehschärfe für die Ferne und für die Nähe ohne und mit bester Fernkorrektur. Des weiteren wurde das Kontrastsehen mittels Ginsburgtest mit den Vistech-Kontrasttafeln in der Ferne überprüft. Bei den Patienten mit binokularer Linsenimplantation erfolgte an den gleichen Tagen die binokulare Visusprüfung sowie Testung des Kontrastsehens jeweils mit und ohne beste Fernkorrektur.

Sechs Wochen nach der Implantation der MIOL wurden die Patienten ausführlich hinsichtlich von Blendungsempfindlichkeit, des Zurechtfindens bei Dämmerung und Dunkelheit und des Auftretens von Halos befragt.

## Ergebnisse

Der Fernvisus betrug am 2.-4. postoperativen Tag 0,6 (± 0,26) ohne Korrektur und 0,9 (± 0,24) mit Korrektur. Sechs Wochen postoperativ 0,7 (± 0,22) ohne und 1,0 (± 0,17) mit Korrektur (Abb. 1).

In der Nähe erreichten die Patienten am 2.-4. postoperativen Tag mit der MIOL Nd4 (± 2,83). Bei 25 Augen fanden wir einen Wert von Nd3 und besser, das sind 53%. Mit bester Fernkorrektur ermittelten wir einen Wert von Nd2,5 (± 1,94), bei 35 Augen (75%) war der Nahvisus Nd3 und besser. Sechs Wochen postoperativ stiegen die Werte auf Nd2 (± 2,04) ohne Korrektur, 37 Augen (79%) lagen bei Nd3 und besser. Mit bester Fernkorrektur war der Nahvisus Nd1,5 (± 0,73), 39 Augen (83%) erreichten einen Wert von Nd1.

Die Kontrastsehschärfe betrug am 2.-4. postoperativen Tag 20/40 (± 0,2) und 6 Wochen postoperativ 20/35 (± 0,2) (Abb. 2).

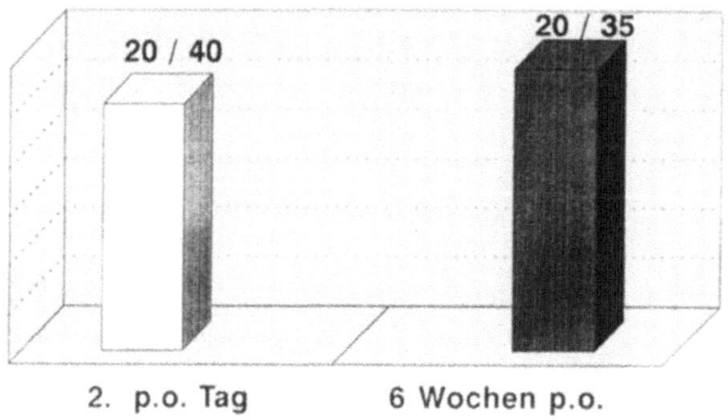


**Abb. 1.** Fernvisus mit und ohne Korrektur

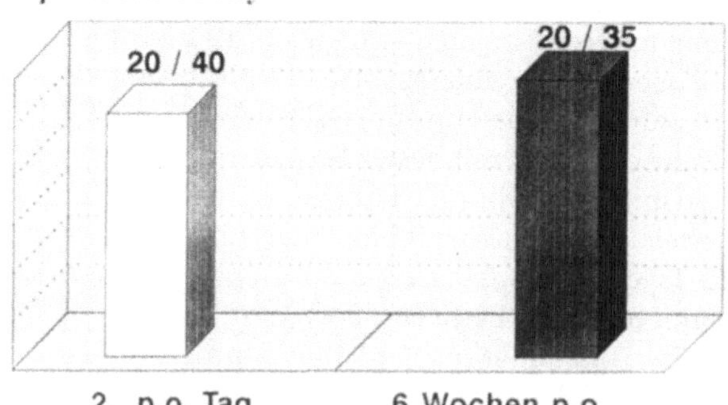


**Abb. 2.** Kontrastsehen mit Korrektur

Die Patienten mit binokularer Implantation einer MIOL hatten sowohl am 2.–4. postoperativen Tag als auch 6 Wochen postoperativ eine binokulare Sehschärfe von 0,9 (± 0,18 bzw. ± 0,19) ohne Korrektur und 1,2 (± 0,10) mit bester Fernkorrektur (Abb. 3).

Beim Kontrastsehen erreichten die Patienten am 2.–4. postoperativen Tag binokular 20/30 ohne und mit Korrektur (± 0,19 bzw. ± 0,2); 6 Wochen postoperativ war mit Korrektur ein Anstieg auf 20/25 (± 0,19) zu verzeichnen (Abb. 4).

9 der 14 Patienten erreichten 6 Wochen postoperativ einen Wert von 20/20.

Die postoperative Refraktion lag bei angestrebter Emmetropie im sphärischen Äquivalent am 2.–4. postoperativen Tag bei +0,15 dpt (± 0,47) und 6 Wochen postoperativ bei –0,09 dpt (± 0,05). An den entsprechenden Untersuchungstagen wurde ein mittlerer Astigmatismus von +1,91 dpt (± 1,39) bzw. +0,82 dpt (± 0,64) gemessen.

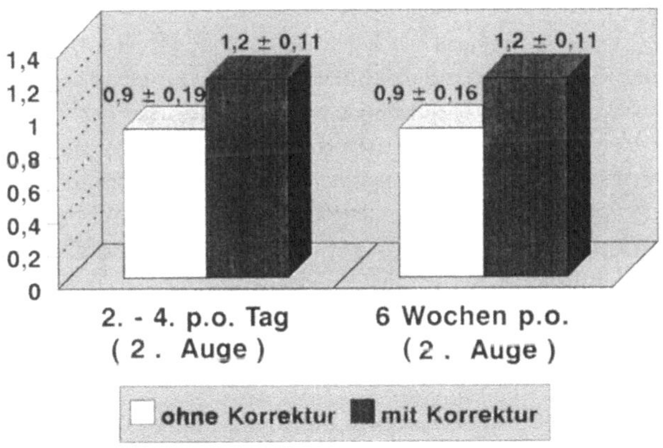


**Abb. 3.** Sehschärfe binokular mit und ohne Korrektur

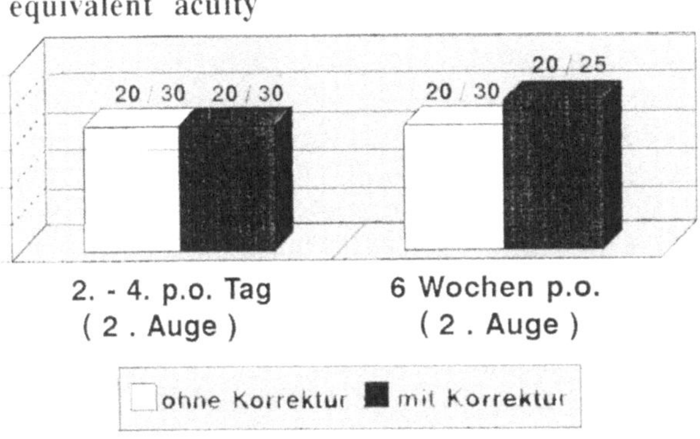


**Abb. 4.** Kontrastsehen binokular mit und ohne Korrektur

## Diskussion

Der Vergleich des korrigierten Fernvisus mit den Ergebnissen anderer Autoren zeigt, daß die Patienten mit einer diffraktiven Multifokallinse nach ca. 6 Wochen einen durchschnittlichen Visus von 0,8–1,0 erreichen, der auch nach längeren Untersuchungszeiten bis 2 Jahre postoperativ noch erreicht wird [2, 6, 10].

Beim Nahvisus mit Fernkorrektur ereichten in unserer Gruppe 83% einen Wert von Nd1. In anderen Arbeiten wurden hier etwas schlechtere Ergebnisse erreicht. Hessemer und Mitarbeiter berichten von 45% [3], bei Wollensack und Mitarbeitern [10] werden in 84% Nd1 erreicht, wobei 8 Patienten den Text nicht flüssig lesen konnten. Bei diesen früheren Patientengruppen wurde allerdings die 3M-Linse 815L implantiert, die über einen Nahzusatz von 3,5 dpt verfügt. Die von uns verwendete 3M-Linse 825X hat einen Nahzusatz von +4,0 dpt.

Beim Kontrastsehen erreichten die Patienten 20/35. Viele Patienten mit beginnender Katarakt und noch guter Sehschärfe sind bei mittleren Kontrasten deutlich behindert [1, 7]. Wir glauben, da bei Patienten mit MIOL erst bei niedrigen Kontraststufen eine Reduktion der Sehschärfe nachweisbar ist [3], im Vergleich zu Patienten mit frühen Kataraktstadien bessere Ergebnisse erzielt werden.

Unsere Patienten mit binokularer Implantation der MIOL erreichten ohne und mit Korrektur gute Kontrastergebnisse. Die Steigerung 6 Wochen postoperativ beim Kontrastsehen mit Korrektur führen wir darauf zurück, daß bei 6 der 14 Patienten zwischenzeitlich noch die Yag-Laserkapsulotomie an den zuerst operierten Augen durchgeführt wurde. Bei Indikationsstellung einer frühzeitigen Yag-Laserkapsulotomie sollte eine erneute Reduktion des Kontrastes mit ausschlaggebend sein.

Jacobis Konzept mit asymmetrischen Mehrzonenlinsen eine bessere Kontrastauflösung für die Ferne und die Nähe zu erreichen, indem in das Führungsauge eine MIOL mit Fernbetonung und in das Partnerauge eine MIOL mit Wichtung auf die Nähe implantiert wird [4], zeigt neue Trends bei der Anwendung der MIOL auf.

Die Befragung unserer Patienten 6 Wochen nach der Operation ergab, daß alle Patienten mit den Operationsergebnissen zufrieden waren und sich jederzeit wieder für eine MIOL entscheiden würden. Alle gaben an, bei den meisten täglichen Tätigkeiten keine Brille mehr zu tragen. Ca. 50% setzten für das Fernsehen und diffizile Tätigkeiten ihre Fernbrille auf. Alle Patienten gaben an, ihre Zeitung, Bücher, Briefe ohne Brille bzw. mit Fernbrille gut lesen zu können. Jüngere Patienten, die im Besitz eines Führerscheines sind, nehmen wieder aktiv am Straßenverkehr teil, ohne daß Schwierigkeiten der Blendung oder bei Nachtfahrten aufgetreten sind (11 Patienten).

Halos wurden nur in 3 Fällen auf gezieltes Nachfragen angegeben, ohne daß diese Erscheinungen als störend empfunden wurden.

Die Gesamtzahl der in Deutschland jährlich implantierten MIOL ist noch sehr gering. Die guten Ergebnisse und die gute Akzeptanz der Patienten sollten mehr Operateure zur Implantation von MIOL ermutigen.

## Literatur

1. Adamson I, Rubin GS, Vitale S, Taylor HR, Stark WJ (1992) The effect of early cataracts on glare and contrast sensitivity. Arch Ophthalmol, Vol 110 : 1081–1086
2. Hessemer V, Eisenmann D, Jacobi KW (1993) 2-Jahres-Ergebnisse nach Implantation diffraktiver multifokaler Intraokularlinsen. Ophthalmologe 90 : 348–351
3. Hessemer V, Eisenmann D, Jacobi KW (1993) Multifokale Intraokularlinsen – eine Bestandsaufnahme. Klin Monatsbl Augenheilkd 203 : 19–33
4. Jacobi KW, Eisenmann D (1993) Asymmetrische Mehrzonenlinsen – ein neues Konzept multifokaler Intraokularlinsen. Klin Monatsbl 202 : 309–314
5. Knorz MC, Liesenhoff H (1993) Indikationen und Kontraindikationen für die Implantation bifokaler Intraokularlinsen. Klin Monatsbl Augenheilkd 202 : 500–506
6. Liekfeld A, Pham DT, Wollensack J (1994) Funktionelle Ergebnisse einer neuen diffraktiven Bifokallinse versus Monofokallinse. 8. DGJJ-Kongreß 1994, Berlin. Springer, Berlin Heidelberg New York Tokyo, S 247–253
7. Miyajima H, Katsumi O, Ogawa T, Ji-Wang Guang (1992) Contrast visual acuities in cataract patients II. after IOL implantation. Acta Ophthalmologica Vol 70, 4
8. Nowak MR, Jacobi KW (1990) Diffraktive multifokale Intraokularlinse – eine prospektive klinische Studie. Klin Monatsbl Augenheilkd 196 : 43–47
9. Simpson MJ (1989) The diffractive multifocal intraocular lens. Eur J Implant Refract Surg, Vol 1, 115–121
10. Wollensack J, Pham DT, Wiemer C (1991) Klinische Ergebnisse nach Implantation einer multifokalen diffraktiven Hinterkammerlinse. Klin Monatsbl Augenheilkd 199 : 91–95

# Computerisierte Untersuchung von Blendempfindlichkeit und Halos bei monofokaler und multifokaler Pseudophakie

D. Eisenmann und K. W. Jacobi

**Zusammenfassung**

*Hintergrund:* Eine vermehrte Blendempfindlichkeit und das Auftreten optischer Nebenwirkungen wie Halos wurden im Zusammenhang mit multifokalen Intraokularlinsen (MIOL) beschrieben. Mit einem neuen Computerprogramm sollen die Abbildungseigenschaften der AMO-ARRAY-MIOL Typ SSM-26NB Phacoflex auf derartige optische Nebenwirkungen untersucht werden.

*Methoden:* Die Untersuchung der Kontrastempfindlichkeit mit und ohne Blendung erfolgte mittels einer modifizierten van-den-Berg-Technik; dabei wurde der kleinste noch erkannte Kontrast zwischen einem variablen zentralen Flickerstimulus und dem Monitorhintergrund gemessen. Weiter wurde der Umfang des Lichthofes um eine zirkuläre Lichtquelle markiert und die Lichthoffläche berechnet. Die Messungen wurden bei 27 Patienten (63,8 Jahre) mit multifokaler IOL und 25 Patienten (64,5 Jahre) mit monofokaler Standardlinse durchgeführt.

*Ergebnisse:* Unter Blendung wurde bei multifokaler Pseudophakie ein mittlerer Kontrast von 17,4% (SD 6,33) wahrgenommen; bei Patienten mit monofokaler IOL lag der wahrgenommene Kontrast bei 16,8% (SD 5,72). Die gemessene Größe des Lichthofes betrug bei multifokaler Pseudophakie im Mittel 13,7 sq.deg. (SD 4,67) gegenüber 12,6 sq.deg. (SD 5,2) in der monofokalen Gruppe.

*Schlußfolgerungen:* Nach statistischer Auswertung ($t$-Test) fanden sich keine signifikanten Unterschiede für Blendempfindlichkeit und Halos bei Patienten mit Array-MIOL und monofokaler IOL.

**Summary**

Computerized measurement of glare and halos was performed in 27 patients (63,8 years) with a multifocal IOL (AMO Array SSM-26NB phacoflex) and in 25 patients (64,5 years) with a monofocal standard lens. Forward scattered light was measured by a computerized system based on a modified van den Berg test, which required the subject to adjust the contrast of a central flicker stimulus to the surrounding background. Halo size around a light source on an unilluminated screen was assessed by marking the outer edges of the halo and calculating the encircled area.

In the presence of scatter a mean value of 17.4% contrast (SD: 6.33) was found in the multifocal group and a mean value of 16.8% contrast (SD: 5.72) was found in the monofocal group. A mean value of 13.7 sq.deg. (SD: 4.67) was found for the size of blur circles in the multifocal and a mean value of 12.6 sq.deg. (SD: 5.2) in monofocal patients.

Statistical analysis ($t$-test) did not show a significant difference in the results of halo or glare measurement between multifocal and monofocal pseudophakic patients.

R. Rochels et al. (Hrsg.)

9. Kongreß der DGII

© Springer-Verlag Berlin Heidelberg 1995

Eine vermehrte Blendempfindlichkeit und das Auftreten optischer Phänomene wie vergrößerte Lichthöfe (Halos) oder Ringe um Lichtquellen wurden als Nebenwirkung multifokaler IOL mehrfach beschrieben [1, 3, 4, 6–8] und führte letztendlich auch zur Diskussion um die Nachtfahrtauglichkeit dieser Patienten.

Ziel unserer Untersuchung war es, Patienten mit der Array-MIOL (Fa. Allergan) auf ihre Blendempfindlichkeit zu untersuchen – derartige Ergebnisse sind über diesen Kunstlinsentyp bisher nicht publiziert – und diese Ergebnisse mit denen einer monofokalen Standardlinse zu vergleichen.

Wir benutzten dabei ein neues Computerprogramm, welches nicht nur die Untersuchung der Blendempfindlichkeit basierend auf einer modifizierten van-den-Berg-Technik erlaubt, sondern erstmals auch eine objektive Messung der Lichthöfe um eine definierte Lichtquelle ermöglicht.

## Patienten und Methoden

Wir berichten also über zwei Patientengruppen: altersgematchte Populationen mit Array-MIOL (Typ SSM-26-NB Phakoflex, Durchschnittsalter 63,8 Jahre) und monofokaler Standardlinse (Pharmacia 809P, 64,5 Jahre); alle Patienten hatten einen korrigierten Fernvisus von 0,8 oder besser, besaßen einen gültigen Führerschein der Klasse 3 und nahmen aktiv am Straßenverkehr teil. Das postoperative Intervall (Phakoemulsifikation, IOL-Implantation über einen temporalen Hornhauttunnel) betrug jeweils mindestens 6 Monate.

Die Untersuchung der Blendempfindlichkeit wurde in dem von uns eingesetzten o.a. Computerprogramm nach einer modifizierten Version der „direct compensation method" nach van den Berg [2] durchgeführt. Die Patienten mußten dabei einen Flickerstimulus im Zentrum des Monitors durch Betätigen der Computermaus in seiner Helligkeit so verändern, daß er der Helligkeit des Monitorhintergrundes entsprach und somit für den Patienten das Flickern scheinbar zum Stillstand kam. Bei jeweils 10 aufeinanderfolgenden Untersuchungsgängen wurde dann Mittelwert und Standardabweichung des Kontrastverhältnisses (in %) berechnet. Diese Untersuchung wurde zunächst ohne Blendung, dann unter Zuschaltung einer in der Monitorperipherie befindlichen ringförmigen Streulichtquelle (Helligkeit 86,8 cd/m²), die genau entgegengesetzt zum zentralen Stimulus flickerte, durchgeführt. In einem weiteren Untersuchungsgang wurde dann die Fläche um eine zentrale zirkuläre Lichtquelle (Helligkeit 86,8 cd/m²) bestimmt. Dabei mußte der Untersucher eine kleine Meßmarke auf insgesamt 12 Meridianen nach zentral bewegen, bis der Patient – in 4 m Entfernung – jeweils angab, daß der äußere Rand des Lichthofes erreicht sei. Anschließend wurde vom Computer die Fläche des eingekreisten Lichthofes (in Square degrees) berechnet. Alle Untersuchungen wurden in einem abgedunkelten Raum ohne Dunkeladaptation durchgeführt.

Zur statistischen Analyse wurden Mittelwerte und Standardabweichungen aller Parameter gebildet und – nach Untersuchung auf Vorliegen einer Normalverteilung – der *t*-Test verwendet.

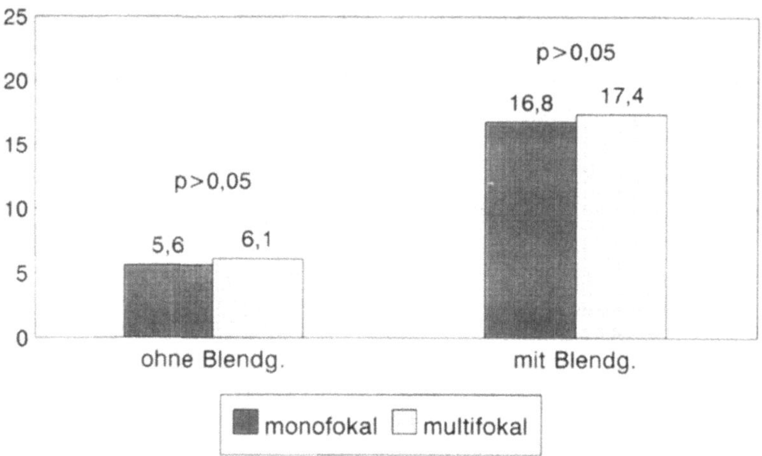

**Abb. 1.** Kontrastempfindlichkeit ohne und mit Blendung („Glare u. Halo", Tomey)

## Ergebnisse

Die Ergebnisse der Kontrastempfindlichkeit mit und ohne Streulichtquelle sind in Abb. 1 grafisch dargestellt: ohne Blendung wurde mit MIOL ein Kontrast von 6,1% (SD 1,98) mit monofokaler IOL von 5,6% (SD 2,43) wahrgenommen. Bei intraokularer Lichtstreuung verschlechterte sich die Kontrastempfindlichkeit bei Patienten mit MIOL auf 17,4% (SD 6,33) und bei Patienten mit monofokaler IOL auf 16,8% (SD 5,72). Für beide Parameter ergab sich kein statistisch signifikanter Unterschied.

Die Messung der Lichthöfe zeigte bei Patienten mit MIOL eine mittlere Fläche von 13,7 Square degees (SD 4,67); bei Patienten mit monofokaler Pseudophakie betrug sie im Mittel 12,6 sq.deg. (SD 5,20). Auch hier fand sich wiederum kein signifikanter Unterschied zwischen beiden Populationen.

## Diskussion

Bedingt durch die simultane Abbildung zweier oder mehrerer Bilder auf die Retina kommt es bei allen bi- und multifokalen IOL zu einer Reduktion der Kontrastempfindlichkeit, die sich jedoch klinisch weniger gravierend auswirkt, als aufgrund theoretischer Untersuchungen [5] zu erwarten wäre. In mehreren klinischen Studien und mit unterschiedlichen Methoden ließ sich für die diffraktive MIOL auch eine vermehrte Blendempfindlichkeit, insbesondere unter mesopischen Bedingungen nachweisen [1, 4, 6–8]. Optische Nebenwirkungen, vor allem das Auftreten von Halos, sind ebenfalls bei der diffraktiven MIOL beschrieben und führten in einigen Fällen sogar zur Explantation der Linse [3]. Mit der von uns eingesetzten computerisierten Methode ließen sich bei der multizonal progressiven MIOL vom Typ Array zwar auch eine geringfügig vermehrte

Blendempfindlichkeit im Vergleich zur monofokalen IOL nachweisen, jedoch war dieser Unterschied statistisch nicht signifikant. Dies mag zum einen damit erklärt werden, daß die „direct compensation method" ein langsames „Herantasten" an die Empfindlichkeitsschwelle erlaubt, während alle anderen Methoden ein spontanes Erkennen definierter Stufen erfordern. Zum anderen erscheint uns aber auch das optische Prinzip der Array-MIOL mit seinen asphärisch ondulierenden, d. h. stufenlos gleitenden Übergängen zwischen den einzelnen refraktiven Zonen weniger anfällig für das Auftreten störenden Streulichts zu sein.

Die beschriebene computerisierte Messung der Lichthofgröße stellt einen ersten Versuch dar, das Auftreten von Halos, die ja von Trägern aller gängigen MIOL beschrieben werden, zu objektivieren. Erstaunlicherweise fand sich dabei bei unserer Untersuchung kein signifikanter Unterschied zwischen Patienten mit Array-MIOL und monofokaler IOL. Dies läßt zumindest den Schluß zu, daß derartige Phänomene auch bei Monofokallinsen auftreten können, in der Regel vom betreuenden Arzt aber nicht hinterfragt werden. Kritisch zur angewandten Methode muß aber sicherlich vermerkt werden, daß diese nur eine Messung der alleinigen Lichthoffläche ermöglicht, dabei aber Faktoren wie die Intensität oder die Form des Halos nicht berücksichtigt werden und daß in unserer Studie lediglich eine definierte Prüfdistanz (4 m) untersucht wurde, eventuell bei größerem Abstand jedoch abweichende Ergebnisse vorstellbar wären.

## Literatur


1. Auffahrt GU, Hunold W, Breitenbach S, Wesendahl TA, Mehdorn E (1993) Langzeitergebnisse für Kontrastsehvermögen und Blendungsempfindlichkeit bei Patienten mit diffraktiven Multifokallinsen. Klin Monatsbl Augenheilkd 203 : 336–342
2. van den Berg TJTP (1968) Importance of pathological intraocular light scatter for visual disability. Doc Ophthalmol 61 : 317–331
3. Ellingson FT (1990) Explantation of 3M diffractive intraocular lenses. J Cataract Refract Surg 16 : 697–702
4. Hessemer V, Frohloff H, Eisenmann D, Jacobi KW (1994) Mesopisches Sehen bei multi- und monofokaler Pseudophakie und phaken Kontrollaugen. Ophthalmologe 91 : 465–468
5. Holladay JT, van Dijk H, Lang A, Portney V, Willis TR, Sun R, Oksman HC (1990) Optical performance of multifocal intraocular lenses. J Cataract Refract Surg 16 : 413–422
6. Rüther K, Eisenmann D, Zrenner E, Jacobi KW (1994) Der Einfluß diffraktiver Multifokallinsen auf Kontrastsehen, Gegenlichtsehschärfe und Farbsinn. Klin Monatsbl Augenheilkd 204 : 14–19
7. Wenner M, Deppe C, Teping C (1992) Dämmerungssehen und Blendempfindlichkeit bei Trägern monofokaler und diffraktiver bifokaler Intraokularlinsen. In: Wenzel M et al. (Hrsg) 5. Kongreß der DGII. Springer, Berlin Heidelberg New York Tokyo 233–239
8. Wollensak J, Pham DT, Wiemer C (1991) Klinische Ergebnisse nach Implantation einer multifokalen diffraktiven Hinterkammerlinse. Klin Monatsbl Augenheilkd 199 : 91–95

# Abbildungseigenschaften der AMO-Array-Multifokallinse nach „optischer Implantation physikalischer Augen"

R. Wagner, D. Eisenmann, K.W. Jacobi und J. Reiner

## Zusammenfassung

*Hintergrund:* Von Jacobi und Reiner wurde eine optische Anordnung beschrieben, welche das reelle Bild von Interokularlinsen (IOL) in physikalischen Augen so in das Auge des Betrachters abbildet, daß es wie eine IOL im Auge wirkt. Mittels dieser „optischen Implantation" kann ein subjektiver Seheindruck von den Abbildungseigenschaften der IOL vermittelt werden. Die Anordnung ermöglicht sowohl eine monokulare als auch eine binokulare Prüfung der IOL.
*Methoden:* An 7 normalsichtigen Probanden (Durchschnittsalter 27,8 Jahre, Zykloplegie) wurde mit dieser Methode Fern- und Nahvisus, monokularer und binokularer Kontrastvisus (Regan charts) sowie Binokularfunktionen (Stereosehen, Nahaniseikonie) der Array-Multifokalinse (MIOL) und einer monofokalen Standardlinse untersucht.
*Ergebnisse:* Der mittlere Fernvisus der Array-MIOL lag bei 1,06 (SD 0,1), derjenige der monofokalen IOL bei 1,09 (SD 0,11); der Nahvisus ohne Nahaddition betrug 0,86 (SD 0,1) resp. 0,29 (SD 0,04). Der Kontrastvisus der Array-MIOL war bei der monokularen Prüfung erst bei einem Kontrast von 11% signifikant reduziert; bei der binokularen Prüfung fand sich auch für den 11%-Kontrast kein signifikanter Unterschied zur monofokalen IOL. Die Binokularfunktionen waren nicht beeinträchtigt.
*Schlußfolgerung:* Die Array-MIOL ermöglicht bei erweiterter Tiefenschärfe funktionelle Ergebnisse, die insbesondere nach binokularer Implantation denen einer monofokalen IOL weitgehend entsprechen.

**Summary.** An optical measurement set-up was described by Jacobi and Reiner, that enables projection of an image through an intraocular lens in a physical eye into the eye of a healthy subject. By means of this „optical implantation", a subjective evaluation of the monocular or binocular performance of any IOL is possible. Distance and near visual acuity, monocular and binocular contrast acuity (Regan charts) and binocular functions (stereopsis, near aniseikonia) of the Array multifocal IOL (MIOL) and a monofocal IOL were tested in seven young healthy subjects (27,8 years; cycloplegia).

The mean value of distance acuity was 1,06 (SD: 0,1) with the Array MIOL and 1,09 (SD: 0,11) with the monofocal IOL; near acuity without near addition was 0,86 (SD: 0,1) and 0,29 (SD: 0,04), respectively. Contrast acuity was significantly reduced at the 11% contrast level in the monocular set-up, but not in the binocular set-up. Binocular functions were not impaired.

Die Abbildungseigenschaften von Intraokularlinsen werden in der Regel anhand klinischer Nachuntersuchungen oder mittels aufwendiger theoretischer Messungen auf der optischen Bank definiert. Mit einer von Jacobi und Reiner [2] entwickelten optischen Anordnung ist es nun erstmals möglich, einen subjektiven Eindruck von der Abbildungsqualität von Intraokularlinsen zu erhalten. Ferner erlaubt dieses System auch eine quantitative Erfassung visueller Parameter wie

R. Rochels et al. (Hrsg.)
9. Kongreß der DGII
© Springer-Verlag Berlin Heidelberg 1995

z. B. von Visus oder Kontrastempfindlichkeit, indem man Probanden durch die optische Anordnung entsprechende Visus- oder Kontrasttafeln ablesen läßt. Ziel der vorliegenden Studie war es, mit Hilfe dieser Methodik monokulare und binokulare Abbildungseigenschaften der AMO-Array-MIOL zu untersuchen und mit denen einer monofokalen Standardlinse zu vergleichen.

## Methoden

Der Strahlengang des von uns eingesetzten optischen Systems ist in Abb. 1. dargestellt: die IOL befindet sich in einem sog. „physikalischen Auge" mit einem Achromaten der Brechkraft 40 dpt als künstlicher Hornhaut, einem Pinhole mit 3 mm Durchmesser als künstlicher Pupille und der IOL in einem Wasserbad. Weiter besteht das System aus einem exakt justierten Videoobjektiv, welches das Bild des physikalischen Auges mit der IOL auf die Netzhaut des Betrachters projiziert (die sog. „optische Implantation" des Bildes durch die IOL). Um auch binokulare Funktionen untersuchen zu können, wurde die Untersuchungseinheit durch zwei identische Systeme zum beidäugigen Einsatz ausgebaut.

Die von uns eingesetzten IOL waren zum einen die AMO-Array-Multifokallinse Typ SSM-26NB, eine refraktive 5-Zonen-MIOL mit multizonal progressiver Optik (Näheres zum optischen Prinzip siehe bei [1]), die als faltbare Silikonlinse zur Kataraktkleinschnittchirurgie zur Verfügung steht. Als monofokale Referenzlinse wurde eine PMMA-IOL Pharmacia Typ 809P benutzt. Die Studie wurde an 7 jungen Probanden mit einem Durchschnittsalter von 27,8 Jahren durchgeführt; alle Probanden wiesen einen Visus von 1,2 oder besser auf, wobei eine Korrektur mit sphärischen Gläsern möglich war. Um eine Nahakkommodation der Probanden zu verhindern, wurde die Untersuchung der Nahfunktionen in Zykloplegie durchgeführt.

Folgende Parameter wurden untersucht: 5-mm-Fernvisus; Nahvisus (Birkhäuser-Lesetafeln) ohne und mit Nahaddition; Kontrastvisus im monokularen und binokularen Versuchsaufbau (Regan–96%-, 50%-, 25%- und 11%-Kontrasttafeln); Stereosehen mit dem Randot-Test; Nahaniseikonie mit dem Test nach Esser.

Zur statistischen Analyse wurde der *t*-Test verwendet.

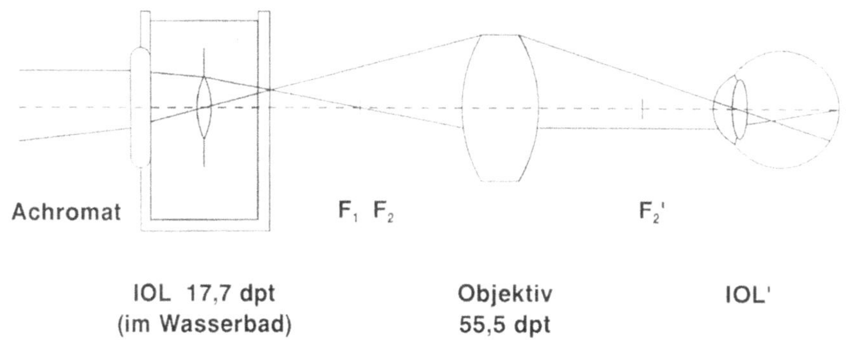


Abb. 1. Optisches System zur Erzeugung virtueller IOL

## Ergebnisse

Der Fernvisus beider IOL war nahezu identisch: er lag bei der Array-MIOL im Mittel bei 1,06 (SD 0,1), bei der monofokalen IOL bei 1,09 (SD 0,11). Die Untersuchung des Nahvisus in Zykloplegie ergab ohne Nahaddition erwartungsgemäß ein signifikant besseres Ergebnis der MIOL (0,86; SD 0,1) im Vergleich zur monofokalen IOL (0,29; SD 0,04) und dokumentiert damit die vergrößerte Tiefenschärfe der MIOL.

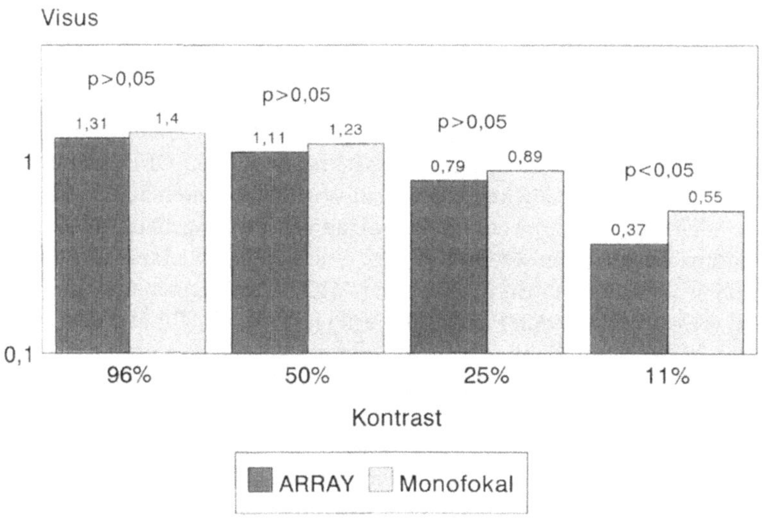


**Abb. 2.** Kontrastvisus Ferne – monokulare Untersuchung

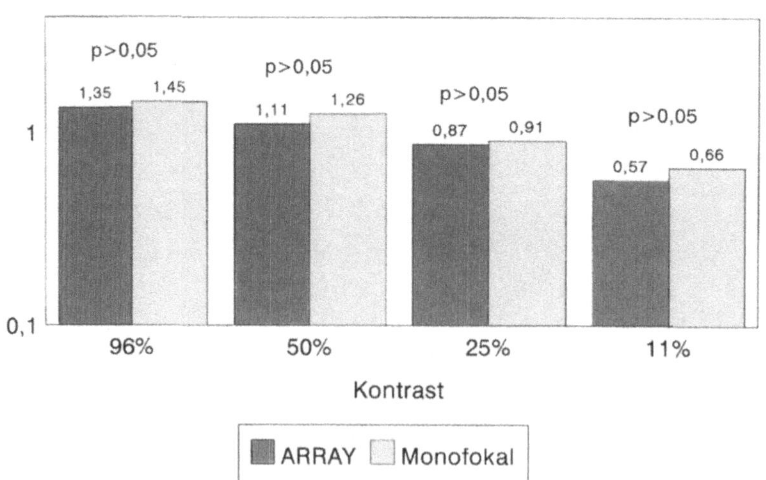


**Abb. 3.** Kontrastvisus Ferne – binokulare Untersuchung

Abbildungen 2 und 3 stellen die Untersuchung des Kontrastvisus grafisch dar: für hohe und mittlere Kontrast (Regan-96%-, 50%-, 25%-Tafel) zeigt sich nur eine tendenzielle Überlegenheit der monofokalen IOL, aber kein statistisch signifikanter Unterschied zwischen beiden Linsentypen. Während sich bei der monokularen Untersuchung für niedrige Kontraste (Regan-11%-Tafel) noch eine signifikante Überlegenheit der monofokalen IOL dokumentiert, ist bei der beidäugigen Prüfsituation auch für diese Kontraststufe kein Unterschied zwischen beiden Linsen festzustellen.

Die Untersuchung der Binokularfunktionen mit bilateraler Array-MIOL zeigte bei allen Probanden intakte Stereopsis für die Nähe sowohl ohne als auch mit Nahaddition. Bei der Untersuchung der Nahaniseikonie mit dem Esser-Test ergab sich weder im Fern- noch im Nahfokus eine klinisch relevante Nahaniseikonie (alle Werte unter 1%).

## Diskussion

Die von uns erhobenen Resultate nach „optischer Implantation" bestätigen eindrucksvoll die Ergebnisse mehrerer klinischer Studien über die Array-MIOL [1, 3–6]: auch dort zeigte sich jeweils eine ausreichende „Pseudoakkommodation" mit diesem Linsentyp, ohne daß es zu einer Einschränkung von Fernvisus oder Kontrastvisus im hohen und mittleren Bereich gekommen wäre. Aufgrund der vorliegenden Messungen ist zu erwarten, daß sich nach binokularer Implantation der MIOL der Kontrastvisus auch im niedrigen Kontrastbereich weiter demjenigen der Monofokallinse angleicht. Ein binokularer Einsatz der Array-MIOL ist sicherlich auch anzustreben, um den Patienten im täglichen Leben tatsächlich weitgehend unabhängig vom Tragen einer Sehhilfe zu machen, was ja das eigentliche Ziel der MIOL-Implantation darstellt.

## Literatur

1. Eisenmann D, Jacobi KW (1993) Die Array-Multifokallinse – Funktionsprinzip und klinische Ergebnisse. Klin Monatsbl Augenheilkd 203 : 189–194
2. Jacobi KW, Reiner J (1993) „Physikalische Augen" zur Prüfung verschiedener intraokularer Linsen. Klin Monatsbl Augenheilkd 203 : 433–435
3. Jacobi PC, Schwind C, Konen W (1994) Klinische Ergebnisse nach Implantation einer asphärischen multifokalen Hinterkammerlinse. In: Wollensak J et al. (Hrsg) 8. Kongreß der DGII. Springer, Berlin Heidelberg New York Tokyo, S 238-246
4. Schmidt FU, Häring G, Rochels R (1994) Funktionelle Ergebnisse nach Implantation von refraktiven multifokalen Intraokularlinsen vom Typ „Array". Ophthalmologe 91 : 469–472
5. Schmidt FU, Häring C, Eisenmann D, Jacobi PC, Konen W (1995) Funktionelle Ergebnisse nach Implantation von 138 refraktiven multifokalen Intraokularlinsen vom Typ „Array" (vorliegender Kongreßband)
6. Steinert RF, Post CT, Brint SF, Fritch CD, Hall DL, Wilder LW, Fine IH, Lichtenstein SB, Masket S, Casebeer C, Oksman H (1992) A prospective, randomized, double-masked comparison of a zonalprogressive multifocal intraocular lens and a monofocal intraocular lens. Ophthalmology 99 : 853–861

# Funktionelle Ergebnisse nach Implantation von 138 refraktiven multifokalen Intraokularlinsen vom Typ „Array"

F. U. Schmidt, G. Häring, D. Eisenmann, P. C. Jacobi und W. Konen

**Zusammenfassung.** An den Universitäts-Augenkliniken in Kiel, Gießen und Köln wurden im Rahmen einer prospektiven multizentrischen Studie insgesamt 138 multifokale Intraokularlinsen vom Typ „Array" implantiert. Folgende Parameter wurden beurteilt: Fernvisus, Nahvisus, Kontrastempfindlichkeit mittels Regan-Kontrasttafeln (96, 50, 25 und 11%), Blendungsempfindlichkeit mittels Brightness acuity tester (BAT) für die Ferne. 13% der Augen erreichten ihren besten Fernvisus ohne Korrektur. Der unkorrigierte Fernvisus lag im Durchschnitt bei 0,64, der korrigierte bei 0,97. 36% der Patienten konnten kleinste Schrift (Nieden 1–3) ohne zusätzliche Addition lesen. Für den besten Nahvisus war im Durchschnitt eine Nahaddition von + 2,2 dpt erforderlich. Bei der Untersuchung der Kontrastempfindlichkeit zeigte sich für die 50%-Regan-Kontrasttafel eine Visusreduktion um durchschnittlich 13% gegenüber der 96%-Tafel. Die Tests zur Blendungsempfindlichkeit ergaben für die 96%-Kontrasttafel bei mittlerer und hoher Blendungsintensität eine Visusreduktion um 7 bzw. 19% gegenüber dem Visus ohne Blendung. Bei der 11%-Kontrasttafel und hoher Blendungsintensität lag die Visusreduktion bei 90%. Der mit der AMO-Array-IOL erreichte sowohl korrigierte als auch unkorrigierte Fernvisus entspricht weitgehend der mit monofokalen und anderen bi- bzw. multifokalen IOL erreichten Sehschärfe. Da bei der Array-IOL die Dominanz auf der Fernsehschärfe liegt, ist für das Lesen kleinster Schrift eine Nahaddition erforderlich.

**Summary.** A prospective study was done to assess the performance of 138 refractive multifocal intraocular lenses (IOL) of the Array type. The following parameters were evaluated: distance visual acuity, near visual acuity (Nieden), contrast sensitivity (Regan charts 96%, 50%, 25%, 11%), glare (brightness acuity tester, BAT) for distance visual acuity. In 13% of the patients, the best distance visual acuity was achieved without any correction, while 36% did not need any correction for their best near visual acuity. Overall, an average correction of + 2,2 D was necessary for best near visual acuity. The average uncorrected distance visual acuity was 0,64 and the average best corrected distance visual acuity was 0,97. In contrast sensitivity testing with the 50% Regan chart, visual acuity decreased by an average of 13% compared with the 96% chart. When glare was tested with BAT at the „high" position the average visual acuity compared to that without BAT decreased by 19% for the 96% chart and 90% for the 11% chart. The Array type IOL allowed good distance and near visual acuity. All our patients were pleased with their intermediate visual acuity without glasses.

## Einleitung

An den Universitäts-Augenkliniken in Kiel, Gießen und Köln wurden im Rahmen einer prospektiven multizentrischen Studie insgesamt 138 multifokale Intraoku-

R. Rochels et al. (Hrsg.)
9. Kongreß der DGII
© Springer-Verlag Berlin Heidelberg 1995

larlinsen vom Typ „Array" bei 106 Patienten implantiert. Wir berichten über die Ergebnisse der Nachbeobachtungszeit von 12 Monaten.

Bei der „Array"-Intraokularlinse (Fa. Pharm Allergan) handelt es sich um eine refraktive Multifokallinse, die auf dem physikalischen Prinzip der Brechung von Lichtstrahlen an einer Grenze zweier Medien mit unterschiedlichem optischen Index beruht [4]. Das Design der „Array"-IOL sieht den Schwerpunkt auf dem Fernbild vor, außerdem soll eine gute funktionelle Nahsehschärfe und ein intermediäres Sehen erreicht werden. Das Ziel der „Array"-Linse ist nicht, das Tragen einer Brille vollkommen zu vermeiden, sondern die Linse soll ohne zusätzliche Korrektur einen mittleren Sehbereich abdecken und für eine gute Tiefensehschärfe sorgen [4, 11]. Mit der Implantation einer „Array"-IOl soll erreicht werden, daß der Brillengebrauch reduziert wird. Zum Lesen kleinster Schrift von Nieden 1 wird jedoch auch häufig weiterhin eine Nahaddition erforderlich sein.

## Patienten und Methoden

Die Multifokallinse vom Typ „Array" ist eine Ganzkörper-PMMA-Linse mit einem Durchmesser von 14,0 mm, einer Optik von 6,5 mm und 5 refraktiven Zonen zentral. Die Nahaddition beträgt + 3,5 dpt. Voraussetzung für die Aufnahme eines Patienten in die Studie waren folgende Kriterien:

- außer Katarakt keine pathologischen Befunde,
- Retinometervisus mindestens 0,8,
- gute Kooperation und Möglichkeiten der Nachkontrolle
- und ggf. berufliche Anamnese.

Patientenausschlußkriterien waren:
- sehr empfindliche Patienten gegenüber Blendung bzw. mit Problemen beim Führen eines Kraftfahrzeugs bei Nacht,
- Patient hat bereits eine monofokale IOL,
- Vorliegen anderer Augenkrankheiten,
- Patient will zukünftig auf keinen Fall wieder eine Brille tragen und
- Patient mit einer maturen Katarakt.

Das Studiendesign sah postoperativ folgende Kontrollen vor: am Entlassungstag (5. postoperativer Tag) und 1, 3 und 6, 12 Monate postoperativ. Hierbei wurden Daten zu folgenden Parametern erhoben:

- Fernvisus mit und ohne Korrektur,
- Nahvisus ohne Korrektur, mit Fernkorrektur und bester Nahkorrektur (Nieden-Tafeln),
- Analyse der Kontrastempfindlichkeit mittels Regan-Kontrasttafeln (96, 50, 25 und 11% Kontrast),
- Untersuchung der Blendungsempfindlichkeit mit dem Brightness acuity tester (BAT) für Ferne, die Blendungsempfindlichkeit wird für jede der Tafeln mit 3 Stufen steigender Blendungsintensität untersucht,

– bei jeder Kontrolle wird ein vollständiger Augenstatus erhoben,
– zusätzlich wurden den Patienten prä- u. postoperativ standardisierte Fragebögen vorgelegt.

## Ergebnisse

Es wurden insgesamt 138 Augen von 106 Patienten operiert. 13% der Augen erreichten ihren besten Fernvisus ohne Korrektur. Der unkorrigierte Fernvisus lag im Durchschnitt bei 0,64, der korrigierte bei 0,97; 36% der Patienten konnten kleinste Schrift Nieden 1–3 ohne zusätzliche Addition lesen. Für den besten Nahvisus war im Durchschnitt eine Nahaddition von + 2,2 dpt erforderlich. Über 50% der Patienten konnten Nieden 4 ohne jegliche Korrektur lesen. Sie waren mit diesem „funktionellen" Nahvisus zufrieden. Bei der Untersuchung der Kontrastempfindlichkeit zeigte sich für die 50%-Regan-Kontrasttafel eine Visusreduktion um durchschnittlich 13% gegenüber der 96%-Tafel (Tabelle 1). Bei der 25%- und der 11%-Tafel kam es zu einer weiteren Visusreduktion. Die Tests zur Blendungsempfindlichkeit ergaben für die 96%-Kontrasttafel bei hoher Blendungsintensität eine Visusreduktion um 19% gegenüber dem Visus ohne Blendung (Tabelle 2). Bei der 11%-Kontrasttafel und hoher Blendungsintensität lag die Visusreduktion bei 90%.

**Tabelle 1.** Kontrastempfindlichkeit

| Kontrast [%] | Visusreduktion [%] |
|---|---|
| 96 | 0 |
| 50 | 13 |
| 25 | 33 |
| 11 | 75 |

**Tabelle 2.** Blendungsempfindlichkeit

Visusminderung [%] durch

| Blendung | Kontrast | | | |
|---|---|---|---|---|
| | 96% | 50% | 25% | 11% |
| Niedrig | 1 | 5 | 6 | 23 |
| Mittel | 7 | 13 | 20 | 63 |
| Hoch | 19 | 31 | 49 | 90 |

## Diskussion

Der mit der AMO-Array-IOL erreichte sowohl korrigierte als auch unkorrigierte Fernvisus entspricht weitgehend der mit monofokalen und anderen bi- bzw. multifokalen IOL erreichten Sehschärfe [8, 10, 11, 14, 15]. Hinsichtlich des intermediären Bereichs und der Nahsehschärfe erfüllt die IOL die Erwartungen [7, 12]. Da bei der Array-IOL die Dominanz auf der Fernsehschärfe liegt, ist für das Lesen kleinster Schrift (Nieden 1–3) eine Nahaddition erforderlich. Diese lag im Durchschnitt bei + 2,2 dpt. Über 50% der Patienten konnten Nieden 4 ohne jegliche Korrektur lesen. Sie waren mit diesem Nahvisus zufrieden. Bei den Ergebnissen der Nahsehschärfe ist somit sehr wichtig, zwischen funktionellem und bestkorrigiertem Nahvisus zu unterscheiden. Nach Auswertung der Fragebögen waren alle Patienten mit dem erzielten Ergebnis zufrieden. Entgegen der in der Literatur vorherrschenden Meinung war der Einfluß des präoperativen Astigmatismus auf das postoperative Ergebnis von geringerer Ausschlagkraft [7]. Während ein höherer postoperativer Astigmatismus mit mehr als 1,25 dpt die Pseudoakkomodation und die Kontrastsehschärfe nicht beeinflußte, konnte lediglich eine reduzierte Blendungssehschärfe festgestellt werden.

Bei der Untersuchung der Kontrastempfindlichkeit zeigte sich bei abnehmendem Kontrast eine Visusreduktion. Bei der 50%-Regan-Kontrasttafel zeigte sich eine Visusreduktion um durchschnittlich 13% gegenüber der 96%-Gabe. Diese Ergebnisse sind vergleichbar mit anderen Studien bzw. anderen Multi- und Bifokallinsen [1, 2, 11, 14]. Die Tests zur Prüfung der Blendungsempfindlichkeit ergaben für die 96%ige Kontrasttafel bei hoher Blendungsintensität eine Visusreduktion um 19% gegenüber dem Visus ohne Blendung. Mit zunehmender Blendungsintensität und abnehmendem Kontrast wurde die Visusreduktion größer.

Ein wichtiger Aspekt, der in der Zukunft zu berücksichtigen ist, besteht in der bilateralen Implantation. Da die meisten Patienten an das Tragen einer Brille gewöhnt sind, wird diese auch noch weiterhin von den Patienten getragen, insbesondere wenn nur eine monolaterale Implantation erfolgte.

## Literatur


1. Akutsu H, Legge GE, Showalter M, Lindstrom RL, Zabel RW, Kirby VM (1992) Contrast sensitivity and reading through multifocal intraocular lenses. Arch Ophthalmol 110 : 1076–1080
2. Berg TJTP van den, Ijspeert JK (1991) Retinal contrast loss with non-monofocal IOL's. Doc Ophthalmol 78 : 161–167
3. Duffey RJ, Zabel RW, Lindstrom RL (1990) Multifocal intraocular lenses. J Cataract Refract Surg 16 : 423–429
4. Fine IH (1991) Design and early clinical studies of AMO Array multifocal IOL. In: Maxwell WA, Nordan LT (eds) Current concepts of multifocal intraocular lenses. Slack, Thorofare, pp 105–117
5. Hansen TE, Corydon L, Krag S, Thim K (1990) New multifocal intraocular lens design. J Cataract Refract Surg 16 : 38–41

6. Holladay JT, Dijk H van, Lang A, Portney V, Willis TR, Sun R, Oksman HC (1990) Optical performance of multifocal intraocular lenses. J Cataract Refract Surg 16 : 413–422

7. Jacobi PHC, Schwind C, Konen W (1994) Klinische Ergebnisse nach Implantation einer asphärischen multifokalen Hinterkammerlinse. In: Wollensak et al. (Hrsg) 8. Kongreß der DGII. Springer, Berlin Heidelberg New York Tokyo, S 238–246

8. Knorz MC (1992) Die TRUE-VISTA-Bifokal-IOL, Ophthalmologe 89 : 157–161

9. Maxwell WA (1991) Introduction to the currents status of multifocal intraocular lenses. In: Maxwell WA, Nordan LT (eds) Current concepts of multifocal intraocular lenses. Slack, Thorofare, pp 3–11

10. Nowak MR, Jacobi KW (1990) Diffraktive multifokale Intraokularlinsen. Klin Monatsbl Augenheilkd 196 : 43–47

11. Percival SPB, Setty SS (1991) Comparative analysis of three prospective trials of multifocal implants. Eye 5 : 712–716

12. Schmidt FU, Häring G, Rochels R (1994) Funktionelle Ergebnisse nach Implantation von refraktiven multifokalen Intraokularlinsen vom Typ „Array". Ophthalmologe 91 : 469-472

13. Simpson MJ (1989) The diffractive multifocal intraocular lens. Eur J Implant Refract Surg 1 : 115–121

14. Steinert RF, Post CT, Brint SF, Fritch CD, Hall DL, Wilder LW, Fine IH, Lichtenstein SB, Masket S, Casebeer C, Oksman H (1992) A prospective, randomized, double-masked comparison of a zonal-progressive multifocal intraocular lens and a monofocal intraocular lens. Ophthalmology 99 : 853–861

15. Wollensak J, Pham DT, Wiemer C (1991) Klinische Ergebnisse nach Implantation einer multifokalen diffraktiven Hinterkammerlinse. Klin Monatsbl Augenheilkd 199 : 91–95

# Halbjahres-Ergebnisse nach Implantation einer 3stückigen, faltbaren Silikon-IOL mit Prolenehaptiken über eine selbstschließende Hornhauttunnelinzision

T. Kohnen, M. Morszeck, P. Klump, und E. Schütte

**Zusammenfassung.** In der vorliegenden Arbeit wurde eine bikonvexe 3stückige Silikon-IOL mit 6-mm-Optik und modifizierter C-Schlaufen-Polypropylen-Haptik (Silens 2) für die Kapselsackimplantation nach Phakoemulsifikation durch eine 3,5-mm-Hornhauttunnelinzision geprüft.

*Methoden:* In einer prospektiven Studie wurden 50 Patienten präoperativ, in den ersten Tagen postoperativ, sowie nach 3 und 6 Monaten untersucht. Zur Kapseleröffnung wurde eine im Durchmesser 4,5–5,5 mm große Kapsulorhexis durchgeführt. Nach komplikationsloser Phakoemulsifikation und bimanueller Kapselsackreinigung wurde die IOL mit einer Pinzette gefaltet und unter Healon-Schutz über einen selbstschließenden 3,5 × 1,7–2 mm kornealen Tunnelschnitt (CCI) implantiert.

*Ergebnisse:* Alle IOL konnten über eine 3,5-mm-Inzision in den vorderen Augenabschnitt eingesetzt, ohne Kapselruptur im Auge entfaltet und in den Kapselsack implantiert werden. Eine Wunddehiszens wurde postoperativ nicht beobachtet. Bei keinem Patienten trat nach dem intraokularen Eingriff ein erhöhter Reizzustand oder sogar eine Fibrinexsudation auf. In einem Fall mußte jedoch ein nach einem Monat auftretender lokalisierter Entzündungsherd behandelt werden. Der chirurgisch induzierte Astigmatismus (Vektoranalyse nach Jaffe) wurde nach 1–2 Tagen mit 0,73 Dioptrien (D), nach 6 Monaten mit 0,44 D berechnet. Der Visus, der Patienten nach Ausschluß visusbeeinträchtigender Begleiterkrankungen, betrug am 1.–2. Tag 0,56 (sc)/0,8 (cc), nach 6 Monaten 0,64 (sc)/1,01 (cc). Wir fanden keine Dezentrierung ($\geq$ 0,5 mm) der Silikon-IOL im 6monatigen Untersuchungszeitraum. Die Hinterkapsel war in 66% der Fälle zentral klar, bei 34% wurde eine beginnende Trübung unter Anlegung eines strengen Maßstabes festgestellt. Eine Kapsulotomie wegen Visusminderung mußte nicht durchgeführt werden.

*Schlußfolgerung:* Die untersuchte Silikonfaltlinse zeigte ausgezeichnete funktionelle Ergebnisse mit gutem Zentrierungsverhalten und geringer Nachstarrate nach 6 Monaten. Die Faltlinsentechnologie ermöglicht die Implantation über eine ca. 3,5 mm breite Hornhauttunnelinzision mit minimaler Astigmatismusinduktion und niedriger postoperativer Komplikationsrate sowie schnelle Rehabilitation der Patienten.

**Summary.** The purpose of this study was to evaluate a biconvex three-piece silicone IOL with 6-mm-optic and polypropylene modified C-loops (Silens 2) for „in-the-bag" implantation following phacoemulsification through a 3.5 mm clear corneal tunnel incision (CCI).

*Methods:* We prospectively enrolled 50 consecutive patients who were examined preoperatively and on the first few days, 3 and 6 months postoperatively. A circular, curvilinear capsulorhexis (4.5–5.5 mm in diameter) was used for capsular opening. Following uneventful phacoemulsification and bimanual capsular cleaning, the IOL was folded with a forceps and implanted using Healon protection through a self-sealing 3.5 × 1.7–2 mm CCI.

*Results:* Using the 3.5 mm incision all IOL could be inserted, unfolded in the eye without capsular rupture and were successfully implanted in the capsular bag. A wound dehiscence was not observed in the 6-months follow-up period. We did not see any increased inflammation or fi-

R. Rochels et al. (Hrsg.)
9. Kongreß der DGII
© Springer-Verlag Berlin Heidelberg 1995

brin reaction, but in one patient a localized endophthalmitis, which developed 1 month following surgery, had to be treated. The surgically induced astigmatism (vector analysis of Jaffe) was calculated during the first postoperative days with 0.73 D, after 6 months with 0.44 D. The visual acuity of the patients without any other ocular pathology was 0.56 (without correction)/0.8 (with correction) on day 1–2, after 6 months 0.64 (without correction)/1.01 (with correction). No IOL decentration (≥ 0.5 mm) was seen in the 6-months follow-up period. Posterior capsule was clear in 66%; 34% showed a beginning opacification according to a strict scale. A capsulotomy due to reduced visual acuity did not have to be performed. The examined silicone IOL showed excellent functional results with good centration and low posterior capsular opacification in the 6-month follow-up period. The foldable IOL technology allows implantation through a ca. 3.5 mm clear corneal tunnel incision with minimal induced astigmatism and postoperative complications and rapid rehabilitation of the patients.

## Einleitung

Seit mehr als 10 Jahren werden faltbare Intraokularlinsen (IOL) implantiert [11]. Als Linsenmaterialien stehen Poly-Hema, Acrylmethacrylate und verschiedene Silikone zur Verfügung, wobei das letztgenannte Material heute am häufigsten zur Anwendung kommt [20]. Mit der Entwicklung selbstdichtender Inzisionen ist das Interesse an Faltlinsen deutlich gestiegen – je kleiner die benötigte Inzisionsbreite ist, desto kürzer kann ein Tunnel sein, um noch als selbstdichtendes Ventil zu fungieren. Die Verlagerung der selbstdichtenden Tunnelinzision mit skleralem und kornealem Anteil (z. B. „Frown"-Inzision) zur rein kornealen Inzision („clear cornea"-Inzision) durch H. Fine [2] ist eng mit der Verwendung faltbarer Linsen verbunden gewesen. Für rigide IOL müssen Inzisionen deutlich größer als 3,5 mm präpariert werden, und diese sind als korneale ungenähte Tunneleröffnungen nicht sicher selbstdichtend [13, 14]. Es wird empfohlen, bei breiteren Clear-cornea-Inzisionen als 4 mm, eine Naht anzulegen [7, 8, 13, 14], um Wunddehiszenzen mit postoperativer Hypotonie und das Infektionsrisiko auf ein Minimum zu verringern.

Silikonlinsen werden in drei verschiedenen Formen hergestellt: diskförmig, ellipsoidförmig und 3stückig. Die IOL der ersten beiden Gruppen sind vollständig aus Silikon (1stückig) gefertigt, die der letzten Gruppe besitzen eine Silikonoptik und zwei Haptiken aus PMMA, Polypropylen oder Polyimid. Wir haben in dieser Studie eine 3stückige Silikon-IOL mit Polypropylenhaptiken auf ihre Eignung für die Kapselsackimplantation durch eine Hornhauttunnelinzision über einen Zeitraum von 6 Monaten geprüft.

## Material und Methoden

### Material

Die bikonvexe 3stückige IOL Silens 2 (Fa. Domilens, Hamburg) hat eine 6-mm-Silikonoptik und zwei blaue, modifizierte C-förmige Polypropylenhaptiken (Abb. 1). Die IOL besitzt einen Gesamtdurchmesser von 12,5 mm und einen refraktiven Index von 1,43. Die A-Konstante wird von der Firma mit 117,8 angegeben.

## Patienten

Wir nahmen in diese prospektive Studie 50 konsekutiv operierte Patienten auf, die für eine Kataraktoperation (zwischen März und Mai 1994) am Bundeswehrkrankenhaus Ulm vorgesehen waren. Präoperative Ausschlußkriterien für die Studie waren vorhergegangenes Trauma am Auge, früher durchgeführte intraokulare Eingriffe, Hornhauterkrankungen, erhöhter präoperativer Augeninnendruck oder eine drucksenkende Medikation, enge Pupillen ($\leq$ 5 mm), Bulbuslängen unter 21 oder über 25,5 mm, Alter des Patienten unter 50 Jahre, proliferative diabetische Retinopathie oder vorhersehbar schlechte Durchführung einer Nachuntersuchung. Als intraoperative Kriterien zum Ausschluß aus der Studie wurden festgelegt: Einrisse in der zirkulären Kapsulorhexis, Kapselrupturen mit oder ohne Glaskörpervorfall vor der IOL-Implantation oder das Anlegen einer Naht zum Verschluß einer nicht selbstschließenden Inzision. Ein Patient wurde deshalb wegen eines radiären Kapsulorhexiseinrisses aus der Studie genommen.

Das durchschnittliche Alter der Patienten betrug 73,1 Jahre (SD $\pm$ 10,7; 50–89 Jahre); es handelte sich um 33 Frauen und 17 Männer. Alle Patienten wurden unter stationären Bedingungen operiert, somit konnten an den ersten beiden Untersuchungszeitpunkten alle 50 Patienten ausgewertet werden. Die Patienten wurden später schriftlich zur Nachuntersuchung eingeladen, zu der nach 3 Monaten 46 (92%) und nach 6 Monaten 45 Patienten (90%) erschienen.

## Methoden

In Peribulbäranästhesie führte ein Operateur (T.K.) eine Phakoemulsifikation mit Implantation des gleichen Silikonintraokularlinsentyps durch. Die Opera-

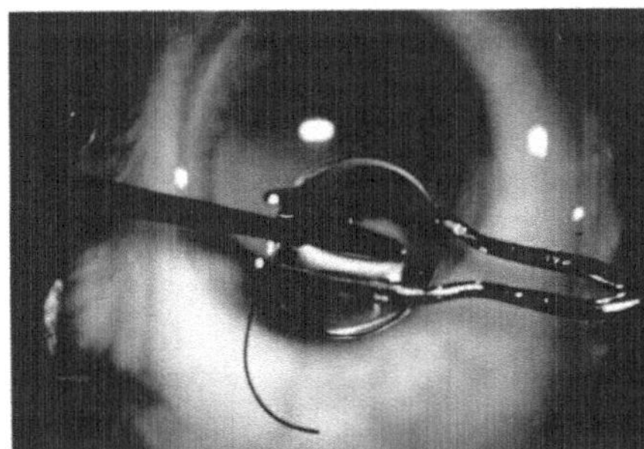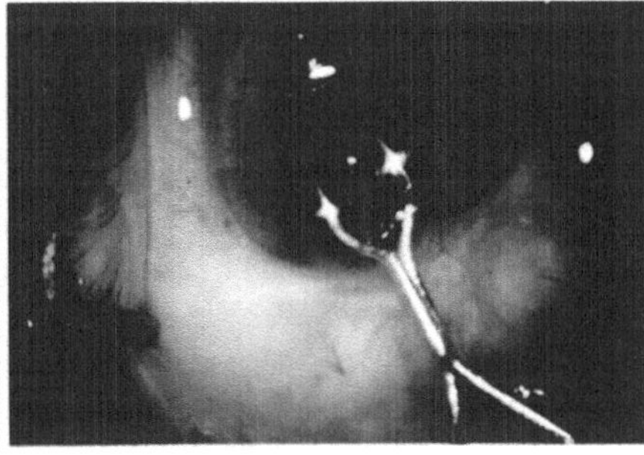

**Abb. 1.** Faltung der untersuchten Silikon-IOL (Optikkörper = 6-mm Durchmesser, Polypropylenhaptiken, Gesamtdurchmesser der IOL = 12,5 mm) mit Faß- und leicht gebogener Faltpinzette (Geuder, Heidelberg) in der 12/6 Uhr-Position. Die Haptiken bilden nach Faltung einen Halbkreis unterhalb der Silikonoptik

**Abb. 2.** Entfaltung der Silikon-IOL im Auge durch eine „clear-cornea"-Inzision. Die Haptiken öffnen sich unterhalb des Optikkörpers und können so beide direkt in den Kapselsack gleiten

tionstechnik wurde bereits ausführlich an anderer Stelle beschrieben [9], deshalb führen wir hier nur Stichpunkte auf:

1. 0,3 mm tiefer, 3,5 langer Initialschnitt am temporalen Limbus,
2. Hornhauttunnelpräparation mittels „clear-cornea"-Diamantmesser (3 mm Breite × 1,7–2 mm Länge),
3. zirkuläre Kapsulorhexis (4,5–5,5 mm Durchmesser),
4. Hydrodissektion und Hydrodelineation mit einer flachen Sautter-Kanüle,
5. bimanuelle Phakoemulsifikation sowie bimanuelle Rindenabsaugung und Kapselpolitur durch zwei Parazentesen,
6. Schnitterweiterung auf ca. 3,5 mm mit dem seitlich schneidenden „clear-cornea"-Diamanten,
7. Anfüllen des Kapselsackes und der Vorderkammer mit viskoelastischer Substanz (Healon),
8. Falten der bikonvexen Silikon-IOL mit Faltpinzette (s. Abb. 1),
9. Implantation durch die 3,5-mm-Tunnelinzision und Entfaltung im Kapselsack (Abb. 2),
10. Absaugung der viskoelastischen Substanz mit monomanuellem Irrigations- /Aspirations-System,
11. Tonisierung des Bulbus mit gepufferter Kochsalzlösung (BSS),
12. Prüfen der Wunde auf Dichtigkeit.

**Implantationstechnik der Silikon-IOL**

In dieser Studie haben wir für alle Operationen eine identische Falttechnik benutzt: Mit einer Faßpinzette wurde die Silikonoptik senkrecht zu den Haptikabgängen gefaßt und mit einer Faltpinzette gefaltet. So berührten sich beide Haptikenden unterhalb der Optik (s. Abb. 1). Die Haptiken müssen nicht mehr in der Optik eingeklemmt werden, und die IOL steht zur Implantation bereit. Nachdem die IOL seitlich durch den Tunnelschnitt in die Vorderkammer eingeführt wurde, konnte die Pinzette um 90° gedreht, so die beiden Haptikenden in den Kapselsack eingebracht und die IOL implantiert werden.

Die Technik wurde an anderer Stelle in ähnlicher Form für eine Silikon-IOL mit einem niedrigeren refraktiven Index (1,41) beschrieben. Die Autoren benutzen eine 4,0 mm breite Skleralinzision [15].

**Untersuchungsparameter**

Es wurden folgende Befunde erhoben: intraoperative Komplikationen und Positionierung der IOL, Keratometrie, subjektive Refraktion mit Fern- und Nahvisus, Tensiomessung mittels Applanationstonometrie, Spaltlampenuntersuchung bei unbeeinflußter und erweiterter Pupille, Fundesuntersuchung mit der indirekten Ophthalmoskopie (+ 20-D- und + 90-D-Linse).

## Ergebnisse

### Operation

Alle Silikonintraokularlinsen konnten über den 3,5 mm breiten Schnitt implantiert werden, wobei durch die Limitierung der Achsenlänge (> 21 mm) keine IOL mit einer größeren Stärke als 25,5 D verwendet wurde. Unter Hyaluronsäureschutz konnte eine Entfaltung der IOL aus der Pinzette in allen Fällen problemlos (ohne Kapsel- oder Zonularruptur) durchgeführt werden (s. Abb. 2). Eine direkte Entfaltung in den Kapselsack gelang meistens, gelegentlich mußte mit einem Zentrierungshäkchen die flexible IOL in den Kapselsack rotiert werden. Eine 4,5-mm-Kapsulorhexis erwies sich für die Implantation in einigen Fällen als zu klein, deshalb wurde zum Ende der Studie ein Rhexisdurchmesser von 5,5 angestrebt. Mit einer rotierenden Bewegung des Irrigations-/Aspirations-Tips entlang des Kapsulorhexisrandes und leichtem Druck auf die Silikonoptik konnte das viskoelastische Material gut aus dem Auge entfernt werden (vgl. auch [9]).

### Wunddichtigkeit und intraokularer Druck

Bei keinem der Patienten wurde eine Wunddehiszenz der ca. 3,5 mm ungenähten CCI (besonders in den ersten beiden Tagen, aber auch nicht im Verlauf des 6monatigen Untersuchungszeitraums) festgestellt. Dies ließ sich durch den intraokularen Druckverlauf (in mm Hg) zu den 4 Untersuchungszeitpunkten bestätigen: 15,2 (± 3,0); 15,8 (± 4,6); 14,5 (± 3,4); 14,4 (± 2,6). Bei keinem Patienten wurde ein applanatorisch ermittelter Druck von weniger als 10 mm Hg gemessen.

### Visusbefund und induzierter Astigmatismus

Die Dokumentation des Sehvermögens wurde für die Gesamtanzahl an Patienten und nach Ausschluß visusbeeinträchtigender Begleiterkrankungen („best

**Tabelle 1.** Entwicklung des Visus aller Patienten (*T* Tage, *M* Monate, *post* postoperativ)

|  | Präoperativ | 1–2 T post | 3 Monate post | 6 Monate post |
|---|---|---|---|---|
| Ohne Korrektur | 0,21 (± 0,18) | 0,59 (± 0,3) | 0,63 (± 0,27) | 0,6 (± 0,24) |
| Mit Korrektur | 0,35 (± 0,19) | 0,85 (± 0,128) | 0,95 (± 0,22) | 0,96 (± 0,17) |

**Tabelle 2.** Entwicklung des Visus der Patienten ohne visusbeeinträchtigende Begleiterkrankungen – „best cases" (*T* Tage, *M* Monate, *post* postoperativ)

|  | Präoperativ | 1–2 T post | 3 Monate post | 6 Monate post |
|---|---|---|---|---|
| Ohne Korrektur | 0,22 (± 0,18) | 0,56 (± 0,27) | 0,66 (± 0,27) | 0,64 (± 0,23) |
| Mit Korrektur | 0,36 (± 0,19) | 0,85 (± 0,26) | 0,99 (± 0,2) | 1,01 (± 0,11) |

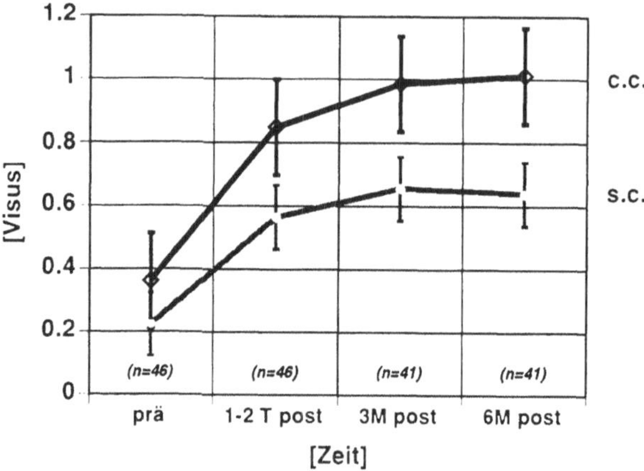



**Abb. 3.** Entwicklung des Visus für die Patienten ($n = 46$) ohne Pathologie des hinteren Augenabschnitts („best cases"). Sowohl korrigierter als auch unkorrigierter Visus sind nach 6 Monaten postoperativ unverändert zum 3-Monats-Wert. Dies läßt auf eine stabile Refraktion mit der verwendeten kleinschnittchirurgischen Technik schließen (*T* Tage, *M* Monate)

cases") vorgenommen (Tabelle 1 und 2). In der Gruppe der „best cases" erreichten mit Korrektur in den ersten Tagen 95% der Patienten $\geq$ 0,5, 78% $\geq$ 0,8; nach 3 Monaten 100% $\geq$ 0,5, 86% $\geq$ 0,8; nach 6 Monaten alle untersuchten Patienten einen Visus $\geq$ 0,8. Es zeigte sich, daß der Visus nach 3 Monaten stabil war (Abb. 3). Die Vektoranalyse nach Jaffe [5] der ermittelten Keratometriewerte ergab in den ersten postoperativen Tagen einen chirurgisch induzierten Astigmatismus von 0,73 D ($\pm$ 0,51), nach 3 Monaten von 0,54 D ($\pm$ 0,36) und nach 6 Monaten von 0,44 D ($\pm$ 0,29).

## Vorderabschnittsbefund

Alle Patienten zeigten in den ersten beiden postoperativen Tagen einen äußerst geringen Reizzustand des vorderen Augenabschnitts mit typischem kornealen Ödem im Bereich der temporalen selbstschließenden Inzision. Es wurde keine Fibrinreaktion dokumentiert. Die IOL zeigte ein gutes Zentrierungsverhalten. Es fanden sich keine Dezentrierungen von mehr als 0,5 mm. Alle IOL befanden sich nach 6 Monaten im Kapselsack bei intakter vorderer Kapsulorhexis.

## Linsenkapsel und Nachstarbehandlung

Die spaltlampenmikroskopische Bewertung der Hinterkapseltrübung zeigte 66% klare Hinterkapseln. Bei Anlegung eines sehr strengen Maßstabes wurde bei 34% eine beginnende hauchige Trübung festgestellt. Kein Patient beklagt jedoch eine Visusverschlechterung seit der Operation. In dem Nachbeobachtungszeitraum mußte keine YAG-Laser-Kapsulotomie durchgeführt werden. Auffällig war, daß in 85% eine weißliche Verdichtung der Vorderkapsel zu sehen war.

## Fundusbefund

Bei 4 (8%) Augen fanden sich eine trockene Makulopathie; ein zystoides Ödem wurde nicht beobachtet.

## Postoperative Komplikationen

Ein Patient stellte sich 4 Wochen postoperativ mit einer vorderen Uveitis und einem umschriebenen, weißlichen Herd im Kapselsack (auf dem Silikonlinsenrand lokalisiert) vor. Der Patient wurde anfänglich mit lokaler Antibiotika- und Kortisontherapie behandelt, unter der sich der Reizzustand schnell zurückbildete. Nach erneutem Auftreten der Uveitis 3 Wochen später nahmen wir den Patienten zu einer 10tägigen systemischen Antibiotikabehandlung („Kölner Schema" mit antibakterieller Dreiertherapie: Fortum, Refobacin, Sobelin) auf. Der Herd verkleinerte sich zwar unter der Therapie, jedoch kam es nach weiteren 3 Wochen zu einem erneuten Rezidiv. Wir führten eine bimanuelle Vorderkammerspülung (unter Antibiotikazusatz) mit Absaugung des lokalisierten Entzündungsherdes und anschließender lokaler Antibiotika- und Kortisontherapie durch, wonach der Patient beschwerdefrei war und kein weiteres Rezidiv auftrat.

## Diskussion

Nachdem die Phakoemulsifikation sich weitgehend als Methode der Wahl zur Kataraktextraktion durchgesetzt hat, werden auch faltbare IOL immer mehr Anwendung finden. Mit diesen IOL wird ein signifikant niedriger Astigmatismus [7, 18] und eine schnellere Rehabilitation des Patienten ermöglicht [1]. Die vorliegende Studie bestätigt die gute optische Rehabilitation nach Kleinschnittkataraktchirurgie mit Silikonfaltlinsen.

Die Ergebnisse einer multizentrischen Studie zur Bewertung von Silikonlinsen haben gezeigt, daß zum Einsetzen faltbarer IOL auch bei erfahrenen Implanteuren, die jedoch noch keine Faltlinsen implantiert hatten, eine Lernperiode notwendig ist [6]. Jedoch wurden nach einer gewissen Eingewöhnungsphase keine Unterschiede hinsichtlich Implantationsverhalten und möglichen intraoperativen Komplikationen zwischen Silikon- und PMMA-IOL festgestellt. In der hier durchgeführten Studie konnten wir keine signifikanten Probleme bei der Implantation der Silikonlinse feststellen.

Unsere ermittelten Astigmatismuswerte deckten sich mit anderen Arbeiten, die Hornhauttunnelinzisionen mit Faltlinsenimplantation untersuchten. Die Astigmatismusinduktion schwankt um einen Wert von 0,5 D nach ca. 3,5 mm breiter, temporalen Inzision [3, 4, 7, 8, 10]. Nach 3 Monaten wurde in der vorliegenden Studie eine stabile Refraktion erreicht.

Das gute Zentrierungsverhalten der 3stückigen Silikon-IOL wird von Steuhl und Mitarbeitern nach 2 Jahren Beobachtungszeit bestätigt [19]. Jedoch bleiben die Langzeitergebnisse für diesen Parameter und die Nachstarrate in unserem Patientengut abzuwarten.

Da uns von dem Patienten, der eine intraokulare Infektion entwickelte, eine mikrobiologische Aufarbeitung des abgesaugten Vorderkammermaterials nicht vorlag, konnten wir keinen Erreger nachweisen. Vom klinischen Bild handelte es sich aber höchstwahrscheinlich um eine lokalisierte Endophthalmitis, wie sie in der Literatur von Piest beschrieben wurde [16]. Bei der Durchsicht der Literatur fielen uns zwei Arbeiten aus dem amerikanischen Schrifttum auf. Menikoff und Mitarbeiter fanden in einer klinischen Studie neben einer intraoperativen Verbindung zum Glaskörperraum (z. B. Kapselruptur) als zweiten Risikofaktor für eine postoperative Endophthalmitis Intraokularlinsen mit Polypropylenhaptiken [12]. Diese Ergebnisse wurden in einer experimentellen Studie durch ein vermehrtes Wachstum von Staphylokokken auf IOL mit Prolenehaptiken gefestigt [17]. Es wäre nicht gerechtfertigt, aus unseren Ergebnissen mit nur 50 Patienten einen ähnlichen Schluß zu ziehen, jedoch werden zukünftige Untersuchungen eine Antwort auf diese Frage geben müssen.

Funktionelle und morphologische Langzeitergebnisse sind für die Beurteilung neuer Faltlinsen, um Rückschlüsse auf ihre Sicherheit und Biokompatibilität schließen zu können, unbedingt notwendig. Wir werden unsere Patienten weiter nachuntersuchen und an anderer Stelle erneut berichten.

## Literatur


1. El-Maghraby A, Anwar M, El-Sayyad F, Matheen M, Marzouky A, Gazayerli E, Salek T, Ballew C (1993) Effect of incision size on early postoperative visual rehabilitation after cataract surgery and intraocular lens implantation. J Cataract Refract Surg 19 : 494–498
2. Fine IH (1992) Self-sealing corneal tunnel incision for small-incision cataract surgery. Ocular Surg News, March, pp 38–39
3. Fine IH (1993) Corneal tunnel incision with a temporal approach. In: Fine IH, Fichman RA, Grabow HB (eds) Clear-corneal cataract surgery and topical anesthesia. Slack, Thorofare, pp 25–26
4. Grabow HB (1993) The clear-corneal incision. In: Fine IH, Fichman RA, Grabow HB (eds) Clear-corneal cataract surgery and topical anesthesia. Slack, Thorofare, pp 29–62
5. Jaffe NS, Clayman HN (1975) The pathophysiology of corneal astigmatism after cataract extraction. Trans Am Acad Ophthalmol Otolaryngol 79 : 615–630
6. Kammann J, v Denffer H, Gerl G, Greite JH, Jacobi KW, Klemen U, Kohnen T, Mester U, Rentsch F, Welt R (1994) Intraoperative Erfahrungen einer prospektiven multizentrischen Studie über Silikonlinsen mit Plattenhaptiken im Vergleich zu PMMA-Linsen. In: Pham DT, Wollensak J, Rochels R, Hartmann Ch (Hrsg) 8. Kongreß der Deutschsprachigen Gesellschaft für Intraokularlinsen Implantation. Springer, Berlin Heidelberg New York Tokyo, S 340–348
7. Kohnen T, Dick B, Jacobi KW (1994) Vergleich des chirurgisch induzierten Astigmatismus nach 3,5 mm- (nahtloser) und 5 mm- (mit radiärer Einzelnaht) Hornhauttunnelinzision von temporal. In: Pham DT, Wollensak J, Rochels R, Hartmann Ch (Hrsg) 8. Kongreß der Deutschsprachigen Gesellschaft für Intraokularlinsen Implantation. Springer, Berlin Heidelberg New York Tokyo, S 84–94
8. Kohnen T, Dick B, Jacobi KW (1995) Comparison of the induced astigmatism after temporal clear corneal tunnel incisions of different sizes. J Cataract Refract Surg 21 : 417–424

9. Kohnen T, v Ehr M, Schütte E (1995) Postoperativer Druckverlauf in den ersten Tagen nach intraokularem Einsatz von Hyaluronsäurelösung mit unterschiedlicher Viskosität. Klin Monatsbl Augenheilkd 207 : 29–36

10. Lindstrom RL (1994) Cataract surgery and lens implantation. Curr Opin Ophthalmol 5 : 1-4

11. Mazzocco TR (1985) Early clinical experience with elastic lens implants. Trans Ophthalmol Soc UK 104 : 578–579

12. Menikoff JA, Speaker MG, Marmor M, Raskin EM (1991) A case-control study of risk factor for postoperative endophthalmitis. Ophthalmology 98 : 1761–1768

13. Menapace R (1994) Neue Techniken und Implantationssysteme. In: Pham DT, Wollensak J, Rochels R, Hartmann Ch (Hrsg) 8. Kongreß der Deutschsprachigen Gesellschaft für Intraokularlinsen Implantation. Springer, Berlin Heidelberg New York Tokyo, S 57–68

14. Menapace R (1995) Delayed iris prolaps with unsutured 5.1 mm clear corneal incisions. J Cataract Refract Surg 21 : 353–357

15. Oh KT, O KT (1992) Simplified insertion technique for the SI-26NB intraocular lens. J Cataract Refract Surg 18 : 619–622

16. Piest KL, Kincaid MC, Tetz MR, Apple DJ, Roberts WA, Price FW (1987) Localized endophthalmitis: a newly described cause of the so-called toxic lens syndrome. J Cataract Refract Surg 13 : 498–510

17. Raskin EM, Speaker MG, McCormick SA, Wong D, Menikoff JA, Pelton-Henrion K (1993) Influence of haptic materials on the adherence of staphylococci to intraocular lenses. Arch Ophthalmol 111 : 250–253

18. Steinert RF, Brint SF, White SM, Fine IH (1991) Astigmatism after small incision cataract surgery. A prospective, randomized, multicenter comparison of 4 – and 6,5 mm incisions. Ophthalmology 98 : 417–423

19. Steuhl KP, Schüller S, Frohn A, Schimek F (1994) Centration, endothelial cell count and functional results after implantation of foldable silicone lenses. Eur J Implant Ref Surg 6 : 93–97

20. Wenzel M, Wollensak J (1994) Zum derzeitigen Stand der Katarakt- und refraktiven Hornhautchirurgie. In: Pham DT, Wollensak J, Rochels R, Hartmann Ch (Hrsg) 8. Kongreß der Deutschsprachigen Gesellschaft für Intraokularlinsen Implantation. Springer, Berlin Heidelberg New York Tokyo, S 135–143

21. Zehetmayer M, Skorpik C, Weghaupt H, Pfleger T, Scholz U (1994) Langzeitergebnisse nach Implantation einer Plattenhaptik-Silikonlinse in den Kapselsack. Klin Monatsbl Augenheilkd 204 : 220–225

# Klinische 1-Jahres-Ergebnisse nach Implantation faltbarer Silikonintraokularlinsen nach Phakoemulsifikation

S. Aisenbrey, P. C. Jacobi und W. Konen

**Zusammenfassung**

*Problemstellung:* Phakoemulsifikation über Tunneltechnik in Kombination mit der endokapsulären Implantation faltbarer Intraokularlinsen (IOL) wird als ein wesentlicher Fortschritt in der modernen Kataraktchirurgie angesehen. Neben den höheren chirurgischen Anforderungen setzt dies jedoch auch die Entwicklung neuer Linsenmaterialien voraus.

*Methodik:* In einer prospektiv angelegten Studie wurden in 145 konsekutiven Kataraktpatienten „three-piece"-Silikon-IOL vom Typ Chiroflex (Chiron Vision) implantiert. Die operative Technik umfaßte eine 3-mm-Skleratunnelinzision, Kapsulorhexis, Phakoemulsifikation und endokapsuläre IOL-Implantation mittels Injektor oder Faltpinzette.

*Ergebnisse:* 85 Augen von 80 Patienten (67 ± 13 Jahre) konnten mit einer mittleren Nachbeobachtungszeit von 11,7 ± 4,3 Monaten kontrolliert werden. Der mittlere unkorrigierte Fernvisus betrug 0,5, die korrigierte Sehschärfe für Ferne und Nähe erreichte im Mittel 0,7. 15 (12,9%) IOL mußten intraoperativ sulcusfixiert implantiert werden. 71 (61%) IOL lagen postoperativ intrakapsulär, davon wiesen 8 (6,9%) IOL eine „in-and-out"-Position auf. Die Explantation einer +27,5-dpt-IOL am dritten postoperativen Tag war wegen eines Haptik-Optik-Ausrisses (Injektortechnik) notwendig. Häufigkeit und Ausmaß der IOL-Dezentrierung (max. 1,35 mm), sekundäre Hinterkapselfibrose und Vorderkammerreizzustand (Kowa-Flare-Meter 500) wiesen keinen Unterschied zu den klinischen Ergebnissen mit PMMA-IOL auf.

*Diskussion:* Die faltbare Silikon-IOL stellt eine klinisch relevante Verbesserung zu IOL vom PMMA-Typ dar. Der Operateur ist jedoch mit erhöhten intraoperativen, chirurgisch-technischen Anforderungen insbesondere bei der Implantation stärkerer und damit dickerer IOL (> 25 dpt.) konfrontiert. Die Implantation der Chiroflex > 25 dpt mittels Injektortechnik kann aufgrund einer Zunahme der Linsenmittendicke möglicher IOL-Beschädigungen nicht empfohlen werden.

**Summary**

Small incision cataract surgery has several advantages over conventional surgery including faster postoperative visual rehabilitation. In a 12 month follow-up we evaluated 85 out of 145 consecutive cases of small incision surgery with a 3 mm sclerocorneal tunnel and a flexible three-piece silicone intraocular lens (IOL) using both the injector and forceps technique. Mean uncorrected distance visual acuity was 0,4, best corrected distance and near acuity averaged 0,7. In 15 (17,4%) cases intraoperative sulcus fixation was prefered; 71 (82,5%) IOLs were placed in-the-bag, with eight (9,3%) cases being in and in-and-out positions. A 27,5 diopter IOL was removed at 3 days postoperatively because of a tear at the haptic-optic-interface. Frequency and amount of IOL decentration (< 1,35 mm), posterior capsule opacification and anterior segment inflammation (Kowa Flare-Meter 500) did not differ from reported results using conventional poly-(methyl-methacrylate) IOLs. Our results support the theoretical concept of foldable silicone IOLs and justify the surgically more demanding use of small incision surgery. However, injector implantation of silicone IOLs exceeding 25 diopters cannot be recommended unequivocally because of possible IOL damage, due to its greater resistance to folding.

R. Rochels et al. (Hrsg.)
9. Kongreß der DGII
© Springer-Verlag Berlin Heidelberg 1995

## Einleitung

Mit dem Ziel einer erhöhten Bulbusstabilität, eines geringeren induzierten Astigmatismus und einer schnelleren optischen Rehabilitation haben operationstechnische Fortschritte von der Phakoemulsifikation über die Tunneltechnik bis zum Injektoreinsatz zur Entwicklung neuer Intraokularlinsenmaterialien und Designs geführt.

Neben dem bewährten PMMA (Polymethylmethacrylat) stehen uns heute als alternative IOL-Materialien Poly-HEMA (Hydroxyethylmethacrylat), Acryl (Acrylmethacrylat) und Silikon (Polysiloxan) als „one-piece"- oder „three-piece"-Design zur Verfügung.

Während in den USA das Interesse an flexiblen Linsen seit ihrer Einführung Anfang der achtziger Jahre exponentiell gestiegen ist, kommen Faltlinsen im deutschsprachigen Raum bisher nur relativ zögernd zum Einsatz [6]. An der Universitätsaugenklinik Köln lag der Anteil der Silikonlinsen an allen mittels Phakoemulsifikation implantierten IOL mit 35% 1993 überdurchschnittlich hoch.

Frühe Studien, in denen auf eine starke Dezentrierungsneigung, unbefriedigende optische Qualität, erhöhte Blendung und eine hohe intra- und postoperative Komplikationsrate hingewiesen wurde, hatten nicht unerheblichen Einfluß auf die verbreitete Skepsis gegenüber flexiblen Linsen [1, 3, 5]. Bisher liegen erst wenige, klinisch signifikante Langzeituntersuchungen über Silikonlinsen vor, die die kontroversen Einschätzungen diese Linsentypes empirisch bestätigen können [2, 7, 8].

## Material und Methoden

Vor diesem Hintergrund entstand die postoperativ angelegte Studie, in der von 145 im Zeitraum März 1992 bis Dezember 1993 konsekutiv implantierten dreiteiligen Silikonhinterkammerlinsen mit Prolenehaptik 85 Linsen nach einer mittleren Nachuntersuchungszeit von 13 Monaten (7–24 Monate) kontrolliert werden konnten.

*Material:* Bei der implantierten Linse handelt es sich um die „three-piece"-IOL vom Typ Chiroflex (C24SX) mit einer 6,3-mm-Silikonoptik und offenen Polyimidbügeln mit einem Gesamtdurchmesser von 12,5 mm, die in einer Brechkraft von 16–27,5 dpt eingesetzt wurde.

*Operationstechnik:* Alle Linsen wurden von einem Operateur über eine 3-mm-Sklerainzision, zirkuläre Kapsulorhexis und bimanuelle Phakoemulsifikation nach Tunnelerweiterung auf 4 mm gefaltet mittels Prodigy-Inserter (in 29%) oder Faulkner Faltpinzette (in 71%), zumeist endokapsulär implantiert.

*Patienten:* 85 Augen bei 80 nicht selektionierten Patienten mit einem Durchschnittsalter von 71 Jahren (45–87 Jahre) konnten etwa ein Jahr postoperativ nachuntersucht werden, während alle anderen aus gesundheitlichen Gründen oder unzumutbar weiter Anreise einer Kontrolle nicht zur Verfügung standen. Begleitende Augenerkrankungen wie Glaukom, Retinopathien, Augenmuskelstörungen oder ausgeprägte Ametropien stellten kein Ausschlußkriterium dar.

*Methode:* Die standardisierte Untersuchung umfaßte die Bestimmung der objektiven Refraktion (Topcom-Autorefraktometer), des Javal, des unkorrigierten und bestkorrigierten Fern- und Nahvisus, des Augendruckes mittels Applanationstonometrie sowie den Spaltlampenbefund des Vorderabschnittes und indirekte Funduskopie, außerdem die Bestimmung der Vorderkammertiefe und der Achsenlänge mittels Biometrie, des objektivierten Vorderkammerreizzustandes (Kowa-Flare-Meter 500) und Fotodokumentation. Das Ausmaß sowie die Achse der Dezentrierung wurden anhand des Vorderabschnittfotos im regredienten Licht nach 20facher Vergrößerung geometrisch bestimmt. Die Berechnung des induzierten Astigmatismus erfolgte vektoranalytisch nach Jaffe und Clayman [4].

## Ergebnisse

*Funktion:* Gegenüber präoperativen Visuswerten zwischen Lichtscheinprojektion und 0,6 erhielten wir postoperativ Nah- und Fernvisus bei bester Korrektur von 0,1–1,2 mit einem Mittelwert von 0,7 (Abb. 1). Dabei erreichten 86% einen korrigierten Fernvisus von 0,5 und besser, 41% mindestens 0,8. Der mittlere unkorrigierte Visus betrug 0,5 (0,1–1,0), die mittlere Visusverbesserung lag bei 0,4. Neben einem mittleren postoperativen Astigmatismus von 0,9 dpt errechnete sich ein mittlerer induzierter Astigmatismus von 1,45 dpt.

Der mittlere Augendruck lag zum Untersuchungszeitpunkt bei 16,5 (± 3,6) und zeigte auch keine auffälligen, unmittelbar postoperativen Werte.

Die Verwendung der verschiedenen Implantationsinstrumente zeigte dabei keinen signifikanten Einfluß auf die Funktionsergebnisse.

*Zentrierung:* 83% der Linsen konnten intrakapsulär implantiert werden. Bei 9% der primär im Kapselsack fixierten Linsen zeigte sich eine „in-and-out" Plazierung der Bügel. Insgesamt lag die mittlere Dezentrierung bei 0,3 mm: 37% wa-

## Visusverlauf

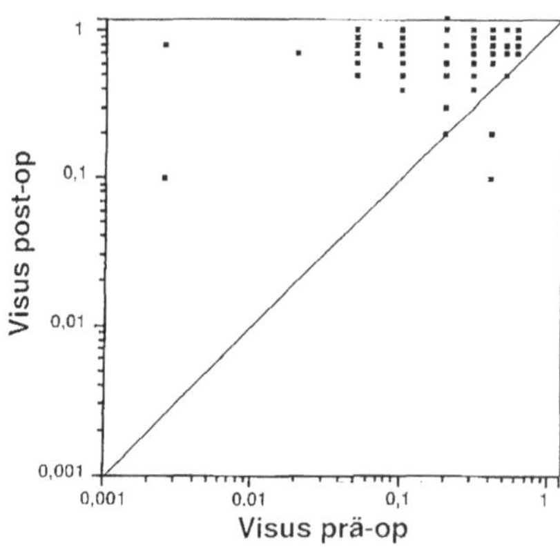


**Abb. 1.** Vergleich des präoperativen und postoperativen Fernvisus bei bester Korrektur

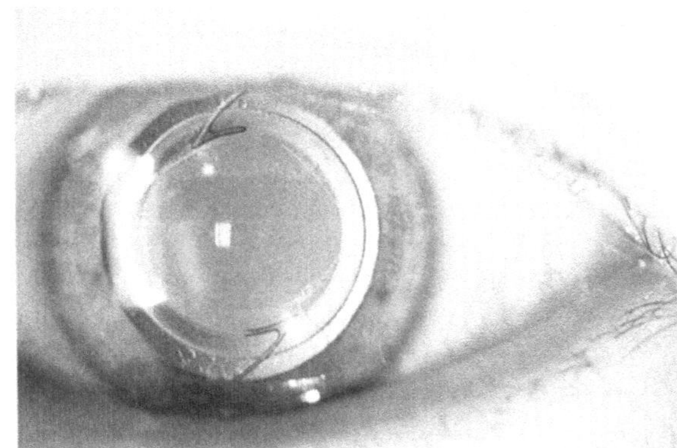

**Abb. 2.** Silikonhinterkammerlinse vom Typ Chiroflex in situ, optimale Zentrierung

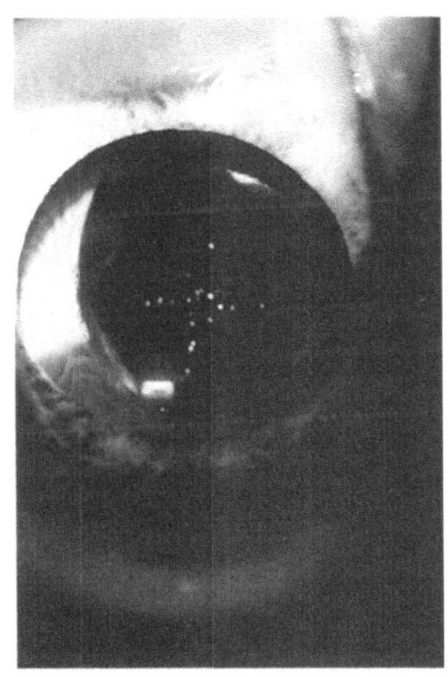

**Abb. 3.** Patientin nach Nd:YAG-Kapsulotomie durch den behandelnden Augenarzt ein Jahr postoperativ nach Implantation einer 17,5-dpt-Silikonhinterkammerlinse: deutliche Beschädigungen der Linsenvorderfläche

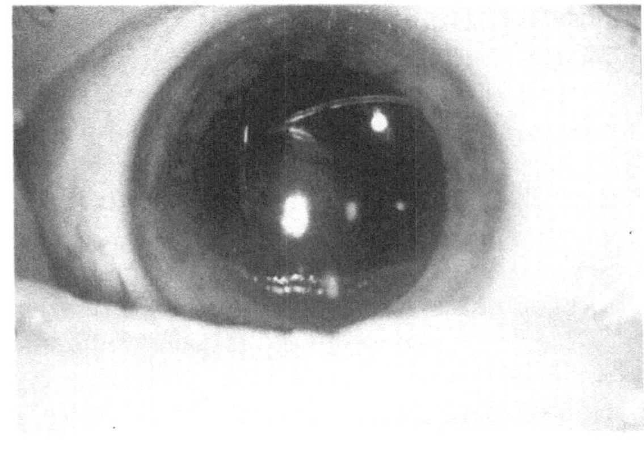

**Abb. 4.** Patient drei Tage postoperativ nach Implantation einer 27,5-dpt-Silikonhinterkammerlinse: Ausriß eines Bügels aus der Optikverankerung, der frei in der Vorderkammer flottiert

ren optimal zentriert (Abb. 2), 32% wiesen eine Dezentrierung von weniger als 0,5 mm auf, in 29% war es zu einer Dezentrierung von 0,5–1,0 mm gekommen, nur zwei Linsen waren mehr als 1 mm dezentriert. Bei den überdurchschnittlich hohen Dezentrierungen lag in der Regel eine „in-and-out"-Plazierung vor; sie waren allerdings nicht visusrelevant. Signifikant besser war die Zentrierung bei horizontaler Lage der Bügel. Diese angestrebte Haptikachse konnte in 65% verwirklicht werden. Kein Zusammenhang war zwischen Zentrierungsverhalten und der Wahl des Faltinstruments zu erkennen. Eine signifikante Korrelation wurde zwischen Dezentrierungsausmaß und Kapselfibrose deutlich.

*Nachstar:* Zum Untersuchungszeitpunkt waren bereits bei 15% der Augen eine Nd:YAG-Kapsulotomie durchgeführt worden. Aus dem Kollektiv der nicht laserbehandelten Augen fand sich bei 24% noch kein Anzeichen für eine Nachstarbildung, in 22% eine beginnende, in 50% eine leichte und in 4% eine deutliche Hinterkapselfibrose (Abb. 3).

Auffällig im Vergleich zu PMMA-Linsen war das gehäufte Auftreten von Linsenbeschädigungen im Sinne von Laser-„pits" nach Kapsulotomie.

*Biokompatibilität:* Die quantifizierten Tyndall-Werte (Kowa-Flare-Cell-Meter 500) lagen mit einem mittleren Flare von 8,2 (± 4,9) weitgehend im Normbereich reizfreier Augen und wiesen keine wesentlichen Unterschiede zu vergleichbaren Kollektiven mit PMMA-Linsen auf. Die wenigen ausreichend hohen Werte ließen sich klinisch aufgrund von Schrankenstörungen bekannter Grunderkrankungen erklären.

*Postoperative Komplikationen:* Bei einem Patienten aus unserem Kollektiv kam es am dritten postoperativen Tag nach Implantation einer + 27,5-dpt-Linse zu einem Ausriß des Bügels aus der Optik, der dann frei in der Vorderkammer flottierte (Abb. 4.). Die luxierte Linse wurde explantiert und durch eine sulkusfixierte Hinterkammerlinse ersetzt.


## Diskussion

Anhand unserer Erfahrungen mit der Silikon-IOL vom Typ Chiroflex stellen diese Faltlinsen einen klinischen Fortschritt gegenüber den bewährten PMMA-Linsen dar. Dank der guten Faltbarkeit der Silikonlinsen, die eine deutlich verkleinerte Inzision bei erhaltener Größe des Optikdurchmessers erlaubt, kann der induzierte Astigmatismus geringer gehalten werden. Sie verbinden damit die Vorteile einer schnelleren postoperativen Rehabilitation mit einer hohen optischen Qualität. Darüber hinaus führt das niedrige Gewicht der Linsen zu einer geringeren Zonulabelastung. Entgegen den verbreiteten Bedenken gegenüber dem Silikonmaterial halten wir die Verträglichkeit im Auge der Silikonlinsen für ebenso gut wie die der PMMA-Linsen. Gegenüber „one-piece"-Hinterkammerlinsen lassen sich die vorgestellten Linsen im Offenschlingendesign auch bei nicht optimalen Kapselverhältnissen gut zentrieren.

Die Einführung des Injektors in die Kleinschnittchirurgie stellt den Operateur vor erhöhte chirurgisch-technische Anforderungen, besonders bei der Implantation dicker Linsen mit hohen Dioptriewerten. Aufgrund der oben beschriebenen Komplikationen wird die Verwendung von Silikonlinsen hoher Stärke durch ihre Dicke limitiert, der Einsatz des Injektors ist in diesem Bereich nur bedingt möglich. Problematisch erscheint uns in diesem Zusammenhang die nicht optimale Verbindung am Silikon-Optik- und Polyimid-Haptik-Übergang, eine Schwäche, die bei „one-piece"-Linsen entfällt. Aufgrund dieser Erfahrung wurde die Implantation von Silikonfaltlinsen, insbesondere mittels Injektortechnik, an unserer Klinik auf maximal 25 dpt begrenzt.

Auf dem Gebiet der Nachstarbehandlung fehlen bisher ausreichende klinische Erfahrungen bezüglich des Verhaltens der Linsen auf YAG-Kapsulotomie. Auch bei der für Siliokonlinsen empfohlenen modifizierten Lasertechnik kommt es gehäuft zu Linsenbeschädigungen im Sinne von Laser-„pits" [9].

Wie Leaming in seinen Studien zeigen konnte, stieg der Anteil der Operateure (ASCRS members), die bevorzugt Silikonlinsen verwenden, 1993 bereits auf 13% (gegenüber 2% 1989), unter den Operateuren mit mehr als 50 Kataraktoperationen pro Monat sogar auf 22%. Erstmalig wurde in dieser Erhebung die Silikonlinse als aussichtsreichster Linsentyp von den Kataraktchirurgen eingestuft [6].

Nach unseren Einschätzungen werden Silikonfaltlinsen aufgrund ihrer Vorteile für die Kleinschnittchirurgie trotz einiger Probleme, die allerdings in neueren Generationen bereits zum Teil minimiert werden konnten, weiter auch im deutschsprachigen Raum die „klassischen" PMMA-Linsen verdrängen.

## Literatur


1. Anderson CJ, Sturm RJ, Shapiro MB, Ballew C (1994) Visual disturbances associated with oval-optic poly(methyl methacrylate) and round optic silicone intraocular lenses. J Cataract Refract Surg 20 : 295–298
2. Artaria LG, Ziliotti F, Ziliotti-Mandelli A (1994) Langzeitergebnisse nach Implantation faltbarer Silikon-Hinterkammerlinsen. Klin Monatsbl Augenheilkd 204 : 268–270
3. Cumming JS, Ophth FC (1993) Postoperative complications and uncorrected acuities after implantation of plate haptic silicone and three-piece silicone intraocular lenses. J Cataract Refract Surg 19 : 263–273
4. Jaffe NS, Clayman HM (1975) The pathophysiology of corneal astigmatism after cataract extraction. Trans Am Acad Ophthalmol Otolaryngol 79 : 615–630
5. Knorz MC, Lang A, Hsia TC, Poepel B, Seiberth V, Liesenhoff H (1993) Comparison of the optical and visual quality of poly(methylmethacrylate) and silicone intraocular lenses. J Cataract Refract Surg 19 : 766–771
6. Leaming DV (1994) Practice styles and preferences of ASCRS members-1993 survey. J Cataract Refract Surg 20 : 459–467
7. Menapace R, Papapanos P (1994) Eignung der faltbaren Offenschlingen-Linse Phakoflex SI-30 für die Kapselsackimplantation. Klin Monatsbl Augenheilkd 204 : 111–120
8. Menapace R, Amon M, Papapanos P, Radax U (1994) Evaluation of the first 100 consecutive Phakoflex silicone lenses implanted in the bag through a self-sealing tunnel incision using the Prodigy inserter. J Cataract Refract Surg 20 : 299–309
9. Schwarz N, Knauer I, Hartmann C (1994) Oberflächenbeschaffenheit von Silikonlinsen. In: Wollensak J et al. (Hrsg) 8. Kongreß der DGII. Springer, Berlin Heidelberg New York Tokyo, S 366–370
10. Wenzel M, Kammann J, Allmers R (1993) Zur Bioverträglichkeit von Intraokularlinsen aus Silikon. Klin Monatsbl Augenheilkd 203 : 408-412

# Komplikationen von 100 explantierten Silikonhinterkammerlinsen

G. U. Auffarth, M. Wilcox, J. C. R. Sims, C. McCabe, Th. A. Wesendahl und D. J. Apple

**Zusammenfassung**

*Hintergrund:* Die Verwendung von weichen Linsenmaterialien, wie z. B. Silikon, findet zunehmend Verbreitung in der Kataraktchirurgie. Die Vorteile der Kleinschnittechniken in bezug auf den chirurgisch induzierten Astigmatismus sind gut dokumentiert. Silikonintraokularlinsen stellen die am längsten auf den Markt befindlichen faltbaren Linsen dar.

*Material und Methoden:* In dieser Studie haben wir Häufigkeit und Art von Komplikationen analysiert, die zur Explantation von 100 Silikonhinterkammerlinsen (HKL) geführt haben. Diese Linsen waren dem Center for IOL-Research zur Begutachtung zugesandt worden und wurden mittels Lichtmikroskopie und Elektronenmikroskopie untersucht. Die Ergebnisse wurden mit Daten explantierter PMMA-HKL aus der Datenbank des Centers verglichen.

*Ergebnisse:* Von den 100 Silikon-HKL waren 63 Linsen dreistückigen Designs mit Polypropylenschlaufen und 37 einstückige Designs, sog. „plate"-Linsen. Die häufigsten Explantationsgründe waren HKL-Dezentrierung (42%) und entzündliche Reaktionen (27,7%). Es ergab sich kein statistisch signifikanter Unterschied in der Häufigkeitsverteilung der Explantationsgründe für ein- und dreistücke Linsen ($p > 0,1$; $\chi^2$-Test). Silikonlinsen, die wegen entzündlicher Reaktionen explantiert wurden, hatten eine signifikant längere Implantationsdauer (19,2 $\pm$ 12,1 Monate) als Linsen, die wegen Dezentrierung entfernt wurden (9, 19 $\pm$ 12,1 Monate) ($p = 0,018$; Varianzanalyse).

*Schlußfolgerungen:* Die Häufigkeit und Art der Explanationsgründe von Silikonintraokularlinsen entsprach dem Profil wie es auch von PMMA Linsen bekannt ist. Die Ergebnisse deuten darauf hin, daß eher operative Probleme als das HKL Material selbst für eine Vielzahl der Explantationen verantwortlich waren.

**Summary**

*Background:* The use of soft intraocular lens materials is gaining in popularity. The advantages of small incision techniques in terms of surgically induced astigmatism are well documented. Silicone posterior chamber intraocular lenses (PC-IOLs) have been on the market since the late 1980s.

*Methods:* We analyzed incidence and types of complications seen after implantation of silicone PC-IOLs. Data from the laboratory database were collected on 100 explanted silicone IOLs submitted to the Center for Intraocular Lens Research from 1986 to 1994. We compared these data to that obtained in previous studies with standard PMMA IOLs.

*Results:* Of the 100 IOLs, 63 were three-piece designs with polypropylene loops and 37 were one-piece plate lenses. The two most important reasons for explantation were IOL decentration (42,0%) and inflammation (27,7%). There was no significant difference in the reasons for explantations between one-piece and three-piece IOLs ($p > 0,1$). IOLs that had been removed due to inflammatory reactions had a significantly longer implant duration (19,2 $\pm$ 18,9 months) than lenses that were explanted because of decentration (9,19 $\pm$ 12,1 months) ($p = 0,018$).

R. Rochels et al. (Hrsg.)

9. Kongreß der DGII

© Springer-Verlag Berlin Heidelberg 1995

*Conclusions:* The results presented here confirm clinical observations that there is no substantial difference between these IOLs and PMMA lenses in terms of complication rates. Our data suggest that clinical outcome is not so much dependent on the type of lens selected, but rather on the quality of surgery.

## Einleitung

Die Verwendung von weichen, faltbaren Linsenmaterialien, wie z. B. Silikon, findet zunehmend Verbreitung in der Kataraktchirurgie. Die Vorteile der Kleinschnittechniken in bezug auf den chirurgisch induzierten Astigmatismus sind gut dokumentiert [3, 12, 13]. Silikonintraokularlinsen sind seit Ende der achtziger Jahre auf dem Markt.

Bei der letzten Umfrage der DGII 1994 gaben zwar nur 7% der Einsender an, überwiegend Silikonlinsen zu gebrauchen, der Anteil derer, die Silikonhinterkammerlinsen hin und wieder benutzen, stieg allerdings von 26% auf 50% [28].

## Material und Methoden

In der vorliegenden Arbeit wurden die Gründe ausgewertet, die zur Explantation von 100 Silikonhinterkammerlinsen (Silikon-HKL) geführt haben. Die Intraokularlinsen wurden dem Center for IOL Research (Medical University of South Carolina, Charleston, SC, USA) in den Jahren 1986–1994 zur pathologischen Begutachtung zugesandt.

Die Hinterkammerlinsen wurden zuerst lichtmikroskopisch untersucht. Die Linsen wurden vermessen; Linsenmaterial, Linsentyp und Design wurden katalogisiert. Linsenschäden, Auflagerungen oder andere pathologische Veränderungen wurden auf einem Formblatt dokumentiert. HKL, die lichtmikroskopisch auffällig waren, wurden zusätzlich noch rasterelektronenmikroskopisch untersucht. Die so gewonnenen Informationen und begleitende Angaben zur Patientenanamnese, die wir von den einsendenden Augenärzten erhalten haben, wurden in eine „Dbase 4"-Datenbank eingegeben. Die hier vorgestellten Ergebnisse stellen eine Auswertung der in der Datenbank gespeicherten Informationen dar. Die statistische Auswertung erfolgte mittels Häufigkeitsverteilungsdiagramm, der Varianzanalyse (ANOVA) und des $\chi^2$-(Chi Quadrat)-Testes.

## Ergebnisse

Von den 100 explantierten Silikonhinterkammerlinsen waren 63 dreistückige HKL mit Prolenehaptiken (Allergan Medical Optics Corp.) und 37 einstückige Linsen, sogenannte „plate lenses" (Staar Surgical oder Chiron Corp.).

Die durchschnittliche Verweildauer im Auge betrug für alle HKL 12,7 ± 14,8 Monate. Dreistückige Linsen hatten die gleiche Implantationsdauer (12,7 ± 14,9 Monate) wie einstückige HKL (12,6 ± 14,9 Monate).

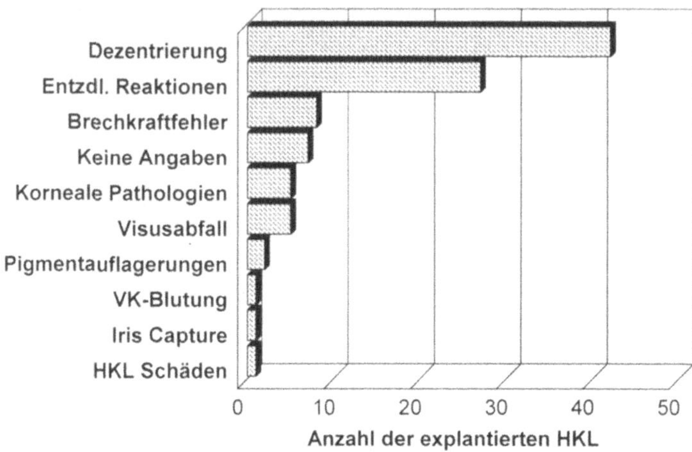



**Abb. 1.** Explantationsgründe von 100 explantierten einstückigen und dreistückigen Silikonhinterkammerlinsen

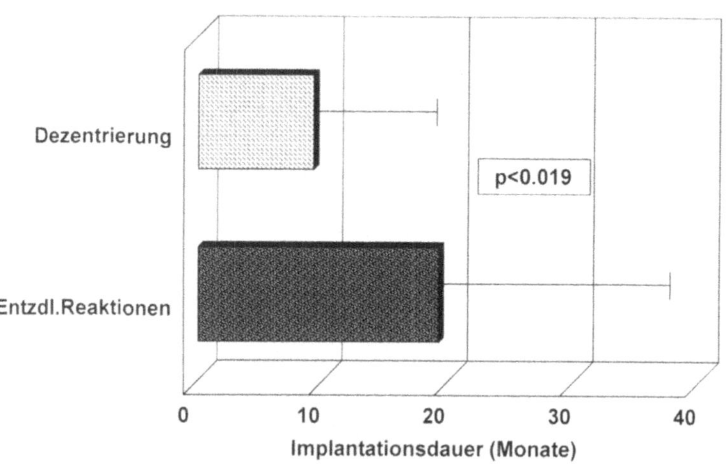



**Abb. 2.** Implantationsdauer von Silikon-HKL in Abhängigkeit vom Explantationsgrund: HKL, die wegen einer Dezentrierung explantiert wurden, wurden signifikant früher entfernt als Linsen, die wegen entzündlichen Reaktionen explantiert wurden.

Die beiden häufigsten Explantationsgründe für alle HKL waren Dezentrierung/Dislokation (42%) und entzündliche Reaktionen (27%) gefolgt von Linsenbrechkraftfehlern (8%) und weiteren Komplikationen (Abb. 1). Einstückige Silikon-HKL zeigten prozentual gesehen eine höhere Inzidenz für Dezentrierungen (54,1% gegenüber 34,9% bei dreistückigen HKL) und eine geringere Häufigkeit von entzündlichen Reaktionen (16,1% gegenüber 33,3% bei dreistückigen HKL). Diese Unterschiede waren jedoch im Chi-Quadrat-Test nicht signifikant ($p > 0{,}1$).

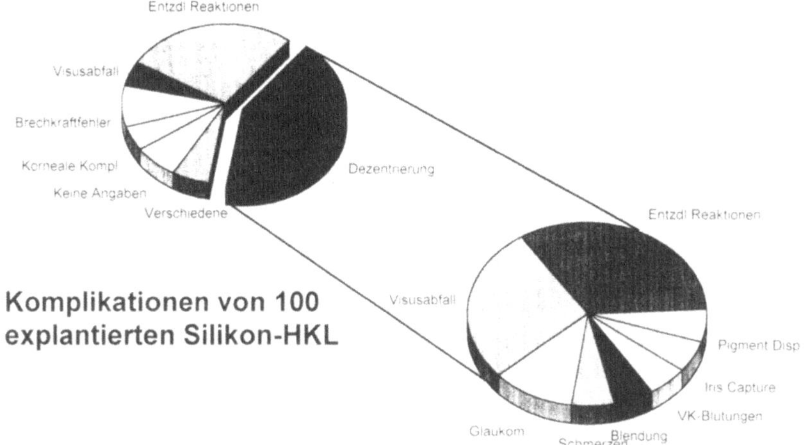


**Abb. 3.** Sekundäre Pathologien von 42 wegen Dezentrierung entfernter Silikon-HKL: Visusverlust und entzündliche Reaktionen waren die häufigsten Komplikationen nach HKL-Dezentrierung

Die prozentualen Angaben der Explantationsgründe von Silikon-HKL entsprachen in etwa den Ergebnissen, die wir in einer vorgehenden Studie bei der Analyse von 1460 explantierten PMMA-HKL erhalten hatten [8]. Im Chi-Quadrat-Test zeigten sich keine signifikanten Unterschiede ($p > 0,1$).

Silikonlinsen, die wegen HKL-Dezentrierung/Dislokation explantiert worden waren, zeigten eine signifikant kürzere Implantationsdauer (9,2 ± 12,1 Monate) als solche, die wegen entzündlichen Reaktionen (19,2 ± 18,8 Monate) entfernt worden waren ($p = 0,018$, ANOVA) (Abb. 2).

Bei 42 Linsen, die wegen Dezentrierung/Dislokation explantiert worden waren, wurden die sekundären, durch die luxierte Linse hervorgerufenen Komplikationen, untersucht. Abb. 3 faßt diese zusammen. Neben des Visusverlustes traten auch Komplikationen wie Entzündungen, Glaukom, Iris capture und Vorderkammerblutungen auf.

Nd-YAG-Laser-Schäden waren bei 20/100 Silikon-HKL zu finden. Die Ausprägung und morphologischen Befunde wurden bereits detailiert beschrieben [24]. Bemerkenswert ist hierbei, daß bei einigen Linsen die Nd-YAG-Laser-Schäden ein schwärzliches Aussehen hatten, das von den behandelnden Ophthalmologen bei der Spaltlampenuntersuchung mit Pigmentauflagerungen verwechselt wurde. Diese Linsen wurden daraufhin nochmals gelasert ("surface polishing"), wodurch z. T. noch mehr Schäden gesetzt wurden [9].

## Diskussion

Die ersten weichen, faltbaren Intraokularlinsen wurden bereits in den 50er Jahren entwickelt. Dreifus et al. benutzten weiche Hydrogellinsen und implantierten sie im Tiermodell [15]. In der Mitte der 70er Jahre führte Epstein Versuche mit weichen Linsenmaterialien bei Primaten durch und implantierte 1976 erste Linsen in menschliche Augen [16].

Seitdem wurden eine Vielzahl von Studien u. a. auch mit Silikonlinsen durchgeführt [3, 10, 12, 13, 22, 23]. Klinische und experimentelle Laborstudien konnten zeigen, daß Silikon-HKL eine vergleichbare Biokompatibilität wie PMMA-Linsen aufweisen [11, 18, 20, 25, 26]. Auch hat sich die Fertigungsqualität sowohl von einstückigen wie auch von dreistückigen Silikon-HKL kontinuierlich verbessert [1, 6, 27].

Die in dieser Studie aufgeführten Ergebnisse zeigen, daß Dezentrierungen und entzündliche Reaktionen die beiden häufigsten Explantationsgründe für Silikon-HKL dargestellten. Dies entspricht auch den Resultaten, die wir bei der Analyse von Explantationsgründen von PMMA-HKL in vorhergehenden Studien finden konnten [8, 14, 21].

Die Tatsache, daß Dezentrierungen sowohl bei Silikon- als auch bei PMMA-HKL, wenn sie auftreten, relativ früh postoperativ auftreten und die Linsen in der Regel noch vor Ende des ersten postoperativen Jahres entfernt werden, spricht dafür, daß chirurgische (operative) Probleme (und nicht das Linsenmaterial) ausschlaggebend sind.

Apple und Mitarbeiter haben sich vielfach mit den Ursachen von Linsendezentrierungen beschäftigt [2, 4, 5, 7, 18, 29]. Als wichtigster Faktor wurde die asymmetrische Fixation (eine Haptik in Kapselsack/eine Haptik in Sulkus) angegeben, was wiederum von operativen Techniken abhängig war. In den achtziger Jahren wurde die Linsenvorderkapsel meistens mittels „can opener"-(„Dosenöffner")-Kapsulotomien eröffnet, eine Technik, die vielfach zu radiären Einrissen der Vorderkapsel führte und dadurch zum Austritt eines oder beider Haptikschlaufen aus dem Kapselsack.

Mit modernen OP-Techniken (Kapsulorhexis, Phakoemulsifikation, Kapselsackfixation) sollte die Häufigkeit solcher Komplikationen vermindert werden.

## Literatur


1. Apple DJ, Kincaid MC, Mamalis N, Olson RJ (1989) Intraocular lenses: evolution, designs, complications and pathology. Williams and Wilkins, Baltimore
2. Apple DJ, Park SB, Merkley KH et al. (1986) Posterior chamber intraocular lenses in a series of 75 autopsy eyes. Part I: Loop location. J Cataract Refract Surg 12 : 358–362
3. Artaria LG, Ziliotti F, Ziliotti-Mandelli A (1994) Langzeitergebnisse nach Implantation faltbarer Silikon-Hinterkammerlinsen. Klin Monatsbl Augenheilkd 204 : 268-270
4. Assia EI, Apple DJ, Barden A et al (1991) An experimental study comparing various anterior capsulectomy techniques. Arch Ophthalmol 109 : 642–647
5. Assia EI, Legler UFC, Merrill C et al. (1993) Clinicopathologic study of the effect of radial tears and loop fixation on intraocular lens decentration. Ophthalmology 100 : 153–158

6. Auffarth GU, Schmidt J, Wesendahl TA, Recum A v, Apple DJ (1993) Surface characteristics of intraocular lens implants: an evaluation using scanning electron microscopy and quantitative three dimensional noncontacting profilometry. J Long-term Eff Med Implants 3 : 321–332

7. Auffarth GU, Newland TJ, Wesendahl TA, Apple DJ (1994) Nd : YAG laser damage to silicone intraocular lenses confused with pigment deposits on clinical examination. Am J Ophthalmol 118 : 526–528

8. Auffarth GU, Wesendahl TA, Brown SJ, Apple DJ (1994) Gründe für die Explantation von Hinterkammerlinsen. Ophthalmologe 91 : 507–511

9. Auffarth GU, Wesendahl TA, Assia EI, Apple DJ (1995) Pathophysiology of modern capsular surgery. In: Steinert RF (ed) Cataract surgery: technique, complications & management. WB Saunders, Philadelphia 314–324

10. Blumenthal M, Yalon M (1982) Interaction of soft and hard intraocular lenses with cat cornea endothelium. In vivo studies. Cornea 1 : 129-132

11. Buchen SY, Richards SC, Solomon KD et al. (1989) Evaluation of the biocompatibility and fixation of a new silicone intraocular lens in the feline model. J Cataract Refract Surg 15 : 545-553

12. Cumming JS (1993) Postoperative complications and uncorrected acuities after implantation of plate haptic silicone and three-piece silicone intraocular lenses. J Cataract Refract Surg 19 : 263–274

13. Cumming JS (1993) Surgical complications and visual acuity results in 536 cases of plate haptic silicone lens implantation J Cataract Refract Surg 19 : 275–277

14. Doren GS, Stern GA, Driebe WT (1992) Indications for and results of intraocular lens explantation. J Cataract Refract Surg 18 : 79–85

15. Dreifus M, Wichterle O, Lim D (1960) Intra-cameral lenses made of hydrocolloidal acrylate (in Czech.) Cesk Optalmol 16 : 154–159

16. Epstein E (1986) History of intraocular lens implant surgery. In: Mazzocco TR, Rajacich GM, Epstein E (eds) Soft implant lenses in cataract surgery. Slack, Thorofare, pp 1–10

17. Gimbel HV, Neuhann T (1990) Development, advantages, and methods of the continuous circular capsulorhexis technique. J Cataract Refract Surg 16 : 31–37

18. Hansen SO, Tetz MR, Solomon KD et al. (1988) Decentration of flexible loop posterior chamber intraocular lenses in a series of 222 postmortem eyes. Ophthalmology 95 : 344–349

19. Joo CK, Kim JH (1992) Compatibility of intraocular lenses with blood and connective tissue cells measured by cellular deposition and inflammatory response in vitro. J Cataract Refract Surg 18 : 240–246

20. Kulnig W, Menapace R, Skorpik C, Juchem M (1989) Tissue reaction after silicone and poly(methyl methacrylate) intraocular lens implantation: light and electron microscopy study in a rabbit model. J Cataract Refract Surg 15 : 510-518

21. Mamalis N, Crandall AS, Pulsipher MW et al. (1991) Intraocular lens explantation and exchange. A review of lens styles, clinical indications, clinical results, and visual outcome. J Cataract Refract Surg 17 : 811–818

22. Mazzocco TM, Rajacich GM, Epstein E (eds) (1986) Soft implant lenses in cataract surgery. Slack, Thorofare

23. Mehta KR, Sathe SN, Karyekar S (1978) The new soft intraocular lens implant. J Am Intraocular Implant Soc 4 : 200-205

24. Newland TJ, Auffarth GU, Wesendahl TA, Apple DJ (1994) Neodymium: YAG laser damage on silicone intraocular lenses. A comparison of lesions on explanted lenses and experimentally produced lesions. J Cataract Refract Surg 20 : 527–533

25. Newman DA, McIntyre DJ, Apple DJ et al. (1986) Pathologic findings of an explanted silicone intraocular lens. J Cataract Refract Surg 12 : 292–297

26. Okada K, Funahashi M, Iseki K, Ishii Y (1993) Comparing the cell population on different intraocular lens materials in one eye. J Cataract Refract Surg 19 : 431–434
27. Tsai JC, Castaneda VE, Apple DJ et al. (1992) Scanning electron microscopic study of modern silicone intraocular lenses. J Cataract Refract Surg 18 : 232–235
28. Wassermann D, Apple DJ, Castaneda VE et al. (1991) Anterior capsular tears and loop fixation of posterior chamber intraocular lenses. Ophthalmology 98 : 425–431
29. Wenzel M, Wollensak J (1994) Zum derzeitigen Stand der Katarakt- und refraktiven Hornhautchirurgie – Ergebnisse der Umfrage der DGII 1993. In: J. Wollensak et al. (Hrsg) 8. Kongress der DGII. Springer, Berlin Heidelberg New York Tokyo, S 135–143

# Anteriore Kapsulotomie bei traktiver Hypotonie nach Silikonlinsenimplantation

J. WEBER, B. JANßEN und W. KONEN

**Zusammenfassung.** Einen Monat nach Phakoemulsifikation und Implantation einer Silikonlinse entwickelte sich bei einer 79jährigen Patientin eine ausgeprägte Hypotonie mit einem IOD von 1–2 mm Hg. Echographisch war der Ziliarkörper zirkuläre abgehoben. Gleichzeitig bestand eine starke Vorderkapselschrumpfung mit radiärer Kapselfältelung. Nach Nd-YAG-Laserkapsulotomie des anterioren Fibroserings stieg der IOD schlagartig auf normale Werte. Es handelte sich offensichtlich um eine durch Zug verursachte Ziliarkörperabhebung. Das seltene Auftreten dieses Phänomens bei starken Kapselschrumpfungen könnte durch die Elastizität der Zonulafasern erklärt sein. Normalerweise geben sie nach; im vorliegenden Fall lag aber eine Pseudoexfoliation vor, so daß die Fasern starr und unelastisch waren und die Zugkräfte vollständig auf den Ziliarkörper weiterleiteten.

**Summary.** In a 79-year-old patient we observed the development of a severe hypotony (IOP 1–2 mm Hg) one month after phacoemulsification and implantation of a silicone lens. The ciliary body showed a circular detachment by means of echography. Furthermore, the anterior capsule demonstrated advanced shrinkage with radiar folds. After Nd-YAG laser capsulotomy of the anterior ring of fibrosis, the IOP normalized at once. Obviously, the cause of hypotony was a tractional detachment of the ciliary body. The low frequency of this finding in cases of severe shrinkage of the lens capsule may be explained by the elasticity of the zonula fibers. Normally they are stretched. The presented patient had pseudoexfoliation (with normal IOP), and the rigid and nonelastic zonula fibers transmitted the tractional forces completely to the ciliary body.

## Einleitung

Die Hypotonie durch Hinterkapselschrumpfung nach extrakapsulärer Kataraktextraktion ist seit 1986 bekannt [16]. Im letzten Jahr beschrieben Meitinger und Mitarbeiter [12] ein Hypotoniesyndrom in der Folge dieser Operation durch eine Schrumpfung der Vorderkapsel. Wir konnten einen ähnlichen Fall beobachten. Unsere Befunde, Therapie und Überlegungen zur Pathogenese sollen in dieser Arbeit dargelegt werden.

## Fallbeschreibung

Eine 79jährige Patientin stellte sich mit einer Sehschärfe von 0,1 zur Kataraktoperation vor. Die weiteren Befunde waren bis auf eine mäßige Pseudoexfoliation bei normalem Augeninnendruck unauffällig. Wir führten eine Phakoemulsifi-

R. Rochels et al. (Hrsg.)
9. Kongreß der DGII
© Springer-Verlag Berlin Heidelberg 1995

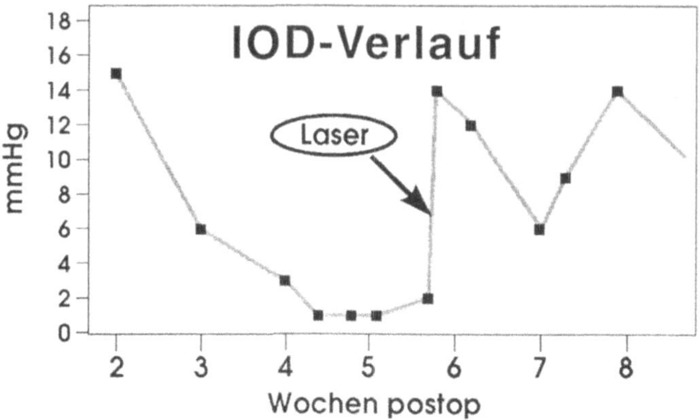



**Abb. 1.** Intraokulardruck (IOD) im zeitlichen Verlauf

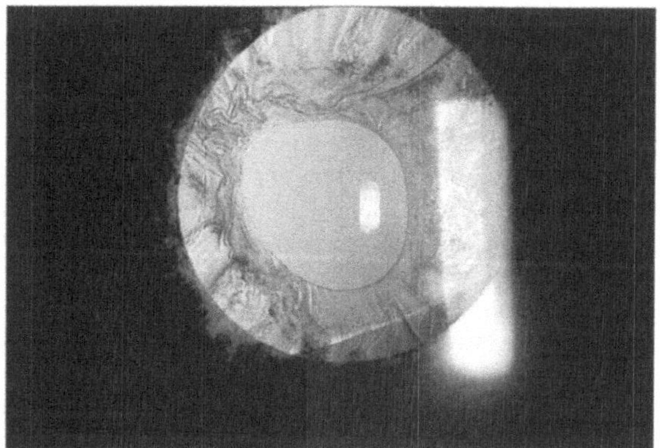

**Abb. 2.** Vorderabschnitt vor Laser

kation mit einem 3 mm breiten Tunnelschnitt durch und impantierten eine Silikonlinse Typ Staar AA4203V. Postoperativ trat eine subkonjunktivale Fistulation durch den Tunnelschnitt auf, die sich spontan nach einem Tag verschloß. Der Augeninnendruck stieg auf normale Werte (15 mm Hg) an. Die Sehschärfe betrug 0,5.

Zwei Wochen nach der Operation sank der Druck langsam ab (Abb. 1). Wir sahen die Patientin gut 4 Wochen nach der Operation mit einem IOD von 1 mm Hg. Die Bindehaut um den Tunnel war regelrecht, eine Leckage sicher ausgeschlossen. Die Vorderkammer war tief, die Linsenvorderkapsel hatte eine ringförmige Fibrose, und die Öffnung war deutlich verkleinert (Abb. 2). Die Kapsel hatte radiäre Falten, der Linsenäquator, und die Zonulafasern waren zirkulär zum Zentrum hin verlagert. Echographisch schien der Ziliarkörper spaltförmig von der Sklera abgehoben. Es bestand eine zirkuläre, periphere Aderhautamotio. Wir beobachteten die Patientin zunächst über eine Woche. Bei gleichbleibendem Befund vermuteten wir dann die Vorderkapseltraktion als wesentlichen, ursächlichen Faktor und führten eine Neodym-YAG-Laser-Kapsulotomie (Abb. 3) des

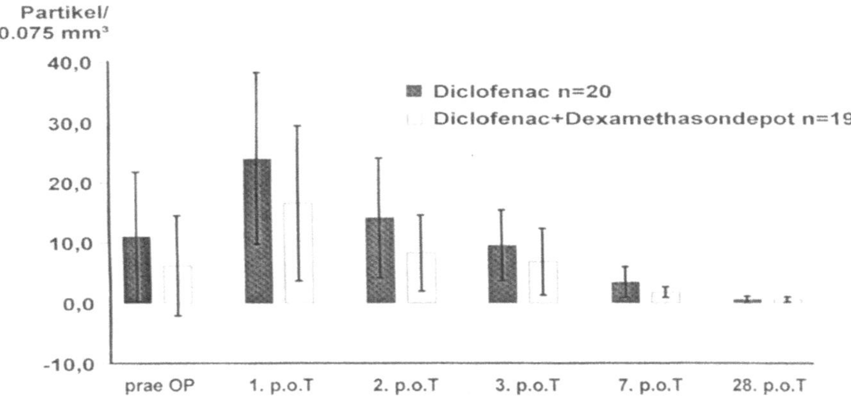

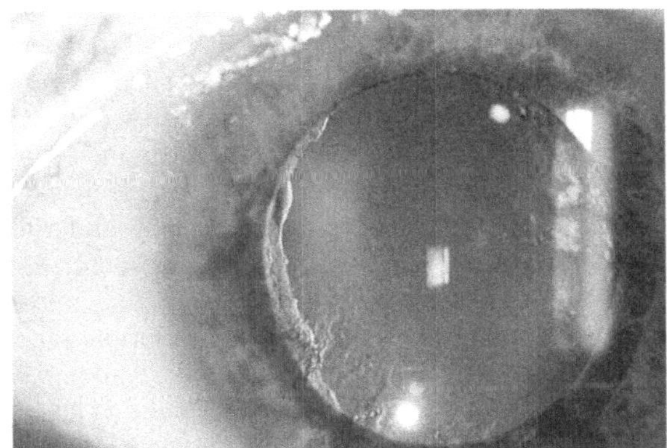

**Abb. 4.** Vorderabschnitt
nach Laser

Fibroserings an 4 Stellen durch (23 Herde, 2,3 mJ). Am nächsten Tag war der IOD auf normale Werte angestiegen und blieb in dieser Größenordnung (s. Abb. 1). Die Kapsel hatte sich weit eröffnet, die radiären Falten waren verschwunden (Abb. 4).

## Diskussion

Die ausgeprägte Kapselschrumpfung ist ein seltenes, aber bekanntes Phänomen [2, 6]. Sie wurde früher vor allem bei der Hinterkapsel gesehen. Seit Einführung der Kapsulorhexis wurde auch eine anteriore Kapselschrumpfung beobachtet [10, 11]. Sie kann zum vollständigen Verschluß der vorderen Kapselöffnung führen, was zusammen mit den Trübungen zu einer erheblichen Visusminderung führt [5, 13, 14]. Dieses ist erleichtert durch das LaPlace'sche Gesetz, demzufolge die zentripetale Zugkraft eines gespannten Ringes reziprok zum Radius ist: Ist die Öffnung halb so groß, dann verdoppelt sich die Zugkraft. Dazu kommt die Verbreiterung des Fibroserings als Folge der Verkleinerung, wodurch sich die Ringspannung weiter erhöht.

Die Hypotonie nach Kataraktextraktion ist ebenfalls eine bekannte, aber seltene Komplikation der Kataraktextraktion. Bei frühem Auftreten ist die Ursache in der Regel eine Wundleckage. Bei spät auftretender Hypotonie wurde oft eine Zyklodialyse gesehen [3, 7].

Seit 1986 wurde mehrfach auf die Möglichkeit der traktiven Hypotonie durch Kapselschrumpfung hingewiesen [4, 8, 15, 16]. Dabei handelte es sich immer um Hinterkapselschrumpfungen. Erst 1994 wurde über einen Fall von Hypotonie durch Schrumpfung der Vorderkapsel berichtet [12]. Daß sie nur in wenigen Fällen mit Kapselschrumpfungen auftritt, zeigt eine Arbeit von Althaus und Mitarbeiter [1]. Sie untersuchten 268 Augen nach Kapsulorhexis und fanden eine Schrumpfung in 79%. Der IOD sank ebenfalls, und zwar häufiger bei stärkerer Schrumpfung, eine Hypotonie wurde aber nicht berichtet.

Als Pathomechanismus nimmt man eine traktive Ziliarkörperabhebung an [4, 8, 15, 16]. Durch die Abhebung kommt es wahrscheinlich zu einer Minderung der Kammerwasserproduktion und einer Erhöhung des uveoskleralen Abflusses. Die Therapie der Wahl ist die Aufhebung der Schrumpfung. Bei Hinterkapselschrumpfung wurden Laser, aber auch operative Kapsulektomie vorgeschlagen [8]. Zur Entlastung der Vorderkapsel wurde eine radiäre Kapsulotomie verwendet [12]. Dieses Verfahren wurde auch von uns mit Erfolg angewandt.

Warum entwickelt sich nur in einem kleinen Teil der Kapselschrumpfung eine solche Hypotonie? Auf der Suche nach Besonderheiten unseres Falles fällt nur die Pseudoexfoliation auf. In diesem Zusammenhang stellten Hansen und Mitarbeiter [11] fest, daß sie bei 250 Fällen von ECCE mit Pseudoexfoliation zu ihrem Erstaunen nie eine starke Kapselschrumpfung sahen, während sie in ihrem übrigen Krankengut öfters gesehen wurde. Andererseits berichtete Gerl [9] bei dem mündlichen Vortrag dieses Aufsatzes von 2 Fällen mit traktiver Hypotonie durch Kapselschrumpfung, die beide – wie auch unser Fall – eine Pseudoexfoliation aufwiesen. Diese scheinbar widersprüchlichen Berichte lassen sich durch folgende Hypothese vereinen: Bei Pseudoexfoliation sind die Zonularfasern sehr rigide und haben nur eine geringe Elastizität. Bei einer Kapselfibrose führt dieses dazu, daß sie entweder dem Zug standhalten (keine Schrumpfung) oder bei sehr starkem Zug der gesamte Ziliarkörper nach innen gezogen wird, ohne daß sich die Fasern wesentlich dehnen (Schrumpfung mit Hypotonie).

## Literatur


1. Althaus C, Demmer E, Sundmacher R (1993) Anterior capsular shrinkage and intraocular pressure reduction after capsulorhexis. Germ J Ophthalmol 2 : 415
2. Apple DJ, Mamalis N, Loftfield K (1984) Complications of intraocular lenses. A historical and histopathological review. Surv Ophthalmol 29 : 1–54
3. Apple DJ, Mamalis N, Olsen RJ, Kincaid MC (1989) Intraocular lenses: Evolution, design and complications. Williams and Wilkins, Baltimore, p 311
4. Apple DJ, Mamalis N, Olsen RJ, Kincaid MC (1989) Intraocular lenses: Evolution, designs and complications. Williams and Wilkins, Baltimore, p 375
5. Behrendt S, Wetzel W (1994) Vollständige Okklusion der Kapsulorhexisöffnung durch Vorderkapselschrumpfung. Ophthalmologe 91 : 526–528

6. Davison JA (1993) Capsule contraction syndrome. J Cataract Refract Surg 19 : 582–589
7. Engelstein JM (1984) Cataract surgery. Current options and problem. Grune and Stratton, Orlando, p 381
8. Fritsch E, Bopp S, Lucke K, Laqua H (1991) Pars-plana-Kapselresektion zur Therapie des okulären Hypotonie-Syndroms durch Kapselschrumpfung mit Ziliarkörpertraktion. Fortschr Ophthalmol 88 : 802–805
9. Gerl R (1995) Persönliche Mitteilung. 9. Kongreß der Deutschsprachigen Gesellschaft für Intraokularlinsen Implantation, Kiel 17.–18.3.1995
10. Gimbel HV, Neuhann T (1990) Development, advantages, and methods of the continuous circular capsulorhexis techniques. J Cataract Refract Surg 16 : 31–37
11. Hansen SO, Crandall AS, Olsen RJ (1993) Progressive constriction of the anterior capsular opening following intact capsulorhexis. J Cataract Refract Surg 19 : 77–82
12. Meitinger C, Gareis O, Wagner P, Lang GK (1994) Hypotoniesyndrom bei Pseudophakie. Ophthalmologe 91 (Suppl 1) : 65–66
13. Mietz H, Brunner R, Addicks K, Konen W (1993) Fibrosis adjacent to the anterior lens capsule after extracapsular cataract extraction. Int Ophthalmol 17 : 321–326
14. Nishi O, Nishi K (1993) Intraocular lens encapsulation by shrinkage of the capsulorhexis opening. J Cataract Refract Surg 19 : 544–545
15. Volkmann U, Kampik A (1990) Späte Hypotonie nach Hinterkammerlinsenimplantation. Klin Monatsbl Augenheilkd 197 : 418–421
16. Wollensak J, Seiler T (1986) Hypotoniesyndrom durch geschrumpfte Linsenkapsel. Klin Monatsbl Augenheilkd 188 : 242–244

# Intraokulare Silikonlinsen und Silikonöl

K. U. Bartz-Schmidt, W. Konen und K. Heimann

**Zusammenfassung**
*Hintergrund:* Faltbare intraokulare Silikonlinsen haben im Zusammenhang mit der Kleinschnittchirurgie und Phakoemulsifikation der Katarakt an Beliebtheit gewonnen.
*Patienten:* Wir beobachteten drei Patienten mit visusbeeinträchtigenden Auflagerungen von Silikonöltröpfchen auf der Silikonlinse nach Silikonölablassung wegen vitreoretinaler Chirurgie mit Silikonölendotamponade. Operativ war es nicht möglich, diese Silikonöltröpfchen von der Silikonlinse zu beseitigen. Wir haben in diesen drei Fällen einen Austausch der Silikonlinse gegen eine PMMA-Linse vorgenommen.
*Ergebnisse:* Der Eingriff führte zu einem Wiederanstieg der Sehschärfe. Die Mechanismen, welche zur Adhäsion der Silikonöltröpfchen an der Silikonlinse führen, sind letztlich nicht geklärt.
*Schlußfolgerungen:* Mit zunehmender Verbreitung der Silikonlinsen wird in Zukunft häufiger mit diesem Problem zu rechnen sein. Daher sollte die Indikation zur Implantation von Silikonlinsen in Augen mit erhöhtem vitreoretinalen Risiko kritisch gestellt werden.

**Summary**
*Background:* Foldable silicone intraocular implants are becoming increasingly popular in conjunction with small incision phacoemulsification.
*Patients:* We observed three patients with silicone oil droplets adherent to the posterior surface of the silicone implant, following silicone oil removal after preceding vitreoretinal surgery with the installation of silicone oil. These droplets could not be dislodged intraoperatively either with focal aspiration or irrigation. Since they interfered with the patients' subjective visual acuity, we exchanged the silicone intraocular implant for a PMMA one-piece lens in all three patients.
*Results.* This procedure resulted in an increase of the visual acuity. The mechanism of adherence between the two silicone polymers is not known.
*Conclusions.* With increased use of implantable silicone intraocular lens and silicone oil, this complication may be encountered more frequently. Therefore, implantation of silicone lens in vitreoretinal high risk eyes should avoided.

## Einleitung

Die Kleinschnittchirurgie bei Katarakt mit Implantation faltbarer Silikonlinsen durch den Phakotunnel hat wegen des sofort abdichtenden Verschlusses und des niedrigen postoperativen Astigmatismus immer weitere Verbreitung gefunden [5, 6]. Darüber hinaus ist die postoperative Schrankenstörung in Augen mit implantierter Silikonlinse geringer als in Augen mit konventioneller PMMA-Linse [7]. Ein Grund hierfür mag die bessere Biokompatibilität des Silikons sein [8]. Aus diesem Grunde werden Silikonlinsen zur Implantation in Augen mit chronischer Schrankenstörung bevorzugt [7].

---

R. Rochels et al. (Hrsg.)
9. Kongreß der DGII
© Springer-Verlag Berlin Heidelberg 1995

Wir beobachteten drei Patienten mit implantierten Silikonlinsen, bei denen es nach Silikonölablassung zu visusbehindernden Auflagerungen emulsifizierter Silikonölbläschen auf der IOL-Optik gekommen war. Der zugrundeliegende Prozeß, welcher zu Adhärenz von emulsifizierten Silikonöltröpfchen an der Silikonlinse führt, ist bisher noch nicht geklärt. Mit Zunahme der Implantation von Silikonlinsen muß in Zukunft mit dieser Komplikation häufiger gerechnet werden [3].

## Patienten

### Patient 1

Es handelt sich um einen zum Zeitpunkt der ersten Vorstellung 55jährigen Patienten, der uns wegen einer Riesenrißablatio am 14. November 1991 zugewiesen wurde. Symptome der Netzhautablösung waren dem Patienten bereits am Vortage aufgefallen. Es bestand eine mittlere Myopie von beiderseits −7,25 dpt im sphärischen Äquivalent. Die Sehschärfe war bei Aufnahme bereits auf 0,5 abgesunken, am Augenhintergrund erkannte man eine hochblasige Amotio von temporal mit einem Riesenriß von 12.30 − 4.30 Uhr. Die Makula war noch gerade anliegend. Notfallmäßig haben wir am Aufnahmetag eine Cerclageaufnähung und Pars-plana-Vitrektomie mit temporärer Perfluorodecalininjektion, Endolaserretinopexie und Silikonölendotamponade durchgeführt. In der ersten postoperativen Nacht kam es zu intraokularen Druckspitzen bis 51 mm Hg. Durch intravenöse Applikation von 500 mg Azetazolamid konnte der Augeninnendruck dauerhaft auf Werte unter 30 mm IIg gesenkt werden. Am ersten postoperativen Tag war die Netzhaut allseits anliegend, es bestand jedoch ein auffälliger Reizzustand des vorderen Augensegmentes. Wegen Zeichen einer vorderen Ischämie mußte am 19. November 1991 das Cerclageband gelockert werden. Bei der Entlassung am 23. November 1991 war das vordere Augensegment wieder klar, der Augenhintergrund zeigte eine allseits anliegende Netzhaut. Die Sehschärfe betrug bei Entlassung 0,05 ohne Korrektur, der Augeninnendruck lag im Normbereich ohne systemische oder lokale drucksenkende Therapie.

Am 28. Januar 1992 wurde in Vollnarkose die Silikonölablassung vorgenommen und wegen der inzwischen eingetretenen Katarakt eine Phakoemulsifikation der Linse mit hinterer Kapsulorhexis ohne Implantation einer intraokularen Linse durchgeführt. Bei Entlassung am 1. Februar 1992 betrug der Visus mit +11,5 dpt = 0,05. Der vordere Augenabschnitt war terminentsprechend reizfrei und klar, am Augenhintergrund konnte man bei allseits anliegender Netzhaut einzelne Silikonölbläschen oben erkennen.

Bei stabiler Netzhautsituation und einem Wiederanstieg der Sehschärfe auf 0,2, mit +5,0 dpt im sphärischen Äquivalent, wurde am 18. September 1992 eine Chiron 32C24SX Silikonlinse (Chiron-Adatomed, Dornach, Deutschland) komplikationslos in den Sulkus implantiert.

Bei der Kontrolle am 29. April 1993 betrug die Sehschärfe 0,2, mit −3,75 dpt im sphärischen Äquivalent, die IOL war in Mydriasis gering nach unten sub-

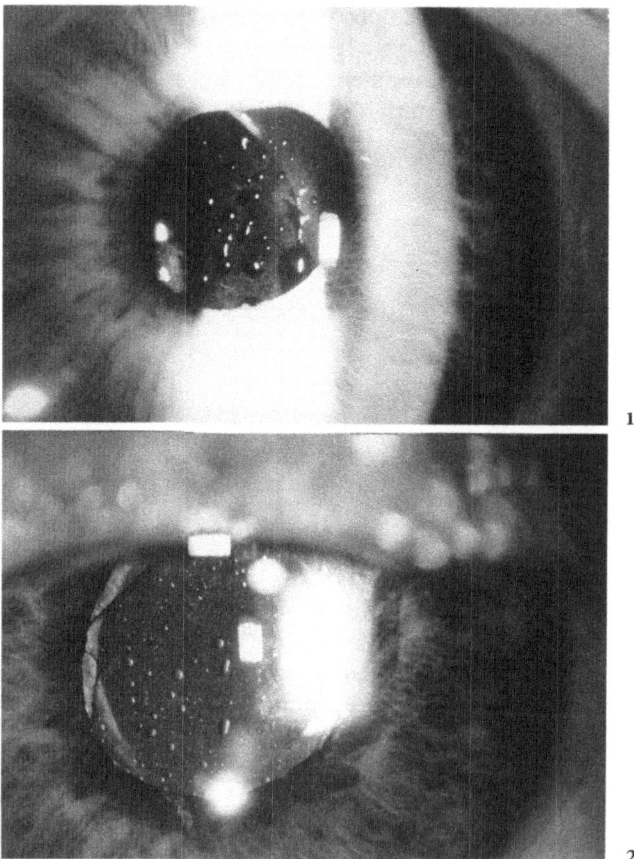

**Abb. 1.** Patient I, 1 Jahr nach Silikonölablassung. Adhärente Silikonölbläschen auf der Rückfläche der Silikonlinse

**Abb. 2.** Patient I, bei Entlassung. Erneut adhärente Silikonbläschen, nun auf der Vorderfläche der PMMA-Linse

luxiert bei sonst regelrechtem Befund des vorderen und hinteren Augenabschnittes.

Nach über einem Jahr, am 06. Juni 1994, stellte sich der Patient erneut wegen Nebelsehen vor. Die Sehschärfe war auf 0,05 reduziert, und wir erkannten zahlreiche Silikonölbläschen auf der Rückfläche der Silikonlinse (Abb. 1).

Der Versuch, diese Bläschen im Rahmen eines operativen Eingriffes am 5. Juli 1994 zu entfernen, schlug fehl. Weder durch Aspiration noch durch Irrigation, noch durch mechanisches Polieren waren die Auflagerungen zu beseitigen.

Nach Besprechung der Situation mit dem Patienten haben wir am 16. September 1994 einen Austausch der Silikonlinse gegen eine PMMA-One-piece-Linse (Morcher 65C, Morcher GmbH, Stuttgart, Deutschland) komplikationslos durchgeführt.

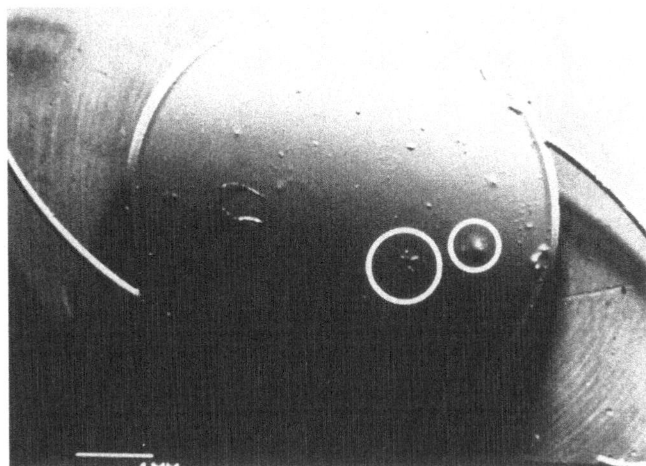

**Abb. 3.** Patient I, rasterleketronenmikroskopische Aufnahme der explantierten Silikonlinse (Chiron Typ 32C24SX). Mit Hilfe der Elementaranalyse können nur Salzablagerungen nachgewiesen werden

Bereits am ersten postoperativen Tag fanden wir erneut Ablagerungen emulsifizierter Silikonölbläschen nun auf der Vorderfläche der PMMA-Linse (Abb. 2). Diese führten allerdings bis zur letzten Kontrolle am 20. Februar 1995 zu keiner weiteren Visusreduktion. Die Sehschärfe betrug bis zu diesem Zeitpunkt 0,2 mit –5,75 dpt im sphärischen Äquivalent.

## Patient II

Hier handelte es sich um einen zum Zeitpunkt der Erstvorstellungen am 9. November 1993 54jährigen Patienten. Die Zuweisung erfolgte wegen einer Pseudophakieriesenrißablatio. Der Patient war auswärts am 27. April 1993 wegen Katarakt mit Implantation einer Staar AQ2010-Silikonlinse (Bene Med, Langenbach, Deutschland) operiert worden. Im Verlauf wurde eine YAG-Kapsulotomie durchgeführt. Vor der Kataraktoperation bestand eine geringgradige Myopie von –2,0 dpt im sphärischen Äquivalent. Die Aufnahme an unserer Klinik erfolgte wegen einer Riesenrißablatio des linken Auges von 12-5 Uhr. Es bestand eine hochbullöse Amotio mit umgeschlagener Netzhaut und abgehobener Makula. Die Sehschärfe war bereits auf 0,05 ohne Korrektur abgesunken. Am 10. November 1993 führten wir eine Pars-plana-Vitrektomie mit temporärer Perfluorodecalininjektion, Endolaserretinopexie und Silikonölendotamponade durch. Während der Silikonölauffüllung kam es zum Übertritt von Silikonöl durch die offene hintere Linsenkapsel in die Vorderkammer, zu diesem Zeitpunkt konnte das Öl jedoch problemlos mit viskoelastischen Substanzen wieder zurückgedrängt werden. In der ersten postoperativen Nacht wurde eine Druckspitze von 42 mm Hg gemessen und durch die intravenöse Applikation von 500 mg Azetazolamid be-

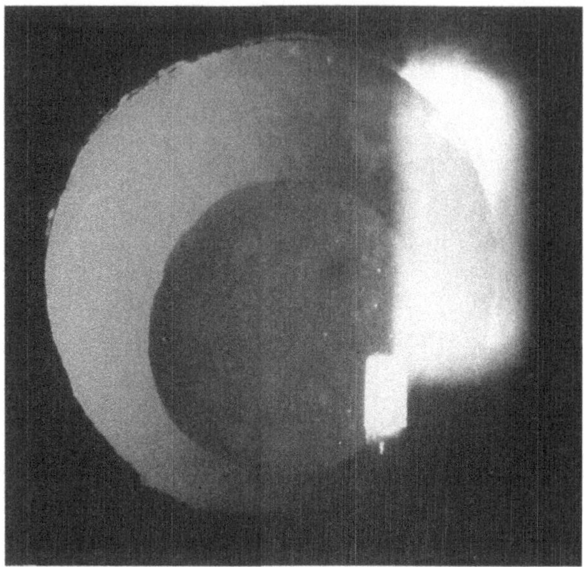

**Abb. 4.** Patient II, ca. 3 Monate nach Silikonölablassung. Es findet sich eine große adhärente Silikonölblase an der Rückfläche der Silikonlinse, bei offener hinterer Linsenkapsel

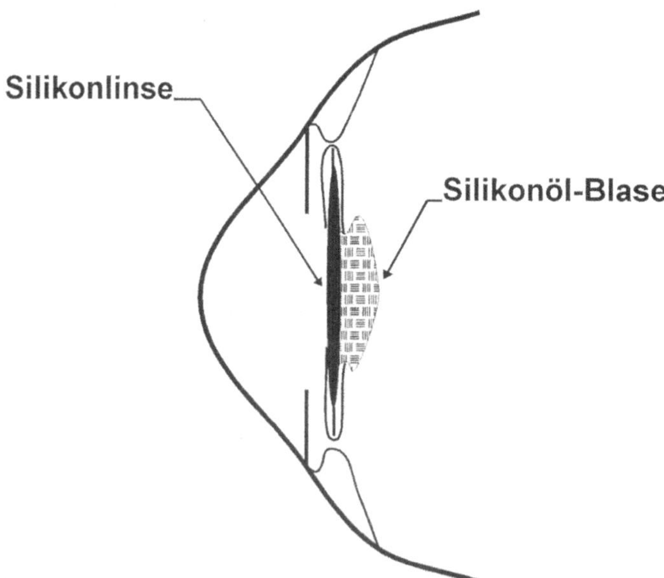


**Abb. 5.** Patient II, schematische Darstellung der Situation vor IOL-Austausch. Auch in aufrechter Körperhaltung löst sich die Silikonölblase nicht von der Rückfläche der Silikonlinse

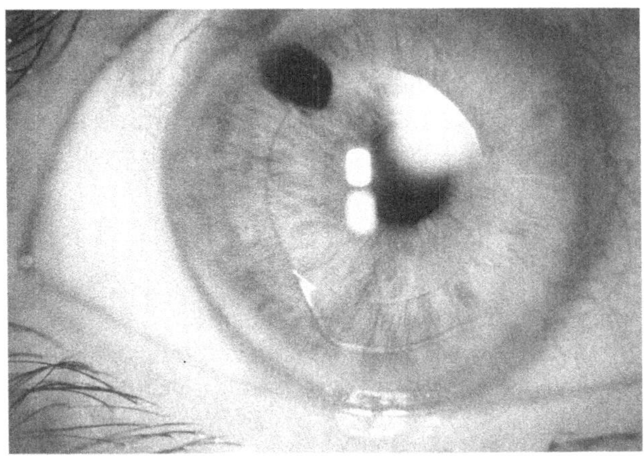

**Abb. 6.** Patient II, bei Entlassung. Keinerlei Silikonölbläschen auf der implantierten PMMA-Vorderkammerlinse

handelt. Dadurch kam es zu einer dauerhaften Senkung des Augeninnendrucks unter 30 mm Hg. Am 16. November 1993 erfolgte die Entlassung bei regelrechtem vorderem und hinterem Augenabschnitt. Die Sehschärfe betrug 0,1, mit −4,0 dpt im sphärischen Äquivalent, der Augeninnendruck lag ohne systemische oder lokale drucksenkende Therapie im Normbereich.

Bei der am 2. Februar 1994 durchgeführten Kontrolle betrug die Sehschärfe 0,1 mit einer Korrektur von +5,0 dpt im sphärischen Äquivalent. Der Augeninnendruck lag ohne Therapie im Normbereich, die Netzhaut war allseits anliegend.

Am 16. März 1994 erfolgte bei stabiler Netzhautsituation die Silikonölablassung. Bei Entlassung konnte man allerdings noch eine ca. 4 mm im Durchmesser große Silikonölrestblase in der oberen Netzhautperipherie erkennen.

Bereits nach 2 ½ Monaten klagte der Patient im Rahmen einer Kontrolluntersuchung über schwankende Seheindrücke. Die spaltlampenmikroskopische Untersuchung zeigte die Silikonölblase adhärent an der hinteren Oberfläche der Silikonlinse (Abb. 4 und 5).

Bei einer weiteren Kontrolle am 17. Oktober 1994 zeigte sich noch keine Veränderung im Bereich des vorderen Augenabschnittes. Die Sehschärfe betrug mit Korrektur 0,1, am Rodenstock-Retinometer sogar 0,32. Bei normotonen introkularen Druckwerten bestand sonst ein unauffälliger hinterer Augenabschnitt.

Aufgrund der vorangegangenen Erfahrungen (Patient I) besprachen wir eine stationäre Wiederaufnahme zum IOL-Austausch.

Am 20. Januar 1995 führten wir den Austausch der Silikonlinse durch. Wegen starker Verklebungen der unteren Haptik im Kapselsack kam es bei der Explantation zur Zonolyse, so daß wir mitsamt der Silikonlinse und dem Silikonölrest auch den gesamten Kapselsack entfernen mußten. Es wurde dann eine Morcher-54 B-Vorderkammerlinse mit Multiflexhaptikdesign in den Kammerwinkel implantiert. Bei Entlassung, 3 Tage später, betrug die Sehschärfe bereits wieder 0,2 mit −2,0 dpt im sphärischen Äquivalent.

Die letzte ambulante Kontrolle erfolgte am 15. März 1994. Die Sehschärfe betrug jetzt mit Korrektur 0,32. Auf der Vorderkammerlinse waren keinerlei Silikonölbläschen adhärent bei stabiler Netzhautsituation (Abb. 6).

## Patient III

Der Patient war zum Zeitpunkt der ersten Vorstellung in Köln 73 Jahre alt. Vorangegangen war eine Kataraktoperation mit Implantation einer Allergan-SI18-Silikonlinse (Allergan Medical Optics, Ettlingen, Deutschland) am 6. August 1993

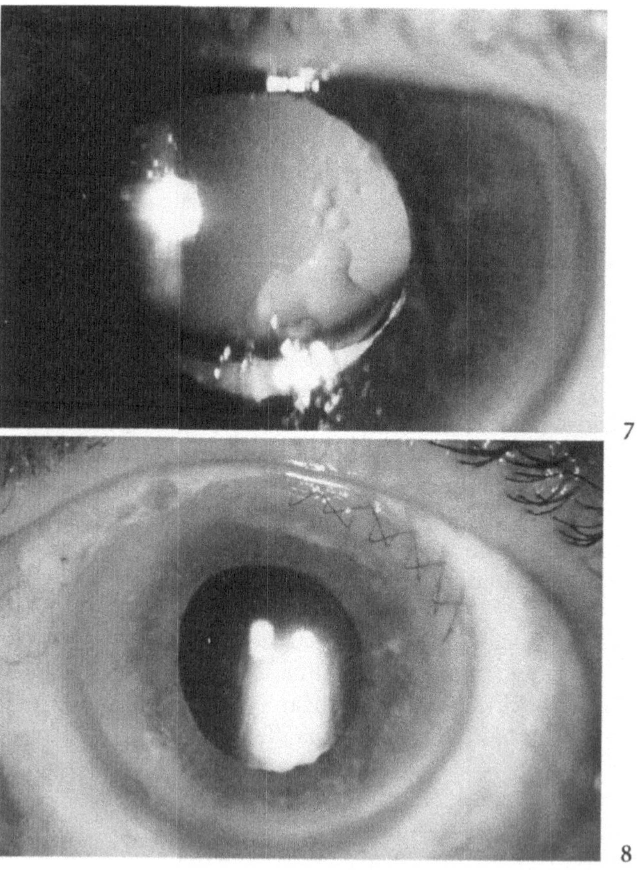

**Abb. 7.** Patient III, ca. 8 Monate nach Silikonölablassung. Im temporal unteren Quadranten findet sich ein Silikonölfilm auf der Rückfläche der Silikonlinse

**Abb. 8.** Patient III, 1 Monat nach IOL-Austausch. Keinerlei Ablagerungen auf der implantierten PMMA-Hinterkammerlinse

an einer auswärtigen Klinik. Wegen persistierender hoher intraokularer Druckwerte wurde dort auch am 14. September 1993 eine filtrierende Glaukomoperation durchgeführt. Danach kam es zu einer expulsiven Blutung unter die Aderhaut.

Bei der stationären Übernahme bestand noch eine Sehschärfe von Handbewegungen, der intraokulare Druck lag bei 19 mm Hg, ophthalmoskopisch bestand kein sicherer Einblick. Mit Hilfe der B-Bildsonographie erkannte man die
massive Aderhautunterblutung. Notfallmäßig führten wir am 20. September
1993 eine Pars-plana-Vitrektomie mit „Cut-down-drainage" der subchoroidalen
Blutung durch. Wegen eines Riesenrisses zwischen 2 und 6 Uhr wurde zusätzlich
nach temporärer Perfluorodecalinfüllung und Endolaserretinopexie eine Silikonölendotamponade vorgenommen. Der postoperative Verlauf war komplikationslos. Die Sehschärfe bei Entlassung betrug 0,05 ohne Korrektur, der Augeninnendruck lag ohne Medikation im Normbereich, am hinteren Augenabschnitt waren noch Reste der Aderhautunterblutung zu erkennen.

Am 29. Oktober 1993 mußte wegen einer Reamotio bei proliferativer Vitreoretinopathie revidiert werden. Wegen der eingetrübten hinteren Linsenkapsel
haben wir diese zentral eröffnen müssen. Nach epiretinaler Membran- und Re-
tinektomie wurde der Augapfel erneut mit Silikonöl aufgefüllt. Bei Entlassung
am 4. November 1993 lag der Visus wieder bei 0,05, der Augeninnendruck war
reguliert und die Netzhaut allseits anliegend.

Das Silikonöl konnte am 16. März 1994 bei stabiler Netzhautsituation abge-
lassen werden. Bei der ersten ambulanten Kontrolle postoperativ, am 28. April
1994, war der korrigierte Visus auf 0,1 angestiegen. Etwa 6 Monate später stellte
sich der Patient erneut wegen einer Verschlechterung des Sehens ambulant vor.
Die Sehschärfe war auf Handbewegung abgesunken, und wir erkannten spaltlampenmikroskopisch einen feinen Silikonölfilm auf der Linsenrückfläche (Abb. 7).
Darüber hinaus hatte sich am Augenhintergrund parazentral eine zarte epiretinale Membran gebildet. Im Rahmen einer Revisionsoperation haben wir am
3. Februar 1995 einen IOL-Austausch gegen eine PMMA-Morcher-65 C-Linse vorgenommen und eine zentral gelegene, epiretinale Membran entfernt. Bei Entlassung war der Visus auf Fingerzählen angestiegen und bei der letzten ambulanten Kontrolle am 9. März 1995 konnte mit Korrektur wieder 0,05 erreicht werden.
Spaltlampenmikroskopisch waren keinerlei Auflagerungen auf der IOL zu erkennen bei stabiler Netzhautsituation (Abb. 8).


## Diskussion

Mit Weiterentwicklung der Kataraktchirurgie hin zur Kleinschnittechnik wurde
die Entwicklung faltbarer Linsen zur Implantation in den Kapselsack erforderlich. Wegen ihrer guten Verträglichkeit haben faltbare Silikonlinsen weite Verbreitung gefunden [5–9]. Mit Zunahme der pseudophaken Patienten kommt es
unweigerlich auch zur Zunahme von Patienten, die nach Kataraktchirurgie mit
implantierter IOL wegen komplizierter vitreoretinaler Situationen eine Silikonölendotamponade benötigen. Wir haben bei drei Patienten nach vitreoreti-

nalem Eingriff mit Silikonölauffüllung und Silikonölablassung im Verlauf visusbeeinträchtigende Auflagerungen von Silikonöl auf den Oberflächen der implantierten intraokularen Silikonlinsen gefunden. Auch Federman berichtete über zwei ähnliche Fälle [3]. Die Linsen unserer Patienten stammten von drei verschiedenen Herstellern. Bei dem Versuch, die Silikonölauflagerungen zu entfernen, zeigte sich, daß das Silikonöl eine fest Verklebung mit den Silikonlinsen eingegangen war. Wir haben so bei allen drei Patienten einen IOL-Austausch gegen eine PMMA-One-piece-Linse durchführen müssen. Hierdurch konnte ein Wiederanstieg der Sehschärfe in allen Fällen erreicht werden.

Der Grund für diese Adhäsion zweier Silikonpolymere ist letzlich nicht bekannt. Von Untersuchungen an explantierten Herzklappen wissen wir, daß es an silikonbeschichteten Oberflächen zur Bildung von Silikon-Lipid-Komplexen kommen kann [2, 4]. Da in Augen nach Silikonölchirurgie zumindest vorübergehend eine massive Störung der Blutkammerwasserschranke vorgelegen haben muß, ist ein Übertritt von Lipiden in das Kammerwasser und damit eine Verbindung sowohl mit dem Silikonöl als auch mit der Silikonlinse denkbar. Die hierdurch hervorgerufene Minderung der Oberflächenspannung [1] bedingt so möglicherweise beim zufälligen Kontakt emulsifizierter Silikonölbläschen an der Silikonlinse die breitbasige Auflagerung. Welche Rolle der Kontakt von Perfluorodecalin mit dem Silikonöl und der Silikonlinse in der Ausbildung von Bindungen beider Silikonpolymere spielt, ist nicht geklärt. Zu den visusbeeinträchtigenden Auflagerungen ist es bei den von uns beobachteten Patienten in einem Intervall von 3–12 Monaten nach Silikonölablassung gekommen. Die Silikonölbläschen ließen sich in einem Fall im Rahmen eines operativen Eingriffes weder durch Irrigation noch durch Aspiration von der Silikonlinse beseitigen. Als einzige Maßnahme zur visuellen Restitution kommt derzeit ein IOL-Austausch gegen eine PMMA-Linse in Betracht. Erfolgt der Austausch in einem operativen Eingriff, muß unserer Erfahrung nach besondere Sorgfalt darauf verwandt werden, im korneoskleralen Tunnel abgestreifte Silikonölbläschen zu beseitigen. Andernfalls kann es bei der Implantation der PMMA-Linse zur Auflagerung eines Silikonölfilmes kommen. Dies mag eine mögliche Erklärung für die Silikonölbläschen sein, die wir auf der PMMA-Linse des Patienten I unmittelbar nach dem IOL-Austausch fanden. Ob das Problem auch nach Hydrophilierung der Oberfläche der Silikonlinsen besteht und ob ähnliche Schwierigkeiten mit anderen faltbaren Linsenmaterialien, z. B. Acryl- oder Hydrogellinsen, zu erwarten sind, ist bisher noch nicht untersucht.

Aufgrund der engen Wundverhältnisse bei der Explantation waren bei keiner der von uns explantierten Linsen noch Silikonölreste auf der Linsenoberfläche sicher nachweisbar. Die rasterelektronenmikroskopische Aufnahme der Linse von Patient I zeigte in der Elementaranalyse lediglich Reste der Spülflüssigkeit auf der Linsenoberfläche (s. Abb. 3).

Die Vorteile der faltbaren Silikonlinsen in der Kataraktchirurgie müssen in Zukunft möglichen Risiken gegenübergestellt werden. Die Indikation zur Implantation einer Silikonlinse sollte bei retinologischen Risikopatienten kritisch gestellt werden. Bei Augen nach Netzhautchirurgie sollte ebenfalls auf die Implantation von Silikonlinsen verzichtet werden. Auch bei Komplikationen während der Kataraktchirurgie mit Ruptur der hinteren Linsenkapsel und Glaskörperprolaps sollte aufgrund der erhöhten Amotioinzidenz einer PMMA-Linse der Vorzug gegeben werden. Ob durch die Entwicklung biokompatibler Detergenzien, die der Spülflüssigkeit während der Silikonölablassung zugesetzt werden, eine Verbesserung der derzeitigen Situation zugunsten der Silikonlinsen erreicht werden kann, muß abgewartet werden.

## Literatur


1. Charles S (1989) Principles and techniques of vitreous surgery. In: Ryan SJ (ed) Retina, Vol III. Mosby, St. Louis, pp 191–223
2. Chin HP, Harrison EC, Blankenhorn DH, Moacanin J (1970) Lipids in silicone rubber valve prostheses after human implantation. Cardiovasc Surg 43 : 51–56
3. Federman IL, Kleiner RC, Bergren R, Krowlicki T (1994) Silicone oil and silicone intraocular lens. Abstract Book of the XIXth meeting of Club Jules Gonin. p 38
4. Keen G (1974) Late death due to escape of ball from mitral valve prosthesis. J Thor Cardiovasc Surg 67 : 202–207
5. Martin RG, Sanders DR (1992) Visual, astigmatic, and inflammatory results with the Staar AA-4203 single-piece foldable IOL: a randomized, prospective study. Ophthalmic Surg 23 : 770 775
6. Menapace R, Radax U, Amon M, Papapanos P (1994) No-stitch, small incision cataract surgery with flexible intraocular lens implantation. J Cataract Refract Surg 20 : 534–542
7. Mondino BJ, Rajacich GM, Summer H (1987) Comparison of complement activation by silicone intraocular lenses and polymethylacrylate intraocular lenses with polypropylene loops. Arch Ophthalmol 105 : 989–990
8. Tsai JC, Castaneda VE, Apple DJ, Wasserman D, Hogatt JP, Legler UFC (1992) Scanning electron microscopic study of modern silicone intraocular lenses. J Cataract Refract Surg 18 : 232–235

# Acrysof – Drei Jahre Erfahrungen mit einer faltbaren Akryllinse

E. MEHDORN und W. HUNOLD

**Zusammenfassung.** Die neue faltbare Akryllinse Acrysof (Alcon) wurde in 24 Augen von 22 Patienten im Rahmen einer weltweiten FDA-Studie und bei mehr als 100 Patienten nach Abschluß der Studie implantiert. Die 6-mm-Optik der IOL besteht aus einem Akrylatkopolymer mit sehr hohem Brechungsindex (1,55). Die Haptik ist aus PMMA gefertigt. Die Linse kann über einen 3,8–4 mm breiten korneoskleralen Tunnel in den Kapselsack implantiert werden. Die IOL entfaltet sich langsam und kontrolliert im Auge. Es traten weder intraoperativ noch während der dreijährigen postoperativen Nachbeobachtung irgendwelche Komplikationen auf. Die Biokompatibilität der Acrysof ist der von PMMA vergleichbar, wie die spekularmikroskopische Untersuchung der weitgehend zellfreien IOL-Oberflächen zeigt. Die Hinterkapseln bleiben klarer als bei PMMA. Die weltweite Kapsulotomierate in der FDA-Studie beträgt ca. 5% nach 3 Jahren und liegt damit erheblich unter der von PMMA oder Silikon. In einzelnen Linsen bilden sich wie bei manchen Linsen aus PMMA oder Silikon innerhalb von Monaten feinste Wasserdampfbläschen, die optisch in keiner Weise stören und im Laufe der Jahre stabil bleiben.

**Summary.** The new foldable acrylic lens ACRYSOF (ALCON) was implanted in 24 eyes of 22 patients as part of a worldwide (FDA study, and in more than 100 eyes after completion of the study. The 6 mm optic of the lens is made of an acrylic copolymer with a high refractive index (1,55). The haptics are made of PMMA. The IOL can be implanted through a 3,8–4,0 mm sclerocorneal tunnel. The IOL unfolds within the eye gently and in a controlled fashion. We did not observe any intraoperative or postoperative complications or adverse effects during the 3 year follow-up period. The biocompatibility of the ACRYSOF is comparable to PMMA, as demonstrated by specular microscopy of the lens surfaces, wich appeared essentially cell-free. The posterior capsules remained clearer than with PMMA lenses. The worldwide capsulotomy rate of the FDA study after 3 years is ca. 5% and thus considerably lower than with PMMA. Within some of the ACRYSOF lenses, small glistening vacuoles of water developed during the first months and remained stable over the years. The vacuoles are similar to those observed in some PMMA or silicone lenses and do not affect at all the optical quality of the lenses.

## Einleitung

Vor 3 Jahren hatten wir über unsere ersten Eindrücke von der Acrysof berichtet [2]. Die Linse war damals gerade frisch verfügbar, und wir waren die Ersten in Deutschland gewesen, die diese Linse im Rahmen einer weltweiten FDA-Studie implantiert hatten. Mittlerweile haben wir unsere Patienten etwa 3 ½ Jahre nachbeobachtet – Zeit also, eine Bilanz zu ziehen. Eine Bilanz erscheint uns auch deswegen notwendig, weil die Acrysof kürzlich die FDA Zulassung bekommen hat und auf dem deutschen Markt erhältlich ist. Sie muß nunmehr mit anderen Falt-

R. Rochels et al. (Hrsg.)
9. Kongreß der DGII
© Springer-Verlag Berlin Heidelberg 1995

linsen in Konkurrenz treten, insbesondere mit den Silikonlinsen, und zeigen, ob sie außer der Faltbarkeit noch weitere Vorteile gegenüber PMMA-Linsen aufweist.

## Eigenschaften der Acrysof

Bei der Acrysof handelt es sich um eine dreistückige Linse mit einer bikonvexen 6-mm-Optik aus einem Akrylatkopolymer mit chemisch gebundenem UV-Absorber, aber ohne Weichmacher. Die Optik hat den höchsten Brechungsindex (1,55) aller bisher verfügbaren Kunstlinsen und ist deshalb wesentlich dünner als die von PMMA-Linsen. Außerdem handelt es sich um eine echte 6-mm-Optik und nicht wie bei verschiedenen Silikonlinsen der neueren Generation um eine 6-mm-Linse, deren eigentliche Optik auf ca. 5 mm verkleinert ist, um die Mittendicke zu verringern. Die Linse, die während der FDA-Studie zur Verfügung stand, ließ sich am besten in 40 Grad warmer BSS falten. Die jetzt verfügbare Acrysof braucht nicht mehr erwärmt zu werden, außer wenn sie in einem sehr kühlen OP gelagert wird. Die Instrumente haften ein wenig an der Oberfläche der Optik, was aber nur anfangs stört. Im Gegensatz zu den meisten anderen faltbaren Linsen besitzt die Acrysof eine Haptik aus blauem PMMA und nicht aus Prolene. Der Haptikdurchmesser beträgt 13 mm, so daß die Linse nicht nur in den Kapselsack, sondern notfalls auch in den Sulkus implantiert werden kann.

## Patienten

Im Rahmen einer FDA-Studie wurde die Linse in 24 Augen von 22 Patienten implantiert. Eine weitere Linse wurde unmittelbar nach der Implantation wieder explantiert, da sich ein hauchdünner Riß in der Optik zeigte, ein Fehler, der später nie wieder beobachtet wurde. Einschlußkriterium war im wesentlichen ein Alter über 60 Jahre, ein unauffälliges Auge und eine komplikationslose Phakoemulsifikation (weitere Einzelheiten vgl. [2]). Das mittlere Alter unserer Patienten betrug 79 Jahre. Die Nachbeobachtung beträgt jetzt 36–42 Monate für 16 Linsen. 4 Patienten sind mittlerweile verstorben, 2 weitere sind so krank, daß sie nicht mehr zur Drei-Jahres-Kontrolle kommen konnten.

Nach Abschluß der FDA-Studie wurden von uns noch mehr als 100 Acrysof-Linsen implantiert, auch bei weniger idealen Fällen als in der FDA-Studie. Auf diese Weise konnten wir einen Eindruck gewinnen, wie sich diese Linse im operativen Alltag verhält.

## Ergebnisse

Wie in unserer ersten Mitteilung [2] können wir auch heute über keinerlei intraoperative oder postoperative linsenbedingte Komplikationen berichten, weder

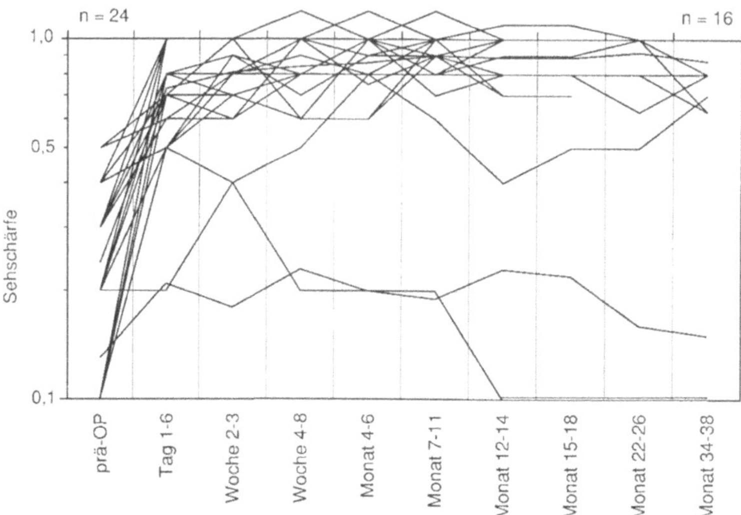



**Abb. 1.** Sehschärfenentwicklung nach Implantation von 24 Acrysof-Linsen. 3 Jahre Nachbeobachtung. Die bei einzelnen Augen erkennbaren Visuseinbußen sind bedingt durch Makuladegeneration, nicht durch Nachstar

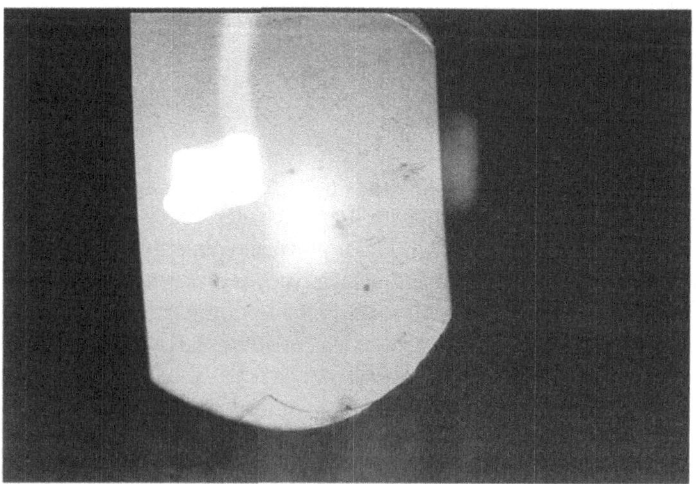

**Abb. 2.** Typische Spiegelmikroskopie einer Acrysof. Keine stärkere Zellbesiedlung als bei PMMA

bei den Fällen der FDA-Studie noch bei den seither operierten weniger selektierten Fällen. Die Linse ließ sich problemlos implantieren und hat dann auch in den folgenden Jahren keine Probleme bereitet. Im Auge entfaltet sich die Linse im Zeitlupentempo. Gewöhnungsbedürftig ist anfangs die geringe Adhäsion der Optik an den Faltpinzetten. Gelegentlich helfen wir mit einem Spatel etwas nach, um die Optik schneller von der Pinzette zu lösen. Ähnlich wie PMMA ist das Ma-

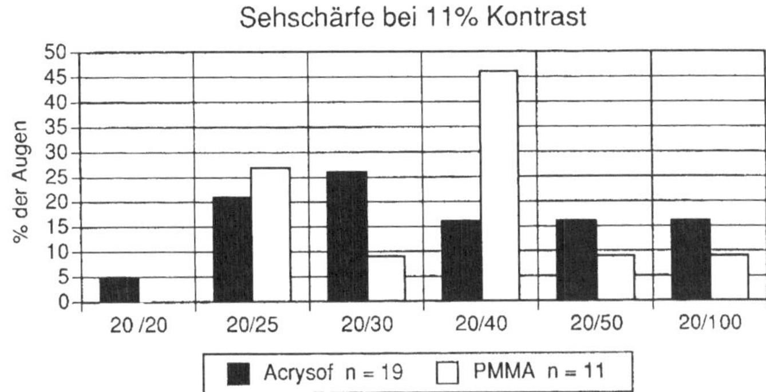



**Abb. 3.** Vergleich der Kontrastempfindlichkeit bei Acrysof- und PMMA-Linsen mit 11%-Kontrast-Regan-Charts. 11 Patienten hatten in einem Auge eine Acrysof und am anderen Auge mit wenigen Monaten Abstand eine PMMA-Linse erhalten. Weitere 8 Patienten hatten erst an einem Auge eine Kataraktoperation mit Implantation einer Acrysof erhalten. 52% der Acrysof-Augen erreichten bei diesem niedrigen Kontrast eine Sehschärfe von 20/30 oder besser, aber dagegen erreichten dies nur 36% der PMMA-Augen

terial sehr kratzempfindlich, weswegen auf saubere, einwandfreie polierte Faß- und Faltpinzetten geachtet werden muß. Neue Pinzetten sollten unbedingt vor dem ersten Gebrauch in ein Ultraschallbad, um die vom Polieren zurückgebliebenen feinen Metallstäubchen zu entfernen, die sich sonst in das Akryl einpressen würden. Auffällig ist die Tatsache, daß die Acrysof schon wenige Sekunden nach Entfaltung völlig klar erscheint. Die PMMA-Bügel sind sehr elastisch und erlauben eine problemlose Einführung der IOL durch einen schmalen Tunnel und ein Eindrehen der Bügel in den Kapselsack, auch bei etwas eng geratener Rhexis. Andererseits sind sie steif genug, um eine langfristige gute Zentrierung zu gewährleisten. Im Rahmen der FDA-Studie haben wir nur Fälle eingeschlossen ohne Einriß des Kapsulorhexisvorderrandes und ohne Hinterkapselruptur. Außerhalb der Studie wurde aber auch in solchen Fällen die Acrysof implantiert, ohne daß es zu Dezentrierungen gekommen wäre.

83% der ersten 24 Augen erreichten am 4. postoperativen Tag ihre endgültige Sehschärfe und blieben dann über die Jahre im wesentlichen auf diesem Niveau, außer wenn eine Makuladegeneration das gute optische Ergebnis zunichte machte (Abb. 1). Die Augen wurden sehr schnell reizfrei. Nach 3 Jahren bestätigt sich unser Eindruck, daß die Acrysof eine exzellente Biokompatibilität aufweist. Bei der Spiegelmikroskopie[1] sieht man nur gelegentlich einzelne Makrophagen auf der Oberfläche (Abb. 2). Es finden sich keine Synechien oder Membranen, die über die Optik wachsen. Nur in einem der ersten 24 Fälle haben wir bislang eine Kapsulotomie durchgeführt. Weltweit liegt die Rate der Kapsulotomien jetzt bei ca. 5%.

---

[1] Wir möchten an dieser Stelle Herrn Priv.-Doz. Dr. med. Wenzel für seine Hilfe bei der spiegelmikroskopischen Untersuchung unserer Patienten danken.

Bei einzelnen Linsen bilden sich innerhalb der ersten Wochen feinste glitzernde Vakuolen. Wir hatten diese Vakuolen als Erste beobachtet und waren anfangs darüber sehr beunruhigt. Es zeigte sich aber bald, daß diese Vakuolen nur in einzelnen Linsen auftraten, nach wenigen Monaten in ihrer Größe und Zahl eine Sättigung erreichten und insgesamt außerordentlich winzig und gering an Zahl blieben. In keinem Fall beeinträchtigten sie die Sehkraft oder gingen gar mit einer entzündlichen Reaktion einher. Wir haben anläßlich der dreijährigen Nachkontrolle die Kontrastempfindlichkeit mit Hilfe der Regan-Charts bei Patienten geprüft, die am Partnerauge eine PMMA-Linse im selben Jahr wie die Acrysof erhalten hatten. Die Kontrastempfindlichkeit mit Acrysof war eher etwas besser als mit PMMA-Linsen (Abb. 3).

## Diskussion

Während der mehrjährigen Nachbeobachtungszeit unserer Studienpatienten und nach Implantation einer größeren Zahl von Linsen hat sich der anfängliche Eindruck bestätigt, daß die Acrysof gegenüber bisher gebräuchlichen Faltlinsen einige entscheidende Vorteile besitzt. Zu nennen ist zunächst einmal die geringe Mittendicke. Sie ermöglicht eine bessere Faltbarkeit und führt zu weniger sphärischer Aberration als eine dicke, stärker gewölbte Linse. Vielleicht hängt damit der brillantere Seheindruck zusammen, über den manche Patienten spontan berichteten, die etwa gleichzeitig eine Acrysof und eine PMMA-Linse am Partnerauge erhalten hatten. Ein weiterer entscheidender Vorteil gegenüber Silikonlinsen ist ohne Zweifel die kontrollierte Entfaltung. Die Acrysof entfaltet sich im Auge langsam und springt nicht plötzlich auf und schlägt eventuell gegen das Endothel oder die Zonulafasern. Die langsame Entfaltung erlaubt es auch, die Linse bei Einriß des Rhexisrandes oder bei Hinterkapselruptur zu implantieren. Man muß nicht befürchten, daß beim Entfalten der Linse die Kapsel endgültig durchreißt. Man kann die Linse notfalls auch in den Sulkus implantieren, muß also nach Hinterkapselruptur und Vitrektomie nicht den Schnitt erweitern, um eine große PMMA-Linse zu implantieren. Im Auge ist die Optik steif und bietet in Verbindung mit den PMMA-Haptiken eine gute Zentrierung, auch bei Kapselsackschrumpfung.

Anfänglich hatten wir den Schnitt immer auf 3,8–4,0 mm erweitert, jetzt verzichten wir oft auf eine Erweiterung. Die anfangs etwas unangenehme Adhäsion der IOL ist von der Firma verbessert worden. Die jetzt verfügbare Acrysof hat eine etwas weniger adhäsive Oberfläche, an die man sich leicht gewöhnt. Bemerkenswert war die Tatsache, daß die Acrysof trotz ihrer Adhäsionsneigung an den Pinzetten an der Oberfläche klar blieb. Eine Ablagerung von Eiweißpartikeln, eine Besiedelung mit Zellen oder gar ein Überwachsen mit einer Membran haben wir nicht finden können. Kürzlich durchgeführte Studien zeigen sogar, daß Bakterien weniger zahlreich an der Acrysof anhaften als an PMMA, so daß bei Implantation einer Acrysof das Endophthalmitisrisiko geringer sein könnte als bei PMMA-Linsen (unveröffentlichte Mitteilung von Alcon).

PMMA-Linsen faßt man wegen der Kratzempfindlichkeit möglichst nur am Rand, die ebenfalls sehr kratzempfindliche Acrysof muß aber zur Faltung mitten über die Optik gefaßt werden, und die Faltpinzette muß über die Linse streifen. Trotzdem sind meist nur kleine Kratzer oder minimale Pinzettenabdrücke zu erkennen. In Zukunft wird die Acrysof aber in einem Plastikcontainer geliefert, den man wie eine Wäscheklammer zudrückt, um die Linse zu falten. Spezielle Faltpinzetten, die mitten über die Optik greifen, sind dann überflüssig.

Ein ganz wesentlicher Vorteil der Acrysof gegenüber PMMA- und Silikonlinsen ist die außerordentlich geringe Nachstarbildung mit einer ungewöhnlich niedrigen Kapsulotomierate von ca. 5% nach 3 Jahren. Damit liegt die Kapsulotomierate deutlich unter der von PMMA-Linsen und beträgt nur etwa ein Zehntel der von Silikonlinsen [1]. Abgesehen von der erheblichen Kosteneinsparung bedeutet die geringe Nachstarbildung für die Patienten, daß sie nach Implantation einer Acrysof länger über ein gutes Sehvermögen verfügen und seltener den bekannten Komplikationen der Kapsulotomie ausgesetzt sind. Es ist nicht geklärt, worauf die geringe Nachstarbildung bei der Acrysof-Linse beruht. Wir vermuten, daß dies ebenso wie die Adhäsionsneigung mit der rauhen Oberfläche des Materials zusammenhängt. Bei der Polymerisation bleiben einige Molekülketten mit ihren Enden unvernetzt und ragen über die Oberfläche hinaus. Diese abstehenden Enden haften mit anderen Materialien nach dem Prinzip eines Klettverschlusses zusammen. Ebenso könnte die Rauhigkeit der Oberfläche die Zellbesiedlung mit Linsenepithelien bremsen. Umgekehrt könnte die extrem glatte Oberfläche der Silikonlinsen Nachstarbildung begünstigen. Es bleibt also abzuwarten, ob die neue, jetzt vermarktete Generation der Acrysof, bei der die Oberfläche durch Nachpolymerisation stärker geschlossen und weniger adhäsiv ist, durch eine ebenso geringe Nachstarrate glänzt wie die erste Generation. Bei einem Fall unserer ersten FDA-Serie und bei einigen wenigen Patienten mit unmittelbar nach der Operation schon erkennbarer Hinterkapselfibrose haben wir eine Nd-YAG-Kapsulotomie durchgeführt. Diese Kapsulotomien waren ebenso unproblematisch wie bei PMMA-Linsen. Die Hinterkapsel löste sich flächig ab, auch bei Fällen, wo mehrere Monate oder Jahre seit der Operation vergangen waren. Die von Silikonlinsen bekannten Schwierigkeiten, wie Anhaften der Kapsel oder Einschüsse, traten nicht auf.

Ein Problem, das uns anfangs erhebliches Kopfzerbrechen bereitete, waren kleinste glitzernde Vakuolen innerhalb des Linsenmaterials, die wir während der ersten postoperativen Wochen beobachteten. Die anfängliche Befürchtung, daß es sich um eine kontinuierliche Zunahme optischer Irregularitäten oder gar eine Zersetzung des Materials mit Freiwerden eventuell toxischer Polymere handeln könnte, konnte rasch ausgeräumt werden. Die Vakuolen traten nur in einzelnen Linsen auf und nahmen nicht oder nur bis zu einer geringen Zahl zu und blieben winzig, so winzig, daß die vielen anderen Operateure in USA und England, die bereits vor uns mit der Implantation begonnen hatten, dieses Phänomen übersehen hatten. Außerdem blieben die Augen ruhig und zeigten keinerlei entzündliche Reaktion. Ebenso blieben Sehschärfe und Kontrastempfindlichkeit unbeeinträchtigt. Wie die weiteren Nachforschungen von Alcon ergaben, handelt es sich bei den von uns beobachteten Vakuolen um wenige Mikron große Wasserdampfbläschen, die sich nach einer Phase der Sättigung nicht mehr vermehren und mit dem minimalen Wassergehalt des Materials zusammenhängen. Ähnliche harmlose Vakuolen sind auch in PMMA-Linsen verschiedener Hersteller, z. B. den monofokalen und multifokalen Linsen der früheren 3M-Company, und in Silikonlinsen zu beobachten und keine Besonderheit der Acrysof-Linse.

## Schlußfolgerung

Die Acrysof-Linse erscheint uns als eine echte Alternative zu anderen Faltlinsen und zu PMMA-Linsen. Die Faltbarkeit und Implantation durch einen kaum erweiterten Phakoschnitt muß nicht durch anderweitige Nachteile erkauft werden. Außer der Faltbarkeit bietet sie gegenüber PMMA-Linsen den Vorteil einer geringeren Nachstarrate und möglicherweise auch einer geringeren Bakterienadhäsion. Sie ist nicht nur für unkomplizierte Situationen geeignet, sondern ebenso für kompliziertere Fälle und damit eine Linse mit Alltagstauglichkeit. Da es sich jedoch um ein völlig neues Material handelt, sollte man die Linse nur bei älteren Patienten implantieren, bis langjährige Erfahrungen den jetzigen hervorragenden Eindruck bestätigen.

## Literatur

1. Kammann J, Dornbach G, Cosmar E (1995) Kapsulotomierate nach Silikon- und PMMA-Linsenimplantation – ein intraindividueller Vergleich. DGII 1995 (vorliegender Band)
2. Mehdorn E, Hunold W, Auffarth G (1993) Erste Erfahrungen mit einer neuen faltbaren Acryllinse (Acrysof™). In: Neuhann Th, Hartmann Ch, Rochels R (Hrsg) 6. Kongreß der DGII. Springer, Berlin Heidelberg New York Tokyo, S 115–120

# DGII 1991 und DGII 1995:
# Eine retrospektive Studie zum Vergleich von 80-One-piece-PMMA-Linsen und 79 Hydrogellinsen wird fünf Jahre nach Implantation neu aufgegriffen

S. Schmickler und R. Gerl

**Zusammenfassung.** Auf der DGII 1991 stellten wir 80 One-piece-PMMA-Linsen (Typ PCL2A) gegenüber 79 Hydrogellinsen (Typ Iogel 1103) in bezug auf den Verlauf der Zylinderwerte und der Zylinderachse.

Mittlerweile wurde die Hydrogellinse vom Typ Iogel auch vom deutschen Markt genommmen, nachdem in den USA nach YAG-Kapsulotomie Iogel-Linsen in den Glaskörper luxiert waren. Wir nahmen diese Tatsache zum Anlaß und untersuchten die Patienten aus jener Studie von 1991 in bezug auf Visusverhalten, Nachstarrate und Linsenzentrierung retrospektiv nach. Die Auswertung unseres Patientengutes zeigt, daß die Herausnahme der 11,3 mm großen Hydrogellinse vom Markt medizinisch nicht berechtigt war.

**Summary.** During DGII 1991 we compared 80 one-piece PMMA lenses (type PCL2A) with 79 hydrogel lenses (type Iogel 1103) regarding cylindric values and the development of the cylindric axis. In the meantime, the Iogel lens is no longer produced because of some reports in the USA on luxation of Iogel lens into the vitreous following YAG laser capsulotomy. We reviewed our retrospective study from 1991 and followed up on what had happened in the meantime to those patients regarding visual acuity, posterior capsule opacification and the position of the different kind of lenses. We determined that there was no reason not to implant the 11.3 mm Iogel lens when placing it in the capsular bag with an intact anterior rhexis.

Von August bis Dezember 1989 wurde bei 80 Kataraktpatienten eine One-piece-PMMA-Linse vom Typ PCL2A der Firma Domilens und bei 79 Kataraktpatienten eine Hydrogellinse vom Typ Iogel der Firma Alcon implantiert.

Die PMMA-Linse weist einen Gesamtdurchmesser von 13 mm bei einer konvex-konkaven Optikgröße von 7 mm auf. Das PMMA ist ein Material, was sich aufgrund seiner biologischen Akzeptanz, seiner physikalisch-chemischen Stabilität im Auge, seiner präzisen Herstellungsmöglichkeit ohne Induktion von allergischen oder karzinogenen Reaktionen und seiner Sterilisierungsmöglichkeit über Jahrzehnte in der Augenheilkunde als Implantat bewährt hat. Sein Nachteil besteht in seiner Hydrophobie.

Die Hydrogellinse, bestehend aus Polyhema, weist eine Plattenhaptik mit einem Längsdurchmesser von 11,3 mm mit einem 6,0 mm großen bikonvexen Optikdurchmesser auf. Sie besteht aus Polyhema, was bis Anfang der achtziger Jahre nur für die Herstellung weicher Kontaktlinsen verwendet wurde. Aufgrund ihrer Hydrophilie wirkt sich die Linse günstig auf den Endothelzellerhalt aus, wie z. B.

R. Rochels et al. (Hrsg.)
9. Kongreß der DGII
© Springer-Verlag Berlin Heidelberg 1995

bei Cornea guttata, aktiviert weniger Komplement als feste Linsen, ist daher biologisch gut verträglich und darüber hinaus faltbar [1].

Auf der DGII 1991 stellten wir die PMMA-Linse der Hydrogellinse gegenüber in bezug auf den Verlust der Zylinderwerte und der Zylinderachse. Wir stellten damals fest, daß sich beide Linsentypen auch noch 1 Jahr nach Kataraktoperation fast gleich verhielten. Aufgrund des kleineren Linsendurchmessers zeigte die Hydrogellinse einen geringeren Astigmatismus und damit postoperativ eine schnellere visuelle Rehabilitation [3].

Mittlerweile wurde die Hydrogellinse vom Typ Iogel auch vom deutschen Markt genommen, nachdem in den USA nach YAG-Kapsulotomie Iogel-Linsen in den Glaskörper luxiert waren [4, 5].

Wir nahmen diese Tatsache zum Anlaß und untersuchten die Patienten aus jener im Jahr 1991 veröffentlichten Studie in bezug auf Visusverhalten, Nachstarrate und Linsenzentrierung retrospektiv nach. Ziel war es herauszufinden, ob Patienten mit der Hydrogellinse auch nach 5 Jahren noch genauso gut optisch rehabilitiert sind wie Patienten mit einer PMMA-Linse.

Zu der im Jahr 1989 durchgeführten Operationstechnik muß festgehalten werden, daß nach Kapsulorhexis und Phakoemulsifikation die Linse in allen Fällen in den Kapselsack implantiert wurde. Der Schnitt wurde in der Zwei-Stufen-Technik ausgeführt. Die Schnittlänge betrug bei der One-piece-PMMA-Linse 7 mm, bei der Hydrogellinse 5 mm. Die Wunde wurde mittels Hexenstichnaht geschlossen. Es wurde versucht, unmittelbar postoperativ einen Astigmatismus nach der Regel von 2–3 dpt zu erzielen.

## I. Visus

Von dem Patientenkollektiv mit der One-piece-PMMA-Linse erhielten wir in 40 Fällen einen 5-Jahres-Wert, wohingegen wir bei dem „Hydrogel"-Patientenkollektiv in 50 Fällen einen Befund bekamen. Einen Großteil der Befunde erhielten wir von unseren zuweisenden Kollegen, denen wir an dieser Stelle nochmals für ihre Mitarbeit danken möchten. Es zeigt sich, daß 33 der 40 Augen mit der One-piece-PMMA-Linse einen Visus besser oder gleich 0,5 erreichen, das entspricht 82,5%. Von den 50 übermittelten Befunden der Augen mit der Hydrogellinse erzielen 38 Patienten einen Visus besser oder gleich 0,5, was 76% entspricht.

Gründe für einen Visus kleiner oder gleich 0,1 finden sich bei der PMMA-Gruppe lediglich in einem Fall mit einem Fundus myopicus und Nystagmus. Im Kollektiv mit der Iogel-Linse weisen drei Patienten einen Diabetes mellitus mit ausgedehnten Fundusveränderungen, die bereits präoperativ bestanden, und zwei Patienten eine exsudative Makuladegeneration im Rahmen einer senilen Makuladegeneration auf, die in den letzten Jahren im Alter von 85 Jahren entstand.

Nimmt man diese Augen aus der Betrachtung heraus, so erreichen in der PMMA-Gruppe 33 von 39, d. h. 84%, und in der Gruppe mit der Hydrogellinse 38 von 45 Patienten, d. h. 84,4%, einen Visus besser oder gleich 0,5. Die PMMA-Linse und die Hydrogellinse verhalten sich in bezug auf den Visus somit fast gleich.

## II. Nachstarrate

Bei den Augen mit der PMMA-Linse wurde in dem Zeitraum bis zu 5 Jahren nach Implantation in 26 von 64 übermittelten – d. h. in 40,6% – eine YAG-Laserkapsulotomie durchgeführt. Bei den Augen mit der Hydrogellinse geschah dies in 33 von 72 bekannten Fällen, d. h. in 45%.

Daß die Nachstarrate bei bikonvexen Linsen geringer als bei konvex-konkaven Linsen ist, kann hiermit nicht unterstrichen werden. Selbst wenn man annähme, daß die Hydrogellinse aufgrund ihrer verminderten Adhäsion an Gewebe der Hinterkapsel bei endokapsulärer Implantation nicht direkt aufläge und ein freier Kammerwasserfluß zwischen Linse und Hinterkapsel stattfände, so widerspräche dies auch der neueren Theorie, daß es in solchen Fällen aufgrund des Vitamin-C-Gehaltes im Kammerwasser zu einer verlangsamten Nachstarbildung käme [2, 6]. Anzumerken bleibt, daß es sich beim Nachstar der Hydrogellinse fast ausschließlich um einen regeneratorischen handelt.

Zu einer Luxation der Linse in den Glaskörper, wie es seinerzeit bei der im Längsdurchmesser 12 mm messenden Iogel-Linse in den USA vereinzelt gekommen war, kam es in unserem Patientenkollektiv mit der 11,3 mm großen Hydrogellinse in keinem Fall.

## III. Linsenzentrierung

Aufgrund eines postoperativ traumatisch erlittenen Zonularabrisses wurde bei einem Patienten mit PMMA-Hinterkammerlinse diese entfernt und nach Abtragen von Glaskörper eine Vorderkammerlinse implantiert. In dem Kollektiv mit der 11,3 mm großen Hydrogellinse kam es zu keiner Linsendezentrierung.

Zusammenfassend kann festgestellt werden:
1. Bei regelrechter Operationstechnik (endokapsuläre Implantation bei runder, in sich geschlossener Rhexis) unterscheiden sich die PMMA-Linse und die Hydrogellinse auch nach 5 Jahren in bezug auf Visus und Zentrierung nicht.
2. Die Nachstarrate liegt bei der Hydrogellinse etwas über der konvex-konkaven PMMA-Linse.

Die Auswertung unseres Patientengutes zeigt somit, daß die Hydrogellinse der PMMA-Linse keineswegs unterlegen ist und ihre Herausnahme vom Markt medizinisch nicht berechtigt war. Würde die Hydrogellinse erst heute auf den Markt gebracht werden, würde es sicherlich aufgrund der in der Zwischenzeit erlangten größeren Erfahrungen mit der No-stitch-Technik und der Implantation von Silikonlinsen mit Plattenhaptik nicht zu den in der Literatur beschriebenen Komplikationen kommen.

## Literatur

1. Barrett G, Constabele IJ (1984) Corneal endothelial loss with new intraocular lenses. Am J Ophthalmol 98 : 157–165
2. Bleckmann H, Hanuschik W (1991) Klinische Ergebnisse weicher intraocularer Linsen aus Poly-HEMA. Klin Monatsbl Augenheilkd 198 (1) : 9–14
3. Gerl R, Schmickler St (1991) Verlauf der Zylinderwerte und der Zylinderachse nach Implantation von 80 One-Piece-PMMA-Linsen und 79 Hydrogellinsen. In: Wenzel M, Reim M, Freyler M, Hartmann Ch (Hrsg) 5. Kongreß der Deutschsprachigen Gesellschaft für Intraokularlinsen Implantation. Springer, Berlin Heidelberg New York Tokyo
4. Levy JH, Pisacano AM, Anello RD (1990) Displacement of bag-placed hydrogel lenses into the vitreous following neodymium: YAG laser capsulotomy. J Cataract Refract Surg 16 : 563–566
5. Saad M, Demeler U (1991) Luxationsgefahr von Iogel-Linsen in den Glaskörper postoperativ und nach YAG-Kapsulotomie. In: Wenzel M, Reim M, Freyler M, Hartmann Ch (Hrsg) 5. Kongreß der Deutschsprachigen Gesellschaft für Intraokularlinsen Implantation. Springer, Berlin Heidelberg New York Tokyo

# Die Abbildungsqualität des Huckepackintraokularlinsensystems

H. Mittelviefhaus

**Zusammenfassung.** Das Huckepackintraokularlinsensystem wurde entworfen, um Refraktionsabweichungen, die nach der Einpflanzung einer Intraokularlinse festgestellt werden,
nachträglich in situ zu korrigieren. So soll die Huckepackintraokularlinse es ermöglichen, daß
bei Kleinkindern, bei denen sich die Augapfellänge und die Brechkraft des Auges im Laufe des
Wachstums ändern, eine Kunstlinse implantiert und die Brechkraft der Linse den Erfordernis-
sen entsprechend angepaßt werden kann. Ebenso können Refraktionsabweichungen nach perforierender Keratoplastik mit gleichzeitiger Intraokularlinsenimplantation nachträglich ausgeglichen werden. In der vorliegenden Arbeit wird die Abbildungsqualität der Huckepackintraokularlinse mit derjenigen herkömmlicher Hinterkammerlinsen verglichen. Als Kriterium
wurde die Modulationsübertragungsfunktion berechnet. Die Untersuchungsergebnisse belegen die hohe Abbildungsqualität des Huckepackintraokularlinsensystems und zeigen, daß die
Anforderungen, die man an Standardintraokularlinsen stellt deutlich übertroffen werden.

**Summary.** The piggyback intraocular lens system was developed for in situ adjustment of
inadequate postoperative refractions after intraocular lens implantation. This intraocular lens
system should facilitate the implantation of intraocular lenses even in infants and children
who, with time, will develop deviation of the refraction due to eye growth. Furthermore, postoperative refraction after intraocular lens implantation at the time of keratoplasty should
be readjustable as well. We examined the optical performance of the piggyback intraocular lens
system. The modulation transfer function was calculated and compared to standard posterior
chamber intraocular lenses. Our results prove the high optical performance of the piggyback
intraocular lens system which exceeds by far the necessary requirements for standard intraocular lenses.

## Einleitung

Wenn nach einer Kataraktoperation und der Einpflanzung einer Intraokularlinse
die Brechkraft des Auges von der angestrebten Refraktion wesentlich abweicht,
kann dies in der Regel nur dadurch korrigiert werden, daß die Intraokularlinse
ausgetauscht wird. Es gibt jedoch Situationen, in denen ein solcher Austausch
mit einem erhöhten Risiko verbunden ist. Dies trifft vor allem für Augen mit einer nahtfixierten Hinterkammerlinse zu. Bei Augen mit einer Zonulolyse oder
einer großen vorderen und hinteren Kapsulotomie sowie bei allen Augen, bei denen eine Verletzung oder mehrere Voroperationen vorausgegangen sind, besteht
zudem die Gefahr, daß die Hinterkammerlinse bei dem Versuch, sie auszutau-
schen, in den Glaskörperraum disloziert.

R. Rochels et al. (Hrsg.)
9. Kongreß der DGII
© Springer-Verlag Berlin Heidelberg 1995

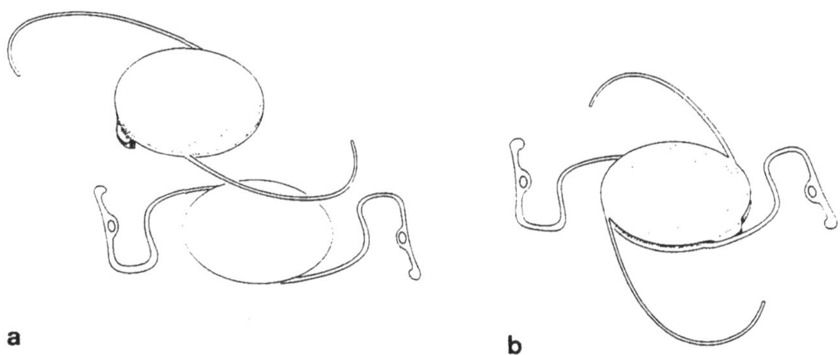

Abb. 1 a, b. Huckepackintraokularlinse. a Die Optik der zuerst eingepflanzten Basishinterkammerlinse ist plan-konvex, ihre Haptik ist 10° angewinkelt. Die austauschbare Zusatzoptik ist konkav-plan und überlappt die Basishinterkammerlinse wie einen Deckel. Ihre Haptik ist 15° angewinkelt. b Die Zusatzoptik wird auf der Optik der Basishinterkammerlinse um 90° rotiert und zwischen Haptik und Optik der Basishinterkammerlinse arretiert

Wir haben deshalb 1991 ein Huckepackintraokularlinsensystem entwickelt, bei dem Refraktionsabweichungen in situ nachträglich korrigiert werden können [8]. Bei diesem Intraokularlinsensystem wird zunächst eine plan-konvexe Basishinterkammerlinse eingepflanzt. Soweit noch ein Kapselapparat erhalten ist, kann diese Linse in oder vor den Kapselsack implantiert werden. Steht kein Kapselapparat mehr zur Verfügung, wird die Linse durch transsklerale Nähte befestigt [9]. Refraktionsabweichungen oder Refraktionsänderungen, wie sie bei Säuglingen und Kleinkindern, aber auch nach einer Keratoplastik vorkommen, können durch die nachträgliche Implantation einer leicht austauschbaren Zusatzoptik korrigiert werden (Abb. 1). In der vorliegenden Arbeit wird die optische Abbildungsqualität des Huckepackintraokularlinsensystems untersucht.

## Material und Methoden

Die einzelnen Linsen des Huckepackintraokularlinsensystems wurden von der Fa. Morcher, Stuttgart, gefertigt. Die Basishinterkammerlinse (Typ 66 B) und die Zusatzoptik (Typ 23 B) wurden mit dem C-F-M-Verfahren („compression forged method") als Einstücklinsen aus Polymethylmetacrylat (PMMA) hergestellt. Der optische Durchmesser der Basishinterkammerlinse betrug 6 mm, der Durchmesser der austauschbaren Zusatzoptik 6,1 mm. Die optische Abbildungsqualität der einzelnen Intraokularlinsen und des zusammengesetzten Huckepackintraokularlinsensystems wurden mit einem Universalinterferometer KUI-35/IOL der Fa. Kugler gemessen. Als Maß für die Abbildungsqualität wurde die Modulationsübertragungsfunktion bestimmt. Die Modulationsübertragungsfunktion wird üblicherweise für die feinoptische Kontrolle von Mikrolinsen bei der Herstellung von Mikroskop- und Fernrohroptiken sowie neuerdings auch für die Kontrolle von Intraokularlinsen verwandt [4, 6, 7]. Sie gibt bei der Abbildung eines Gittermusters das Verhältnis von Bildkontrast zu Objektkontrast an. Die Modulationsübertragungsfunktion ist abhängig von der Raumfrequenz des dargebotenen Gitters und wird deshalb für verschiedene Raumfrequenzen angegeben. Die Raumfrequenz ist dabei der Kehrwert der Periodenlänge einer räumlichen Sinusverteilung, also der Anzahl der Perioden pro Längeneinheit. Die Angabe der Raumfrequenzen erfolgt in Linienpaaren pro Millimeter oder kurz in Linien pro Millimeter.

Bei der Untersuchung der einzelnen Linsen des Huckepackintraokularlinsensystems wurden Gittermuster durch die Intraokularlinsen projiziert und mit einer Videokamera aufgezeichnet. Das Meßfeld wurde mit einer Blende auf 3 mm Durchmesser begrenzt. Die Untersuchung erfolgte sowohl in einem Meßmedium mit einem Brechungsindex von $n = 1{,}336$, einem Brechungsindex der demjenigen von Kammerwasser entspricht, als auch in Luft. Aus den ermittelten Wellenfrontdaten wurde durch Fourrier-Transformation zunächst die Punktbildfunktion ermittelt und durch eine weitere Fourrier-Transformation die Modulationsübertragungsfunktion berechnet. Die Berechnung erfolgte mit einem Rechenprogramm für die Analyse von optischen Systemen (PSIA, Institut für technische Optik der Universität Stuttgart).

Das Auflösungsvermögen des Huckepackintraokularlinsensystems wurde mit dem Auflösungsvermögen einer herkömmlichen Standard-PMMA-Intraokularlinse gleicher Brechkraft verglichen. Hierzu wurde die Modulationsübertragungsfunktion einer bikonvexen PMMA-Hinterkammerlinse und einer plankonvexen Basishinterkammerlinse aus PMMA mit jeweils + 25 dpt Brechkraft bestimmt. Um die gleiche Brechkraft auch bei der zusammengesetzten Huckepackintraokularlinse zu erreichen, wurde eine + 30,0-dpt-plan-konvexe-Basishinterkammerlinse mit einer –5-dpt-konkav-planen-Zusatzoptik versehen und unter identischen Bedingungen untersucht. Da das Auflösungsvermögen von feinoptischen Linsen durch Beugung des Lichtes am Rande der Blende beschränkt wird, läßt sich für jede Linse eine theoretisch maximale, nur durch Beugung begrenzte Modulationsübertragungsfunktion berechnen.


## Ergebnisse


Die untersuchte bikonvexe Standard-PMMA-Hinterkammerlinse (Typ 66) zeigte erwartungsgemäß ein sehr hohes Auflösungsvermögen. Über alle bis zur Grenzfrequenz von 368,32 Linien/mm untersuchten Raumfrequenzen lag die Modulationsübertragungsfunktion dieser Linse bei mehr als 70% der idealen, beugungsbegrenzten Modulationsübertragungsfunktion (Abb. 2a). Die plankonvexe Basishinterkammerlinse hatte eine gleich gute Abbildungsqualität (Abb. 2b). Die optischen Eigenschaften des zusammengesetzten Huckepackintraokularlinsensystems waren nur geringgradig schlechter. Die Modulationsübertragungsfunktion der Huckepackintraokularlinse fiel bei gleicher Brechkraft nur wenig unter die von uns willkürlich festgelegte – und für Intraokularlinsen sehr hoch angesetzte – 70%-Grenze der theoretisch maximalen Modulationsübertragungsfunktion ab (Abb. 2c). Diese Untersuchungsergebnisse belegen die hohe Abbildungs-

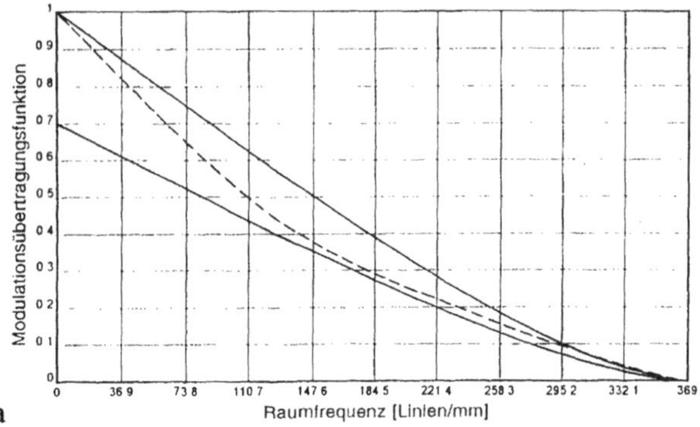

a

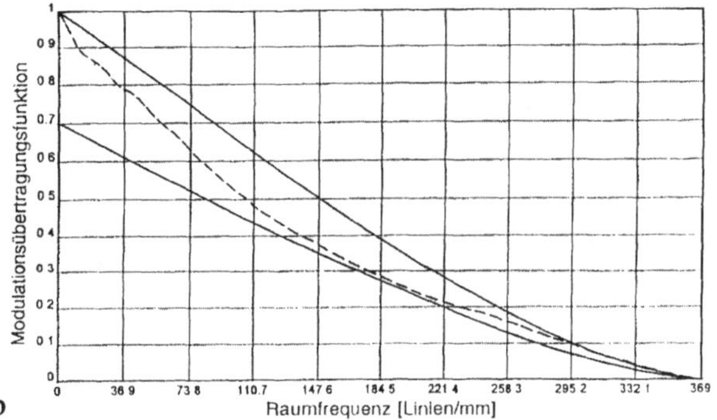

b

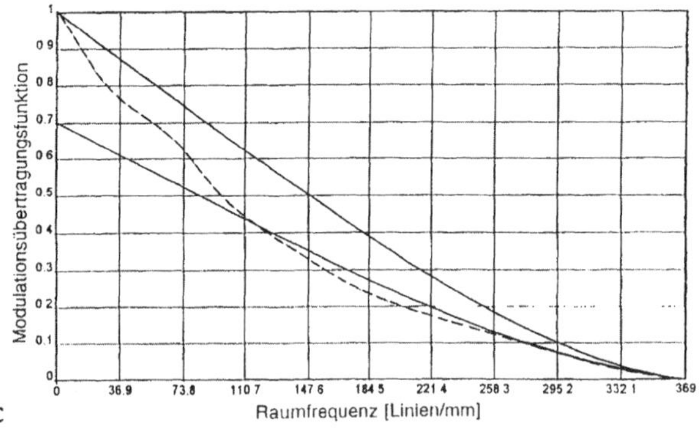

c

**Abb. 2 a–c.** Modulationsübertragungsfunktion (MTF) der Intraokularlinsen in einem wässrigen Meßmedium ($n = 1,336$). Die obere durchgezogene Linie entspricht der theoretisch maximalen MTF einer perfekten, beugungsbegrenzten Linse bei gleicher Blendenweite. Die untere Linie entspricht 70% dieser maximalen MTF und die unterbrochene Linie der MTF einer **a** +25 dpt bikonvexen PMMA-Hinterkammerlinse (Typ 66), **b** +25 dpt plan-konvexen PMMA-Basishinterkammerlinse (Typ 66B), **c** Huckepackintraokularlinse mit einer +30-dpt-Basishinterkammerlinse (Typ 66 B) und einer –5-dpt-Zusatzoptik (Typ 23B)

qualität des zusammengesetzten Linsensystems und übertreffen die Mindestan-
forderungen, die an Intraokularlinsen gestellt werden, deutlich [1]. Auch bei der
Untersuchung in Luft war die Modulationsübertragungsfunktion des zusammengesetzten Huckepackintraokularlinsensystems nur geringgradig schlechter
als diejenige der einzelnen Hinterkammerlinsen. Die Abbildungsqualität war in
Luft aber stets schlechter als in Wasser. Dies entspricht den Untersuchungser-
gebnissen anderer Autoren [2–5], die zu dem Schluß kommen, daß die Untersuchung von Intraokularlinsen wegen des unterschiedlichen Brechungsindex der
Linse in Luft und in Wasser, besser unter physiologischen Bedingungen, also in
Wasser, erfolgen sollte.


## Diskussion

Voruntersuchungen haben gezeigt, daß die Brechkraft einer bikonvexen +20-
dpt-Standard-PMMA-Hinterkammerlinse auch durch ein zusammengesetztes
Huckepackintraokularlinsensystem aus zwei konvex-planen bzw. plankonvexen
+10-dpt-PMMA-Intraokularlinsen gleicher Mittendicke erreicht werden kann
und daß die Abbildungsqualität dieses zusammengesetzten Linsensystems
gleichgut ist wie diejenige der bikonvexen Standardhinterkammerlinse [10]. Wir
haben deshalb in der vorliegenden Arbeit die Abbildungsqualität des Huckepackintraokularlinsensystems unter Bedingungen untersucht, wie sie bei lent-
ektomierten Augen im Säuglingsalter vorkommen. Um bei einem 1–2 Jahre alten Kind annähernd eine Emetropie oder – wie meist angestrebt – eine leichte
Hyperopie zu erreichen, ist in der Regel eine Intraokularlinsenstärke von
+ 25–+30 dpt erforderlich. Mit fortschreitendem Längenwachstum des Augapfels
und durch die wachstumsbedingten Änderungen der Hornhautradien kommt es
zu einer Myopisierung, die eine Abschwächung der Intraokularlinsenbrechkraft
erforderlich macht. Schwächt man nun die Intraokularlinsenbrechkraft durch
die Implantation einer konkavplanen Zusatzoptik mit z. B. –5 dpt ab, so hat dieses zusammengesetzte Intraokularlinsensystem, wie unsere Untersuchungen
zeigen, eine so hohe Abbildungsqualität, daß die Qualitätsanforderungen an herkömmliche Standardhinterkammerlinsen mit bikonvexer Optik weit übertroffen
werden [1, 4].
Um diese gute Abbildungsqualität auch in vivo zu gewährleisten, ist es erforderlich, daß nach der Implantation des Huckepackintraokularlinsensystems
keine Entzündungsreaktionen auftreten und das Nachstarrisiko reduziert wird.
Dies ist im Kindesalter am ehesten nach einer Lentektomie gewährleistet [11].
Nach einer Pars-plana-Lentektomie treten, im Unterschied zu den extrakapsulären Operationstechniken bei denen eine vordere und hintere Kapsulotomie
durchgeführt wird, wesentlich weniger Reizungen auf, und es besteht auch keine
Nachstargefahr mehr. Es ist deshalb nicht mit einer Zellbesiedlung zwischen den
beiden Linsen zu rechnen. Interphasenprobleme, wie sie bei jeder extrakapsulären Kataraktoperation zwischen Hinterkapsel und Intraokularlinse auftreten können, sind daher unwahrscheinlich. Für die optische Abbildungsqualität
des Huckepackintraokularlinsensystems ist außerdem von Vorteil, daß die ein-

zelnen Linsen aus dem seit vielen Jahren bewährten PMMA-Material hergestellt werden, das anderen Intraokularlinsenmaterialien optisch überlegen ist [2].

Der Autor hat keine finanziellen Interessen an den genannten Produkten. Besonderer Dank gilt Frau G. Kukula für die Ausführung der Zeichnungen. Unterstützt mit Mitteln der Meyer-Schwarting Stiftung, Bremen.

## Literatur

1. American National Standard Institute (1984) American National Standards of Ophthalmics – Intraocular lenses – Optical and physical requirements. ANSI Z 80.7-1984. New-York, National Standard Institute
2. Fries U, Orloff C (1993) Abbildungsgüte flexibler Intraokularlinsen in Wasser. In: Neuhann Th, Hartmann Ch, Rochels R (Hrsg) 6. Kongreß der Deutschsprachigen Gesellschaft für Intraokularlinsen-Implantation. Springer, Berlin Heidelberg New York, S 481–485
3. Fries U, Orloff C, Schnaudigel OE (1992) Abbildungsgüte verschiedener Intraokularlinsentypen (mono-, bi- und multifokal) in Luft und Wasser. Ophthalmologe 89 : 151–156
4. Grossman LW, Knight WB (1991) Resolution testing of intraocular lenses. J Cataract Refract Surg 17 : 84–90
5. Holladay JT, Ting AC, Köster CJ, Portney V, Willis TR (1987) Intraocular lens resolution in air and water. J Cataract Refract Surg 13 : 511–517
6. Köster CJ, Ting AC, Holladay JT, Willis TR (1993) Intraocular lens performance in air, in water, and in situ: a computer study. J Cataract Refract Surg 19 : 499–504
7. Lang A, Portney V (1993) Interpreting multifocal intraocular lens modulation transfer functions. J Cataract Refract Surg 19 : 505–512
8. Mittelviefhaus H (1994) Intraocular lenses with exchangeable optic. Invest Ophthalmol Vis Sci 35 : 1933
9. Mittelviefhaus H (1994) Entwicklung einer Intraokularlinse mit Wechseloptik. In: Pham DT, Wollensak J, Rochels R, Hartmann C (Hrsg.) 8: Kongreß der Deutschsprachigen Gesellschaft für Intraokularlinsen-Implantation. Springer, Berlin Heidelberg New York, S 307–315
10. Mittelviefhaus H (1994) The piggyback intraocular lens for congenital cataract. European Congress on Pediatric Ophthalmology and Orthoptics, Maastricht 28.–29. Oktober 1994
11. Schrader W, Witschel H (1994) Behandlungsmöglichkeiten bei kongenitaler und frühkindlicher Katarakt. Ophthalmologe 91 : 553–571

# Theoretische Untersuchungen zur Refraktionswahl einer Sandwichintraokularlinse zur Korrektur der kindlichen Aphakie

S. Behrendt und R. Rochels

**Zusammenfassung**

*Problemstellung:* Bei der Behandlung der kindlichen Katarakt mit intraokularen Linsen ist die Wahl der Refraktion problematisch, da im Laufe des Lebens aufgrund des Bulbuswachstums eine Änderung der benötigten IOL-Brechkraft auftritt. Zur Lösung dieses Problems haben wir eine Sandwich-IOL vorgeschlagen, die auf einer PMMA-Trägerlinse eine entfernbare Zusatzlinse aufweist. Untersucht werden soll die Frage, ob mit einem derartigen System eine befriedigende, aniseikoniearme Korrektur zu erzielen ist.

*Methode:* Die theoretischen Werte für die Aniseikonie bei einseitiger IOL-korrigierter Aphakie mit Brillenkorrektur des Refraktionsdefizites wurden rechnergestützt ermittelt. Zugrundegelegt wurden hierbei die aus der Literatur bekannten Werte für die altersabhängige Brechkraft der menschlichen Linse für das gesunde Auge. Aus der Differenz zur angenommenen Brechkraft des Implantates kann für verschiedenste Kombinationen die Aniseikonie errechnet werden.

*Ergebnisse:* Die Simulation einer Sandwich-IOL von 20 dpt Brechkraft mit einer Zusatzrefraktion von 8 dpt, die im zweiten Lebensjahr entfernt wird, zeigt eine maximale Aniseikonie von unter 5%. Eine konventionelle IOL mit 20 dpt Brechkraft erzeugt eine fast dreimal so große Aniseikonie. Die Sandwich-IOL ermöglicht eine deutlich bessere Annäherung an die angestrebte Iseikonie.

**Summary**

*Problem:* The treatment of infantile cataracts by implantation of intraocular lenses is difficult when it comes to the choice of the refractive power, as in the course of a lifetime the required IOL power changes due to bulbar growth. To address this problem, we suggested a sandwich-IOL, which has a removable adnex lens on top of a PMMA carrier lens. In this study, we determined if such a system is suited to achieving satisfactory correction including minimal aniseikonia.

*Methods:* The theoretical values of aniseikonia in unilateral IOL-corrected aphakia with correction (glasses) of the refraction deficit were calculated by a computer-aided method and based on the values of the age-dependent refractive power of the human lens in phakic eyes, determined from the literature. From difference between these values and that of the refractive power of the implant, aniseikonia can be determined for different combinations.

*Results:* Simulation of a sandwich-IOL of 20 dpt refractive power and an additional refraction of 8 dpt, removed at the age of 2 years, showed maximal aniseikonia ranging below 5%, whereas a threefold aniseikonia is generated by a conventional IOL of 20 dpt refractive power. The sandwich-IOL enables much better approximation of the desired iseikonia.

R. Rochels et al. (Hrsg.)
9. Kongreß der DGII
© Springer-Verlag Berlin Heidelberg 1995

## Einleitung

Die Korrektur der Aphakie bei Kindern durch Intraokularlinsen erscheint heute hinsichtlich Operationstechnik und Materialien vertretbar [12, 14, 22]. Problematisch ist aufgrund des bei Kindern zu erwartenden Bulbuswachstums die Wahl der Brechkraft [13]. Wegen der Amblyopiegefahr ist eine möglichst frühe Operation wünschenswert [19]. Gerade in den ersten Lebensmonaten und -jahren tritt aber ein schnelles Bulbuswachstum auf [10]. Die entstehende Anisometropie würde zu einer Aniseikonie [1, 8] und zur Gefährdung des Binokularsehens [23] führen. Um die Refraktion der zu implantierenden IOL möglichst nahe der bei abgeschlossenem Bulbuswachstum benötigten zu halten, wäre also ein später Operationszeitpunkt günstig. Dieses Dilemma wäre zu umgehen, wenn die Brechkraft der IOL auch noch später geändert werden könnte. Um der Lösung dieses Problemes näherzukommen, haben wir eine Sandwichintraokularlinse vorgeschlagen [2]. Grundidee ist hierbei die Implantation einer PMMA-Linse, auf der eine Silikonlinse mit passender Zusatzrefraktion befestigt ist (Abb. 1). Zunächst wird nach Linsenabsaugung und zentraler Hinterkapselausschneidung das Gesamtsystem intrakapsulär implantiert. Nach abgeschlossenem Bulbuswachstum wird die Zusatzoptik aus Silikonkautschuk in einem zweiten Eingriff entfernt. Die Trägerlinse soll wie eine konventionelle Hinterkammerlinse im Auge verbleiben. Es handelt sich um eine aus PMMA gefertigte bikonvexe Linse mit Offenschlingenhaptik. Der Durchmesser der Optik beträgt 6 mm, der Gesamtdurchmesser liegt bei 11 mm. Die 4,5 mm durchmessende Zusatzlinse besteht aus Silikonkautschuk, wie er zur Zeit bereits für faltbare Intraokularlinsen verwendet wird. Die Verbindung der beiden Linsen besteht aus zwei an flügelartigen Ausläufern der Sillinkonlinse befestigten Stiften, die in je eine Nut der Trägerlinse eingreifen und an der der Silikonlinse abgewandten Seite mit Verdickungen gesichert sind. Durch Rotation gegen den Uhrzeigersinn kann die

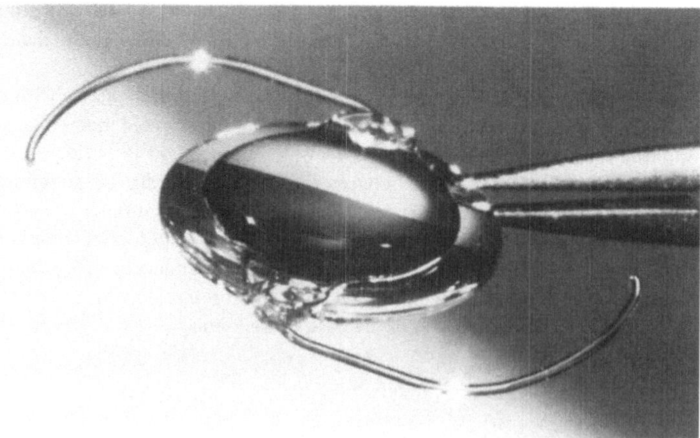

**Abb. 1.** Sandwichlinse in der Seitenansicht. Gut zu erkennen ist die auf die Trägerlinse aus PMMA aufgesetzte Silikonlinse

Zusatzlinse gelöst werden. Abbildung 1 zeigt eine Schrägansicht der Linse. Untersucht werden sollte die Frage, ob unter rein optischen Gesichtspunkten mit einem derartigen System eine befriedigende, aniseikoniearme Korrektur zu erzielen ist.

## Material und Methoden

Die Aniseikonie wurde als Verhältnis der Bildgrößen bestimmt. Als Maße für die Bulbuslänge und die Brechkraft der natürlichen Linse im Partnerauge wurden hierbei die in früheren Untersuchungen [10, 18] erhobenen Werte eingesetzt. Für eine Seite wurde eine natürliche Entwicklung von Linsenbrechkraft und Refraktion angenommen. Für das Partnerauge wurde die Verwendung des Sandwich-IOL-Systems simuliert. Hierbei besteht zunächst eine höhere Brechkraft, die nach Explantation der Silikonzusatzlinse um den Betrag der Zusatzrefraktion reduziert wird. Aus der Differenz zwischen beiden Seiten wurde das theoretische Refraktionsdefizit der mit der IOL versehenen Seite gewonnen und auf eine Brillenglaskorrektur bei Hornhautscheitelabstand 12 mm umgerechnet. Die bei Ausgleich dieses Refraktionsdefizits entstehende Bildvergrößerung wurde zur Berechnung der Aniseikonie herangezogen. Verwendet wurden die folgenden von Bleckmann und Conrad [3] angegebenen Formeln für die Aniseikonie und die Bildvergrößerung:

$$A = \frac{V_P - V_N}{V_N} \quad \text{(Gleichung 1) mit}$$

$$V_N = \frac{L_N - t_N}{(S - d_{GN} - Sd_{GN}D_{GN})(N - D_{CN}t_N) - t_N(1 + SD_{GN})} \qquad \text{(Gleichung 2)}$$

$$V_P = \frac{L_P - C}{(S - d_{GP} - Sd_{GP}D_{GP})(N - D_{CP}C) - C(1 + SD_{GP})} \qquad \text{(Gleichung 3)}$$

$A$   Aniseikonie,
$V$   Bildvergrößerung,
$L$   Achsenlänge (m),
$t_N$   Abstand der Hauptebene der natürlichen Linse vom Hornhautscheitel (m),
$C$   postoperative Vorderkammertiefe (m),
$S$   Objektabstand vom Brillenglas bzw. vom Hornhautscheitel (m),
$d_G$   Abstand Brillenglas/Hornhautscheitel (m),
$D_G$   Refraktion des Brillenglases (dpt),
$D_C$   Refraktion der Hornhaut (dpt),
$N$   Brechungsindex Kammerwasser/Glaskörper.

Der Index $N$ bezeichnet jeweils das Normalauge, der Index $P$ das pseudophake Auge.

Da für die Berechnungen angenommen wurde, daß sich die beiden Augen nur durch die Linsenbrechkraft unterscheiden und daß das gesunde Auge keiner Refraktionskorrektur bedarf, kann mit guter Näherung eingesetzt werden:

$$D_C = D_{CN} = D_{CP}; \quad t = t_N = C; \quad d_{GN} = 0; \quad D_{GN} = 0; \quad L_N = L_P;$$

durch Einsetzen in die Gleichungen 1–3 und mathematische Umformung ergibt sich:

$$A = \frac{S(N - D_C t) - t}{(S - d_{GP} - Sd_{GP}D_{GP})(N - D_C t) - t(1 + SD_{GP})} - 1 \qquad \text{(Gleichung 4)}$$

Zur Berechnung eines hypothetischen Refraktionsverlaufes wurden für Achsenlänge, Linsenbrechkraft und Hornhautbrechkraft die Werte nach Gordon und Donzis [10] eingesetzt. Die jeweiligen Vorderkammertiefen wurden als Anteil der Gesamtlänge nach den Angaben von Larsen [18] errechnet. Als Brechungsindex von Kammerwasser und Glaskörper wurde $N = 1{,}336$ verwendet. Der Abstand des Brillenglases vom Hornhautscheitel wurde mit 12 mm angesetzt. Verschiedene Kombinationen der Brechkräfte von Zusatzlinse und Trägerlinse sowie verschiedene Explantationszeitpunkte wurden rechnergestützt untersucht.

## Ergebnisse

Der Aniseikonieverlauf wurde für verschiedene Kombinationen der Brechkräfte von Basis- und Aufsatzlinse untersucht. Die Ergebnisse sind exemplarisch für eine 20-dpt-Trägerlinse und eine 8-dpt-Aufsatzlinse, die am Ende des 2. Lebensjahres explantiert wird, in Tabelle 1 zusammengestellt. Abb. 2 verdeutlicht den

**Tabelle 1.** Berechnung des Aniseikonieverlaufes bei Verwendung einer 20-dpt-Basislinse mit 8-dpt-Aufsatzlinse, die am Ende des 2. Lebensjahres entfernt wird, im Vergleich zur fixen 20-dpt-Hinterkammerlinse (*Nat. Linse* Brechkraft der natürlichen Linse nach Gordon u. Donzis, *IOL$_{fix}$* Brechkraft der fixen IOL, *Aniso$_{fix}$* zugehörige Aniseikonie in [%], *Sandw. IOL* Brechkraft der Sandwich-IOL, *Aniso$_{Sandw.}$* zugehörige Aniseikonie in [%])

| Alter | Nat. Linse | IOL$_{fix}$ | Aniso$_{fix}$ | Sandw. IOL | Aniso$_{Sandw.}$ |
|---|---|---|---|---|---|
| [Jahre] | [dpt] | [dpt] | [%] | [dpt] | [%] |
| 0,5 | 28,7 | 20 | 12,5 | 28 | 1,0 |
| 1,5 | 26,4 | 20 | 9,4 | 28 | –2,4 |
| 2,5 | 23 | 20 | 4,5 | 20 | 4,5 |
| 3,5 | 22,1 | 20 | 3,2 | 20 | 3,2 |
| 4,5 | 20,9 | 20 | 1,1 | 20 | 1,1 |
| 5,5 | 19,5 | 20 | –0,7 | 20 | –0,7 |
| 6,5 | 18,7 | 20 | –1,9 | 20 | –1,9 |
| 8 | 19,3 | 20 | –1,0 | 20 | –1,0 |
| 12,5 | 18,9 | 20 | –1,7 | 20 | –1,7 |
| 17,5 | 18,6 | 20 | –2,1 | 20 | –2,1 |
| 28 | 18,8 | 20 | –1,8 | 20 | –1,8 |

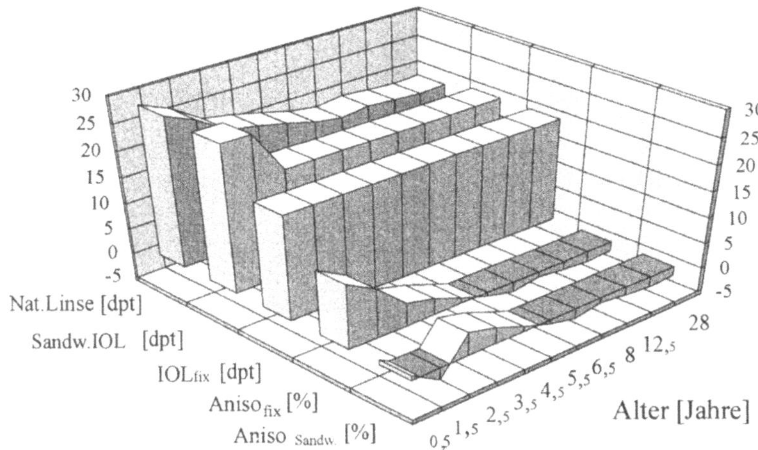


**Abb. 2.** Grafische Darstellung des Verlaufes der Brechkräfte und der Aniseikonien bei rechnerischer Simulation der Implantation einer 20-dpt-Basislinse mit 8-dpt-Aufsatzlinse, die am Ende des 2. Lebensjahres entfernt wird, im Vergleich zur fixen 20-dpt-Hinterkammerlinse (*Nat. Linse* Brechkraft der natürlichen Linse nach Gordon u. Donzis, *IOL$_{fix}$* Brechkraft der fixen IOL, *Aniso$_{fix}$* zugehörige Aniseikonie in [%], *Sandw. IOL* Brechkraft der Sandwich-IOL, *Aniso$_{Sandw}$* zugehörige Aniseikonie in [%])

Verlauf schematisch. Die Ähnlichkeit des Refraktionsverlaufes der simulierten Sandwichlinse mit der Entwickung der Refraktion der natürlichen Linse ist gut erkennbar. Der Maximalwert der Aniseikonie liegt bei der Sandwichlinse bei 4,9%, bei der konventionellen IOL ist er mit 12,5% fast dreimal so groß.

## Diskussion

Die Höhe der maximal tolerierten Aniseikonie wird in der Literatur unterschiedlich bewertet. Die normalerweise tolerierte Aniseikonie wird mit 5–8% angegeben [6, 8, 9]. Nach diesen Angaben wäre die im Beispiel mit der Sandwichlinse verursachte Aniseikonie im Gegensatz zu der durch eine Linse fester Brechkraft hervorgerufenen Aniseikonie akzeptabel. Dafür spricht auch, daß infolge zentraler Kompensationsmechanismen nur ein Teil der dioptrischen Aniseikonie auch tatsächlich wahrgenommen wird [4, 7, 27].
Ein gewisser Unsicherheitsfaktor ist natürlich die Vorhersagbarkeit des Bulbuslängenwachstums [17, 18]. Der natürliche Verlauf des Bulbuslängenwachstums ist gut untersucht [10, 18, 21, 29]. Welche Mechanismen dabei wirken und wie pathologische Veränderungen auf das Längenwachstum wirken, ist jedoch noch nicht völlig geklärt [26]. Es gibt deutliche Hinweise darauf, daß eine visuelle Deprivation während des Wachstums zu einer Bulbusverlängerung mit Entwicklung einer Myopie führt [26]. Gerade eine solche Deprivation wäre aber mittels IOL-Implantation vermeidbar. Bei größeren Seitendifferenzen der Refraktion

oder zusätzlichen pathologischen Veränderungen (z. B. Mikrophthalmus) am Kataraktauge, wie sie gerade bei beidseitigen Katarakten nicht selten auftreten, ist der Refraktionsverlauf schwer kalkulierbar. Bei einseitigen Katarakten scheint im Vergleich zu beidseitigen Katarakten eine bessere Vorhersagbarkeit der Endrefraktion zu bestehen [20]. In einer Serie von 14 einseitgen IOL-Implantationen bei Kindern wurde kein wesentlicher Unterschied des Bulbuswachstums der operierten und der nichtoperierten Seite gefunden [16].

Bei entsprechender Patientenauswahl wäre mit der Sandwichintraokularlinse unter rein optischen Gesichtspunkten eine gute Korrektur der Aphakie bei Kindern durchführbar, insbesondere wäre mit diesem System eine bessere Iseikonie im Verlauf des Wachstums möglich.

## Literatur


1. Von Bahr G (1966) An analysis of the change in perceptual size of the retinal image at correction of ametropia. Documenta ophthalmologica 20 : 530–536
2. Behrendt S, Rochels R, Winter M (1995) Sandwich-Intraokularlinsen-Implantat: Ein Konzept für den Aphakieausgleich bei Kindern. Klin Monatsbl Augenheilkd 207 : 42–45
3. Bleckmann H, Conrad R (1985) Intraokulare Linsen und ihre Implantation. M. Brimberg, Aachen, S 35–38
4. Boissonnot M, Risse JF, Ingrand P (1990) Ainséconie. Ophtalmologie 4 : 213–214
5. Burian HM (1943) Clinical significance of aniseikonia. Arch Ophthalmol 29 : 116–133
6. Crone RA, Leuridan OMA (1975) Unilateral aphakia and aniseikonia. Ophthalmologica 171 : 258–263
7. Dahan E, Salmenson BD (1990) Pseudophakia in children: Precautions, technique and feasability. J Cataract Refract Surg 16 : 75–82
8. Gernet H (1985) Aniseikonie und intraokulare Optik bei Aphakie und Pseudophakie. Teil 1: Aniseikonie und intraokulare Optik bei Augengesunden und im Experiment. Fortschr Ophthalmol 82 : 362–366
9. Gernet H (1985) Aniseikonie und intraokulare Optik bei Aphakie und Pseudophakie. Teil 3: Aniseikonie und intraokulare Optik bei Pseudophakie. Fortschr Ophthalmol 82 : 544–552
10. Gordon RA, Donzis PB (1985) Refractive development of the human eye. Arch Ophthalmol 103 : 785–789
11. Highman VN (1977) Stereopsis and aniseikonia in uniocular aphakia. Br J Ophthalmol 61 : 30–33
12. Hiles DA (1990) Visual rehabilitation of aphakic children, III Intraocular lenses. Surv Ophthalmol 34 : 371–379
13. Kampik A, Schinzel M, Haigis W (1993) Brechkraftberechnung und Refraktionsentwicklung bei theoretischer Intraokularlinsenimplantation im Kleinstkindesalter. Klin Monatsbl Augenheilkd 202 : 315–319
14. Koenig SB, Ruttum MS, Lewandowski MF, Schultz RO (1992) Pseudophakia for traumatic cataracts in children. Ophthalmology 100 : 1218–1224
15. Kora Y, Inatomi M, Fukado Y, Marumori M, Yaguchi S (1992) Long-term study of children with implanted intraocular lenses. J Cataract Refract Surg 18 : 485–488
16. Kora Y, Shimizu K, Inatomi M, Fukado Y, Ozawa T (1992) Eye growth after cataract extraction and intraocular lens implantation in children. Ophthalmic Surg 24 : 467–475
17. Kylies H, Schulz E (1991) Refraktionsentwicklung bei beidseitigen kongenitalen Katarakten. Fortschr Ophthalmol 88 : 812–814

18. Larsen JS (1971) The sagittal growth of the eye. IV. Ultrasonic measurement of the axial length of the eye from birth to puberty. Acta ophthalmologica 49 : 873–886
19. Lorenz B, Wörle J (1991) Visual results in congenital cataract with the use of contact lenses. Graefe's Arch Clin Exp Ophthalmol 229 : 123–132
20. Lorenz B, Wörle J, Friedl N, Hasenfratz G (1994) Ocular growth in aphakia. Bilateral versus unilateral cataracts. Ophthalmic Paediatr Genet 14 : 177–188
21. Mäntyjärvi MI (1985) Changes of refraction in schoolchildren. Arch Ophthalmol 103 : 790–792
22. Markham RHC, Bloom PA, Chandna A, Newcomb EH (1992) Results of intraocular lens implantation in paediatric aphakia. Eye 6 : 493–498
23. Pittke EC, Thill M (1987) Korrekturprinzipien der einseitigen Aphakie zum Erhalt der Binokularfunktion. Klin Monatsbl Augenheilkd 190 : 67–71
24. Rasooly R, BenEzra D (1988) Congenital and traumatic cataract. The effect on ocular axial length. Arch Ophthalmol 106 : 1066–1068
25. Sinskey RM, Stoppel JO, Amin P (1993) Long-term results of intraocular lens implantation in pediatric patients. J Cataract Refract Surg 19 : 405–408
26. Troilo D (1992) Neonatal eye growth and emmetropisation – a literature review. Eye 6 : 154–160
27. Treumer H (1980) Aniseikonie bei einseitiger Aphakie – vergleichende Untersuchung der dioptrischen und der subjektiven Aniseikonie unter Permanent-Kontaktlinsen. Contactologica 2 : 7–12
28. Troutman RC (1963) Artiphakia and aniseikonia. Am J Ophthalmol 56 : 602–639
29. Wilmer HA, Scammon RE (1950) Growth of the components of the human eyeball. Arch Ophthalmol 43 : 599–637

# „Pigmentoasa-IOL": Möglichkeit zur Optimierung des Raumempfindens bei peripherem Gesichtsfeldverlust

E. MITSCHISCHEK

**Zusammenfassung:** Auf der Basis intensiver Beschäftigung mit dem – von uns optimierten – „teledioptrischen System" nach Koziol/Peyman zur operative Rehabilitation bei Makuladegeneration entwickelten wir ein konträres System „Pigmentosa-IOL", das bei peripherem Gesichtsfeldverlust („Röhrenblick") und monokularem Eingriff am schlechterem Auge Raumempfinden und damit Flexibilität im Alltag wiederherstellen kann.

Das System besteht in einer Doppelimplantation: einer speziellen kapselsackfixierten Hinterkammerlinse mit vorerst standardisiertem optischen Anteil von + 60 dpt, kombiniert mit einer VKL von –25 dpt. Anhand einer 65jährigen Patientin mit der bislang längsten Follow-up-Zeit (9 Monate) sollen Methode, mögliche optisch-physiologische Hintergründe, subjektive Befindlichkeit und zukünftige Anwendungsmöglichkeiten diskutiert werden.

**Summary.** A new version of capsular bag IOL (+ 60.0 D) in combination with a standby IOL (–25D) is able to provide a practical sense of visual room to persons with peripheral visual field deficiencies, e.g. retinitis pigmentosa patients. The result is that orientation in a familiar environment is possible. After a simulation test the worst of the two eyes with only small remnants of visual field should be operated on. In this way, a pseudovisual field of 45° – or even more – can be restored.

We present the experiences of a 65-year-old woman after a follow-up time of 9 months. Objective results: the ocular hydrodynamics were normal and unchanged on both sides. The anatomical situation was constant. Subjective experience: She can move without stretching out her arms to find exits, doors or objects by feeling. She is able to go out of home without help and she watches TV without interruptions, deviations or disturbances.

## Einleitung

Seit Beginn 1991 beschäftigen wir uns intensiv mit der operativen Rehabilitation bei Makuladegeneration [1]. Der Leidensdruck einer konträren Patientengruppe mit peripherem Gesichtsfeldverlust brachte uns zur Entwicklung vorliegender IOL-Strategie mit einer speziellen „Pigmentosa-IOL", die von der Fa. Morcher/ Stuttgart hergestellt wird (Abb. 1).

Ziel ist zunächst, im fortgeschrittenen Stadium der an Retinitis pigmentosa Erkrankten ein bescheidenes Maß an räumlicher Orientierungsmöglichkeit in gewohnter Umgebung herzustellen.

R. Rochels et al. (Hrsg.)
9. Kongreß der DGII
© Springer-Verlag Berlin Heidelberg 1995

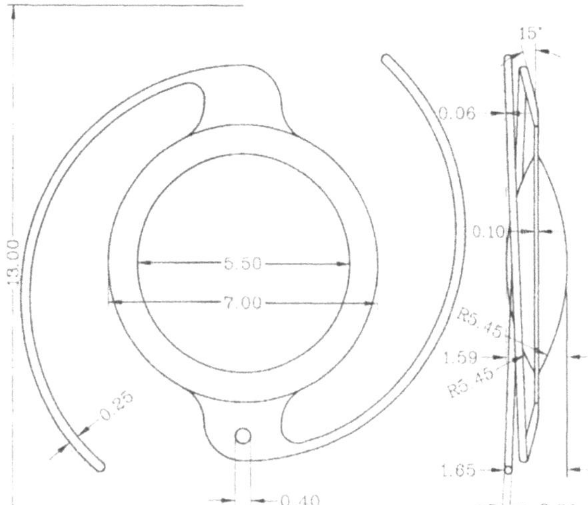

**Abb. 1.** Konstruktionszeichnung der „Pigmentosa-IOL" der Fa. Morcher, Stuttgart (Typ 82 B)

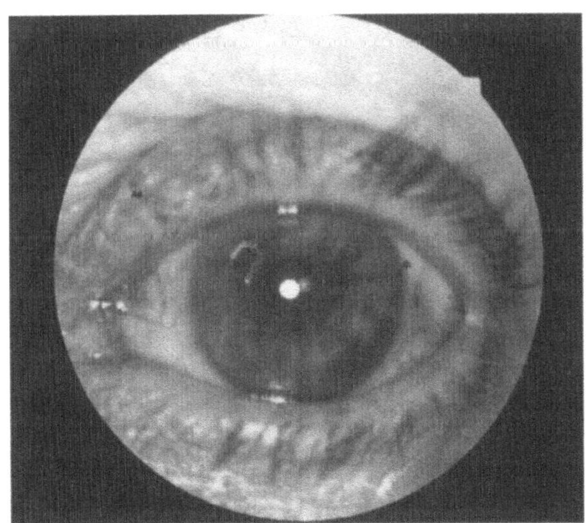

**Abb. 2.** 9 Monate nach Doppelimplantation Pigmentosa-HKL/VKL. Der äußere Aspekt ist unauffällig wie nach gewöhnlicher IOL-Implantation

## Material und Methoden

Die neue Methodik der Kombination einer kapselsackfixierten Pigmentosa-HKL mit einer Vorderkammerlinse soll anhand einer 65jährigen Patientin aus einer „Pigmentosa"-Familie vorgestellt werden:

Conditio sine qua non für diesen Eingriff ist das Vorhandensein von zwei funktionell verschiedenen Augen: eines mit noch brauchbarem Zentralvisus, das andere mit zum eigentlichen Sehen nicht mehr einsetzbaren Gesichtsfeldresten.

Ein Simulationstest vor dem schlechteren Auge – wobei das bessere miteinbezogen bleiben muß – schafft Klarheit über die Erfolgsaussichten: ein + 40-dpt-

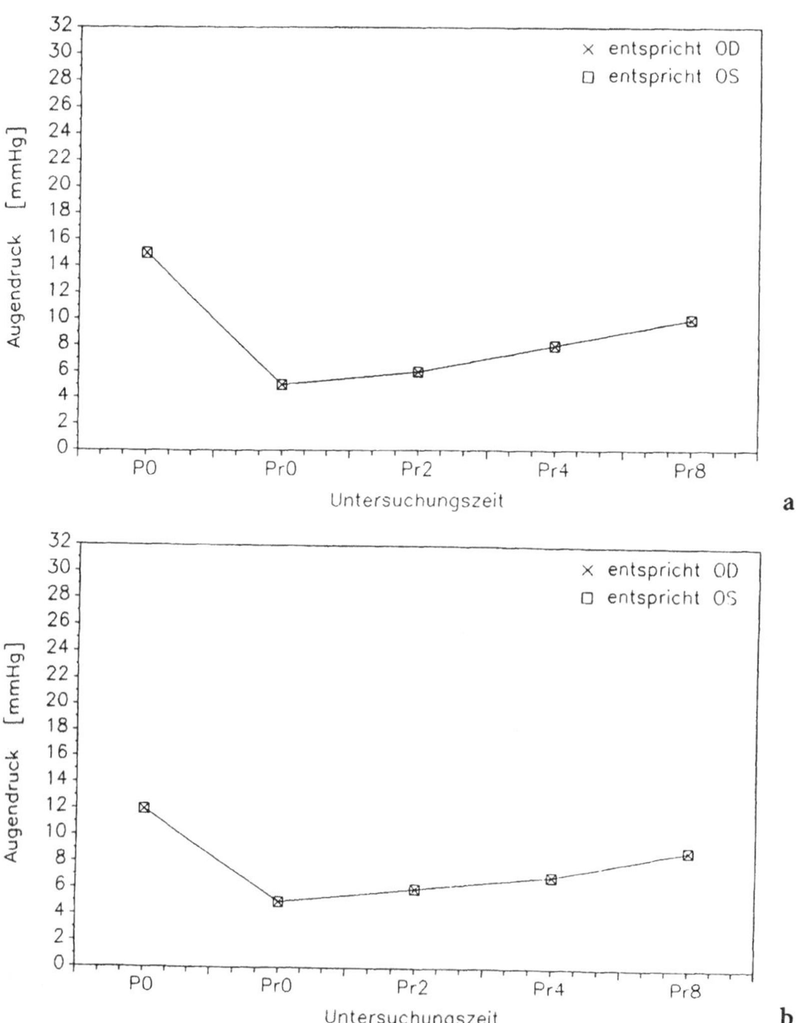

**Abb. 3 a, b.** Graphische Darstellung der Okulopressionstonometrie (Ulrich) OD/OS (rechtes Auge/linkes Auge) vor und 9 Monate nach Eingriff. Kammerwasserabfluß und Kammerwasserbildung sind jeweils seitengleich im Normbereich

Glas wird eng vor das schlechtere Auge gehalten, davor wiederum ein –20/25- oder –30-dpt-Glas. Normalerweise wird die „Raumempfindung" spontan geäußert.

Bei obiger Patientin lag der Visus des besseren Auges bei cc 0,16, das schlechtere erkannte auf der Metertafel die größte Ziffer nur suchend und bruchstückhaft.

Die Hydrodynamik [3] zeigte bei zirkulär offenem Kammerwinkel seitengleich normale Abfluß- und Kammerwasserbildungswerte (Abb. 3a). Perimetrisch fand sich am besseren OD ein zentraler Rest im 5–10-Gradbereich, links diffuse, relative Defekte im 30-Grad-Bereich (Abb. 4a).

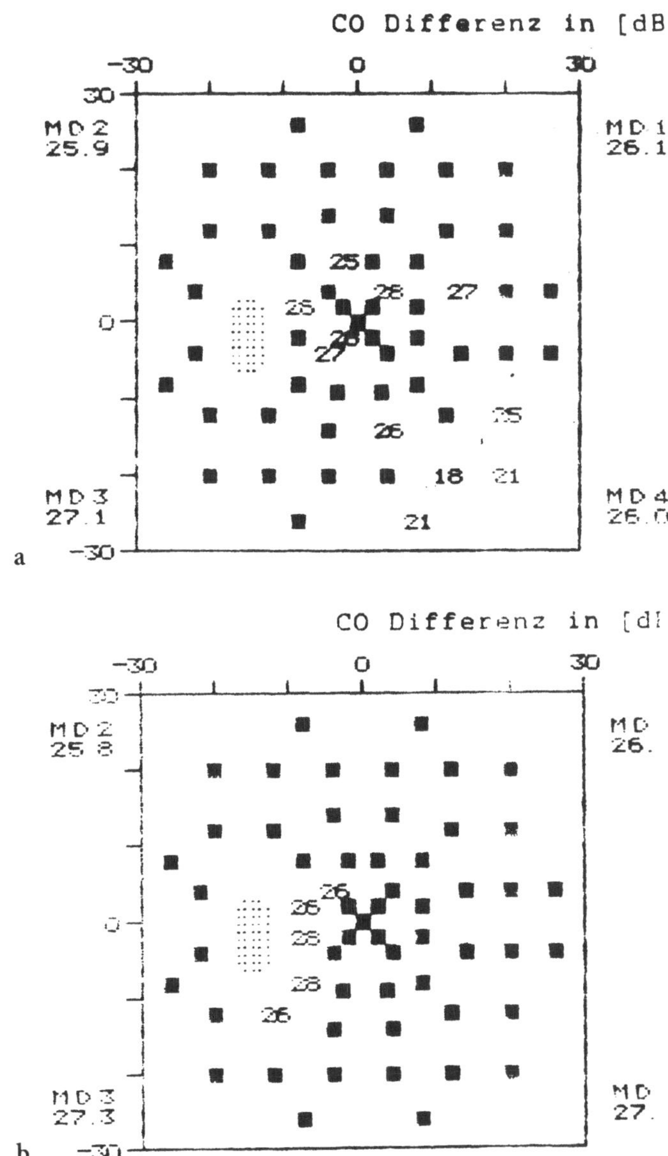



**Abb. 4 a, b.** Zentrales Gesichtsfeld vor und nach dem Eingriff. Die vorher verstreuten Restinseln relativer Defekte konzentrieren sich offenbar auf den papillomakulären Bereich mit Projektion nach temporal

Anfang 7/94 fand der Eingriff am OS statt – mit derzeit 10 Monaten die längste Follow-up-Zeit:

Zunächst wurde die „Pigmentosa-IOL" nach der von uns entwickelten Methode [2] kapselsackfixiert eingebracht, anschließend die VK-IOL mit –25 dpt aus der Stand-by-Serie Morcher mit 4-Punkt-Auflage im Kammerwinkel. Das operative Procedere stellt keinerlei neue Anforderungen.

## Ergebnisse

Ergebnisse nach derartigen Eingriffen und bei derartigen Voraussetzungen können nur unter Einbeziehung der subjektiven Komponente gewichtet werden.

Objektiv läßt sich nach mehr als 3 Monaten eine Stabilität des anatomischen und funktionellen Befundes feststellen:

Keinerlei sichtbare Operationsfolgen trotz Doppelimplantation (Abb. 2). Die Pupillenmotorik ist nicht beeinträchtigt (15-Grad-Abwinklung der Optik s. Abb. 1).

Eine hydrodynamische Irritation trat bislang nicht auf: Kammerwasserabfluß und Kammerwasserbildung blieben seitensymmetrisch normal (s. Abb. 3a, b).

Subjektiv äußerte die Patientin schon beim ersten Verbandswechsel, daß das Ergebnis das der Simulation weit übertreffe: „Jetzt muß ich nicht mehr die Hände ausstrecken, wenn ich gehe…".

Zu den Verbesserungen gehört der Umstand, wieder alleine mit dem Hund (kein Blindenhund!) spazieren zu gehen, ein störungsfreies, vollständiges TV-Bild zu sehen und selbständig den Haushalt mit zwei familiären Pflegefällen führen zu können.

## Diskussion

Die grundlegende Problematik bei tapetoretinalen Degenerationen ist hinreichend bekannt, so daß sich eine Debatte darüber erübrigt. Vorliegende Entwicklung ändert selbstredend nichts am Grundleiden, sondern ist lediglich in der Lage, perimetrische Defizite optisch zu überlisten mit dem Effekt brauchbarer Funktionsrehabilitation. Der Vorteil gegenüber derzeit vorgestellten Computerbrillen aus USA für gleiche Leiden mag darin liegen, daß Mobilität und Unauffälligkeit damit verbunden sind. Das damit verbundene Mehr an Lebensqualität wird verschieden bewertbar bleiben. Bei aller Fragwürdigkeit, die sich mit mangelnder Fixationsfähigkeit bei Perimetrie am schlechteren Auge verbindet, scheint es doch bemerkenswert, wenn sich die präoperativ verstreuten Teste von relativen Defekten postoperativ zwischen Papille und Makula zu versammeln scheinen (Abb. 4a, b). So wird plausibel, weshalb sich mit temporaler Projektion eine Pseudoerweiterung des Gesichtsfeldes herstellen läßt. Simulationstests bei Glaukompatienten mit Röhrengesichtsfeld im finalen Stadium zeigen vergleichbare Ergebnisse. Ob sich daraus zukünftig eine Erweiterung der Indikation ergibt, bleibt abzuwarten. Vorerst scheint es sinnvoll, eine Beschränkung auf Patienten mit RP über 60 Jahre einzuhalten, um bekannte Komplikationen aufgrund des Vorderkammerimplantates zu minimieren.

Erfolgschancen werden nur dort gewahrt, wo man sich das Ziel der Methodik rein erhält: nicht Verbesserung von „Sehschärfe", sondern Erweiterung von Umfeld wird angestrebt.

# Literatur


1. Mitschischek E (1994) Das teledioptrische System (Makulalinse) nach Koziol and Peyman. Erweiterung der Indikation: Binokulare Implantation und Implantation außerhalb des Erfolgszieles von Lesefähigkeit. In: Wollensak et al. (Hrsg) 8. Kongreß der DGII. Springer, Berlin Heidelberg New York Tokyo, S 203–208
2. Mitschischek E (1991) Der Diagonalschnitt bei Kapselsackeröffnung zur extrakapsulären Katarakt-Extraktion. Klin Monatsbl Augenheilkd 199 : 406–408
3. Ulrich WD, Ulrich CH (1987) OPT-Okulo-Pressions-Tonometrie zur Bestimmung der Abflußleichtigkeit und Kammerwasserbildung der Augen. Georg Thieme, Leipzig.

# Einseitige permanente intraokulare Okklusionstherapie mit farbiger IOL

T. Neuhann und Th. Neuhann

**Zusammenfassung.** Eine 79jährige Patientin mit beidseitiger Aphakie, myoper Makuladegeneration, rechtseitigem Strabismus fixus klagte bei fehlendem zentralem Visus über störende Doppelbilder, welche bei jeglicher Orientierung äußerst hinderlich seien. Da alle gängigen einseitigen Okklusionsmaßnahmen scheiterten, implantierten wir eine stark blau gefärbte, sulkusfixierte IOL. Probleme bei der Auswahl inerter Farbe sowie ihrer Konzentration werden diskutiert. Dies ist unseres Wissens nach der erste Bericht über eine geplante Farblinsenimplantation aus Okklusionsgründen.

**Summary.** A 79 years old patient complained of double vision. She was aphakic in both eyes, had a highly myopic retina with typical myopic macular degeneration, no central visual acuity and strabismus fere fixus on her right eye. All current monocular occlusion systems failed for different reasons. Therefore we decided to implant in her right eye a sulcus fixated dark blue coloured IOL. This is, as far as we know, the first publication describing use of a coloured IOL because of permanent occlusion.

Bei einer stark kurzsichtigen Patientin Jahrgang 1914 (rechts −19dpt, links −20dpt) wurde beidseits 1986 die Katarakt komplikationslos per Phakoemulsifikation extrakapsulär operiert. Der präoperative Visus rechts von Lichtlokalisation verbesserte sich aufgrund eines ausgedehnten Staphyloma posticum nicht, der Visus links stieg von Lichtlokalisation auf 1/15.

In den darauffolgenden vier Jahren dehnte sich zentral das chorioatrophische Areal rechts immer weiter aus, so daß das zentrale 30° Gesichtsfeld ausfiel. In der weiteren Folge kam es wegen dieses zentralen Ausfalls zu einem rechtsseitigen Strabismus convergens fere fixus.

Dieser Strabismus verursachte der Patientin derartige Doppelbilder aus den verbliebenen Gesichtsfeldern, daß sie sich auch zu Hause immer schlechter orientieren konnte. Wir empfahlen deshalb eine rechtsseitige Okklusion. Auf die gängigen Pflaster allerdings wurde die Patientin rasch allergisch, weshalb wir eine einfache Augenklappe vorschlugen. Diese wiederum machte der Patientin alle möglichen Arten von Druckbeschwerden, außerdem sank innerhalb von wenigen Wochen die Akzeptanz, das Auge äußerlich sichtbar zu verdecken. Nun versuchten wir es mit einer schwarzen Kontaktlinse, die aber, obwohl erstaunlich gut vertragen, trotz 12,5 mm Durchmesser nicht ausreichend abdunkelte! Deshalb lag die intraokulare Okklusion nahe, obwohl das rechte Auge ja noch eine Restfunktion besaß.

R. Rochels et al. (Hrsg.)
9. Kongreß der DGII
© Springer-Verlag Berlin Heidelberg 1995

Trotz aller Recherchen fand sich in der Literatur kein Hinweis über eine solche Therapie. Ebenso ergab die Nachfrage bei zahlreichen IOL-Herstellern, daß bisher weder eine schwarze noch eine dunkelfarbige IOL aus Okklusionsgründen implantiert worden war. Es stellte sich zudem die Frage, welcher Farbstoff inert oder verträglich sei und in welcher Konzentration.

Um der Patientin möglichst rasch zu helfen, einigten wir uns mit dem Chemiker der Fa. ORC, daß die dunkelblaue Farbe der eingefärbten Haptiken von One-piece-IOL's etwas stärker konzentriert nach deren bisherigen Messungen verträglich sein müßte. Nach entsprechender Aufklärung unserer Patientin, implantierten wir im Mai 1991 diese dunkelblau eingefärbte One-piece-IOL in den Sulcus ciliaris. Intra- und postoperativer Verlauf waren bis heute völlig problemlos geblieben. Unseres Wissens ist dies der erste Bericht über eine erfolgreiche Implantation einer dunkel gefärbten IOL zur intraokularen permanenten Okklusion.

Im Februar 1995 berichtet die Patientin nun, daß der Visus ihres „guten" linken Auges plötzlich schlechter geworden sei. Am Fundus zeigte sich eine typische „Fuchssche Makulablutung", die sich glücklicherweise innerhalb weniger Wochen ohne wesentliche Schäden wieder resorbierte. Wäre allerdings wegen eines anderen krankhaften Geschehens die Funktion dieses Auges ausgefallen, so hätte man durch eine einfache IOL-Explantation am rechten Auge wenigstens dessen Restfunktion wieder aktivieren können. Glücklicherweise aber stand klinisch dieses Problem nicht zur Debatte.

Die Tochter der Patientin berichtet, daß ihre Mutter seit dieser Implantation wieder am täglichen Geschehen teilnehme, wesentlich aktiver sei und den eigenen kleinen Haushalt in einem oberbayerischen Dorf wieder so versorgen könne, daß ihr das Altenheim, in welches sie auf keinen Fall wolle, bisher erspart geblieben sei.

## Weiterführende Literatur

1. Blassmann K, Neuhann Th (1978) Amblyopiebehandlung mit weichen Okklusionslinsen. Klin Monatsbl Augenheilkd 172 : 766–770
2. Sundmacher R, Reinhard Th, Althaus Ch (1994) Black diaphragm intraocular lens in congenital aniridia. German J Ophthalmol 3 : 197–201

# Die modifizierte Disklinse nach Anis:
# Befunde bei 15 menschlichen Autopsieaugen

G. U. Auffarth, C. McCabe, M. R. Tetz und D. J. Apple

**Zusammenfassung**

*Hintergrund:* Die erste Hinterkammerlinse, die vor 45 Jahren von Ridley implantiert wurde, war eine Disklinse. Die Idee nach erfolgter Kataraktoperation eine den Kapselsack zirkulär ausspannende Kunstlinse zu implantieren, wurde seitdem mehrmals aufgegriffen, fand aber nicht auf breiter Ebene Zuspruch. Über das Langzeitfixationsverhalten solcher Linsen in menschlichen Augen ist wenig bekannt.

*Material und Methoden:* Fünfzehn Autopsieaugen, die mit einer Linse mit modifizierten, zirkulären Haptikdesign nach Anis implantiert waren, wurden untersucht. Die Augen wurden äquatoriell eröffnet und der Kapselsack mit Implantat von glaskörperwärts photodokumentiert. Fixation, Zentrierung, Kapselsackmorphologie, Beschaffenheit der Zonulae und die Entwicklung der zentralen Cataracta secundaria und eines Soemmerring-Ringes wurden analysiert und mit den Ergebnissen aus Autopsieaugen mit PMMA-Hinterkammerlinsen (HKL) verglichen.

*Ergebnisse:* Alle 15 Anis-Linsen waren symmetrisch im Kapselsack fixiert. Die mittlere Dezentrierung der Anis-Linsen war signifikant geringer als die der Kontrollgruppe ($p = 0{,}02$, Varianzanalyse). Die Augen mit der Anis-Linse zeigten weniger Zonuladeformierungen ($p = 0{,}0005$) und eine bessere zirkuläre Ausspannung des Kapselsackes ($p = 0{,}003$, Kruskal-Wallis-Test). Zwischen der Anis Linse- und Standard-HKL-Designs konnte kein statistisch signifikanter Unterschied in bezug auf die Nachstarrate ($p = 0{,}29$) und Soemmerring-Ringbildung ($p = 0{,}67$, Kruskal-Wallis-Test) nachgewiesen werden.

*Schlußfolgerungen:* Das Konzept einer Linse mit zirkulären Haptiken bzw. einer Disklinse bot Vorteile in bezug auf das Kapselsackzentrierverhalten. Ein Unterschied in der peripheren oder zentralen Nachstarbildung ließ sich nicht nachweisen.

**Summary**

*Background:* The first posterior chamber intraocular lenses (IOLs) implanted by Harold Ridley 45 years ago had a circular disc-like design. Since then, several disc IOLs have been developed but have never gained real wide-spread usage. Therefore, little is known about the long-term performance of this lens type.

*Material and Method:* Fifteen autopsy eyes that had been implanted with an Anis circular IOL were evaluated. The eyes were sectioned at the equatorial plane and the anterior segment with the capsular bag and the IOL were photographed from the posterior perspective. Fixation, centration, capsular bag shape, zonula damage, and development of posterior capsule opacification (PCO) and Soemmerring's ring (SR) formation were analyzed. The results were compared with a control group consisting of autopsy eyes with one-piece and three-piece PMMA IOL designs.

*Results:* All 15 Anis IOLs showed symmetrical in-the-bag fixation. The mean decentration of the Anis IOL was significantly lower than that of the control group ($p = 0.02$, analysis of variance). The eyes with the Anis lens showed fewer zonular defects ($p = 0.0005$) and a better circular ex-

R. Rochels et al. (Hrsg.)
9. Kongreß der DGII
© Springer-Verlag Berlin Heidelberg 1995

tension of the capsular bag ($p = 0.003$, Kruskal-Wallis test). There was no statistically significant difference between the Anis and control group in terms of PCO ($p = 0.29$) and SR formation ($p = 0.67$, Kruskal-Wallis test).
*Conclusions:* Thus, an IOL with a circular haptic design showed advantages in terms of centration and capsular bag morphology. A difference in terms of PCO or SR development could not be shown in the relatively small sample size.

## Einleitung

Die erste Hinterkammerlinse (HKL), die vor 45 Jahren von Harold Ridley implantiert wurde, war eine Disklinse [2]. Die Idee nach erfolgter Kataraktoperation eine den Kapselsack zirkulär ausspannende Kunstlinse zu implantieren, wurde seitdem mehrmals u. a. auch von Anis und Galand aufgegriffen, fand aber bisher nicht auf breiter Ebene Zuspruch [2, 10, 13–17]. Über das Langzeitfixationsverhalten solcher Linsen ist wenig bekannt.

## Material und Methoden

Fünfzehn Autopsieaugen, die dem Center for IOL Research in den Jahren 1985–1994 zugesandt worden waren, und die mit einer Linse mit modifizierten, zirkulären Haptikdesign nach Anis (Abb. 1) implantiert waren, wurden untersucht. Die Augen wurden äquatoriell eröffnet und der Kapselsack mit Implantat von glaskörperwärts photodokumentiert.

Die Augen wurden untersucht auf:
1. HKL-Dezentrierung (gemessen zum Zentrum des Ziliarkörpers),
2. Zonulabeschaffenheit (Gradeinteilung 0–4),
3. Kapselsackmorphologie (Verhältnis minimaler zu maximaler Kapselsackdurchmesser),
4. Entwicklung einer zentralen Cataracta secundaria (Gradeinteilung 0–4),
5. Ausbildung eines Soemmerring-Ringes (Gradeinteilung 0–4).

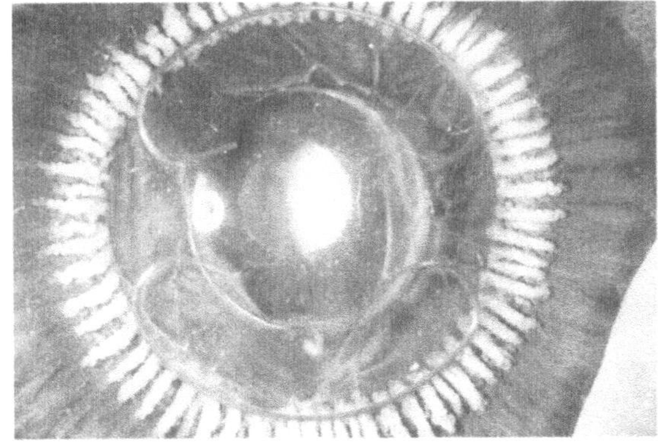

**Abb. 1.** Autopsieauge mit implantierter Anis-HKL (photographiert von glaskörperwärts nach äquatorieller Eröffnung des Bulbus)

Die Ergebnisse wurden verglichen mit denen aus zwei Vergleichsgruppen von jeweils 18 Autopsieaugen mit einstückigen bzw. dreistückigen PMMA-Hinterkammerlinsen, die auf Strukturgleichheit mit der Anis-Gruppe angelegt worden waren ($p > 0{,}1$ Varianzanalyse).

Die statistische Auswertung der Ergebnisse erfolgte mittels Häufigkeitsverteilungsdiagrammen, der linearen Regressionsanalyse, der Varianzanalyse (ANOVA), sowie des Kruskall-Wallis-Testes.

## Ergebnisse

Das Alter der Spender mit Anis-HKL lag bei $81 \pm 4$ Jahre (Einstück-PMMA-HKL $76 \pm 10$, Dreistück-PMMA-HKL $77 \pm 5$, Altersunterschiede nicht signifikant, One-factor-ANOVA $p = 0{,}14$).

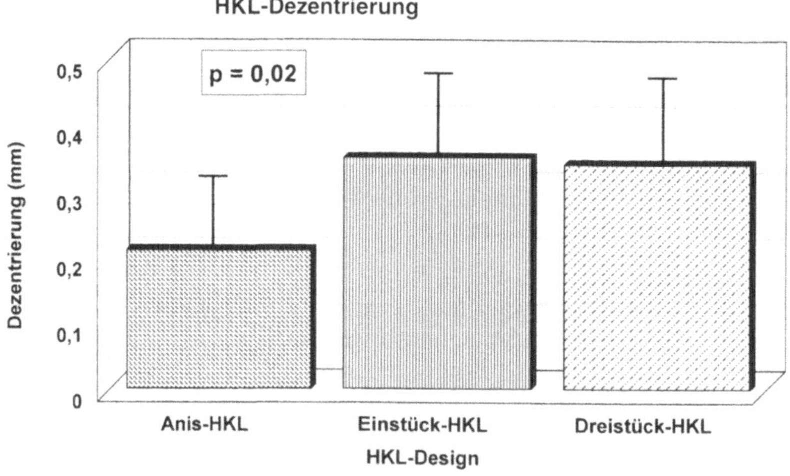


**Abb. 2.** Die Anis-HKL zeigte eine statistisch signifikant geringere Dezentrierung als die Vergleichsgruppen mit ein- und dreistückigen PMMA-HKL

**Tabelle 1.** Daten der Anis-HKL und der Linsen der Kontrollgruppe

| HKL Design | Dezentrierung (mm) | Symmetrie des Kapselsackes | Zonuladeformierungen | SR Bildung (0–4) | Nachstar (zentral 0–4) |
| --- | --- | --- | --- | --- | --- |
| Anis HKL | $0{,}21 \pm 0{,}12$ | $0{,}94 \pm 0{,}03$ | $0{,}13 \pm 0{,}30$ | $1{,}20 \pm 1{,}08$ | $0{,}23 \pm 0{,}44$ |
| Dreistück PMMA HKL | $0{,}34 \pm 0{,}17$ | $0{,}89 \pm 0{,}05$ | $1{,}94 \pm 1{,}30$ | $1{,}44 \pm 1{,}25$ | $0{,}70 \pm 0{,}82$ |
| Einstück PMMA HKL | $0{,}35 \pm 0{,}18$ | $0{,}90 \pm 0{,}04$ | $1{,}22 \pm 1{,}35$ | $1{,}50 \pm 1{,}04$ | $0{,}40 \pm 0{,}52$ |

Die durchschnittliche Implantationsdauer der Linsen betrug für die Anis-HKL 12 ± 11 Monate (Einstück-HKL 19 ± 11, Dreistück-HKL 16 ± 11, One-factor-ANOVA $p$ = 0,37).
Alle 15 Anis-Linsen und die HKL der Kontrollgruppe waren symmetrisch im Kapselsack fixiert.
Die mittlere Dezentrierung der Anis-Linsen war signifikant geringer als die der Kontrollgruppe ($p$ = 0,02, One-factor-ANOVA) (Abb. 2, Tabelle 1). Die Augen mit

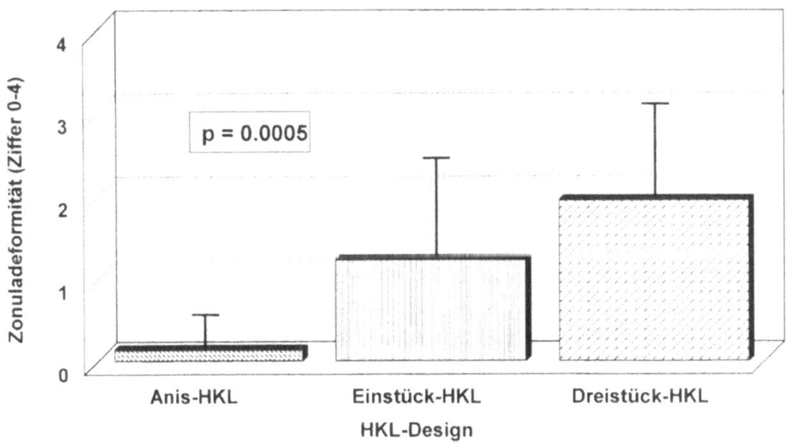


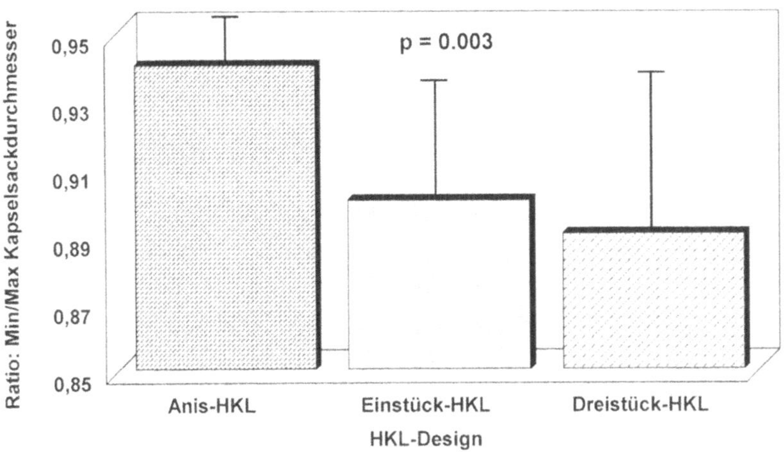


**Abb. 3 a.** Die Augen mit Anis-HKL zeigten signifikant weniger Zonuladeformierungen und Zonuladefekte. **b** Die Anis-HKL zeigte eine homogene runde Ausspannung des Kapselsackes als die Vergleichsgruppen mit ein- und dreistückigen PMMA-HKL

der Anis-Linse zeigten weniger Zonuladeformierungen ($p = 0,0005$) (Abb. 3a) und eine bessere zirkuläre Ausspannung des Kapselsackes ($p = 0,003$, Kruskal-Wallis-Test, S. Abb. 3b und Tabelle 1). Zwischen der Anis-Linse und Standard-HKL-Designs konnte kein statistisch signifikanter Unterschied in bezug auf die Soemmerring-Ringbildung ($p = 0,67$) und die zentrale Nachstarrate ($p = 0,29$, Kruskal-Wallis-Test) nachgewiesen werden (s. Tabelle 1).

## Diskussion

Die hier vorliegende Arbeit konnte zeigen, daß das Konzept einer Linse mit zirkulären Haptiken bzw. einer Disklinse Vorteile in bezug auf das Kapselsackzentrierverhalten bietet. Hierbei ist zu beachten, daß auch die einstückigen und dreistückigen PMMA Linsen der Vergleichsgruppe eine symmetrische Kapselsackfixation vorwiesen und die Anis-Linsen eine signifikant bessere Zentrierung zeigten.

Studien in unserem Labor konnten belegen, daß Linsendezentrierung zu den häufigsten Komplikationen von Intraokularlinsen gehören [1, 2, 6, 8, 12, 18]. In den meisten Fällen wird dies durch eine asymmetrische Fixation der HKL hervorgerufen. Die häufigste Ursache ist das Austreten einer Haptik in den Sulkus, den Ziliarkörper oder durch die Zonula in die Pars plana („peapodding") [1, 2, 4–6, 9, 12, 18]. Dies wird begünstigt durch radiäre Einrisse der Vorderkapsel z. B. durch ältere Kapsulotomietechniken, wie der „Can-opener"-Kapsulotomietechnik mit multiplen Kapselpunktionen.

Das in dieser Studie nachgewiesene gute Zentrierverfahren dieses zirkulären Linsendesigns steht in guter Übereinstimmung mit Arbeiten von Tetz [16, 17] und Gunning [10]. In beiden Studien wurde allerdings auch eine geringere Ausprägung des zentralen Nachstares festgestellt. Bei den hier untersuchten Präparaten wurden keine Unterschiede zu der Kontrollgruppe bezüglich der peripheren oder zentralen Nachstarbildung gefunden. Ein Resultat, das eher in Widerspruch zu den o.g. und anderen Arbeiten steht [3, 8, 10, 11, 16, 17]. Hierzu trägt jedoch die relativ kurze durchschnittliche Implantationsdauer der Anis-HKL von etwa 12 Monaten bei und die Tatsache, daß unterschiedliche Nachstarbewertungsmethoden verwendet wurden.

Große zirkuläre Linsendesigns aus PMMA sind wesentlich schwieriger zu implantieren und erfordern große Inzisionen. Aus diesem Grund ist ihre Verbreitung relativ gering. Unsere Untersuchung belegt, daß solche zirkulären Designs Vorteile in bezug auf das Kapselsackfixations- und Zentrierverhalten bieten. Das Bemühen nach erfolgter Kataraktoperation, nicht nur die optische Stärke der natürlichen Linse zu ersetzen, sondern auch die Kapselsackanatomie und -morphologie wiederherzustellen, drückt sich auch in experimentellen Studien aus. Möglicherweise lassen sich in der Zukunft durch den Einsatz anderer Materialien Teile dieses Konzeptes wiederbeleben. Hier ist z. B. an die Entwicklung einer expansiblen Hydrogel-HKL, eines endokapsulären Ballons oder letztlich auch der Entwicklung von injizierbaren Linsen, die den Kapselsack vollkommen ausfüllen [10, 13–15] zu denken. In der Zukunft ist dann z. B. eine Verbindung von kleinschnittchirurgischen Techniken mit neuen Linsenmaterialien möglich.

## Literatur


1. Apple DJ, Park SB, Merkley KH et al. (1986) Posterior chamber intraocular lenses in a series of 75 autopsy eyes. Part I: Loop location. J Cataract Refract Surg 12 : 358–362
2. Apple DJ, Kincaid MC, Mamalis N, Olson RJ (1989) Intraocular Lenses: Evolution, Designs, Complications and Pathology. Williams and Wilkins Baltimore
3. Apple DJ, Solomon KD, Tetz MR et al (1992) Posterior capsule opacification. Surv Ophthalmol 37 : 73–116
4. Assia E, Apple D, Tsai J, Lim E (1991) The elastic properties of the lens capsule in capsulorhexis. Am J Ophthalmol 111(5) 12 : 628–632
5. Assia EI, Blumenthal M, Apple DJ (1992) Hydrodissection and viscoextraction of the nucleus in planned extracapsular cataract extraction. Eur J Implant Refract Surg 4 : 3–8
6. Auffarth GU, Wesendahl TA, Brown SJ, Apple DJ (1994) Gründe für die Explantation von Hinterkammerlinsen. Ophthalmologe 91 : 507–511
7. Auffarth GU, Wesendahl TA, Assia EI, Apple DJ (1995) Pathophysiology of modern capsular surgery. In: Steinert (ed) Cataract surgery: technique, complications, & management. WB Saunders, Philadelphia, 314–324
8. Davis PL, Hill P, Coffey A (1991) Convex posterior PMMA implants: Do PMMA vs prolene haptic alter capsular opacity? Eur J Implant Refract Surg 3 : 127–130
9. Gimbel H, Neuhann T (1990) Development, advantages and methods of the continuous circular capsulorhexis technique. J Cataract Refract Surg 16(1) : 31–37
10. Gunning FP, Greve EL (1994) Results of cataract surgery and implantation of a compressible disc lens in patients with glaucoma. J Cataract Refract Surg 20: 316–326
11. Hansen S, Solomon K, McKnight G et al. (1988) Posterior capsular opacification and intraocular lens decentration: Part I. Comparison of various posterior chamber lens designs implanted in the rabbit model. J Cataract Refract Surg 14 : 605–613
12. Hansen SO, Tetz MR, Solomon KD et al. (1988) Decentration of flexible loop posterior chamber intraocular lenses in a series of 222 postmortem eyes. Ophthalmology 95 : 344–349
13. Hettlich HJ, Lucke K, Asiyo-Vogel MN, Schulte M, Vogel A (1994) Lens refilling and endocapsular polymerization of an injectable intraocular lens: In vitro and in vivo study of potential risks and benefits. J Cataract Refract Surg 20 : 115–123
14. Nishi O, Hara T, Hara T et al. (1992) Refilling the lens with an inflatable endocapsular balloon: surgical procedure in animal eyes. Graefes Arch Clin Exp Ophthalmol 230 : 47–55
15. Shalaby WS, Wesendahl ThA, Corson W, Auffarth GU, Apple DJ (1994) Development of novel hydrogel intraocular lenses based on polyvinylpyrrolidone (PVP) polymers. Invest Ophthalmol Vis Science 35(4), Suppl. 1 : 3128
16. Tetz MR (1994) Die Cataracta secundaria nach Hinterkammerlinsenimplantation. Klinik, Pathologie und Möglichkeiten der Prävention. Habilitationsschrift, Ruprecht Karls Universität Heidelberg
17. Tetz MR, O'Morchoe DJR, Gwin TD et al. (1988) Posterior capsular opacification and intraocular lens decentration: Part II. Experimental findings on a prototype circular intraocular lens design. J Cataract Refract Surg 14 : 614–623
18. Wasserman D, Apple DJ, Castaneda VE et al. (1991) Anterior capsular tears and loop fixation of posterior chamber intraocular lenses. Ophthalmology 98 : 425–431

# Untersuchungen zur Lagebeziehung von epilentikulären Myopielinsen mit Hilfe der Ultraschallbiomikroskopie

A. Heine, J. Stave und und R. Guthoff

**Zusammenfassung.** Eine Möglichkeit der Korrektur einer hohen Myopie am linsenhaltigen Auge stellt die Implantation einer retropupillaren, flexiblen Intraokularlinse dar. Die Beziehung zwischen Linsenhaptik und umgebenden Bulbusstrukturen läßt sich mit herkömmlichen Untersuchungsmethoden postoperativ nicht erfassen. Wir haben daher Untersuchungen mit Hilfe der Ultraschallbiomikroskopie durchgeführt, um die Lage und das Zentrierungsverhalten dieser Implantate zu erfassen. Insgesamt zehn dieser Myopielinsen wurden in menschliche Leichenaugen implantiert und anschließend vermessen. Desweiteren konnten wir eine Patientin drei Jahre nach komplikationsloser Implantation dieser epilentikulären Myopielinsen untersuchen.

Die Silikonlinsen lassen sich ultraschallbiomikroskopisch in ihrer gesamten Ausdehnung erfassen. Die Lagebeziehung der Optik zur natürlichen Linse ist aufgrund der hohen Reflexion des Schalls an der Grenzfläche Silikon/Kammerwasser nicht darstellbar. Die Haptikposition läßt sich jedoch sehr exakt bestimmen. Das Zentrierungsverhalten ist abhängig von dem Betrag der negativen Brechkraft und vom Gesamtdurchmesser der Linse.

Die Implantation dieser retropupillaren Linsen zur Myopiekorrektur ist eine bemerkenswerte Alternative. Die vorliegenden Linsengeometrien gestatten eine ausreichende Abstützung im Sulcus ciliaris und sollten auch in vivo eine konstante Lage garantieren.

**Summary.** Several techniques are available for the surgical correction of myopia. High minus posterior chamber intraocular lenses, placed behind the iris in contact with the anterior lens capsule in phakic eyes, are a new approach. We implanted ten of these minus power posterior chamber lenses in human eyes obtained post-mortem. The technique of high-resolution ultrasound biomicroscopy allows imaging of the intraocular lens haptic and its relationship to surrounding structures. The contact area between the silicone lens optic and anterior capsule of the crystalline lens could not be demonstrated by ultrasound biomicroscopy because of high reflection of the sound. A tendency for the implant to become decentered depends on the total diameter and the thickness of the optic part of the implant. We found that in some of these cases the haptics were not in the sulcus but posterior to it.

A symmetrical sulcus-fixated haptic position of most implants resulted in good centration. The design of these minus power lenses should be sufficient to provide stable fixation.

## Einleitung

Die hohe Myopie ist eine chronische, degenerative Erkrankung, die häufig mit einer Herabsetzung des Sehvermögens und Gesichtsfelddefekten einhergeht. Die refraktive Chirurgie kann hierbei eine Besserung der visuellen Verhältnisse erzielen. Eine Reduktion einer hohen Myopie kann 1. durch die refraktive Hornhautchirurgie, 2. die Entfernung einer klaren Linse mit anschließender Implan-

R. Rochels et. al. (Hrsg.)
9. Kongreß der DGII
© Springer-Verlag Berlin Heidelberg 1995

tation einer Hinterkammerlinse und 3. die Implantation einer Linse mit negativer Brechkraft in ein phakes Auge erreicht werden. Als Fixationsort einer Linse mit negativer Brechkraft kommen der Kammerwinkel, die Iris [bei der Irisklauenlinse nach Wort [5]] oder die Region des Sulcus ciliaris bei einer retropupillaren Fixation in Frage.

Seit der Einführung des Excimer-Lasers gewinnt die refraktive Hornhautchirurgie immer mehr an Bedeutung. Die schlechte Vorhersagbarkeit der postoperativen Refraktion bei sehr hoher Myopie [2] sowie die Induktion eines irregulären Astigmatismus [1] bereiten Probleme. Des weiteren gelten Autoimmunerkrankungen des Bindegewebes als absolute Kontraindikation.

Die Entfernung der klaren Linse mit anschließender Implantation einer Hinterkammerlinse birgt nach Untersuchungen von Barraquer ein vierfach größeres Ablatiorisiko in sich. Die Aufhebung der Akkommodation ist ebenfalls störend.

Die Implantation von kammerwinkelgestützten Linsen mit negativer Brechkraft in ein phakes Auge wurde von zahlreichen Autoren aufgegeben. Ursache hierfür sind sehr hohe Komplikationsraten. Bedingt durch einen intermittierenden Kontakt des prominenten Randes der Optik mit dem Hornhautendothel kommt es zu Endothelzellverlust und bullöser Keratopathie [8, 10]. Glaukom und ein erhöhtes Risiko einer Ablatio retinae [6] werden ebenfalls beschrieben. Ähnliche Probleme bieten sich nach Implantation der irisgestützten Linsen.

Eine bisher kaum angewandte Alternative ist die Implantation einer retropupillären, epilentikulären Linse zur Myopiekorrektur. Fehlende Alteration des Kammerwinkels sowie eine größere Distanz des prominenten Randes der Optik zum Hornhautendothel führen möglicherweise zu einer Reduktion der aufgeführten Komplikationen. Ziel unserer Untersuchungen war es daher, die Lagebeziehung dieser retropupillären Myopielinsen zu den umgebenden Bulbusstrukturen und das Zentrierungsverhalten zu erfassen.

## Material und Methoden

Die von uns für die retropupilläre Implantation verwendeten Myopielinsen wurden aus heiß vulkanisiertem Silikonelastomer hergestellt (Firma Adatomed). Der Durchmesser dieser One-peace-Linsen variiert zwischen 11,0 und 12,5 mm. Die plane Haptik sollte eine breitbasige Abstützung im Sulcus ciliaris ermöglichen. Die Dicke des peripheren Randes der Optik variiert und ist dabei bei hoher negativer Brechkraft der Linse beträchtlich (Abb. 1). In insgesamt zehn menschlichen Leichenaugen wurden diese Silikonlinsen implantiert. Vor jeder Implantation wurde die Bulbuslänge mit der A-Bild-Echographie bestimmt.

Die Silikonmyopielinsen wurden über eine 6,5-mm-Tunnelinzision implantiert. Die Vorderkammer wurde während der Implantation mit viskoelastischer Substanz (Healon) gefüllt. Nach der Implantation wurde diese Substanz vollständig abgesaugt.

Mit Hilfe der Ultraschallbiomikroskopie wurde anschließend der Vorderabschnitt und somit auch die Silikonlinse und ihre Lagebeziehung zu den umge-

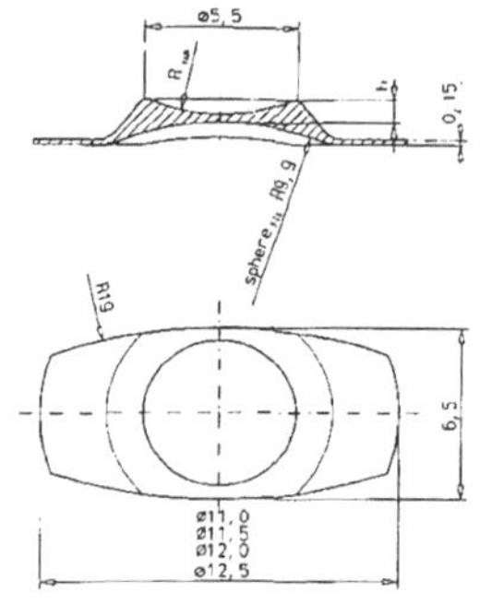


**Abb. 1.** Geometrie der Silikonmyopielinse

benden Bulbusstrukturen erfaßt. Dieses Ultraschallgerät erzeugt eine Frequenz von 50 MHz, ermöglicht dadurch ein Auflösungsvermögen von 50 µm bei Reduktion der Eindringtiefe auf 5 mm. Somit ist eine mikroskopische Darstellung des vorderen Augensegmentes möglich. Die Untersuchungsergebnisse sind aber nicht nur von den gerätetechnischen Parametern, sondern auch von den Eigenschaften der durchschallten Medien abhängig. Die Schalleitungsgeschwindigkeit von Silikon (982 m/sec) ist bedeutend geringer als die Konstanten von Wasser (1530 m/sec), Hornhaut (1620 m/sec) und Linse (1640 m/sec). Des weiteren tritt eine hohe Reflexion des Schalls an der Grenzfläche Kammerwasser/Silikon auf (Reflexionskoeffizient 26,3%).

## Ergebnisse

Mit Hilfe der Ultraschallbiomikroskopie war es möglich, die implantierten Silikonlinsen in ihrer gesamten Ausdehnung zu erfassen. Bei den uns zur Verfügung stehenden Leichenaugen handelte es sich überwiegend um emmetrope Augen. Die mittlere Bulbuslänge betrug 25,11 mm. In Tabelle 1 werden die Parameter der implantierten Silikonlinsen, die Bulbuslängen und das Zentrierungsverhalten aufgeführt.

Die Lagebeziehung der Haptik zu den umgebenden Bulbusstrukturen ließ sich exakt erfassen. Bei vier der zehn Linsen befand sich die Haptik beiderseits im Sulcus ciliaris. Bei weiteren drei Linsen war die Haptik auf einer Seite im Sulcus ciliaris, auf der gegenüberliegenden Seite gering posterior des Sulcus ciliaris (Abb. 2) lokalisiert, diese Linsen waren nur geringfügig dezentriert.

Linsen mit einer hohen negativen Brechkraft (Nr. 6 und 7) waren auf Grund der Dicke des peripheren Randes der Optik schwer zu implantieren. Wir konnten nur ein dezentriertes Sitzverhalten erzielen (Abb. 3). Die Haptik befand sich auf einer Seite im Sulcus ciliaris, auf der gegenüberliegenden Seite lag die Haptik, vermutlich nach Ruptur der Zonulafasern, im Bereich des gesamten Ziliarkörpers.

**Tabelle 1.** Untersuchungsparameter

| Nr. | Parameter der Myopie-IOL | | Bulbus-länge | Vorder-kammer-tiefe[a] | Zentrierungs-verhalten halten |
| --- | --- | --- | --- | --- | --- |
| | Gesamt-durch-messer | Brechkraft [dpt] | | | |
| 1 | 11,8 | −8,0 | 25,25 | 1,63 | Zentriert |
| 2 | 11,8 | −15,5 | 24,94 | 1,70 | Zentriert |
| 3 | 12,5 | −8,0 | 23,32 | 2,03 | Dezentriert |
| 4 | 11,8 | −15,5 | 24,86 | 2,9 | Zentriert |
| 5 | 11,8 | −8,0 | 26,94 | 2,3 | Zentriert |
| 6 | 12,3 | −21,0 | 25,48 | 2,6 | Dezentriert |
| 7 | 12,3 | −21,0 | 24,54 | 1,93 | Dezentriert |
| 8 | 11,8 | −8,0 | 23,78 | 2,0 | Gering dezentriert |
| 9 | 11,8 | −8,0 | 25,71 | 2,69 | Gering dezentriert |
| 10 | 11,8 | −15,5 | 26,29 | 2,69 | Gering dezentriert |

[a] Abstand Vorderfläche der Optik der Silikonlinse zum Hornhautendothel

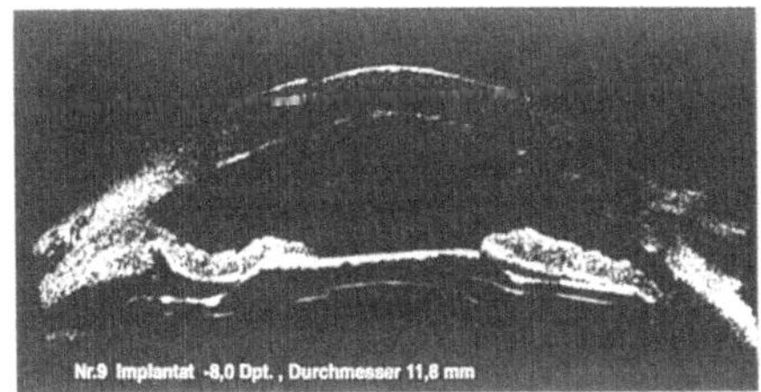

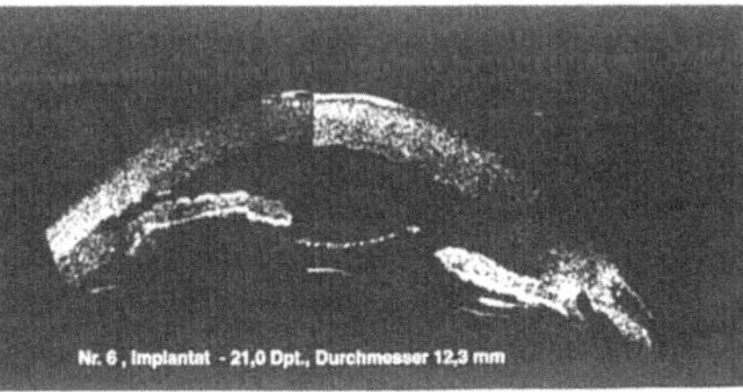


**Abb. 2.** Ultraschallbiomikroskopischer Befund des Vorderabschnittes mit gering dezentrierter Silikonmyopielinse

**Abb. 3.** Ultraschallbiomikroskopischer Befund des Vorderabschnittes mit deutlicher dezentrierter Silikonmyopielinse

Das Zentrierungsverhalten der Implantate ergibt sich aus der Lagebeziehung der Haptik zu den umgebenden Bulbusstrukturen. Bei sieben der zehn Implantate konnte eine ausreichende Zentrierung erzielt werden. Drei Implantate waren deutlich dezentriert und induzieren somit einen erheblichen inneren Astigmatismus.

Ein weiteres Ziel unserer Untersuchungen, die Kontaktflächen zwischen Optik der Silikonlinse und natürlicher Linse zu erfassen, gelang nicht. Die natürliche Linse ließ sich nicht darstellen. Die Ursache dafür ist in der hohen Reflexion des Schalls an der Grenzfläche Kammerwasser/Silikon zu sehen. Des weiteren

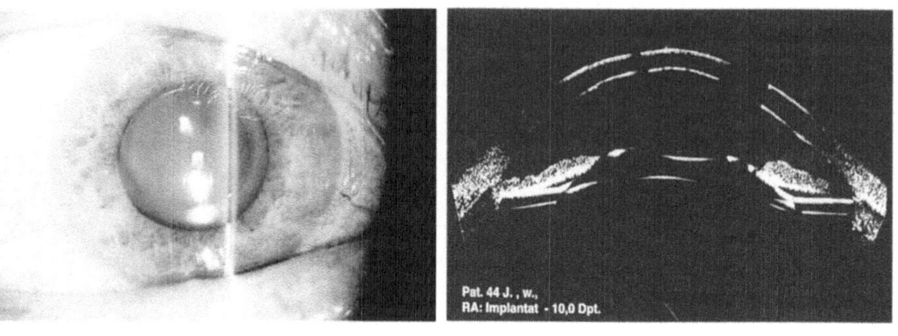


a                                                                                    b

**Abb. 4. a** Spaltlampenmikroskopischer Befund 3 Jahre nach Implantation einer Silikonmyopielinse (rechtes Auge) **b** ultraschallbiomikroskopischer Befund desselben Auges

wird die Geometrie der Silikonlinse aufgrund der geringen Schalleitungsgeschwindigkeit verzerrt wiedergegeben. Ähnlich wie bei einem silikonölgefüllten Auge erscheinen die Abbildungen zu groß. Auch die Limitierung der Eindringtiefe bei dieser Untersuchungsmethode trug dazu bei, daß sich die natürliche Linse nicht darstellen ließ.

Des weiteren hatten wir die Möglichkeit, eine 44jährige Patientin, der im April 1992 wegen einer Kontaktlinsenunverträglichkeit bei Myopia magna beiderseits epilentikuläre Myopielinsen implantiert wurden, zu untersuchen. Der Visus betrug rechts mit Korrektur 0,6, bedingt durch myope Fundusveränderungen, links war der Visus mit Korrektur voll. Postoperativ wurden die Linsen von der Patientin komplikationslos vertragen, Blendungsphänomene wurden negiert. Spaltlampenmikroskopisch zeigte sich ein regelrechter Befund der vorderen Augenabschnitte. In Mydriasis mit regredienter Beleuchtung war die zentrierte Optik der Silikonlinsen deutlich sichtbar (Abb. 4). Wir konnten keine Anzeichen einer beginnenden Katarakt feststellen. Ultraschallbiomikroskopisch stellte sich die Haptik beiderseits im Sulcus ciliaris dar, die Myopielinsen waren exakt zentriert (Abb. 5).

## Diskussion

Wie bereits einleitend aufgeführt, können kammerwinkelfixierte und irisfixierte Myopielinsen schwere Komplikationen verursachen. Auch die Entfernung der klaren Linse mit Hinterkammerlinsenimplantation ist aufgrund des Ablatiorisikos und der aufgehobenen Akkomodation gerade für junge Patienten keine ideale Lösung. Daher scheint die Suche nach einer neuen Linse mit geringer Komplikationsrate folgerichtig.

Eine möglicherweise gute Alternative der optischen Rehabilitation bei hoher Myopie stellt die Implantation einer retropupillaren Myopielinse dar. Bisher gibt es kaum Veröffentlichungen über diese neue Silikonmyopielinse. Choyce [3] berichtet darüber, daß Fjodorow diese Linsen mit Erfolg implantiert hat. Fechner [5] verwendet diese Linsen seit November 1991 statt der Worst-Fechner-Irisklauenlinse, nachdem er sich davon überzeugt hatte, daß die Katarakt keine Komplikation darstellt. Langzeitstudien sind nicht bekannt.

Durch unsere Untersuchungen konnten wir nachweisen, daß diese Implantate mit geringer negativer Brechkraft und einem Gesamtdurchmesser von 11,8 mm ein gutes Zentrierungsverhalten aufweisen. Aufgrund fehlender Mydriasis und postmortaler Quellung des Hornhautstromas hatten wir erschwerte Bedingungen bei der Implantation dieser Linsen. In vivo lassen sich unter optimalen Bedingungen bessere Ergebnisse erzielen, wie auch die postoperativen Resultate der von uns untersuchten Patientin zeigen.

Nach Implantation von Linsen mit sehr hoher negativer Brechkraft und großem Gesamtdurchmesser (12,3 mm oder 12,5 mm) sahen wir erhebliche Dislokationen. Zwei Gründe sind hierfür denkbar: 1. die problematische Implantation bei großer Dicke des peripheren Randes der Optik unter unseren ungünstigen Bedingungen und 2. ein zu großer Gesamtdurchmesser dieser Implantate. Der Durchmesser des Sulcus ciliaris beträgt nach Messungen von Park [9] 11,0 ± 0,5 mm. Anders als bei kompressiblen, offenen 2-Schlingen-PMMA-Linsen, bei denen ein großer Gesamtdurchmesser von 13,5 mm oder 14,0 mm eine stabile Fixation der Haptik im Sulcus ciliaris ermöglicht, besitzen diese Silikonlinsen eine flächig ausgeformte Haptik. Guthoff et al. [7] konnten bei Messungen zur Rückstellelastizität von Intraokularlinsenhaptiken nachweisen, daß es bei einer Kompression der Haptik an der erwarteten Kontaktstelle mit dem intraokularen Gewebe bei weichen Linsen aus Silikon mit dieser Haptikkonfiguration zur anteroposterioren Verkippung der Linsenhaptik kommt. Dieses ist aufgrund der anatomischen Verhältnisse in vivo nur in begrenztem Ausmaß möglich. Dezentrationen und Luxationen auch in die Vorderkammer werden zu erwarten sein, wenn der Durchmesser dieser Myopielinse deutlich größer als der des Sulcus ciliaris ist. Die gleichen Probleme wurden auch nach Implantation von Silikonlinsen in den Kapselsack beschrieben, deren Haptikgeometrie den von uns untersuchten Myopielinsen gleicht und deren Gesamtdurchmesser deutlich über dem des Kapselsackes lag [4, 11].

Des weiteren besitzen diese Linsen eine sehr hohe Rückstellelastizität, die nahezu zeitunabhängig konstant bleibt. Dieses könnte bei geplanter Sulcus-ciliaris-Fixation zu vielfach beschriebenen Gewebsschäden und Störungen der Blut-Kammerwasser-Schranke führen.

Ein Durchmesser von 11,8 mm ist nach unseren Untersuchungen für eine retropupillare Silikonmyopielinse für eine stabile Fixation ausreichend, ein größerer Durchmesser scheint aus den oben aufgeführten Gründen wenig sinnvoll. Linsen mit einem Durchmesser von 11,0 mm standen uns nicht zur Verfügung und bedürfen der Überprüfung, ob sie eine stabile Fixation ermöglichen.

Erst nach Auswertung von in-vivo-Langzeitstudien hinsichtlich der Entwicklung einer Katarakt, des Zentrierungsverhaltens, störender optischer Phänomene bei Dunkeladaptation und Erfassung sämtlicher Komplikationen dieser retropupillaren, epilentikulären Myopielinsen wird es möglich sein, dieses Implantat richtig einzuordnen.

## Literatur


1. Buratto L, Ferrari M, Genisi C (1993) Keratomileusis for myopia with the excimer laser (Buratto technique): short-term results. Suppl Refract Corneal Surg 9 : 130–133
2. Colin J, Mimouni F, Robinet A, Conrad H, Mader Ph (1990) The surgical treatment of high myopia: comparison of epikeratoplasty, keratomileusis and minus power anterior chamber lenses. Refract Corneal Surg 6 : 245–251
3. Choyce P (1992) The correction of high myopia. Refract Corneal Surg 8 : 242–245
4. Faulkner GD (1986) Early experience with STAAR silicone elastic lens implants. J Cataract Refract Surg 12 : 36–39
5. Fechner PU, Strobel J, Wichmann W (1991) Correction of myopia by implantation of a concave Worst-iris claw lens into phakic eyes. Refract Corneal Surg 7 : 286–298
6. Foss AJE, Rosen PH, Cooling RJ (1993) Retinel detachment following anterior chamber lens implantation for the correction of ultra-high myopia in phakic eyes. Br J Ophthalmol 77 : 212–213
7. Guthoff R, Abramo F, Draeger J (1990) Zur Rückstellelastizität von Intraokularlinsenhaptiken verschiedener Geometrie und verschiedenen Materials. Klin Monatsbl Augenheilkd 197 : 27–32
8. Mimouni F, Colin J, Koffi V, Bonnet P (1991) Damage to the corneal endothelium from anterior chamber intraokular lenses in phakic myopic eyes. Refract Corneal Surg 7 : 277–281
9. Park SB, Brems RN, Parsons MR, Pfeffer BR, Isenberg RA, Langley KE, Apple DJ (1986) Posterior chamber intraocular lenses in a series of 75 autopsy eyes. Part II: Postimplantation loop configuration. J Cataract Refract Surg 12 : 363–366
10. Saragoussi JJ, Cotinat J, Renard G, Savodelli M, Abenhaim A, Pouliquen Y (1991) Damage of the cornea endothelium by minus power anterior chamber intraokular lenses. Refract Corneal Surg 7 : 282–285
11. Skorpik C, Menapace R, Gnad HD, Grasl M, Scheidel W (1987) Evaluation of 50 silicone posterior chamber lens implantations. J Cataract Refract Surg 13 : 640–643

# Astigmatismus

# Kataraktchirurgie mit kontrolliertem Astigmatismus –
# Eine neue Herausforderung

D. T. Pham

**Zusammenfassung.** Die neue Herausforderung in der Kataraktchirurgie besteht in dem kontrollierten Astigmatismus. Dies kann durch gezielte Wahl des Inzisionsorts erreicht werden. Mit einer 7-mm-Inzision kann durch einen skleralen bzw. kornealen Tunnelschnitt ein intendierter Astigmatismus induziert werden. So kann ein mäßiger präoperativer Astigmatismus durch die Kataraktinzision effektiv reduziert oder korrigiert werden. Da in 36% des präoperativen Astigmatismus bei Patienten mit einer senilen Katarakt ein inverser Astigmatismus besteht, ist ein lateraler Zugang indiziert. Hierbei muß berücksichtigt werden, daß dadurch nur etwa 50% des Korrektureffekts im Vergleich zu dem superioren Zugang zu erwarten sind. Ein präoperativer inverser Astigmatismus höher als 3 dpt kann deshalb nur mit einer zusätzlichen lamellierenden Keratotomie korrigiert werden. Wird ein Zielastigmatismus von bis 1,0 dpt angestrebt, so können 90% der operierten Patienten durch die beschriebenen Maßnahmen dieses Kriterium erfüllen.

**Summary.** The new challenge of cataract surgery is that the procedure should be performed with a controlled astigmatism. Depending on the location and site of the incision, the cataract incisions, mm in length, can induce an astigmatism of about 1 dpt by scleral and up to 3 dpt by clear corneal tunnel techniques. Therefore, proper planning of the incision is an effective way of reducing low to moderate amounts of preoperative astigmatism. In 36% of pre-existing astigmatism an against – the rule (ATR) astigmatism could be found in senile cataract patients. In these cases a lateral approach is recommended. However, the lateral approach induces only approx. 50% of the correcting effect generated by superior incisions. A preoperative ATR astigmatism of more than 3 dpt can only be corrected by a cataract incision combined with an astigmatic lamellar keratotomy. The goal of these procedures is limitation of the postoperative astigmatism to 1.0 dpt. The clinical results showed that 90% of operated eyes reached this new standard.

## Einleitung

Der postoperative Astigmatismus schränkt die funktionellen Ergebnisse der Kataraktchirurgie ein. So wurde bisher durch zahlreiche Bemühungen versucht, den chirurgisch induzierten Astigmatismus möglichst gering zu halten.

Beim Rückblick auf 30 Jahre Kataraktchirurgie bis 1980, also bis zur Ära der modernen Kataraktchirurgie, konnten Hofmann und Brunner [9] die Ergebnisse des postoperativen Astigmatismus von 1950–1980 aufzeichnen. So wurde festgestellt, daß lediglich ca. 40% der Patienten nach i.c.-Kataraktextraktion mit Kryoextraktion einen geringeren Astigmatismus als 2.0 dpt hatten. Der Anteil der Patienten mit postoperativ hohem Astigmatismus war beträchtlich. Hierbei muß

R. Rochels et al. (Hrsg.)
9. Kongreß der DGII
© Springer-Verlag Berlin Heidelberg 1995

man auch daran denken, daß der postoperative Wert nicht nur in den ersten 4–6 Wochen bis zu der Fadenentfernung, sondern auch nach Jahren noch zunehmen kann [2, 22].

Bekanntlich spielt die Größe des Starschnitts bzw. der Inzisionsbreite eine der wichtigsten Rollen bei der Entwicklung des postoperativen Astigmatismus. Nachdem die Phakoemulsifikation eingeführt wurde, wurde der chirurgisch induzierte Astigmatismus durch Reduzierung der Wundöffnung entscheidend verbessert. Ein weiterer wichtiger Faktor ist die Naht. Die Verkleinerung der Inzision auf ca. 7 mm und die Einführung der Kreuzstichnaht nach Implantation einer konventionellen PMMA-Hinterkammerlinse ermöglichte eine weitere Verbesserung in Hinblick auf eine Astigmatismusinduktion. Die Kleinschnittechnik mit einer Inzisionsbreite von ca. 3,5 mm für Phakoemulsifikation und Implantation einer faltbaren Linse mit einer reduzierten Naht stellt die weitere Entwicklung in den 80er Jahren dar. Zwischen einer 3,5-mm- und 7-mm-Skleralinzision besteht längerfristig offensichtlich kein signifikanter Unterschied. Der induzierte Astigmatismus liegt und knapp 1,0 dpt. Lediglich in der frühpostoperativen Phase induziert der größere Schnitt einen deutlich höheren Astigmatismus, der hauptsächlich auf die Naht zurückzuführen ist [14].

Würde man einen Zielastigmatismus von höchstens 1 dpt festlegen, so erreichten immerhin 66% der operierten Patienten mit 7-mm-Skleralinzision und Kreuzstichnaht diese Anforderung. Die Verteilungskurve der Astigmatismen nähert sich in der spätpostoperativen Phase der präoperativen Kurve [3]. Allerdings sind in der frühpostoperativen Phase häufig Patienten mit einem höheren Astigmatismus vor allem über 2,5 dpt anzutreffen [3].

Einen wichtigen Durchbruch stellt die Einführung der selbstschließenden Wundkonstruktion mit der No-stitch-Technik dar. Man kann den wichtigsten Faktor der Astigmatismusinduktion, nämlich die Nahtfixation, nun ausschließen. Ohne Naht zeigt die No-stitch-Technik in Hinblick auf den Astigmatismus zwei wesentliche Vorteile: der postoperative Astigmatismus ist sehr früh stabil, d. h., nach ca. 14 Tagen ist in der Regel keine wesentliche Änderung mehr zu erwarten und der Betrag des induzierten Astigmatismus ist gering. Mit einer 7 mm skleralen Tunnelinzision liegt der induzierte Astigmatismus knapp unter 1 dpt. Hierbei ist zu vermerken, daß dieser Betrag von unterschiedlichen Autoren reproduzierbar ist, bei geringen Unterschieden in der Inzisionsbreite: Pfleger 4,5 mm [13], Hunold 5 mm [10], Sinskey 6 mm [20], Joergensen 6,5 mm [4], Drosch 7,0 mm [3]. Wir ziehen eine 7 mm Tunnelbreite vor, weil dadurch eine IOL bis 6,5 mm Optikdurchmesser auch in höheren Dioptriestärken ohne Stretchen der Wunde implantiert werden kann.

Somit wurde der postoperative Astigmatismus um einen Schritt weiter verbessert. In 78% der operierten Patienten lag dieser höchstens bis 1 dpt [3].


## Der kontrollierte postoperative Astigmatismus

Wir wissen inzwischen, daß neben der Inzisionsbreite der Inzisionsort einen wichtigen Einfluß auf den postoperativen Astigmatismus hat [16]. Während die

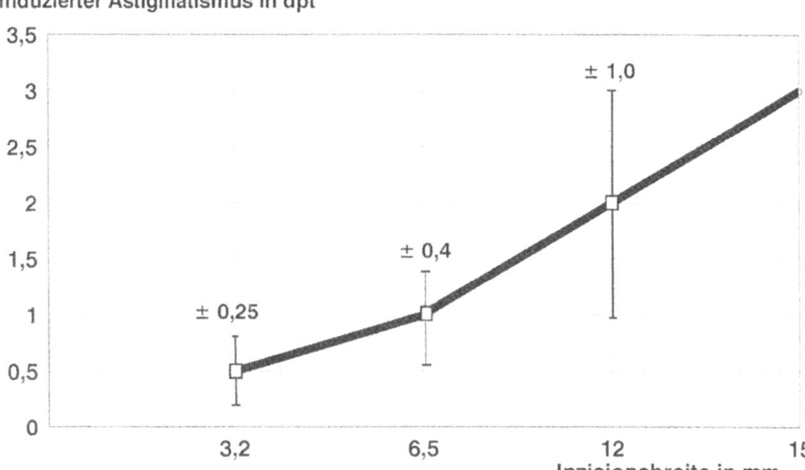


**Abb. 1.** Verhältnis des chirurgisch induzierten Astigmatismus zur Inzisionsbreite. Die Astigmatismusinduktion steigt nahezu linear zu der Breite der Inzision an

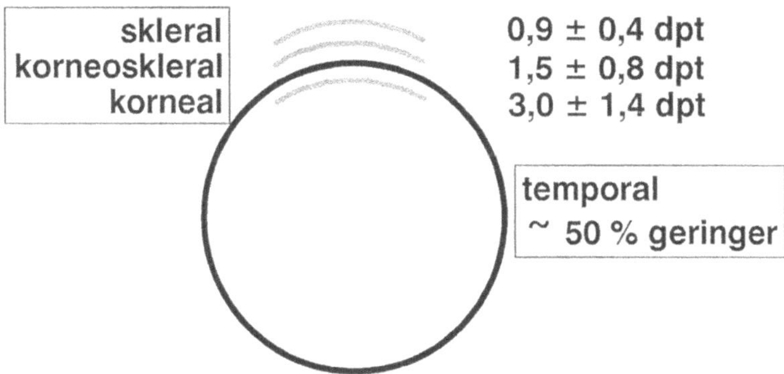


**Abb. 2.** Induziertr Astigmatismus der 7-mm-Tunnelinzision entsprechend den verschiedenen Lokalisationen

Höhe der Astigmatismusinduktion linear zu der Breite der Inzision ansteigt (Abb. 1), verhält sich die Astigmatismusinduktion analog, wenn der Inzisionsort von skleral nach korneal gelegt wird.

Abbildung 2 zeigt die Summe des abflachenden Effekts in der Eingriffsache und des aufsteilenden Effekts des im 90° dazu stehenden Meridians.

Es ist zu bemerken, daß die höchste erreichbare Astigmatismusinduktion mit einem kornealen Tunnelschnitt zum Beispiel von 7 mm Inzisionsbreite im Mittel bei 3 dpt liegt [6]. Wird die Inzision in der temporalen Region gelegt, ist der postoperative Astigmatismus etwa halb so groß wie in der superioren Region [16, 17].

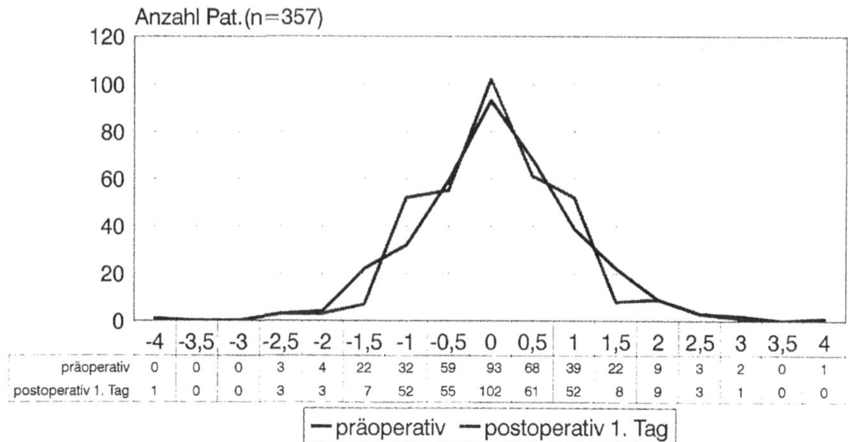

Abb. 3. Verteilung des Astigmatismus mit kontrolliertem Verfahren am 1. postoperativen Tag. Es zeigt sich postoperativ eine größere Häufung der Patienten ohne Astigmatismus bzw. mit einem geringen Astigmatismus bis 1 dpt

Wenn man bewußt die Lokalisation der Schnittführung möglichst am steileren Meridian wählt, kann man den postoperativen Astigmatismus kontrollieren bzw. einem präoperativen Astigmatismus effektiv entgegenwirken.

Unser Ziel ist es, möglichst bei vielen Patienten bereits am 1. postoperativen Tag einen geringen Astigmatismus von höchstens 1 dpt zu erreichen. Dafür ist es wichtig, daß man vor dem OP-Beginn an den präoperativen Astigmatismus denkt und diesen bereits bei der ersten Schnittführung berücksichtigt.

Da in 36% des präoperativen Astigmatismus bei Patienten mit seniler Katarakt ein Astigmatismus gegen die Regel besteht, soll der laterale Zugang eine routinemäßige Anwendung in der täglichen Arbeit finden. Der Schnitt soll hierbei im Bereich der korneoskleralen Grenze gelegt werden, damit die gewünschte refraktive Wirkung zustandekommt und der inverse Astigmatismus reduziert werden kann. Ein skleraler Tunnelschnitt in der temporalen Region ist refraktiv unwirksam. Er stellt einen echten „astigmatismusneutralen" Zugang dar.

Liegt präoperativ ein Astigmatismus von höher als 3 dpt vor, kann dieser zusammen mit der Kataraktoperation durch eine lamellierende Keratotomie korrigiert werden; dieses gilt besonders bei einem Astigmatismus gegen die Regel. Hierbei wird in der 7 oder 8 mm optischen Zone eine paarige 3 mm korneale Tunnelinzision am steileren Meridian durchgeführt, nachdem zuvor die Kataraktoperation mit einem skleralen Tunnelschnitt am gleichen Meridian vorgenommen wurde [1].

Liegt präoperativ ein Astigmatismus nach der Regel von 2 bis 3 dpt vor, wird dieser mit einem kornealen Schnitt bei 12 Uhr korrigiert [6]. Hierbei soll eine Sicherheitsnaht gelegt werden, da durch die breite Inzision die Wundstabilität destabilisiert werden kann.

Mit dem oben beschriebenen Vorgehen können wir folgende Ergebnisse erzielen:

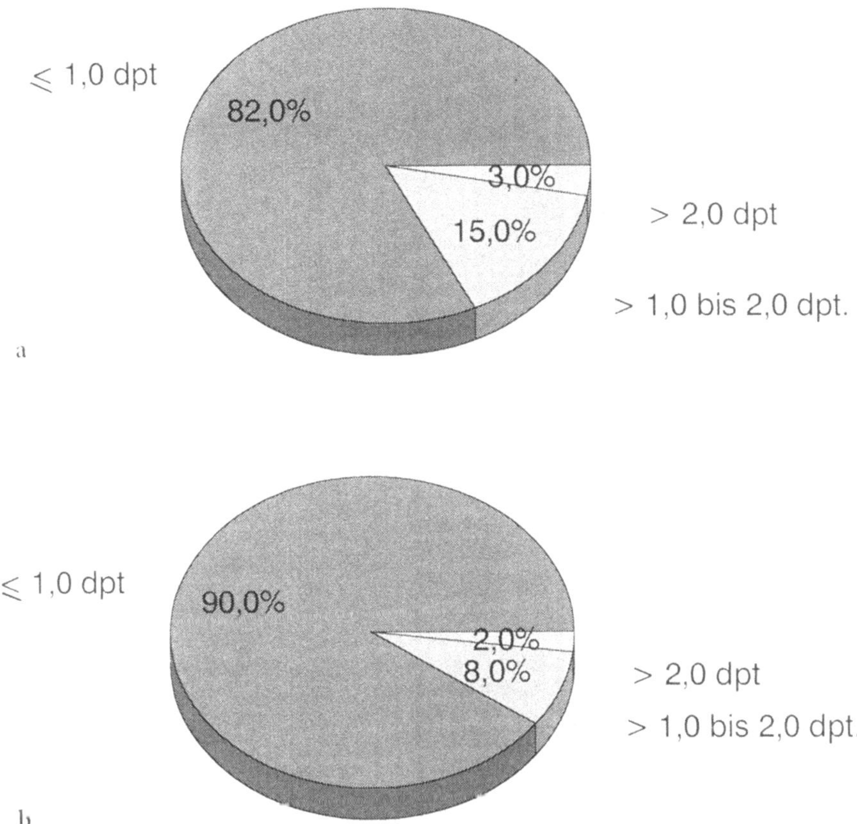


**Abb. 4.** Prozentuale Verteilung des **a** prä- und **b** postoperativen Astigmatismus. Mit dem kontrollierten Verfahren ist der Anteil der Patienten ohne oder mit einem geringen Astigmatismus bis 1 dpt postoperativ sogar häufiger als präoperativ

Die Abb. 3 zeigt, daß bereits am ersten postoperativen Tag Patienten häufig keinen Astigmatismus hatten. Darüber hinaus ist zu bemerken, daß wenige Patienten mit höherem Astigmatismus anzutreffen waren.

Insgesamt liegt der Astigmatismus in 90% höchstens bei 1 dpt. Die Verteilung des postoperativen Astigmatismus zugunsten des kontrollierten Verfahrens ist somit besser als der präoperative Befund (Abb. 4). Der Fortschritt läßt sich noch deutlicher erkennen, wenn man die Verteilung des Astigmatismus 4 Wochen postoperativ mit den entsprechenden Ergebnissen nach skleralem Schnitt und Kreuzstichnaht vergleicht (Abb. 5). Es zeigt sich, daß nicht nur die Häufigkeit der Patienten mit geringem Astigmatismus bis 1 dpt um 20% zunimmt. Patienten mit höherem Astigmatismus bis 2 dpt sind um $^1/_3$ und über 2 dpt um die Hälfte verringert worden. Entsprechend der Natur der selbstschließenden Wundkonstruktion gelten diese Ergebnisse auch längerfristig als stabil [2].

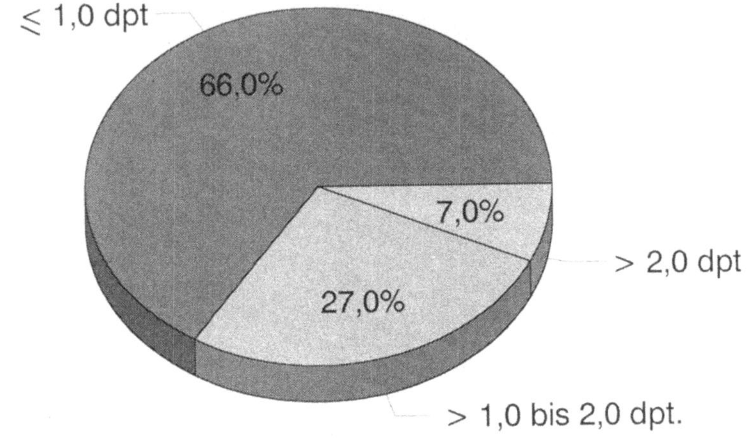



## 4 Wochen postoperativ

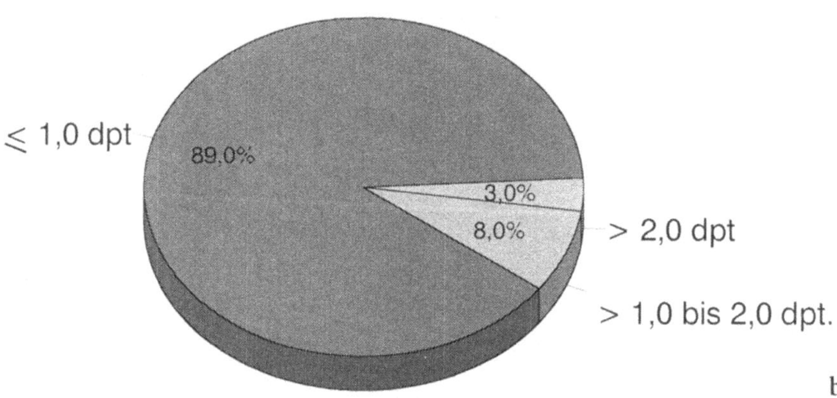



**Abb. 5.** Prozentuale Verteilung des postoperativen Astigmatismus nach **a** einer 7 mm skleralen Inzision mit Naht und **b** einem 7 mm skleralen Tunnelschnitt ohne Naht im Vergleich. Das Ziel mit dem höchsten postoperativen Astigmatismus bis 1 dpt wurde weit häufiger mit dem kontrollierten Verfahren erreicht

## Diskussion

Die Perfektionierung der Wundkonstruktion hat insbesondere in bezug auf die postoperative Astigmatismusreduzierung zweifellos einen hohen Stand erreicht. Die Wundstabilität muß jedoch immer im Vordergrund stehen. Es soll deshalb auch hier betont werden, daß der chirurgisch induzierte hohe Astigmatismus als eine postoperative Komplikation angesehen werden kann. Ein erhöhtes Infektionsrisiko aufgrund der Wundinstabilität soll jedoch in keinem Fall provoziert werden. Eine korneale Inzision breiter als 3,5 mm stellt unseres Erachtens ein solches Risiko dar und sollte deshalb stets mit einer Naht gesichert werden. Wir korrigieren einen hohen präoperativen Astigmatismus mit einem 7 mm kornealen Tunnelschnitt [6]. Die Inzision wird mit einer radiären Naht gesichert, und zwar in der Weise, daß der Bulbus zunächst tonisiert wird, bevor die gelegte Naht fest verknotet wird. So werden die leicht verschobenen Wundlamellen festgehalten. Liegt postoperativ ein Übereffekt der Korrektur vor, wird die Naht eher länger belassen. Besteht ein Untereffekt, d. h., der Faden wurde zu fest geknotet, wird dieser ca. 4 Wochen postoperativ entfernt, damit der Korrektureffekt ermöglicht wird.

Die Wundstabilität eines skleralen und korneoskleralen Tunnelschnitts wurde von uns experimentell und klinisch überprüft [18]. Bis zu einer Inzisionsbreite von 7 mm kann man sich auch ohne Naht auf eine hohe Sicherheit des Wundverschlusses verlassen, wenn die Wundkonstruktion adäquat gestaltet wird.

Der induzierte Astigmatismus und somit die intendierte Astigmatismuskorrektur hängen hauptsächlich von der Inzisionsbreite und dem Inzisionsort ab. Vereinzelt können nach entsprechendem Vorgehen dennoch unerwartete Ergebnisse beobachtet werden. Es sind Ausreißer mit einem postoperativen Astigmatismus von 2–4 dpt. Diese Werte können vorübergehend oder auch stabil sein. Häufige Ursachen dafür können sein: falsche Messung oder Ablesung der Keratometerwerte, so daß man am flachen Meridian operiert. Es ist deshalb ratsam, stets die Werte beider Augen zu vergleichen und gegebenenfalls zu überprüfen. In der Regel haben beide Augen etwa gleiche Zylinderachsen. Nicht selten können Patienten mit fortgeschrittenen Linsentrübungen schlecht fixieren. Eine intensive Kauterisierung der limbalen Gefäße ruft auch eine Aufsteilung des entsprechenden Hornhautmeridians hervor [5]. Der Effekt ist vorübergehend wie bei passagerer okulärer Hypo- oder Hypertension. Durch multivariante Analyse wissen wir darüberhinaus, daß neben dem Alter des Patienten auch die Höhe des präoperativen Astigmatismus einen Einfluß auf die Höhe der Astigmatismusinduktion hat.

Schließlich sei hier auch noch erwähnt, daß die Tunnellänge von mehr als 2 mm weder Vorteile in der Minimierung des induzierten Astigmatismus noch in der operativen Sicherheit bringen kann [23]. Vielmehr kann es bei einer langen Tunnelung zu einer Störung der kornealen Transparenz durch Descemetfältelungen bis hin zur Descemetolyse kommen.

## Literatur

1. Anders N, Pham DT, Linke J, Wollensak J (1995) Bogenförmige lamellierende Keratotomie zur Astigmatismuskorrektur: Klinische Ergebnisse unter besonderer Berücksichtigung von Endothelzellzahl, Blendvisus und tageszeitlicher Refraktionsschwankung. In: Rochels R, Duncker G, Hartmann Ch (Hrsg) 9. Kongreß der Deutschsprachigen Gesellschaft für Intraokularlinsen Implantation. Springer, Berlin Heidelberg New York Tokyo, S 309–318
2. Drews RC (1995) Astigmatismus after cataract surgery: Nylon versus Mersilene. Five-year data. J Cataract Refract Surg 21 : 70–72
3. Drosch S, Pham DT, Wollensak J (1994) 1-Jahres-Ergebnisse des Astigmatismus nach Kataraktoperation. Wundverschluß mit Kreuzstichnaht vs. No-Stitch-Technik. Ophthalmologe 91 : 434–438
4. Joergensen JS, Onzain I, Müller-Bergh J (1992) Wundverschluß ohne Naht: Ergebnisse von 65 Fällen nach Kleinschnittkataraktextraktion mit einer Schnittöffnung von 6,5 mm. In: Neuhann Th, Hartmann C, Rochels R (Hrsg) 6. Kongreß der Deutschen Gesellschaft für Intraokularlinsen Implantation. Springer, Berlin Heidelberg New York Tokyo, S 46–50

5. Grabow HB (1991) Early results of 500 cases of no stitch cataract surgery. J Cataract Refract Surg 17 (Suppl) : 726–730

6. Grote A, Pham DT, Wollensak J (1994) In: Pham DT, Wossensak J, Rochels R, Hartmann Ch (Hrsg) 8. Kongreß der Deutschsprachigen Gesellschaft für Intraokularlinsen Implantation. Springer, Berlin Heidelberg New York Tokyo, S 73–78

7. Hayashi K, Nakao F, Hayashi F (1994) Corneal topographic analysis of superolateral incision cataract surgery. J Cataract Refract Surg 20 : 392–399

8. Heider W, Ohrloff C (1993) Astigmatismusentwicklung nach Kataraktchirurgie und Linsenimplantation ohne Naht. In: Robert YCA, Gloor B, Hartmann C, Rochels R (Hrsg) 7. Kongreß der Deutschsprachigen Gesellschaft für Intraokularlinsen Implantation. Springer, Berlin Heidelberg New York Tokyo, S. 142–146

9. Hofmann H, Brunner H (1981) 30 Jahre Kataraktchirurgie. Klin Monatsbl Augenheilkd 179 : 234–242

10. Hunold W, Auffarth G, Bailitis S, Mehdorn E, Wesendahl T (1992) No-stitch-Technik mit Tunnelinzision bei Kataraktoperationen: Visusentwicklung und postoperativer Astigmatismus. In: Neuhann Th, Hartmann C, Rochels R (Hrsg) 6. Kongreß der Deutschen Gesellschaft für Intraokularlinsen Implantation. Springer, Berlin Heidelberg New York Tokyo, S 497–502

11. Kammann J, Dornbach G, Allmers R (1994) Nahtlose Wundadaptation. Vergleich zwischen Korneal- und Korneoskleralschnitt. Ophthalmologe 91 : 442–445

12. Martin RG, Sanders DR, Van der Karr MA, De Luca M (1992) Effect of small incision intraocular lens surgery on postoperative inflammation and astigmatism. J Cataract Refract Surg 18 : 51–57

13. Pfleger T, Papapanos P, Skorpik C, Menapace R, Weghaupt H (1993) Erste Ergebnisse des postoperativen Astigmatismusverlaufes nach „clear cornea incision" und Wundverschluß ohne Naht. In: Robert YCA, Gloor B, Hartmann C, Rochels R (Hrsg) 7. Kongreß der Deutschsprachigen Gesellschaft für Intraokularlinsen Implantation. Springer, Berlin Heidelberg New York Tokyo, S 109–114

14. Pham DT, Wollensak J, Welzl-Hinterkörner E (1990) Erfahrungen mit der p-HEMA Hinterkammerlinse. Fortschr Ophthalmol 87 : 144–146

15. Pham DT, Wollensak J (1992) „No Stitch"-Kataraktchirurgie als Routineverfahren. Technik und Erfahrung nach 500 Fällen. Tagung der Berlin-Brandenburgischen Augenärztlichen Gesellschaft 12.1991. Klin Monatsbl Augenheilkd 201 : 66–67

16. Pham DT (1994) Lokalisation der selbstschließenden Wundöffnung und korneale Stabilität. In: Pham DT, Wollensak J, Rochels R, Hartmann Ch (Hrsg) 8. Kongreß der Deutschsprachigen Gesellschaft für Intraokularlinsen Implantation. Springer, Berlin Heidelberg New York Tokyo, S 3–10

17. Pham DT, Wollensak J, Liekfeld A (1994) Laterale Eröffnung der Vorderkammer in der Kataraktchirurgie. Tagung der Berlin-Brandenburgischen Augenärztlichen Gesellschaft 12.1993. Klin Monatsbl Augenheilkd 204 : 184–185

18. Pham DT, Wollensak J, Seiler T (1994) Eine standardisierte Wundkonstruktion für No stitch Kataraktchirurgie mit maximaler Inzision bis 12 mm. Experimentelle und klinische Ergebnisse. Ophthalmologe 91 : 429–433

19. Samuelson SW, Koch DD, Kuglen CC (1991) Determination of maximal incision length for true small incision surgery. Ophthalmic Surg 22 : 204–207

20. Sinskey RM, Stoppel JO (1994) Induced astigmatism in a 6.0 mm no stitch frown incision. J Cataract Refract Surg 20-410–416

21. Suzuki R, Kurimoto (1992) Astigmatism after phacoemulsification and aspiration procedure: BENT versus standard incision. Ophthalmologica 205 : 131–137

22. Werblin TP (1992) Astigmatism after cataract extraction: 6-year follow-up of 6.5 and 12 millimeter incisions. Refract Corneal Surg 8 : 448–458

23. Wollensak J, Pham DT, Seiler T, Blondin C (1994) Einfluß der Inzisionsformen und Tunnellänge auf den induzierten Astigmatismus. Ophthalmologe 91 : 439–441

# Bogenförmige lamellierende Keratotomie zur Astigmatismuskorrektur – Klinische Ergebnisse

N. Anders, D. T. Pham, H.-J. Huebscher und J. Wollensak

**Zusammenfassung**

*Hintergrund:* Es ist bekannt, daß rein korneale Tunnelinzisionen in der Kataraktchirurgie zu einer starken Abflachung in der Eingriffsachse führen. Es war daher folgerichtig, diesen nicht beabsichtigten Effekt für eine Astigmatismuskorrektur zu nützen. In einem Leichenaugenmodell konnten wir zeigen, daß auch ohne zu perforieren, mit paarigen, lamellierenden kornealen Schnitten eine deutliche Refraktionsänderung in der Eingriffsachse zu erzielen war. Es sollte nun in einer klinischen Studie die Frage geklärt werden, inwieweit die beobachtete Wirkung durch Wundheilungsprozesse beeinflußt wird.

*Patienten:* In die prospektive Studie wurden 37 Patienten mit einer Nachkontrollzeit von 1 Jahr aufgenommen. Bei allen lag ein durch eine vorausgegangene Kataraktoperation induzierter Astigmatismus von mindestens 2 dpt vor. Es wurden 7- und 8-mm-Zonen und eine einheitliche Bogenlänge von 3 und 5 mm verwendet. Alle Inzisionen waren paarig.

*Ergebnisse:* Der durchschnittliche präoperative Astigmatismus betrug mit dem Ophthalmometer gemessen 3,61 ± 0,92 dpt. Nach 1 Jahr lag er bei 1,03 ± 0,79 dpt. Der induzierte Astigmatismus betrug zu diesem Zeitpunkt 3,05 ± 1,23 dpt. Er lag mit 3,74 ± 1,57 dpt in der 7-mm-Gruppe deutlich über den Werten der 8-mm-Gruppe mit durchschnittlich 2,59 ± 0,73 dpt bei einer einheitlichen Bogenlänge von 3 mm. Der ohne Korrektur erzielte durchschnittliche Visus war präoperativ 0,26 ± 0,12 und nach 1 Jahr 0,58 ± 0,19. Der Blendvisus mit Korrektur verbesserte sich von präoperativ 0,21 ± 0,20 auf postoperativ 0,28 ± 0,16. Die Endothelzellzahl war präoperativ 1798 ± 593, nach 6 Monaten 1784 ± 587 pro mm² und damit statistisch nicht signifikant. Die tageszeitlichen Refraktionsschwankungen waren gegenüber einer Vergleichsgruppe ebenfalls statistisch nicht signifikant unterschiedlich.

*Schlußfolgerung:* Die bogenförmige lamellierende Keratotomie stellt ein neues refraktives Verfahren dar, das stabile postoperative Refraktionsergebnisse liefert, ohne einen signifikanten Einfluß auf die Endothelzellzahl und den Blendvisus zu nehmen oder tageszeitliche Refraktionsschwankungen hervorzurufen.

**Summary**

*Background:* The refractive effect of intracorneal tunnel incisions is well known from the clear cornea technique of the no-stitch procedure for cataract surgery. Using cadaver eyes we had found that nonperforating arcuate lamellar keratotomies also had a refractive effect. In this clinical trial we investigated the influence of wound healing.

*Methods:* The clinical data presented here were obtained from 37 patients with a 1-year follow-up. These 37 patients had undergone previous cataract surgery with an induced astigmatism of at least 2 diopters. Patients were treated with an optical zone of 7 mm or 8 mm. The length of the arcuate incisions was 3 mm or 5 mm. All incisions were paired.

*Results:* The preoperative astigmatism measured with the Zeiss keratometer was 3.61 ± 1.23 D. After 1 year we found the astigmatism to be 1.03 ± 1.23 D. Our results demonstrate that the astigmatism induced by our procedure was 3.05 ± 1.23 D at that time. The induced astigmatism also

R. Rochels et al. (Hrsg.)
9. Kongreß der DGII
© Springer-Verlag Berlin Heidelberg 1995

depended on the width of the optical zone. In the group with a 7 mm optical zone, the induced astigmatism was 3.74 ± 1.57 D. This effect was remarkably higher than that in the 8 mm group (2.59 ± 0.73 D). There were neither any significant differences for visual acuity under glare conditions· or for the number of endothelial cells preoperatively and at 1-year follow-up, nor any variations in refraction depending on the time of day.

*Conclusions:* Arcuate lamellar keratotomy is a new procedure for correction of astigmatism that is able to provide stable refractive results without a high risk of regression and scar formation.

## Einleitung

Rein korneale Tunnelinzisionen bedingen in der Kataraktchirurgie eine starke Abflachung in der Eingriffsachse. Hierbei ist in Abhängigkeit von der Inzisionsbreite eine Astigmatismusinduktion von bis zu 3,1 dpt beobachtet worden [9, 11, 13, 15]. Es bot sich daher an, diesen nichtbeabsichtigten Effekt für eine Astigmatismuskorrektur zu nützen. Experimentelle Untersuchungen an Leichenaugen konnten nachweisen, daß auch mit paarigen, nicht perforierenden, lamellierenden kornealen Schnitten eine stärkere Refraktionsänderung in der Eingriffsachse zu erzielen war als dies mit den bisherigen bogenförmigen T-Inzisionen der Fall ist. Dabei fanden wir eine direkte Proportionalität zur Länge des bogenförmigen Schnittes und eine umgekehrte Proportionalität zur Zonengröße [1]. Eine bogenförmige Schnittführung wurde aus den gleichen Gründen gewählt, wie sie auch von Merlin [14] für den senkrechten Schnitt angegeben wurde: gleichbleibende Distanz zum optischen Hornhautzentrum und gleichbleibende Hornhautdicke.

Es sollte nun die Frage geklärt werden, inwieweit die beobachtete Wirkung durch Wundheilungsprozesse beeinflußt wird. Ferner war zu prüfen, ob eventuelle negative Wirkungen für das Hornhautendothel und den Visus bei Blendung auftreten. Da die bisherige Technik eine Standardisierung der Schnittiefe nur unzureichend erlaubt, sollte zudem untersucht werden, ob zwischen Schnittiefe und refraktiver Wirkung eine Korrelation besteht.

## Patienten und Methoden

Es wurden 37 konsekutive Patienten, die nach Kataraktoperation einen Astigmatismus von mindestens 2,0 dpt aufwiesen, in die vorliegende prospektive Studie aufgenommen. Das Durchschnittsalter der Patienten betrug 73,4 ± 18,6 Jahre. Unter den 37 Patienten waren 10 Männer. 14 der 37 waren rechte Augen. Die durchschnittliche Bulbuslänge betrug 23,4 ± 1,7 mm.

Bei allen Patienten wurden folgende Untersuchungen präoperativ, am 1. postoperativen Tag, nach 1 Woche, 4 Wochen, 6 Monate und 1 Jahr durchgeführt: Subjektive und objektive Refraktionsbestimmung, Visusbestimmung mit und ohne Korrektur in Ferne und Nähe, applanatorische Augendruckmessung, Vermessung der Hornhautkrümmungsradien mit einem mechanischen Zeiss-Ophthalmometer, Bestimmung des „Glare"- und des „Low-contrast"-Visus mit dem

Humphrey-Autorefraktometer. Zudem wurde präoperativ und nach 6 Monaten eine Messung der Endothelzellzahldichte im Hornhautzentrum vorgenommen. Ferner erfolgte nach 6–12 Monaten eine postoperative Messung der Schnittiefe mit einer Scheimpflugkamera.

Die Berechnung der induzierten Astigmatismusänderung wurde nach der vektoranalytischen Methode vorgenommen, wie sie von Seiler und Wollensak [21] beschrieben worden ist.

## Operationstechnik

Die Operation erfolgte ausschließlich in Tropfanästhesie. Eine Bulbusakinesie war somit nicht gegeben. Zunächst wurde am liegenden Patienten unter einem

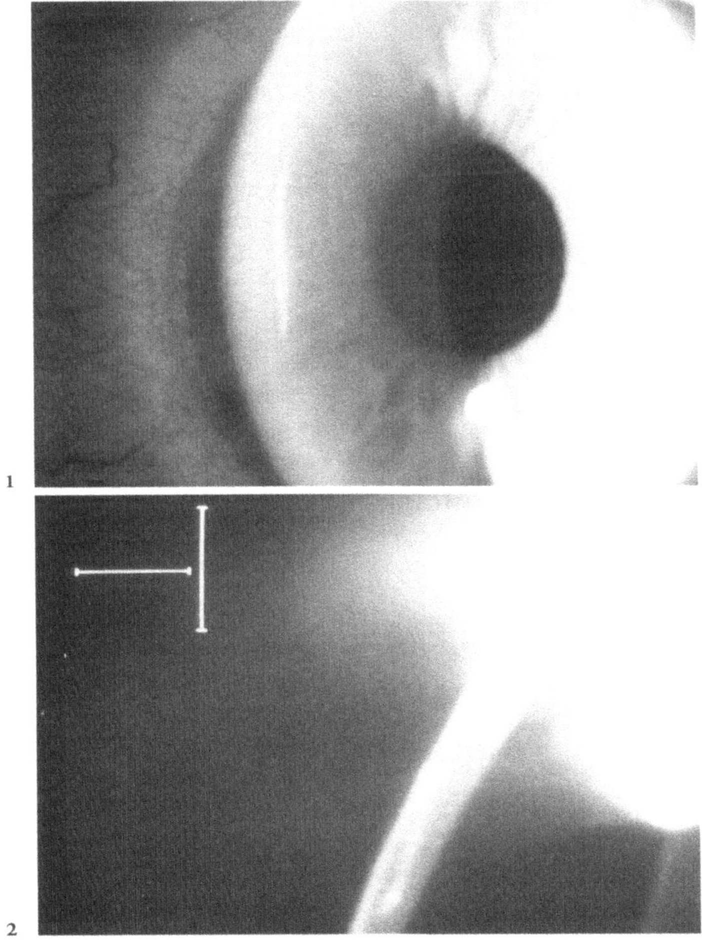

Abb. 1. Klinisches Bild der lamellierenden Keratotomie

Abb. 2. Scheimpflugphoto der lamellierenden Keratotomie

Operationsmikroskop der spätere bogenförmige Schnitt mit einem 7- oder 8-mm-Trepan vorliniert. Dabei wurde streng darauf geachtet, daß ausschließlich das Epithel eingeschnitten wurde. Dann wurden mit einem einstellbaren RK-Diamantmesser zwei, sich gegenüberliegende, bogenförmige Schnitte senkrecht zur Hornhautoberfläche entlang des vorlinierten Kreises mit 3 mm oder 5 mm Bogenlänge vorgenommen. Die primäre Schnittiefe lag bei 200 µm. Anschließend erfolgte von diesem senkrechten Einschnitt ausgehend die lamellierende Präparation zum Zentrum hin mit einem abgewinkelten Diamantmesser in einem Winkel von ca. 30° zur Hornhautoberfläche. Die Länge des lamellierenden Schnittes betrug 1,75 mm. Es resultierte so eine Schnittiefe von ca. 60% der Hornhautdicke (Abb. 1 und 2). Die Astigmatismusänderung wurde anschließend rein qualitativ mit einem Keratometer nach Maloney noch auf dem Operationstisch überprüft.

Zur medikamentösen Nachbehandlung wurden Gentamycin-Augentropfen für 5 Tage 5mal täglich appliziert. Auf eine lokale Steroidgabe wurde in allen Fällen verzichtet.

Bei einer 82jährigen Patientin mit einem Glaucoma absolutum und jetzt normalisierten Druckwerten wurde zunächst eine lamellierende Keratotomie mit 3 mm Bogenlänge und 8 mm optischer Zone vorgenommen. Die Patientin war über Sinn und Zweck des Vorgehens aufgeklärt und mit dem Eingriff einverstanden. Nach 2 Monaten wurde das Auge unter Schonung des Hornhautepithels enukleiert und mit Formalin fixiert. Die Färbung der histologischen Schnitte erfolgte mit Elastica-van-Gieson.

## Ergebnisse

In der klinischen Studie war präoperativ auffällig, daß 30 von 37 Augen einen Astigmatismus gegen die Regel aufwiesen, 6 hatten einen nach der Regel. Eine schräge Achsenlage war nur einmal vertreten. Bei 19 Augen wurden 7 mm optische Zonen mit 3 mm Bogenlänge verwandt, bei 4 Augen die gleiche Zonengröße und 5 mm Bogenlänge und bei 14 Augen eine 8-mm-Zonengröße mit 3 mm Bogenlänge.

Der durchschnittliche präoperative Astigmatismus betrug mit dem Ophthalmometer gemessen 3,61 ± 0,92 (2,0–6,0 dpt, Median 3,25 dpt). Nach 1 Jahr lag der Astigmatismus bei 1,03 ± 0,78 dpt (Tabelle 1). In der Gruppe mit einer Bogenlänge von 5 mm lagen die Untersuchungsergebnisse nur nach 4 Wochen vollständig vor.

Bereits ab dem 8. postoperativen Tag waren die Unterschiede der absoluten Astigmatismuswerte bei einer angenommenen Irrtumswahrscheinlichkeit von 1% nicht mehr statistisch signifikant (Friedman-Test, $p = 0,12$) (Abb. 3).

Die induzierte Astigmatismusänderung, die auch Überkorrekturen über das angestrebte Ziel einer sphärischen Hornhaut hinaus mitberücksichtigt, betrug ophthalmometrisch insgesamt nach 1 Jahr 3,05 ± 1,23 dpt. Die höchsten Werte wurden zum Untersuchungszeitpunkt am 8. postoperativen Tag erreicht. Nach dem 6. postoperativen Monat waren die Unterschiede nicht mehr statistisch signifikant (Friedman-Test, $p = 0,09$). In der Gruppe mit einer Bogenlänge von

**Tabelle 1.** Absolute Astigmatismuswerte (Ophthalmometer) in Dioptrien

| | Insgesamt | 7-mm-Zone/ 3-mm-Bogenl. | 7-mm-Zone/ 5-mmBogenl. | 8-mm-Zone/ 3-mm-Bogenl. |
|---|---|---|---|---|
| Präoperativ | 3,61 ± 0,92 | 3,81 ± 0,82 | 4,93 ± 0,94 | 2,96 ± 0,44 |
| 1 T. postop. | 1,43 ± 0,79 | 1,52 ± 0,77 | 1,75 ± 0,25 | 1,25 ± 0,89 |
| 8 T. postop. | 1,38 ± 0,95 | 1,53 ± 0,86 | 1,25 ± 0,66 | 1,25 ± 1,12 |
| 4 W. postop. | 1,26 ± 0,84 | 1,31 ± 0,85 | 1,33 ± 0,63 | 1,19 ± 0,93 |
| 6 M. postop. | 1,14 ± 0,78 | 1,27 ± 0,68 | | 0,95 ± 0,92 |
| 1 J. postop. | 1,03 ± 0,79 | 1,08 ± 0,41 | | 1,00 ± 0,98 |

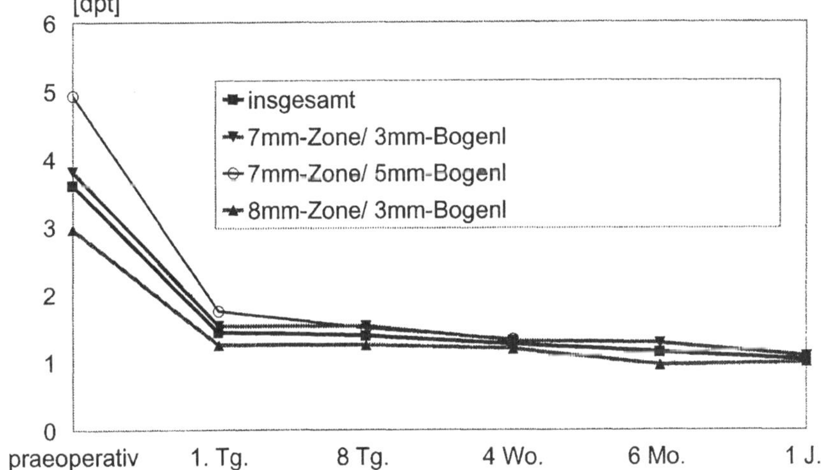


**Abb. 3.** Kurve der zeitlichen Astigmatismusreduktion

**Tabelle 2.** Induzierte Astigmatismusänderung in Dioptrien

| | Insgesamt | 7-mm-Zone/ 3-mm-Bogenl. | 7-mm-Zone/ 5-mm-Bogenl. | 8-mm-Zone/ 3-mm-Bogenl. |
|---|---|---|---|---|
| 1 Tg postop. | 3,44 ± 1,45 | 3,64 ± 1,33 | 4,72 ± 2,5 | 2,82 ± 0,98 |
| 8 Tg. postop. | 3,81 + 1,58 | 4,09 ± 1,39 | 5,56 ± 2,59 | 3,09 ± 1,19 |
| 4 Wo. postop. | 3,51 ± 1,28 | 3,79 ± 1,40 | 4,04 ± 1,27 | 3,08 ± 1,06 |
| 6 Mo. postop. | 3,29 ± 1,31 | 3,48 ± 1,41 | | 2,75 ± 0,70 |
| 1 J. postop. | 3,05 ± 1,23 | 3,74 ± 1,57 | | 2,59 ± 0,73 |

**Tabelle 3.** Visus ohne und mit Blendung

|  | sc | cc | Blendung |
| --- | --- | --- | --- |
| Präop. | 0,26 ± 0,12 | 0,58 ± 0,19 | 0,21 ± 0,20 |
| 6 M. postop. | 0,49 ± 0,28 | 0,74 ± 0,21 | 0,28 ± 0,16 |
| Signifikanz | p = 0,0061 | p = 0,0068 | p = 0,046 |

**Tabelle 4.** Mittlere Endothelzellzahl

|  | Insgesamt | 7-mm-Zone | 8-mm-Zone |
| --- | --- | --- | --- |
| Präop. | 1798 ± 593 | 1631 ± 524 | 1929 ± 639 |
| 6 M. postop. | 1784 ± 587 | 1645 ± 523 | 1924 ± 661 |
| Signifikanz | p = 0,059 | p = 0,11 | p = 0,24 |

**Tabelle 5.** Tageszeitliche Refraktionsschwankungen

|  | 8h | 11h | 14h | 17h | Signifikanz |
| --- | --- | --- | --- | --- | --- |
| Sphärisch | 1,15 ± 1,59 | 1,10 ± 1,55 | 1,20 ± 1,35 | 1,20 ± 1,35 | p = 0,78 |
| Zylindrisch | 1,52 ± 1,01 | 1,51 ± 0,87 | 1,52 ± 0,86 | 1,51 ± 0,87 | p = 0,86 |

5 mm und einer optischen Zone von 7 mm wurden die höchsten induzierten Astigmatismusänderungen erzielt (Tabelle 2).

Der mit dem Ophthalmometer ermittelte K-Wert, welcher die Brechkraft im schwächer brechenden Meridian wiedergibt, betrug im Mittel präoperativ 41,00 ± 1,5 dpt und nach 1 Jahr 42,73 ± 1,3 dpt. Dies entspricht einer Aufsteilung um 1,73 dpt in diesem Meridian. Im steileren Meridian kam es nur zu einer Abflachung um durchschnittlich 0,86 dpt nach 1 Jahr. Unter Einbeziehung des jeweiligen Astigmatismuswertes lag somit die mittlere Hornhautbrechkraft präoperativ bei 42,81 und nach 1 Jahr bei 43,25 dpt. Diese Differenz von 0,44 dpt entspricht der beobachteten Myopisierung bei der objektiven und subjektiven Refraktion um durchschnittlich eine halbe Dioptrie. In der 7-mm-Zone war dieser Effekt stärker als in der 8-mm-Zone.

Die Bestimmung des Visus bei Blendung zeigte, daß die lamellierende Keratotomie zu keiner Beeinträchtigung des Visus mit Korrektur führt. Auch bei kleinerer optischer Zone (7 mm Durchmesser) war dies der Fall (Tabelle 3).

Der unkorrigierte Visus ohne Blendung konnte genauso wie der mit Korrektur deutlich statistisch signfikant verbessert werden (s. Tabelle 3).

Die zentral gemessene Endothelzellzahlverminderung nach 6 Monaten war nicht signifikant (Tabelle 4).

Die Messung der tageszeitlichen Refraktionsschwankungen durch subjektive Bestimmung ergab weder eine statistisch signifikante Änderung der sphärischen noch der zylindrischen Korrektur (Tabelle 5).

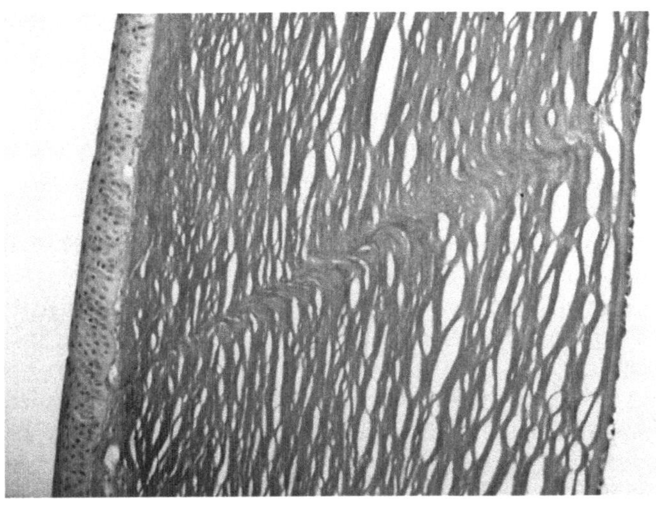

**Abb. 4.** Lamellierende Inzision: Histologischer Schnitt (Elastica-van-Gieson-Färbung; 20 × 6,3)

Anhand von Scheimpflugphotographien bei 16 Augen war es möglich, die maximale Schnittiefe zu bestimmen. Sie lag im Mittel bei 61 ± 10% der Hornhautdicke (Abb. 2). Zudem wurde eine Korrelationsberechnung (Spearman) zwischen maximaler Schnittiefe und induzierter Astigmatismusreduktion angestellt. Der Korrelationskoeffizient betrug für die Werte nach 4 Wochen 0,39 ($p = 0,19$) und nach 6 Monaten 0,35 ($p = 0,35$) und war damit statistisch nicht signifikant.

In dem mit Elastica-van-Gieson gefärbten Präparat konnte eine reizfreie Narbenbildung gefunden werden. Es fiel die Diskontinuität der Stromalamellen in den inneren Anteilen im Gegensatz zu den äußeren auf. Das darüberliegende Epithel erschien regelrecht angeordnet und nicht verdickt. Die Descemetmembran war intakt (Abb. 4).

## Diskussion

Die Hauptprobleme bisheriger chirurgischer Astigmatismuskorrekturen liegen in folgendem begründet: So konnte gezeigt werden, daß die Verfahren, welche auf senkrechten Inzisionen mit 90% Hornhauttiefe (T-Inzisionen, Ruiz-Prozedur) beruhen, zu einer Destabilisierung der Hornhaut führen. Diese drückt sich zum einen in einer verringerten Widerstandsfähigkeit gegenüber Bagatelltraumata aus. Es ist beschrieben, daß es bereits bei kleinsten stumpfen Verletzungen zu einer Hornhautruptur im Bereich der Inzisionen kommen kann [17]. Zudem wurde von durch Mikroperforationen verursachte Leckagen und Verletzungen der Linse berichtet [10, 17]. Daneben sind auch refraktive Destabilisierungen mit tageszeitlichen Schwankungen in der frühpostoperativen Phase beschrieben worden [17, 25] sowie sich selbst noch nach Jahren ändernde Refraktionen [3, 18, 25].

Es sollte von diesen Beobachtungen ausgehend eine Schnittechnik entwickelt werden, die im weiteren postoperativen Verlauf eine höhere Stabilität der Hornhaut gewährleistet. Dies wäre sowohl durch die Vergrößerung der Wundflächen als auch durch eine geringere Inzisionstiefe vorstellbar. Beobachtungen aus der Kataraktchirurgie stützen diese Hypothese. Es wurde dort festgestellt, daß größere Wundflächen nicht nur zu einer höheren mechanischen Stabilität gegenüber Druckeinwirkung von außen [6–8] oder intraokulare Druckerhöhung [5, 12] führen, sondern auch zu einer früheren Stabilität der endgültigen postoperativen Refraktion [15]. Auf der anderen Seite konnte gezeigt werden, daß bei rein kornealen Tunnelinzisionen in der Kataraktchirurgie ab einer gewissen Inzisionsbreite ausgeprägte Abflachungen in der Eingriffsachse der Hornhaut möglich sind [9, 11, 13, 16].

Die vorliegende Studie sollte eine Antwort auf die Frage geben, ob Wundheilungsprozesse einen Einfluß auf lamellierende Keratotomien haben, nachdem ihre refraktive Wirksamkeit bereits in einem Leichenaugenmodell gezeigt werden konnte [1]. Es fand sich eine im Vergleich zu den experimentellen Werten bei entsprechender Zonengröße und Bogenlänge deutlich geringere Astigmatismusänderung. Diese Beobachtungen decken sich mit denen anderer Autoren bei senkrechter Schnittführung [4, 14].

Verglichen mit der paarigen bogenförmigen Keratotomie mit senkrechter Schnittführung [4, 23] wiesen unsere klinischen Ergebnisse bei gleicher Bogenlänge und Zonengröße einen stärkeren Effekt auf. So entsprachen sie eher den Ergebnissen bei einer um 1 mm kleineren Zone bei senkrechter Schnittführung. Dies ist wohl am ehesten durch die Tatsache zu erklären, daß die Zonenmessung bei der lamellierenden Keratotomie von der äußeren Inzision ausgeht und die lamellierende Präparation in Richtung auf das Hornhautzentrum verläuft. Die mittlere Zonengröße ist somit um etwa 1 mm kleiner.

Bereits ab dem 8. postoperativen Tag konnte keine statistisch signifikante Änderung des Astigmatismusbetrages mehr gefunden werden. Dies spricht für eine frühzeitige Stabilisierung des Effektes. Dies steht im Gegensatz zu den Berichten anderer Autoren bei senkrechter Schnittführung [10, 19, 20].

Die Untersuchung eventueller tageszeitlicher Refraktionsschwankungen ergab keine statistisch signifikante Änderungen. Offensichtlich führt die geringere Inzisionstiefe, verbunden mit der breiteren Wundfläche zu keiner Destabilisierung der Hornhaut, so daß zum Beispiel tageszeitliche Augendruckschwankungen nicht zum Tragen kommen.

Obwohl die breite Inzision nahe dem Hornhautzentrum befürchten ließ, daß hiermit eine Herabsetzung des Visus bei Blendung auftreten könnte, konnte das Gegenteil gezeigt werden. Hiermit im Einklang stehend ist die Tatsache, daß die lamellierende Schnittführung mit der Spaltlampe nur schwer nachzuweisen und selbst auf der Scheimpflugphotographie in 41% der Fälle der Schnitt nicht zu finden war. Erklärbar ist diese nur geringgradige oder fehlende Trübung im Hornhautstroma mit der histologisch gefundenen idealen Wundheilung (s. Abb. 1 und 2).

Im Gegensatz zu den Ergebnissen von Chiba et al. [2] bei der radialen Keratotomie, die eine statistisch signifikante Endothelzellzahlreduktion vor allem bei kleiner optischer Zone und verstärkt bei Mikroperforation finden konnten, war dies bei der lamellierenden Keratotomie nicht zu beobachten.

Da bislang die exakte Festlegung der Inzisionstiefe an der technisch nicht zu realisierenden Standardisierung des Inzisionswinkels zur Hornhautoberfläche scheitert, wurde die tatsächliche Schnittiefe anhand von Scheimpflugphotographien gemessen und mit der Astigmatismusinduktion korreliert. Auf die Bedeutung der Inzisionstiefe bei senkrechter Inzision wiesen einige Autoren hin [21, 23]. Sie stellten heraus, daß die Inzisionstiefe der kritische Punkt der Keratotomie sei. Erst ab Inzisionstiefen von über 90% kommt es zu einem deutlichen refraktiven Effekt bei allen senkrechten Keratotomien [21]. Die durch die Scheimpflugphotographien ermittelte maximale Inzisionstiefe bei der lamellierenden Keratotomie betrug im Mittel nur 61 ± 10%. Sie lag damit deutlich unter dem Wert der anderen refraktiven Verfahren. Daß trotz dieser geringen Inzisionstiefe dennoch ein im Vergleich zu bogenförmigen T-Inzisionen zumindest gleichwertiger refraktiver Effekt zu erzielen war, ließe sich am ehesten dadurch erklären, daß es durch die lamellierende Präparation zu einer Verschiebung der so gebildeten Hornhautlamellen gegeneinander kommt. Dies deckt sich auch mit den histologischen Ergebnissen.

Die reizfreie Wundheilung ohne erkennliche Fibroblastenaktivität steht in Übereinstimmung mit der auch an der Spaltlampe sichtbaren, nahezu vollständig fehlenden Vernarbung im Stromabereich. Lediglich im Bereich der primären senkrechten Inzision sind Trübungslinien am optischen Spalt zu erkennen.

Die bogenförmige lamellierende Keratotomie stellt ein neues refraktives Verfahren dar, das stabile postoperative Refraktionsergebnisse liefert, ohne einen signifikanten Einfluß auf die Endothelzellzahl und den Blendvisus zu nehmen oder tageszeitliche Refraktionsschwankungen hervorzurufen.


## Literatur

1. Anders N, Pham DT, Linke C, Wollensak J (1994) Bogenförmige lamellierende Keratotomie zur Astigmatismuskorrektur – experimentelle und erste klinische Ergebnisse. Ophthalmologe 91 (Suppl) : 22
2. Chiba K, Tsubota K, Oak SS, Laing RA, Goldstein J, Hecht S (1987) Morphometric analysis of corneal endothelium following radial keratotomy. J Cataract Refract Surg 13 : 263–267
3. Deitz MR, Sanders DR, Raanan MG, DeLuca M (1994) Long-term (5- to 12-year) follow-up of metall-blade radial keratotomy procedures. Arch Ophthalmol 112 : 614–620
4. Duffey RJ, Jain VN, Tchah H, Hofmann RF, Lindstrom RL (1988) Paired arcuate keratotomy. Arch Ophthalmol 106 : 1130–1135
5. Ernest PH, Kiessling LA, Lavery KT (1991) Relative strength of cataract incisions in cadaver eyes. J Cataract Refract Surg 17 (Suppl) : 668–671
6. Ernest PH, Lavery KT, Kiessling LA (1993) Relative strength of scleral tunnel incisions with internal corneal lips constructed in cadaver eyes. J Cataract Refract Surg 19 : 457–461
7. Ernest PH, Lavery KT, Kiessling LA (1994) Relative strength of scleral corneal and clear corneal incisions in cadaver eyes. J Cataract Refract Surg 20 : 626–629
8. Ernest PH, Fenzl R, Lavery KT, Sensoli A (1995) Relative stability of clear corneal incisions in a cadaver eye model. J Cataract Refract Surg 21 : 39–42

9. Grote A, Pham DT, Wollensak J (1994) Korneale 7-mm-Tunnelinzision zur Phakoemulsifikation und Korrektur eines hohen präoperativen Astigmatismus. In: Pham DT, Wollensak J, Rochels R, Hartmann Ch (Hrsg) 8. Kongreß der Deutschsprachigen Gesellschaft für Intraokularlinsen Implantation. Springer, Berlin Heidelberg New York Tokyo S 73–78

10. Ibrahim O, Hussein HA, El-Sahn MF, El-Nawawy S, Kassem A, Waring III GO (1991) Trapezoidal keratotomy for the correction of naturally occurring astigmatism. Arch Ophthalmol 109 : 1374–1381

11. Kammann J, Dornbach G, Allmers R (1994a) Nahtlose Wundadaptation. Vergleich zwischen Korneal- und Korneoskleralschnitt. Ophthalmologe 91 : 442–445

12. Kondrot EC (1991) Keratometric cylinder and visual recovery following phacoemulsification and intraocular lens implantation using a self-sealing cataract incision. J Cataract Refract Surg 17 (Suppl) : 731–733

13. Levy JH, Pisacano AM, Chadwick K (1994) Astigmatic changes after cataract surgery with 5.1 mm and 3.5 mm sutureless incisions. J Cataract Refract Surg 20 : 630-633

14. Merlin U (1987) Curved keratotomy procedure for congenital astigmatism. J Refract Surg 3 : 92–97

15. Pham DT (1993) Kataraktchirurgie und Intraokularlinsen-Implantation mit der No-Stitch-Technik. In: Robert YCA, Gloor B, Hartmann C, Rochels (Hrsg) 7. Kongreß der Deutschsprachigen Gesellschaft für Intraokularlinsen Implantation. Springer, Berlin Heidelberg New York Tokyo, S 79–87

16. Pham DT (1994) Lokalisation der selbstschließenden Wundöffnung und korneale Stabilität. In: Pham DT, Wollensak J, Rochels R, Hartmann Ch (Hrsg) 8. Kongreß der Deutschsprachigen Gesellschaft für Intraokularlinsen Implantation. Springer, Berlin Heidelberg New York Tokyo, S 3–10

17. Rashid ER, Waring III GO (1989) Complications of radial and transverse keratotomy. Survey Ophthalmol 34 : 73–106

18. Sawelson H, Marks R (1989) Five-year results of radial keratotomy. Refract Corneal Surg 5 : 8–20

19. Scharrer A, Ober M, Wobbe JA, Ludwig K (1992) Antiastigmatische bogenförmige Keratotomie – curved paired T-Cut. In: Neuhann Th, Hartmann C, Rochels R (Hrsg) 6. Kongreß der Deutschen Gesellschaft für Intraokularlinsen Implantation. Springer, Berlin Heidelberg New York Tokyo, S 369–376

20. Schneider DM, Draghic T, Murthy RK (1992) Combined myopia and astigmatism surgery. J Cataract Refract Surg 18 : 370-374

21. Seiler T, Wollensak J (1987) Zur Theorie der T-Inzision der Kornea. Klin Monatsbl Augenheilkd 191 : 120–124

22. Seiler T, Wollensak J (1993) Über die mathematische Darstellung des postoperativen regulären Hornhautastigmatismus. Klin Monatsbl Augenheilkd 203 : 70–76

23. Thornton SP (1990) Astigmatic keratotomy with cataract extraction. Thornton nomogram for quantitative surgery. In: Gills JP, Sanders DR (eds) Small-incision cataract surgery. Slack, Thorofare, p 245–267

24. Waring III GO, Lynn MJ, Strahlman ER et al (1991) Stability of refraction during four years after radial keratotomy in the prospective evaluation of radial keratotomy study. Am J Ophthalmol 111 : 133–144

25. Waring III GO, Lynn MJ, McDonnell PJ et al (1994) Results of the prospective evaluation of radial keratotomy (PERK) study 10 years after surgery. Arch Ophthalmol 112 : 1298-1308

# Hornhauttunnelschnitt zur Reduktion hoher Astigmatismen

J. Novàk und P. Rozsival

**Zusammenfassung.** Hornhauttunnelschnitte können eine erhebliche refraktive Wirkung haben. Dies kann zur Reduktion von Astigmatismen aphaker Augen im Rahmen sekundärer IOL-Implantationen genutzt werden. Für moderne Vorderkammerlinsen ist in der Regel ein Tunnelschnitt von 5,6–6,3 mm Breite notwendig. Die Schnittachse sollte durch die größte Krümmungsebene der Hornhaut (steiler Meridian) geführt werden.

Wir haben am Ende der Operation eine lockere kreuzförmige Adaptationsnaht gelegt. Diese Operation haben wir an 11 ursprünglich ICCE-operierten Augen durchgeführt.

Am ersten Tag nach der Operation war der Astigmatismus durchschnittlich um 1,3 dpt, nach 3 Monaten um 0,95 dpt und nach 6 Monaten um 0,6 dpt erniedrigt. In zwei Fällen mit einem Astigmatismus von weniger als 1 dpt entstand eine Achseninversion; bei 1 Auge wurde der Astigmatismus sogar höher. Eine Achsenänderung von 20 Grad und mehr wurde in allen von uns operierten Patienten beobachtet.

Eine 6 mm breite Hornhauttunnelinzision zur Astigmatismusreduktion ist unseres Erachtens nur bei Astigmatismen von 1,5 dpt und mehr geeignet.

**Summary.** Patients after ICCE having more than 1.5 D of astigmatism are generally well served by CCI techniques used for secondary AC IOL implantation. Preoperatively the keratometric cylinders ranged from 0.8 to 3.8 D in our group of 11 eyes. For modern AC IOLs with compressible haptics, a CCI length of 5.6–6.3 mm is necessary. The CCI was placed at the steep axis of astigmatism. The construction of the CCI was very important. If the keratometry readings showed a very steep axis, a bigger IOL optic was used and the CCI was placed more parallel to the limbus. The astigmatism decreased on the average by 1.3 D on the first day, by 0.95 D in the third month and by 0.6 D in the sixth month after surgery. The axis of astigmatism had been changed in all cases.

## Einleitung

In den letzten fünf Jahren erlebte die Intraokularlinsenimplantologie in der Tschechischen Republik eine erhebliche Änderung. Der Prozentsatz an IOL-Implantationen von allen durchgeführten Kataraktoperationen hat erst im Jahre 1994 90% überschritten. Aus den vorhergehenden Jahren sind daher Patienten mit einseitigem oder beidseitigem i.c.-Aphakie-Status übriggeblieben. Diese Patienten kommen für eine sekundäre Intraokularlinsenimplantation in Frage. Ihre Hornhaut ist jedoch häufig nach der vorhergehenden Katarktextraktion deformiert. Nur selten ist sie völlig isometrisch. Es besteht oft ein hoher Astigmatismus von mehr als 2 dpt. In unserer Studie untersuchten wir die Möglich-

R. Rochels et al. (Hrsg.)
9. Kongreß der DGII
© Springer-Verlag Berlin Heidelberg 1995

keit der Reduktion des präoperativen Astigmatismus durch eine korneale Tunnelinzision anläßlich der sekundären Intraokularlinsenimplantation.

## Material und Methoden

Im Jahre 1994 wurden an unserer Universitätsaugenklinik insgesamt 85 sekundäre Intraokularlinsenimplantationen durchgeführt. Unsere Studie enthält hiervon 11 Augen nach vorausgegangener intrakapsulärer Kataraktextraktion. Die intrakapsulären Kataraktoperationen wurden an verschiedenen Plätzen 2–8 Jahre zuvor durchgeführt.

In unserer Studie wurden Vorderkammerlinsen mit flexiblen Bügeln eingesetzt. Es handelte sich um Linsen der Firma Alcon (Durchmesser des optischen Teils 5,5 mm) und Linsen der Firma Adatomed (Optik-Durchmesser 6,2 mm). Bei den hier verwendeten Linsen ist eine Schnittlänge von 5,6–6,3 mm erforderlich.

Der Schnitt wird in klarer Hornhaut durchgeführt. Der abflachende Effekt des in der Achse der größeren Hornhautkrümmung durchgeführten Schnittes hängt von seiner Länge, seiner Form und der verwendeten Naht ab [1–4]. Bei niedrigerem Astigmatismus wählen wir eine kleinere Linse und führen den Schnitt in „Brücken"-Form durch. Bei höherem Astigmatismus wählen wir einen größeren Optikdurchmesser und legen Wert auf einen limbusparallelen Schnitt. Die IOL-Implantation erfolgte meist unter Verwendung von Luft ohne Vitrektomie. Eine basale Iridektomie wurde nicht durchgeführt wenn die alte funktional war.

Zur Feststellung der Änderung der Hornhautkrümmung wurde von der Operation, am 1. Tag nach der Operation und im 3. und 6. Monat nach der Operation eine keratometrische Untersuchung und bei einem Teil der Patienten auch eine Hornhauttopographieuntersuchung vorgenommen.

Der Gesamtastigmatismus in dpt wurde als Änderung der Hornhautbrechkraft in den Hauptachsen ermittelt. Wir haben die Änderung des Gesamtastigmatismus am 1. Tag, im 3. Monat und im 6. Monat nach der Operation verglichen.

Vor der Operation betrug der Astigmatismus 0,8–3,8 dpt. Die Sehschärfe schwankte vor der Operation erheblich aufgrund seniler Makualveränderungen bei den von uns operierten Patienten.

## Ergebnisse

Das Hautergebnis unserer Untersuchung ist die durchschnittliche Herabsetzung des Gesamtastigmatismus um 1,3 dpt mit dem Maximum am ersten postoperativen Tag (Abb. 1, oben). Nach 3–6 Monaten senkte sich die durchschnittliche Astigmatismusabnahme auf 0,95 dpt bzw. 0,6 dpt. Bei allen Operierten kam es zu einer Verschiebung der Astigmatismusachse. In 2 Fällen hat sich die Astigmatismusachse um 90 Grad gedreht; der Gesamtastigmatismus senkte sich jedoch. Bei diesen beiden Patienten handelt es sich um einen niedrigeren präoperativen Astigmatismus von nur 0,8 bzw. 1,5 dpt.

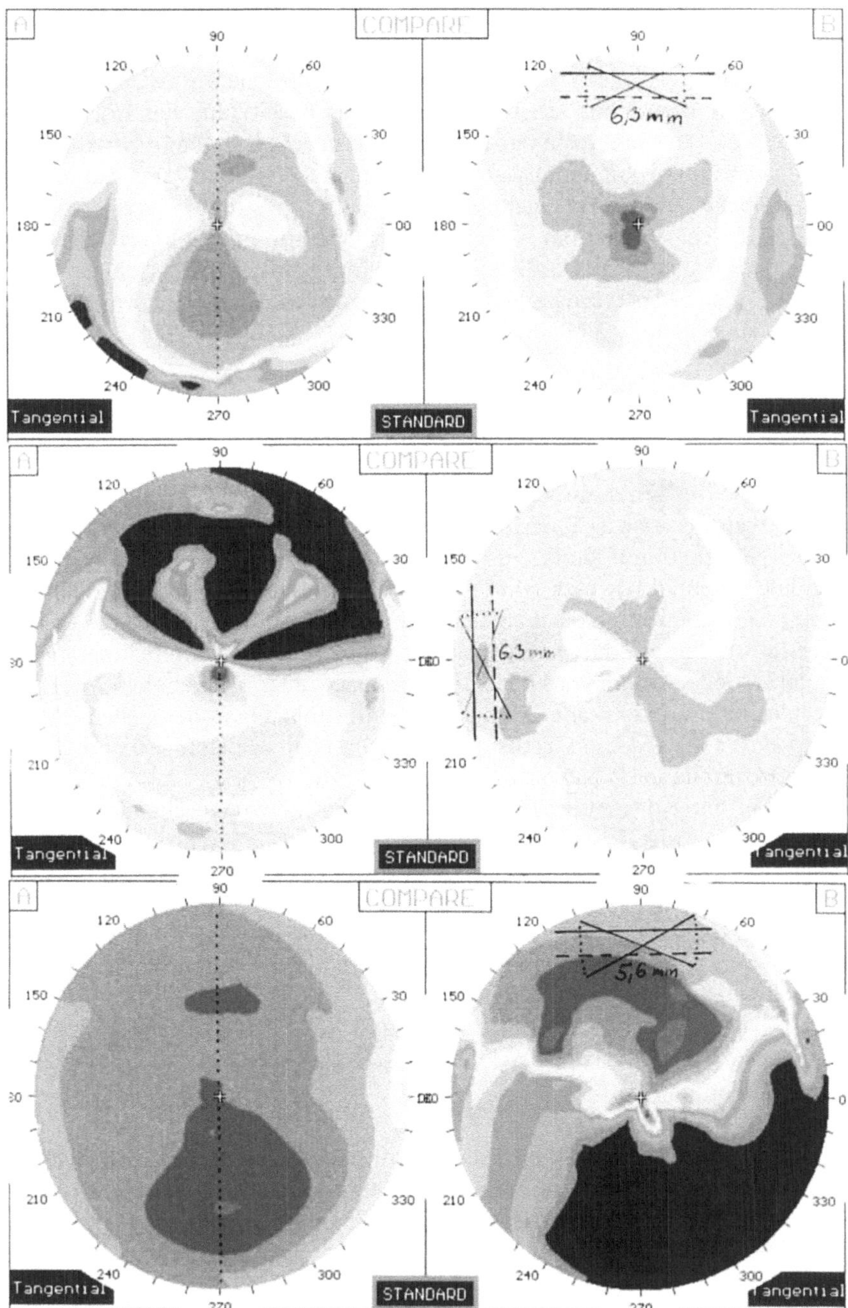

**Abb. 1.** Topographische Befunde der Hornhaut **a** nach ICCE und **b** nach sekundärer Vorderkammerlinsenimplantation durch einen kornealen Tunnelschnitt in der Achse der größeren Hornhautverkrümmung; *oben:* Astigmatismusreduktion um 2 dpt durch eine korneale 6,2-mm-Inzision bei 12 Uhr, *mitte:* Wiederherstellung einer regelrechten Hornhautarchitektonik durch temporale 6,3-mm-Tunnelinzision, *unten:* Erhöhung des Astigmatismus nach 5,6-mm-Hornhauttunnelinzision bei 12 Uhr (dokumentiert mit Alcon Eyemap Keratotopograph)

Der postoperative Astigmatismus betrug maximal 2,1 dpt, hier war eine zylindrische Brillenkorrektur postoperativ erforderlich. Zur Astigmatismuserhöhung kam es nur bei 1 Auge bei niedrigem präoperativen Astigmatismus (0,8 dpt), und zwar um ebenfalls 0,8 dpt. Die Beseitigung der Hornhautnaht wurde im 1.–3. Monat nach der Implantation durchgeführt und hat keinen wesentlichen Einfluß auf den Astigmatismus gehabt. Die Naht wurde intraoperativ nur als lockere Adaptationsnaht gelegt.

Die Sehschärfe sank am 1. Tag nach der Operation um durchschnittlich 1–2 Zeilen; nach 3 Monaten wurde mit einer geringen Brillenkorrektion der präoperative Visus wieder erreicht. Bei einem Patienten sank der Visus von 0,8 auf 0,1 infolge eines zystoiden Makulaödems.


## Diskussion

Die sekundäre Vorderkammerlinsenimplantation nach vorhergehender ICCE ist nicht als ein gefahrloser Eingriff anzusehen. Aufgrund einer häufig notwendigen vorderen Vitrektomie kam es zu retinalen Komplikationen kommen. Aus diesem Grunde forcieren wir eine sekundäre Vorderkammerlinsenimplantation nicht, wenn die beiderseitige postoperative i.c.-Aphakie gut toleriert wird. Die Astigmatismusreduktion durch eine korneale Tunnelinzision kann bei den aphaken Patienten jedoch dann vorteilhaft sein, wenn sie unter einem hohen Astigmatismus leiden. Mitunter kann hierbei eine Schnittführung in der steilen Achse jedoch durch ausgedehnte Synechierungen, Pupillenverziehungen und Glaskörperinkarzerationen erheblich erschwert sein.

Wenn die Hornhautarchitektonik durch eine vorhergehende Operation geschädigt wurde, dann kann eine theoretisch richtig lokalisierte Inzision jedoch auch unterschiedliche Ergebnisse bringen. In Abb. 1 ist eine Wiederherstellung der kugeligen Hornhautoberfläche mit Hilfe eines temporalen Tunnels zu erkennen (s. Abb. 1, Mitte). Jedoch kann auch durch einen kornealen Tunnel eine Verschlechterung des Astigmatismus hervorgerufen werden (s. Abb. 1, unten).


## Schlußfolgerung

Durch einen richtig gewählten Tunnelschnitt, der in der Achse des steilen Meridians geführt werden sollte, kann der Astigmatismus erheblich reduziert werden. Bei größeren Hornhautdeformationen aufgrund vorausgegangener Operation sind die Effekte kornealer Tunnelinzisionen jedoch nicht immer sicher zu kalkulieren.

## Literatur

1. Armeniades CD, Boriek a, Knolle GE (1990) Effect of incision length, location and shape on local corneoscleral deformation during cataract surgery. J Cataract Refract Surgery 16 : 83–87
2. Gills JP, Martin RG, Thornton SP, Sanders DR (1994) Surgical treatment of astigmatism, 1st edn. Slack, Thorofare
3. Koch PS (1991) Structural analysis of cataract incision construction. J Cataract Refract Surg 17 : 661–667
4. Pham DT (1994) Lokalisation der selbstschließenden Wundöffnung und korneale Stabilität. In: Pham DT, Wollensak J, Rochels R, Hartmann Ch (Hrsg) 8. Kongreß der DGII. Springer, Berlin Heidelberg New York Tokyo, S 3–10

# Kraniale Clear-cornea-Inzision bei Astigmatismus mit der Regel

J. Weindler, R. Weik, K. Hille, S. Spang und K. W. Ruprecht

**Zusammenfassung.** Bei No-stitch-Tunnelinzisionen kommt es postoperativ zu einer Abflachung der Hornhaut in der Eingriffsachse. Ein bereits präoperativ bestehender Astigmatismus mit der Regel wird verstärkt, wenn in der lateralen Position inzidiert wird. Daher wurde als Modifikation zur Korrektur eines präoperativ bestehenden Astigmatismus mit der Regel die Clear-cornea-Inzision nach kranial (CCCI) verlegt. Wir kontrollierten 26 Patientenaugen mit einem präoperativen Astigmatismus mit der Regel $\geq$ 0,5 dpt und einer Achse 0° $\pm$ 15°. Präoperativ betrug der mittlere Astigmatismus durchschnittlich 1,16 $\pm$ 0,74 dpt. Postoperativ hatte sich der induzierte Astigmatismus bei 1,28 $\pm$ 0,8 dpt stabilisiert. Der Mittelwert des kornealen Astigmatismus lag postoperativ bei 0,96 $\pm$ 0,8 dpt nach 5 Tagen und bei 1,0 $\pm$ 0,8 dpt nach 3 Monaten. Bei einem präoperativen Astigmatismus mit der Regel $\leq$ 1,0 dpt bestand bei 54% postoperativ ein Astigmatismus gegen die Regel, bei einem präoperativen Astigmatismus mit der Regel > 1,0 dpt lag postoperativ bei 82% ein Astigmatismus mit der Regel, bei 18% ein Astigmatismus gegen die Regel vor. Aufgrund unserer Ergebnisse sollte bei einem präoperativen kornealen Astigmatismus > 1,0 dpt die Clear-cornea-Inzision von kranial durchgeführt werden.

**Summary.** Typically, the cornea flattens at the axis of the no-stitch cataract incision. By making the clear cornea incision at the lateral position, preexisting with-the-rule astigmatism (WTR) is observed to increase postoperatively. Therefore in patients with WTR astigmatism we made cranial clear cornea incisions (CCCI). In 26 patients with preoperative WTR astigmatism of $\geq$ 0.5 D axis 0° $\pm$ 15°, a 3.5 mm no-stitch CCI was performed at the cranial limbus. The preoperative magnitude of the corneal astigmatism was 1.16 $\pm$ 0.74 D, and after 5 days 0.96 $\pm$ 0.8 D, and after 3 months 1.0 $\pm$ 0.8 D. Mean induced change in keratometric astigmatism was 1.28 $\pm$ 0.8 D. In the group with preoperative WTR astigmatism of 0.5–1.0 D, postoperatively 54% of the patients had an against-the-rule astigmatism; with preoperative astigmatism > 1.0 D, postoperatively 18% had an against-the-rule astigmatism. In conclusion, after CCCI preoperative WTR astigmatism did not increase. Because the mean induced astigmatism is 1.2 D, CCCI should be performed in patients with WTR astigmatism above 1.0 D.

## Einleitung

Neben der Minimierung der Entzündungsreaktion und der Verkürzung der Zeit für die Wundstabilisation besteht eines der Hauptziele der heutigen Kataraktchirurgie in der Reduzierung eines präoperativ bestehenden Astigmatismus. Die Clear-cornea-Inzision erscheint diese Anforderungen zu erfüllen. Die bisher meist angewandte laterale Positionierung der Clear-cornea-Inzision bewirkt eine Astigmatismusinduktion mit der Regel [2, 3]. Ein vorbestehender Astigmatismus mit der Regel wird daher verstärkt. Die Position der Kataraktinzision be-

R. Rochels et al. (Hrsg.)
9. Kongreß der DGII

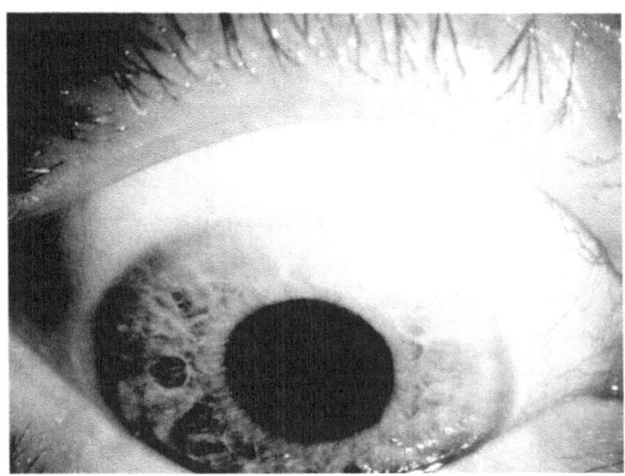

**Abb. 1.** Kraniale Clear-cornea-Inzision (1. postoperativer Tag)

stimmt die Richtung des induzierten Astigmatismus [4, 6, 7]. Aufgrund dieser Überlegungen führten wir bei einem präoperativen Astigmatismus mit der Regel eine kraniale Clear-cornea-Inzision (CCCI) durch (Abb. 1).

## Methodik

26 konsekutive Patienten mit einem präoperativen Astigmatismus mit der Regel, die sich einer Kataraktoperation mit Phakoemulsifikation unterzogen, wurden untersucht. Patienten mit einem präoperativen Astigmatismus $\geq$ 0,5 dpt und einer Achse von 0° ± 15° wurden in die Studie aufgenommen. Eine 3,5 mm breite No-stitch-clear-cornea-Inzision wurde in 12-h-Position limbal gesetzt. Die intendierte Länge des Clear-cornea-Tunnels betrug 1,5 – 2,0 mm. Eine faltbare, Three-piece-Silikonlinse (Allergan SI30MB) wurde implantiert. Zur Abdichtung der Wunde wurde am Ende der Operation BSS-Lösung in die Wundränder injiziert. Um die Motilität der Lidbewegungen einzuschränken und dadurch eine Insuffizienz der Clear-cornea-Inzision zu vermeiden, wurde postoperativ bei geschlossenem Auge das Oberlid mit einem Klebeband fixiert. Folgende Parameter wurden präoperativ, 5 Tage und 3 Monate postoperativ bestimmt: Sehschärfe, subjektive und objektive Refraktion (Cannon RK II), Keratometrie (Zeiss-Ophthalmometer) und Spaltlampenbefund. Der induzierte Zylinder wurde nach der Vektoranalyse nach Jaffe berechnet [1]. Bei der statistischen Auswertung wurden die $p$-Werte $\geq$ 0,05 als signifikant gewertet.

## Ergebnisse

9 rechte und 17 linke Augen wurden operiert. Das Durchschnittsalter der Patienten betrug 71,8 ± 6,1 Jahre. Die Sehschärfe stieg von präoperativ 0,34 ± 0,22 auf 0,62 ± 0,28 nach 5 Tagen und auf 0,75 ± 0,32 nach 3 Monaten (Abb. 2). Die prä-

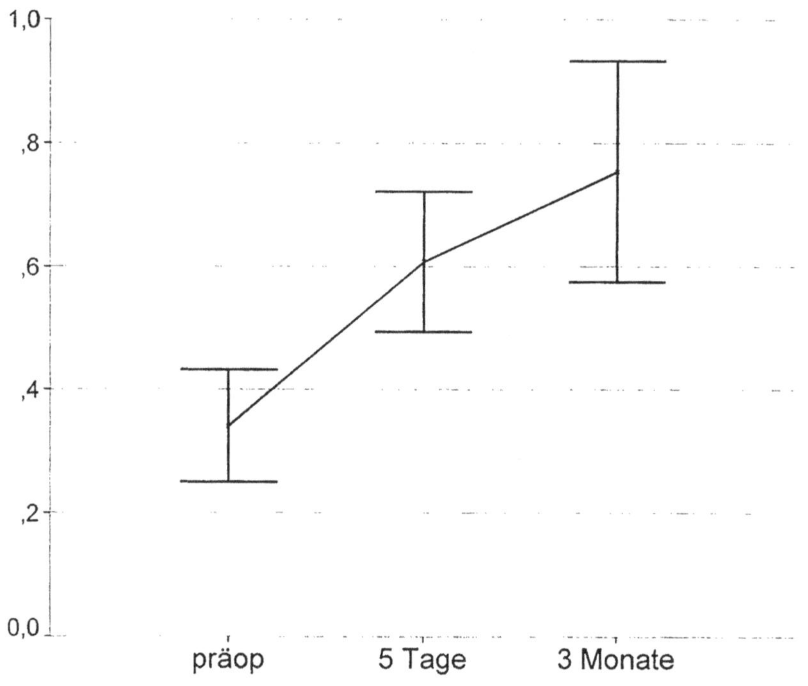



**Abb. 2.** Visus (Mittelwert und 95% Vertrauensintervall)

operative Höhe des kornealen Astigmatismus betrug 1,16 ± 0,74 dpt. Er reduzierte sich postoperativ auf 0,96 ± 0,8 dpt nach 5 Tagen und auf 1,0 ± 0,8 dpt nach 3 Monaten (Abb. 3). Die Höhe des postoperativen Astigmatismus war nicht signifikant niedriger als präoperativ. Der mittlere induzierte Astigmatismus, berechnet nach der Methode von Jaffe, war nach 5 Tagen und 3 Monaten identisch. Der induzierte korneale Zylinder betrug 1,28 ± 0,8 dpt. Bei der Analyse der Verteilung des induzierten Zylinders in Abhängigkeit von der Höhe der Dioptrien zeigten sich 5 Tage und 3 Monate postoperativ keine wesentlichen Verschiebungen mehr. Eine Abhängigkeit des induzierten Astigmatismus von der Höhe des präoperativen Ausgangsastigmatismus konnte bisher nicht nachgewiesen werden. Bei Patienten mit einem niedrigen präoperativen Astigmatismus mit der Regel von 0,5–1,0 dpt trat postoperativ keine wesentliche Änderung der Höhe des absoluten kornealen Astigmatismus auf. Bei Patienten mit einem präoperativen Astigmatismus mit der Regel > 1,0 dpt ($n = 11$) reduzierte sich jedoch der absolute korneale Astigmatismus von präoperativ 1,82 ± 0,7 dpt auf postoperativ 1,11 ± 0,7 dpt.

Auch bei einer Analyse der Verteilung der Achsen des Zylinders zeigte sich keine wesentliche Verschiebung nach 5 Tagen und 3 Monaten postoperativ. Bei einem Vergleich der Verteilung der prä- und postoperativen Zylinderachsen zeigte sich, daß postoperativ 40% der Patientenaugen einen Astigmatismus gegen die Regel aufwiesen. Dieser große Anteil von Augen mit einem postoperativen Astigmatismus gegen die Regel kann dadurch erklärt werden, daß präope-

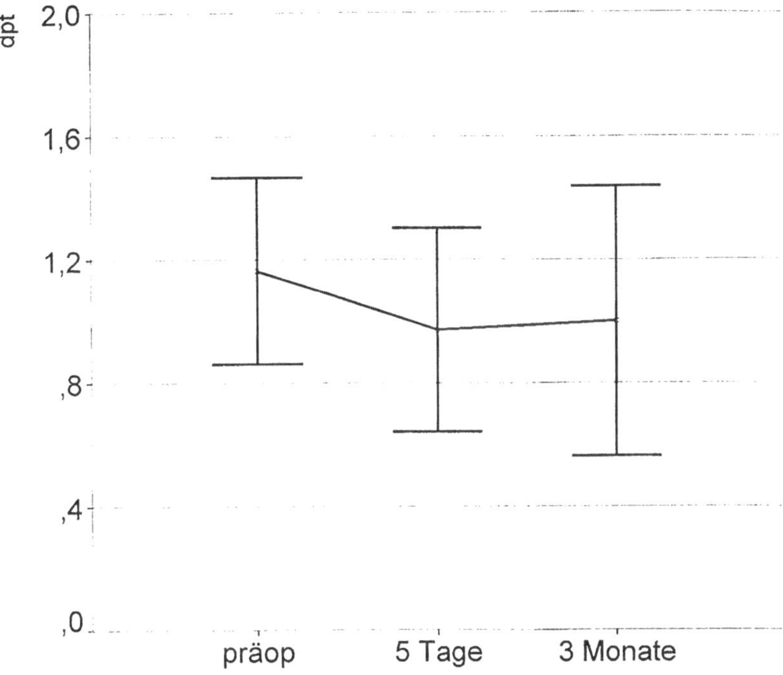


**Abb. 3.** Kornealer Astigmatismus (Mittelwert und 95% Vertrauensintervall)

**Tabelle 1.** Postoperative Verteilung der Astigmatismusachse in Abhängigkeit von der präoperativen Astigmatismushöhe

| Postoperative Astigmatismusachse | Präoperativer Astigmatismus mit der Regel | |
| --- | --- | --- |
| | $\leq 1,0$ dpt ($n = 15$) | $> 1,0$ dpt ($n = 11$) |
| Mit der Regel | 46% | 82% |
| Gegen die Regel | 54% | 18% |

rativ in 60% der Augen die Höhe des präoperativen Astigmatismus mit der Regel nur 0,5–1,0 dpt betrug. In der Gruppe mit einem präoperativen Astigmatismus unter 1,0 dpt wiesen postoperativ 54% der Augen einen Astigmatismus gegen die Regel auf. In der Gruppe mit einem präoperativen Astigmatismus über 1,0 dpt hatten nur 18% der Augen postoperativ einen Astigmatismus gegen die Regel, aber 82% weiterhin einen Astigmatismus mit der Regel (Tabelle 1). Intra- und postoperative Komplikationen waren nach kranialer Clear-cornea-Inzision nicht erhöht, Desecemetfalten 3, Hornhautödem 2, Fibrin 1, Irisschädigung 1, keine Wunddehiszenz, keine Hypotonie.

## Diskussion

Bei der kranialen No-stitch-clear-cornea-Inzision ist die Höhe des induzierten Zylinders bereits nach 5 Tagen weitgehend stabil. Im Gegensatz zur lateralen Clear-cornea-Inzision führt der kraniale Zugang zu einer Astigmatismusinduktion gegen die Regel und reduziert dadurch einen bestehenden Astigmatismus mit der Regel. Der induzierte Zylinder ist mit 1,2–1,3 dpt deutlich höher als bei einer lateralen Clear-cornea-Inzision [2, 3, 5]. Aufgrund unserer Ergebnisse sollte eine kraniale Clear-cornea-Inzision bei einem präoperativen Astigmatismus über 1,0 dpt durchgeführt werden, da in Augen mit einem niedrigeren Astigmatismus mit der Regel sich die Zylinderachse ändert und mehr als die Hälfte der Augen postoperativ dann einen Astigmatismus gegen die Regel aufweist. Bei diesen Patienten kommt es zu keiner wesentlichen Änderung des absoluten kornealen Astigmatismus. Bei einem präoperativen Zylinder über 1,0 dpt ist das Risiko eines postoperativen Astigmatismus gegen die Regel gering, und die CCCI bewirkt eine deutliche Reduktion des präoperativen Zylinders.

Anzahl und Ausmaß der unmittelbaren postoperativen Komplikationen nach kranialer Clear-cornea-Inzision waren vergleichbar mit denen nach lateraler Clear-cornea-Inzision. Obwohl bei kranialem Zugang durch den Druck des Oberlides primär ein höheres Risiko für Irritationen und Instabilitäten der postoperativen Wunde zu erwarten wäre, zeigte sich in der klinischen Praxis eher das Gegenteil. Bereits in den ersten postoperativen Tagen besteht eine weitgehende Wundstabilisation. Es zeigte sich bisher keine postoperative Wunddehiszenz oder Hypotonie. Der kürzere Abstand zur optischen Mitte der Hornhaut bei kranialem Zugang erfordert jedoch eine optimale Wundkonstruktion sowie eine schonende Phakoemulsifikation, um das erhöhte Risiko der Schädigung des zentralen Endothels zu minimieren.

Unsere Ergebnisse zeigen, daß eine 3,5 mm breite, limbale No-stitch-Tunnelinzision von kranial eine Erhöhung des präoperativen Astigmatismus mit der Regel verhindert. Ein erhöhtes Risiko intra- und postoperativer Komplikationen aufgrund von Lidbewegungen und des kürzeren Abstandes zwischen Limbus und Hornhautzentrum durch die kraniale Clear-cornea-Inzision konnte bisher nicht gefunden werden. Bei einem präoperativen kornealen Astigmatismus mit der Regel > 1,0 dpt sollte eine Clear-cornea-Inzision von kranial durchgeführt werden. Bei lateralem Zugang besteht das Risiko, den präoperativ bestehenden Astigmatismus zu erhöhen.

## Literatur

1. Jaffe NS, Clayman HM (1975) The pathology of corneal astigmatism after cataract extraction. Trans Am Acad Ophthal Otolaryngol 79 : 615–630
2. Juchem M, Skorpik F, Crammer A (1993) Clear Cornea Incision – Frown Incision: Induzierter Astigmatismus 1 Monat und 3 Monate postoperativ. In: Robert YCA, Gloor B, Harman C, Rochels R (Hrsg) 7. Kongreß der Deutschsprachigen Gesellschaft für Intraokularlinsen Implantation. Springer, Berlin Heidelberg New York Tokyo, S 104–108

3. Kohnen T, Dick B, Jacobi KW (1994) Vergleich des chirurgisch induzierten Astigmatismus nach 3,5 mm-(nahtloser) und 5 mm- (mit radiärer Einzelnaht) Hornhauttunnelinzision von temporal. In: Pham DT, Wollensak J, Rochels R, Hartmann Ch (Hrsg) 8. Kongreß der Deutschsprachigen Gesellschaft für Intraokularlinsen Implantation. Springer, Berlin Heidelberg New York Tokyo, S 84–94

4. Martin RG, Donald R, Sanders MD, Miller JD, Carson C, Ballew C (1993) Effect of cataract wound incision size on acute changes in corneal topography. J Cataract Refract Surg 19 : 170–177

5. Pham DT (1974) Lokalisation der selbstschließenden Wundöffnung und korneale Stabilität. In: Pham DT, Wollensak J, Rochels R, Hartmann Ch (Hrsg) 8. Kongreß der Deutschsprachigen Gesellschaft für Intraokularlinsen Implantation. Springer, Berlin Heidelberg New York Tokyo, S 3–10

6. Shepherd JR (1989) Induced astigmatism in small incision cataract surgery. J Cataract Refract Surg 15 : 85–88

7. Weindler J, Hille K, Pesch C, Ruprecht KW (1994) Refraktive Kataraktchirurgie mit lateraler Frown-Inzision zur Reduktion eines Astigmatismus gegen die Regel. In: Pham DT, Wollensak J, Rochels R, Hartmann Ch (Hrsg) 8. Kongreß der Deutschsprachigen Gesellschaft für Intraokularlinsen Implantation. Springer, Berlin Heidelberg New York Tokyo, S 35–41

# Hornhauttopographieänderungen und chirurgisch induzierter Astigmatismus durch die 3,5 und 4 mm temporale Hornhauttunnelinzision nach einem Jahr

B. Dick, T. Kohnen, F. K. Jacobi und K. W. Jacobi

**Zusammenfassung.** Die Kleinschnittkataraktchirurgie induziert nur geringfügige Veränderungen der Hornhautoberfläche. Nach Hornhauttunnelinzision kam es bei Zugang von schräg oben langfristig zu einer weiteren Abflachung im Bereich der Inzision und einer Zunahme des chirurgisch induzierten Astigmatismus. Die computergestützte Videokeratoskopie vermittelt detaillierte Informationen über die Hornhauttopographie mittels zweidimensionaler, numerischer und isometrischer Abbildungen mit absoluten, normalisierten und angleichbaren Skalierungen. Ziel dieser prospektiven randomisierten Studie war es, Hornhauttopographie-Änderungen nach 3,5 und 4 mm temporaler Hornhauttunnelinzision über einen längeren Zeitraum zu erfassen.

*Patienten und Methode:* 49 Patienten ohne Hornhautpathologie wurden mittels Phakoemulsifikation durch eine temporale selbstdichtende Zwei-Stufen-Hornhauttunnelinzision in der 9-Uhr- bzw. 3-Uhr-Position operiert. 26 Augen (Gruppe A) erhielten eine faltbare kahnförmige Silikonlinse (Chiron, C10; Staar AA4203) und 23 Augen (Gruppe B) eine faltbare diskförmige Silikonlinse (Adatomed, 90D) über eine 3,5 bzw. 4 mm breite Inzision mittels Injektor. Unter ausschließlicher Verwendung der computergestützten Videokeratoskopie (EyeSys) wurde die Hornhauttopographie präoperativ, am 1.–4. Tag, nach 6 und 12 Monaten postoperativ erfaßt. Der chirurgisch induzierte Astigmatismus wurde mittels verschiedener Methoden ermittelt (1. Subtraktionsmethode, 2. Jaffe und Clayman, 3. Naeser).

*Ergebnisse:* Der chirurgisch induzierte Astigmatismus (Jaffe) betrug in Gruppe A 0,58 Dioptrien (± 0,38 SD) am 1.–4. Tag. 0,36 dpt (± 0,16) nach 6 Monaten und 0,3 dpt (± 0,18) 12 Monate postoperativ und in Gruppe B 0,65 dpt (± 0,42) am 1.–4. Tag, 0,5 dpt (± 0,33) nach 6 Monaten und 0,47 dpt (± 0,27) nach 12 Monaten. Der mittlere chirurgisch induzierte Astigmatismus beider Gruppen betrug 0,38 dpt nach 12 Monaten. Der relaxierende Effekt der kornealen Inzision rief nahezu durchgängig die bekannte dreiecksförmige Abflachung mit der Spitze des Dreiecks in Richtung Hornhautzentrum am 1.–4. Tag postoperativ hervor. Diese topographische Änderung zeigte in der Untersuchung nach 6 und 12 Monaten eine kontinuierlich rückläufige Tendenz mit nur geringem Einfluß auf den Astigmatismus. Die Hornhautoberfläche wies nach 12 Monaten annähernd die gleiche Kontur auf wie präoperativ. Die mittlere Abweichung von der präoperativen Achse betrug 12 Grad (± 12,6) nach 1 Jahr. Ein Hinweis auf eine erneute Abflachung im Inzisionsbereich fand sich nicht.

*Schlußfolgerung:* Die selbstdichtende temporale schmale Hornhauttunnelinzision für die Implantation faltbarer Intraokularlinsen rief geringfügige Hornhauttopographieänderungen mit kontinuierlich rückläufiger Tendenz auch nach 1 Jahr hervor.

**Summary.** Small incision cataract surgery induces only minimal changes of the corneal topography. 18 months after oblique superior approach of clear-corneal incision, mean surgically induced astigmatism increased with further steepening in the incision area. This prospective randomized study was performed to analyse corneal topographic changes after 3.5 and 4 mm temporal clear-corneal tunnel incision over a period of 12 months.

R. Rochels et al. (Hrsg.)
9. Kongreß der DGII
© Springer-Verlag Berlin Heidelberg 1995

A total of 49 patients without corneal pathology were included in this study and underwent phacoemulsification through a temporal, self-sealing, two-step, clear-corneal tunnel incision. Foldable plate-haptic silicone IOLs (Chiron, C10; Staar AA4203) were implanted by cartridge injection in 26 eyes (group A) and foldable disc-shaped silicone IOL (Adatomed, 90D) in 23 eyes (group B) through a 3.5 and 4 mm incision, respectively. Using computerized videokeratoscopy (EyeSys) corneal topographic data were obtained preoperatively, on days 1–4, after 6 and 12 months postoperatively. The surgically induced astigmatism was calculated by different methods (subtraction method; Jaffe and Clayman; Naeser). The surgically induced astigmatism (Jaffe) in group A was 0.58 diopters (± 0.38 SD) on days 1–4, 0.36 D (± 0.16) after 6 months and 0.3 D (± 0.18) 12 months postoperatively in group A and 0.65 D (± 0.42) on days 1–4, 0.5 D (± 0.33) 6 months and 0.47 D (± 0.27) 12 months postoperatively in group B. The mean surgically induced astigmatism of both groups was 0.38 D 12 months postoperatively. The relaxing effect of the corneal incision evoked the well-known triangular-shaped flattening with the apex towards the central cornea in the incision area on days 1–4 postoperatively in nearly all cases. These topographic changes continuously regressed after 6 and 12 months, showing minimal influence on astigmatism at the 12 month examination. After 12 months the preoperative corneal topographic status was nearly achieved and the mean deviation from the preoperative axis was 12° (± 12.6). No signs of reflattening in the incision area were found. In conclusion, self-sealing, temporal, clear corneal tunnel incision for the implantation of foldable IOLs caused only slight corneal topographic changes, which showed a continuous regressive tendency even 12 months postoperatively.

## Einleitung

Die Phakoemulsifikation über einen Hornhauttunnel erwies sich als eine Operationsmethode, die neben einer raschen frühpostoperativen visuellen Rehabilitation und geringen Blut-Kammerwasser-Schrankenbeeinträchtigung eine Vielzahl von Vorteilen, besonders z. B. bei vorausgegangener oder zu erwartender fistulierender Glaukomoperation, beinhaltet [3, 6, 14, 24, 26]. Zu einem erhöhten Endothelzellverlust im Vergleich mit anderen Methoden der Kataraktextraktion kam es durch die Verlegung der Inzision in die klare Hornhaut auch nach einem halben Jahr postoperativ nicht [2]. Die temporale Lokalisation der Hornhautinzision wird u. a. aufgrund des Wegfalls eines Zügelfadens und der Bindehautpräparation bei schwierigen anatomischen Verhältnissen (z. B. tiefliegender Bulbus), der besseren Sichtverhältnisse und der geringeren Induktion von postoperativen Hornhautoberflächenirregularitäten dem Zugang von 12 Uhr in der Regel vorgezogen [7, 8, 17, 18]. Die Schnittführung bei der Hornhauttunnelinzision sowie der inneren Wundlippe, deren Präparation eine besondere Bedeutung trägt, wurde durch die Entwicklung von speziellen mikrochirurgischen Diamantmessern mit leichter Penetration wesentlich verbessert. Aufgrund des neutralen Schnittverhaltens sind die Diamantmesser den Metallklingen als überlegen anzusehen [22]. Nach Hornhauttunnelinzision mit Zugang von schräg oben kam es langfristig zu einer weiteren Abflachung im Bereich der Inzision und einer Zunahme des chirurgisch induzierten Astigmatismus [15]. Durch die vorliegende Studie erhofften wir uns eine Aussage über die längerfristige Auswirkung der unterschiedlichen Schnittführungsgröße nach temporaler selbstdichtender Inzision auf die Hornhauttopographie. Die Implantation faltbarer Silikonintraokularlinsen durch eine 3,5-mm-Inzision erwies sich über einen Zeitraum von 6 Monaten als nahezu astigmatismusneutral [20, 21].

## Patienten und Methoden

In einer prospektiven, randomisierten Studie untersuchten wir insgesamt 49 Patienten ohne pathologischen Hornhautbefund, die mittels bimanueller Phakoemulsifikation über eine temporale Zwei-Stufen-Hornhauttunnelinzision operiert wurden. Ein Operateur (T. K.) verwendete dabei die gleiche Operationstechnik unter Peribulbäranästhesie mit nahtlosem Wundverschluß.

Die Patienten wurden in die Studie nur dann aufgenommen, wenn sie zwischen 45 und 85 Jahre alt waren, nicht voroperiert waren und keine vorbestehenden pathologischen Hornhautbefunde aufwiesen. Die Patienten wurden dann anhand eines Randomisationsschemas vor der Operation in eine von zwei Gruppen (3,5- bzw. 4-mm-Inzision) zugeteilt.

## Operationstechnik

Die initiale temporale Zwei-Stufen-Hornhauttunnelinzision erfolgte mit einem dreikantigen Schnittiefendiamanten 300 μm tief in der klaren Hornhaut zentral des peripheren Gefäßbogens über eine Länge von 3 mm. Dann wurde mittels eines Clear-cornea-Diamantmessers (Fa. Geuder, Heidelberg) der Tunnel ca. 1,75 – 2 mm lang vollendet. Nach Stellen der Vorderkammer mit Hyaluronsäure (Healon) wurden zwei seitliche Zugänge (0,9 mm) bei ca. 11 und 7 Uhr beim rechten Auge und bei ca. 1 und 5 Uhr beim linken Auge angelegt. Nach Kapsulorhexis mit einer speziell zurechtgebogenen 24-G-Kanüle unter Viskoelastikum, multilamellärer Hydrodissektion und -delineation mittels einer flachen Sautter-Kanüle erfolgte die bimanuelle Phakoemulsifikation (Divide & Conquer mit gepulstem Schall) im Kapselsack unter Viskoelastikum (Healon). Danach erfolgte die Rindenabsaugung mit dem bimanuellen Irrigations-/Aspirationssystem nach Brauweiler (Geuder) über die seitlichen Zugänge und nachfolgend die Kapselsackpolitur unter niedrigem Vakuum.

Zur Implantation einer kahnförmigen faltbaren Silikonintraokularlinse (Fa. Chiron, C10) mit Plattenhaptik wurde in Gruppe A die initiale Phakoinzision von 3 mm auf 3,5 mm mit dem vierkantigen Clear-cornea-Diamantmesser erweitert. In Gruppe B wurde auf 4 mm für die Implantation einer diskförmigen einstückigen Silikonintraokularlinse (Adatomed, 90D) erweitert. Alle Intraokularlinsen wurden über ein Injektorsystem (Softtrans IT, Staar) unter Viskoelastikum in den Kapselsack injiziert. Nach Absaugung des Viskoelastikums mit dem I/A-Tip und Hydratation der Hornhaut mit BSS wurde die Operation nahtlos beendet.

Die computerisierte Videokeratoskopie (Fa. EyeSys Lab., Houston, Texas) liefert detaillierte Informationen über die Hornhauttopographie mittels zweidimensionaler, numerischer und isometrischer Darstellungen mit absoluten, normalisierten und angleichbaren Skalierungen [4, 10, 11, 16, 25, 31]. Sie wurde bei allen Patienten präoperativ, am 1.–4. Tag sowie nach 6 und 12 Monaten vorgenommen. Jede Aufnahme wurde zur topographischen Analyse beurteilt, und die Verlaufsveränderungen durch Anlegen der vergleichenden isodioptrischen Differenzkarte quantifiziert. Der Berechnung des chirurgisch induzierten Astigmatismus lag ausschließlich das keratometrische Äquivalent der 3-mm-Zone der Videokeratoskopieaufnahmen zugrunde. Neben der Mittelwertberechnung wurde eine Berechnung des chirurgisch induzierten Astigmatismus nach der Subtraktionsmethode, nach der vektoranalytischen Methode von Jaffe/Clayman sowie der linearen Formel nach Naeser vorgenommen [12, 28, 29].

## Statistik

Der Student-$t$-Test für unverbundene Stichproben diente dem Vergleich der Ergebnisse der beiden Patientengruppen untereinander und im zeitlichen Verlauf bei einem Signifikanzniveau von mindestens 5%.

## Ergebnisse

Alle Patienten zusammen wiesen ein mittleres Alter von 68,6 (± 8,4) Jahren auf. Der mittlere Astigmatismus und die mittlere Achse der Patienten der beiden Gruppen im Untersuchungszeitraum sind in Tabelle 1 aufgetragen. Die mittlere Astigmatismusänderung nach der Subtraktionsmethode ergab für die Gruppe A eine nur geringfügige Änderung von 0,3 dpt, die eine weiter rückläufige Tendenz mit 0,19 dpt nach 6 Monaten und 0,16 dpt nach 12 Monaten aufwies. Auch in Gruppe B fiel der mittlere Astigmatismus, berechnet nach der Subtraktionsmethode, von 0,42 dpt frühpostoperativ auf 0,24 nach 12 Monaten (Abb. 1).

Der chirurgisch induzierte Astigmatismus nach Jaffe fiel in der Zeit von unmittelbar postoperativ bis 6 Monate postoperativ von 0,58 dpt auf 0,36 dpt nach 3,5-mm-Inzision (Gruppe A) bzw. von 0,65 auf 0,5 dpt nach 6 Monaten (Gruppe B). Beide Gruppen zeigten auch nach 12 Monaten noch einen geringfügigen Rückgang (Abb. 2). Der Vergleich der Ergebnisse der 6- gegen die 12-Monats-

**Tabelle 1.** Zeitlicher Verlauf des mittleren Astigmatismus in Dioptrien und Achsenmittelwerten (± Standardabweichung) bei Patienten der Gruppe A (n = 29) und Gruppe B (n = 23) zu verschiedenen Zeitintervallen

| Zeitpunkt | Gruppe A (3,5 mm) | Gruppe B (4 mm) |
| --- | --- | --- |
| Präoperativ | 0,79 (± 0,69)/67 (± 39)° | 0,69 (±0,44)/85 (± 48)° |
| 1.–4. Tag postop. | 1   (± 0,74)/77 (± 34)° | 0,9  (±0,52)/83 (± 29)° |
| 6 Monate postop. | 0,87 (± 0,77)/81 (±37)° | 0,73 (± 0,48)/76 (± 38)° |
| 1 Jahr postop. | 0,73 (± 0,37)/81 (± 37)° | 0,63 (±0,53)/81 (±32)° |

**Astigmatismus (dpt.)**

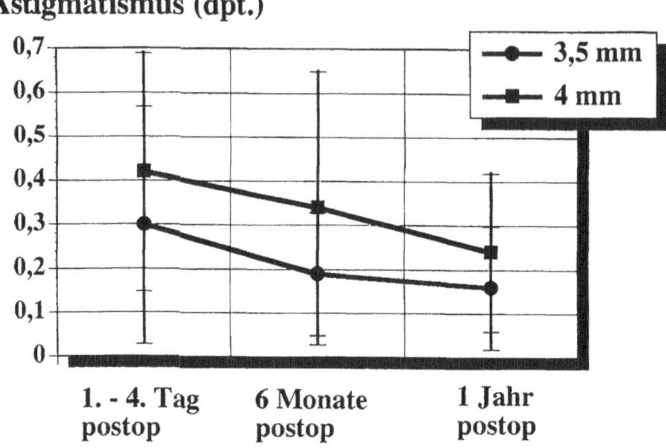



**Abb. 1.** Vergleichende Darstellung der Mittelwerte des chirurgisch induzierten Astigmatismus nach 3,5 und 4 mm temporaler Hornhauttunnelinzision, berechnet nach der Subtraktionsmethode ($n$ = 49)

**Astigmatismus (dpt.)**

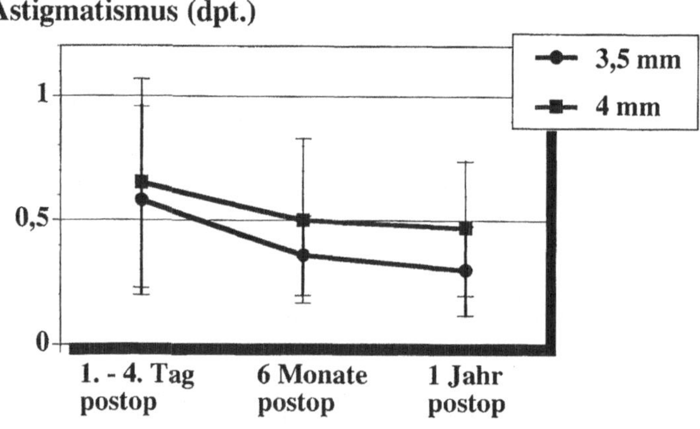



**Abb. 2.** Vergleichende Darstellung der Mittelwerte des chirurgisch induzierten Astigmatismus nach 3,5 und 4 mm temporaler Hornhauttunnelinzision, berechnet nach der Formel von Jaffe/Clayman ($n$ = 49)

**Tabelle 2.** Zeitlicher Verlauf des mittleren chirurgisch induzierten Astigmatismus (± Standardabweichung) in Dioptrien bei Patienten der Gruppe A ($n$ = 26) ermittelt nach verschiedenen Methoden: Subtraktionsmethode, Formel nach Jaffe und Clayman, Formel nach Naeser

| Methode | 1.–4. Tag | 6 Monate | 12 Monate |
|---|---|---|---|
| Subtraktion | 0,3  (± 0,27) | 0,19 (± 0,14) | 0,16 (± 0,44) |
| Jaffe | 0,58 (± 0,38) | 0,36 (± 0,16) | 0,3  (± 0,18) |
| Naeser | 0,28 (± 0,48) | 0,04 (± 0,24) | 0,02 (± 0,33) |

**Tabelle 3.** Zeitlicher Verlauf des mittleren chirurgisch induzierten Astigmatismus (± Standardabweichung) in Dioptrien der Gruppe B (n = 23) berechnet gemäß verschiedener Methoden: Subtraktionsmethode, Formel nach Jaffe und Clayman, Formel nach Naeser (Mittelwert ± SD)

| Methode | 1.–4. Tag | 6 Monate | 12 Monate |
| --- | --- | --- | --- |
| Subtraktion | 0,42  (± 0,27) | 0,34  (± 0,31)[a] | 0,24  (± 0,18) |
| Jaffe | 0,65  (± 0,42) | 0,5   (± 0,33)[a] | 0,47  (± 0,27) |
| Naeser | 0,55  (± 0,51)[a] | 0,24  (± 0,48)[a] | 0,28  (± 0,24)[b] |

Statistisch signifikanter Unterschied zur Gruppe A bei [a] (p < 0,05) und bei [b] (p < 0,0005)

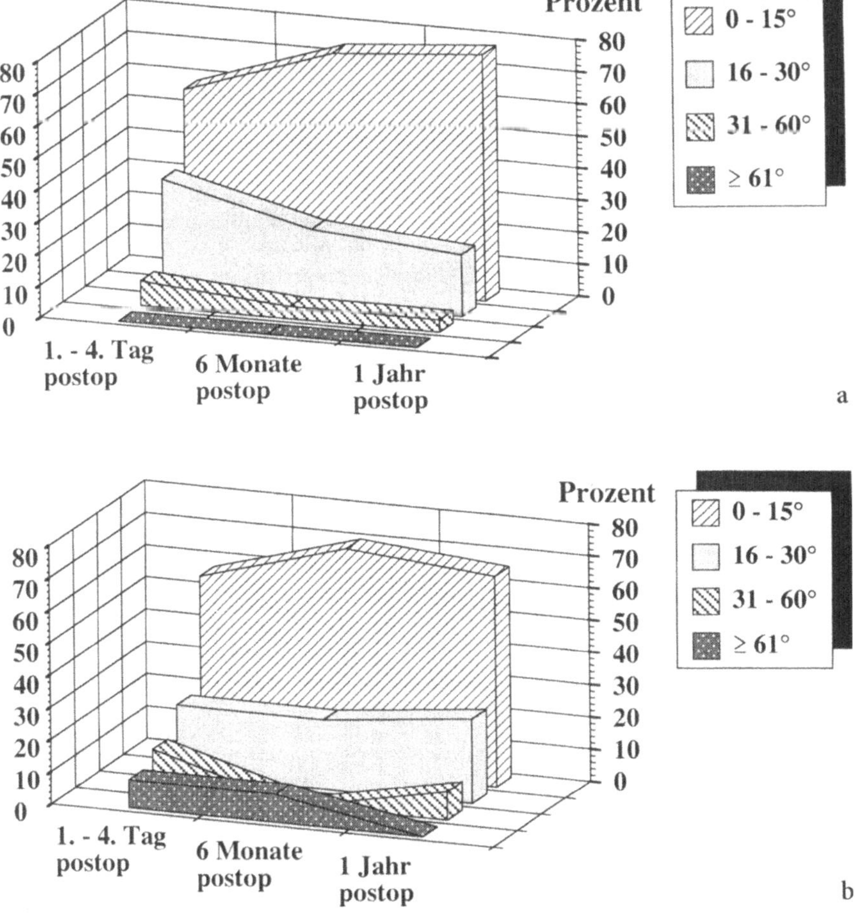


**Abb. 3 a, b.** Prozentuale Verteilung der chirurgisch induzierten Veränderung der Achsenlage nach **a** 3,5-mm-Hornhauttunnelinzision (*n* = 26) und **b** 4-mm-Hornhauttunnelinzision (*n* = 23)

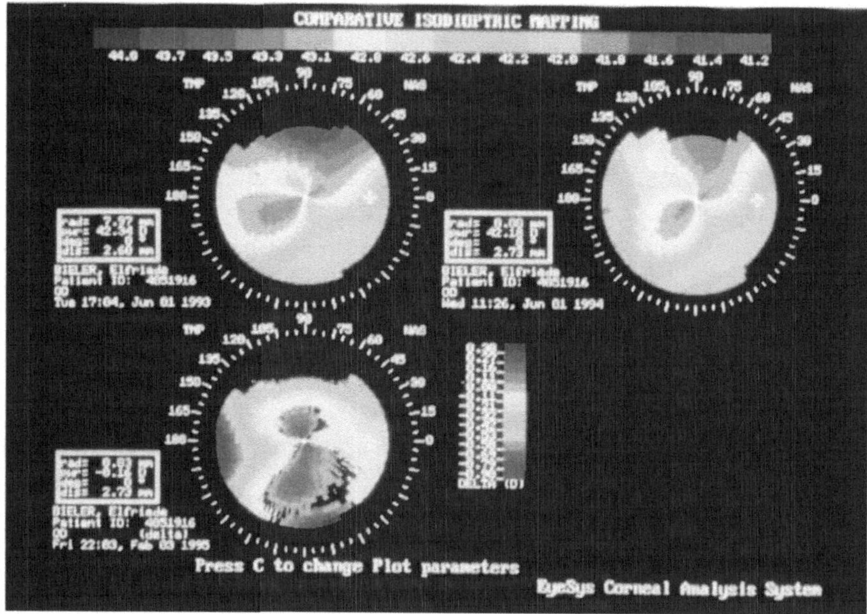

**Abb. 4.** Hornhauttopographische isodioptrische Differenzdarstellung (rechtes Auge) nach 3,5 mm temporaler Hornhauttunnelinzision und nachfolgender Implantation einer faltbaren IOL; *links oben* präoperativer Befund: 0,7D/27°, *rechts oben* Befund 1 Jahr postoperativ: 0,59D/33°, *links unten* Differenzkarte des präoperativen Befundes abzüglich des Topographiebefundes nach einem Jahr

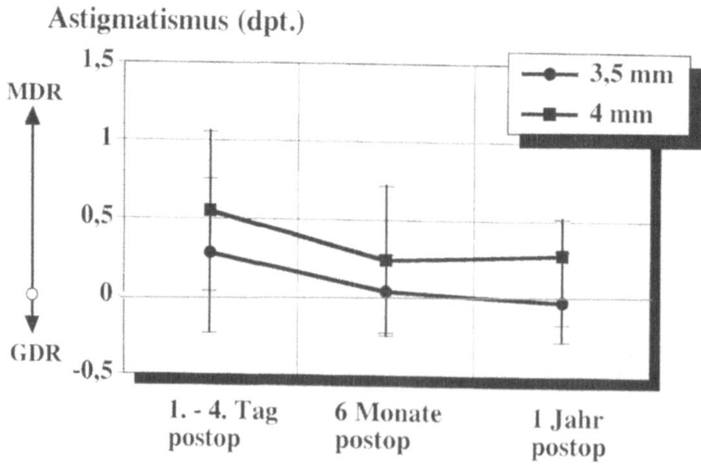


**Abb. 5.** Vergleichende Darstellung der Mittelwerte des chirurgisch induzierten Astigmatismus nach 3,5 und 4 mm temporaler Hornhauttunnelinzision, berechnet nach der Formel von Naeser (*MDR* Astigmatismus mit der Regel, *GDR* Astigmatismus gegen die Regel)

Nachuntersuchung ergibt hier kaum feststellbare Unterschiede (Tabelle 2 und 3). Die Berechnungsmethode des induzierten Astigmatismus nach Jaffe ergab erwartungsgemäß die höchsten Durchschnittswerte von allen drei angewandten Methoden.

Grabow fand einen sehr ähnlichen Astigmatismusverlauf nach 3,5 mm Hornhauttunnelinzision bei einem Nachuntersuchungszeitraum von 3 Monaten [8].

Hinsichtlich der Achsenänderung nach temporaler Hornhauttunnelinzision stellten in beiden Gruppen die Patienten mit einer Änderung von 0–15 Grad im Vergleich zur präoperativen Achse zu jedem Untersuchungszeitpunkt den weitaus größten Anteil (Gruppe A 76,9%; Gruppe B 65,2% nach 1 Jahr), gefolgt von der Patientengruppe mit einer Achsenänderung von 16–30 Grad (19 bzw. 26,1% nach 1 Jahr). Größere Achsenänderungen ($\geq 61°$) traten hingegen gar nicht (Gruppe A) oder nur sehr selten auf (Gruppe B) und waren spätestens nach einem Jahr nicht mehr vorhanden (Abb. 3). Es fand sich hinsichtlich der Verteilung und des Verlaufs der Achsenänderung nur ein sehr diskreter Unterschied zwischen den beiden Gruppen. Die mittlere Abweichung von der präoperativen Achse betrug in beiden Gruppen zusammengefaßt nach 1 Jahr 12 Grad ($\pm$ 12.6).

Die isodioptrische hornhauttopographische Vergleichsdarstellung verdeutlicht exemplarisch den Verlauf nach 3,5 mm temporaler Hornhauttunnelinzision bei präoperativem Astigmatismus gegen die Regel: Der relaxierende Effekt der temporalen kornealen Inzision führt in der frühpostoperativen Phase zu der bekannten, hier angedeuteten, dreiecksförmigen Abflachung im Inzisionsareal mit Spitze des Dreiecks in Richtung Hornhautzentrum [19]. Hierdurch kommt es zur Ansteilung der Astigmatismusachse in Richtung mit der Regel. Diese Veränderungen zeigten sich in der Untersuchung nach 6 und 12 Monaten rückläufig mit Verlagerung der steilen Astigmatismusachse zur Ausgangslage. Die isodioptrische Differenzkarte verdeutlicht in diesem Fall den auch nach 1 Jahr bestehenden Effekt im Sinne einer Reduktion des vorbestehenden Astigmatismus (Abb. 4).

Bei präoperativem Astigmatismus mit der Regel kam es ebenfalls zur temporalen Abflachung nach 3,5-mm-Inzision mit geringfügiger Zunahme des Astigmatismus. Die Höhe des Astigmatismus nach 1 Jahr war mit den präoperativen Werten praktisch identisch. Ein Hinweis auf eine erneute Abflachung im Inzisionsbereich nach 1 Jahr fand sich bei keinem Patienten. In einigen Fällen waren nach 3,5-mm-Inzision auch in der frühpostoperativen Phase keine bzw. minimalste hornhauttopographische Veränderungen im Vergleich zum präoperativen Befund feststellbar.

Die temporale Abflachung in der Peripherie zeigte sich in der Gruppe B etwas deutlicher ausgeprägt und war während des einjährigen Nachbeobachtungszeitraumes rückläufig. Bei einigen Patienten flachte die postoperative Ansteilung der Hornhaut z. B. in der unteren Hornhauthälfte wieder ab und erreichte nach 1 Jahr nahezu den Ausgangszustand.

Zur Unterscheidung der Astigmatismusänderung in Richtung mit und gegen die Regel liefert die Berechnung in der linearen Formel nach Naeser weitere Aufschlüsse. Der mittlere chirurgisch induzierte Astigmatismus nach Naeser wies in beiden Gruppen frühpostoperativ eine geringe Induktion in Richtung mit der Regel auf (Abb. 5). Der chirurgisch induzierte Astigmatismus ging nach 3,5-mm-

Inzision auf 0,02 dpt bzw. nach 4-mm-Inzision auf 0,28 dpt zurück (s. Tabelle 2). Nach 4-mm-Inzision ergab sich so ebenfalls ein Rückgang des geringfügig höheren chirurgisch induzierten Astigmatismus, der im Bereich der Richtungsänderung mit der Regel verlief. Der statistische Vergleich von 3,5- versus 4-mm-Inzision (s. Tabelle 3) ergab lediglich nach 12 Monaten bei dieser Formel einen statistisch höher signifikanten Unterschied ($p < 0,0005$).

Alle Hornhautwunden heilten komplikationslos, und das frühpostoperative geringe Epithelödem im Inzisionsbereich bildete sich in den ersten Tagen beschwerdefrei vollständig zurück. Nach 1 Jahr fand sich spaltlampenmikroskopisch ein nur diskretes „corneal haze" im inneren Wundlippenbereich bei ansonsten klarer Hornhaut im Inzisionsareal.

## Diskussion

Die von vielen Chirurgen bevorzugte superiore Lokalisation des skleralen Schnittes ist auf die Hornhauttunnelinzision nicht ohne weiteres übertragbar. Die Operationstechnik der Hornhauttunnelinzision wurde am Anfang in der 12-Uhr-Position begonnen. Diese Schnittlokalisation wurde von vielen Operateuren jedoch wegen des im Vergleich zur temporalen Inzision höheren Astigmatismus, der häufigen Entwicklung eines Astigmatismus gegen die Regel und der signifikant höheren Anzahl an postoperativen hornhauttopographisch erfaßbaren Irregularitäten für den Routineeingriff verlassen [18, 26]. Als Erklärungsursachen für die Induktion eines inversen Astigmatismus werden hierbei unter anderem der Oberliddruck, die Wundsperrung durch Lidbewegungen, die ellipsoide Hornhautoberfläche und eine langsamere Epithelialisierung der bei 12 Uhr gelegenen Inzision diskutiert [5, 15, 17, 20, 21]. Einige Autoren hingegen empfehlen die Hornhauttunnelinzision von 12 Uhr bei vorbestehendem Astigmatismus mit der Regel, da frühpostoperativ keine ophthalmometrisch erfaßte Zunahme des Astigmatismus zu erkennen war (vgl. Weindler et al. in diesem Band]. Längerfristige Studien mit einem größeren Patientenkollektiv sind erforderlich, um beurteilen zu können, ob dieser Zugangsort bei der Hornhauttunnelinzision geeignet ist, den präoperativen Astigmatismus zu reduzieren oder zumindest nicht zu vergrößern.

Die 3,5 und besonders die 4 mm breite temporale Hornhauttunnelinzision ruft eine Hornhautabflachung im Inzisionsareal mit konsekutiver Zunahme des Astigmatismus mit der Regel hervor. Diese Abflachung wie auch der damit zusammenhängende induzierte Astigmatismus verlief mit der Zeit rückläufig. Durch die Fertigung stärker brechender Intraokularlinsenkunststoffmaterialien ist eine weitere Reduktion der erforderlichen Schnittbreite möglich [23]. Die Astigmatismusinduktion besonders nach 5–5,5 mm temporaler Hornhauttunnelinzision bietet sich zur Reduktion eines präexistenten Astigmatismus inversus an [9, 13, 27, 30]. Wir empfehlen nach 5-mm-Hornhautinzision das Anlegen mindestens einer radiären Adaptationsnaht [1].

Die selbstdichtende temporale 3,5- und 4-mm-Hornhauttunnelinzision für die Implantation faltbarer Intraokularlinsen rief eine geringfügige initiale Astigmatismusinduktion und Topographieänderung hervor. Der chirurgisch induzierte Astigmatismus zeigte sich – wie auch die Topographieänderungen – nach 6 Monaten deutlich rückläufig. Nach 1 Jahr fand sich ein videokeratoskopisch nur noch minimaler nachweisbarer Unterschied zum präoperativen Status.

## Literatur


1. Davis PL (1994) PMMA implants via temporal clear corneal incisions: concern replace confidence. Eur J Implant Ref Surg 6 : 205–210
2. Dick B, Kohnen T, Jacobi KW (1994) Endothelzellverlust nach Phakoemulsifikation durch eine temporale Hornhauttunnelinzision. In: Pham DT, Wollensak J, Rochels R, Hartmann C (Hrsg). 8. Kongreß der Deutschsprachigen Gesellschaft für Intraokularlinsen Implantation. Springer, Berlin Heidelberg New York Tokyo, S 16–27
3. Dick B, Kohnen T, Schmitt K & Hessemer V (1995) Lasertyndallometrie nach ECCE versus Phakoemulsifikation mit kornealer Tunnelinzision. Akt Augenheilkd 20 : 54–57
4. Dingeldein SA, Klyce SD (1989) The topography of normal corneas: Arch Ophthalmol 107 : 512–518
5. Duke-Elder S (1961) Systems of Ophthalmology. Vol. II. The anatomy of the visual system. Kimpton, London, pp 92–94
6. Fine IH (1991) Architecture and construction of a self-sealing incision for cataract surgery. J Cataract Refract Surg 17 (Suppl) : 672–676
7. Fine IH (1993) Corneal tunnel incision with a temporal approach. In: Fine IH, Fichman RA, Grabow HB (eds) Clear-corneal cataract surgery and topical anesthesia. Slack, Thorofare
8. Grabow HB (1993) The clear-corneal incision. In: Fine IH, Fichman RA, Grabow HB (eds) Clear-corneal cataract surgery and topical anesthesia. Slack, Thorofare
9. Haubrich T, Knorz MC, Seiberth V, Liesenhoff H (1994) Astigmatismusreduktion durch „Clear-Cornea"-Tunnelinzision bei Phakoemulsifikation mit HKL-Implantation. In: Wollensak J, Pham DT, Hartmann C, Rochels R (Hrsg) 8. Kongreß der Deutschsprachigen Gesellschaft für Intraokularlinsen Implantation. Springer, Berlin Heidelberg New York Tokyo, S 79–83
10. Hanush SB, Crawford SL, Waring GO, Gemmill MC, Lynn MJ, Nizam A (1989) Accuracy and precision of keratometry, photokeratoscopy and corneal modeling on calibrated steel balls. Arch Ophthalmol 107(8) : 1235–1239
11. Hanush SB, Crawford SL, Waring GO, Gemmill MC, Lynn MJ, Nizam A (1990) Reproducibility of normal corneal power measurements with a keratometer, photokeratoscope and video imaging system. Arch Ophthalmol 108(4) : 539–544
12. Jaffe NS, Clayman HM (1975) The pathophysiology of corneal astigmatism after cataract extraction. Trans Am Acad Ophthalmol Otolaryngol 79 : 615–630
13. Juchem M, Skorpik F, Crammer A (1993) Clear Cornea Incision – Frown Incision: Induzierter Astigmatismus 1 Monat und 3 Monate postoperativ. In: Robert YCA, Gloor B, Hartmann C, Rochels R (Hrsg) 7. Kongreß der Deutschsprachigen Gesellschaft für Intraokularlinsen Implantation. Springer, Berlin Heidelberg New York Tokyo, S 104–108
14. Kammann J, Dornbach G, Schüttrumpf R (1993) Nahtlose Wundadaptation – Vergleich zwischen Korneal- und Korneoskleralschnitt. Ophthalmologe 91 : 442–445
15. Kammann J, Dornbach G, Allmers R (1994) Ergebnisse nach kornealer und skleraler Kleinschnittchirurgie mit Linsenimplantation. In: Robert YCA, Gloor B, Hartmann C, Rochels R (Hrsg) 7. Kongreß der Deutschsprachigen Gesellschaft für Intraokularlinsen Implantation. Springer, Berlin Heidelberg New York Tokyo, S 120–125

16. Koch DD, Wakil JS, Samuelson SW, Haft EA (1992) Comparison of the accuracy and reproducibility of the keratometer and the EyeSys Corneal Analysis System Model I. J Cataract Refract Surg 18(4) : 342–347

17. Koch HR (1993) Phakotechnik mit Clear-Cornea-Inzision und Implantation von Silikonlinsen. Ophthalmo-Chirurgie 5 : 117–130

18. Kohnen T, Dick B, Jacobi KW (1994) Früher postoperativer Astigmatismusverlauf bei der Phakoemulsifikation durch eine Hornhauttunnelinzision. Klin Monatsbl Augenheilkd 204 : 135

19. Kohnen T, Dick B, Jacobi KW (1994) Computerized videokeratographic analysis of astigmatism induced by temporal corneal tunnel incision for phacoemulsification. Invest Ophthalmol Vis Sci 35 : 1435

20. Kohnen T, Dick B, Jacobi KW (1994) Vergleich des chirurgisch induzierten Astigmatismus nach 3,5 mm nahtloser und 5 mm Einzelnaht Hornhauttunnelinzision von temporal. In: Pham DT, Wollensak J, Rochels R, Hartmann C (Hrsg) 8. Kongreß der Deutschsprachigen Gesellschaft für Intraokularlinsen Implantation. Springer, Berlin Heidelberg New York Tokyo, S 84–94

21. Kohnen T, Dick B, Jacobi KW (1995) Comparison of the induced astigmatism after temporal clear corneal tunnel incisions of different sizes. J Cataract Refract Surg 21: 417–424

22. Menapace R (1994) Neue Schnitt-Techniken und Implantationssysteme. In:Wollensak J, Pham DT, Hartmann C, Rochels R (Hrsg) 8. Kongreß der Deutschsprachigen Gesellschaft für Intraokularlinsen Implantation. Springer, Berlin Heidelberg New York Tokyo, S 57–68

23. Menapace R, Papapanos P (1994) Eignung einer faltbaren Offenschlingen-Linse Phacoflex SI-30 für die Kapselsackimplantation durch selbstdichtende sklerokorneale Tunnelinzision. Klin Monatsbl Augenheilkd 204 : 111–120

24. Müller-Jensen K, Barlinn B (1994) PMMA-Linsen-Implantation in der nahtfreien kornealen Kataraktchirurgie. Ophthalmologe 9 : 446–449

25. O'Brart DPS, Corbett MC, Saunders DC, Rosen ES (1994) The topography of corneal astigmatism. Eur J Implant Ref Surg 6 : 361–369

26. Pfleger T, Papapanos P, Skorpik C, Menapace R, Weghaupt H (1993) Erste Ergebnisse des postoperativen Astigmatismusverlauf nach „Clear Cornea Incision" und Wundverschluß ohne Naht. In: Robert YCA, Gloor B, Hartmann C, Rochels R (Hrsg) 7. Kongreß der Deutschsprachigen Gesellschaft für Intraokularlinsen Implantation. Springer, Berlin Heidelberg New York Tokyo, S 109–114

27. Pham DT, Wollensak J, Drosch S (1992) Frühpostoperativer cornealer Astigmatismus – Vergleich verschiedener Nahttechniken. Ophthalmologe 89 : 305–309

28. Rauber M, Grewing R, Mester U (1993) Berechnung des induzierten, computertopographisch gemessenen Hornhautastigmatismus nach Kataraktchirurgie mit Kleinschnitttechnik und Wundverschluß mit Einzelnaht anhand verschiedener mathematischer Modelle. Ophthalmologe 90 : 336–338

29. Seiler T, Wollensak J (1993) Über die mathematische Darstellung des postoperativen regulären Hornhautastigmatismus. Klin Monatsbl Augenheilkd 203 : 70–76

30. Shepherd JR (1989) Correction of preexisting astigmatism at the time of small incision cataract surgery. J Cataract Refract Surg 15 : 55–57

31. Vass C, Menapace R (1994) Computerized statistical analysis of corneal topography for the evaluation of changes in corneal shape after surgery. Am J Ophthalmol 118 : 177–184

# Vektoranalyse des induzierten Astigmatismus bei simultaner gedeckter Goniotrepanation über einen selbstschließenden W-Tunnelschnitt

K. HILLE, E. RIPKE DE LA TORRE, J. WEINDLER und K. W. RUPRECHT

**Zusammenfassung.** Bei 32 Patienten wurde an 38 Augen eine simultane Katarakt- und Glaukomoperation mit W-Tunnelschnitt durchgeführt. Nach 6 Monaten konnte eine Drucksenkung von 11 mm Hg erreicht werden (Median der Tension 17,5). Der Median des induzierten Zylinders lag bei 1,0 dpt bei einer deutlichen Tendenz der Achse nach 90°. Durch die Kombination zweier standardisierter Techniken ist es möglich, eine simultane Katarakt- und Glaukomoperation sicher durchzuführen.

**Summary.** A total of 32 patients (38 eyes) received a simultaneous cataract and glaucoma operation with W-tunnel-incision. After 6 months, the median decrease in intraocular pressure was 11 mm Hg (median intraocular pressure 17.5). The median of the induced astigmatism was 1.0 while the axis shifted to 90°. The combination of two standardized operations allowed simultaneous operation of cataract and glaucoma to be carried out safely.

## Einleitung

In der Glaukomchirurgie hat sich die gedeckte Goniotrepanation nach Fronimopoulos als standardisierte Operationstechnik durchgesetzt.

Die Kataraktchirurgie wurde durch die Einführung des selbstschließenden Korneoskleraltunnels revolutioniert. Das Problem des induzierten postoperativen Astigmatismus konnte durch die Einführung von standardisierten Operationstechniken auf ein Minimum reduziert werden.

Katarakt und Glaukom sind typische Krankheiten des höheren Lebensalters. Es ist deshalb nicht verwunderlich, daß bei vielen Patienten beide Erkrankungen vorliegen. Wir finden deshalb in der Literatur eine ganze Reihe von Veröffentlichungen, die sich mit der gleichzeitigen Operation dieser beiden Erkrankungen beschäftigen [1–6]. Um die Vorteile der standardisierten gedeckten Goniotrepanation mit einer Kleinschnittunneltechnik zu kombinieren, haben wir an unserer Klinik in einer Serie die simultane Operation über einen W-Tunnelschnitt ausgeführt. Die vorliegende Studie beschäftigt sich mit dem durch diese operative Variante induzierten Astigmatismus.

## Patienten und Methoden

Während 1 Jahres führten wir bei 32 Patienten an 38 Augen eine simultane Katarakt- und Glaukomoperation mit Implantation einer 6-mm-PMMA-Hinterkam-

R. Rochels et al. (Hrsg.)
9. Kongreß der DGII
© Springer-Verlag Berlin Heidelberg 1995

merlinse durch. Einschlußkriterien für die vorliegende Studie waren ein nicht ausreichend regulierter Augendruck (> 21 mm Hg) sowie das gleichzeitige Vorliegen eines glaukomatösen Schadens mit Gesichtsfeldausfällen bzw. einer glaukomatösen Papillenexkavation. Entsprechend der Geschlechtsverteilung bei unseren Kataraktpatienten waren unter diesen Patienten 23 Frauen und 9 Männer. Das mittlere Alter lag bei 74 Jahren, 18mal wurde das linke, 20mal das rechte Auge operiert.

Objektive und subjektive Refraktion, Keratometerwerte, Visus, Augendruck sowie die Komplikationen wurden prospektiv in einem standardisierten Protokoll nach 7 Tagen, 4 Wochen und 6 Monaten erhoben.

## Operationstechnik

Nach Anschlingen des M. rectus superior Präparation der Bindehaut vom Fornix, Exzision überschüssigen Tenongewebes und Kautern episkleraler Gefäße. Über die Hälfte der Skleraldicke wird am Limbus ein 2,5 mm breites, 4 mm langes dreieckiges Skleralläppchen präpariert. Von der Basis des Läppchens aus werden 2 weitere Inzisionen nach dorsal über die halbe Skleraldicke durchgeführt, so daß ein auf dem Kopf stehendes *W* mit einer Gesamtbreite von 4 mm vorgezeichnet wird (Abb. 1). Die seitlichen Ränder werden mit einem abgewinkelten Rundmesser auf einen 6 mm breiten Tunnel bis in die klare Hornhaut hinein unterminiert. Nach Trepanation im Bereich der Blauweißgrenze mit dem 1,0-mm-Trepan, peripherer Iridektomie und Kapsulorhexis Eröffnung des Tunnels in der klaren Hornhaut, Phakoemulsifikation der Linse und Absaugung der Rindenreste. Nach Politur und Stellen der Kapsel mit Healon Erweiterung der Öffnung des Tunnels in der Vorderkammer auf 6 mm. Eine PMMA-Hinterkammerlinse mit einem Durchmesser der Optik von 6 mm wird durch den Tunnel in den Kapselsack implantiert. Absaugen des Healons und Adaptation des Skleralläppchens und der Bindehaut in üblicher Weise. Die postoperative Nachbehand-

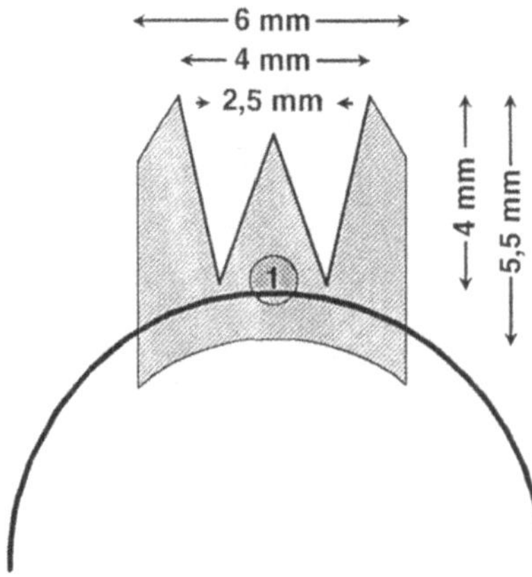


**Abb. 1.** W-Tunnelschnitt zur simultanen Katarakt- und Glaukomchirurgie

lung bestand in der Gabe von einem Kombinationspräparat mit Dexamethason und Gentamycin 5mal täglich sowie Diclofenac-Augentropfen 4 mal täglich.

## Ergebnisse

Postoperativ konnte bei den Patienten eine mittlere Drucksenkung von 17 mm Hg erreicht werden, nach 1 Monat und 6 Monaten betrug die mittlere Drucksenkung weiterhin 11 mm Hg. Der Median des präoperativen Druckes lag trotz medikamentöser Therapie bei 28 mm Hg, er sank postoperativ auf 11 mm Hg, um sich dann nach 6 Monaten bei 17,5 mm Hg einzpendeln (Abb. 2).

Während präoperativ alle Patienten eine lokale drucksenkende Therapie erhielten, konnte direkt postoperativ bei allen Patienten auf eine zusätzliche antiglaukomatöse Therapie verzichtet werden. Nach 6 Monaten erhielten 52% der

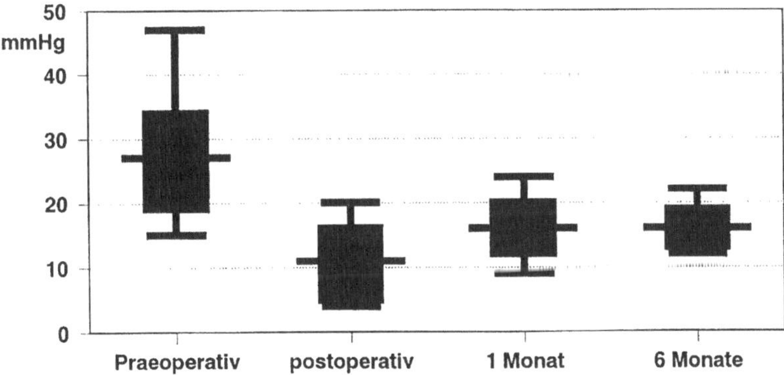

Abb. 2. Intraokulare Druckentwicklung nach simultaner Katarakt- und Glaukomchirurgie über einen W-Tunnelschnitt

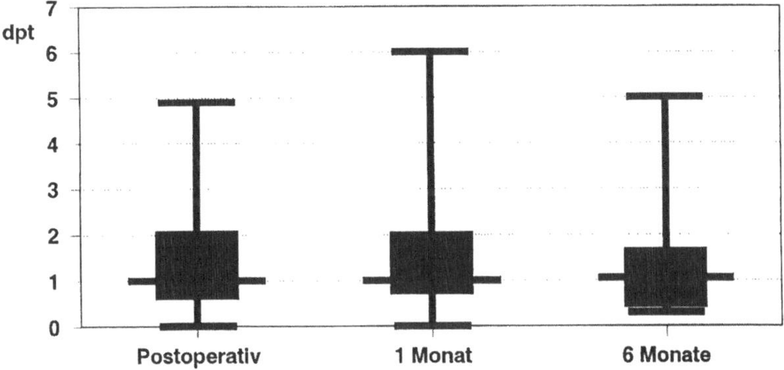

Abb. 3. Entwicklung des operativ induzierten Astigmatismus nach simultaner Katarakt- und Glaukomchrirurgie über einen W-Tunnelschnitt

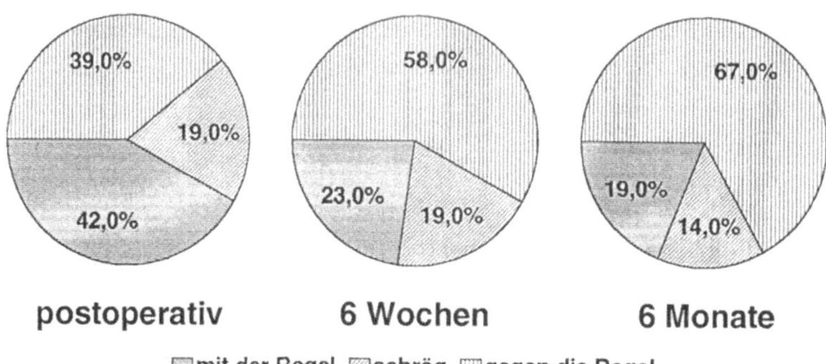



**Abb. 4.** Lage der Achse des operativ induzierten Astigmatismus nach simultaner Katarakt- und Glaukomchirurgie über einen W-Tunnelschnitt

Patienten keine antiglaukomatöse Therapie mehr. Direkt postoperativ fanden wir bei allen Patienten ein gut ausgebildetes Filterkissen, nach 6 Monaten lediglich bei 67%.

Das Sehvermögen stieg von 0,3 präoperativ auf 0,63 postoperativ. Eine Verschlechterung des postoperativen Sehvermögens trat bei keinem Patient auf.

Der Median des präoperativen Zylinders lag bei 0,5 dpt, bei allen postoperativen Kontrollen fanden wir einen Zylinder von –1,0. Die Achse des Zylinders lag präoperativ etwas öfter bei 0°. Direkt postoperativ überwogen die Patienten mit einer Achse bei 0°, was sich jedoch im Verlauf der Beobachtung eher zugunsten einer Achsenlage bei 90° verschob. Der Median des induzierten Zylinders lag zu allen 3 Nachbeobachtungszeitpunkten ebenfalls bei –1 dpt (Abb. 3), wobei im Verlauf ein Shift nach 90° zu beobachten war (Abb. 4).

## Diskussion

Die postoperative Druckregulation der Patienten war positiv, lediglich bei einem Patienten war nach 6 Monaten der Augendruck nicht reguliert. Auf der anderen Seite mußte bei etwas weniger als der Hälfte der Patienten noch zusätzlich ein drucksenkendes Lokaltherapeutikum angesetzt werden. Dies entspricht jedoch den Angaben in der Literatur [3]. Wir erklären dies durch die große Wundfläche, die bei dem Schnitt gesetzt werden muß und die zu einer vermehrten Fibrinausschüttung und zu einem Verschluß des Filterkissens führen kann. Obwohl die Gesamtfläche des Schnittes dem bei einer herkömmlichen Tunnelexzision entspricht, beobachteten wir bei kombinierten Operationen in ca. 68% der Patienten eine Fibrinreaktion.

Der postoperative Astigmatismus betrug, genauso wie der postoperativ induzierte Astigmatismus, – 1 dpt. Er liegt somit in der Größenordnung des induzierten Astigmatismus bei einer No-stitch-Tunnelinzision einer Kataraktextraktion. Anders als bei einfachen Kataraktextraktionen liegt die Achse des Astigmatismus jedoch zunächst in der Mehrzahl bei 0°. Dies ist durch die zusätzliche Fixation des Deckelchens mit 3 Einzelknopfnähten zu erklären. Die Achse des induzierten Zylinders zeigt jedoch in gleicher Weise wie bei allen anderen Kataraktextraktionen im Verlauf der Nachbeobachtungszeit einen deutlichen Shift nach 90°.

Zusammenfassend läßt sich festhalten, daß die postoperativen Ergebnisse des oben beschriebenen W-Tunnelschnittes hinsichtlich des induzierten Astigmatismus einer einfachen Kataraktextraktion nicht nachstehen. Um bei gleichzeitigem Vorliegen einer Katarakt und eines Glaukoms den Patienten eine zusätzliche Operation und Narkose zu ersparen, stellt die simultane Operation eine gute Alternative mit befriedigenden Druckergebnissen dar.

## Literatur

1. Hansen LL, Hoffmann F (1987) Kombination von Phakoemulsifikation und Trabekelektomie. Klin Monatsbl Augenheilkd 190 : 478–483
2. Jay JL (1985) Extracapsular lens extraction and posterior chamber intraocular lens insertion combinet with trabeculectomy. Br J Ophthalmol 69 : 487–490
3. Mc Guigan LJB, Gotsch J, Stark WJ, Maumenee AW, Quigley HA (1986) Extracapsular cataract extraction and posterior chamber lens implantation in eyes with preexisting glaucoma. Arch Ophthalmol (Chicago) 104 : 1301–1308
4. Menezo J, Maldonado MJ, Munoz G, Cisneros AL (1994) Combinet procedure for glaucoma and cataract: A retrospective study. J Cataract Refract Surg 20 : 498–503
5. Pabst W (1977) Zur kombinierten Trepanation mit Skleraldeckel (Elliot-Fronimopoulos) und intrakapsulärer Katarakt-Extraktion. Klin Monatsbl Augenheilkd 17 : 343–348
6. Percival SPB (1985) Glaucoma triple procedure of extracapsular cataract extraction, posterior chamber lens implantation and trabeculectomy. Br J Ophthalmol 69 : 99–102

# Induzierte korneale topographische Veränderungen nach „Frown incision"

C. Vass, R. Menapace und K. Strenn

**Zusammenfassung.** Wir untersuchen an 18 Augen die induzierten kornealen topographischen Veränderungen nach Kataraktoperation. Der operative Zugang erfolgte von oben mit einer 4,5 mm großen „Frownincision" und einem sklerokornealen Tunnel. Die korneale Topographie wurde mittels TMS-1 (Tomey) präoperativ sowie nach 1 Woche, 1 Monat und 3 Monaten aufgezeichnet. Nach automatischer Artefakterkennung und Ausbesserung wurden Differenzbilder für je 2 Untersuchungen jedes Patienten errechnet. Daraus wurden sodann durchschnittliche Differenzbilder aller Patienten gebildet. Diese zeigten nach 1 Woche oben eine deutliche Abflachung (0,3–0,7 dpt), unten eine geringere Abflachung (0–0,4 dpt) und im horizontalen Meridian eine Ansteilung (0,2–0,6 dpt). Bis zum 3. postoperativen Monat kam es zu einer geringen Regression der oberen Abflachung auf 0,2–0,5 dpt. Zur statistischen Bearbeitung mittels gepaartem Wilcoxon-Test wurden die Daten auf 225 korneale Segmente in 7 konzentrischen Ringen reduziert. Es wurden erneut Differenzbilder errechnet und für jedes Segment die statistische Signifikanz dieser Differenz berechnet. Der Test ergab nach 1 Woche Signifikanzen im Bereich der oberen, weniger auch der unteren Abflachung sowie im Bereich der horizontalen Ansteilung. Im weiteren Verlauf bis zum 3. postoperativen Monat kam es zu keinen weiteren signifikanten kornealen topographischen Veränderungen. Wir konnten zeigen, daß eine 4,5 mm große „Frown incision" nur geringe korneale topographische Veränderungen induziert und nach 1 Woche bereits topographisch weitgehend stabil ist. Diese Resultate sind den induzierten topographischen Veränderungen nach 6 mm sklerokornealem Schnitt und „Infinity"-Naht vergleichbar.

**Summary.** In 18 eyes, we evaluated the mean corneal shape changes induced by a 4.5 mm frown incision cataract surgery. Corneal topography was recorded with a TMS-1 system (Tomey Inc.). Measurements were taken preoperatively, and 1 week, 1 month and 3 months postoperatively. After automatic elimination of artefacts, difference maps between every two investigations were calculated for each patient. We then averaged these maps, obtaining mean difference maps for all 18 patients. These maps exhibited a distinct upper flattening (0.3–0.7 dpt), some flattening of the lower corneal region (0–0.4 dpt) and horizontal steepening (0.2–0.5 dpt). Statistic analysis was performed with paired Wilcoxon tests. For this, each topographic image was cut into 225 fields in seven concentric rings. The mean refractive values of these fields were stored in a data base. The mean differences between the preoperative and the postoperative readings were calculated and transformed into color-coded maps. Statistic significance of this difference was calculated for each of the 225 fields. We could prove a significant flattening of the upper and – to lesser extent – of the lower cornea, and a significant horizontal steepening, induced by surgery. There were no significant corneal topographic changes between 1 week and 3 months after surgery. Our results show that a 4.5 mm frown incision induces little topographic change and offers good wound stability, as early as 1 week postoperative. The results compare well to the induced topographic changes following 6 mm sclerocorneal incision with infinity suture.

R. Rochels et al. (Hrsg.)
9. Kongreß der DGII
© Springer-Verlag Berlin Heidelberg 1995

## Einleitung

Mit dem Ziel, den operativ induzierten Astigmatismus nach Kataraktoperation zu reduzieren, wurden verschiedene Schnitt- und Nahttechniken entwickelt. Hierbei besteht einerseits ein Zusammenhang zwischen Schnittlänge und Astigmatismus [4, 7, 8, 11], andererseits wurde auch ein Einfluß unterschiedlicher Nahttechniken [2, 5, 6] oder Wundformen [5, 10] auf den induzierten Astigmatismsu publiziert. Die Berechnung des induzierten Astigmatismus erfolgte in diesen Studien durch verschiedene Formeln zur Vektoranalyse keratometrischer Daten [1, 3]. Da die Keratometrie asymmetrische oder nicht orthogonale Veränderungen nicht voll erfassen kann [9], haben wir eine Methode entwickelt, um korneale topographische Bilder zur Ermittlung von induzierten kornealen Formveränderungen heranzuziehen [12].

Die vorliegende Studie analysiert die operativ induzierten kornealen topographischen Veränderungen nach „Frown incision".

## Material und Methoden

In die Studie wurden 18 Augen von 18 Patienten eingeschlossen. Alle Augen wurden von einem Operateur operiert (Menapace). Nach Bindehauteröffnung wurde ein zur Kornea konvex gebogener äußerer Schnitt („Frown incision") mit einem Abstand der beiden Eckpunkte von 4,5 mm sowie 2 mm minimaler Distanz zur Kornea ausgeführt. Es folgten die Präparation eines sklerokornealen Tunnels, Kapsulorhexis, Phakoemulsifikation, Aspiration der Rinde und Implantation einer Intraokularlinse mit 6-mm-PMMA-Optik in den Kapselsack. Die Skleralwunde verblieb ungenäht, der Bindehautverschluß erfolgte mit zwei 10-0-Nylonnähten. Die korneale Topographie wurde mittels TMS-1 (Tomey) präoperativ sowie 1 Woche, 1 Monat und 3 Monate postoperativ gemessen.

Die Zahlenwerte der TMS-1 Bilder wurden in ASCII-Code umgewandelt, auf einen Apple transferiert und in dem Programm „Microsoft Excel" mit Hilfe von eigens entwickelter Software weiterverarbeitet. Zunächst wurden die Bilder mit einem Algorithmus zur Fehlererkennung und Ausbesserung bearbeitet. Von den so ausgebesserten Bildern wurden für jeden Patienten Differenzbilder (1 Woche präoperativ, 3 Monate präoperativ) errechnet. Aus den jeweils 18 Differenzbildern der beiden Zeitintervalle wurden dann zwei mittlere Differenzdateien errechnet. Diese wurden in farbige Topographiebilder, bestehend aus 6144 Segmenten, umgewandelt. Um die Datenmenge einer statistischen Bearbeitung zugänglich zu machen, haben wir die Topographie in 225 Felder in 7 konzentrischen Ringen eingeteilt und das so reduzierte Datenmaterial für weitere Analysen benützt. Es wurden wiederum zwei Differenzbilder mit je 225 Segmenten errechnet: 3 Monate/1 Woche, 3 Monate/präoperativ. Das letzte haben wir einer statistischen Analyse unterzogen. Um Areale mit statistisch signifikanter induzierter topographischer Veränderung abzugrenzen, haben wir einen gepaarten Wilcoxon-Test für jedes Segment durchgeführt.

## Ergebnisse

Nach 1 Woche (Abb. 1a) zeigte sich in der kornealen Topographie eine deutliche Abflachung oben (0,3–0,7 dpt), unten eine geringere Abflachung (0–0,4 dpt) und im horizontalen Meridian eine Ansteilung (0,2–0,6 dpt). Nach 3 Monaten war die operativ induzierte topographische Veränderung sehr ähnlich (s. Abb. 1b), wenngleich etwas weniger ausgeprägt. Die Abflachung betrug oben 0,2–0,5 dpt und unten 0,1–0,5 dpt, die Ansteilung im horizontalen Meridian betrug 0,2–0,5 dpt. Abb. 2a zeigt die reduzierten Differenzdaten. Jedes der 225 Felder gibt farbkodiert die durchschnittliche Veränderung des entsprechenden kornealen Segmentes zwischen 1 Woche und 3 Monaten postoperativ wieder. Man kann eine Tendenz zur Regression der oberen Abflachung in diesem Zeitraum feststellen, die Änderung war jedoch statistisch nicht signifikant. Die Ergebnisse des gepaarten Wilcoxon-Tests sind in Abb. 2b dargestellt. Auf einer farbkodierten Differenzkarte mit 225 Segmenten sind die Areale mit signifikanten induzierten topographischen Veränderungen hervorgehoben, nicht signifikant veränderte

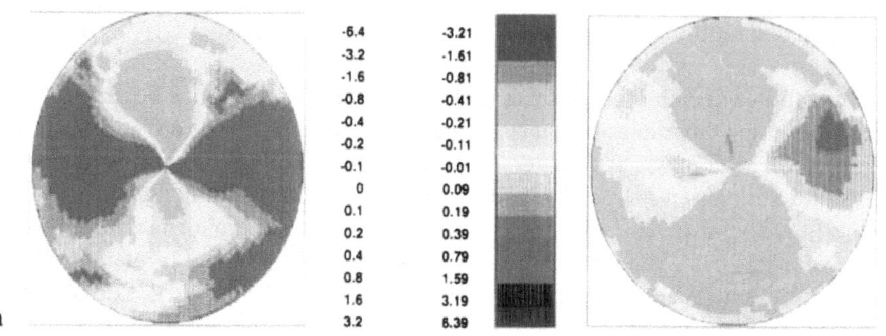

Abb. 1. Differenzbild a zwischen 1 Woche postoperativ und präoperativer Topographie, b zwischen 3 Monaten postoperativ und präoperativer Topographie (Mittelwerte von 18 Patienten)

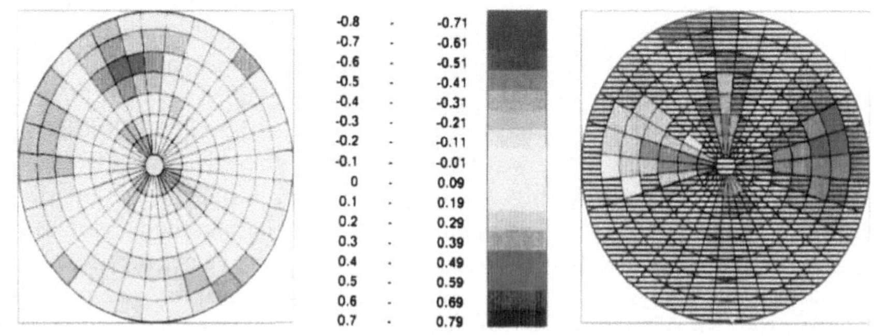

Abb. 2. Differenzbild a zwischen 3 Monaten und 1 Woche postoperativer Topographie, b zwischen 3 Monaten postoperativ und präoperativer Topographie (Mittelwerte von 18 Patienten, Daten sind auf 225 Segmente reduziert und überlagert mit den Ergebnissen der gepaarten Wilcoxon-Teste, Segmente ohne signifkante Veränderung ($p < 0,05$) sind schraffiert)

Areale sind schraffiert. Die 4,5 mm große „Frown-incision" verursachte eine signifikante Ansteilung im horizontalen Meridian von 0,2–0,5 dpt und eine signifikante Abflachung oben (0,2–0,5 dpt). Die Achsen der größten Änderung nahmen einen Winkel von jeweils ca. 80° ein. Die Gesamtänderung der zwei maximalen und der zwei minimalen Semimeridiane beträgt sowohl im 4-mm-Bereich als auch im 4-6-mm-Bereich ca. 0,5 dpt.

## Diskussion

Mittels statistischer Analyse topographischer Bilder konnten wir eine signifikante korneale Abflachung oben sowie eine Ansteilung im horizontalen Meridian nach 4,5 mm großer „Frown incision" nachweisen. Im optisch wichtigsten 4-mm-Bereich betrug die durchschnittliche Gesamtänderung ca. 0,5 dpt. Dies entspricht etwa dem Wert der 3-mm-CCI [12]. Auch die induzierte topographische Änderung nach 6 mm großem, gerade geschnittenem sklerokornealen Tunnelschnitt mit „Infinity-Naht" [13] läßt sich gut mit der nach „Frown incision" vergleichen. Die Gesamtänderung im 4-mm-Bereich lag bei dieser Operationsmethode mit unter 0,75 dpt nur geringfügig über dem entsprechenden Wert der „Frown incision". Im postoperativen Verlauf kam es nach „Frown incision" ebenso wie nach geradem Schnitt bereits nach 1 Woche zu einer Stabilisierung der kornealen Topographie.

Die vorliegende Studie konnte zeigen, daß die „Frown incision" bezüglich der operativ induzierten kornealen topographischen Veränderung Resultate liefert, die jenen nach geradem 6-mm-Schnitt mit horizontaler Naht sehr ähnlich sind. Da beide Operationsmethoden zur Implantation von PMMA-Linsen mit 6-mm-Optik geeignet sind und kein wesentlicher Stabilitätsvorteil der „Frown incision" besteht, sollte bei der Wahl der Schnittführung vor allem auf eventuelle Probleme, die durch gelegentliche Präparationsfehler entstehen können, geachtet werden. Hierbei scheint die „Frown incision" wegen des größeren präparativen Aufwandes insbesondere für ungeübte Operateure eher Nachteile zu besitzen, die durch einen 6 mm langen geraden Schnitt mit horizontaler Naht ohne Stabilitätseinbußen vermieden werden können.

## Literatur

1. Cravy TV (1979) Calculation of the change in corneal astigmatism following cataract extraction. Ophthalmic Surg 10 : 38–49
2. Fine IH (1990) Infinity Suture: modified horizontal suture for 6.5 mm incisions. In: Gills JP, Sanders DR (eds) Small-incision cataract surgery. Slack, Thorofare, pp 141–153
3. Jaffe NS, Clayman HM (1975) The pathophysiology of corneal astigmatism after cataract extraction. Trans Am Acad Ophthalmol Otolaryngol 79 : 615–630
4. Martin RG, Sanders DR, Miller JD, Cox CC, Ballew C (1993) Effect of cataract wound size on acute changes in corneal topography. J Cataract Refract Surg 19 (Suppl) : 170–177
5. Masket S (1987) Deep versus appositional suturing of the scleral pocket incision for astigmatic control in cataract surgery. J Cataract Refract Surg 13 : 131–135

6. Masket S (1991) Horizontal anchor suture closure method for small incision cataract surgery. J Cataract Refract Surg 17 (Suppl) : 689–695
7. Neumann AC, McCarty G, Sanders D, Raanan MG (1989) Small incisions to control astigmatism during cataract surgery. J Cataract Refract Surg 15 : 78–84
8. Oshiki T, Tsuboi S, Yaguchi S, Yoshitomi F, Nagamoto T, Nagahara K, Emi K (1994) Comparative study of intraocular lens implantation through 3.2- and 5.5-mm incisions. Ophthalmology 101 : 1183–1190
9. Sanders DR, Gills JP, Martin RG (1993) When keratometric measurements do not accurately reflect corneal topography. J Cataract Refract Surg 19 (Suppl) : 131–135
10. Singer JA (1991) Frown incision for minimizing induced astigmatism after small incision cataract surgery with rigid optic intraocular lens implantation. J Cataract Refract Surg 17 (Suppl) : 677–688
11. Steinert RF, Brint SF, White SM, Fine IH (1991) Astigmatism after small incision cataract surgery. A prospective, randomized, multicenter comparison of 4- and 6.5-mm incisions. Ophthalmology 98 : 417–424
12. Vass C, Menapace R (1994) Computerized statistical analysis of corneal topography: A new method for evaluating corneal shape changes after surgery. Am J Ophthalmol 118 : 177–184
13. Vass C, Menapace R (1994) 6-mm-sklerokornealer Tunnelschnitt: Untersuchung der durchschnittlichen induzierten kornealen topographischen Veränderungen. Wollensak J et al. (Hrsg) 8. Kongreß der DGII. Springer, Berlin Heidelberg New York Tokyo

# Medikamentöse Therapie

# Einsatz von Ofloxacin zur perioperativen Infektionsprophylaxe

R. Beck, J. Keyserlingk, U. Fischer, B. Drewelow und R. Guthoff

**Zusammenfassung.** 178 Patienten erhielten vor der Kataraktoperation nach sechs unterschiedlichen Tropfschemata lokal 0,3% Ofloxacintropfen oder -salbe.

Zu Beginn der Operation wurde Kammerwasser entnommen und die Konzentration des Ofloxacins mittels Hochdruckflüssigkeitschromatographie bestimmt. Die höchste mittlere Kammerwasserkonzentration (564 ng/ml) konnte beim Applikationsmodus vier erreicht werden, bei dem viertelstündlich (12 Tropfen) vor der Operation getropft wurde.

Die Konzentrationen beim Applikationsmodus vier erreichten die $MIC_{90}$-Werte für die häufigsten grampositiven und gramnegativen Bakterien. Damit eignet sich der Gyrasehemmer Ofloxacin für die perioperative Infektionsprophylaxe.

**Summary.** Some 178 patients received 0.3% Ofloxacin solution at six different time intervals and frequencies before undergoing cataract extraction.

At the beginning of the operation, aqueous humor was withdrawn and the concentration of Ofloxacin was determined by high performance liquid chromatography. The highest concentration (564 ng/m) was achieved after the administration of 12 drops (mode of application 4), which were given every quarter of an hour before operation.

The concentrations detected following application by method four reached $MIC_{90}$ values for the most frequently occurring gram-positive and gram-negative bacteria. The gyrase inhibitor Ofloxacin is suitable for intraocular prophylaxis against intraocular infections.

## Einleitung

Moderne Chinolonantibiotika wie Ciprofloxacin, Norfloxacin und Ofloxacin werden aufgrund ihres breiten Wirkspektrums sowohl im gramnegativen als auch grampositiven Bereich und auch wegen ihrer recht guten lokalen Verträglichkeit in steigendem Maße in der Ophthalmologie eingesetzt. Ebenfalls günstig ist aufgrund fehlender plasmidbedingter Informationsübertragung die geringe klinische Resistenzentwicklung [1]. Ziel unserer Untersuchungen war es, inwieweit 0,3% Ofloxacin für die perioperative Infektionsprophylaxe bei Kataraktoperationen indiziert ist.

Es wurden die mittleren Kammerwasserkonzentrationen des 0,3% Ofloxacin nach unterschiedlichen lokalen Applikationsmodi gemessen.

R. Rochels et al. (Hrsg.)
9. Kongreß der DGII
© Springer-Verlag Berlin Heidelberg 1995

| Mo-dus | n | Präoperativer Tag | Operationstag |
|---|---|---|---|
| 1 | 21 | AT: 17.00 Uhr, 19.00 Uhr | - |
| 2 | 40 | AT: 15.00 Uhr, 17.00 Uhr, 19.00 Uhr | AT: 6.00 Uhr bis OP-Zeit stündlich |
| 3 | 39 | AT: 14 Uhr bis 21.00 Uhr stündlich | AT: 6.00 Uhr bis OP-Zeit stündlich |
| 4 | 40 | - | AT: 6.00 Uhr bis 8.00 Uhr viertelstdl. |
| 5 | 18 | AS: 14.30 Uhr, 18.00 Uhr | - |
| 6 | 20 | AS: 14.30 Uhr, 18.00 Uhr | AT: 6.00 bis OP-Zeit stündlich |

**Abb. 1.** Schemata zur lokalen Applikation von 0,3 % Ofloxacin

## Patienten und Methodik

Insgesamt 178 Kataraktpatienten wurden in die Studie einbezogen. Ausschluß-kriterien waren Hornhautreizzustände, eine lokale oder systemische Antibioti-katherapie in den vorangegangenen 72 Stunden sowie eine bekannte Allergie auf Chinolonderivate. Die Patienten erhielten das Ofloxacin als 0,3% Augentropfen bzw. 0,3% Augensalbe nach sechs unterschiedlichen Applikationsschemata (Abb. 1).

Die Tropfschemata eins bis vier beinhalteten die Gabe von Augentropfen mit unterschiedlichen Applikationsintervallen und -frequenzen.

Beim Applikationsmodus fünf und sechs wurde ausschließlich bzw. ergän-zend die Gabe von Augensalbe zur Nacht vorgesehen.

Zu Beginn der Operation wurde die Vorderkammer mit einer 26-Kanüle punk-tiert und 50–100 µl Kammerwasser mit einer Insulinspritze aspiriert. Bis zur Ana-lyse der Kammerwasserkonzentration wurden die Proben bei –80° C gelagert.

Die Messung der Ofloxacinkonzentration erfolgte nach einer Probenextra-hierung mit Dichlormethan durch Hochdruckflüssigkeitschromatographie mit Fluoreszenzdetektion (Institut für Pharmakologie und Toxikologie der Univer-stität Rostock). Anhand einer vorher aufgenommenen Eichgerade konnte aus der Peakhöhe die Kammerwasserkonzentration von Ofloxacin errechnet wer-den. Als Eichlösung dienten 5 Kammerwasserproben ohne vorherige Ofloxa-cinapplikation, die mit bekannten Mengen Ofloxacin gespickt wurden.

Die statistische Berechnung erfolgte durch das Tabellenkalkulationspro-gramm „Microsoft Excel".

## Ergebnisse

Die durchschnittlichen Konzentrationen und Standardabweichungen von 0,3% Ofloxacin im Kammerwasser nach unterschiedlichem Tropfmodus ist in der Abb. 2 dargestellt.

Die Applikationsmodi eins und fünf (bei beiden erfolgte am Tag der Opera-tion keine Applikation) bewirkten zum Zeitpunkt des Eingriffes nur minimale Ofloxacinkonzentrationen von 62 bzw. 34 ng/ml.

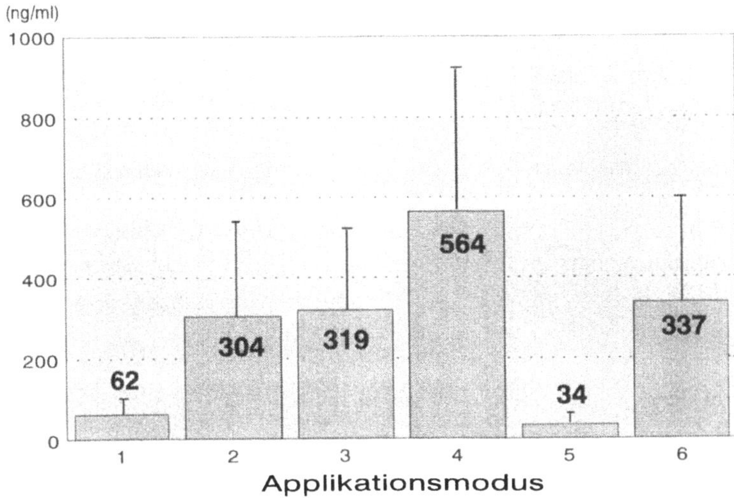



**Abb. 2.** Mittlere Kammerwasserkonzentrationen von 0,3% Ofloxacin nach lokaler Applikation

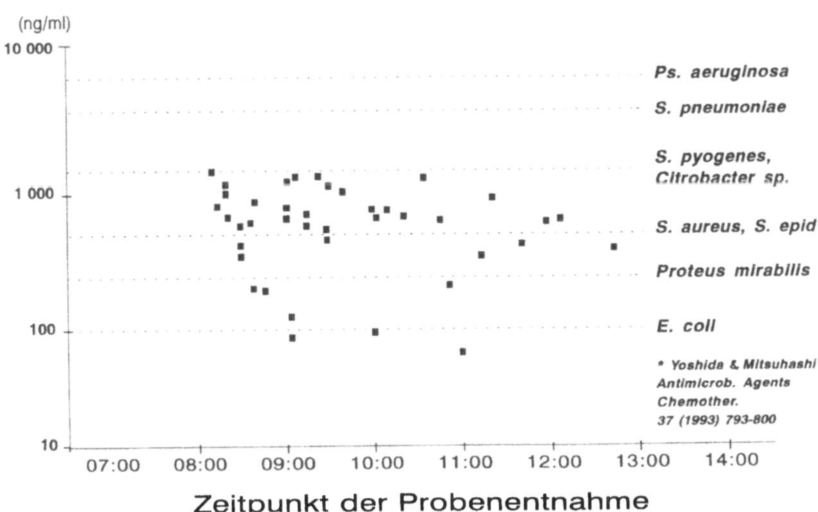



**Abb. 3.** Individuelle Kammerwasserkonzentrationen von 0,3% Ofloxacin nach Applikationsmodus vier bei unterschiedlichem Zeitpunkt der Probenentnahme. Darstellung der einzelnen
$MIC_{90}$-Werte für die hier aufgeführten grampositiven und gramnegativen Bakterien

Beide Werte liegen nicht im therapeutisch wirksamen Bereich. Die mittleren
Kammerwasserkonzentrationen nach Einsatz der Applikationsmodi zwei, drei
und sechs weisen Werte zwischen 304–337 ng/ml auf.

Die bestehenden Unterschiede bei den Werten sind statistisch nicht signifikant. Die höchste mittlere Kammerwasserkonzentration des 0,3% Ofloxacin von

564 ng/ml erreichten wir mit dem Applikationsmodus vier (viertelstündliche Tropfengabe vor der Operation).

Die individuellen Kammerwasserkonzentrationen beim Applikationsmodus vier als Funktion der Zeit sind in der Abb. 3 erkennbar.

Es zeigt sich, daß hohe Konzentrationen vor allem innerhalb der ersten beiden Stunden nach Gabe des letzten Tropfens vorhanden sind.

Anhand von minimalen Hemmkonzentrationen für 90% von Testbakterien, den sogenannten $MIC_{90}$-Werten, erfolgte die Beurteilung der gemessenen Konzentrationen beim Applikationsmodus vier. Fast alle Meßwerte liegen oberhalb der Konzentrationen, die zur Wachstumshemmung gramnegativer und grampositiver Bakterien führen.


## Diskussion


Die Inzidenz postoperativer Endophthalmitiden liegt derzeit durchschnittlich unter 0,1% [2].

Wenngleich postoperative Infektionen dieser Art sehr selten sind, stellen sie eine schwerwiegende Komplikation mit schlechter Prognose'dar.

In unseren Untersuchungen ist das Penetrationsvermögen von 0,3% Ofloxacin in das Kammerwasser nach sechs unterschiedlichen Applikationsmodi geprüft worden.

Der Mittelwert der Kammerwasserkonzentration bewegte sich zwischen 34–564 ng/ml. Die niedrigsten Mittelwerte wiesen die Gruppen auf, bei denen nur am präoperativen Tag getropft oder gesalbt wurde.

Die höchste mittlere Kammerwasserkonzentration von 564 ng/ml wurde nach viertelstündiger Gabe vor der Operation erreicht. Tropfenapplikationen am Vortage haben keinen entscheidenden Einfluß auf die Wirkstoffspiegel am Operationstag.

Ein Vergleich unserer Ergebnisse mit Angaben in der Literatur ist aufgrund der unterschiedlichen Tropfmodi schwierig. Andere Autoren [3, 4] fanden aber auch bei entsprechender Applikation mittlere Kammerwasserkonzentrationen über 500 ng/ml. Bei mittleren Kammerwasserkonzentrationen über 500 ng/ml werden die $MIC_{90}$-Werte für die gramnegativen Bakterien (Escherichia coli, Proteus mirabilis) und grampositive Bakterien (Straphylokokken) erreicht [5].

Unsere Studienergebnisse zeigen, daß 0,3% Ofloxacin bei viertelstündlicher lokaler Gabe wirksam zur perioperativen Infektionsprophylaxe eingesetzt werden kann.

## Literatur


1. Donnenfeld ED, Schrier A, Perry HD, Aulicino T, Gombert ME, Snyder R (1994) Penetration of tropically applied ciprofloxacin, norfloxacin and ofloxacin into the aqueous humor. Ophthalmology 101 : 902–905
2. von Gunten S, Lew D, Paccolat F, Vandaux P, Brazitikos PD, Leuengerger PM (1994) Aqueous humor penetration of ofloxacin given by various routes. Am J Ophthalmol 117 : 87–89
3. Kattan HM, Flynn HW, Pflugfelder SC (1991) Nosocomial endophthalmitis survey. Current incidence of infection after intraocular surgery. Ophthalmology 98 : 227–238
4. Smith JT (1986) Wirkmechanismus der Chinolone. Infection 14 (Suppl 1) : 3–15
5. Yoshida T, Mitsuhashi S (1993) Antibacterial activity of NM 394, the active form of prodny NM 441, a new quinolone. Antimicrobial Agents Chemother 37 : 793–800

# Clonidin Augentropfen zur Blockierung des Augendruckanstieges nach Succinylcholingabe

U. Janneck, J. Weindler, W. Bleser, O. Lange und K. W. Ruprecht

**Zusammenfassung.** Ziel der Untersuchung war die Erfassung der Auswirkungen von lokal appliziertem Clonidin auf den intraokularen Druck (IOP) nach Gabe von Succinylcholin [3]. 39 Patienten, die sich einem ophthalmochirurgischen Eingriff in Allgemeinanästhesie unterziehen mußten, wurden randomisiert in 2 Gruppen zugeteilt. Die Patienten der Gruppe 1 ($n = 19$) erhielten 2 Tropfen BSS-AT, die Patienten der Gruppe 2 erhielten 2 Tropfen Isoglaukon AT 1/4% (= 0,25 mg Clonidin). Alle Patienten erhielten 10 mg Diazepam p.o. zur Prämedikation. Die Anästhesie wurde mit 1 mg Pancuronium, 0,1 mg Fentanyl, 3–5 mg/kg Thiopental und 1–1,5 mg/kg Succinylcholin eingeleitet. In beiden Gruppen kam es nach Narkoseeinleitung zu einem Abfall des Augeninnendruckes. Nach Gabe von Succinylcholin war der Augendruckanstieg in Gruppe 2 signifikant niedriger ($p < 0,01$) als in Gruppe 1. Aus diesen Ergebnissen läßt sich schließen, daß durch die lokale Anwendung von Clonidin der succinylcholinbedingte Anstieg des Augeninnendruckes vermindert werden kann.

**Summary.** The object of the study was to assess the effects of topical clonidine on intraocular pressure (IOP) after administration of succinylcholine. A total of 39 patients undergoing elective ophthalmic surgery with general anaesthesia were randomly allocated to two groups. The patients of group 1 ($n = 19$) received two drops of BSS eyedrops; in group 2 the patients received two drops Isoglaukon 0.25% (equivalent to 0.25 mg clonidine). All patients were premedicated with 10 mg diazepam po. The anaesthesia was induced with 1 mg pancuronium, 0.1 mg fentanyl, 3–5 mg/kg thiopental and succinylcholine 1–1.5 mg/kg. Alltogether ten IOP measurements were taken in each patient, the first on the day before operation and nine measurements starting 45 min before and ending 15 min after endotracheal intubation. In both groups there was a decrease in IOP after induction of anaesthesia. After the administration of succinylcholine the increase of IOP in group 2 was significantly lower ($p < 0.01$) than in group 1. We conclude that topical clonidine can diminish the increase in IOP following succinylcholine administration.

## Einleitung

Succinylcholin erhöht den Augeninnendruck [1, 2]. Daher wird allgemein empfohlen, die Gabe von Succinylcholin bei Patienten mit perforierenden Augenverletzungen wegen der Gefahr einer Expression von intraokularem Gewebe zu vermeiden. Das Ziel der Untersuchung war zu klären, ob eine präoperative lokale Applikation des $\alpha_2$-Sympathikomimetikums Clonidin den durch Succinylcholin induzierten Augeninnendruckanstieg verhindern bzw. reduzieren kann.

R. Rochels et al. (Hrsg.)
9. Kongreß der DGII

## Methoden

In einer randomisierten, doppelt maskierten, plazebokontrollierten Untersuchung wurden insgesamt 39 Patienten (ASA-Klasse I–III) untersucht, die sich einem ophthalmochirurgischen Eingriff in Allgemeinanaesthesie unterziehen mußten: Gruppe 1 (G1): Placebo ($n = 19$); Gruppe 2 (G2): Clonidin ($n = 20$). Ausschlußkriterien waren: bekanntes Glaukom, intraokularer Druck > 20 mm Hg, Uveitis, Hornhautveränderungen, Einnahme von augendrucksenkenden Medikamenten, Kontraindikationen gegen Clonidin oder Einnahme von Clonidin. 45 Minuten vor Narkoseeinleitung erhielten die Patienten als Augentropfen 0,25 mg Clonidin (2 Tropfen Isoglaukon – ¼% - AT) bzw. ein Placebopräparat (2 Tropfen Alcon - BSS - AT). Um Einflüsse auf den Augeninnendruck zu vermeiden, wurden während der Meßphase kontinuierlich folgende Parameter kontrolliert: Herzfrequenz, Blutdruck, pulsoxymetrische Sauerstoffsättigung, endexspiratorischer $pCO_2$ und die Pupillengröße [4]. Der intraokulare Druck wurde mit einem Handapplanationstonometer nach Goldmann zu folgenden Meßzeitpunkten bestimmt: am Vortag (T1), 45 min. (T2), 25 min. (T3) und 5 min. (T4) vor Beginn der Narkoseeinleitung, 1 min. (T5) nach Einleitung der Narkose vor Succinylcholingabe, 1 min. (T6) nach Succinylcholingabe vor Intubation, 2 min. (T7), 5 min. (T8), 10 min. (T9) und 15 min. (T10) nach Intubation. Alle Patienten erhielten als Prämedikation am Operationstag 10 mg Diazepam per os, und die Narkoseeinleitung erfolgte mit Pancuronium 1 mg, Fentanyl 0,1 mg, Thiopental 3–5 mg/kg, Succinylcholin 1,0–1,5 mg/kg und Halothan 0,7–1,0 Volumen %.

## Ergebnisse

Die biometrischen Daten beider Gruppen waren vergleichbar. Herzfrequenz, pulsoxymetrische Sauerstoffsättigung, endexspiratorischer $pCO_2$ und Pupillen-

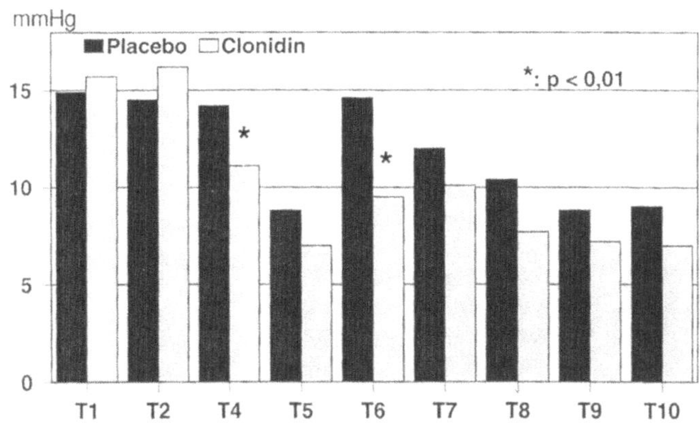


**Abb. 1.** Verlauf des intraokularen Druckes: Vortag *(T1)*, 45 min. *(T2)*, 25 min. *(T3)* und 5 min. *(T4)* vor Beginn der Narkoseeinleitung, 1 min. *(T5)* nach Einleitung der Narkose vor Succinylcholingabe, 1 min. *(T6)* nach Succinylcholingabe vor Intubation, 2 min. *(T7)*, 5 min. *(T8)*, 10 min. *(T9)* and 15 min. *(T10)* nach Intubation

größe waren in beiden Gruppen nicht signifkant unterschiedlich. Auch für das Blutdruckverhalten konnte sowohl vor als auch nach Narkoseeinleitung kein signifikanter Unterschied zwischen den Gruppen festgestellt werden. Der Augeninnendruck fiel in beiden Gruppen nach Narkoseeinleitung deutlich ab. Nach Gabe von Succinylcholin, vor Intubation, kam es in der Gruppe 1 zu einem Anstieg des Augeninnendruckes auf präoperatives Ausgangsniveau, während der IOP in der Gruppe 2 signifikant niedriger ($p < 0{,}01$) war (Abb. 1). Im weiteren Verlauf blieb der IOP in Gruppe 2 zu allen Meßzeitpunkten niedriger als in Gruppe 1.

## Diskussion

Unsere Ergebnisse zeigen, daß die lokale Applikation von Clonidin 45 min. vor Narkoseeinleitung signifikant den succinylcholininduzierten Anstieg des intraokularen Druckes reduziert bzw. verhindert. Im Gegensatz zur oralen Gabe von Clonidin kommt es nach lokaler Applikation von Clonidin zu einer geringeren Beeinflussung von Herzfrequenz und Blutdruck [6]. Daß der Augeninnendruck in der Placebogruppe nicht deutlich den präoperativen Ausgangswert überschreitet, beruht vermutlich auf der augendrucksenkenden Wirkung von Fentanyl. Mostafa konnte zeigen, daß die Gabe von Fentanyl oder Alfentanil zu einer signifikanten Verminderung des Augeninnendruckes führt [5, 7].

Wenn bei ophthalmochirurgischen Eingriffen ein Anstieg des intraokularen Druckes vermieden werden muß, sollte vor Narkoseeinleitung Clonidin lokal appliziert werden.

## Literatur

1. Cook JH (1981) The effect of suxamethonium on intraocular pressure. Anaesthesia 36 : 359–365
2. Jantzen JP, Eberle B, Gaida BJ, Hennes HJ, Otto S, Schäfer M (1992) The effect of muscle relaxants on masseter tone. An experimental study in an MH-susceptible swine model. Anaesthesist 41(5) : 248–253
3. Loewenstein A, Varrsano D, Lazar M, Geyer O (1991) Prevention of the rise in intraocular pressure following neodynium-YAG posterior capsulotomy using topical clonidin. Acta Ophthalmol 69.4 : 462–465
4. MacDiarmid IR, Holloway KB (1976) Factors affecting intraocular pressure. Proc Royal Soc Med 69 : 601–602
5. Mostafa SM, Lockhard A, Kumar D, Bayoumi M (1986) Comparison of effects of fentanyl and alfentanil on intra-ocular pressure. Anaesthesia 41 : 493–498
6. Polarz H, Böhrer H, Martin E, Wolfrum J, Völker HE (1993) Oral clonidine premedication prevents the rise in intraocular pressure following succinylcholine administration. German J Ophthalmol 2 : 97–99
7. Sweeny J, Underhill S, Dowd T, Mostafa SM (1986) Modification by fentanyl and alfentanil of the intraocular pressure response to suxamethonium and tracheal intubation. Br J Anaesth 63(6) : 688–91

# Kognitive und physiologische Funktionen nach oraler Prämedikation mit Midazolam (3,75 mg) bei Männern über 60 Jahren

J. Weindler, M. Gemal, S. Lieblang, K. Hille und K. W. Ruprecht

**Zusammenfassung.** Bei Patienten in Retrobulbäranästhesie sollte überprüft werden, inwieweit eine orale Prämedikation mit niedrig dosiertem Midazolam (3,75 mg) perioperativ, insbesondere in der postoperativen Phase, kognitive und physiologische Funktionen verändert. In einer randomisierten, doppelt maskierten und plazebokontrollierten Studie wurden insgesamt 46 Männer (Alter > 60 Jahre) der Risikogruppe ASA I–III untersucht. In der Midazolam-Gruppe war ½ Stunde nach Prämedikation der Blutdruck signifikant niedriger ($p < 0,05$) und die Sedierung signifikant ($p < 0,01$) stärker ausgeprägt als in der Plazebogruppe. Bei den kognitiven Funktionen fanden sich nur beim Konzentrationstest (Revisionstest nach Stender/Marschner) eine halbe Stunde nach Prämedikation mit Midazolam niedrigere Leistungswerte. ½ Stunde sowie 2 Stunden nach Operation zeigten sich bei den kognitiven Funktionstests, den kardialen Größen und der Sedierung keine signifikanten Unterschiede zwischen den Gruppen. Eine Prämedikation mit 3,75 mg Midazolam oral scheint sich daher auch für ambulante Eingriffe bei älteren Patienten zu eignen.

**Summary.** Recent changes in the medical system have resulted in a significant increase in ambulatory surgical procedures. Therefore, a safe and short postoperative recovery period has become increasingly important. In the present study we investigated perioperative cognitive and physiological function of 46 men (age > 60 years) after premedication with low-dose midazolam (3.75 mg). We measured the following parameters: sedation (modified Glasgow coma scale), anxiety (visual analogue scale), numerical and verbal memory (digit span and reproduction of previously presented words), concentration (revisions test of Stender/Marschner), heart rate and blood pressure. After midazolam, blood pressure was significantly ($p < 0.05$) lower, and the men were significantly ($p < 0.01$) more sedated. No differences between the groups could be found 30 min and 2 h after operation. Oral administration of low-dose midazolam (3.75 mg) seems to be a well adapted premedication for ambulatory surgical procedures of older patients.

## Einleitung

Aus der Umstrukturierung der medizinischen Versorgung ergeben sich zunehmend der Trend und die Notwendigkeit, kleinere chirurgische Eingriffe ambulant durchzuführen. Jedoch erlangt die Frage nach der Qualität und Dauer der postoperativen Beeinträchtigung des Patienten eine besondere Aktualität. Eine kurze und sichere postoperative Erholungsphase von kognitiven und physiologischen Funktionen ist daher von zunehmender Wichtigkeit. Daraus ergibt sich die Forderung, insbesondere bei Lokalanästhesie, daß die Prämedikation keinen wesentlichen Einfluß auf die postoperative Phase hat. Aufgrund dieser Überle-

R. Rochels et al. (Hrsg.)
9. Kongreß der DGII
© Springer-Verlag Berlin Heidelberg 1995

gungen untersuchten wir, inwieweit eine orale Prämedikation mit niedrig dosiertem Midazolam (3,75 mg) bei Männern in Retrobulbäranästhesie perioperativ kognitive und physiologische Funktionen beeinflußt.

## Methodik

In einer prospektiven, randomisierten und doppelt maskierten Studie wurden insgesamt 46 Männer DER ASA-Gruppe I–III mit einem Alter von 60–90 Jahren untersucht, bei denen eine elektive Kataraktoperation in Retrobulbäranästhesie durchgeführt wurde. Eine halbe Stunde vor Retrobulbäranästhesie erhielten die Patienten der Gruppe I ($n = 28$) $\frac{1}{2}$ Tablette Midazolam und der Gruppe II ($n = 18$) $\frac{1}{2}$ Tablette Plazebo. Von der Studie wurden Patienten ausgeschlossen, die Psychopharmaka oder Clonidin einnahmen.

Folgende Größen wurden gemessen: Sedierung, Ängstlichkeit, Konzentrationsfähigkeit, Kurzzeit- und Langzeitgedächtnis, systolischer und diastolischer Blutdruck sowie Herzfrequenz. Diese Meßgrößen wurden am Vorabend, vor Prämedikation, nach Prämedikation, nach Retrobulbäranästhesie und $\frac{1}{2}$ Stunde und 2 Stunden postoperativ bestimmt. Die psychometrischen Parameter wurden nur zu den Meßzeitpunkten vor und nach Prämedikation, $\frac{1}{2}$ Stunde und 2 Stunden nach Operation erfaßt.

## Ergebnisse

Das durchschnittliche Alter der Patienten betrug in der Midazolamgruppe 71,4 ± 7,7 Jahre und in der Placebogruppe 72,3 ± 6,7 Jahre. In beiden Gruppen waren der systolische und diastolische Blutdruck am Tag vor der Operation und vor der Prämedikation signifikant höher als in der postoperativen Phase. Eine halbe Stunde nach Prämedikation mit Midazolam war der mittlere systolische Blutdruck signifikant niedriger ($p < 0,05$) als nach Prämedikation mit Plazebo (Abb. 1).

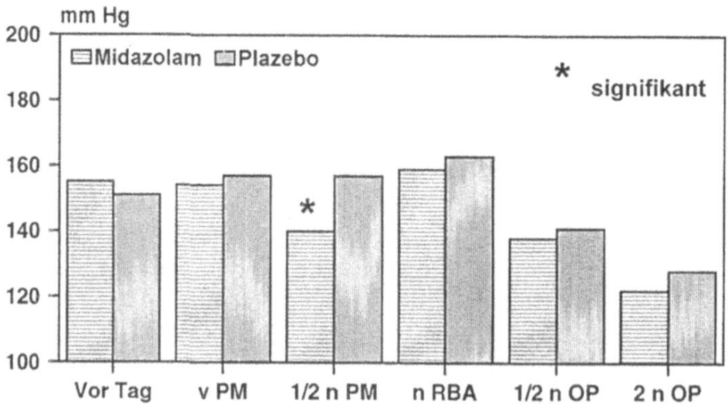


**Abb. 1.** Systolischer Blutdruck (Mittelwerte), *PM* Prämedikation, *RBA* Retrobulbäranästhesie

Zu diesem Zeitpunkt war auch der diastolische Blutdruck in der Midazolam-Gruppe niedriger, aber die Werte differierten nicht signifikant.

Die Ängstlichkeit wurde anhand einer visuellen Analogskala mit einer Skalierung von 0–10 gemessen. In beiden Gruppen war das Ausmaß der Ängstlichkeit am Vortag und vor Prämedikation signifkant höher als in der postoperativen Phase. Es zeigten sich keine Unterschiede zwischen den Gruppen. Die Sedierung wurde mit einer Rangskala von 0–5, modifiziert nach der Glasgow-coma-scale bestimmt. Eine halbe Stunde nach Midazolam-Prämedikation waren die Patienten signifkant ($p < 0{,}01$) mehr sediert als in der Plazebogruppe (Abb. 2).

Zur Überprüfung des Kurzzeitgedächtnisses mußten die Patienten ihnen vorgesprochene Zahlenreihen, bei einem Teil vorwärts, beim anderen Teil rückwärts, wiederholen. Die jeweils höchst erreichte fehlerlose Reihe von Zahlen wurde zur Bewertung herangezogen und addiert. Die Werte differierten nur gering zwischen den beiden Gruppen. Zur Überprüfung des Langzeitgedächtnisses mußten die Patienten vor der Prämedikation 4 Begriffe erlernen, die sie spä-

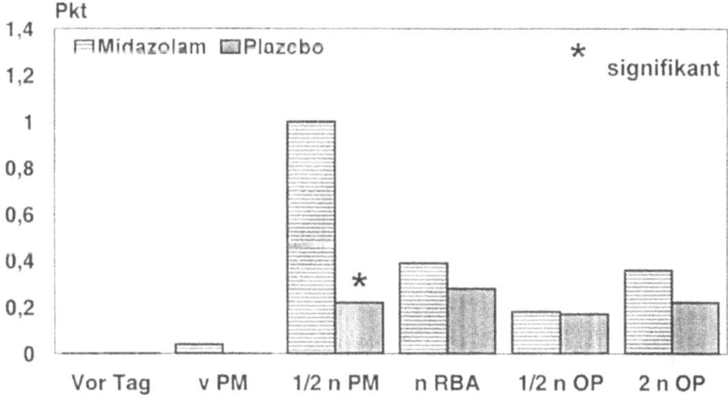


**Abb. 2.** Sedierungsgrad (Mittelwerte, Rangskalierung 0–5)

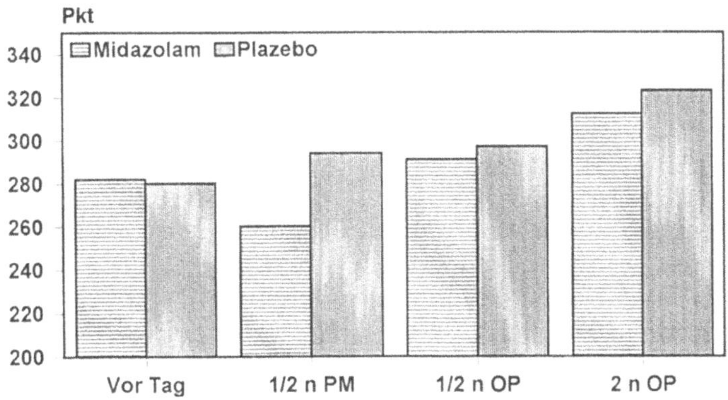


**Abb. 3.** Konzentrationstest nach Marschner und Stender (Rohwertmenge, Mittelwerte)

ter zu den verschiedenen Meßzeitpunkten wiedergeben sollten. Auch hier zeigten sich keine signifikanten Unterschiede zwischen den Gruppen.

Als Maßstab für die Konzentrationsfähigkeit wurde der Revisionstest nach Marschner und Stender eingesetzt, der als allgemeiner Leistungstest die anhaltende Konzentration bei geistiger Tempoarbeit feststellt [4]. Der Patient hat die Aufgabe, innerhalb von 7 ½ Minuten die Richtigkeit von 660 einfachen Additionen zu überprüfen. Ausgewertet werden hierbei Rohwertmenge, Fehlerzahl und Verbesserungen. Eine halbe Stunde nach Prämedikation mit Midazolam war die Anzahl der gelösten Aufgaben (Rohwertmenge) niedriger als in der Plazebogruppe. Sie differierte jedoch nicht signifikant (Abb. 3). Fehler und Verbesserungen waren ½ Stunde nach Prämedikation in der Midazolam-Gruppe signifikant ($p < 0,05$) erhöht.

## Diskussion

Trotz der geringen Dosierung zeigte sich auch bei den Männern ½ Stunde nach Prämedikation eine signifikante Reduzierung des systemischen Blutdruckes. Die Dosis war aber nicht ausreichend, den durch das Setzen der Retrobulbäranästhesie bedingten Blutdruckanstieg zu verhindern. Eine Beeinflussung der kardiovaskulären Parameter in der postoperativen Phase konnte nicht nachgewiesen werden. Die Midazolam-Prämedikation führte zu keinen signifikanten Veränderungen der Herzfrequenz. Präoperativ ist die Ängstlichkeit am höchsten, in der unmittelbar postoperativen Phase liegt das Angstniveau signifikant unter dem Ausgangswert der präoperativen Ängstlichkeit. Im Gegensatz zu den Ergebnissen bei Frauen [7] einer entsprechenden Altersgruppe fanden wir hier bei der Überprüfung der Ängstlichkeit keine signifikanten Unterschiede zwischen den Gruppen. Dies ist wahrscheinlich darauf zurückzuführen, daß eine Differenzierung der Ängstlichkeit anhand einer visuellen Analogskala bei Männern dieser Altersgruppe schwieriger ist als bei den Frauen. Die durchschnittlich niedrigere Angst und der hohe Prozentsatz von Männern, die zu den verschiedenen Meßzeitpunkten ihre Ängstlichkeit mit Null bezeichneten, unterstützt diese Überlegung.

Bei der Beurteilung der Sedierung unterstreichen die signifikanten Gruppenunterschiede deutlich die Wirkung von niedrig dosiertem Midazolam und entsprechen den Ergebnissen bei den Frauen [7]. Eine halbe Stunde nach Prämedikation mit Midazolam waren die Patienten signifikant mehr sediert als nach Plazebo. Die Sedierung ist deutlich geringer als bei i.v.-Gabe von Midazolam oder höherer oraler Dosierung [3, 8]. Bis vor kurzem galten noch intravenöse Dosierungen von 0,1–0,2 mg/kg als sicher [3]. In neueren Untersuchungen [8] konnte gezeigt werden, daß bei älteren Patienten über 65 Jahre eine orale Dosierung von 0,1 mg/kg eine bedrohliche Sedierung bewirken kann, die über eine Erschlaffung der Mundbodenmuskulatur zu einer Verlegung der Atemwege führen kann: 6 von 20 Patienten mit einer oralen Prämedikation von 7,5 mg/75 kg Körpergewicht waren danach nur schwer erweckbar. Diese Ergebnisse zeigen, daß Midazolam bei älteren Menschen stärker wirkt. Es erklärt andererseits auch, warum eine niedrige orale Dosierung von 0,04–0,07 mg/kg Midazolam (3,75 mg bei 50–90 kg Körpergewicht) bei einer Bioverfügbarkeit von 40–60% zu einer effektiven Prämedikationswirkung bei älteren Patienten führt, die primär von dieser Dosierung nicht erwartet worden war. Die größte Gefahr einer Atemdepression ist aufgrund der Pharmakokinetik von i.v. und oral appliziertem Midazolam innerhalb der 1. Stunde unmittelbar nach Prämedikation zu erwarten [3, 8]. Eine entsprechende Überwachung sollte hier gewährleistet werden.

Bei den psychometrischen Tests fanden sich ½ Stunde nach Prämedikation mit Midazolam geringe, nur teilweise signifikante Unterschiede. Eine wesentliche Beeinträchtigung der kognitiven Funktionen durch eine Prämedikation mit 3,75 mg Midazolam konnte nicht gefunden werden. Insbesondere in der unmittelbar postoperativen Phase zeigten sich keine erkennbaren Veränderungen nach Midazolamprämedikation. Insgesamt entsprechen diese Ergebnisse den Ergebnissen einer analogen Untersuchung an Frauen [7]. Nach Allgemeinanästhesie sind sowohl Psychomotorik als auch verbales und numerisches Gedächtnis über Stunden postoperativ eingeschränkt [1, 2, 5, 6].

Da keine wesentliche Einschränkung der physiologischen und kognitiven Funktionen in der unmittelbar postoperativen Phase auftritt, scheint eine orale Prämedikation mit 3,75 mg Midazolam auch für ambulante Eingriffe bei älteren Patienten geeignet zu sein.

## Literatur


1. Kretz FJ, Gonzales I, Peidersky P (1993) Die orale Prämedikation mit Dikaliumclorazepat. Anaesthesist 42 : 15–22
2. Krier C, Böhrer H, Polarz H, Schönstedt R (1993) Untersuchung der kognitiven Funktion bei geriatrischen ophthalmologischen Patienten nach Lokal- bzw. Allgemeinanästhesie. Ophthalmologe 90 : 367–371
3. Lindahl SGE (1990) The use of midazolam in premedication. Acta Anesthesiol Scand 34 : 79–83
4. Marschner G (1972) Revisionstest nach Dr. Berthold Stender. Handanweisung. Hogrefe, Göttingen
5. Motsch J, Breitbarth J, Salzmann R, Bach A, Martin E (1992) Kognitive und psychomotorische Leistungsfähigkeit nach Isofluran-, Midazolam/Alfentanil- und Propofol-Anästhesie. Anaesthesist 41 : 185–191
6. Schwender D, Müller A, Madler M, Faber-Züllig E, Ilmberger J (1993) Erholung psychomotorischer und kognitiver Funktionen nach Anästhesie. Anesthesist 42 : 583–591
7. Weindler J, Lieblang S, Gemal M, Hille K, Ruprecht KW (1994) Perioperativer Verlauf von kognitiven und physiologischen Funktionen nach oraler Midazolam-Prämedikation. In: Pham DT, Wollensak J, Rochels R, Hartmann Ch (Hrsg) 8. Kongreß der Deutschsprachigen Gesellschaft für Intraokularlinsen Implantation. Springer, Berlin Heidelberg New York Tokyo, S 292–296
8. Weitzel M, Kretz FJ, Eyrich K (1994) Orale Prämedikation mit Midazolam als Lösung bei Patienten über 65 Jahren. Anaesthesist 4 (Suppl 1) 43 : 120

# pH-Abhängigkeit der Penetration von Lidocain 4% durch die Kornea im Rahmen der Tropfanästhesie

M. Zehetmayer, U. Hirsch, C. Skorpik, R. Menapace, K. Turnheim, H. Weghaupt und C. Vass

**Zusammenfassung.** In einer prospektiv randomisierten Studie wurde die pH-Abhängigkeit der Penetration von Lidocain durch die Kornea und sein anästhetischer Effekt im Rahmen von Kataraktoperationen geprüft. 16 min nach Eintropfen einer 4% Lidocainlösung von pH 7,2 betrug die Lidocainkonzentration im Kammerwasser 15,1 ± 8,2 µg/ml. Bei Verwendung der konventionellen 4%-Lidocainlösung von pH 5,2 war die Konzentration im Kammerwasser zum selben Zeitpunkt mit 4,8 ± 3,4 µg/ml statistisch signifikant geringer. Diese pH-Abhängigkeit der Penetration von Lidocain durch die Kornea ist in Übereinstimmung mit nichtionischer Diffusion. Keine signifikante Gruppendifferenz wurde beim subjektiven Schmerzempfinden sowie bei den postoperativen Befunden erhoben.

**Summary.** In a prospective randomized study we examined the influence of pH on the corneal penetration and anesthetic action of lidocaine during cataract operations. 16 mins after application of topical lidocaine 4%, pH 7.2, a mean aqueous lidocaine concentration of 15.1 ± 8.2 µg/ml was found. After instillation of standard topical lidocaine 4%, pH 5.2, the concentration of lidocaine in the aqueous at the same time was statistically significant lower: 4.8 ± 3.2 µg/ml. The pH dependence of lidocaine's corneal penetration is in correspondence with the concept of nonionic diffusion. No significant differences between the two groups could be found regarding subjective pain and postoperative measurements.

## Einleitung

Für die Oberflächenanästhesie bei der Kleinschnittkataraktchirurgie wird gegenwärtig häufig Lidocain verwendet, weil es als eines der am wenigsten hornhautepitheltoxischen Anästhetika gilt [4].

Die Idee, die Wirksamkeit von Lokalanästhetika durch eine pH-Änderung zu steigern, ist prinzipiell nicht neu und wurde in der Augenheilkunde bereits für Regionalanästhesien untersucht [3, 7, 8]. Auch für die Oberflächenanästhesie ist eine Alkalisierung der Anästhetika vorstellbar [2, 5].

Lidocain ist wie die anderen Lokalanästhetika eine schwache Base, die in Abhängigkeit vom pH zum Teil dissoziiert und zum Teil undissoziiert vorliegt. Generell penetrieren schwache Elektrolyte praktisch nur in ihrer nichtionischen Form durch Biomembranen (nichtionische Diffusion).

Im Rahmen unserer Kataraktoperationen, die wir vorzugsweise in Tropfanästhesie durchführen, haben wir die pH-Abhängigkeit der Penetration von Lidocain durch die Kornea und seinen analgetischen Effekt geprüft. Zu diesem Zweck wurden 4% Lidocainlösungen von pH 5,2 (i.e. Lidocain in destilliertem Wasser) oder von pH 7,2 (i.e. gepuffert mit Bikarbonat) zur Tropfanästhesie verwendet.

R. Rochels et al. (Hrsg.)
9. Kongreß der DGII
© Springer-Verlag Berlin Heidelberg 1995

Lidocain hat einen $PK_a$ von 7,8. Entsprechend der Gleichung von Henderson und Hasselbalch liegen daher bei einem pH 5,2 nur 0,25 % der Moleküle undissoziiert vor, bei pH 7,2 hingegen 100mal mehr, also 25%.

Lidocainlösungen mit noch höherem pH sind nicht praktikabel, da die Substanz ausfällt, besonders während des Autoklavierens.

## Patienten und Methodik

44 Augen von 34 Patienten wurden in eine prospektiv randomisierte Doppelblindstudie aufgenommen. Bei 10 Patienten mit Operationen an beiden Augen wurde im „cross-over"-Verfahren geprüft. Ausschlußkriterien waren Diabetes mellitus, Glaukom und Voroperationen.

Alle Patienten erhielten Indomethacin lokal 4mal täglich ab dem Vortag, am Operationstag Tropicamid und Phenylephrin zur Mydriasis und etwa 30–60 min vor Operationsbeginn eine orale Prämedikation mit 7,5 mg Midazolam.

Im Operationssaal erfolgte die Desinfektion des Bindehautsackes mit einem Polyvinylpyrrolidonpräparat nach initialer Anästhesie mit einem Tropfen Oxybuprocain 1%. Nach entsprechender Randomisierung wurde zur eigentlichen Anästhesie Lidocain 4% der jeweiligen Präperation (pH 5,2 oder pH 7,2) in den Bindehautsack eingetropft (Abb. 1). Dabei wurden dreimal hintereinander in

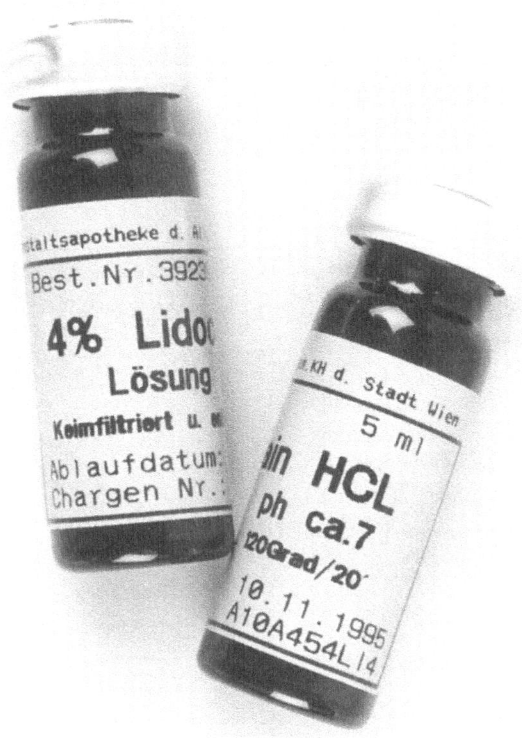


**Abb. 1.** Alkalisiertes Lidocain 4% (pH 7,2) führt bei der Oberflächenanästhesie zu signifikant höheren Kammerwasserspiegeln

3minütigen Abständen je drei Tropfen appliziert. Zur gleichmäßigen Verteilung des Pharmakons im Tränenfilm wurde der Patient nach jedem einzelnem Tropfen aufgefordert, einige Male zu zwinkern. Es wurden somit in einem Abstand von 6 min 9 Tropfen der jeweiligen Präparation eingetropft.

Die Kataraktoperation wurde stets in gleicher Weise durchgeführt: Desinfektion der Lidhaut, Abdecken des Auges mit steriler Klebefolie, Parazentese und Aspiration von rund 0,1–0,2 ml Kammerwasser mit einer Tuberkulinspritze, dann temporale „clear-cornea"-Inzision mit dem 3,0 mm breiten Diamanten, Kapsulorhexis, bimanuelle Phakoemulsifikation und Implantation einer Faltlinse. In keinem Fall wurde intraoperativ Lidocain weiter aufgetropft.

Nach Abschluß der Operation wurde 5 ml Venenblut zur Bestimmung der Lidocainkonzentration im Plasma abgenommen.

Alle Kammerwasser- und Serumproben wurde bis zu Analytik tiefgefroren. Lidocain wurde quantitativ mittels HPLC (High pressure liquid chromatography) und UV-Detektion bestimmt.

15–45 min nach Rückkehr des Patienten auf der Station wurde vom Stationsassistenten das subjektive Schmerzempfinden mittels visueller Analogskala (VAS) abgefragt. Am ersten postoperativen Tag wurde Visus und Tension untersucht und eine Fluorenzeinfärbung des Hornhautepithels durchgeführt.

Die Studie erfolgte mit Zustimmung der Ethikkommission der Klinik.

## Ergebnisse

In der Tabelle 1 sind die Ergebnisse der Untersuchungen der ungepaarten 44 Augen zusammengefaßt. Die epidemiologischen Daten sind in beiden Gruppen ver-

**Tabelle 1.** Ergebnisse

|  | pH 5,2 | pH 7,2 | p-Wert[a] |
|---|---|---|---|
| Patienten | 22 | 22 |  |
| Alter | 76,1 ± 10,1a | 74 ± 9,0 a | n.s. |
| Geschlecht | 15w/7m | 16w/6m |  |
| Abstand Lidocain-Kammerwasserabnahme | 16,1 ± 3,76 min | 16,6 ± 2,99 min | n.s. |
| Lidocainkonzentration im Kammerwasser | 4,75 ± 3,5 µg/ml | 15,06 ± 8,2 µg/ml | < 0,001 |
| Lidocainkonzentration im Plasma | < 0,02 µg/ml | < 0,02 µg/ml |  |
| Subjektives Schmerzempfinden (VAS in [%]) | 10 ± 15,4 | 9,73 ± 10,4 | n.s. |
| Visus | 0,65 ± 0,26 | 0,57 ± 0,24 | n.s. |
| Tension | 15,1 ± 3,8 mm Hg | 13,3 ± 3,9 mm Hg | n.s. |
| Hornhautepithelstippung | 1 | 2 |  |

[a]ungepaarter t-Test

gleichbar. In der pH-5,2-Gruppe wurde ein mittlerer Lidocainspiegel im Kammerwasser von 4,8 µg/ml, in der pH-7,2-Gruppe ein mit 15,1 µg/ml signifikant höherer Wert gemessen. Der Plasmaspiegel lag bei allen untersuchten Stichproben ($n = 8$) stets unter der Nachweisgrenze von 0,02 µg/ml.

Im subjektiven Schmerzempfinden unterschieden sich beide Gruppen nicht. Der postoperative Visus und die Tension waren in beiden Gruppen vergleichbar. Bei der Kontrolle des Hornhautepithels haben wir eine fluorpositive Epithelstippung einmal in der pH-5,2-Gruppe und zweimal in der pH-7,2-Gruppe gefunden.

Auch die Untersuchungen bei den 20 Augen, die im „cross-over"-Verfahren geprüft wurden, ergaben ähnliche Ergebnisse auf gleichem Signifkanzniveau. Eine Korrelation von Kammerwasserspiegel und Schmerzempfinden konnte nicht hergestellt werden.

## Diskussion

Welche Vorteile bietet eine pH-modifizierte 4% Lidocainlösung als Oberflächenanästhetikum für die Kleinschnittkataraktchirurgie? Alkalisiertes 4% Lidocain hat einen physiologischen pH-Wert und führt zu einer geringeren Lokalirritation.

Gegenüber der herkömmlichen Lösung von pH 5,2 penetriert Lidocain aus einer Lösung von pH 7,2 signifikant schneller durch die Kornea. Bei zwei Patienten in der pH-5,2-Gruppe war die Lidocainkonzentration sogar unter der Nachweisgrenze.

Insgesamt lagen die von uns gefundenen Lidocainspiegel aber deutlich über jenen, die Salomon et al. [6] etwa eine Stunde nach retro- und periokulärer Injektion von 7 ml Lidocain 2% berichteten (mittlere Kammerwasserkonzentration 1,0 ± 0,3 µg/ml). Dabei traten im Gegensatz zu unserer Studie im Plasma meßbare Lidocainspiegel auf. Obwohl bei der Verwendung der Lösung von pH 7,2 die Lidocainkonzentration im Kammerwasser höher war als bei Verwendung einer Lösung von pH 5,2, haben wir keine Unterschiede des postoperativ bestimmten subjektiven Schmerzempfindens festgestellt. Aufgrund unserer Ergebnisse penetriert Lidocain in alkalischer Lösung schneller durch das Epithel in die Kornea, es ist daher anzunehmen, daß auch der anästhetische Effekt schneller eintritt. Meßungen der Zeitabhängigkeit der anästhetischen Wirkung wurden in dieser Studie nicht vorgenommen.

Von Interesse ist auch der von Draeger et al. [1] in einer hornhautanästhesiometrischen Studie berichtete Befund, daß Oberflächenanästhetika in alkalischer Lösung länger wirken als in saurer Lösung.

Bei Verwendung als Oberflächenanästhetikum am Auge bietet also die Lidocainlösung von pH 7,2 gegenüber der konventionellen Lösung von pH 5,2 einige Vorteile.

## Danksagung

Wir danken Frau Mag.ph.Hoffmann (Krankenhausapotheke) für die Herstellung der Lidocainpräperationen und Herrn Krivanek (Pharmakologisches Institut) für die Durchführung der HPLC-Analysen.

## Literatur

1. Draeger J, Langenbucher H, Bannert W (1994) Efficacy of topical anaestetics. Ophthalmic Res 16 : 135–138
2. Gills JP, Hustead RF, Sanders DR (1993) Ophthalmic anesthesia. Slack, Thorofare, pp 69–102
3. Lewis P, Hamilton RC, Brant R, Loken RG, Maltby JR, Strunin L (1992) Comparison of pain with pH-adjusted bupivacaine with hyaluronidase for peribulbar block. Can J Anaesth 39 : 555–558
4. Marr WG, Wood R, Senterfit L, Sigelman S (1957) Effect of topical anesthetics. Am J Ophthalmol 43 : 606–610
5. Mauger TF, Craig EL (1994) Havener's Ocular Pharmacology, 6 edn., Mosby, St. Louis, p 40
6. Salomon F, Körprich R, Biscoping J, Strobel J (1990) Lokalanaesthetika im Kammerwasser bei örtlicher Betäubung am Auge. Klin Monatsbl Augenheilkd 196 : 26–29
7. Sarvela PJ, Paloheimo MP, Nikki PH (1994) Comparison of pH-adjusted bupivacaine 0.75% and a mixture of bupivacaine 0.75% and lidocaine 2%, both with hyaluronidase, in day-case cataract surgery under reginal anesthesia. Anesth Analg 79 : 35–39
8. Zahl K, Jordan A, McGroarty J, Sorensen B, Gotta A (1991) Peribulbar anesthesia – Effect of bicarbonate on mixtures of lidocaine, bupivacaine, and hyaluronidase with or without epinephrine. Ophthalmology 98 : 239–242

# Steigert ein zusätzliches Kortisondepot den antiinflammatorischen Effekt von Diclofenac in der Kataraktchirurgie?

H. Krüger und J. Zurdel

**Zusammenfassung.** Die prospektive Doppelblindstudie untersucht den entzündungshemmenden Effekt von zusätzlicher subkonjunktivaler Dexamethasongabe bei perioperativer, topischer Diclofenactherapie nach extrakapsulärer Kataraktoperation mit Linsenimplantation in unkomplizierten Fällen.

*Methodik:* Zur Kataraktoperation anstehende Patienten, bei denen weder antiinflammatorische systemische Therapie noch andere Augenerkrankungen oder systemische Erkrankungen mit Wirkung auf die Blut-Kammerwasser-Schranke bestanden, wurden randomisiert in zwei Behandlungsgruppen eingeteilt. Gruppe DO Diclofenacnatrium AT (Augentropfen), 4mal/Tag, beginnend am präoperativen Tag, am Operationstag 3 mal vor Operationsbeginn und ab 8. postoperativen Tag 2mal/Tag Gruppe DC zusätzlich 4 mg Dexamethasonphosphat subkonjunktivales Depot in den unteren Fornix. Alle Patienten erhielten 4mal/Tag Erythromycin AT und am Ende der Operation 20 mg Gentamycin subkonjunctival. Präoperativ, am 1., 2., 3., 7. und 28. postoperativen Tag wurden jeweils vom gleichen Untersucher Messungen mit dem Laser-Flare-Cell-Meter in Mydriasis durchgeführt. Beurteilungskriterien waren Tyndallphänomen und Partikelzahl in der Augenvorderkammer, die in vivo quantitativ mit dem LFCM gemessen wurden.

*Ergebnisse:* 39 Patienten wurden in die Studie aufgenommen. Präoperativ sowie ab dem 7. postoperativen Tag bestanden bezüglich des Tyndallphänomens in beiden Therapiegruppen keine statistisch signifikanten Unterschiede. Der 1., 2. und 3. postoperative Tag wiesen jedoch eindeutig niedrigere Wert ($p < 0,025$) in der Therapiegruppe mit zusätzlichem Dexamethasondepot auf (Flarewert im Mittel 16,7 vs 25,2; und 11,9 vs 17,7 und 10,5 vs 14,6 Photon counts/ms). Die Partikelzahl stieg in beiden Therapiegruppen am 1. postoperativen Tag erheblich an, um dann kontinuierlich abzunehmen.

*Konklusion:* Eine von Shah [7] durchgeführte Studie konnte keinen additiven antiinflammatorischen Effekt durch Steigerung der Steroiddosis (topisches Steroid und subkonjunctivales Steroiddepot) nachweisen. Die von unserer Arbeitsgruppe bereits in einer früheren Studie [3] nachgewiesene rasche Rückbildung des Tyndallphänomens unter topischer Therapie mit Diclofenac, kann durch die zusätzliche einmalige subkonjunktivale Depotgabe von Dexamethason noch gesteigert werden. Der Vorteil der Kombinationstherapie wird auf den unterschiedlichen Angriffsort in der Prostaglandinsynthese zurückgeführt.

**Summary.** The object of this double-blind randomised prospective study was to investigate the anti-inflammatory effect of additional subconjunctival dexamethasone on perioperative topical diclofenac therapy following extracapsular cataract extraction and lens implantation in uncomplicated eyes.

*Methods.* Patients admitted for routine cataract surgery were randomised into two groups. All patients recruited for measurements had no anti-inflammatory medication and were free of other ocular disease or pre-existing deficiencies of the blood-aqueous barrier. Group DO (20 patients) recieved diclofenac eyedrops four times a day beginning 1 day preoperatively and three times until 30 min before surgery. All patients recieved a subconjunctival injection of

R. Rochels et al. (Hrsg.)
9. Kongreß der DGII
© Springer-Verlag Berlin Heidelberg 1995

20 mg gentamycin and erythromycin eyedrops. Group DC (19 patients) recieved additional sub-conjunctival injection of 4 mg dexamethasone phosphate. The KOWA laser flare cell meter was used to measure aqueous flare and cells preoperatively and on the first, second, third and seventh postoperative day and at 1 month following surgery.

*Results.* There was no significant difference between the two groups in aqueous flare on the preoperative day and 1 and 4 weeks postoperatively. In group DC flare values were significantly lower on the first, second and third day after surgery ($p < 0.025$). There was a peak in aqueous cells on the first postoperative day followed by a continuous return to normal levels.

*Conclusions.* Shah [7] was unable to demonstrate a beneficial effect of subconjunctival beta-methasone in addition to topical application of dexamethasone. Combination therapy with topical diclofenac appears to be more effective – a phenomenon attributable to different pharmacological sites of action in prostaglandin synthesis. These data confirm the existence of synergistic effects between steroidal and nonsteroidal anti-inflammatory agents for treating minimal damage and allowing fast recovery of the blood-aqueous barrier following cataract surgery.

## Einleitung

In der Kataraktchirurgie führt das Operationstrauma zum Zusammenbruch der Blut-Kammerwasser-Schranke (BKS) und Freisetzung von Entzündungsmediatoren. Die Folgen sind erhöhter Eiweißgehalt und Zellen in der Augenvorderkammer. In der Therapie sind steroidale und nichtsteroidale (NSAID) Antiphlogistika etabliert. Glukokortikosteroide inhibieren die Phospholipase A2 und damit die Prostaglandin- und Leukotriensynthese. NSAID inhibieren die Zykloxygenase und haben nur indirekt Einfluß auf die Leukotrienproduktion. Es wird postuliert, daß die kombinierte Anwendung beider Pharmakatypen die Behandlung intraokularer Entzündungen verbessert. Die Therapie wird quantitativ mit dem Laser-Flare-Cell-Meter (LFCM) anhand des Tyndallphänomens (Flare) und der Partikelzahl (Cell count) kontrolliert.

## Material und Methoden

In die prospektive, randomisierte Studie wurden 48 Patienten beiderlei Geschlechts im Alter zwischen 42 und 86 Jahren aufgenommen, die zur Durchführung einer Kataraktoperation anstanden. Ausschlußkriterien waren anamnestisch und klinisch Hinweise auf vorausgegangene entzündliche Erkrankungen des Auges, Glaukom, Systemerkrankungen mit Wirkung auf die BKS, insbesondere Diabetes mellitus, sowie systemische antiinflammatorische Therapie. Die Patienten wurden in die zwei Behandlungsgruppen (DO, DC) randomisiert und in einer prospektiven Doppelblindstudie operiert und nachuntersucht.

Die extrakapsuläre Standardkataraktoperation mit Kernexpression und Implantation einer Voll-PMMA-Hinterkammerlinse wurde jeweils von einem von zwei erfahrenen Kataraktchirurgen durchgeführt. Am Ende der Operation wurde dem Operateur das Behandlungsschema eröffnet und die entsprechende Therapie vorgenommen.

Am präoperativen Tag erhielten alle Patienten viermal, am Operationstag bis 30 Minuten vor Operationsbeginn dreimal einen Tropfen Diclofenac-Natrium 0,1% Augentropfen. Am Ende der Operation wurde allen Patienten ein subkonjunktivales Depot von 20 mg Gentamycin in den unteren Fornix appliziert. Gruppe DC bekam zusätzlich ein Dexamethasonphosphatdepot von 4 mg. Ab erstem postoperativen Tag wurden beide Gruppen mit viermal täglich Diclofenac-Natrium weiterbehandelt. Zusätzlich wurde prä- und postoperativ bis zum 4. postoperativen Tag 4mal/Tag Erythromycin und 1mal/Tag Phenylephrin/Tropicamid getropft. Abbruchkriterium waren fibrinöse Reaktion und höhergradiges Epithelödem mit oder ohne gleichzeitiger Augeninnendruckerhöhung.

Beurteilungskriterien für die Entzündung im Vorderabschnitt waren Tyndallphänomen und Partikelzahl, gemessen mit dem Laser-Flare-Cell-Meter Kowa FC 1000 (LFCM): Die erste Messung wurde am Tage vor der Operation nachmittags in Mydriasis durchgeführt. Diese wie auch alle weiteren Messungen am 1., 2., 3., 7. und 28. postoperativen Tag wurden von einem Untersucher durchgeführt. Aus zwölf kontinuierlichen Messungen mit einem Backgroundunterschied < 10% wurde der errechnete Mittelwert ausgewertet. Unter Verwendung des Zweistichproben-$t$-Testes für unverbundene Stichproben wurden beide Therapiegruppen verglichen.

## Ergebnisse

39 Patienten wurden in die Studie aufgenommen. Ein Patient mußte wegen einer Hornhauterosion (Gruppe DO), acht wegen Epithelödem und/oder Acetazolamidtherapie (Gruppe DO 3; Gruppe DC 5) ausgeschlossen werden. In Gruppe

Tabelle 1. Patientenprofil Gruppe DO mit Diclofenac-Augentropfen (*RA/LA* rechtes/linkes Auge)

|        | Anzahl | RA | LA | Alter | Durchschnittsalter |
|--------|--------|----|----|-------|--------------------|
| Gesamt | 20     | 12 | 8  | 42–83 | 71,9               |
| Männer | 9      | 5  | 4  | 42–83 | 69,0               |
| Frauen | 11     | 7  | 4  | 65–82 | 75,7               |

Tabelle 2. Patientenprofil Gruppe DC mit Diclofenac-Augentropfen + Dexamethasondepot (*RA/LA* rechtes/linkes Auge)

|        | Anzahl | RA | LA | Alter | Durchschnittsalter |
|--------|--------|----|----|-------|--------------------|
| Gesamt | 19     | 12 | 7  | 54–86 | 70,7               |
| Männer | 7      | 3  | 4  | 66–73 | 68,5               |
| Frauen | 12     | 9  | 3  | 54–86 | 71,5               |

**Tabelle 3.** Flarewerte im Kammerwasser im Verlauf (*SD* Standardabweichung)

| Tag | Gruppe DO<br>[*n* = 20]<br>Diclofenac<br>(ph/ms ± SD) | Gruppe DC<br>[*n* = 19]<br>Diclofenac + Dexamethasondepot<br>(ph/ms ± SD) |
| --- | --- | --- |
| 0 | 7,8 ± 4,3 | 6,2 ± 3,0 |
| 1 | 25,2 ± 12,7 | 16,7 ± 7,1 |
| 2 | 17,7 ± 8,4 | 11,9 ± 5,2 |
| 3 | 14,6 ± 4,2 | 10,5 ± 4,5 |
| 7 | 13,4 ± 6,4 | 10,6 ± 4,9 |
| 28 | 8,4 ± 2,3 | 9,1 ± 2,6 |

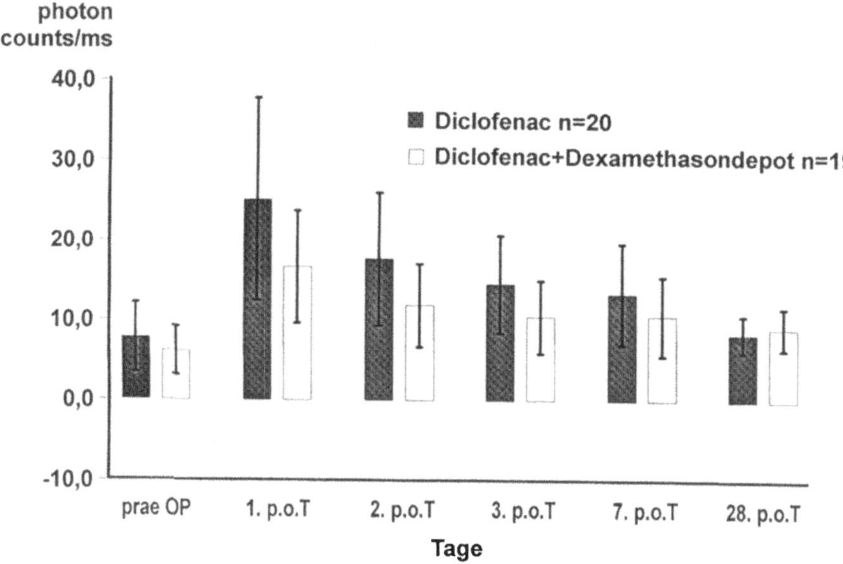


**Abb. 1.** Mittlerer Kammerwasserflare im Verlauf (*p.o.T.* postoperativer Tag, *OP* Operation)

DO verblieben 20 Patienten, 9 Männer und 11 Frauen mit einem Durchschnittsalter von 71,9 Jahren (Tabelle 1). Die Gruppe DC bestand aus 19 (7 Männer, 12 Frauen) Patienten mit einem Durchschnittsalter von 70,7 Jahren (Tabelle 2). Der präoperative, durchschnittliche Flarewert (7,8 ± 4,3 und 6,2 ± 3,0 Photon counts/ms) war in beiden Gruppen ohne statistisch signifikanten Unterschied. Postoperativ trat in beiden Gruppen der maximale Tyndallanstieg am 1. postoperativen Tag auf. Statistisch signifikante Unterschiede $p < 0,025$ bestanden am 1., 2. und 3. postoperativen Tag. In Gruppe DO jeweils höher als in Gruppe DC (25,2 vs 16,7; 17,7 vs 11,9; 14,6 vs 10,5 ph/ms). Der Ausgangsflarewert war am 28. Tag unter beiden Therapieformen annähernd wieder erreicht (Tabelle 3, Abb. 1).

**Tabelle 4.** Partikelzahl im Kammerwasser im Verlauf (*SD* Standardabweichung)

| Tag | Gruppe DO [n = 20] Diclofenac (Partikel/0,075mm³ ± SD) | Gruppe DC [n = 19] Diclofenac + Dexamethasondepot (Partikel/0,075 mm³ ± SD) |
| --- | --- | --- |
| 0 | 11,0 ± 10,8 | 6,2 ± 8,3 |
| 1 | 24,0 ± 14,7 | 16,6 ± 12,9 |
| 2 | 14,2 ± 10,0 | 8,3 ± 6,3 |
| 3 | 9,6 ± 5,8 | 6,9 ± 5,5 |
| 7 | 3,5 ± 2,6 | 1,8 ± 0,9 |
| 28 | 0,6 ± 0,5 | 0,6 ± 0,4 |

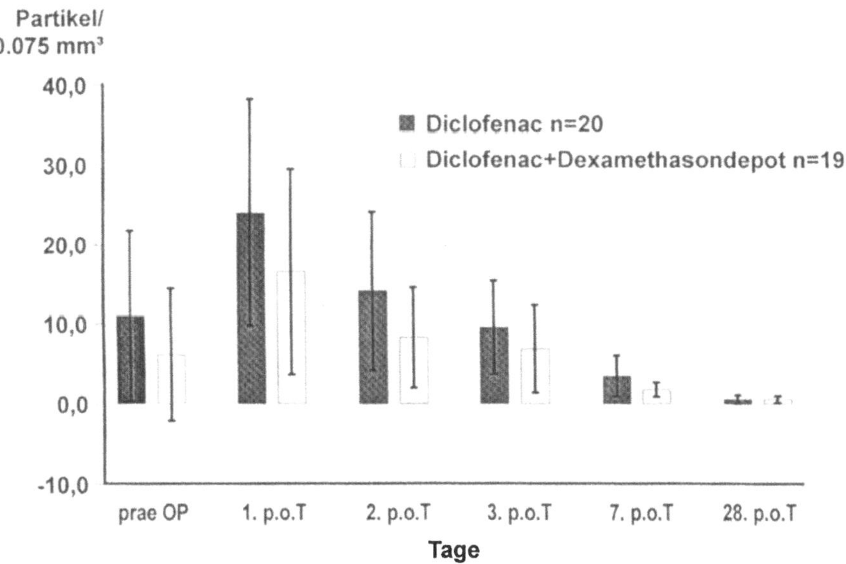


**Abb. 2.** Mittlere Kammerwasserpartikelzahl im Verlauf (*p.o.T.* postoperativer Tag, *OP* Operation)

In beiden Gruppen wies der 1. postoperative Tag den höchsten Partikelwert auf (16,6; 24,0 Partikel/0,075 mm³). Bereits am 7. Tag unterschritten die Werte den Ausgangswert. Auffällig war ein statistisch signifikanter (*p* < 0,025) Unterschied am 2. und 7. Tag zugunsten der DC-Gruppe (Tabelle 4, Abb. 2).

## Diskussion

Der Zusammenbruch der BKS korreliert mit der Anhäufung von Zellen und Eiweiß (Tyndall) im Kammerwasser. Mit dem Laser-Flare-Cell-Meter steht ein

Gerät zur quantitativen Beurteilung dieser Phänomene zur Verfügung [6]. Die Störung der BKS nach Kataraktoperation mit Hinterkammerlinsenimplantation kann durch Diclofenac [2, 4] als auch Dexamethason [4, 5] signifikant gesenkt werden. Bei der ausschließlich postoperativen Applikation zeigt Diclofenac ab dem dritten postoperativen Tag eine schnellere Rückbildung der Entzündungssymptomatik als Dexamethason [3]. Die Wirkung der topischen Dexamethasonapplikation konnte durch ein zusätzliches subkonjunctivales Dexamethasondepot nicht gesteigert werden [7]. Hingegen weist in dieser Studie die Addition zweier Pharmaka unterschiedlicher Angriffspunkte in der Prostaglandinsynthese einen verbesserten Effekt auf. Durch die zusätzliche Steroiddepotgabe bei topischer Diclofenactherapie wird schon in der frühen postoperativen Phase eine schnellere Erholung der BKS-Störung erreicht. Der Wirkungsmechanismus beider Pharmaka läßt einen additiven oder potenzierenden Effekt vermuten. Das subkonjunctivale Dexamethasonphosphatdepot erreicht nach 10 Minuten den höchsten Kammerwasserspiegel und ist nach 24 Stunden zur Hälfte abgebaut [1]. Der statistisch signifikante Unterschied für die ersten drei postoperativen Tage läßt sich damit in Übereinstimmung bringen.

Zusammenfassend ist eine Kombinationstherapie zu empfehlen, da das Ausmaß der primären BKS-Schädigung geringer ist und eine schnellere kontinuierliche Erholung eintritt.


## Literatur


1. Jain MR, Srivastava S (1978) Ocular penetration of hydrocortisone and dexamethasone into the aqueous humour after subconjunctival injection. Trans Ophthalmol Soc UK 98 : 63–65
2. Kraff MC, Sanders DK, Mc Guigan L, Raanan MG (1990) Inhibition of blood-aqueous barrier breakdown with diclofenac. Arch Ophthalmol 108 : 380–383
3. Krüger H, Steinhäuser U (1994) Ist die postoperative antiinflammatorische Therapie mit Diclofenac der Dexamethasontherapie überlegen? In: Pham DT, Wollensack J, Rochels R, Hartmann Ch (Hrsg) 8. Kongreß der Deutschsprachigen Gesellschaft für Intraokularlinsen Implantation. Springer, Berlin Heidelberg New York Tokyo, S 419–424
4. Othenin-Girard P, Tritten J-J, Pittet N, Herbort CP (1994) Dexamethasone versus diclofenac sodium eyedrops to treat inflammation after cataract surgery. J Cataract Refract Surg 20 : 9–12
5. Sanders DR, Kraff M (1984) Steroidal and nonsteroidal anti-inflammatory agents. Effect on postsurgical inflammation and blood-aqueous humour barrier breakdown. Arch Ophthalmol 102 : 1453–1456
6. Sawa M, Tsurimaki Y, Tsuru T, Shimizu N (1988) New quantitative method to determine protein concentration and cell number in aqueous in vivo. Jap J Ophthalmol 32 : 132–142
7. Shah SM, Mc Hugh JD, Spalton DJ (1992) The effects of subconjunctival betamethasone on the blood aqueous barrier following cataract surgery: a double-blind randomised prospective study. Br J Ophthalmol 72 : 475–478

# Intraokulare Fibrinolyse mit rekombinantem Gewebe-Plasminogen-Aktivator nach Kataraktchirurgie

R. Krallmann, C. Althaus, T. Reinhard und R. Sundmacher

**Zusammenfassung.** Der intraokulare Einsatz von rekombinantem Plasminogen-Aktivator (rt-PA) hat in den bisherigen kasuistischen Studien bei intraokularen fibrinösen Reaktionen eine gute Wirksamkeit gezeigt. Im Rahmen dieser retrospektiven Studie sollte untersucht werden, wie das Risiko und das zeitliche Auftreten einer schweren fibrinösen Reaktion nach Kataraktoperation verteilt ist und welcher Wirkungsgrad vom rt-PA Einsatz erwartet werden kann. Eine massive Fibrinexsudation entwickelte sich bei 41 Augen nach starker Schädigung der Blut-Kammerwasser-Schranke. 36mal handelte es sich um Augen nach extrakapsulärer Kataraktextraktion, 5mal um Augen nach Phakoemulsifikation, wobei es sich in allen Fällen um komplizierte Eingriffe (voroperierte Augen, glaukomgeschädigte Augen, Pseudoexfoliationssyndrom) handelte. Die fibrinöse Reaktion trat im Mittel nach 4,7 (1–8) Tagen auf. Sie wurde zunächst konventionell über durchschnittlich 4 Tage mit hochdosierten lokalen Steroiden behandelt. Bei refraktärem Verlauf wurde eine intraokulare rt-PA-Fibrinolyse mit 10 µg/100 µl durchgeführt. Die intraokulare Fibrinolyse wurde postoperativ nach im Mittel 8,7 (5–14) Tagen durchgeführt. Sie war primär in 31 Augen (75,2%) komplett. 10 Augen (24,8%) wiesen eine primär inkomplette Fibrinolyse auf, wobei in 9 Augen das Fibrin deutlich und in einem Auge nur geringfügig lysiert werden konnte. Bei insgesamt 10 Augen trat nach 24 h (7 Augen) bzw. 48 h (3 Augen) eine erneute, aber sehr viel dezentere Fibrinreaktion auf. Diese sprachen in der Folge gut auf eine konventionelle lokale Steroidtherapie an. Unsere Ergebnisse bestätigen die Effektivität der intraokularen rt-PA-Anwendung nach Kataraktchirurgie, besonders auch für die ganz schweren Fibrinreaktionen bei starker Störung der Blut-Kammerwasser-Schranke. Sie geben einen Anhalt für das Ausmaß der zu erwartenden therapeutischen Wirkung und den optimalen Einsatzzeitpunkt für die rt-PA-Fibrinolyse.

**Summary.** Up to now, the intraocular administration of recombinant plasminogen activator (rt-PA) has shown good results in eyes with intraocular fibrin reactions post-cataract surgery. This retrospective study was performed to reveal the risk factors and the chronological development of a fibrin reaction, on one hand, and to demonstrate the efficiency of rt-PA in case of severe postoperative fibrin reactions, on the other. A massive fibrin exsudation developed in 41 eyes after a severe irritation of the blood-aqueous barrier. This group included 36 eyes after extracapsular cataract extraction and five eyes after phacoemulsification. Each eye showed one or more of the following risk factors: complicated surgery, previous operations, glaucoma or pseudoexfoliation syndrome. A fibrin reaction occurred after an average of 4.7 days postoperatively (range 1–8 days). Conventional local therapy with application of steroid eyedrops for an average of 4 days had failed when intraocular fibrinolysis was performed (10 µg/100 µl). Fibrinolysis was performed 8.7 days postoperatively (range 5–14 days). In 31 eyes (75.2%) the first fibronolysis was complete, in ten eyes (24.8%) it was incomplete, but nine of these ten eyes showed marked improvement; in one eye the fibrin was only slightly reduced. In ten eyes we observed a second fibrin reaction after 24 h (seven eyes) or 48 h (three eyes), respectively. This secondary fibrin exudation, however, was less severe than the initial one and could easily be

R. Rochels et al. (Hrsg.)
9. Kongreß der DGII
© Springer-Verlag Berlin Heidelberg 1995

managed with conventional steroid eyedrops. Our results confirm the value of intraocular rt-PA administration, especially in case of severe fibrin reactions caused by a significantly disturbed blood-aqueous barrier. Our observations provide orientation concerning the extent of the therapeutical effect and the optimal timing of rt-PA-fibrinolysis.

## Einleitung

Eine fibrinöse Reaktion nach Kataraktchirurgie ist im Rahmen eines Routineeingriffs ein sehr seltenes Ereignis geworden. Bei komplizierter präoperativer Ausgangslage und bei Vorliegen von prädisponierenden Faktoren mit Beeinträchtigung der Blut-Kammerwasser-Schranke muß die Inzidenz der postoperativen Fibrinbildung jedoch deutlich höher angesetzt werden.

Bei der intraokularen Fibrinolyse wird das in der Vorderkammer vorhandene Fibrin proteolytisch in lösliche Oligopeptide gespalten, die dann durch Phagozytose weiter abgebaut werden. Das fibrinspaltende Enzym ist das Plasmin, welches aus seiner inaktiven Vorstufe dem Plasminogen durch Gewebeaktivatoren (t-PA) in seine aktive Form überführt wird (Abb. 1).

Über den Einsatz von rt-PA zur intrakameralen Fibrinolyse nach vorausgegangener perforierender Keratoplastik, Glaukomoperation und nach Kataraktextraktion ist bei Verwendung unterschiedlicher rt-PA-Dosierungen seit 1988 berichtet worden [2, 3, 5–7, 9–11, 14].

Im Rahmen der vorliegenden Studie sollte untersucht werden, wie das Risiko und das zeitliche Auftreten einer schweren fibrinösen Reaktion nach Kataraktoperation verteilt ist und welcher Wirkungsgrad vom rt-PA Einsatz erwartet werden kann.

## Material und Methoden

Auftreten und progredienter Verlauf einer ausgeprägten Fibrinreaktion nach extrakapsulärer Kataraktextraktion oder Phakoemulsifikation trotz mehrtägiger, intensiver Steroidtherapie in Form von ½–1 stündlicher Tropfapplikation und

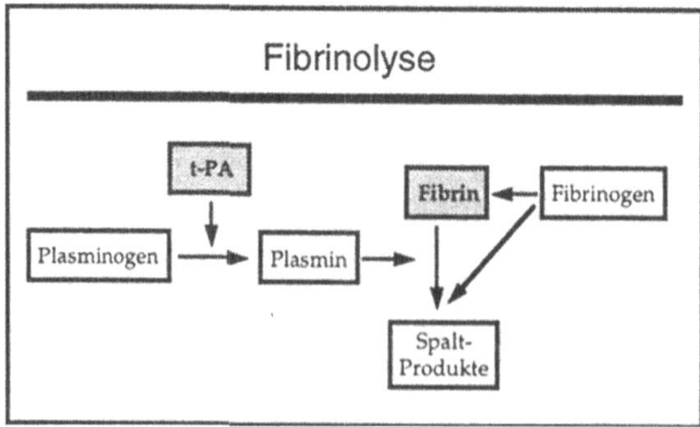


**Abb. 1.** Fibrinolyse

z. T. mehrmaliger subkonjunktivaler Steroidgabe stellten die Indikation zur intraokularen Fibrinolyse dar.

Unter lokaler antibiotischer Abdeckung (Gentamycin AT) wurde in Tropfanästhesie die intrakamerale Injektion unter dem Operationsmikroskop liegend durchgeführt. Die Lider wurden mit einem Sperrer gehalten und die Vorderkammerkanüle über den Wundspalt bei Zustand nach extrakapsulärer Kataraktextraktion und über die Parazenthese bei Zustand nach Phakoemulsifikation eingeführt. Die Injektion der 10 µg rt-PA in 100 µl Lösung erfolgte in das Zentrum des Fibrinclots bzw. unter die Fibrinmembran. Postoperativ applizierten wir 5mal täglich Gentamycin Augentropfen unter Fortführung der lokalen Steroidtherapie. Unmittelbar postoperativ erfolgten die Nachuntersuchungen an der Spaltlampe stündlich sowie nach 24 h bzw. 48 h. Bei Fibrinpersistenz oder Fibrinneubildung wurden die Nachbeobachtungsintervalle dementsprechend verlängert.

Unser Patientenkollektiv umfaßt 41 Augen von 36 Patienten. Das mittlere Alter betrug 75,5 Jahre (38–80 Jahre). Bei der Geschlechtsverteilung lag ein Verhältnis von 27 Frauen zu 9 Männern vor.


## Ergebnisse

Die Fibrinbildung nach vorausgegangener Kataraktoperation wurde im Mittel nach 4,7 Tagen (1–8 Tagen) postoperativ beobachtet. Nach einer durchschnittlichen steroidrefraktären Fibrinpersistenz von 4 Tagen (1–10 Tagen) führten wir im Mittel am 8,7. postoperativen Tag (5.–14. Tag) eine intraokulare Fibrinolyse

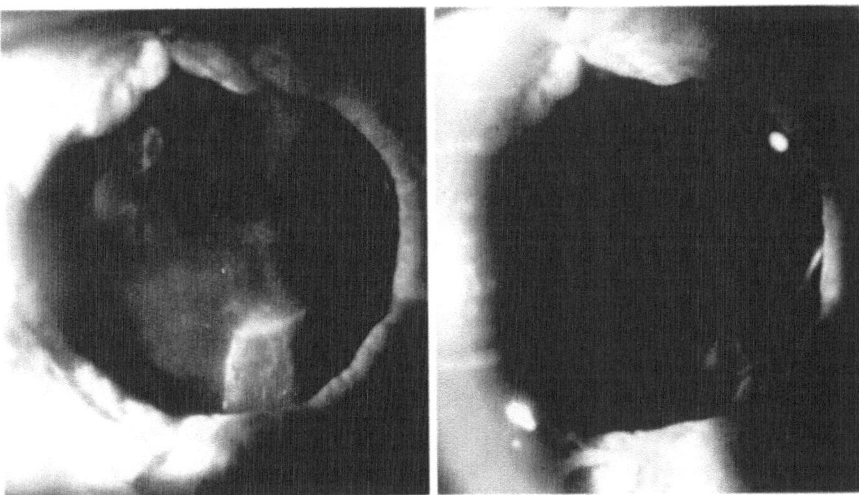

**Abb. 2 a.** Fibrinöse Reaktion bei einer 74jährigen Patientin mit langjährigem Engwinkelglaukom und Z.n. Iridotomie, Synechiolyse, Spinkterotomie, ECCE und anschließender Irisnaht; **b** 1 Stunde nach intraokularer Fibrinolyse. Die Fibrinmembran ist vollständig aufgelöst, zwischen 3 h und 6 h wird die Vorderkapsel sichtbar

**Tabelle 1.** Risikoprofil unseres Patientenkollektivs:

| | |
|---|---|
| 1. | Z.n. Iritis + Iridotomie + Synechiolyse + ECCE+ Irisnaht |
| 2. | Z.n. Iritis + Iridotomie + Synechiolyse + ECCE + Irisnaht + Pupilloplastik |
| 3. | PEX + ECCE |
| 4. | PEX + Glaukom + ECCE |
| 5. | Iridotomie + Synechiolyse + ECCE + Irisnaht |
| 6. | Iridotomie + Synechiolyse + ECCE + Irisnaht + VK-Blutung |
| 7. | Diabetes mellitus + Phako |
| 8. | ECCE |
| 9. | ECCE |
| 10. | ECCE |
| 11. | PEX + Glaukom + Z.n. Goniotr. + Iridotomie + Synechiolyse + ECCE + Irisnaht |
| 12. | PEX + ECCE |
| 13. | PEX + ECCE |
| 14. | Diabetes mellitus + PEX + ECCE |
| 15. | Glaukom + Z.n. Iridenkleisis + Synechiolyse + ECCE |
| 16. | Diabetes mellitus + Glaukom + Phako |
| 17. | Z.n. Glaukomanfall + Z.n. P.I. + Iridotomie + ECCE + Irisnaht |
| 18. | Diabetes mellitus + Glaukom + ECCE |
| 19. | Z.n. Iritis + Iridotomie + Synechiolyse + Spinkterotomie + ECCE + Irisnaht |
| 20. | PEX + Glaukom + ECCE |
| 21. | Glaukom + Iridotomie + ECCE + Irisnaht |
| 22. | Iridotomie + ECCE + Irisnaht |
| 23. | Glaukom + Synechiolyse + ECCE |
| 24. | PEX + Glaukom + Iridotomie + ECCE + Irisnaht |
| 25. | Z.n. Iritis + Iridotomie + ECCE + Irisnaht |
| 26. | Z.n. Iritis + ECCE |
| 27. | Glaukom + Iridotomie + Synechiolyse + Spinkterotomien + ECCE + Irisnaht |
| 28. | Diabetes mellitus + PEX + Glaukom + ECCE |
| 29. | Diabetes mellitus + PEX + Phako + Heparin - IOL |
| 30. | Glaukom + ECCE |
| 31. | ECCE |
| 32. | ECCE |
| 33. | Diabetes mellitus + ECCE |
| 34. | Iridotomie + Synechiolyse + ECCE + Irisnaht |
| 35. | PEX-Glaukom + Synechiolyse + Phako |
| 36. | Phako |
| 37. | Synechiolyse + ECCE |
| 38. | Synechiolyse + P.I. + Spinkterotomie + ECCE |
| 39. | Glaukom + ECCE |
| 40. | Glaukom + ECCE |
| 41. | PEX + ECCE |

durch (Abb. 2). Ein sichtbarer fibrinolytischer Effekt war dabei schon nach 10 Minuten zu beobachten.

Bei 31 Augen (75,2%) konnte eine primär komplette Lyse erzielt werden. Nach 24 h kam es in 7 Augen und nach 48 h in 3 Augen zu einer Fibrinneubildung, diese war jedoch im Vergleich zum Primärbefund geringer ausgeprägt und löste sich unter alleiniger Fortführung der lokalen Steroidtherapie innerhalb weniger Tage auf.

Bei 10 Augen konnte primär keine komplette Lyse erzielt werden. 9 Augen wiesen aber eine deutliche Fibrinreduktion auf, lediglich in einem Fall konnte nur ein minimaler fibrinolytischer Effekt beobachtet werden. Bei zwei Patienten mit primär inkompletter Lyse hielten wir eine zweite rt-PA-Behandlung für erforderlich, die dann zur vollständigen Lyse führte.

Tabelle 1 zeigt die entscheidenden intraoperativen Risikofaktoren und die allgemeinen prädisponierenden Faktoren unseres Patientenkollektivs im Detail.


## Diskussion

Die massive postoperative Fibrinexsudation aufgrund einer ausgeprägten Störung der Blut-Kammerwasser-Schranke kann den primären Operationserfolg nach Kataraktextraktion gefährden oder zumindest entscheidend herauszögern.

Die Kaskade des physiologischen Abbaus des intraokularen Fibrins wird über Gewebeaktivatoren ausgelöst. Unter Verwendung von monoklonalen Antikörpern konnte im Bereich des vorderen Augenabschnittes der Nachweis dieser Gewebe-Plasminogen-Aktivatoren (t-PA) im Korneaepithel und -endothel, im Kammerwasser, im Trabekelwerk, in der Iris, im Linsenepithel und in den Gefäßendothelien erbracht werden [12]. Mittels enzyme-linked immunosorbent assay konnte eine physiologische t-PA Konzentration von 0,8 ± 0,17 ng/ml im Kammerwasser gemessen werden [13].

Die externe Aktivierung der Fibrinolyse kann mit rekombinantem Gewebe-Plasminogen-Aktivatoren (rt-PA) erfolgen. Abrams und Mitarbeiter [1] konnten vereinzelt einen therapeutischen Effekt schon bei der Injektion von 1,5 µg rt-PA verzeichnen, von einem sicheren therapeutischen Effekt kann jedoch erst ab 3 µg ausgegangen werden. Johnsen und Mitarbeiter [5] beobachteten im Tierexperiment bei Applikation von 100 µg keine toxischen Effekte. In unserer Studie haben wir eine Dosierung von 10 µg gewählt, um damit im sicheren therapeutischen Bereich zu sein. Bei höherer Dosierung kann kein weiterer wirkungsverstärkender Effekt ausgelöst werden, da in der Dosis-Wirkungs-Kurve von einem Plateau ausgegangen werden muß [5].

Toxische Nebenwirkungen im Bereich des Hornhautendothels oder der Netzhaut wurden bei o.g. Dosierung in unserem Patientenkollektiv nicht gefunden. Veränderungen des Augeninnendruckes konnten ebenfalls nicht beobachtet werden. Die von einigen Autoren aufgeführte Gefahr der Nachblutung bei einem frühen postoperativen oder posttraumatischen rt-PA Einsatz trat bei keinem Patienten auf [4, 6, 15]. Das Zeitintervall zwischen Operation und Fibrinolyse betrug in unserem Patientenkollektiv im Mittel 8,7 Tage (5–14 Tage) und ist damit nicht mehr der frühen postoperativen Phase zuzuordnen.

Bei allen 41 Augen konnte ein fibrinreduzierender bzw. -auflösender Effekt erzielt werden. In nur einem Fall kam es nach rt-PA Injektion zu einer lediglich minimalen Fibrinreduzierung. Hierbei handelte es sich um ein Auge mit Zustand nach extrakapsulärer Kataraktextraktion mit Iridotomie und Irisnaht nach Lösung von hinteren Synechien bei langjährigem Pseudoexfoliationsglaukom und Zustand nach Goniotrepanation. Die fibrinöse Reaktion trat bereits am 1. postoperativen Tag auf, unter der 4tägigen Therapie mit der stündlichen Applikation von Steroid-Augentropfen und der 2maligen subkonjunktivalen Steroidgabe zeichnete sich ein weiterer progredienter Verlauf der fibrinösen Reaktion ab, so daß wir am 5. postoperativen Tag eine Fibrinolyse durchführten. Aufgrund der Begleiterkrankungen, der Voroperation und dem komplizierten Operationsverlauf handelt es sich hierbei bzgl. der Fibrinbildung um einen extremen Hochrisikofall, was sich auch in der außergewöhnlich frühen Fibrinausbildung widerspiegelt. Eine mögliche Erklärung für den minimalen fibrinolytischen Effekt nach intraokularer Gabe von 10 µg rt-PA könnte in einer zu geringen Plasminogenkonzentration in der Vorderkammer in Relation zur extrem stark ausgeprägten Blut-Kammerwasser-Schrankenstörung liegen, die zum einen durch das Pseudoexfoliationsglaukom und der fistulierenden Voroperation und zum anderen durch die intraoperative Irismanipulation bedingt sein kann. Da die Halbwertszeit vom rt-PA nur einige Minuten beträgt, kann bei einer massiven anhaltenden Fibrinneubildung der vorhandene fibrinolytische Effekt in der Bilanz nur minimal ausfallen. Das retrograde Herausfließen der rt-PA Lösung durch den Wundspalt bei der intraokularen Injektion muß natürlich auch in Erwägung gezogen werden, wird aber durch Wahl des Applikationsortes im Clot bzw. unter der Membran so gering wie möglich gehalten.

Für die anderen 9 Fälle mit primär inkompletter Lyse treffen obige Überlegungen über die eingeschränkte Sicherheit der Wirkung des injizierten rt-PA natürlich auch zu. In diesen Fällen reichte die einmalige rt-PA-Gabe aber zumindest zur deutlichen Reduktion des Fibrins aus. Die vollständige Auflösung konnte dann innerhalb weniger Tage durch die konsequente Fortführung der Steroidtherapie erreicht werden. In 2 Fällen führten wir erneut eine rt-PA-Injektion durch, mit der die vollständige Fibrinolyse dann gelang.

Von 31 Augen mit primär kompletter Fibrinolyse kam es in 10 Augen zu einer geringfügigen Fibrinneubildung, die sich unter Fortführung der Steroidtherapie auflöste. Dieses Phänomen ist der kurzen Halbwertszeit des injizierten rt-PA bei persistierender Blut-Kammerwasser-Schrankenstörung zuzuordnen, in dem nach Verbrauch des rt-PA die Fibrinbildung noch überwiegt. Desweiteren kam es in Augen mit früher postoperativer Fibrinolyse häufiger zur Fibrinneubildung als beim späten rt-PA Einsatz, so daß im Rahmen der Indikationsstellung der Zeitpunkt der Fibrinolyse nicht zu früh gewählt werden sollte, sondern idealerweise erst in dem Augenblick, in dem keine Zunahme des Fibrins mehr beobachtet werden kann.

Das Auftreten einer fibrinösen Reaktion wird in der Literatur mit ca. 7% angegeben [9], was aber in entscheidendem Maße von dem Patientenkollektiv abhängt. In unserer Klinik läßt sich die Häufigkeit der postoperativen Fibrinbildung mit ca. 1% beziffern, wobei es sich zum größten Teil um kompliziertere Eingriffe handelt. Die Ursachen der Fibrinentstehung ist multifaktoriell und bedarf weiterer Untersuchungen zur Evaluierung prädisponierender Faktoren. In unserem Patientenkollektiv fand sich ein gehäuftes Auftreten von Fibrin im Zusammenhang mit dem Pseudoexfoliationssyndrom und Glaukomaugen, die teilweise voroperiert waren. Eine entscheidende fibrininduzierende Rolle spielt die intraoperative Irismanipulation wie Synechiolyse, Pupilloplastik, Iridektomie oder Iridotomie mit anschließender Irisnaht. Augen mit markantem Risikoprofil bedürfen der besonders sorgfältigen postoperativen Betreuung, insbesondere ab dem 4. postoperativen Tag.

Solange das rt-PA nicht als wirksame Tropfapplikation zur Verfügung steht, stellt jede Fibrinolyse einen erneuten intraokularen Eingriff dar und sollte deshalb unseres Erachtens auf schwere Fibrinreaktionen beschränkt bleiben.

## Literatur


1. Abrams GW (1991) Prepared discussion remark presented at the 3rd International Congress of Vitreo-Retinal Surgery. Rome, September 12–14, 1991
2. Fourman S, Valid K (1989) Effects of tissue plasminogen activator on glaucoma filter blebs in rabbits. Ophthalmic Surg 20 : 663–667
3. Heidemann DG, Williams GA, Blumenkranz MS (1990) Tissue plasminogen activator and penetrating keratoplasty. Ophthalmic Surg 21 : 364–365
4. Howard GR, Vukich J, Fiscella RG, Farber MD, Goldberg MF (1991) Intraocular tissue plasminogen activator in a rabbit model of traumatic hypema. Arch Ophthalmol 109 : 272–274
5. Johnson RN, Olsen KR, Hernandez E (1988) Tissue plasminogen activator treatment of postoperative intraocular fibrin. Ophthalmology 95 : 592–596
6. Koerner F, Boehnke M (1992) Clinical use of recombinant plasminogen activator for intraocular fibrinolysis. Ger J Ophthalmol 1 : 354–360
7. Lesser GR, Osher RH, Whipple D, Abrams GW, Cionni RJ (1993) Treatment of anterior chamber fibrin following cataract surgery with tissue plasminogen activator. J Cataract Refract Surg 19 : 301–305
8. Lim JI, Fiscella R, Tessler H, Gagliano DA, Chaques-Alepuz V, Mohler MA (1991) Intraocular penetration of topical tissue plasminogen activator. Arch Ophthalmol 109 : 714–717
9. Moon J, Chung S, Myong Y, Chung S, Park C, Baek N, Rhee S (1992) Treatment of postcataract fibrinous membranes with tissue plasminogen activator. Ophthalmology 99 : 1256–1259
10. Ortiz JR, Walker SD, McManus PE, Martinz LA, Brown RH, Jaffe GF (1988) Filtering bleb thrombolysis with tissue plasminogen activator. Am J Ophthalmol 106 : 624–625
11. Snyder RW, Sherman MD, Allison RW (1990) Intracameral tissue plasminogen activator for treatment of excessive fibrin response after penetrating keratoplasty. Am J Ophthalmol 109 : 483–484
12. Tripathi BJ, Geanon JD, Tripathi RC (1987) Distribution of tissue plasminogen activator in human and monkey eyes. Ophthalmology 94 : 1434
13. Tripathi RC, Park JK, Tripathi BJ, Millard CB (1988) Tissue plasminogen activator in human aqueous humor and its possible therapeutic significance. Am J Ophthalmol 106 : 719–722
14. Tripathi RC, Tripathi BJ, Park JK; Quaranta L, Steinsapir K, Lehman E, Ernest JT (1991) Intracamerale tissue plasminogen activator for resolution of fibrin clots after glaucoma filtering procedures. Am J Ophthalmol 111 : 247–248
15. Williams DF, Han D, Abrams GW (1990) Rebleeding in experimental traumatic hyphema treated with intraocular tissue plasminogen activator. Arch Ophthalmol 108 : 264–266

# Die postoperative topische Behandlung mit einem neu entwickelten konservierungsmittelfreien Mehrdosenbehältnis

C. Teping, C. Backes-Teping und B. Wiedemann

**Zusammenfassung.** Zur Vermeidung lokaler Reizerscheinungen und allergischer Reaktionen sind prinzipiell konservierungsmittelfreie Augentropfen in der postoperativen Behandlung wünschenswert. Bisher sind unkonservierte Augentropfen lediglich in Einmaldosen verfügbar.

Wir entwickelten ein konservierungsmittelfreies Mehrdosenbehältnis (COMOD-SYSTEM, Fa. Ursapharm Saarbrücken), das auf der Basis einer optimierten Airless-Pumpe, eines koextrusionsgeblasenen, formstabilen Außenbehältnisses und eines leicht verformbaren Innenbeutels konstruiert wurde.

100 Patienten wurden nach Kataraktoperation 7 Tage lang ausschließlich mit unkonserviertem Dexamethason-21-(3-sulfobenzoat) behandelt, welches über das neu entwickelte Mehrdosenbehältnis appliziert wurde. In keinem Fall ergaben sich postoperativ klinische Besonderheiten; die differenzierte mikrobiologische Untersuchung (1. Flascheninhalt, 2. erste drei Tropfen) zeigte keine bedenkliche Kontamination.

Erstmals steht ein klinisch sicheres konservierungsmittelfreies Mehrdosenbehältnis zur Verfügung, das die Nachteile der bisher verfügbaren Einmaldosen (hoher Preis, hohe Abfallmengen, große Mengen verworfener Arzneistofflösung, Verletzungsgefahr durch scharfkantige Abrißflächen) nicht aufweist.

**Summary.** To avoid local inflammation and allergic reactions, preservative free eyedrops are often used in postoperative treatment. In the past, only preservative-free eyedrops in one-dose containers were available. Now, preservative-free eyedrops in a multidose container (COMOD-SYSTEM, Fa. Ursapharm Saarbrücken) has been developed, which works on the basis of an airless pump, a coextrusion-blown, steady external container and an easily modified internal bag.

After cataract extraction, 100 patients were treated for 7 days only with preservative-free dexamethasone-21-(3-sulfobenoate), applied by the multidose container. Postoperative complications were not found in any case; the microbiological examination (container content, first three drops) did not show any contamination.

For the first time, a preservative-free multidose container can be used clinically, which avoids the disadvantages of the earlier one-dose container (expense, increased litter, high loss of a remaining dose, danger of local injury).

## Einleitung

Zur Infektionsprophylaxe in der peri- und postoperativen Behandlung sind prinzipiell konservierungsmittelfreie Augentropfen zur Vermeidung von Reizerscheinungen und allergischen Reaktionen wünschenswert. Da es zur Zeit kein Konservierungsmittel auf dem Markt gibt, das den Anforderungen hinsichtlich Qualität und Unbedenklichkeit in der Anwendung am frisch operierten Auge

R. Rochels et al. (Hrsg.)
9. Kongreß der DGII
© Springer-Verlag Berlin Heidelberg 1995

entspräche, ist es erstrebenswert, auf Konservierungsmittel verzichten zu können, gleichzeitig aber mikrobiologisch einwandfreie, sterile Augentropfen zur Verfügung zu haben.

Dies war bislang nur durch den Einsatz von Einmaldosen in Ophthiolen möglich unter dem Kompromiß der größeren Umweltbelastung aufgrund der gesteigerten Abfallrate und auch der höheren Herstellungskosten, die sich im Endprodukt für den Konsumenten niederschlugen.

## Material und Methoden

Es wurde das konservierungsmittelfreie Behältnis COMOD (Firma Ursapharm, Saarbrücken) getestet, das als Mehrdosenbehältnis mit einem speziellen Abgabe- und Abdichtungssystem luftausgleichsfrei arbeitet. Hierdurch wird das Zurückströmen von Luft oder Flüssigkeit in das Behältnis verhindert und eine sterile Aufbewahrung der Augentropfen auch unter täglich mehrfacher Anwendung über Wochen gewährleistet.

Das System besteht aus einer optimierten Airless-Pumpe und einem koextrusionsgeblasenen, formstabilen Außenbehältnis mit einem leicht verformbaren Innenbeutel. Dieser Innenbeutel wird im Bodenbereich am Außenbehältnis arretiert und im Schulterbereich durch kleine Öffnungen zwischenbelüftet.

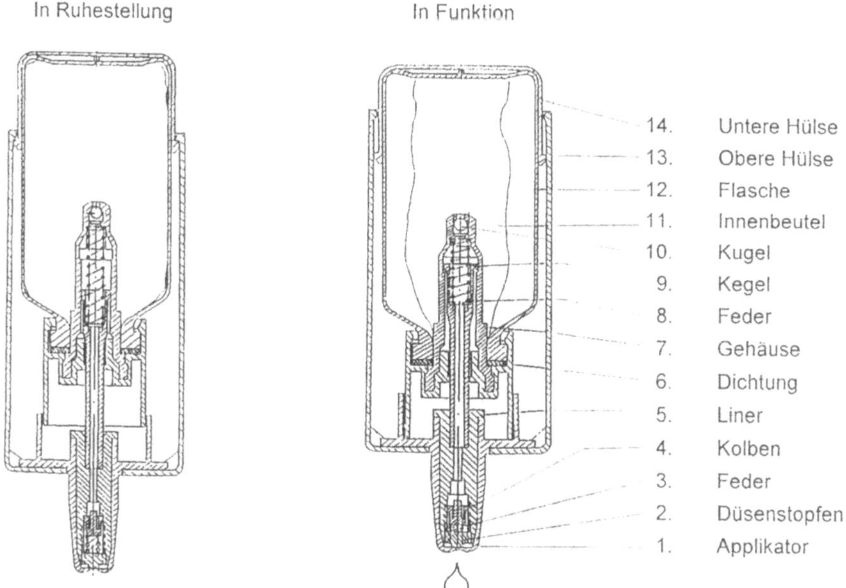


**Abb. 1.** Technischer Aufbau des COMOD-Systems. Konstruktionszeichnung der Tropfflasche **links** in Ruhestellung und **rechts** in Tropffunktion

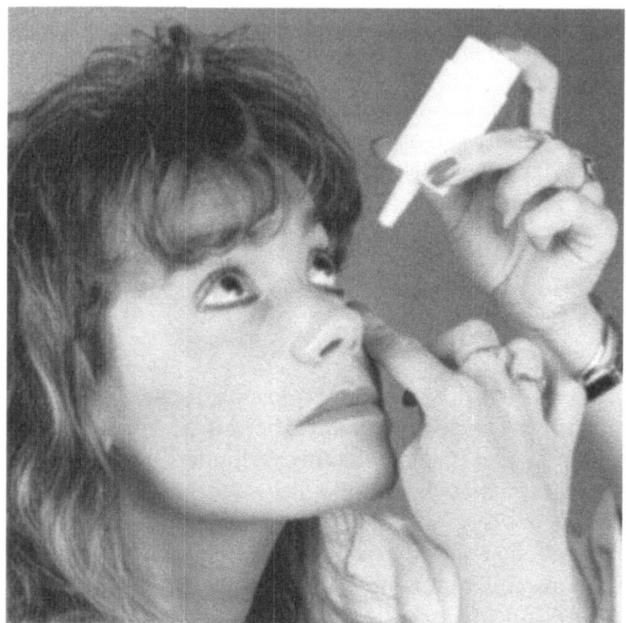

**Abb. 2.** Tropfapplikation unter Verwendung des konservierungsmittelfreien Mehrdosen-behältnisses COMOD (Firma Ursapharm, Saarbrücken) durch Druck auf den Flaschenboden

Bei einer Augentropfenentnahme verringert sich das Volumen im Innenbeutel, die zwischen Außen- und Innenbehältnis nachströmende Luft gewährt einen Druckausgleich und damit Spannungsfreiheit des Systems.

Der technische Aufbau des COMOD-Systems kann der Abb. 1 entnommen werden. Die Applikation der Tropfen erfolgt durch Druck des Patienten auf den Flaschenboden (Abb. 2).

100 Kataraktpatienten erhielten nach Phakoemulsifikation der Linse und endokapsulärer Intraokularlinsenimplantation 7 Tage lang ausschließlich unkonserviertes 0,1%iges Dexamethason-21-(3-sulfobenzoat), welches fünfmal täglich aus dem COMOD-System verabreicht wurde. Am Tag 1 und 2 wurden die Tropfen durch das medizinische Personal der Augenklinik, nach Demonstration und Einführung dann ab dem 3. Tag durch die Patienten selbst beziehungsweise deren betreuende Angehörige appliziert.

Es erfolgte nach dem 7. Anwendungstag eine differenzierte mikrobiologische Untersuchung der verwendeten Mehrdosenbehältnisse (1. Restinhalt der verwendeten Flaschen, 2. erste drei Tropfen).

## Ergebnisse

Klinisch wies kein Patient der Testreihe einen ungewöhnlichen postoperativen Heilungsverlauf, etwa durch infektiöse Symptomatik gekennzeichnet, auf. Die mikrobiologische Untersuchung der jeweils ersten drei entnehmbaren Tropfen nach dem 7. Anwendungstag und der mikrobiologische Sterilitätstest nach DAB 10 des Restinhaltes zeigte in keinem Fall eine bedenkliche Kontamination.

## Diskussion

Erstmals steht ein klinisch sicheres konservierungsmittelfreies Mehrdosenbehältnis für Augentropfen zur Verfügung. Die bradytrophen Gewebe des vorderen Augenabschnittes haben nur eine geringe Widerstandskraft gegenüber pathogenen Keimen, insbesondere nach vorausgegangenem mikrochirurgischen Eingriff. Daher darf die Anwendung postoperativer Augentropfen kein zusätzliches Risiko für den Heilungsverlauf darstellen, eine maximale Reduktion sämtlicher Störgrößen sollte angestrebt werden. Die bislang übliche Qualitätssicherung von herkömmlichen Augentropfen mit Hilfe von Konservierungsstoffen garantiert zwar für die Dauer der Haltbarkeit die Sterilität der Tropfsubstanz, zahlreiche Studien haben aber in der Vergangenheit gezeigt, daß Konservierungsstoffe keine indifferenten Substanzen sind, sondern durchaus je nach individueller Disposition zu Irritationen des vorderen Augenabschnittes führen können [1–4].

Die Entwicklung der sogenannten Einmaldosenbehältnisse, die den störenden Einfluß von Konservierungsmitteln eliminieren, zeigte jedoch erhebliche Nachteile gegenüber den üblich verwendeten konservierten Mehrdosenbehältnissen. Die Umweltbelastung durch den hohen Aufwand an Kunststoffen bei der Verpackung darf nicht außer Acht gelassen werden, der Herstellungspreis liegt deutlich über dem der Mehrdosenbehältnisse, es geht in der Einzelapplikation relativ viel Arzneistoff verloren, und schließlich kam es durch die scharfkantigen Abrißflächen der Einmalophthiolen nicht selten zu iatrogenen Verletzungen.

Mit dem hier getesteten COMOD-System steht nunmehr ein Behältnis zur Verfügung, das die Vorzüge hinsichtlich Umwelt, Herstellungskosten und Patientenbelastung eines herkömmlichen Mehrdosenbehältnisses mit den Vorzügen der konservierungsmittelfreien sterilen Eindosenbehältnisse vereint und damit einen großen Fortschritt in der pharmakologisch klinischen Anwendung lokaler Therapeutika darstellt.

- Die arzneistoffhaltige Lösung kann vollständig verbraucht werden.
- Es besteht kein Risiko bei der Anwendung durch etwaige scharfkantige Abrißflächen.
- Im Vergleich der Umweltbelastung der Verpackungen verursacht das COMOD-System bei gleicher Dosismenge eine 90–95% geringere Belastung.
- Der Preis gegenüber Einmaldosenbehältnissen ist wesentlich geringer.
- Die Sterilität der verwendeten Augentropfen ist ohne Konservierungsstoffe sicher gewährleistet.

Die hier dargelegten Punkte verdeutlichen, daß dem COMOD-System zukünftig ein sicherer Platz bei der Anwendung lokaler Therapeutika in der Augenheilkunde zugesprochen werden muß.

## Literatur

1. Brewitt H, Dausch D (1982) Untersuchungen zur Morphologie des Hornhautepithels nach Langzeitanwendung antiglaucomatöser Augentropfen. Fortschr Ophthalmol 79 : 118–124
2. Soehring K, Klingmüller O, Neuwald F (1959) Untersuchungen über die Reizwirkung von in wäßrigen Augenarzneilösungen üblichen Zusätzen, insbesondere Konservierungsmitteln. Arzneim Forsch 9 : 349–351
3. Thode C, Kilp H (1982) Permeabilitätsänderungen des Hornhautepithels durch ophthalmologische Konservierungsmittel. Fortschr Ophthalmol 79 : 125–127
4. Tonjum AM (1975) Effects of benzalkonium chloride upon the corneal epithelium studied with scanning electron microscopy. Acta Ophthalmol (Copenh) 53 : 358–366

# Diagnose und Therapie der Akanthamöben-Keratitis

H. L. Kain und B. Daicker

**Zusammenfassung.** Die Akanthamöben-Keratitis ist eine seltene Infektion mit Protozoen, die vornehmlich bei Trägern von Kontakt-Linsen auftritt. Die Infektion ist auch bei frühzeitiger Diagnose schwer zu beherrschen. Wir berichten über 2 Patientinnen mit ein- und beidseitiger Akanthamöben-Keratitis, Probleme bei der Diagnosefindung und Verlauf der konservativen und chirurgischen Therapie. In allen 3 Augen war die Infektion durch eine medikamentöse Therapie nicht beherrschbar und machte perforierende Keratoplastiken erforderlich. Die im weiteren Verlauf über 1 Jahr beobachteten Transplantatreaktionen sind vermutlich auf eine persistierende Akanthamöbeninfektion zurückzuführen und nicht als primäre Immunreaktionen gegen das Spendergewebe einzustufen.

**Summary.** Acanthamoeba keratitis is a rare infection with protozoa, and occurs mainly in patients using contact lenses. Cure by medical treatment of the infection is, in spite of early diagnosis, still uncertain. We report on two patients with acanthamoeba keratitis in one and both eyes, problems in establishing the diagnosis, and follow-up. In all 3 eyes medical therapy was not sufficient to control the infection and penetrating keratoplasty was necessary. Recurrent inflammatory reactions to the transplants over 1 year appear not to be primarily immune reactions against the donor tissue, but are most likely due to persisting infection with acanthamoeba.

Eine Infektion des vorderen Augenabschnitts mit Akanthamöben kann eine Vielzahl von uncharakteristischen Entzündungszuständen hervorrufen, die eine frühzeitige Diagnose erschweren. Die Akanthamöben-Keratitis (AK) zeigt häufig ein Erscheinungsbild ähnlich einer Herpes-simplex-Keratitis und wird, trotz ausführlicher Darstellung in der wissenschaftlichen Literatur immer wieder mit ihr verwechselt [1–3, 7, 9]. Einer der Hauptgründe dürfte sein, daß die AK trotz zunehmender Infektionsraten noch immer äußerst selten ist und daher ein wenig vertrautes klinisches Bild zeigt. Nach neueren Berichten aus den Moorfields Eye Hospital, London, wurden in den Jahren 1984–1986 jährlich nur 1–2 Fälle beobachtet. Das diagnostische Intervall (Auftritt der Keratitis bis zur Diagnosestellung) lag zwischen 105–118 Tagen, während sich in den Jahren 1990–1992 (20–22 Fälle pro Jahr) die diagnostischen Intervalle auf 20 bzw. 9 Tage reduzierten [2]. Die AK wird offensichtlich zunehmend frühzeitiger in differentialdiagnostische Überlegungen in der Beurteilung unspezifischer Keratitiden einbezogen.

In der Therapie der AK stand die chirurgische Therapie im Vordergrund, bis 1985 von Wright et al. eine medikamentöse Therapie eingeführt wurde [12]. Von 72 konsekutiven Fällen von AK konnten 88% erfolgreich medikamentös behan-

R. Rochels et al. (Hrsg.)
9. Kongreß der DGII
© Springer-Verlag Berlin Heidelberg 1995

delt werden, wobei die Prognose der AK entscheidend von einer frühzeitigen Diagnose abhängig ist [1, 2].

Wir berichten über Diagnostik und Verlauf einer einseitigen und einer beidseitigen Akanthamöben-Keratitis, die durch die empfohlenen konservativen therapeutischen Maßnahmen [1, 2, 12] nicht beherrschbar waren und eine chirurgische Therapie erforderlich machten.

## Patienten und Methoden

### Fallbericht 1: Einseitige nekrotisierende Akanthamöben-Keratitis

*Diagnostisches Intervall: ca. 8 Wochen*

Patienten F. C., 33 Jahre, weiche Kontaktlinsen zur Myopiekorrektur. Beginn Ende November 1992 mit einer Kontaktlinsenunverträglichkeit am rechten Auge.

*Therapie:* Ophtasone und Zovirax, bei Verdacht auf herpetische Keratitis.

Am 6.12.1992 Einweisung in die Universitätsaugenklinik Basel wegen progredienter Keratitis mit Hornhautulkus unklarer Ätiologie und starken Schmerzzuständen.

*Klinische Diagnose:* Hornhautulkus mit Hypopioniritis, Verdacht auf bakterielle Infektion.

*Diagnostik und Verlauf:* Abrasio des Epithels und im Ulkusgrund. Resultate: wenige Kokken, Chlamydien negativ, massive Leukozytenansammlung.

*Therapie:* Tobramycin AT/2stdl., 100 mg/die Prednison oral für 5 Tage. Am 10.12.1992: Entlassung aus der Klinik mit mäßigem Reizzustand und geschlossenem Epithel über der regredienten zentralen Stromainfiltration. Am 16.12.1992 Ulkusrezidiv, das nach einer Therapiewiederholung rasch abheilt. (Bakterienkultur: Staphylococus aureus, Neomycin sensibel, deshalb zusätzliche Neomycintherapie). Am 24.12.1992 Entlassung, regelmäßige augenärztliche Kontrollen.

*Keratoplastik* am 25.1.1993, wegen Ulcus perforans, nach rascher erneuter Verschlechterung mit Schmerzen, Wiederauftreten eines Hypopions mit zentraler Einschmelzung der Hornhaut. Operationsbefund: massives fibrinös-eitriges Koagel mit kompletter Iris-Synechierung, die sich bei der intraoperativen Entfernung des Koagels spontan löst, die Linse ist unauffällig.

*Histopathologischer Befund:* Trotz gezielter Suche nach Akanthamöben ist im präoperativ gewonnenen Abrasiomaterial kein Nachweis möglich. Erst am Explantat, das ein zentrales Ulkus mit massivem Stromaödem aufweist, zeigen sich eingekapselte Akanthamöben und erlauben die histopathologische Diagnose: nekrotisierende Akanthamöbenkeratitis.

*Therapie:* Brolene AT und AS, Immunsuppression mit Zyklosporin. Guter postoperativer Verlauf mit unauffälligem Transplantat.

*RE-Keratoplastik* am 29.4.1993 wegen fulminanter Abstoßungsreaktion mit zentraler Einschmelzung des Transplantates, die auch mit höchsten Steroidgaben (500 mg Solu-Medrol) nicht beherrschbar war.

*Histopathologie* am explantierten Transplantat: Befall des Transplantates mit Akanthamöben.

*Postoperative Therapie:* 100 mg/die Prednison oral für 5 Tage, Dauertherapie Zyklosporin (Serumkonzentration von 150 mcg/l), die nach 3 Monaten abgesetzt wurde. Wegen hohem Astigmatismus (– 7.0 dpt) Wedge-Resektion und Reduzierung des Astigmatismus auf 2,0 dpt unter erneutem Zyklosporinschutz.

*Abstoßungsreaktion* 9 Monate nach Rekeratoplastik mit typischer Khodadoust-Linie, Hornhautödem und allgemeiner Hyperämie, die durch eine systemische Therapie mit Steroiden (100 mg per os) vollständig beherrschbar war. Die Akanthamöbenkulturen waren negativ.

*Letzter Befund:* Klares Transplantat, mit guter Funktion (Visus s.c. 0,5) ohne Therapie, keine Synechierungen, kein Sekundärglaukom, keine Cataracta complicata.

## Fallbericht 2: Beidseitige nekrotisierende Akanthamöben-Keratitis

*Diagnostisches Intervall: ca. 4 Wochen*

Patientin H. J., 51 Jahre, Trägerin von halbweichen Kontaktlinsen bei hoher Myopie. Seit Februar 94 beidseitige rezidivierende Erosiones der Korneae, keine Besserung auf Fluxal-Augentropfen und Augensalbe. Ca. 4 Wochen später erfolgt die Einweisung in die Universitäts-Augenklinik wegen therapieresistenter beidseitiger und progredienter Keratitis unklarer Ätiologie mit starken Schmerzzuständen. Klinische Diagnose: Beidseitige Hornhautulzeration, bei Verdacht auf Pilzinfektion oder Akanthamöben.

*Diagnostik:* Abrasio des Epithels und im Ulkusgrund: grampositive und negative Kokken, massive Leukozytenansammlung. Trotz gezielter Suche nach Akanthamöben ist kein Nachweis möglich. Die gleichzeitig durchgeführte Biopsie aus der paralimbalen Hornhaut führt zum histopathologischen Befund: nekrotisierende Zellbestandteile und vereinzelt eingekapselte Akanthamöben. Histopathologische Diagnose: nekrotisierende Akanthamöben-Keratitis.

*Therapie:* Brolene-AT und AS, und Neomycin. Keine Besserung, progressive Keratitis, mit massiver leukozytärer Infiltration, Randulzeration und beginnender Neovaskularisation (Abb. 1 und 2).

Beidseitige simultane *Keratoplastik* am 4.5.1994, da eine weitere periphere Einschmelzung der Hornhaut, ein bestehendes Sekundärglaukom und stärkste Schmerzen zum Eingriff zwingen.

*Intraoperativer Befund:* Beidseits totales fibrinöses Hypopion, zirkuläre Synechierung der Kammerwinkel. Cataracta complicata mit posterioren Synechierungen.

*Postoperative Therapie:* 100 mg/die Prednison oral für 5 Tage, Dauertherapie Zyklosporin (Serumkonzentration von 150 mcg/l).

*Phakoemulsifikation* mit HKL-Implantation am 28.6.94 rechts, am 24.11.94 links wegen Cataracta complicata zur visuellen Rehabilitierung der erblindeten Patientin.

*Transplantatreaktionen:* Es erfolgten 3 Episoden ausschließlich am rechten Auge am 19.5., 1.12. und am 20.12.1994. Alle diese Episoden zeigten eine mittelgradig starke Abstoßungsreaktion mit endothelialen Präzipitaten, Hyper-

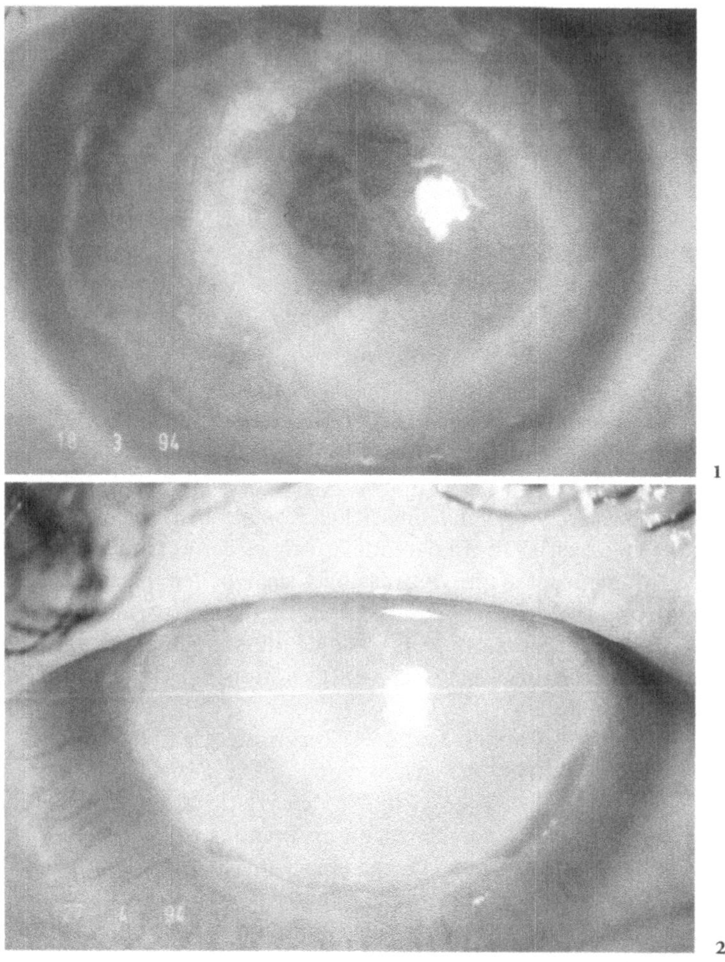

**Abb. 1.** Patient H. J., Fallbericht 2. Schwere Keratitis bei Akantamöbenbefall

**Abb. 2.** Patient H. J., Fallbericht 2. Nekrotisierende Keratitis mit Einschmelzung der Hornhaut trotz intensiver Anti-Amöben-Therapie (Gleiches Auge wie Abb. 1, ca. 6 Wochen später)

ämie, Epithelödem, aber nur einer diskret angedeuteten Khodadoust-Linie. Während der Episoden wurden über ca. 5/6 Tage, bis sich das Transplantat wieder völlig beruhigt hatte, eine systemische Steroidtherapie von 100 mg/die durchgeführt.

*Derzeitiger Befund:* Stabile Verhältnisse an den Transplantaten, ohne Immunsuppression. Funktion 0,1 rechts und 0,2–0.3 links wegen hohen Astigmatismen. Die im Vordergrund stehende aktuelle Problematik ist ein Sekundärglaukom am rechten Auge, das trotz chirurgischer Lösung der zirkulären Kammerwinkelsynechierungen antiglaukomatöser Therapie bedarf.

## Diskussion

Die Diagnose der Akanthamöbenkeratitis ist abhängig von der Erkennung sub-
tiler Zeichen wie einer Limbitis oder Epitheliopathie, die disziform, ringförmig
oder dentritisch sein kann, mit einem mäßigen iritischen Reizzustand [2]. Als
Frühzeichen des Akanthamöbenbefalls wird eine Neuroradiitis mit perineuralen
Infiltrationen entlang der kornealen Nerven, die als eine weiße Linie imponieren,
beschrieben [10]. Mit das klinisch wichtigste Leitsymptom sind die charakteri-
stisch starken Schmerzzustände, die auf die Möglichkeit einer AK aufmerksam
machen sollten und die auch bei unseren beiden Patienten auftraten. Die
Schmerzhaftigkeit von Keratitiden anderer Ätiologie wird bei der AK erheblich
überschritten und erfordern stärkste Analgetika. Fast immer handelt es sich bei
den Patienten, die von einer Akanthamöben-Keratitis betroffen sind, um Träger
von Kontaktlinsen [1, 2], so daß eine inadäquate Hygiene oder möglicherweise
auch eine mangelhafte Aufklärung der Patienten über den Umgang mit Kontaktlinsen eine Rolle spielt. Bei frühzeitiger Diagnose ist eine konservative Behandlung mit Antiamöbenmitteln, Propamidinisothianat (Brolene), Neomycin,
PHMB (Polihexamethylen-Biguanid) meist erfolgreich. Chlorhexadin und Itra-
conazol kommen ebenfalls zur Anwendung. Zur Sicherung der Diagnose wird
empfohlen, das Korneaepithel immunhistologisch zu untersuchen oder eine Färbung mit Calcofluor white durchzuführen [11]. Gleichzeitig sollten Teile des
Hornhautepithels und die Kontaktlinsenaufbewahrungsflüssigkeiten in E.-coli-
Kulturen aufgebracht werden, um die eventuell vorhandenen Akanthamöben zu
kultivieren.

Als nichtinvasive diagnostische Methode bietet die konfokale Hornhautmi-
kroskopie die Möglichkeit eines intravitalen Sichtbarmachens der Akanthamö-
benzysten im Stroma. Für ein gutes Funktionieren der konfokalen Hornhautmi-
kroskopie ist die Voraussetzung eine gute Transparenz der Hornhaut. Deshalb
dürfte nur ein relativ frühes Stadium nach Infektion dieser Methode zugänglich
sein, da die Transparenz der Hornhaut aufgrund der massiven leukozytären Infiltration bei AK rasch verloren geht. Fraglich ist, ob auch migrierende Akanthamöben mit der konfokalen Mikroskopie sichtbar gemacht werden können.

In unserem Fall 1 mit einseitiger AK wurde die richtige Diagnose erst am Explantat nach Keratoplastik gestellt, da primär im Epithel und im Ulkus keine
Akanthamöben nachgewiesen werden konnten. Auch beim Ulkusrezidiv mit Hypopion war trotz gezielter Suche nach Amöben kein histopathologischer Nachweis möglich. Im Fall 2 war die Diagnose einer AK ebenfalls nicht durch die Untersuchung des abradierten Epithels oder Materials aus dem Ulkusgrund
möglich, sondern erst durch eine limbale Stromabiopsie aus dem noch relativ intakten Gewebe. Eine Diagnose aus Hornhautepithelien ist zwar in 88% der AK zu
erwarten [1, 2], in fortgeschrittenen Stadien der AK scheinen nach unseren Erfahrungen oberflächliche Materialentnahmen und Proben aus dem Ulkus keine
Diagnosesicherung zu gewährleisten, da die Amöben in tiefergelegene Stromaschichten vordringen und die nekrotischen Areale des Stromas verlassen. Bemerkenswert ist, daß Akantamöbenzyten im Stroma zu finden waren, ohne daß
sie von Leukozyten angegriffen wurden. Ein negativer Epithelbefund schließt da-

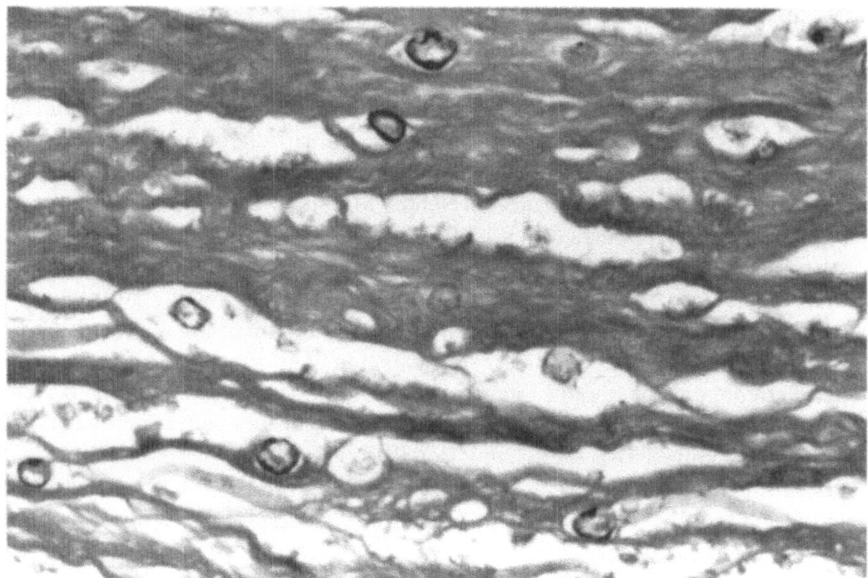

**Abb. 3.** Patient F. C. Fallbericht 1. Stroma des primären Transplantates zeigt einen Wiederbefall mit Akanthamöben. Bemerkenswert ist Absenz vitaler Keratozyten und die fehlende Entzündungsreaktion (Färbung Grocott, × 250)

her eine AK auf keinen Fall sicher aus. Eine PAS-Färbung des Materials erlaubt mit einer überlicherweise verfügbaren Ausrüstung eine schnelle und zuverlässige histopathologische Diagnosestellung innerhalb von ca. 2 Stunden. Dagegen ist die empfohlene Färbung mit Calcofluor white [11] an eine Ausrüstung mit speziellen Fluoreszenzfiltern gebunden, erfordert die Verfügbarkeit dieses längerfristig instabilen Farbstoffes und erbringt keinen entscheidenden zeitlichen oder diagnosesichernden Vorteil.

## Therapie

Die medikamentöse Therapie der AK kann äußerst problematisch sein, da sich die Amöben einkapseln und dann einer gegen eine Schädigung durch Antiamöbenmitteln weitgehend unempfindlich sein können [4], und sie können auch tiefere Strukturen eindringen, wo sie eventuell durch topische Applikation der Medikamente schwer erreichbar werden. Dies könnte eine Erklärung dafür sein, daß bei unseren Patientinnen an 3 Augen nur mit einer medikamentösen Therapie kein kurativer Effekt erzielt werden konnte. Im Fall 1 konnte sogar, trotz intensiver spezifischer Anti-Amöben-Therapie, der Befall des Transplantates durch aus der Wirtshornhaut migrierende Akanthamöben nicht verhindert werden und führte zum Verlust des Transplantates. Im Fall 1 könnte die gleichzeitig durchgeführte Therapie mit Zyclosporin und systemischen Steroiden möglicherweise mit verantwortlich für ein Versagen der Therapie sein, da unter Immunsuppression opportunistische Infektionen durch Akanthamöben begünstigt sind [5, 6, 8].

Da nach Hornhauttransplantationen im allgemeinen Abstoßungsreaktionen sehr selten sind, stellt sich die Frage, ob bei unseren Patientinnen die beobachteten klinischen Zeichen tatsächlich einer Abstoßungsreaktion zuzuordnen sind, oder ob es sich hier um eine Reinfektion der Transplantate durch Migration von vitalen Akanthamöben aus der Wirtshornhaut handelt. Bei der Patientin F. C. trat etwa 6 Wochen nach Ersttransplantation eine fulminante Abstoßungsreaktion ein, die Ähnlichkeiten mit einem primären Transplantatversagen aufwies. Da die Hornhaut nach Transplantation jedoch über 6 Wochen in völlig reizfreiem Zustand war, ist hier ein primäres Transplantatversagen ausgeschlossen. Die rasante Eintrübung des Transplantates mit zentraler Einschmelzung war untypisch für eine Abstoßungsreaktion, die histopathologische Diagnose nach Rekeratoplastik zeigte auch als Ursache einen massiven Wiederbefall mit Akanthamöben (Abb. 3). Bei der zweiten Episode einer Abstoßungsreaktion ca. 9 Monate nach Rekeratoplatik handelt es sich vermutlich um eine echte Abstoßungsreaktion, da hier deutlich eine wandernde Khodadoust-Linie und die üblichen bekannten Zeichen einer Abstoßungsreaktion auftraten. Dafür spricht auch, daß die Abstoßungsreaktion mit systemischer und lokaler Steroidgabe völlig beherrscht werden konnte und das Transplantat bis heute voll funktioniert, während die erste Abstoßungsreaktion völlig unbeeinflußt war.

Bei der 2. Patientin mit beidseitiger Keratoplastik traten insgesamt 3mal Reaktionen des Transplantates nur am rechten Auge auf. Bemerkenswert ist in diesem Zusammenhang, daß nach einer Simultankeratoplastik und einem Spender beim Auftreten einer Abstoßungsreaktion doch wahrscheinlich mit einer beidseitigen Transplantatreaktion zu rechnen wäre. Daher vermuten wir, daß bei der Patientin die „Transplantatreaktionen" zu einer noch immer persistierenden Akanthamöbeninfektion zuzuordnen sind und nicht einer primären Immunreaktion auf das Spendergewebe. Dafür spricht auch die jetzt im Vordergrund stehende Problematik des Sekundärglaukoms an diesem Auge. Diese Überlegungen haben uns veranlaßt, fast 1 Jahr nach der Infektion die medikamentöse Therapie wieder aufzunehmen. Retrospektiv würden wir uns heute zu einer früheren chirurgischen Intervention und Transplantation bei dieser Patientin entscheiden, da die Transplantation den Wendepunkt im Verlauf der bis dahin frustranen therapeutischen Bemühungen war. Die schweren Veränderungen am vorderen Abschnitt, die zirkuläre Synechierung des Kammerwinkels, die Cataracta complicata und das Sekundärglaukom, die die langfristige Prognose bis jetzt äußerst ungünstig erscheinen lassen, sind nicht Folge der Transplantation, sondern der unbeherrschbaren Entzündung. Nicht zuletzt hätte eine frühere chirurgische Intervention auch eine präzisere Verankerung des Transplantates in der Wirtshornhaut erlaubt, und damit bessere Voraussetzungen für die funktionelle Rehabilitation erbracht.

## Literatur

1. Bacon AS, Dart JKG, Ficker LA, Matheson MM, Wright P (1993) Acanthamoeba keratitis. The value of early diagnosis. Ophthalmology 100 : 1238–1243
2. Bacon AS, Frazer DG, Dart JKG, Matheson M, Ficker LA, Wright PA (1993) Review of 72 consecutive cases of acanthamoeba keratitis, 1984–1992. Eye 7 : 719–725
3. Berger ST, Mondino BJ, Hoft RH et al. (1990) Successful medical management of Acanthamoeba keratitis. Am J Ophthalmol 110 : 395–403
4. Cohen EJ, Parlato CJ, Arentsen JJ, Genvert GI, Eagle RC, Wieland MR, Laibson PR (1987) Medical and surgical treatment of Acanthamoeba keratitis. Am J Ophthalmol 103 : 615–625
5. Gonzalez MM, Gould E, Dickinson G et al. (1986) Acquired immunodeficiency syndrome associated with Acanthamoeba infection and other opportunistic organisms. Arch Pathol Lab Med 110 : 749–751
6. John T, Lin J, Sahm D, Rockey JH (1991) Effect of corticosteroids in experimental Acanthamoeba keratitis. Rev Infect Dis 13 : 440–442
7. Lindquist TD, Sher NA, Doughman DJ (1988) Clinical signs and medical therapy of early Acanthamoeba keratitis. Arch Ophthalmol 106 : 73–77
8. Martinez AJ (1982) Acanthamoebiasis and immunosuppression. J Neuropathol Exp Neurol 41 : 548–557
9. Moore MB, McCulley JP (1989) Acanthamoeba keratitis associated with contact lenses: six consecutive cases of successful management. Br J Ophthalmol 73 : 271–275
10. Moore MB, McCulley JP, Kaufman HE, Robin JB (1986) Radial keratoneuritis as a presenting sign in Acanthamoeba keratitis. Ophthalmology 93 : 1310–1315
11. Wilhelmus KR, Osato MS, Font RL et al. (1986) Rapid diagnosis of Acanthamoeba keratitis using calcofluor white. Arch Ophthalmol 104 : 1309–1312
12. Wright P, Warhurst D, Jones BR (1985) Acanthamoeba keratitis successfully treated medically. Br J Ophthalmol 69 : 778–782

# Nachstar

# Langzeitergebnisse nach Entfernung des Linsenepithels bei der extrakapsulären Kataraktextraktion mit Phakoemulsifikation

F. J. Rentsch und W. Bauer

**Zusammenfassung.** In einer retrospektiven Untersuchung an 200 Patienten, bei denen das Linsenepithel im Rahmen der Kataraktoperation zu 180°, 270°, 360° oder gar nicht entfernt wurde, wurden die Sehschärfenentwicklung und die Anzahl der YAG-Laserkapsulotomien über drei Jahre kontrolliert. Parallel dazu wurde eine kontrollierte prospektive Untersuchung an 30 Patienten durchgeführt, bei denen in einem Auge das Linsenepithel über 360° entfernt wurde, während das Partnerauge ohne Epithelabrasio blieb. Die Ergebnisse beider Untersuchungsreihen zeigen in guter Übereinstimmung, daß nach 270°- und 360°-Epithelabrasio signifikant ($p < 0{,}05$) bessere Langzeitvisusergebnisse erreicht werden als ohne oder mit unzureichender Epithelentfernung (0°/180°).

Die Anzahl der YAG-Laserkapsulotomien betrug nach 3 Jahren ohne Epithelabrasio 40%. Mit 360°-Epithelabrasio lag die Rate bei nur 12% ($p < 0{,}05$). Neben einer deutlichen Reduzierung des regeneratorischen Nachstars konnte eine ebenso deutliche Reduzierung des fibrösen Nachstars erreicht werden, was insbesondere bei den Silikonlinsen von großer Bedeutung ist. Dezentrierungen durch Kapselsackfibrosen lassen sich aufgrund unserer Beobachtungen durch eine sorgfältige Epithelabrasio vermeiden.

**Summary.** In a retrospective study the lens epithelium was removed 180°, 270°, 360° or left in place. A total of 200 patients were followed over a period of 3 years. The development of the visual acuity and the number of YAG laser capsulotomies were examined. Parallel to this study a controlled prospective examination of 30 patients was performed. In these patients one lens capsule was polished 360° with the Rentsch curet, whereas the capsule of the second eye remained unpolished.

Both studies demonstrated, in good accordance, that after the 270° and 360° removal of the lens epithelium significantly better long-term results of the visual acuity ($p < 0.05$) and significantly less YAG laser capsulotomies could be achieved compared to the 0°/180° removal of the lens epithelium. The rate of YAG laser capsulotomies was 40% after 3 years if the lens epithelium was left in place; after 360° polishing the rate was only 12% ($p < 0.05$).

Besides the reduction of regenerative secondary cataract, the development of postoperative fibrosis of the capsular bag could be reduced significantly. This is of special importance for the silicone lens. Secondary decentration by fibrosis of the capsular bag can be avoided if the lens epithelium is removed carefully.

## Einleitung

Die Kataraktchirurgie hat in den letzten 10 Jahren erhebliche Fortschritte gemacht. So wurden die Schnittechnik, die Kapseleröffnung, die Entfernung des Linsenmaterials und die Implantate erheblich verbessert. Im Gegensatz dazu konnten die Probleme der Nachstarprophylaxe nicht befriedigend gelöst werden.

R. Rochels et al. (Hrsg.)
9. Kongreß der DGII
© Springer-Verlag Berlin Heidelberg 1995

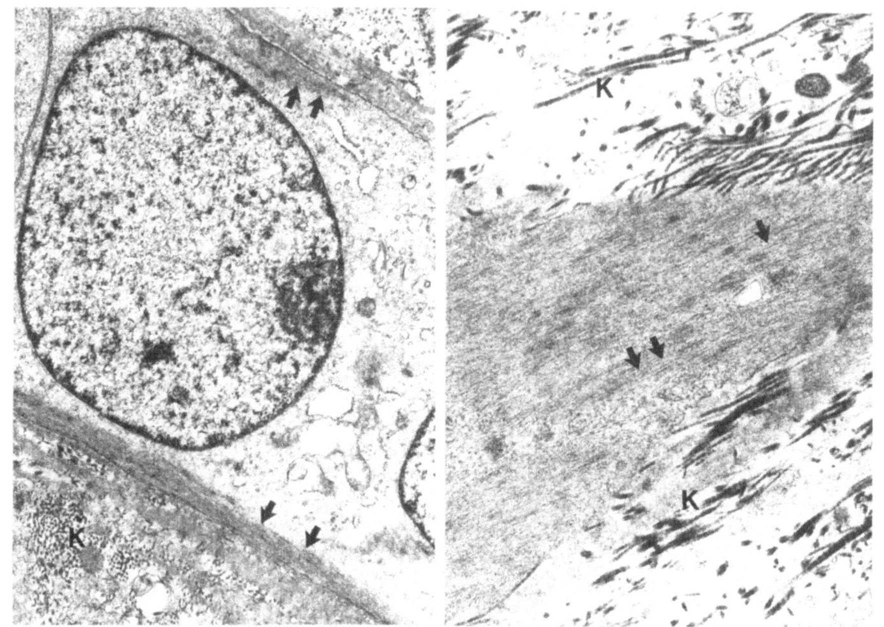

**Abb. 1 a, b.** Myofibroblasten epithelialen Ursprungs aus einer intakten menschlichen Linse mit subkapsulärer Fibrose. Die Myofilamente sind in **a** längs geschnitten *(Pfeile)* und in **b** im Tangentialschnitt getroffen (*K* Kollagenfasern im extrazellulären Raum)

Der Nachstar tritt entweder als fibrotischer Nachstar, als regeneratorischer Nachstar oder als gemischter Nachstar auf [1, 3, 6].

Die fibrotische Form beginnt bereits nach wenigen Wochen und erreicht im 1. Jahr postoperativ ihre volle Ausprägung. Sie entsteht durch eine Umwandlung der Linsenepithelzellen zu Myofibroblasten [12], von denen erhebliche Schrumpfungskräfte ausgehen können (Abb. 1 und 2). Das Material der Kunstlinse hat auf diese Umwandlung erheblichen Einfluß. Dies trifft insbesondere für Silikonlinsen zu.

Beim regeneratorischen Nachstar handelt es sich dagegen um einen langsamen Regenerationsprozeß, der vom Stratum germinativum der Äquatorregion ausgeht. Es entstehen Blasenzellen und rudimentäre Linsenfasern, die beim älteren Patienten in der Regel im 2. Jahr oder später das optische Zentrum erreichen (s. Abb. 2c, d).

Die Entstehung des Nachstars kann nur durch eine wirksame Entfernung des Linsenepithels erreicht werden. Zu diesem Zwecke wurden von Rentsch 1988 verschieden abgewinkelte scharfe Ringküretten entwickelt [13, 14]. Seit 1989 werden diese Küretten routinemäßig in der Augenklinik der St.-Vincentius-Krankenhäuser in Karlsruhe eingesetzt. Viele tausend Fälle wurden bisher mit diesen Küretten behandelt, wobei versucht wurde, das Linsenepithel so vollständig wie möglich zu entfernen.

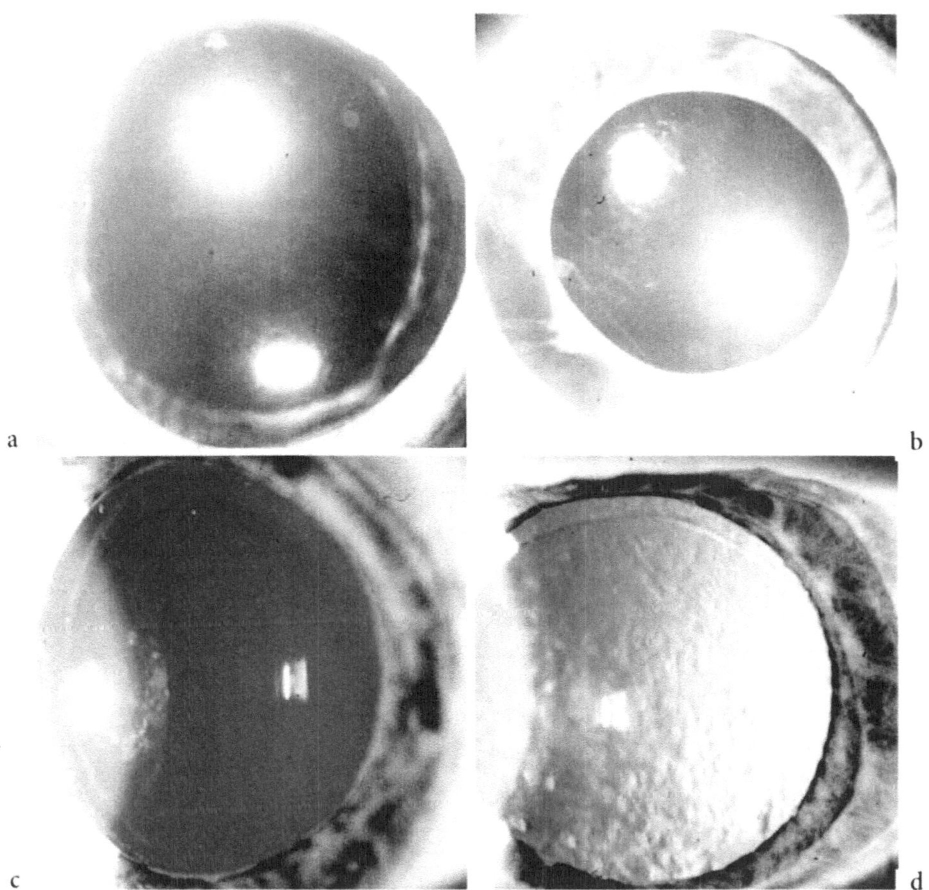

**Abb. 2 a.** Menschliches Auge 12 Monate nach 360°-Abrasio des Linsenepithels und HKL-Implantation (PMMA). Der Kapselsack weist nur einzelne fleckförmige Fibrosen auf. **b** Partnerauge desselben Patienten 12 Monate nach HKL-Implantation (PMMA). Das Linsenepithel wurde nicht entfernt. Durch die fibröse Metaplasie der Epithelzellen ist eine Eintrübung und Schrumpfung des Kapselsackes eingetreten. **c** Menschliches Auge drei Jahre nach 360°-Epithelabrasio und HKL-Implantation (PMMA). Die Kapsel ist völlig klar. **d** Partnerauge drei Jahre nach HKL-Implantation ohne Epithelabrasio. Es hat sich ein kräftiger regeneratorischer Nachstar entwickelt

## Material und Methoden

Die im folgenden dargelegten Ergebnisse stammen aus einer retrospektiven und einer prospektiven Studie. Darüber hinaus beziehen wir uns im Ergebnisteil auf Beobachtungen aus einer randomisierten Silikonlinsenstudie [4] (je 50 Silikonlinsen des Typs C10 und 90D der Firma Chiron-Adatomed) und auf Nachuntersuchungen aus einer größeren Patientengruppe, die mit dreiteiligen Silikonlinsen (Si 30 der Firma Allergan) versorgt wurden.

## Die retrospektive Studie

besteht aus 200 konsekutiven Fällen, die im Jahre 1990 operiert wurden. Sie enthält 4 Untergruppen von je 50 Fällen, bei denen das Linsenepithel zu 180°, 270° und 360° bzw. gar nicht entfernt wurde.

Diese Fälle wurden über 3 Jahre nachuntersucht, um die Entwicklung der Sehschärfe und die Anzahl der YAG-Laserkapsulotomien festzustellen. Durch bestimmte Ausschlußkriterien war sichergestellt, daß nur Veränderungen der Linsenkapsel Ursache für den Visusabfall sein konnten. Es kamen ausschließlich bikonvexe PMMA-Hinterkammerlinsen des Typs ST 75 der Firma Chiron-Adatomed zur Anwendung, die in den Kapselsack implantiert wurden.

## In der prospektiven Studie

wurden bei 30 Patienten ein Auge mit 360° Epithelabrasio und das zweite Auge ohne Epithelabrasio operiert. Die Nachuntersuchung erfolgte bis zu 3 Jahre.

## Ergebnisse

*Die retrospektive Untersuchung* zeigt, daß sich die Sehschärfe postoperativ bei Augen mit 270°- bzw. 360°-Epithelabrasio sehr ähnlich verhält (Abb. 3). Die Durchschnittswerte der Sehschärfe sinken nach einem anfänglichen Gipfel um 0,9 am Ende des 1. Jahres auf 0,85 ab.

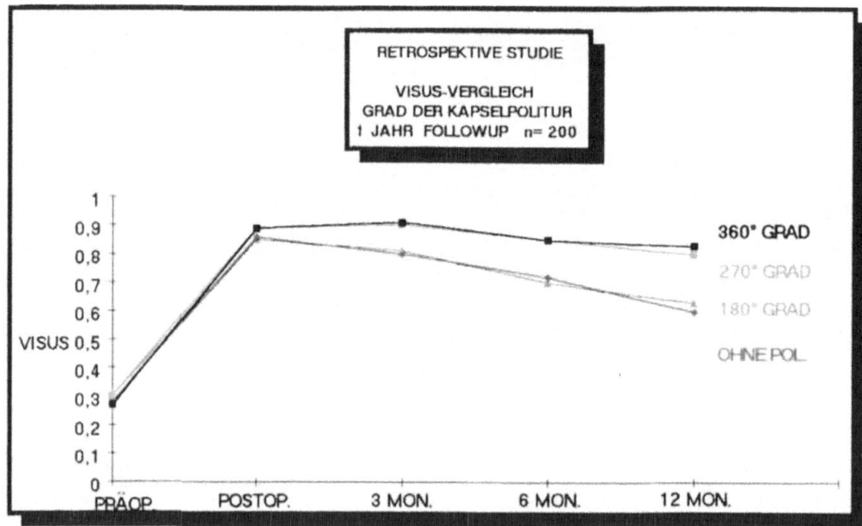


**Abb. 3.** Entwicklung der Sehschärfe nach HKL-Implantation mit 360°-, 270°-, 180°- und 0°-Epithelabrasio der Linsenkapsel. Am Ende des ersten Jahres besteht ein signifikanter Unterschied (*p* 0,05) zwischen der 0°/180°-Gruppe und der 270°/360°-Gruppe

Die Fälle mit 180°-Epithelabrasio bzw. ohne Abrasio verhalten sich ebenfalls fast identisch. Der Visus fällt hier nach einem Anfangsmaximum von 0,85 innerhalb von Jahresfrist auf 0,65 ab. Die Visusdifferenz zwischen den 0°/180° und den 270°/360° Gruppen ist am Ende des 1. Jahres statistisch signifikant ($p < 0,05$).

Der prozentuale Anteil der YAG-Laserkapsulotomien steigt bei den Kapseln ohne Epithelabrasio am Ende des 3. Jahres auf 40% an. Der steilste Anstieg erfolgt im 2. Jahr von 14% auf 36% (Abb. 4). Im 3. Jahr kommen nur noch 4% weitere Kapsulotomien hinzu.

Bei den Fällen mit einer 270°- bzw. 360°-Epithelabrasio liegt die YAG-Laserrate nach 3 Jahren dagegen bei 14% bzw. 12%. Auch diese Zahlen sind mit $p < 0,05$ statistisch signifikant.

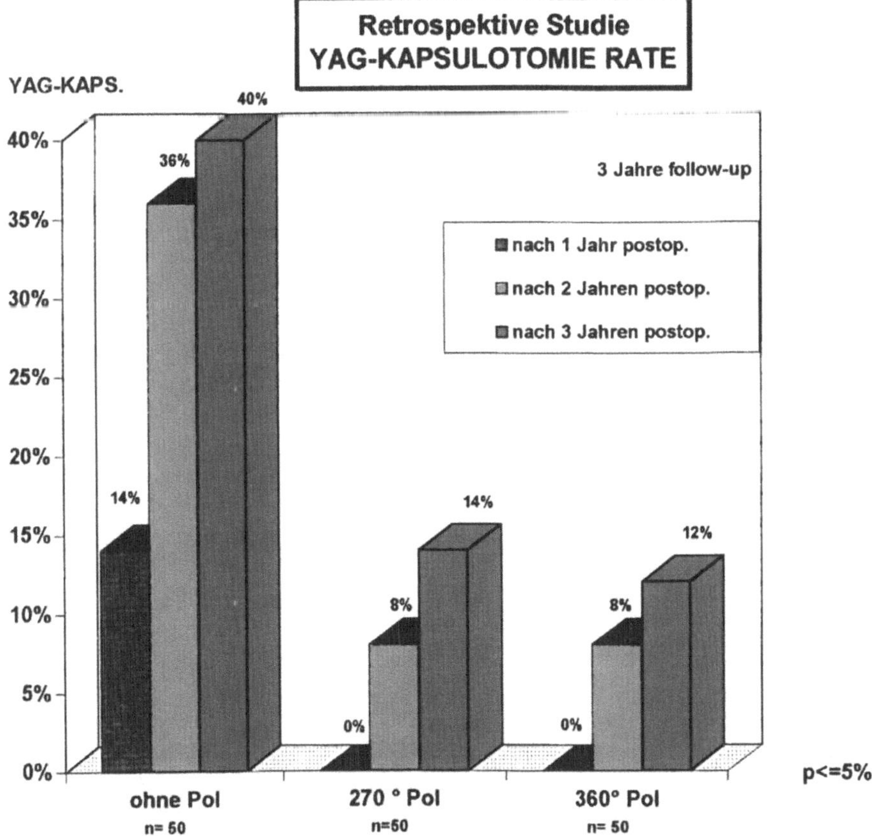


**Abb. 4.** Prozentualer Anteil der YAG-Laser-Kapsulotomien innerhalb eines Beobachtungszeitraumes von drei Jahren. Ohne Politur des Linsenepithels steigt die Kapsulotomierate nach vier Jahren auf 40% der Fälle an. Im Vergleich dazu liegt die Kapsulotomierate nach 360°-Politur des Linsenepithels bei nur 12%

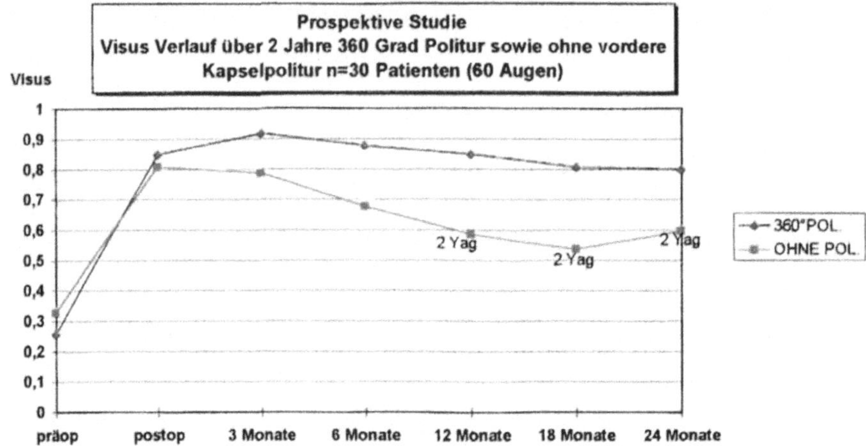


**Abb. 5.** Visusverlauf bei 30 Augen mit 360°-Epithelabrasio der Linsenkapsel und 30 Partnerau-
gen derselben Patienten ohne Epithelabrasio. Trotz Durchführung von 6 (20%) YAG-Laser-
Kapsulotomien ist der Visus nach 12 Monaten und 24 Monaten in der zweiten Gruppe signifikant schlechter

## In der prospektiven Studie

liegt der Durchschnittsvisus bei den Fällen, in denen das Linsenepithel zu 360°
durch Politur entfernt wurde, nach 1 Jahr noch bei 0,85 und nach 2 Jahren bei 0,8.
Nach 24 Monaten war noch keine einzige YAG-Laserkapsulotomie erforderlich
(Abb. 5).

Einen signifikant schlechteren Visusverlauf zeigen dagegen die unpolierten
Augen ($p < 0,05$). Nach 2 Jahren waren bei diesen bereits bei 20% der Fälle YAG-
Laserkapsulotomien erforderlich. Trotz der YAG-Laserkapsulotomien war der
Durchschnittsvisus der nicht polierten Augen nach 2 Jahren um 17% schlechter
als bei den polierten Augen, was auf die insgesamt deutlich schlechtere Nach-
starsituation in dieser Gruppe hinweist.

Bei den Silikonlinsen, die nach sorgfältiger 360°-Epithelabrasio implantiert
wurden, liegen bis jetzt Nachbeobachtungen von 1 ½ Jahren vor. Es war auffällig,
daß bei allen drei Linsentypen (C10, 90 D, Si30NB) nur minimale bis leichte Kapselfibrosen auftraten. Dabei war zwischen einteiligen und dreiteiligen Silikonlinsen kein erkennbarer Unterschied (Abb. 6). Dagegen war bei allen drei Linsentypen eine Tendenz zur Entwicklung eines peripheren regeneratorischen
Nachstars zu beobachten (s. Abb. 6c, d Pfeile), der in einigen Fällen auch auf die
zentrale Linsenkapsel übergriff (s. Abb. 6b).

## Diskussion

Es besteht heute kein Zweifel mehr daran, daß dem Linsenepithel bei der Nachstarentwicklung die führende Rolle zukommt. Dies gilt sowohl für den fibroti-

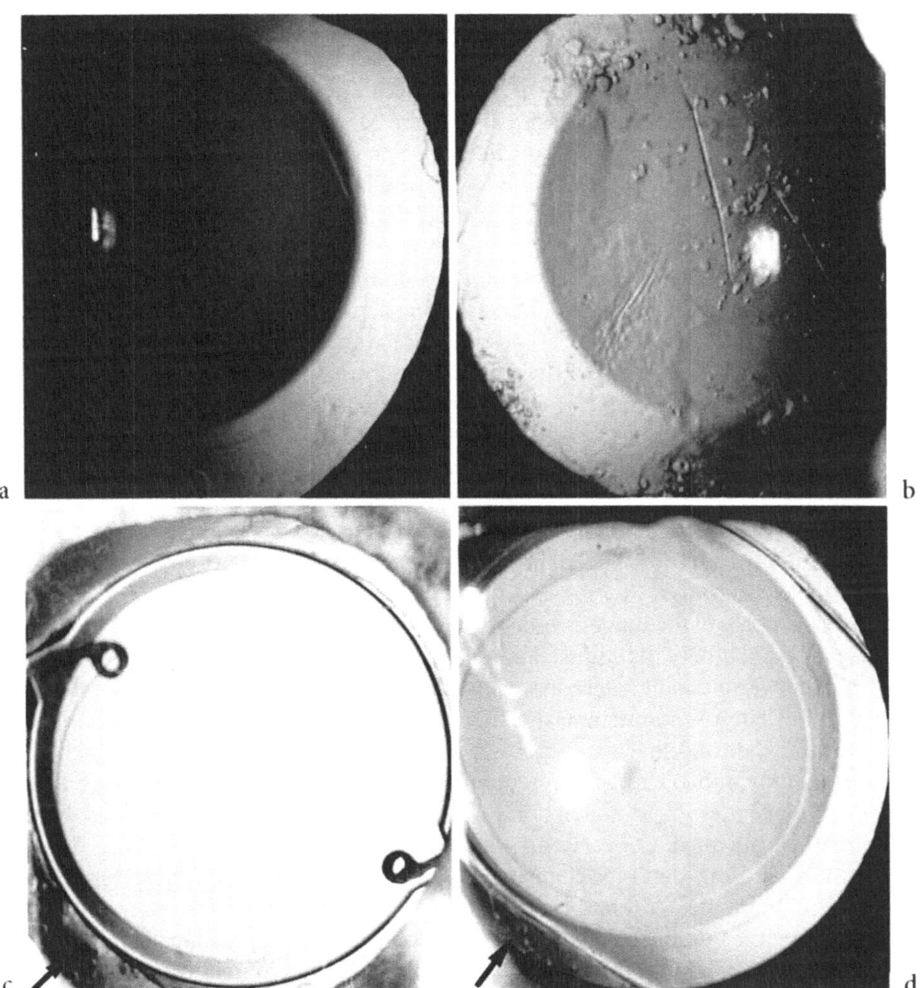

**Abb. 6 a.** Menschliches Auge 6 Monate nach Abrasio des Linsenepithels und Implantation einer einteiligen Silikonlinse (90 D). Keine Kapselfibrose, kein Nachstar. **b** Dasselbe Auge hat nach 13 Monaten einen regeneratorischen Nachstar entwickelt, der die gesamte Kapselregion erfaßt. **c** Menschliches Auge 11 Monate nach Abrasio des Linsenepithels mit Implantation einer dreiteiligen Silikonlinse (Si30NB). Keinerlei Kapselfibrose, geringer peripherer Nachstar. **d** Auge 1 Jahr nach Implantation einer einteiligen Silikonlinse (C 10), nur geringer peripherer Nachstar

schen als auch für den regenerativen Nachstar [1–3, 6, 7]. Rentsch konnte bereits 1991 in einer elektromikroskopischen Untersuchung zeigen, daß in der intakten menschlichen Linse bei der Kataraktentwicklung Umwandlungsprozesse der Epithelzellen zu Myofibroblasten stattfinden [12], wie sie von den oben genannten Autoren auch beim Nachstar beobachtet wurden.

Die Literatur der letzten 5 Jahre enthält in zunehmender Zahl Arbeiten, die sich mit der Nachstarprophylaxe befassen. Nishi und Nishi [8, 9] haben versucht, das Linsenepithel mit Ultraschall zu entfernen. Diese Methode funktioniert dort, wo der Ultraschalltip hinkommt, sicher gut. Mit den relativ groben und schwer hantierbaren Ultraschallhandstücken läßt sich jedoch nur ein begrenzter Teil des Kapselsackes erreichen, so daß größere Abschnitte unbearbeitet bleiben. Über den klinischen Wert dieser Methode ist nichts bekannt, da keine quantitative Auswertung erfolgte.

Aufgrund unserer Ergebnisse muß angenommen werden, daß alle mechanischen Methoden der Epithelentfernung nur dann erfolgreich sein können, wenn das Epithel zu mindestens 270°, besser 360° entfernt wird. Dies zeigen sowohl die Visusresultate der retrospektiven als auch der prospektiven Studie mit erstaunlich guter Übereinstimmung (s. Abb. 3 und 5). Unsere Untersuchungen haben weiterhin gezeigt, daß zwischen den Augen mit einer sorgfältigen Epithelabrasio und den nicht polierten Augen bereits nach 12 Monaten ein statistisch signifikanter Visusunterschied besteht – mit steigender Tendenz.

Auch die deutlich höhere Anzahl der YAG-Laserkapsulotomien bei den nicht polierten Augen (40% gegenüber 12%) spricht für den Nutzen einer ausgiebigen Epithelabrasio.

Unsere Untersuchungen verdeutlichen darüber hinaus, daß durch die Epithelabrasio auch bei Silikonlinsen eine nennenswerte Kapselsackfibrosierung vermieden werden kann. Gerade wegen der Eigenschaften des Silikons, das Linsenepithel zur pseudometaplastischen Umwandlung zu stimulieren, kommt es darauf an, das Epithel so sorgfältig wie möglich zu entfernen. Der Epithelabrasio kommt in diesem Zusammenhang offenbar eine größere Bedeutung zu als dem Linsendesign, da sich der Kapselsack nach der Entfernung des Linsenepithels bei allen drei verwendeten Silikonlinsentypen gleich verhielt.

Wir sind uns der Tatsache bewußt, daß mit Hilfe der Rentsch-Küretten niemals eine hundertprozentige Entfernung aller Linsenepithelzellen möglich ist. Eine zu enge Pupille mit schlechter Übersicht, eine zu schlaffe Linsenkapsel oder sehr fest haftende Epithelzellen werden immer wieder zu relativen Mißerfolgen Anlaß sein. Dasselbe gilt für einen zu ungeduldigen Operateur.

Eine hundertprozentige Eliminierung aller Epithelzellen ist jedoch auch nicht wünschenswert, da die Epithelzellen den Stoffwechsel der Linsenkapsel gewährleisten müssen. Es ist denkbar, daß eine nutritiv unterversorgte Linsenkapsel allmählich in ihren äußeren, ältesten Bestandteilen brüchig wird, so daß sich die Zonulafasern ablösen.

Diese Gefahr besteht grundsätzlich auch bei allen neueren Versuchen der Nachstarprophylaxe, die das Ziel haben, das Linsenepithel mit Proliferationshemmern und zytotoxischen Verfahren zu hemmen bzw. zu zerstören [3, 5, 10].

Die zuletzt genannten Verfahren sind leider auch mit dem Risiko behaftet, daß neben den Linsenepithelzellen andere Zellpopulationen im Auge mitgeschädigt werden.

Im Hinblick auf diese Probleme muß die mechanische Entfernung des Linsenepithels als ein relativ sicheres Verfahren zur Nachstarprophylaxe angesehen werden. Es erscheint daher angebracht, an seiner Vervollkommnung weiterzuarbeiten.

## Literatur


1. Cobo LM, Ohsawa E, Chandler D et al. (1984) Pathogenesis of capsular opacification after extracapsular cataract extraction: an animal model. Ophthalmology 91 : 857–863
2. Frezzotti R, Caporossi A (1990) Pathogenesis of posterior capsule opacification Part 1. Epidemiological and clinical-statistical data (reversed optic). J Cataract Refract Surg 16 : 347–352
3. Goins KM, Ortiz JR, Fulcher SFA, Handa JT, Jaffe GJ, Foulks GN, Cobo LM (1994) Inhibition of proliferating lens epithelium with antitransferrin receptor immunotoxin. J Cataract Refract Surg 20 : 513–516
4. Kamann J, v. Denffer H, Gerl R, Greite JH, Jacobi KW, Klemen U, Kohnen T, Mester U, Rentsch FJ, Welt R (1994) Intraoperative Ergebnisse einer prospektiven multizentrischen kontrollierten Studie über Silikonlinsen mit Plattenhaptik im Vergleich zu PMMA Linsen. In: Pham DT, Wollensak J, Rochels R, Hartmann Ch (Hrsg) 8. Kongreß der Deutschsprachigen Gesellschaft für Intraokularlinsen Implantation. Springer, Berlin Heidelberg New York Tokyo, S 340–348
5. Legler UFC, Apple DJ, Assia EI, Bluestein ELC, Castaneda VE, Mowbray SL (1993) Inhibition of posterior capsule opacification: The effect of colchicine in a sustained drug delivery system. J Cataract Refract Surg 19 : 462–470
6. Mc Donnell PJ, Zarbin MA, Green WR (1983) Posterior capsule opacification in pseudophakic eyes. Ophthalmology 90 : 1548–1553
7. Nasisse MP, Dykstra MJ, Cobo LM (1995) Lens capsule opacification in aphakic and pseudophakic eyes. Graefe's Arch Clin Exp Ophthalmol 233 : 63–70
8. Nishi O (1987) Removal of lens epithelial cells by ultrasound in endocapsular cataract surgery. Ophthalmic Surg 18 : 577–580
9. Nishi O, Nishi K (1991) Intercapsular cataract surgery with lens epithelial cell removal. Part III: Long-term follow-up of posterior capsular opacification. J Cataract Refract Surg 17 : 218–220
10. Power WJ, Neylan D, Collum LMT (1994) Daunomycin as an inhibitor of human lens epithelial cell proliferation in culture. J Cataract Refract Surg 20 : 287–290
11. Rentsch FJ (1984) Electron microscopy of anterior and posterior subcapsular cataract of human lenses. Kongreß der Deutschsprachigen Gesellschaft für Intraokularlinsen-Implantation, Aachen. Springer, Berlin Heidelberg New York Tokyo
12. Rentsch FJ (1991) Die Politur der vorderen Linsenkapsel. Vortrag auf dem Kongreß der Österreichischen Ophthalmologischen Gesellschaft, Salzburg
13. Rentsch FJ, Bauer W (1992) Reduction of after-cataract by removal of the lens-epithelium. Lecture at the Congress of the American Society of Cataract and Refractive Surgery (ASCRS), San Diego
14. Wilhelmus KR, Emery JM (1980) Posterior capsule opacification following phacoemulsification. Ophthalmic Surg 11 : 264–267

# Soemmerring-Ring-Bildung nach Kataraktoperation und HKL-Implantation in menschlichen Autopsieaugen

G. U. Auffarth, C. J. Beischel, Th. A. Wesendahl und D. J. Apple

**Zusammenfassung**

*Problemstellung:* In dieser Studie haben wir die Einflußfaktoren der Soemmerring-Ring-(SR)-Bildung nach Kataraktchirurgie und Implantation von Hinterkammerlinsen (HKL) untersucht.

*Material und Methoden:* 827 enukleierte Autopsieaugen, die zwischen 1982 und 1993 dem Center for IOL Research zugesandt worden waren, und mit einer HKL versorgt waren, wurden ausgewertet. Die Augen wurden äquatorial eröffnet und die SR-Bildung auf einer Skala von 0–4 bewertet. Die Werte wurden in Relation gesetzt zu Alter, Implantationsdauer, Implantationszeitpunkt, HKL-Typ und Fixationsart.

*Ergebnisse:* Das Ausmaß der SR-Bildung korrelierte positiv mit der Implantationsdauer ($p < 0{,}0005$, $r = 0{,}97$). Nach etwa 3 Jahren war der Soemmerring-Ring voll ausgebildet. Ein Einfluß von HKL-Design (einstückig oder dreistückig) und HKL Fixationsort konnte nicht nachgewiesen werden, wenn strukturgleiche Vergleichsgruppen im Hinblick auf die Implantationsdauer gebildet wurden ($n = 33$).

*Schlußfolgerungen:* Das Ausmaß der SR-Bildung ist von der Implantationsdauer nach Kataraktoperation abhängig. Das Haptikmaterial der implantierten Kunstlinsen hatte keinen erkennbaren Einfluß auf die SR-Bildung. Um zu beurteilen, ob durch moderne chirugische Techniken (Kapsulorhexis, Hydrodissektion, Phakoemulsifikation) eine geringere Ausprägung der SR-Bildung erreicht werden kann, sind weitere Untersuchungen notwendig.

**Summary**

*Purpose:* In this study we evaluated factors that influence Soemmerring's ring (SR) formation after cataract surgery.

*Material and Methods:* 827 human eyes, obtained postmortem, were examined. All eyes had undergone cataract surgery and IOL implantation. These eyes had been submitted to the Center for IOL Research between the years 1982 and 1993 in a random fashion without solicitation. The globes were sectioned at the equatorial plane and the anterior segment was examined. SR formation was graded on a score from 0 to 4 indicating increasing severity.

*Results:* SR formation was significantly correlated with implant duration ($p < 0.0005$) ($r = 0.97$). After surgery, it took approximately 3 years to completely develop the characteristic doughnut shaped SR. After that, the growth rate slowed down, indicating that SR formation is a self-limiting process. An influence of IOL design (one-piece vs three-piece) and fixation site was not found when 33 pairs of eyes were exactly matched for implant duration, age and fixation.

*Conclusions:* The degree of SR formation depended on implant duration and was not influenced by IOL design or fixation site. Modern cataract surgical techniques, such as capsulorhexis, hydrodissection, phacoemulsification and cortical cleanup, may decrease the formation of SR; however, this matter needs further investigation.

R. Rochels et al. (Hrsg.)
9. Kongreß der DGII
© Springer-Verlag Berlin Heidelberg 1995

## Einleitung

Eine wenig beachtete Komplikation nach erfolgter Kataraktoperation ist die Ausbildung eines Soemmerringschen Ringes (SR-Ringes) in der Peripherie des Kapselsackes [1, 4, 10]. Er entsteht durch die Proliferation der im äquatoriellen Bereich verbliebenen Zellen [1, 4, 10, 11]. Das Sehvermögen wird meist nur indirekt durch einen SR-Ring beeinflußt, z. B. durch eine Linsendezentrierung bei asymmetrischer Kapselfibrose.

Wir haben in der folgenden Studie versucht, folgende Fragen in bezug auf die SR-Bildung zu bearbeiten:

– Wie ist das Wachstumsverhalten?
– Beeinflussen operative Techniken das Ausmaß der SR-Bildung?
– Welche Auswirkungen hat das Linsendesign?

## Material und Methoden

827 enukleierte Autopsieaugen, die zwischen 1982 und 1993 dem Center for IOL Research (Medical University of South Carolina, Charleston, SC, USA) zugesandt worden waren, und mit einer HKL versorgt waren, wurden ausgewertet.

Die Augen wurden äquatorial eröffnet und die SR-Bildung auf einer Skala von 0–4 bewertet. Die Werte wurden in Relation gesetzt zu Alter, Implantationsdauer, Implantationszeitpunkt, HKL-Design und Fixationsort. Die statistische Auswertung der Ergebnisse erfolgte mittels Häufigkeitsverteilungsdiagrammen, der linearen Regressionsanalyse, der Varianzanalyse (ANOVA) sowie des Mann-Whitney-Testes und des Kruskall-Wallis-Testes.

## Ergebnisse

670 (81%) der HKL in den Autopsieaugen waren dreistückige PMMA-Linsen mit Polypropylenschlaufen, 157 (19%) waren einstückige PMMA-HKL.

90% der Spender hatten ein Lebensalter von 70–90 Jahren (Mittelwert 76,15 ± 14,57). Die mittlere Implantationsdauer betrug 39 Monate (1 Monat bis 11 Jahre).

Bei 39,3% der Linsen lag eine symmetrische Kapselsackfixation vor. 37,7% zeigten eine asymmetrische Kapselsack/Sulkusfixation, bei 16,2% waren die HKL in den Sulkus implantiert worden, der Rest verteilte sich auf verschiedene Lokalisationen (Tabelle 1).

### SR-Bildung und Implantationsdauer

Das Ausmaß der SR-Bildung war abhängig von der Implantationsdauer ($p < 0{,}0005$, Kruskall-Wallis-Test). Das Wachstum nahm während der ersten 3 postoperativen Jahre linear zu ($r = 0{,}97$, lineare Regressionsanalyse) und erreichte danach einen Sättigungsbereich, der über alle folgenden Jahre keinen signifikanten Zuwachs

**Tabelle 1.** HKL-Fixation und Soemmerring-Ring-(SR)-Bildung in 827 Autopsieaugen

| Fixation (Haptikposition) | Anzahl | SR-Grad [0–4] |
|---|---|---|
| Kapselsack/Kapselsack | 325 | 1,44 ± 1,19 |
| Kapselsack/Sulkus | 312 | 1,73 ± 1,18 |
| Sulkus/Sulkus | 134 | 1,88 ± 1,08 |
| Sulkus/Pars plana | 17 | 1,76 ± 1,16 |
| Nicht sicher zuzuordnen | 12 | 2,42 ± 1,88 |
| Kapselsack/Pars plana | 10 | 1,20 ± 0,79 |
| Kapselsack/Ziliarkörper | 7 | 1,43 ± 0,98 |
| Pars plana | 5 | 1,40 ± 0,89 |
| Sulkus/Ziliarkörper | 4 | 1,25 ± 0,95 |
| Zonula | 1 | 4 |
| Gesamt | 827 | 1,63 ± 1,19 |

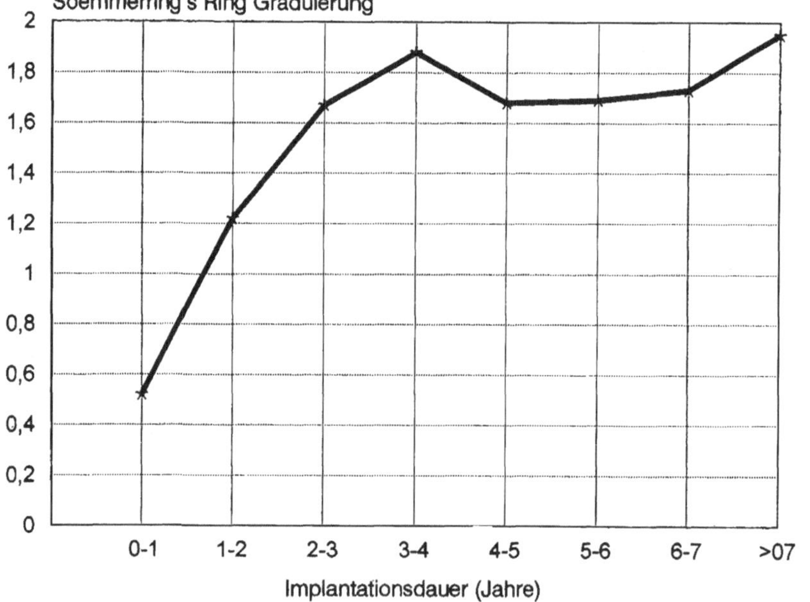


**Abb. 1.** Soemmering-Ringbildung in Relation zur Implantationsdauer. Während der ersten drei postoperativen Jahre kam es zu einer linearen Wachstumsphase des SR ($r = 0{,}97$)

der SR-Bildung mehr zeigt ($p = 0{,}809$, Kruskall-Wallis-Test) (Abb. 1). Dies galt sowohl für einstückige PMMA-HKL ($p = 0{,}021$, $r = 0{,}99$) als auch für dreistückige PMMA-Linsen ($p < 0{,}0005$, $r = 0{,}98$). Nach etwa 3 Jahren war der Soemmerring-Ring also voll ausgebildet.

**Tabelle 2.** Soemmering-Ring-(SR)-Bildung in verschiedenen Altersgruppen (strukturgleiche Verteilung bezüglich der Implantationsdauer)

| Altersgruppen [Jahre] | Implantationsdauer [Monate] | SR-Grad [0–4] |
|---|---|---|
| < 70 | $39,13 \pm 28,87$ | $1,50 \pm 1,00$ |
| 70–79 | $40,08 \pm 30,75$ | $1,15 \pm 0,97$ |
| 80–89 | $39,16 \pm 23,02$ | $1,76 \pm 0,99$ |
| > 89 | $41,32 \pm 18,39$ | $1,40 \pm 0,83$ |

## SR-Bildung und Patientenalter

Ein Einfluß des Alters auf die SR-Bildung konnte nicht nachgewiesen werden, wenn die Patienten in den verschiedenen Altersgruppen in bezug auf die Implantationsdauer gematcht wurden (Tabelle 2). Da die Altersverteilung sich nur über einen engen Bereich (90% zwischen 70–90 Jahren) erstreckte, konnte die SR-Bildung bei sehr jungen Patienten allerdings nicht erfaßt werden.

## SR-Bildung und HKL-Fixationsort bzw. HKL-Design

Ein Einfluß des HKL-Fixationsortes konnte nicht nachgewiesen werden (Abb. 2). Auch wenn die Absolutwerte der kapselsackfixierten HKL etwas geringer waren, so war in dieser Gruppe auch die Implantationsdauer signifikant kürzer ($p < 0,001$, Varianzanalyse). Als zwei Vergleichsgruppen in bezug auf das HKL-Design (einstückig oder dreistückig, $n = 33$) gebildet wurden, die strukturgleich bezüglich der Implantationsdauer, Altersverteilung und HKL-Fixation waren ($p > 0,1$,

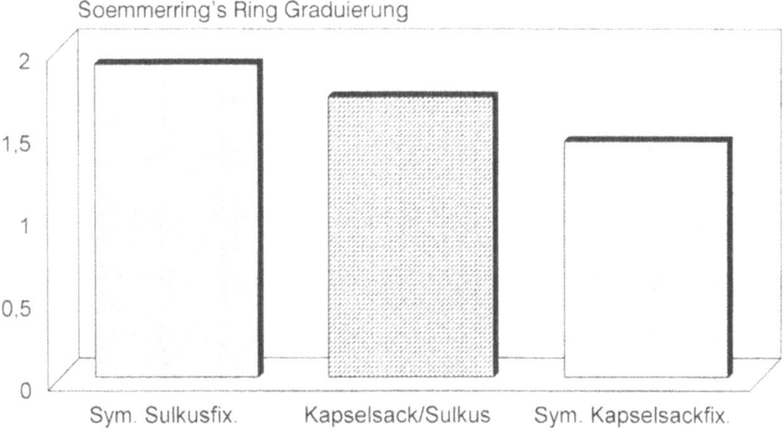


**Abb. 2.** Abhängigkeit der SR-Bildung vom HKL-Fixationsort. Eine direkte Korrelation ließ sich nicht nachweisen

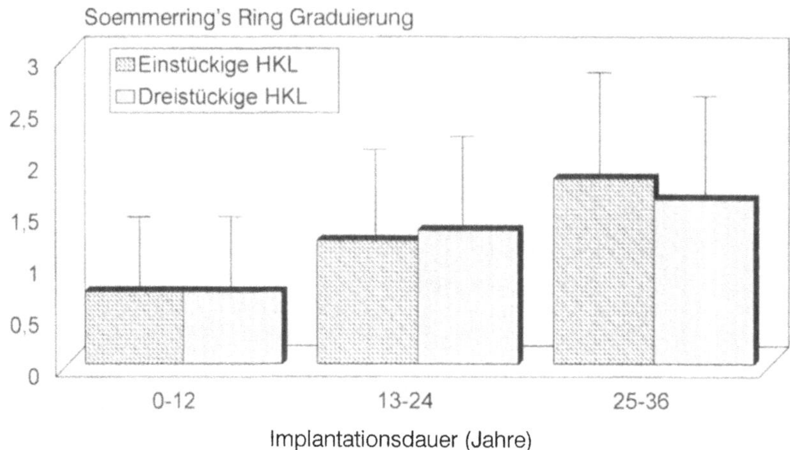



**Abb. 3.** Vergleich der SR-Entwicklung von 33 gematchten Paaren von Autopsieaugen mit ein- bzw. dreistückigen PMMA-HKL. Das Linsendesign hatte keinen Einfluß auf die SR-Bildung. Es ließ sich allerdings wieder der kontinuierliche Anstieg der SR-Werte während der ersten drei postoperativen Jahre nachweisen

Varianzanalyse), konnte kein signifikanter Unterschied bezüglich der SR-Bildung zwischen den beiden Linsenarten festgestellt werden. Ein kontinuierlicher Anstieg der SR-Bildung während der ersten 3 postoperativen Jahre war wieder nachweisbar (Abb. 3).

## Diskussion

Bereits 1828 beschrieb Soemmerring die charakteristische Form des nach ihm benannten peripheren Nachstars [11]. Auch wenn die SR-Bildung im Kapselsack nicht unmittelbar zu Komplikationen führen muß, so wurde doch deren Einfluß bzw. Bedeutung für die Entwicklung der zentralen Cataracta secundaria diskutiert [1, 4, 9, 11].

Die hier dargestellten Ergebnisse einer Auswertung von 827 Autopsieaugen zeigen, daß das Ausmaß der SR-Bildung von der Implantationsdauer nach Kataraktoperation abhängig ist. Das Wachstum nimmt während der ersten 3 postoperativen Jahre linear zu und erreicht dann einen Sättigungsbereich. Diese Entwicklung verläuft parallel zur bekannten Entwicklung des zentralen Nachstares, welche zeitversetzt etwas später einsetzt [1, 4, 5, 9, 11]; d.h. nach einer gewissen Wachstumsphase des peripheren Nachstares wird der Wachstumsdruck im Kapselsack von der Peripherie auf den zentralen Kapselbereich verlagert und das zentripetale Wachstum der Linsenepithelien begünstigt [11].

Der HKL-Fixationsort und das Haptikmaterial der implantierten Kunstlinsen hatten keinen erkennbaren Einfluß auf die SR-Bildung.

Ob operative Methoden einen Einfluß haben, ließ sich mit dem vorhandenen Datenmaterial nicht bestimmen. Operationsmethoden wie die Hydrodissektion,

Kapsulorhexis, Phakoemulsifikation sowie neuere Saugspülgeräte zur Entfernung des peripheren Kortexmaterials und andere technische Verbesserungen der Kataraktchirurgie können sicherlich dazu beitragen, über die bessere chirurgische Entfernung der Linsenepithelien die SR-Bildung zu reduzieren [2, 3, 6–8]. Um dies genau zu beurteilen, sind weitere Studien notwendig, die auch den Einfluß der Implantationsdauer während der ersten 3 postoperativen Jahre berücksichtigen.

## Literatur


 1. Apple DJ, Solomon KD, Tetz MR et al. (1992) Posterior capsule opacification. Surv Ophthalmol 37 : 73–116
 2. Assia E, Apple D, Tsai J, Lim E (1991) The elastic properties of the lens capsule in capsulorhexis. Am J Ophthalmol 111 (5) : 628–632
 3. Assia EI, Blumenthal M, Apple DJ (1992) Hydrodissection and viscoextraction of the nucleus in planned extracapsular cataract extraction. Eur J Implant Refract Surg 4 : 3–8
 4. Auffarth GU, Wesendahl TA, Assia EI, Apple DJ (1995) Pathophysiology of modern capsular surgery. In: Steinert (ed) Cataract surgery: technique, complications & management. W.B. Saunders, Philadelphia, 314–324
 5. Davis PL, Hill P, Coffey A (1991) Convex posterior PMMA implants: Do PMMA vs prolene haptics alter capsular opacity? Eur J Implant Refract Surg 3 : 127–130
 6. Faust KJ (1984) Hydrodissection of soft nuclei. J Am Intraocul Implant Soc 10 : 75–77
 7. Gimbel H, Neuhann T (1990) Development, advantages and methods of the continuous circular capsulorhexis technique. J Cataract Refract Surg 16(1) : 31–37
 8. Hansen S, Solomon K, McKnight G et al. (1988) Posterior capsular opacification and intraocular lens decentration: Part I. Comparison of various posterior chamber lens designs implanted in the rabbit model. J Cataract Refract Surg 14 : 605–613
 9. McDonnell P, Zarbin M, Green W (1983) Posterior capsule opacification in pseudophakic eyes. Ophthalmology 90 : 1548–1553
10. Soemmerring D (1828) Beobachtungen über die organischen Veränderungen des Auges nach Staroperationen. Wesche, Frankfurt/Main
11. Tetz MR (1994) Die Cataracta secundaria nach Hinterkammerlinsenimplantation. Klinik, Pathologie und Möglichkeiten der Prävention. Habilitationsschrift, Ruprecht Karls Universität Heidelberg

# Nachstarprävention durch ein hinterkammerlinsengetragenes Wirkstoff-Freisetzungssystem

M. Ries, M. Tetz, Ch. Lucas, H. Stricker und H. E. Völcker

**Zusammenfassung.** Eine Prävention oder signifikante Reduktion des Nachstars nach Phako-emulsifikation mit Kunstlinsenimplantation ist derzeit nicht möglich. Neue Perspektiven eröffnen pharmakologische Ansätze. Wir haben in diesem Rahmen ein Wirkstoff-Freisetzungssystem, bestehend aus dem Trägermaterial Poly-DL-Laktid und den Wirkstoffen Daunorubicin bzw. Indomethacin, auf Intraokularlinsen (IOL) aufgebracht, in Kaninchenaugen implantiert und auf nachstarreduzierende Wirkung untersucht. 9 Wochen später wurde der Nachstar in allen Augen gravimetrisch quantifiziert. Durch histologische Aufarbeitung der okularen Gewebe wurden toxisch-entzündliche Veränderungen dokumentiert. Das mittlere Nachstargewicht betrug bei den Kontrollaugen mit HKL 54,6 mg. In der Daunorubicingruppe lag das mittlere Nachstargewicht bei 28,6 mg, in der Indomethacingruppe bei 64,1 mg. Die statistische Auswertung ergab eine signifikante Nachstarreduktion beim Daunorubicin (Mann-Whitney-U-test, $p = 0{,}025$). Indomethacin zeigte keine nachstarreduzierende Wirkung. Histologisch sah man unter Daunorubicin leichte Entzündungszeichen besonders im Limbusbereich und eine leichte Rarefizierung des Hornhautendothels; unter Indomethacin vermehrt entzündliche Reaktionen an Iris und am Ziliarkörper.

**Summary.** Posterior capsule opacification (PCO) following extracapsular cataract extraction (ECCE) and intraocular lens (IOL) implantation is still an unsolved problem. We have evaluated the effects of a sustained drug delivery system consisting of the carrier substance poly-DL-lactid and the drugs daunorubicin or indomethacin. The system was applied to IOL surfaces and implanted in rabbit eyes. At 9 weeks postoperatively, PCO wet mass was determined. Toxic and inflammatory effects were documented by histopathology. The average weight of secondary cataract in the control group was 54.6 mg as compared to 28.6 mg with daunorubicin and 64.1 mg with indomethacin. Statistical analysis showed a significant reduction of PCO with daunorubicin (Mann-Whitney $U$ test, $p = 0.025$). Indomethacin had no PCO reducing effect. Light microscopy of the specimens revealed mild inflammation, especially at the limbus, and mild endothelial cell loss in the daunorubicin group. In the indomethacin group inflammation of the iris and ciliar body was observed.

## Einleitung und Fragestellung

Trotz moderner mikrochirurgischer Methoden gelingt bei der Kataraktoperation mit Hinterkammerlinsenimplantation eine vollständige Entfernung der Linsenepithelien nicht. Durch Proliferation, Migration und Metaplasie dieser Zellen entsteht in bis zu 50% aller Fälle in einem postoperativen Beobachtungszeitraum von 2–5 Jahren ein Nachstar [1, 2, 8]. Er ist die häufigste Komplikation und Ursa-

R. Rochels et al. (Hrsg.)
9. Kongreß der DGII
© Springer-Verlag Berlin Heidelberg 1995

**Tabelle 1.** Im Freisetzungssystem verwendete Pharmaka

| Medikament | Wirkstoffgehalt | | Wirkmechanismus |
|---|---|---|---|
| | [mg] | [%] | |
| Daunorubicin | 33 | 10 | Hemmt Proliferation von Epithelzellen in vitro, wirkt zellzyklusunabhängig durch DNA-Bindung, Membranschädigung, Bildung freier Radikale und Metallionenchelierung (Wiedemann 1988) |
| Indomethacin | 715 | 30 | Hemmt Prostaglandinsynthese (antiphlogistische und antirheumatische Eigenschaften), mögliche Hemmung der Linsenepithelproliferation (Nishi 1994a u. b) |

che für eine langsam einsetzende, postoperative Visusminderung nach der sonst so erfolgreichen Kataraktoperation mit Kunstlinsenimplantation.

Die Behandlungsmöglichkeiten beschränken sich auf eine zweite chirurgische hintere Kapsulotomie oder Laserkapsulotomie. Beide Methoden sind zum Teil mit ernsten Komplikationen verbunden [3, 13]. Die jährlichen Ausgaben für die Laserbehandlung des Nachstars allein in den USA belaufen sich auf ca. $ 250 Millionen [3].

Ansätze zur Nachstarprävention beinhalten die intraokulare Applikation von Pharmaka [4–7, 9–12, 14]. Tetz entwickelte 1994 dazu ein Wirkstoff-Freisetzungssystem (WFS), bestehend aus dem Trägermaterial Poly-DL-Laktid [13]. In einer Pilotstudie mit Kunstlinsen bei maximaler Beladung des Trägermaterials mit Daunorubicin gelang im Tierexperiment die Zerstörung aller Linsenepithelien im Kapselsack bei allerdings deutlich toxischen Nebenwirkungen an okularen Gewebestrukturen.

Wir prüften im Rahmen dieser Untersuchung, ob sich das Prinzip der kunstlinsengetragenen Wirkstoff-Freisetzung standardisieren und zu systematischen Tests einsetzen läßt. Weiter interessierte die Beantwortung der Frage, ob mit Hilfe einer kontrollierten Wirkstoff-Freisetzung über die Zeit, eine intraokularlinsengebundene, medikamentöse Nachstarprävention möglich ist. Die in Tabelle 1 gelisteten Stoffe kamen zum Einsatz. Beim Indomethacin waren die Wirkstoffträger maximal beladen, bei Daunorubicin lag eine 10fach reduzierte Konzentration vor im Vergleich zur Initialuntersuchung [13].

## Methodik

In jeder der drei Gruppen (Kontrollgruppe A, Daunorubicingruppe B und Indomethacingruppe C) wurden 6 Augen operiert. In Vorversuchen war geklärt, daß die Applikation des Wirkstoffträgers alleine keinen nachstarbeeinflussenden Effekt hat [13]. Die Kontrolltiere erhielten PMMA-Linsen ohne Zusätze.

Die Wirkstoffträger aus Poly-DL-Laktid wurden mittels Fibrinkleber auf den HKL fixiert. Nach intrakapsulärer Phakoemulsifikation implantierten wir die

Linsen bei Kaninchen der Gattung „Neuseeland Weiß". In der 9. postoperativen Woche wurden die Augen enukleiert und der Vorderabschnitt fotografiert. Der Nachstar eines jeden Auges samt Kapselsack wurde unter dem Mikroskop von Linsen und Medikamentenresten getrennt und gravimetrisch quantifiziert.

Nach histologischer Aufarbeitung der okularen Gewebe bewerteten 2 unabhängige Untersucher toxisch-entzündliche Veränderungen an 7 okularen Gewebsstrukturen nach einem speziell entwickelten Bewertungsschema in 4 Abstufungen zwischen 0–3 (hohe Zahlenwerte stehen für starke Nebenwirkungen). Jedem Auge wurden somit 2 × 7 sogenannte *Gewebenebenwirkungszahlen* (GNZ) zugeordnet.

Zum paarweisen Vergleich des mittleren Nachstargewichts der Gruppe B bzw. C jeweils mit der Kontrollgruppe wurde der H-Test von Kruskal und Wallis und der U-Test nach Wilcoxon, Mann und Whitney auf 5%igem Signifikanzniveau verwendet. In gleicher Weise wurden für die Nebenwirkungsindizes eines jeden Auges durch Summation der 2 × 7 GNZ geprüft, ob in einer der Medikamentengruppen B und C signifikant mehr Nebenwirkungen auftraten als in der Kontrollgruppe A (gewebeunspezifische Vergleiche). Aussagen darüber, ob Medikamente an bestimmten okularen Strukturen Nebenwirkungen hervorrufen (gewebespezifische Vergleiche), waren durch Bildung der Summe der GNZ (SGNZ) pro Gewebestruktur innerhalb einer Medikamentengruppe möglich. Dann wurden die dem $Chi_2$-Test zugrunde liegenden Summanden aus relativer Abweichung von Beobachtung (SGNZ) und Erwartung unter einer Gleichverteilungshypothese herangezogen. Ein großer Abstand zwischen SGNZ und Erwartungswert aus den 3 SGNZ der jeweiligen Gewebestruktur spiegelt eine starke Abweichung der Gruppe vom Erwartungswert wider.

## Ergebnisse

Das gewählte tierexperimentelle Kaninchenmodell erfüllte alle Voraussetzungen zur Testung der pharmakologischen Nachstarreduktion. Das WFS war tierexperimentell anwendbar. Das Poly-DL-Laktid verblieb auf der Intraokularlinsenoberfläche. Bei den Tieren zeigte sich während des 9wöchigen Beobachtungs-

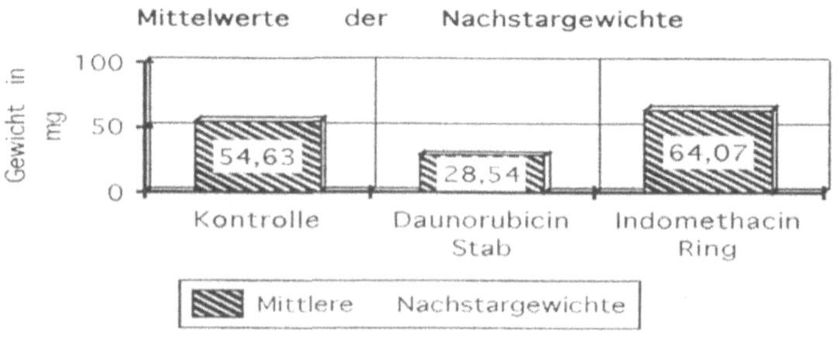


**Abb. 1.** Gravimetrische Nachstarbestimmung

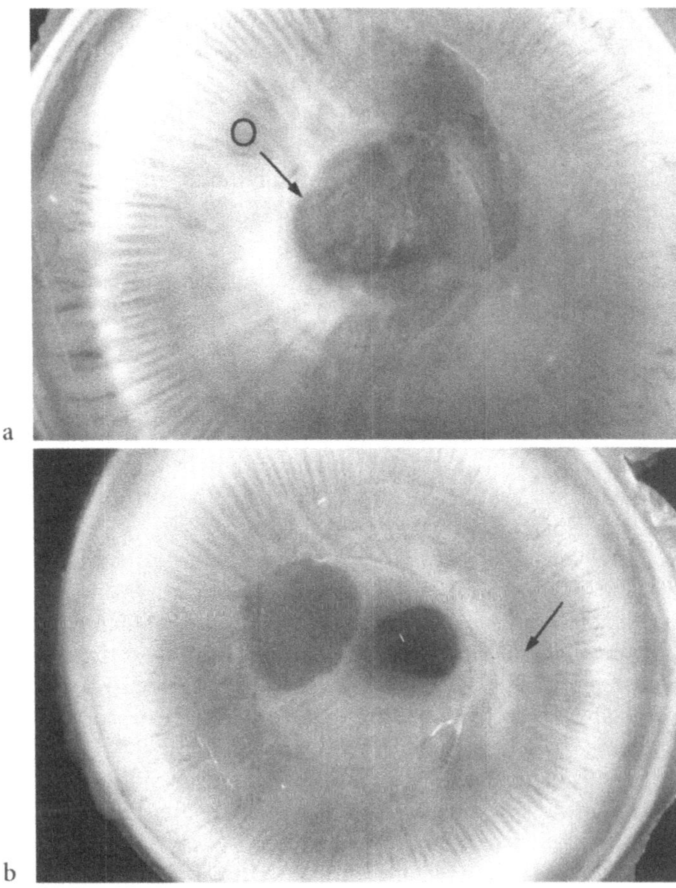

**Abb. 2.** Makroskopische Befunde der Nachstarentwicklung. **a** Auge mit PMMA-Kontrollinse. Die Konturen der Linsenoptik (O) sind wegen des ausgeprägten Nachstars nicht vollständig zu erkennen. Die Linsenoberfläche ist von einem deutlichen regeneratorischen Nachstar überzogen. **b** Makroskopisch klare Linsenoberfläche in einem Auge mit daunorubicinhaltigem Implantat. In der Peripherie ist ein diskreter halbmondförmiger Nachstar zu erkennen (Pfeil)

zeitraums keine systemtoxischen Nebenwirkungen, gemessen an regelhafter Nahrungsaufnahme, Verhalten und Gewichtszunahme.

Das durchschnittliche Nachstargewicht betrug bei den Kontrollaugen (A) mit HKL 54,6 mg, beim Daunorubicin (B) 28,6 mg und beim Indomethacin (C) 64,1 mg. Die statistische Analyse zeigte eine signifikante PCO-Reduktion für Daunorubicin (Mann-Whitney-U-Test, $p = 0{,}025$). Beim Indomethacin (C) war kein signifikanter Unterschied feststellbar ($p = 0{,}200$). Abb. 1 zeigt die mittleren Nachstargewichte graphisch, Abb. 2 die Nachstarentwicklung makroskopisch an zwei der enukleierten Augen (Aufblick auf Ziliarkörper, Kapselsack und Kunstlinse).

Die Nebenwirkungen wurden von 2 Untersuchern bewertet. Gewebeunspezifische Vergleiche: Histologisch zeigten die Daunorubicingruppe B und die Indomethacingruppe C jeweils signifikant mehr Nebenwirkungen als die Kontrollgruppe A (Mann-Whitney-U-Test, Daunorubicin/Kontrolle $p = 0,0104$ bzw. Indomethacin/Kontrolle $p = 0,0306$). Bei den gewebespezifischen Vergleichen sah man beim Daunorubicin leichte Entzündungszeichen im Limbusbereich und eine Rarefizierung des Hornhautendothels. Indomethacin zeigte überdurchschnittlich ausgeprägte, vorwiegend lymphozytäre, entzündliche Reaktionen im Bereich der Iris und des Ziliarkörpers.

## Diskussion

Intaokularlinsen mit der Freigabe der Pharmaka Daunorubicin, Indomethacin wurden in einem WFS auf PCO-Reduktion getestet. Pharmaka in Kombination mit Wirkstoff-Freisetzungssystemen wurden bisher nur von wenigen Autoren eingesetzt [7, 11–13]. Hier gelang uns mit dem Wirkstoff Daunorubicin die intraokularlinsengebundene, medikamentöse Nachstarprävention. Daunorubicin reduzierte den Nachstar um ca. 50%.

Die von Tetz [13] bei 10fach höherer Daunorubicindosis beschriebene Hornhauttrübung trat in unserer Studie nicht auf. Histologisch fanden wir eine mäßige Rarefizierung der Hornhautendothelzelldichte. Entzündungszeichen im Limbusbereich sind zum Teil auf den intraoperativ gesetzten Reiz zurückzuführen und waren auch in der Kontrollgruppe zu beobachten. Es ist zu diskutieren, ob Nebenwirkungen am Endothel eine speziesspezifische Beobachtung darstellen. Das menschliche Hornhautendothel zeigt im Gegensatz zum Kaninchenauge keine proliferative Tendenz mehr. Eine eher geringere Empfindlichkeit des Endothels auf proliferationshemmende Pharmaka ist wahrscheinlich. Hartmann et al. [5] berichtet bereits bei intraoperativer Einmalapplikation von Daunorubicin am menschlichen Auge über eine gute PCO-Reduktion bei nicht nachweisbarer Endotheltoxizität. Exakte Angaben über die direkt am Linsenepithel notwendigen Konzentrationen liegen allerdings noch nicht vor.

## Schlußfolgerung und Ausblick

Das intraokularlinsengetragene Wirkstoff-Freisetzungssystem erlaubt eine Nachstarprävention ohne Eingriff in den Operationsverlauf. Mit dem von uns etablierten Testverfahren unter Anwendung des Tiermodells und des Bewertungsschemas können weitere Substanzen und Konzentrationen getestet werden, um diejenigen mit der größten therapeutischen Breite und der besten Wirkung am Auge zu finden. Eine 50%ige Nachstarreduktion im Tiermodell bei vertretbaren Nebenwirkungen ist derzeit mit Daunorubicin möglich.

## Literatur


1. Apple D, Mamalis N, Loftfield K et al. (1984) Complications of intraocular lenses. A historical and histopathological review. Surv Ophthalmol 29 : 1–54
2. Apple DJ, Kincaid MC, Mamalis N, Olson RJ (1989) Intraocular Lenses. Evolution, designs, complications und pathology. Williams und Wilkins, Baltimore
3. Apple DJ, Solomon KD, Tetz MR et al. (1992) Posterior capsule opacification. Surv Ophthalmol 37 : 73–116
4. Greite J, Kaden P, Kreiner C et al. (1990) Osmolavage zur Nachstarverhütung. In: Freyler H, Skorpik C, Grasl MM (Hrsg) 3. Kongreß der Deutschen Gesellschaft für Intraokularlinsen Implantation (DGII). Springer, Berlin Heidelberg New York Tokyo, S 197–207
5. Hartmann C, Wiedemann P, Gothe K et al. (1990) Nachstarprävention durch endokapsuläre Daunomycinapplikation. In: Freyler H, Skorpik C, Grasl M (Hrsg) 3. DGII-Kongreß der Deutschen Gesellschaft für Intraokularlinsen Implantation. Springer, Berlin Heidelberg New York Tokyo, S 414–422
6. Hunold W, Wirtz M, Kreiner C et al. (1989) Linsen-Epithel-Nekrosefaktor (LENF) zur Nachstarverhütung. Fortschr Ophthalmol 88 : 386–389
7. Legler UFC, Apple DJ, Assia EI et al. (1993) Inhibition of posterior capsule opacification: The effect of colchicine in a sustained drug delivery system. J Cataract Refract Surg 19 : 462–470
8. Nishi O (1986) Incidence of posterior capsule opacification in eyes with and without implantation of posterior chamber intraocular lenses. J Cataract Refract Surg 12 : 519–522
9. Nishi O (1994a) A new approach to prevention of secondary cataract and inflammation. Symposium on Cataract, IOL and Refractive Surgery, April 1994 : 76
10. Nishi O (1994b) Effect of indomethacin-coated intraocular lens on reducing postoperative inflammation and secondary cataract. Symposium on Cataract, IOL and Refractive Surgery, April 1994 : 89
11. Pearson PA, Solomon KD, VanMeter WS et al. (1991) Inhibition of posterior capsule opacification using sustained delivery 5-fluorouracil. Invest Ophthalmol Vis Sci 32 (Suppl) : 797
12. Solomon K, Van Meter W, Pearson P et al. (1990) Sustained drug delivery systems in cataract surgery. Invest Ophthalmol Vis Sci (Suppl) 31 : 351
13. Tetz M (1994) Die Cataracta secundaria nach Hinterkammerlinsenimplantation: Klinik, Pathologie und Möglichkeiten der Prävention. Habilitationsschrift zur Erlangung der Venia legendi für das Fach Augenheilkunde an der Ruprecht-Karls-Universität Heidelberg
14. Wiedemann P (1988) Die medikamentöse Behandlung der proliferativen Vitreoretinopathie unter besonderer Berücksichtigung des Zytostatikums Daunomycin. Enke, Stuttgart, S 71–105

# Der Einfluß von Kapseltrübungen auf die Wirkung von refraktiven Multifokallinsen

J. Reimann, A. Heinicke, und Ch. Hartmann

**Zusammenfassung.** Bei 41 Patienten in einem mittleren Alter von 57,9 ± 12,5 Jahren wurden 32 Silikonlinsen (Iovision 201) und 28 PMMA-Linsen (AMO-Array) implantiert. Beide Linsentypen realisieren sehr ähnliche Sehqualitäten bezüglich Nah- und Fernvisus, Kontrastsehschärfe und Blendungsempfindlichkeit. Von den 60 Augen mit implantierter MIOL haben nach zwei Jahren 6 Augen (10%) eine Kapselfibrose entwickelt, die mit dem Nd-YAG-Laser behandelt wurde. Eine Defokussierkurve wurde vor und nach Kapsulotomie aufgenommen. Kapselfibrose reduziert den Fernvisus, und die Nahsehschärfe bei MIOL geht verloren. Nach Kapsulotomie wird die optisch wirksame Fläche einer HKL vom Pupillendurchmesser sowie der vorderen und hinteren Kapselöffnung bestimmt. Das Zentrum der Multifokallinse mit einer Fläche von 2,2 mm Durchmesser ermöglicht praktisch nur ein monofokales Sehen. Deshalb müssen Pupille und Kapselöffnungen einen Mindestdurchmesser aufweisen, um den Mehrstärkeneffekt einer MIOL zur Wirkung kommen zu lassen.

**Summary.** A total of 41 patients (57.9 ± 12.5 years) recieved 32 silicone intraocular lenses (Iovision 201) and 28 PMMA lenses (AMO-Array) after cataract extraction. Both lens types exhibit similar qualities concerning near and distance visual acuity, contrast sensitivity and glare. Of the 60 eyes with implanted multifocal IOL, six developed capsular fibrosis 2 years after surgery and were treated by Nd-YAG laser. A defocussing curve was established prior to and after the capsulotomy. Capsular fibrosis reduces distance visual acuity while the near visual acuity is lost. After capsulotomy, the optical zone of an IOL depends on pupil size as well as the size of the anterior and posterior capsular opening. If the center of the multifocal lens decreases to 2.2 mm in diameter, only monofocal vision is possible. This study demonstrates that pupil and capsular opening sizes have to reach a minimal diameter in order to ensure the multifocal effect of this type of intraocular lens.

## Einleitung

Die visuelle Rehabilitation pseudophaker Patienten wird durch den Pseudoakkommodationseffekt von Multifokallinsen verbessert. Diesem Vorteil der MIOL stehen Einschränkungen und sogar Nachteile gegenüber. Auswahlkriterien für den Einsatz einer multifokalen IOL werden allgemein akzeptiert. So wirken ein Astigmatismus über 1,5 dpt, stärkere Abweichungen der Bulbuslänge von der Norm, retinale Pathologie, Glaukom und eine Miosis dem spezifischen Effekt der MIOL entgegen.

Wir haben im Rahmen einer Studie erste Erfahrungen über die störende Wirkung von Kapselfibrose und zu kleiner Kapselöffnung nach Nd-YAG-Laserbehandlung auf den Mehrstärkeneffekt einer refraktiven IOL gesammelt.

R. Rochels et al. (Hrsg.)
9. Kongreß der DGII
© Springer-Verlag Berlin Heidelberg 1995

## Patienten und Methoden

Im Rahmen einer prospektiven Studie wurden 60 multifokale Hinterkammer-linsen bei 41 Patienten in den Kapselsack implantiert, 28 AMO-Array und 32 Iovision 201. Das Durchschnittsalter betrug 57,9 ± 12,5 Jahre. In einer ersten Pilot-studie wurden die Auswirkungen einer Kapselfibrose auf den multifokalen Effekt der Linsen untersucht. Die mittlere Nachbeobachtungzeit beträgt 19 (16–24) Monate. In dieser Zeit wurden 6 Augen (10%) wegen einer hinteren Kapselfibrose mit dem Nd-YAG-Laser kapsulotomiert. Das mittlere Alter der YAG-Laserpati-enten liegt bei 54 (34–64) Jahre. Fern- und Nahvisus wurden mit und ohne Kor-rektur geprüft sowie die Defokussierkurve durch Vorhalten von Gläsern von + 5,0 bis – 5,0 dpt aufgenommen. Die Pupillenweite wurde bei Tageslicht mit ei-nem Keratometer, die vordere und hintere Kapselöffnung in Mydriasis an der Spaltlampe mit einem Meßokular bestimmt.

## Ergebnisse

Innerhalb einer mittleren Beobachtungszeit von 19 Monaten wurden von 60 MIOL 6 Augen wegen einer hinteren Kapselfibrose kapsulotomiert. Darunter be-finden sich 4 Augen mit einer Array-HKL (PMMA) und 2 Augen mit einer Iovi-sion 201-HKL (Silikon). Die durchschnittliche Entwicklung der Fibrose bis zur Nd-YAG-Laserbehandlung benötigte 12,3 Monate bei den 6 behandelten Augen. Die Pseudoakkommodation der Kapsulotomieaugen wurde 1 Monat postopera-

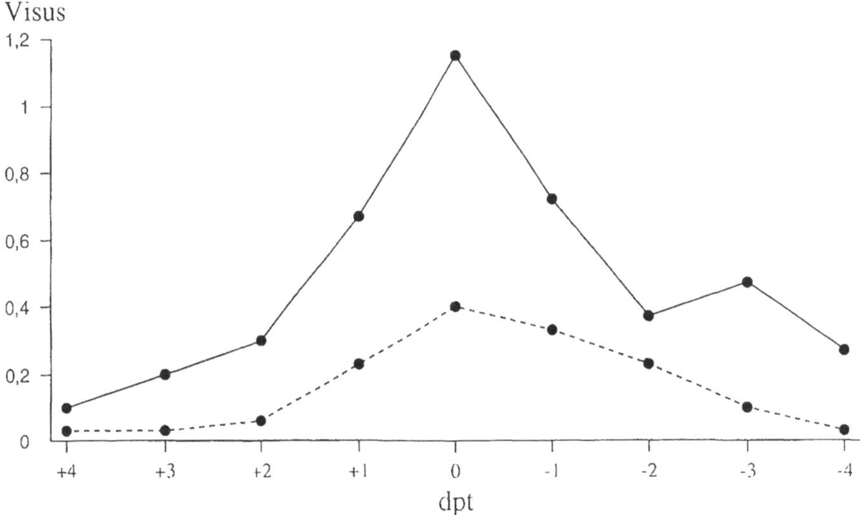


**Abb. 1.** Defokussierkurve bei MIOL (4 Patienten mit AMO-Array, 2 Patienten mit Iovision 201) - - -●- - - vor und —●— nach Nd-YAG-Laserkapsulotomie

**Tabelle 1.** Refraktion und Visus vor und nach YAG-Laserkapsulotomie bei MIOL

| | | |
|---|---|---|
| Mittlere Refraktion (Ferne) | | + 0,56 sph., 0,62 Astigm. |
| Bester postop. Visus | cc | 1,12 |
| Visus vor YAG-Laser-K. | cc | 0,26 |
| Visus nach YAG-Laser-K. | cc | 1,10 |
| Nahvisus nach YAG-Laser-K. | sc | Nieden 3,2 (1–5) |
| Nahvisus nach YAG-Laser-K. | cc | Nieden 1 |

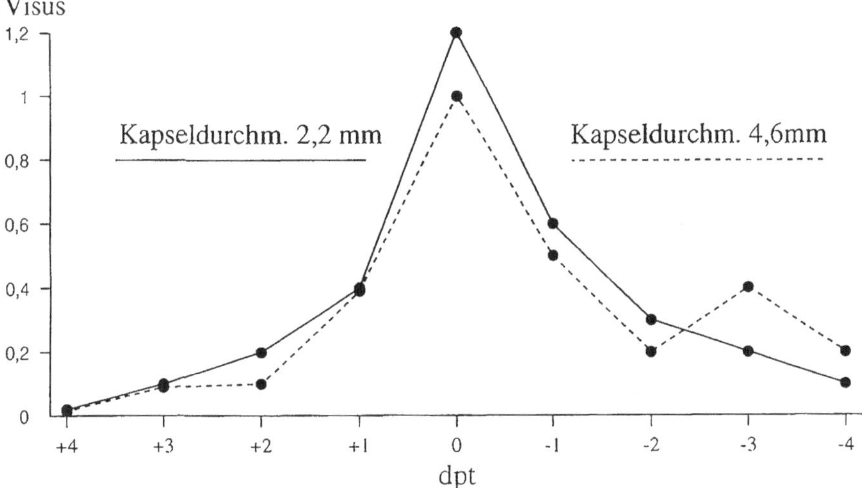


**Abb. 2.** Defokussierkurve bei einer 34jährigen Patientin, deren hintere Kapselöffnung durch regeneratorischen Nachstar auf 2,2 mm Durchmesser schrumpfte. Erneute Lasertherapie erweitere die Kapselöffnung auf 4,6 mm Durchmesser

tiv, vor der Kapsulotomie bei bestehender Fibrose und nach der Nd-YAG-Lasertherapie anhand einer Defokussierkurve ermittelt (Abb. 1).

Der postoperativ erreichte korrigierte Fernvisus von 1,12 betrug unmittelbar vor der Eröffnung der fibrotischen Hinterkapsel 0,26 (Tabelle 1). Ein Naheffekt der MIOL war nicht mehr nachweisbar. Nach Kapsulotomie stieg der Fernvisus im Mittel wieder auf cc 1,1 und der unkorrigierte Nahvisus auf Nieden 3. Abb. 2 zeigt die Auswirkung einer durch regeneratorischen Nachstar wieder kleiner gewordenen hinteren Kapsulotomie bei einer 34jährigen Patientin. Die hintere Kapselöffnung wurde bei ihr durch Bildung von Elschnig-Perlen auf 2,2 mm Durchmesser zirkulär wieder eingeengt. Dabei war der Fernvisus mit 1,2 unbeeinflußt, die Defokussierkurve zeigt jedoch keinen Nahgipfel. Erst nach erneuter Laserkapselbehandlung mit erweiterter Öffnung ist wieder ein Nahgipfel zu erkennen.

Die Messung der unbeeinflußten Pupille an den 6 Augen mit Kapsulotomie ergab eine mittlere Weite von 2,4 mm, die hintere Kapselöffnung betrug im Mittel 3,6 mm, die vordere Kapselöffnung 5,1 mm (Abb. 3).

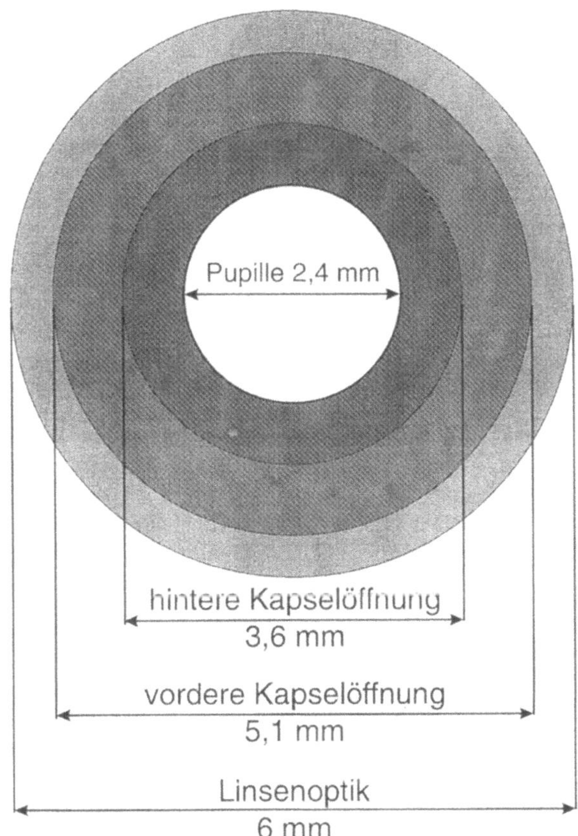


**Abb. 3.** Mittlere Pupillenweite bei Tageslicht, vordere und hintere Kapselöffnung von 6 Augen nach Kapsulotomie, Alter der Patienten 57,9 ± 12,5 Jahre

## Diskussion

Der Fernvisus bei beiden refraktiven Multifokallinsen (Array und Iovision 201) ist mit dem einer monofokalen IOL vergleichbar gut [3–5, 7]. Eine bessere Tiefenschärfe und ein Nahfokus zeichnen die MIOL aus. Dieser Vorteil wird durch ein vermindertes Kontrastsehvermögen und durch erhöhte Blendungsphänomene eingeschränkt [1, 9, 10]. Weiterhin kann man beobachten, daß der multifokale Effekt bei älteren Patienten weniger ausgeprägt ist als bei jüngeren [6].

Pupillenweite und Kapselfibrose beeinflussen das Sehen mit einer MIOL ebenfalls. Eine zunehmende Fibrose der hinteren Kapsel reduziert nicht nur den Fernvisus, sondern es geht auch der Nahfokus verloren. Nach einer Kapsulotomie ist der Mehrstärkeneffekt der Linse wieder zu erlangen, die Kapselöffnung sollte dabei ausreichend groß angelegt werden [2, 8]. Die optisch wirksame Fläche der MIOL wird durch die Pupillenweite und Kapselöffnungen bestimmt. Hat das Licht im Zentrum einer Array-HKL eine Durchtrittsfläche von 2,4 mm Durchmesser, wird es aufgeteilt in 60% für den Fernfokus, 22% für den Nahfokus und 18% für den intermediären Bereich. Erwartungsgemäß minimieren kleinere Durchtrittsflächen den Naheseheffekt noch mehr. Eine ausgeprägte Altersmiosis steht der Multifokalität einer Linse ebenso entgegen wie eine hintere Kapsulotomie mit zu kleinem Durchmesser.

## Literatur

1. Auffarth G, Hunold W, Breitenbach S, Wesendahl Th, Mehdorn E (1993) Langzeitergebnisse für Kontrastsehvermögen und Blendungsempfindlichkeit bei Patienten mit diffraktiven Multifokallinsen. Klin Monatsbl Augenheilkd 203 : 336-340
2. Behrendt S, Trier HG, Altenähr A, Hildenbrand G (1988) Der Einfluß von Hinterkammerlinsen oder YAG-Linsen-Kapsulotomie auf Blendungsempfindlichkeit und Dämmerungssehen im Vergleich zu phaken Kontrollgruppen. Klin Monatsbl Augenheilkd 193 : 249-256
3. Eisenmann D, Jacobi KW (1993) die ARRAY-Multifokallinse-Funktionsprinzip und klinische Ergebnisse. Klin Monatsbl Augenheilkd 203 : 189-194
4. Hessemer V, Eisenmann D, Jacobi KW (1993) Multifokale Intraokularlinsen- eine Bestandsaufnahme. Klin Monatsbl Augenheilkd 203 : 19-23
5. Hunold W, Auffarth G, Wesendahl Th, Mehdorn E, Kuck G (1993) Pseudoakkommodation diffraktiver MIOL und Monofokallinsen. Klin Monatsbl Augenheilkd 202 : 19-23
6. Jacobi PhC, Schwind C, Konen W (1994) Klinische Ergebnisse nach Implantation einer asphärischen multifokalen Hinterkammerlinse. In: Pham DT et al. (Hrsg) 8. DGII-Kongreß, Springer, Berlin Heidelberg New York Tokyo, S 238-246
7. Knorz MC, Claessens D, Seiberth V, Schäfer RC, Liesenhoff H (1993) Kontrastsehschärfe und Defokussierkurve mit verschiedenen Bifokal-IOLs. Ophthalmologe 90 : 352-359
8. Lohmann Chris P, Goble R, O'Brart D, Fitzke F, Marshall J, Gabel VP (1994) Blendungsempfindlichkeit vor und nach Nd : YAG-Kapsulotomie: Ein Vergleich zwischen kleiner und großer Kapsulotomie. Klin Monatsbl Augenheilkd 205 : 65-69
9. Schmidt FU, Häring G, Rochels R (1995) Funktionelle Ergebnisse nach Implantation von refraktiven multifokalen Intraokularlinsen vom Typ ARRAY. Ophthalmologe 91 : 469-471
10. Wollensak J, Pham DT, Wiemer C (1991) Ergebnisse multifokaler Hinterkammerlinsen unterschiedlicher Typen. In: Wenzel M, Reim M, Freyler H, Hartmann C (Hrsg) 5. Kongreß DGII. Springer, Berlin Heidelberg New York Tokyo, S 212-218

# Kapsulotomierate nach Silikon- und PMMA-Linsenimplantation: Ein intraindividueller Vergleich

J. Kammann, G. Dornbach, C. F. Kreiner und E. Cosmar

**Zusammenfassung.** Die Inzidenz hinterer Kapsulotomien nach Implantation von kapselsack-getragenen Silikondisklinsen und PMMA-Linsen wird verglichen.

Bei 126 Patienten ist nach Phakoemulsifikation jeweils ein Auge mit einer Silikondisklinse und das Partnerauge mit einer bikonvexen PMMA-IOL versorgt. Die Linsen sind kapselsack-getragen. Im Jahre 1994 erfolgte eine einmalige Untersuchung mit Bestimmung des Visus und Feststellung der Kapsulotomierate.

Der Untersuchungszeitpunkt lag für die Augen mit Silikonlinsen im Mittel bei 2,7 Jahren, für die mit PMMA-Linsen 3,2 Jahre nach Operation. Der Visus betrug durchschnittlich 0,68 bzw. 0,67. 58,7% der Patienten hatten eine YAG-Laserlücke in der hinteren Linsenkapsel, 15,9% beidseits, 28,6% nach Silikonlinsenimplantation, 46,0% nach PMMA-Linsenimplantation. Der Gipfel der Kapsulotomierate liegt im 2. Jahr, (9,5% der Augen mit Silikonlinsen, 19,0% der Augen mit PMMA Linsen). Danach sinkt die Inzidenz ab.

Bei gleicher Operationsmethode ist die Implantation von Silikondisklinsen in den Kapselsack im Vergleich zu kapselsackfixierten PMMA-Linsen bezüglich der Nachstarbildung günstiger. Nach PMMA-Linsenimplantation ist die Rate der Kapsulotomien signifikant höher.

**Summary.** The incidence of posterior capsulotomies following implantation of silicone disc IOLs and PMMA lenses implanted in the capsular bag is compared.

After phacoemulsification, one eye each of 126 patients received a silicone disc IOL and the contralateral eye a biconvex FMMA-IOL. The lenses were implanted into the capsular bag. In 1994, a single examination determining vision and the capsulotomy rate was performed.

The examination date was at a mean of 2.7 years with the eyes with silicone lenses and at a mean of 3.2 years postoperatively with the PMMA-IOL eyes. The average vision was 0.68 and 0.67, respectively. 58.7% of the patients showed a YAG laser gap in the posterior capsule, 15.9% in both eyes, 28.6% following silicone IOL implantation, and 46.0% after PMMA-IOL implantation.

The peak of the capsulotomy rate is found in the second postoperative year (9.5% of the eyes with silicone lenses, 19.0% of the eyes with PMMA-IOLs). After this, the incidence decreases rapidly. Applying the same surgical technique, the implantation of silicone disc lenses into the capsular bag is more favorable regarding opacification of the posterior capsule compared to PMMA-IOLs with capsular bag fixation. Following PMMA-IOL implantation the capsulotomy rate is significantly increased.

## Einleitung

Über die Nachstarhäufigkeit und Kapsulotomierate nach Implantation von Silikonlinsen und Intraokularlinsen aus PMMA werden unterschiedliche Angaben

R. Rochels et al. (Hrsg.)
9. Kongreß der DGII
© Springer Verlag Berlin Heidelberg 1995

gemacht [3, 10]. Teilweise besteht die Ansicht, daß nach Silikonlinsenimplantation eine Fibrosierung der hinteren Linsenkapsel früher auftritt und eine YAG-Laserbehandlung schwieriger durchzuführen ist als nach PMMA-Linsenimplantation [7, 13]. Andere Autoren, wie Cumming [2], sind der Ansicht, daß die Kapsulotomierate geringer und eventuell typenabhängig ist.

Es gibt 2 Arten von Silikonlinsen: Linsen mit Plattenhaptik wie die Schiffchenlinse oder die diskförmige Linse und 3teilige Silikonlinsen mit Bügeln aus Prolene, Polyimid oder vereinzelt PMMA.

Wir haben an Patienten, die an einem Auge mit einer Silikondisklinse und am anderen Auge mit einer bikonvexen PMMA-Linse versorgt sind, bezüglich Visus und Kapsulotomierate eine retrospektive Untersuchung durchgeführt und einen intraindividuellen Vergleich angestellt.

## Patienten und Methoden

Es handelte sich um 126 Patienten, 35 Männer und 91 Frauen. Das Alter lag in der Gruppe mit Silikonlinsen zwischen 47 und 90 Jahren, durchschnittlich bei 73,9 ± 8,2 Jahren und in der Gruppe mit PMMA-Linsen zwischen 46 und 88 Jahren, durchschnittlich bei 73,3 ± 7,8 Jahren. Die Silikonlinsenimplantationen erfolgten zwischen August 1989 und März 1994, die Implantationen der PMMA-Linsen zwischen September 1987 und Juli 1994. Der Zeitabstand zwischen den Operationen betrug zwischen 1 Tag und 60 Monaten, im Mittel 15,1 ± 12,3 Monate.

Die Operationstechnik war für alle Augen gleich. Nach Phakoemulsifikation des Linsenkerns und Absaugen der Rindenanteile wurde die Intraokularlinse unter Schutz von viskoelastischer Substanz in den Kapselsack implantiert.

Im Jahre 1994 führten wir bei allen Patienten eine einmalige Untersuchung bezüglich Visus und Kapsulotomie durch.

## Ergebnisse

Für die Silikonlinsen lag die Untersuchung zwischen 0,6 und 5,1 Jahren, im Mittel 2,7 ± 1,3 Jahre nach Implantation; für die PMMA-Linsen entsprechend zwischen 0,4 und 6,7 Jahren, im Mittel 3,2 ± 1,6 Jahre nach Implantation. Es besteht kein signifikanter Unterschied. Die meisten Patienten wurden 2–5 Jahre nach der Operation untersucht, also zu einem Zeitpunkt, an dem häufig eine hintere Kapsulotomie wegen Nachstar oder Trübung der hinteren Linsenkapsel vorgenommen werden muß oder schon vorgenommen wurde.

Der Visus zum Untersuchungszeitpunkt war in beiden Gruppen gleich. Er betrug durchschnittlich 0,68 ± 0,25 für die Gruppe mit Silikonlinsen bzw. 0,67 ± 0,25 für die Gruppe mit PMMA-Linsen.

Die Zeit bis zur YAG-Kapsulotomie betrug bei den Silikonlinsen 2,8–56,7 Monate, bei den PMMA-Linsen 3,0–47,5 Monate. Im Mittel erfolgte die Kapsulotomie bei den Augen mit Silikonlinse nach 22,5 ± 12,5 Monaten, bei denen mit PMMA-Linse nach 19,9 ± 10,9 Monaten. Die Indikation zur YAG-Kapsulotomie

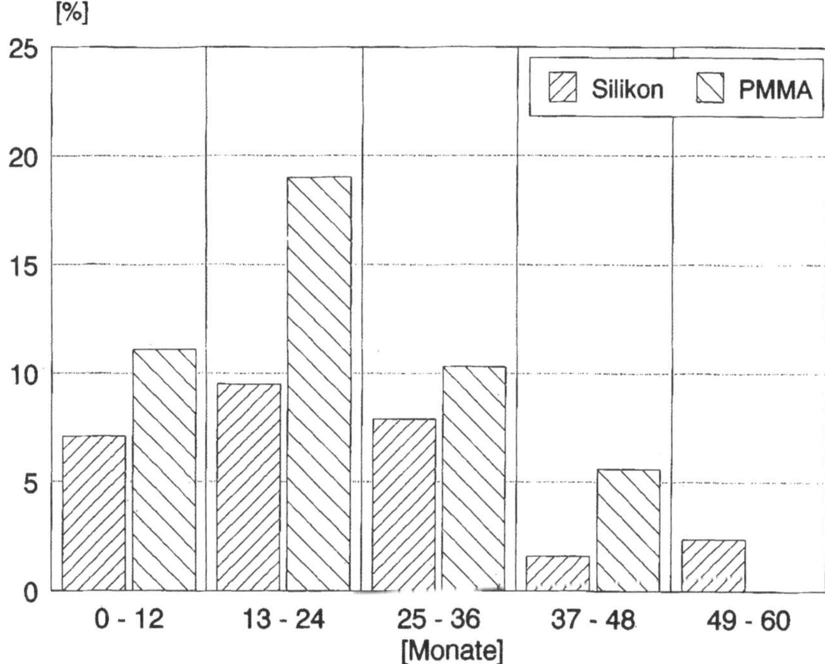



**Abb. 1.** Zeit bis zur Nd-YAG-Laserbehandlung

war ein Absinken des Visus unter 0,5. Insgesamt hatten 58,7% der Patienten eine YAG-Lücke, 15,9% an beiden Augen, 28,6% nach Silikonlinsenimplantation und 46,0% nach PMMA-Linsenimplantation. Die Kapsulotomierate war bei den Augen mit PMMA-Linsen mit $p = 0{,}004$ bei einem Signifikanzniveau von $p = 0{,}05$ statistisch signifikant höher.

Der Gipfel der YAG-Kapsulotomie-Rate liegt für beide Linsentypen im 2. Jahr (Abb. 1), danach sinkt die Inzidenz für PMMA-Linsen etwas rascher, für Silikonlinsen etwas langsamer ab.

## Diskussion

Die Angaben in der Literatur über die Kapsulotomieinzidenz schwanken, abhängig von Implantationsort und Linsendesign zwischen 2,4% und 40% [1–5, 8, 10–16]. Auch die Indikation zur Kapsulotomie wird unterschiedlich gestellt. Lindstrom führt bei einem Visusabfall auf 0,3–0,4 eine YAG-Laserbehandlung durch [6]. Andere sehen eine Visusminderung von 2 Zeilen und mehr als Kriterium [3].

Wieder andere führen bei „erheblicher Visusminderung" oder Fibrose der hinteren Kapsel [7] eine hintere Kapsulotomie durch.

Wir sehen die Indikation für eine YAG-Laserkapsulotomie bei einem Visusabfall auf unter 0,5.

Die Unterschiede bei den Angaben zur Kapsulotomierate kommen allerdings auch durch unterschiedliche Nachbeobachtungszeiträume zustande. Sie reichen von 9 Monate [9] bis 5 Jahre [4]. Ein intraindividueller Vergleich zwischen Silikon- und PMMA-Linsen wurde bisher noch nicht angestellt.

Besonders niedrige Kapsulotomieraten wurden nach Implantation von Silikonlinsen mit Plattenhaptik festgestellt [2]. In unserem Krankengut war die Inzidenz im Vergleich zu PMMA-IOL ebenfalls geringer. Wir führen dies darauf zurück, daß bei den Silikonlinsen mit Plattenhaptik, speziell den Disklinsen, die Linsenkapsel in der Abheilungsphase gleichmäßig schrumpft und die Linsenrückfläche gegen die hintere Kapsel gedrückt wird. Der entstandene enge Kontakt über 360° zwischen hinterer Kapsel und Linse hemmt die Nachstarbildung [1, 8]. Außerdem entstehen weniger zystische Makulaödeme und weniger Netzhautamotiones, da sich das Glaskörpervolumen nur wenig ändert [2]. Nach Implantation von über 3000 Silikonlinsen mit Plattenhaptik haben wir nach 500 YAG-Kapsulotomien noch keine, sonst nur 3 Pseudophakieamotiones gesehen.

Dahingegen kommt es bei 3teiligen Silikonlinsen und bei PMMA-Linsen zur Dehnung der hinteren Linsenkapsel in der Bügelachse. Durch die ungleichmäßige Ausspannung des Kapselsacks entstehen Falten. Diese begünstigen Fibrosierungen und in den Faltentälern die Entstehung von regeneratorischem Nachstar [11]. Ein solches Verhalten tritt besonders bei Linsen mit Gesamtdurchmessser von 13 mm und mehr auf, wie ihn gewöhnlich die 3teiligen Silikonlinsen haben.

Durch das straffe Anliegen der hinteren Kapsel an der Silikonlinse kann es bei der YAG-Laserbehandlung gelegentlich zu kleinen Pits in der Linse kommen. Im Gegensatz zu Turut et al. [13] haben wir jedoch keinen negativen Einfluß auf den Visus feststellen können.

Eine YAG-Kapsulotomie sollte bei Linsen mit Plattenhaptik wegen der Schrumpfung des Kapselsacks nicht vor Ablauf von 5 Monaten durchgeführt werden.

Vorteilhaft ist bei den Silikonlinsen mit Plattenhaptik, besonders bei den Disklinsen, der relativ glatte, fast rhexisähnliche Rand der YAg-Lücke, während der Rand bei PMMA-Linsen durch kleine Einrisse der Kapsel in der Regel etwas gezackt ist.

Zusammenfassend läßt sich sagen, daß bei gleicher Operationsmethode bezüglich der Kapsulotomierate die Implantation von Silikonlinsen günstiger zu sein scheint. Die Kapsulotomie erfolgt im Vergleich zu PMMA-Linsen durchschnittlich später. Die Kapsulotomierate ist bei PMMA-Linsen statistisch signifikant höher.

## Literatur


1. Born CP, Ryan DK (1988) Effect of intraocular lens optic design on posterior capsular opacification. J Cataract Refract Surg 16 : 189–192
2. Cumming JS (1993) Postoperative complications and uncorrected acuities after implantation of plate haptic silicone and threepiece silicone intraocular lenses. J Cataract Refract Surg 19 : 263–274

3. Hütz W (1993) Prospektive Studie über den Nachstar nach 5 Jahren bei Intraokularlinsen mit und ohne Laserridge. Klin Monatsbl Augenheilkd 203 : 104–107

4. Kheireddine A, Turut P, Milazzo S, Caradec X (1992) Incidence comparée de la cataracte secundaire après chirurgie extra-capsulaire. Bull Soc Ophth France 3, XCII : 283–289

5. Levy JH, Piscano AM (1988) Initial clinical studies with silicone intraocular implants. J Cataract Refract Surg 14 : 294–298

6. Lindstrom TJ, Harris WS (1980) Management of the posterior capsule following posterior chamber lens implantation. Am Intraocular Implant Soc J 6 : 255–258

7. Milauskas AT (1987) Posterior capsule opacification after silicone lens implantation and its management. J Cataract Refract Surg 13 : 644–648

8. Milauskas AT (1990) Capsular bag fixation of one-piece silicone lenses. J Cataract Refract Surg 16 : 583–586

9. Neumann AC, McCarty GR, Osher RH (1987) Complications associated with STAAR silicone implants. J Cataract Refract Surg 13 : 653–656

10. Nover A, Hackelbusch R, Stein G (1985) Die Nachstarbildung nach extrakapsulärer Cataractextraktion - mit und ohne Linsenimplantation. Fortschr Ophthalmol 82 : 240–242

11. Ohrloff C (1990) Vergleichende Bewertung von ICCE, ECCE und Phakoemulsifikation. Fortschr Ophthalmol 87 {Suppl) : 14–21

12. Shepherd JR (1989) Capsular opacification associated with silicone implants. J Cataract Refract Surg 15 : 448–450

13. Skorpik Ch, Menapace R, Scholz U, Scheidel W, Grasl M (1993) Erfahrungen mit Disklinsen aus Silikonmaterial. Klin Monatsbl Augenheilkd 202 : 8–13

14. Turut P, Kheireddine A, Sellam R, Milazzo S (1993) Etude comparative phacoémulsification avec implant en silicone et extracapsulaire classique avec implant en PMMA. Ophthalmologie 7 : 125–130

15. Viljhalmsson GA, Lucas BC (1992) Zur Nachstarinzidenz sulkusversus kapselsackfixierter Hinterkammerlinsen. Klin Monatsbl Augenheilkd 200 : 167–170

16. Vogel M, Behrens-Baumann W, Petersen J, Quentin C, Hilgers R et al. (1993) Vergleich der Komplikationen nach intra- und extrakapsulärer Kataraktextraktion mit Linsenimplantation. Klin Monatsbl Augenheilkd 203 : 43–52

# Nd-YAG-Kapsulotomie bei kapselsackimplantierten Linsen

R. Hennekes und T. Adank

**Zusammenfassung.** 161 Augen mit Nd-YAG-Kapsulotomie nach Kataraktoperation mit vollständig in den Kapselsack implantierten IOL 1–3 Jahre zuvor wurden nach 24 ± 6 Monaten untersucht. Es wurde weder ein zystoides Makulaödem (CME), noch eine Netzhautablösung noch ein laserinduziertes Glaukom gefunden.

Demzufolge scheint das Risiko bei einer YAG-Kapsulotomie in Augen mit vollständig in den Kapselsack implantierten Linsen kleiner zu sein als bei einer Nachstarabsaugung in Augen mit sulkusimplantierten Linsen.

**Summary.** A total of 161 eyes with Nd : YAG laser posterior capsulotomy after in the bag IOL implantation 1–3 years ago were actively followed over a period of 24 ± 6 months. No CME, retinal detachment, or induced glaucoma was found. Therefore a YAG capsulotomy in eyes with completely in the bag implanted IOL seems to assure a better level of security than capsular polishing in eyes with sulcus implanted lenses.

## Einleitung

Die hintere Kapsulotomie mit dem Nd-YAG-Laser ist eine relativ sichere und nicht invasive Methode der Nachstarbehandlung. Sie ist jedoch nicht ohne Gefahren. Mögliche Komplikationen sind: Zystoides Makulaödem (CME), erhöhter intraokularer Druck und Netzhautablösung. Bezieht man sich auf die Literatur, so ist das Vorkommen dieser Komplikationen ungefähr 0,08–3,6% in den ersten beiden postoperativen Jahren, was die Netzhautablösung betrifft (Tabelle 1), 0–5,6% für das CME im 1. Jahr nach der Behandlung (Tabelle 2) und 0,2–5,9% für die Entwicklung eines chronischen Glaukoms (Tabelle 3). Diese Daten beruhen hauptsächlich auf der Auswertung von Kapsulotomien in Augen, die in den achtziger Jahren operiert waren, d. h. mit Sulkusimplantation der Linse. In solchen Fällen ist die Kapsulotomie in der Lage eine freie Verbindung zwischen Vorderkammer und vitrealem Raum zu schaffen. Der Verlust der Barrierefunktion eines intakten retropupillären Diaphragmas ist jedoch – so denkt man – wahrscheinlich der erste Schritt für die darauffolgenden Komplikationen. Man kann jedoch das Problem dadurch umgehen, daß man die Hinterkapsel unter der Linse chirurgisch „poliert". Dies ist eine sehr effiziente Methode, die sogar durch zwei kleine korneale Inzisionen hindurch (eine für die Aspirationskanüle, die andere für die Irrigationskanüle) ziemlich atraumatisch ausgeführt werden kann. Die Häufigkeit von Netzhautablösung und der Entwicklung eines chronischen CME

R. Rochels et al. (Hrsg.)
9. Kongreß der DGII
© Springer-Verlag Berlin Heidelberg 1995

**Tabelle 1.** Das Auftreten von Netzhautablösung nach Neodymium-Yttrium-Aluminium-Garnet-Laserkapsulotomie

| Studie | Kapsulotomien | Häufigkeit der Netzhautablösung [%] |
| --- | --- | --- |
| Aron-Rosa et al. [2] | 3253 | 0,08 |
| Ficker et al. [5] | 582 | 2,1 |
| Rickman-Berger et al. [13] | 366 | 3,6 |
| Steinert et al. [16] | 847 | 0,89 |
| Javitt et al. [8] | 13.709 | 1,6 |
| Koch et al. [9] | 122 | 3,2 |
| Stark et al. [15] | 2110 | 0,5 |
| Van Westbrugge et al. [17] | 198 | 1,0 |

**Tabelle 2.** Das Auftreten von zystoidem Makulaödem nach Neodymium-Yttrium-Aluminium-Garnet-Laserkapsulotomie

| Studie | Kapsulotomien | Häufigkeit des zystoiden Makulaödems [%] |
| --- | --- | --- |
| Winslow and Taylor et al. [18] | 1100 | 0,55 |
| Albert et al. [1] | 57 | 0,6 |
| Steinert et al. [16] | 897 | 1,23 |
| Stark et al. [15] | 2110 | 1,2 |
| Lewis et al. [10] | 78 | 0 |
| Bath et al. [3] | 3711 | 2,5 |

**Tabelle 3.** Das Auftreten von chronischem Offenwinkelglaukom nach Neodymium-Yttrium-Aluminium-Garnet-Laserkapsulotomie

| Studie | Kapsulotomien | Neues Glaukom [%] | Verschlimmerung eines präexistenten Glaukoms [%] |
| --- | --- | --- | --- |
| Stark et al. [15] | 2110 | 2,5 | – |
| Bath et al. [3] | 3711 | 0,2 | – |
| Steinert et al. [16] | 847 | 0,78 | 0,56 |
| Fourman et al. [6] | 237 | 5,9 | – |

scheinen danach sehr viel geringer zu sein als nach Kapsulotomie [7, 12]. Demzufolge könnte man, soweit es die Sicherheit des Patienten betrifft, die Nachstarabsaugung und Kapselpolierung als die Methode der ersten Wahl ansehen.

Mit den heutzutage üblichen Methoden der Kataraktchirurgie (d. h. mit kompletter Kapselsackimplantation der Linse) hat sich diese Situation jedoch verändert:

a) Macht man nun eine hintere Kapsulotomie, so kann man annehmen, daß diese
   nicht mehr eine freie Passage durch das Kapsellinsendiaphragma hindurch
   gestattet, weil die Kunstlinse, die an ihren Rändern zwischen vorderem und
   hinterem Kapselblatt eingepackt ist, das zentrale Loch vollständig tamponiert.
b) Die Nachstarabsaugung an der Hinterkapsel ist wesentlich schwieriger und
   kann leicht zur Zonuladialyse und Kapselrissen führen, vor allem dann, wenn
   man die Haptiken mobilisiert.

In diesem Zusammenhang wollten wir die Hypothese prüfen, ob bei vollständig
in den Kapselsack implantierten Linsen eine hintere Nd-YAG-Kapsulotomie ausgeführt werden kann ohne die oben genannten Gefahren.

## Material und Methoden

161 YAG-Laserkapsulotomien bei 144 Patienten, ausgeführt zwischen April 1992
und April 1993 wurden aktiv nachuntersucht mit einer durchschnittlichen Beobachtungszeit von 24 ± 6 Monaten. Das Nichtvorhandensein eines CME nach
Kapsulotomie wurde konstatiert, wenn der unmittelbar postoperative Visus nach
YAG-Laser unverändert war und blieb, oder ein CME durch Fluoreszenzangio-
graphie „aktiv" ausgeschlossen werden konnte. Ophthalmoskopie und Applanationstonometrie wurden routinemäßig durchgeführt. Von den Patienten waren
69 männlich und 75 weiblich, das Alter der Patienten reichte von 26–92 Jahren
mit einem Durchschnittswert von 73,6 Jahren. Die Kataraktoperationen waren
zwischen 1990 und 1992 ausgeführt worden und in jedem einzelnen Fall wurde
sich aufs neue vergewissert, daß alle Linsen komplett in den Kapselsack implantiert waren.

## Ergebnisse

Von den 161 Kapsulotomien, die nachuntersucht wurden, hatte kein Patient ein CME
oder eine Netzhautablösung entwickelt (Tabelle 4). In einem Fall bestand zwar der
klinische Verdacht auf ein CME, dieser konnte aber angiographisch ausgeräumt
werden. Der durchschnittliche intraokulare Druck, nach Ausschluß der bereits
präoperativ latenten und manifesten Glaukome, war 13,74 vor und 13,09 mm Hg
in der Nachbeobachtungszeit. Kein Patient mit präoperativ normalem Augeninnendruck hatte ein chronisches Glaukom entwickelt. Nur gelegentlich konnte

**Tabelle 4.** Das Auftreten von Komplikationen nach 161 Neodymium-Yttrium-Aluminium-Gar-
net-Laserkapsulotomien bei vollständig in den Kapselsack implantierten Linsen

| | |
|---|---|
| Netzhautablösung | 0% |
| Zystoides Makulaödem | 0% |
| Chronisches Offenwinkelglaukom | 0% |

ein leichter Druckanstieg direkt nach der Kapsulotomie beobachtet werden, aber es gab auch Patienten, die eine postoperative Augendrucksenkung aufwiesen.

## Diskussion

Die Resultate weisen darauf hin, daß es durchaus berechtigt sein könnte anzunehmen, daß eine Nd-YAG-Laserkapsulotomie in Augen, bei denen die Linse komplett in den Kapselsack implantiert ist, nicht so gefährlich ist wie in Augen mit sulkusimplantierten IOL. Obwohl die Anzahl der untersuchten Augen und die Nachbeobachtungsperiode nicht sehr hoch und lang sind, kann doch eine Tendenz vermutet werden: der Literatur zufolge hätten in diesen 2 Jahren der Nachbeobachtungsperiode 1–7 Fälle von CME und 1–5 Fälle von Netzhautablösung erwartet werden können. Wir beginnen deshalb die folgenden Indikationen für die Nachstarbehandlung zu favorisieren:

- In allen Augen mit sulkusimplantierten Linsen sollte eine Nachstarabsaugung und Kapselpolierung ausgeführt werden, ausgenommen in Augen von älteren Patienten ohne Risikofaktoren.
- In Augen mit vollständig in den Kapselsack implantierten Linsen von alten Patienten mit oder ohne Risikofaktoren kann eine Kapsulotomie mit dem Nd-YAG-Laser ausgeführt werden. Dies gilt auch für junge Patienten ohne Risikofaktoren.
- In der Gruppe der jungen Patienten mit vollständiger Kapselsackimplantation und Vorliegen von Risikofaktoren sollte die Entscheidung, welche Art von Eingriff man ausführt (Kapsulotomie oder Nachstarabsaugung) sehr individuell getroffen werden und eventuell aufgeschoben werden, bis weitere Erkenntnisse zur Verfügung stehen.

## Literatur


1. Albert DW, Wade EC, Parrisk RK, Flynn HW, Slomovic AR, Tannenbaum M, Blodi C (1990) A prospective study of angiographic cystoid macular oedema one year after Nd : YAG posterior capsulotomy. Ann Ophthalmol 22 : 139–143
2. Aron-Rosa D, Aron J, Cohn HC (1984) Use of pulsed picosecond Nd : YAG laser in 6.664 cases. Am J Intraocular Implant Soc 10 : 35–40
3. Bath PE, Fankhauser F (1986) Long term results of Nd : YAG laser posterior capsulotomy with the Swiss laser. J Cataract Refract Surg 12 : 150–153
4. Curtis WJ, Javitt JC (1994) Complications of neodymium: yttrium-aluminium-garnet laser capsulotomy. Curr Opinion Ophthalmol 5(3) : 30–34
5. Ficker LA, Vickers S, Capon MRC, Mellerio J, Cooling RS (1987) Retinal detachment following Nd : YAG posterior capsulotomy. Eye 1 : 86–90
6. Fourman S, Apisson J (1991) Late-onset elevation in intraocular pressure after Neodymium-YAG laser posterior capsulotomy. Arch Ophthalmol 109 : 511–513
7. Janknecht P, Funk J (1992) Die chirurgische Nachstarabsaugung. Ophthalmologe 89 : 291–294

8. Javitt JC, Tielsch JM, Canner JK, Kolb MM, Sommer A, Steinberg EP (1992) National outcomes of cataract extraction: Increased risk of retinal complications associated with Nd : YAG laser capsulotomy. Ophthalmology 99 : 1487–1498

9. Koch DD, Liu JF, Gill EP, Parke DW (1989) Axial myopia increases the risk of retinal complications after neodymium YAG laser posterior capsulotomy. Arch Ophthalmol 107 : 986–990

10. Lewis H, Singer TR, Hanscom TA, Straatsma BR (1987) A prospective study of cystoid macular oedema after Neodymium : YAG laser posterior capsulotomy. Ophthalmology 94 : 478-482

11. Oldendoerp J (1989) Netzhautablösung nach Neodym-YAG-Laser-Kapsulotomie in aphaken und pseudophaken Augen. Klin Monatsbl Augenheilkd 194 : 234–240

12. Pham DT, Kraffel U, Wollensak J (1993) Nachstarabsaugung und deren Komplikationen. Klin Monatsbl Augenheilkd 202 : 507–510

13. Rickman-Berger L, Florine CW, Larson RS, Lindstrom RL (1989) Retinal detachment after Neodynium : YAG laser posterior capsulotomy. Am J Ophthalmol 107 : 531–536

14. Shah GR, Gills JP, Durham DG, Ausmus WH (1986) Three thousand YAG lasers in posterior capsulotomies: An analysis of complications and comparison to polishing and surgical discission. Ophthalmic Surg 17(8) : 473–477

15. Stark WJ, Worthen D, Holladay JT, Murray J (1985) Neodymium : YAG lasers: an FDA report. Ophthalmology 92 : 636–640

16. Steinert RF, Puliafito CA, Kumar SR, Dudak SD, Patel S (1991) Cystoid macular oedema, retinal detachment, and glaucoma after Nd : YAG laser posterior capsulotomy. Am J Ophthalmol 112 : 373–380

17. Van Westbrugge JA, Gimbel HV, Souchek J, Chow D (1992) Incidence of retinal detachment following Nd : YAG capsulotomy after cataract surgery. J Cataract Refract Surg 18 : 352–355

18. Winslow RL, Taylor BC (1985) Retinal complications following YAG laser capsulotomy. Ophthalmology 92 : 785–789

# Zur Bedeutung des Linsenepithels für die Kataraktentwicklung: Ein klinischer und strukturanalytischer Beitrag

H. G. Struck, D. Ehrich und V. Seydewitz

**Zusammenfassung.** In dieser prospektiven Studie wurde nach Zusammenhängen zwischen Veränderungen der Struktur und des Phosphorgehaltes des Linsenepithels und der Kataraktentwicklung gesucht. 145 fortlaufend operierte Patienten wurden nach Genese und Reifegrad der Katarakt sowie dem Lebensalter unterteilt. Jeweils ein Fragment des vorderen zentralen Linsenepithels ($n = 145$) wurde mit dem Rasterelektronenmikroskop S-2400 auf Veränderungen beurteilt. Die Bestimmung des Phosphorgehaltes der Zellen erfolgte an einer Untergruppe ($n = 59$) mittels EDXA (Röntgenspektrometer TN-5500). 17 von 18 Kapselepithelverbänden der Cat. präsenilis waren geschädigt, aber nur 27 von 103 der Cat. senilis ($p < 0{,}01$). Das Linsenepithel war bei der Cat. progrediens ($n = 96$) 74mal (75,5%) und bei der Cat. (prä)matura ($n = 23$) nur 3mal (14,3%) intakt ($p < 0{,}01$). Das mittlere „peak/background"-Verhältnis für Phosphor war gegenüber der Cat. senilis progrediens ($n = 43$) mit 1,312 bei der Cat. präsenilis progrediens ($n = 10$) mit 1,223 vermindert ($p < 0{,}05$) und bei der Cat. senilis (prä)matura ($n = 6$) mit 1,368 erhöht ($p < 0{,}05$). Die Katarakt bei Diabetes mellitus ($n = 8$) und die Cat. traumatica ($n = 7$) zeigten immer geschädigtes Epithel. Vermehrte Schäden des Linsenepithels lagen auch im jüngeren Lebensalter sowie bei höherem Reifegrad der Katarakt vor. Die morphologischen Veränderungen und der geringere Phosphorgehalt des Epithels der Cat. präsenilis sprechen hier für einen bedeutenden Einfluß dieser Struktur auf die Kataraktentwicklung.

**Summary.** This prospective study dealt with the relationship between the changes in structure and content of phosphorus of the lens epithelium and cataract development. There were 145 continuously operated on patients who were classified by genesis and maturity grade of cataract as well as by age. In each case a fragment of the anterior central lens epithelium ($n = 145$) was tested by scanning electron microscope (S-2400) in reference to changes. Phosphorus content was determined in a subgroup ($n = 59$) by EDXA (x-ray spectrometer TN-5500). Of 18 capsular epitheliums, 17 cataract praesenilis were detected, but only 27 of 103 had cataract senilis ($p < 0{.}01$). The lens epithelium was intact in cataract progrediens ($n = 96$) in 74 cases (75.5%) and in cataracta (prae)matura ($n = 23$) only three times (14.3%; $p < 0{.}01$). The mean „peak/background" relationship for phosphorus was decreased with respect to cataracta senilis progrediens ($n = 43$; 1.312) in cataracta praesenilis progrediens ($n = 10$; 1.223) ($p < 0{.}05$). In cataracta senilis (prae)matura ($n = 6$) it was increased (1.368; $p < 0{.}05$). The cataract in diabetes mellitus ($n = 8$) and traumatic cataract ($n = 7$) showed a damaged epithelium in each case. Increased defects of the lens epithelium also occurred in younger patients and with a higher maturity grade of the cataract. The epithelial damage and the decreased phosphorus contents in cataracta praesenilis demonstrate a significant influence of the lens epithelium on cataract development.

R. Rochels et al. (Hrsg.)
9. Kongreß der DGII
© Springer-Verlag Berlin Heidelberg 1995

## Einleitung

Der Einfluß des Funktionszustandes des Linsenepithels auf die Entwicklung verschiedener Kataraktformen ist gesichert, bedarf aber noch weiterer Abklärung [8, 11]. Eine besondere Bedeutung kommt hierbei den intrazellulären organischen Phosphorverbindungen zu, da sie der Energieversorgung der Zelle dienen [1, 10]. In dieser prospektiven Studie soll nach Zusammenhängen zwischen Veränderungen der Struktur und des Phosphorgehaltes des vorderen zentralen Linsenepithels und der altersabhängigen Kataraktentwicklung gesucht werden. Darüber hinaus interessiert der Zustand des Linsenepithels bei Vorliegen weiterer kataraktogener Risikofaktoren wie Diabetes mellitus und Bulbustrauma.

## Patienten und Methoden

Patientenkollektiv: 145 Patienten (77 weiblich, 68 männlich, Durchschnittsalter 70,9 Jahre). Unter Berücksichtigung vorgegebener Ein- und Ausschlußkriterien erfolgte eine Unterteilung nach:

- Kataraktart ($n = 145$, Tabelle 1),
- Patientenalter ($n = 121$, nur bei Cataracta präsenilis ($n = 18$) und Cataracta senilis ($n = 103$)) in die Altersklassen: I = 40–49 Jahre ($n = 8$); II = 50–59 Jahre ($n = 10$); III = 60–69 Jahre ($n = 32$); IV = 70–79 Jahre ($n = 47$); V = 80–89 Jahre ($n = 24$) und
- Reifegrad der Linsentrübung ($n = 121$, bei Cataracta präsenilis und Cataracta senilis) in Cataracta progrediens ($n = 98$) und Cataracta (prä)matura ($n = 23$).

### Entnahmetechnik

Bei der Kataraktoperation wurde intraoperativ durch die Kapsulorhexis ein zentrales Fragment der vorderen Linsenkapsel von 4–5 mm Durchmesser gewonnen, auf einer Zelluloseunterlage in 10%igem Formaldehyd bei +4° C fixiert und nach 48–72 Stunden auf ein Deckgläschen in einen Tropfen Aqua bidest. überbracht und anschließend luftgetrocknet.

**Tabelle 1.** Häufigkeitsverteilung der Kataraktarten ($n = 145$)

| Kataraktart | $n$ | ♂ | ♀ |
|---|---|---|---|
| Cat. präsen. et. senilis | 121 | 57 | 64 |
| Cat. bei Diab. mell. | 8 | 1 | 7 |
| Cat. traumatica | 7 | 6 | 1 |
| Übrige | 9 | 4 | 5 |

## Untersuchungstechnik und Auswertung

- Rasterelektronenmikroskopische (REM) Untersuchung
  (Rasterelektronenmikroskop S 2400 (Fa. Hitachi) bei einer Beschleunigungsspannung von 15 kV und einem Kippwinkel von 30°): Die mit der Epithelseite
  nach oben ausgebreiteten Linsenkapselfragmente wurden hierfür mit Kohlen-
  stoff bedampft und bei einer 800fachen Vergrößerung bewertet und fotodo-
  kumentiert.
- Quantitativer Vergleich des Phosphorgehaltes der Proben durch die energiedis-
  persive Röntgenstrahlmikroanalyse (EDX-Analyse) an einer Untergruppe der
  Cataracta präsenilis et senilis ($n = 59$) (Röntgenspektrometer TN 5500 (Fa. Tra-
  cor) bei einer Beschleunigungsspannung von 8 kV); Aufnahme eines energie-
  dispersiven Röntgenspektrums im Zeitraum von jeweils 300 s und Ermittlung
  des „peak/background"-Verhältnisses.

Kriterien für eine morphologische Schädigung:
- pathologische Zellveränderungen (Verlust von Zellen oder Zellgrenzen),
- pathologische Zellkernveränderungen (Karyolyse, Karyorhexis, Kernpyknose).

Im Anschluß an die Dokumentation dieser Befunde erfolgte die Krankenak
teneinsicht zur Entnahme und Zuordnung der klinischen Daten.
Mathematische Bearbeitung: chi$^2$-Test, Kovarianzanalyse.

## Ergebnisse

Bei der altersabhängigen Kataraktart ($n = 121$) waren 17 von 18 Kapselepithelverbänden der Cataracta präsenilis geschädigt, aber nur 27 von 103 der Cataracta senilis ($p < 0,01$). Für die Cataracta progrediens zeigte sich eine deutliche Abnahme

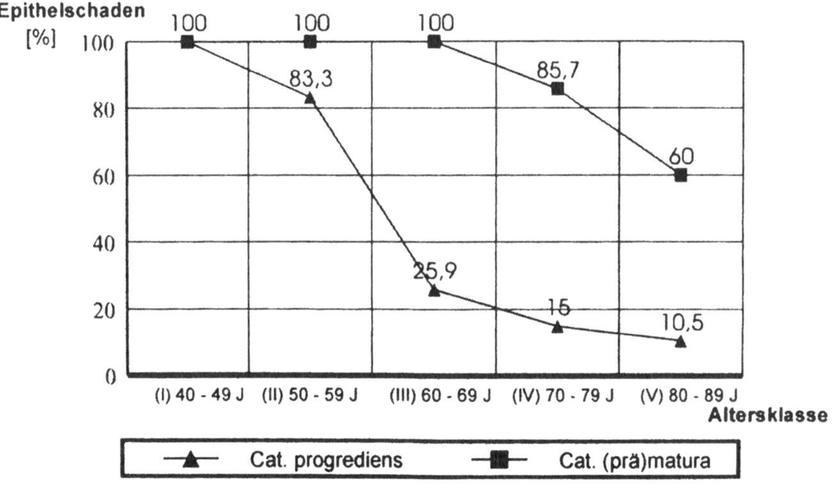


**Abb. 1.** Linsenepithelschädigung, Patientenalter und Reifegrad der Katarakt ($n = 121$)

**Tabelle 2.** Phosphorgehalt (Peak/Background) Patientenalter und Reifegrad der Katarakt ($n = 59$)

| Kataraktart | Mittelwert |
|---|---|
| Cat. präsenilis progrediens ($n = 10$) | 1,223 |
| Cat. senilis progrediens ($n = 43$) | 1,312 |
| Cat. senilis (prä)matura ($n = 6$) | 1,368 |

des Anteils geschädigter Epithelien mit steigendem Lebensalter der operierten Patienten von 100% (Altersklasse I) auf nur noch 10,5% (Altersklasse V). Bei der Cataracta (prä)matura wiesen nur die Proben der Altersklassen IV und V auch intakte Epithelzellverbände auf (Abb. 1). Insgesamt war das Linsenepithel bei der Cataracta progrediens ($n = 96$) 74mal (75,5%) und bei der Cataracta (prä)matura ($n = 23$) nur 3mal (14,3%) intakt ($p < 0,01$).

Die Untersuchung des Phosphorgehaltes ergab, daß unter den erfaßten progredienten Linsentrübungen ($n = 53$) die Cataracta präsenilis ($n = 10$) mit einem Mittelwert von 1,223 gegenüber dem Mittelwert der Cataracta senilis ($n = 43$) mit 1,312 ein deutlich vermindertes durchschnittliches „peak/background"-Verhältnis hatte ($p < 0,05$). Der höchste Mittelwert wurde hier in der Gruppe der Cataracta senilis (prä)matura ($n = 6$) mit 1,368 gefunden ($p < 0,05$, Tabelle 2). In der Patientengruppe mit Diabetes mellitus ($n = 8$), darunter drei schwere primär insulinpflichtige Diabetes-Typ I-Erkrankungen bei Patienten im Alter von 10, 12 und 34 Jahren, lag in jedem Fall ein morphologisch geschädigtes Linsenepithel vor. Dies traf ebenso für die 7 Patienten mit Cataracta traumatica zu, wobei 5mal eine perforierende Hornhautverletzung und 2mal eine Contusio bulbi vorausgegangen waren.

## Diskussion

Die Ergebnisse der REM-Untersuchungen dieser Studie belegen die signifikante Abnahme der Epithelschäden mit zunehmendem Lebensalter und einem deutlichen Häufigkeitssprung um das 60. Lebensjahr. Somit nimmt mit steigender Altersklasse der kataraktogene Faktor „Alter" zu und der Faktor „Epithelschädigung" ab. Die von uns festgestellten morphologischen Veränderungen der vorderen zentralen Kapselepithelfragmente sehen wir als Ausdruck eines dekompensierten bzw. irreversibel geschädigten Linsenepithels an, das dann für die Kataraktogenese maßgebliche Mitverantwortung trägt.

Der signifikant niedrigere Gehalt an Phosphor in der Altersklasse II könnte Ausdruck einer Reduzierung der für die Energieversorgung nötigen intrazellulären organischen Phosphorverbindungen (z. B. ATP, NADP) sein und damit ebenfalls für einen schlechteren energetischen Zustand der Linsenepithelzellen präseniler Katarakte sprechen. Auch andere Autoren wie Fargerholm u. Mitarb., Haß u. Mitarb., Straatsma und Mitarb. und Vasavada u. Mitarb. heben die Bedeutung einer Linsenepithelschädigung für die Entstehung des grauen Stars hervor [2, 3, 7, 9].

Dagegen deuten die mit zunehmendem Reifegrad der Katarakt vermehrt geschädigten vorderen zentralen Linsenepithelfragmente eher auf eine Folge des generell dekompensierten Linsenstoffwechsels hin. So wurden bei hypermaturen Katarakten sogar epithelzellfreie Linsenkapseln beschrieben [6].

Der bei der Cataracta senilis (prä)matura im Vergleich zur Cataracta senilis progrediens signifikant erhöhte Phosphorgehalt könnte durch eine kompensatorische Stoffwechselsteigerung der – bei generell reduzierter Zellzahl – verbliebenen Epithelzellen verursacht sein.

Eindeutige Belege liefert die Studie auch für die linsenepithelschädigende Wirkung des Diabetes mellitus. Während bei den Kindern und Jugendlichen mit einem schweren insulinpflichtigen Diabetes mellitus Typ I der kataraktogene Faktor „Diabetes mellitus" ganz im Vordergrund steht, gewinnt mit zunehmenden Lebensjahren (Diabetes mellitus Typ II b) der kataraktogene Faktor „Alter" an Bedeutung. Dieses Prinzip der Synkataraktogenese wurde erstmals von Hockwin et al. definiert [4].

Die von uns nachgewiesenen pathologischen Veränderungen des Linsenepithels bei der Cataracta traumatica sind als unmittelbare Folge der Gewaltanwendung zu erwarten. Bei einer mehrjährigen Zeitspanne zwischen Unfall und Ausbildung der Linsentrübung ist eine unterschwellige Linsenkapsel- und Epithelschädigung anzunehmen, die dann durch weitere kataraktogene Faktoren manifest wird.

Hinsichtlich der Prävention von Linsentrübungen sind bei eindeutigen bzw. dominierenden kataraktogenen Faktoren wie der „mechanischen Schädigung" nach einem Trauma oder der Stoffwechselstörung „Diabetes mellitus" zielgerichtete Maßnahmen möglich.

In Ergänzung dazu weisen unsere Untersuchungen darauf hin, daß die altersabhängige Starentwicklung bei jüngeren Menschen trotz der „multifaktoriellen Kataraktogenese" durch eine Verbesserung der Stoffwechsellage des Linsenepithels günstig beeinflußt werden könnte. Hierbei kommt der Reduzierung epithelschädigender exogener (z. B. UV-Licht) und endogener (z. B. Peroxidationsmetabolite ungesättigter Fettsäuren) Einflüsse eine besondere Bedeutung zu [5, 12]. Ein weiterer möglicher Ansatz der Kataraktprävention könnte die verbesserte Versorgung der Zellen mit organischen, für den Energiefluß notwendigen Phosphorverbindungen sein. Der Nachweis einer Effektivität derartiger Maßnahmen bleibt allerdings weiteren Studien vorbehalten.

## Literatur


1. Capiello M, Barsacchi D, Del-Corso A, Tozzi MG, Carnici M, Mura U, Ipata PL (1992) Purine salvage as a metabolite and energy saving mechanism in the ocular lens. Curr Eye Res 11(5) : 435–444
2. Fargerholm PP, Philipson BT (1981) Human lens epithelium in normal and cataractous lenses. Invest Ophthalmol Vis Sci 21 : 408–414
3. Haß C, Lommatzsch PK, Wiedemann P (1994) Morphologische Veränderungen des Linsenepithels bei Patienten mit altersbedingter Katarakt, Strahlen- und Steroidkatarakt und Katarakt nach Contusio bulbi. Ophthalmologe 91 (Suppl 1) : 36

4. Hockwin O, Sasaki K, Leske C (1989) Risk factors of cataract development. Dev Ophthalmol 17 : 83–87
5. Janke M, Eckerskorn U, Jahn C, Hockwin O (1989) Role of metabolic risk factors in the pathogenesis of different morphologies of senile cataract. Dev Ophthalmol 17 : 87–92
6. Jshizaki Y, Voyvadio JT, Burne JF, Roff MC (1993) Control of lens epithelial cell survival. J Cell Biol 121(4) : 899–908
7. Straatsma BR, Lightfoot DO, Barke RM, Horwith J (1991) Lens capsule and epithelium in age-related cataract. Am J Ophthalmol 112(3) : 283–296
8. Struck HG, Ehrich D, Seydewitz V (1994) Vergleichende morphologische Untersuchungen des Linsenepithels bei Katarakt-Patienten. In: Pham DT, Wollensak J, Rochels R, Hartmann CH (Hrsg) 8. Kongreß der DGII. Springer, Berlin Heidelberg New York Tokyo, S 392–397
9. Vasavada AR, Cherian M, Yadav S, Rawal UM (1991) Lens epithelial cell density and histo-morphological study in cataractous lenses. J Cataract Refract Surg 17(6) : 798–804
10. Winkler BS, Riley MV (1991) Relative contributions of epithelial cells and fibers to rabbit lens ATP content and glycolysis. Invest Ophthalmol Vis Sci 32(9) : 2593–2598
11. Worgul BV, Merriam GR Jr, Medvedovsky C (1989) Cortical cataract development – an expression of primary damage to the lens epithelium. Lens Eye Toxic Res 6(4) : 559–571
12. Zigman S, Datiles M, Torczynski E (1979) Sunlight and human cataracts. Invest Ophthalmol 18 : 462–467

# Refraktive Chirurgie

# Keratomileusis in situ – Möglichkeiten und Grenzen

W. Wiegand und B. Krusenberg

**Zusammenfassung.** Die Keratomileusis (KM) in situ ist eine Weiterentwicklung der ursprünglich von J. I. Barraquer entwickelten Tiefgefrieroperationstechniken zur refraktiven Behandlung hoher Ametropien. Prinzipiell lassen sich mit der KM in situ sowohl Myopien als auch Hypermetropien korrigieren.

Bei 50 Augen mit hohen Myopien zwischen –8,0 und –36,0 Dioptrien (sphärisches Äquivalent) wurde eine mechanische (21 Augen) oder eine photorefraktive (29 Augen) KM in situ vorgenommen. Bei 47 Augen lag die postoperative Refraktion innerhalb eines Bereiches von ± 2,5 dpt von der angestrebten Zielrefraktion. Die Visus erreichte postoperativ im Mittel innerhalb von 3 Monaten wieder die präoperativen Ausgangswerte und zeigte danach eine Tendenz zu weiterem Anstieg. Innerhalb einer Nachbeobachtungszeit von 1 Jahr blieben die Refraktionswerte weitgehend stabil. Mögliche Komplikationen der KM in situ sind eine Hazebildung infolge einer flächenhaften Läsion der Bowmanschen Membran durch ungenügende Tiefe der lamellären Resektion (1 Auge), eine Dezentrierung der optischen Zone (2 Augen) und Epithelinvasionen in das Interface (2 Augen). Eine Hyperopiekorrektur wurde mit der mechanischen KM in situ bisher von uns nicht ausgeführt, da hierbei eine progrediente Hornhautektasie befürchtet werden muß.

Die KM in situ scheint somit ein geeignetes Verfahren zur Beseitigung hoher Myopien zu sein, sofern Kontaktlinsen nicht toleriert werden.

**Summary.** Keratomileusis (KM) in situ is a further advancement of the freeze technique first evolved by J. I. Barraquer for refractive treatment of high ametropia. In principle, KM in situ can correct myopia as well as hyperopia.

In 50 eyes with high myopias between –8.0 und –36.0 D (spherical equivalent) a mechanical (21 eyes) or a photorefractive (29 eyes) KM in situ was carried out. In 47 eyes the postoperative refraction was within ± 2.5 D of the intended refraction. On average the postoperative visual acuity reached the preoperative values within 3 months and showed a tendency to further increase afterwards. The refraction remained stable in the 1-year-follow up. Possible complications of KM in situ are a haze due to a lesion of Bowman's membrane because of a lamellar resection not being deep enough (one eye), a decentration of the optical zone (two eyes), and epithelial cells invading the interface (two eyes). Up to now mechanical KM in situ for correction of hyperopia has not been carried out by us for fear of progressive corneal ectasy. KM in situ is a suitable method for the correction of high myopia provided that contact lenses are not allowed.

R. Rochels et al. (Hrsg.)
9. Kongreß der DGII
© Springer-Verlag Berlin Heidelberg 1995

## Einleitung

Die Keratomileusis (KM) in situ ist eine Weiterentwicklung der ursprünglich von J. I. Barraquer entwickelten Tiefgefrieroperationstechniken zur refraktiven Behandlung hoher Ametropien [2]. Prinzipiell lassen sich mit der KM in situ sowohl Myopien als auch Hypermetropien korrigieren. In der Praxis werden heute vorwiegend zwei Methoden angewendet, zum einen die rein mechanische Keratomileusis in situ [1, 4, 7, 10], die auch als automatische lamellierende Keratoplastik (ALK) bekannt geworden ist, und zum anderen ein kombiniertes Verfahren, bei dem eine photorefraktive Keratomie mit dem Excimerlaser im Hornhautstroma (LASIK = Laser-in situ-Keratomileusis) nach mechanischer Resektion einer oberflächlichen Hornhautlamelle vorgenommen wird [3, 6].

In der Universitätsaugenklinik Marburg wurden beide Verfahren in den vergangenen zwei Jahren zur Korrektur hoher Myopien eingesetzt. Über die Methodik und die Ergebnisse der Keratomileusis in situ sowie ihre Möglichkeiten und Grenzen soll im folgenden berichtet werden.

## Methodik

Bei der mechanischen Keratomileusis in situ (ALK) zur Myopiekorrektur wird zunächst eine oberflächliche Hornhautlamelle von ca. 130–150 μm Dicke mit einem Mikrokeratom (Automated corneal shaper, Fa. Steinway, San Diego) entfernt und dann im freiliegenden Hornhautstroma „in situ" eine refraktiv wirksame Lamelle reseziert, deren Durchmesser und Dicke vom Ausmaß der gewünschten Korrektur abhängen. Die Berechnung erfolgt im einzelnen nach vorgegebenen Nomogrammen [4]. Die oberflächliche Hornhautlamelle hat einen Durchmesser von 7,2–8,0 mm und besteht aus Epithel, Bowmanscher Membran und superfizialem Stroma. Sie kann zur Durchführung der intrastromalen Keratektomie entweder vollständig reseziert und anschließend mittels einer torsionsfreien Naht wieder auf der Hornhaut aufgenäht werden – Einzelheiten zu dieser Technik sind bereits an anderer Stelle publiziert worden [10] – oder nach nicht ganz vollständiger Resektion während der intrastromalen Keratektomie nur zurückgeklappt werden (Flap-Technik), wobei die Readaptation auf der Hornhaut dann ohne Naht erfolgt. Bei der ALK ist der Durchmesser der optischen Zone vorgegeben und hängt aufgrund der Konstruktion des Mikrokeratoms von der gewünschten Refraktionsänderung ab. Die optische Zone ist um so kleiner, je höher die gewünschte Refraktionsänderung ist; bei Korrektur sehr hoher Myopien beträgt die optische Zone beispielsweise nur 3,7 mm. Bei der Hyperopiekorrektur mittels Keratomileusis in situ wird ein sehr tiefer lamellärer Schnitt im Hornhautstroma (mehr als $^2/_3$ der Hornhautdicke) durchgeführt, so daß es aufgrund des intraokularen Druckes zu einer Ektasie der Hornhaut kommt.

Die Laser-in-situ-Keratomileusis (LASIK) beruht auf einer photorefraktiven Resektion des refraktiv wirkenden Lentikels im freiliegenden Hornhautstroma mit dem Excimer-Laser, nachdem zunächst eine oberflächliche Hornhautlamelle von 130–150 μm mechanisch mit einem Mikrokeratom entfernt oder zurückgeklappt wurde. Mittels LASIK kann nicht nur eine Myopiekorrektur durch entsprechende Resektion der zentralen Gewebeanteile, sondern auch eine Hyperopiekorrektur durch Resektion der peripheren Gewebeanteile und eine Astigmatismuskorrektur vorgenommen werden. Bei LASIK wurde von uns meist eine optische Zone von 6 mm gewählt, nur bei der Korrektur sehr hoher Myopien wurde die optische Zone verkleinert, um die Resektionstiefe auf maximal 150 µm zu begrenzen.

Sowohl bei ALK als auch bei LASIK bestand die postoperative Therapie lediglich in einer kurzfristigen Gabe lokaler Antibiotika (ohne Kortisonzusatz). Es wurden nur Tropfen und keine Salben eingesetzt, um eventuelle Ablagerungen der Salbengrundlage im Interface zu vermeiden.

## Ergebnisse

Bei 50 Augen mit hohen Myopien zwischen –8,0 und –36,0 Dioptrien (sphärisches Äquivalent) wurde eine mechanische (21 Augen) oder eine photorefraktive (29 Augen) KM in situ vorgenommen. Als Zielrefraktion wurde bei allen Augen eine Restmyopie von –1,5 dpt angestrebt. Bei 47 Augen lag die postoperative Refraktion (sphärisches Mittel) innerhalb eines Bereiches von ± 2,5 dpt von der angestrebten Zielrefraktion, nur 3 Augen waren geringfügig hyperop (Abb. 1). Innerhalb der Nachbeobachtungszeit von 1 Jahr trat nur eine relativ geringe Regression der Refraktionswerte von im Mittel weniger als 1 dpt auf.

Der Visus war in der unmittelbar postoperativen Phase sowohl bei der mechanischen KM in situ (ALK) als auch bei der intrastromalen Excimerlaserkeratektomie (LASIK) in den meisten Augen einige Stufen niedriger als vor der Operation (Abb. 2), erreichte aber postoperativ im Mittel innerhalb von 3 Monaten wieder die präoperativen Ausgangswerte und zeigte danach eine Tendenz zu weiterem Anstieg (Abb. 3). Biomikroskopisch war in den ersten Tagen und Wochen nach der Operation ein Hornhautstromaödem zu erkennen, das bei den LASIK-Patienten aber stärker ausgeprägt war als bei den ALK-Patienten.

Chirurgische Probleme können sich bei der Durchführung einer Keratomileusis in situ (sowohl bei ALK als auch bei LASIK) ergeben, wenn sehr enge Lidspalten oder sehr flache Korneae vorliegen, die den Einsatz des mechanischen Mikrokeratoms und eine entsprechende Resektionstiefe der oberflächlichen Lamelle nicht zulassen. In unserem Patientenkollektiv mußte bei 2 Patienten eine Kanthotomie und bei 2 Augen eine zirkuläre Bindehauteröffnung vorgenommen werden, um die Resektion der oberflächlichen Hornhautlamelle vornehmen zu können.

Als Komplikationen der Keratomileusis in situ traten eine Haze- oder Narbenbildung infolge einer flächenhaften Läsion der Bowmanschen Membran durch ungenügende Tiefe der lamellären Resektion (1 Auge mit ALK), ein fehlender refraktiver Effekt, der eine erneute Keratomileusis in situ erforderlich machte (1 Auge mit ALK), ein Central island, welches ebenfalls eine nochma-

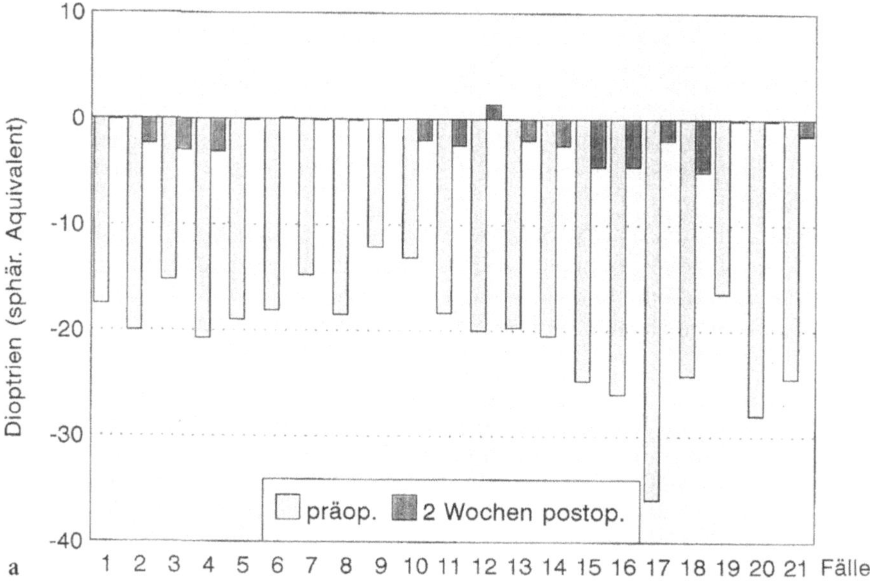


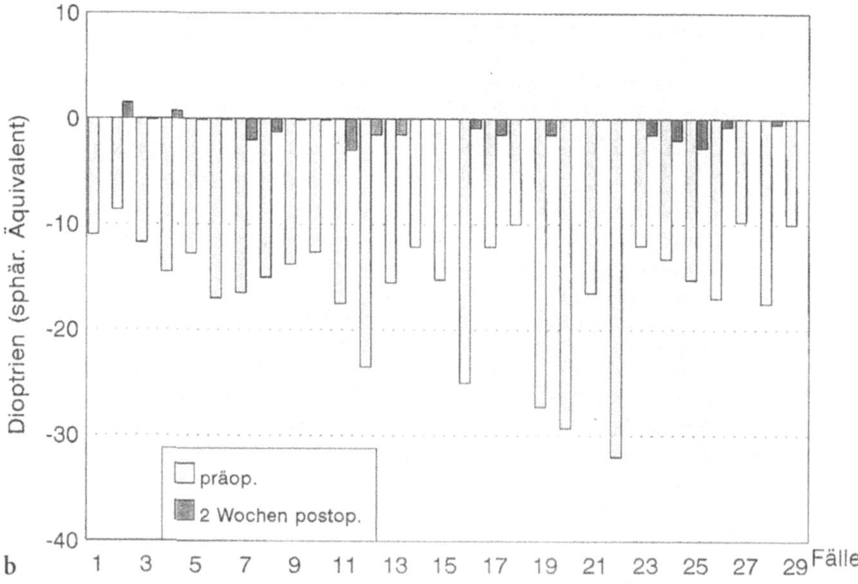


**Abb. 1.** Refraktionswerte (sphärisches Mittel) vor und 14 Tage nach **a** mechanischer Keratomileusis in situ (ALK) und **b** Laser-in situ-Keratomileusis (LASIK)

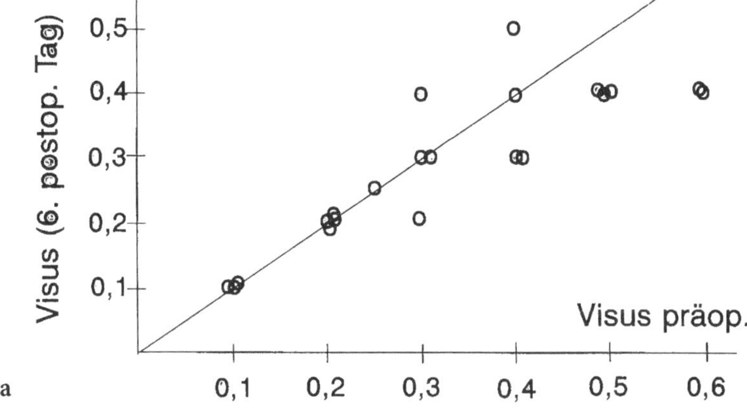


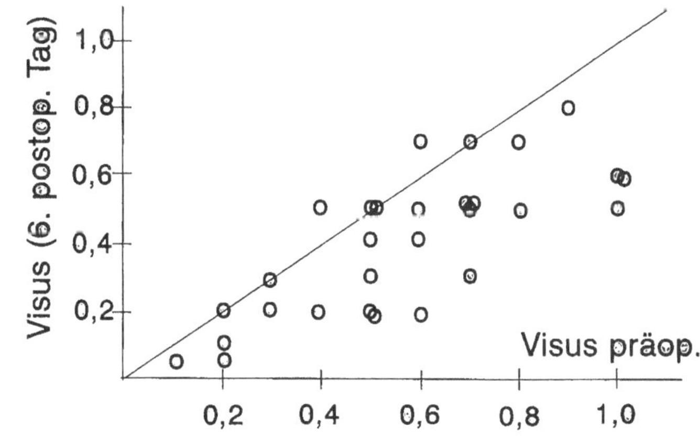


**Abb. 2.** Visus vor und 1 Woche nach **a** mechanischer Keratomileusis in situ (ALK) und **b** Laser-in situ-Keratomileusis (LASIK)

lige intrastromale Keratektomie notwendig machte (1 Auge nach LASIK), eine Dezentrierung der optischen Zone, die zu einem irregulären Astigmatismus führte (1 Auge nach ALK, 1 Auge nach LASIK) sowie umschriebene Epithelein-wachsungen in das Interface (2 Augen nach LASIK) auf, die aber nur bei einem Auge optisch relevant blieben. Eine permanente Visusherabsetzung um mehr als 2 Stufen wurde bei keinem Auge beobachtet. Mit Ausnahme des central is-land traten alle Komplikationen bei unseren ersten Behandlungen auf und er-scheinen somit bei entsprechender Erfahrung vermeidbar.

Eine Hyperopiekorrektur mit der mechanischen Keratomileusis in situ wur-de bisher nicht ausgeführt, da aufgrund der Tiefe der Resektion der oberen

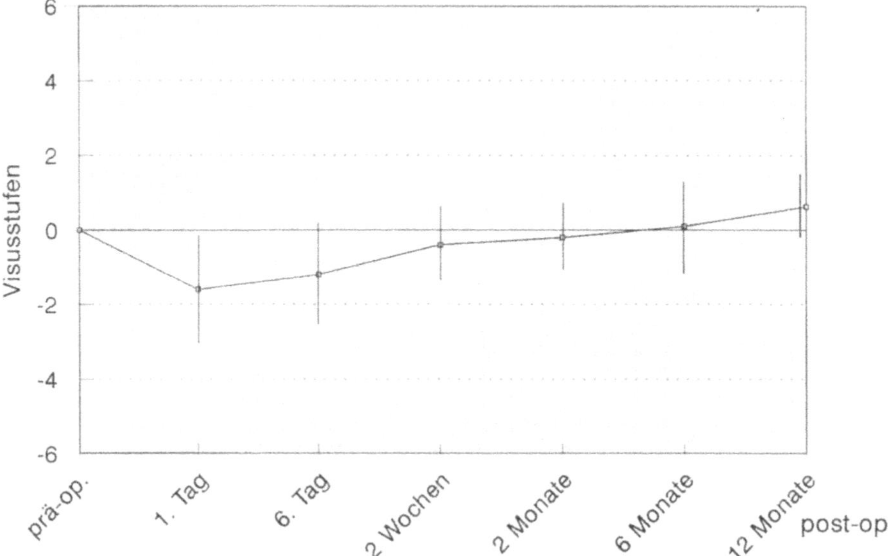


**Abb. 3.** Visusverlauf bei Keratomileusis in situ über einen Zeitraum von 1 Jahr (20 Augen)

Hornhautlamelle eine progrediente Hornhautektasie befürchtet werden muß. Auch mit der intrastromalen Excimerlaserkeratektomie (LASIK) wurde selbst noch keine Hyperopiekorrektur durchgeführt, erste positiv erscheinende Rückmeldungen hierzu liegen jedoch vor (K. Ditzen, Weinheim, persönliche Mitteilung).

## Diskussion

Die heutigen Techniken der Keratomileusis zur refraktiven Behandlung hoher Ametropien gehen zurück auf die ursprünglich von J. I. Barraquer eingeführten Freeze-Keratomileusis [2], bei der eine mit einem Mikrokeratom abgetragene Hornhautlamelle in tiefgefrorenem Zustand von der Stromaseite her auf einer Drehbank mechanisch bearbeitet wurde, um zentral dünnere und peripher dickere Lentikel zur Korrektur hoher Myopien oder peripher dünnere und zentral dickere Lentikel zur Korrektur hoher Hyperopien zu erhalten. Diese Lentikel wurden nach dem sehr schnell erfolgenden Tiefgefriervorgang wieder aufgetaut und in dem ursprünglichen Korneabett mit Nähten adaptiert, um eine der gewünschten Refraktionsänderung entsprechende Veränderung des Krümmungsradius der Hornhautvorderfläche zu erzeugen. Das von Barraquer angewendete Verfahren wies allerdings zahlreiche Nachteile auf, insbesondere die Gefahr einer progredienten Korneaektasie durch eine sehr tief im Hornhautstroma erfolgende Resektion des Lentikels, die Möglichkeit einer Keratozytenschädigung beim Tiefgefriervorgang und eine sehr umständliche und schwierige Technik. Aus diesen Gründen hat es sich international nicht durchsetzen könne, obwohl seine Vorteile, nämlich die Integrität der Bowmanschen Membran und des Hornhautepithels und die damit fehlende Aktivierung der Wundheilung an der Hornhautoberfläche unbestritten sind [8].

Die von Barraquer eingeführte Freeze-Keratomileusis wurde zunächst von Krumeich zur Non-Freeze-Keratomileusis weiterentwickelt [5], bei der die mechanische Bearbeitung der resezierten Hornhautlamelle nicht mehr in tiefgefrorenem Zustand auf einer Drehbank, sondern im ungefrorenen Zustand mittels eines Mikrokeratoms vorgenommen werden konnte. L. A. Ruiz hat dann 1988 ein Verfahren angegeben [7], bei dem nach temporärer Entfernung einer relativ dünnen oberflächlichen Hornhautlamelle anschließend eine refraktiv wirksame Lamelle „in situ", d. h. im freiliegenden Hornhautstroma, reseziert wird, um auf diese Weise hohe Myopien korrigieren zu können [1, 4, 9, 10]. Diese mechanische „Keratomileusis in situ" ist inzwischen als ALK (automatische lamellierende Keratoplastik) bekannt geworden.

Mit dem klinischen Einsatz des Excimerlasers zur refraktiven Hornhautchirurgie sind dann zunächst von Pallikaris et al. [6] und später auch von Buratto et al. [3] kombinierte Verfahren entwickelt worden, bei denen nach mechanischer lamellärer Hornhautresektion eine intrastromale photorefraktive Abtragung von Gewebe mit dem Excimerlaser erfolgt – entweder von der stromalen Seite einer relativ dicken Lamelle (Buratto) oder „in situ" im freiliegenden Hornhautstroma, d. h. nach Resektion oder Zurückklappen einer nur relativ dünnen oberflächlichen Hornhautlamelle (Pallikaris). Das zuletzt genannte Verfahren wird neuerdings als LASIK (Laser-in situ-Keratomileusis) bezeichnet.

Die Änderung des Krümmungsradius der Hornhautoberfläche durch eine intrastromal vorgenommene Keratektomie (Keratomileusis in situ) bietet gegenüber allen anderen refraktiven Verfahren an der Hornhaut den Vorteil, daß Epithel und Bowmansche Membran mit Ausnahme eines kleinen Bereiches in der Hornhautperipherie intakt bleiben und damit die Aktivierung der Wundheilung an der Hornhautoberfläche unterbleibt [8]. Dies hat zur Folge, daß bei der Keratomileusis in situ nur ein sehr geringer postoperativer Wundschmerz, keine subepitheliale Narbenbildung (Hazebildung) in der optischen Zone und nur eine minimale Regression der postoperativen Refraktion auftreten. Außerdem ist bei der Keratomileusis in situ keine längere postoperative medikamentöse Nachbehandlung mit dem Ziel der Suppression der Regenerationsvorgänge erforderlich.

Im direkten Vergleich der beiden derzeit gängigen Verfahren der intrastromalen Keratektomie sind eindeutige Vorteile der LASIK-Methode gegenüber der ALK-Methode zu erkennen. Die beiden Hauptprobleme bei der ALK-Methode sind die sehr kleinen optischen Zonen bei der Korrektur hoher Myopien und die schwierige Zentrierbarkeit der optischen Zone. Bei LASIK können hingegen relativ große optische Zonen gewählt werden, die sich mit Hilfe des Laserzielstrahles recht gut zentrieren lassen. Außerdem sind wegen der nahezu fehlenden Wundheilung auch intrastromale Astigmatismuskorrekturen und intrastromale Hyperopiekorrekturen mit LASIK möglich und sinnvoll. Ob bei der intrastromalen Excimerlaseranwendung (LASIK) sekundäre Folgeschäden für das Hornhautendothel oder tiefer gelegene Bulbusstrukturen durch Sekundärstrahlen oder Stoßwellen befürchtet werden müssen, ist noch nicht abschließend geklärt. Obwohl bei der ALK solche Probleme nicht auftreten, sind die operativ-technischen Schwierigkeiten bei der Zentrierung der optischen Zone und der Nachteil der recht kleinen optischen Zone bei der Korrektur hoher Myopien doch so gravierend, daß ihre Anwendung in näherer Zukunft gegenüber der LASIK-Methode zurücktreten wird. Hinzu kommt, daß mit der ALK-Methode Astigmatismuskorrekturen nicht möglich sind und Hyperopiekorrekturen wegen der hierzu erforderlichen sehr tiefen und fast endothelnahen Lentikelresektionen nicht empfohlen werden können.

## Literatur


1. Arenas Archila E, Sanchez-Thorin JC, Naranjo-Uribe GP, Hernandez-Lozano A (1991) Myopic keratomileusis in situ: a preliminary report. J Cataract Refr Surg 17 : 424–435
2. Barraquer IJ (1964) Queratomileusis para la correction de la miopia. Arch Soc Am Oftal 5 : 27–48
3. Burrato L, Ferrari M, Rama P (1992) Excimer laser intrastromal keratomileusis. Am J Ophthalmol 113 : 291–295
4. Durand L, Burillon C, Mutti P (1991) Correction de la myopie forte par la keratoplastie lamellaire refractive sans congelation. J Fr Ophthalmol 14 : 167–175
5. Krumeich JH (1984) Möglichkeiten und kritische Analyse von myoper und hypermetroper Keratomileusis. Fortschr Ophthalmol 81 : 610–616
6. Pallikaris I, Papatzanaki ME, Siganos DS, Tsilimbaris MK (1991) A corneal flap technique for laser in situ keratomileusis. Arch Ophthalmol 109 : 1699–1702
7. Ruiz LA, Rowsey JJ (1988) In situ keratomileusis. Invest Ophthalmol Vis Sci (Suppl) 29 : 287
8. Tuft SJ, Zabel RW, Marshall J (1989) Corneal repair following keratectomy. Invest Ophthalmol Vis Sci 30 : 1769–1777
9. Wiegand W, Krusenberg B (1994) Correction of high myopia by intrastromal keratectomy. Panoptis – J Greek Intraocular Implant Refr Surg Soc 7 : 42–48
10. Wiegand W, Krusenberg B, Kroll P (1995) Keratomileusis in situ bei hoher Myopie – Erste Ergebnisse. Ophthalmologe 92 : 402–409

# Der Holmium: YAG-Laser in der refraktiven Hornhautchirurgie – Einsatzmöglichkeiten bei der Korrektur der Hyperopie, Myopie und des Astigmatismus

W. Schmidt

**Zusammenfassung.** Bei der Laserthermokeratoplastik wird durch lokale punktuelle Erwärmung der Hornhaut die zentrale Krümmung und damit die Refraktion des Auges geändert. Für unsere Behandlungen verwendeten wir einen kontaktfrei arbeitenden Holmium:YAG-Laser der Fa. Sunrise (Wellenlänge 2100 Nanometer). Die Behandlung erfolgte nach lokaler Tropfanästhesie der Hornhaut an der Spaltlampe. Wir führten 10 Hyperopiekorrekturen, 7 Myopiekorrekturen und 8 Astigmatismuskorrekturen durch. Zur Hyperopiekorrektur wurden max. 3 Behandlungsringe bei einem Durchmesser der Behandlungszone zwischen 6,0 und 8,4 mm appliziert. Eine Myopiekorrektur wurde mittels eines Behandlungsringes bei einem Durchmesser der Behandlungszone zwischen 3,0 und 3,7 mm erreicht. Der Hornhautastigmatismus wurde durch Applikation von 4,8 oder 12 Behandlungsherden im flacheren Meridian bei einem Zonendurchmesser zwischen 6,0 und 8,4 mm erzielt. Bei der Hyperopiekorrektur wurde früh postoperativ eine max. Korrektur von 5,5 dpt, bei der Myopiekorrektur eine solche von 13,0 dpt bei jeweils deutlicher Regression erreicht. Der Hornhautastigmatismus konnte frühpostoperativ bis max. 18 dpt geändert werden, wobei die Astigmatismuskorrekturen eine schnelle Regression des Behandlungseffektes gefolgt von einer langsameren Phase zeigten. Derzeit läßt sich bei noch nicht standardisiertem Behandlungsprotokoll die Laserthermokeratoplastik zur Behandlung geringer bis mittlerer Weitsichtigkeit einsetzen. Eine Myopiekorrektur ist mit dem vorliegenden Behandlungsmodus nicht sinnvoll, hier hat sich die Laserablation eventuell in Kombination mit chirurgischen Verfahren bewährt. Eine mögliche Indikation ist in der Astigmatismuskorrektur (z. B. nach ECCE mit IOL-Implantation) sowie in der Presbyopiekorrektur zu sehen.

**Summary.** Ho:YAG-Laserthermokeratoplasty (LTK) allows controlled change of refraction by localized warming of corneal stromal collagen resulting in a change of the central curvature. We investigated the refractive changes of the human corneal surface following noncontact application of Holmium : YAG-laser energy. We studied the LTK induced changes in the refractive state of the cornea of 25 human eyes (corrections of hyperopia: ten, myopia: seven, astigmatism: eight). We used the gLASE 210 Holmium:YAG-Laser System (wavelength: 2100 nm, Sunrise Technologies, Inc.). Correction of hyperopia was performed by one to three treatment rings with a zone diameter of 6.0–8.4 mm, correction of myopia by one treatment ring only with a zone diameter of 3.0–3.7 mm, and correction of astigmatism was achieved by application of four, eight or twelve treatment spots in the flat meridian using a zone diameter of 6.0–8.4 mm. In the early postoperative phase the maximum induced refractive change in hyperopia was 5.5 diopters (dpt), in myopia 13.0 dpt, and in astigmatism 18.0 dpt with pronounced regression especially in the astigmatic group. Currently treatment parameters are not standardized and LTK can be recommended only in correction of mild to moderate hyperopia. Correction of myopia is not successful with current treatment parameters; here, laser ablation possibly combined with surgery is standardized and successful. Probable indications for the use of LTK are correction of astigmatism (e.g., following ECCE with IOL implantation) and presbyopia.

R. Rochels et al. (Hrsg.)
9. Kongreß der DGII
© Springer-Verlag Berlin Heidelberg 1995

## Einleitung

Photorefraktive Keratektomie (Excimerlaser) und radiäre Keratotomie sind bereits weit verbreitete, standardisierte Verfahren zur Myopiekorrektur. Fyodorov beschrieb mit der Thermokeratoplastik eine invasive Methode zur Korrektur der Hyperopie. Die Holmium:YAG-Laserthermokeratoplastik ist ein neueres Verfahren der refraktiven Hornhautchirurgie. Durch punktuelle Applikation der Laserenergie läßt sich die zentrale Hornhautkrümmung beeinflussen. Durch Variation des Durchmessers der Behandlungszone und der Behandlungsenergie lassen sich unterschiedliche refraktive Effekte erreichen. Die Applikation der Laserenergie ist sowohl im Kontakt- wie im kontaktfreien Verfahren möglich. Die bisherigen Ergebnisse der Laserthermokeratoplastik und Grenzen des Verfahrens (Regression des Behandlungseffektes, Myopiekorrektur: kleiner Zonendurchmesser, derzeit nicht standardisiertes Behandlungsprotokoll) werden aufgezeigt.

## Material und Methoden

Bei der Laserthermokeratoplastik wird durch lokale punktuelle Applikation der Energie eines Holmium:YAG-Lasers die zentrale Hornhautkrümmung und damit die Refraktion durch strukturelle Veränderungen des Stromakollagens modifiziert. Für unsere Behandlungen verwendeten wir einen gepulsten Holmium:YAG-Laser der Fa. Sunrise. Die Wellenlänge der applizierten Laserstrahlung beträgt 2100 Nanometer, die Pulsdauer 250 Mikrosekunden. Pro Behandlungsherd wurden 10 Pulse mit einer Frequenz von 5 Herz appliziert. Die Energiedichte lag zwischen 6 und 9 Joule/Quadratzentimeter. Der Herddurchmesser beträgt 600 Mikrometer. Die Behandlung erfolgt nach lokaler Tropfanästhesie kontaktfrei an der Spaltlampe. Das Applikationssystem bedingt eine konstante Geometrie der Behandlungspunkte. Zur Hyperopiekorrektur wurden 1–3 Behandlungsringe bei einem Zonendurchmesser zwischen 6,0 und 8,4 mm appliziert. Zur Myopiekorrektur muß eine optische Zone unter 4 mm gewählt werden. Hier wurde 1 Behandlungsring mit 8 Behandlungsherden bei einem Zonendurchmesser zwischen 3,0 und 3,7 mm appliziert. Der Astigmatismus läßt sich durch achsensymmetrische Applikation der Behandlungsherde im flacheren Meridian korrigieren. Bei unseren Behandlungen wurden 4, 8 oder 12 Behandlungsherde bei einem Zonendurchmesser von 6,0, 7,2 und 8,4 mm appliziert. Die hier besprochene Änderung der Hornhautkurvatur wurde prä- und postoperativ mittels automatischer Keratometrie (Humphrey-Keratometer) sowie Hornhauttopographie (EyeSys-Videokeratoskop) untersucht.

## Ergebnisse

Es wurden 25 Behandlungen durchgeführt. Das mittlere Behandlungsalter lag bei 40,5 ± 12,3 Jahren. Die max. Nachbeobachtungszeit betrug 510 Tage (Hyperopie-

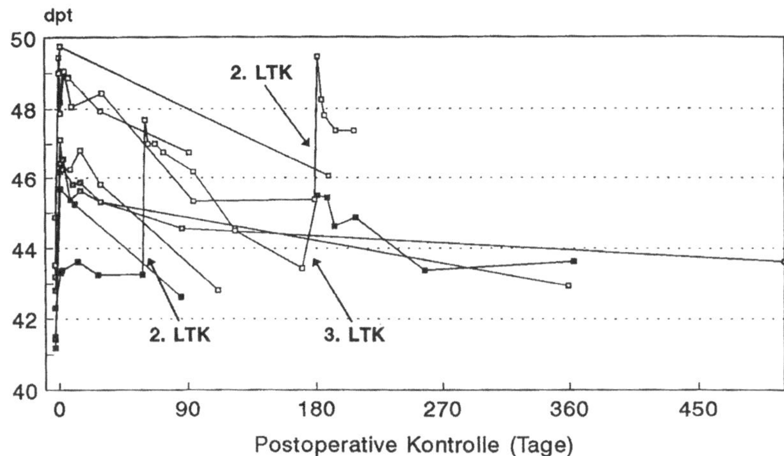



**Abb. 1.** Hyperopiekorrektur. Keratometrie vor und zeitlicher Verlauf nach Behandlung. Maximale Nachbeobachtungszeit 510 Tage

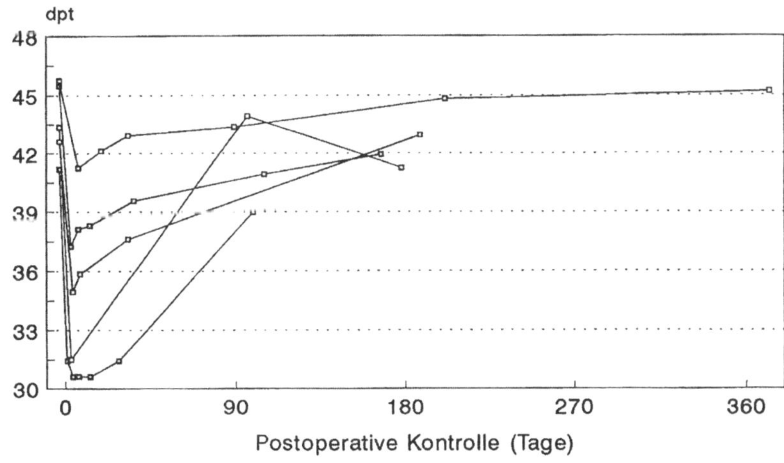



**Abb. 2.** Myopiekorrektur. Keratometrie vor und zeitlicher Verlauf nach Behandlung. Maximale Nachbeobachtungszeit 372 Tage

korrektur). Es wurden 10 Hyperopiekorrekturen, 7 Myopiekorrekturen und 8 Astigmatismusbehandlungen durchgeführt. Die applizierte Gesamtenergie für 8 Behandlungsherde lag zwischen 235 und 253 mJ. Bei der Hyperopiebehandlung (Abb. 1) konnte frühpostoperativ (1.–3. Tag nach Behandlung) eine max. Korrektur von 5,5 dpt erreicht werden. 180 Tage nach Behandlung lag die max. erreichbare Hyperopiekorrektur bei 1,75 dpt (3 Behandlungsringe, Durchmesser 6, 7,2 und 8,4 mm). Bei dem behandelten Auge mit der längsten Nachbeobachtungszeit (510 Tage) wurde eine Änderung der zentralen Hornhautkrümmung von 0,75 dpt gemessen.

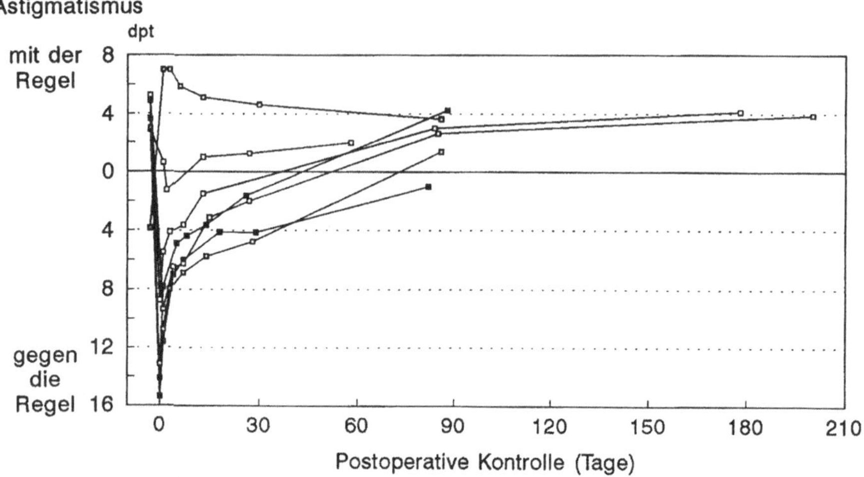



**Abb. 3.** Astigmatismuskorrektur. Keratometrie vor und zeitlicher Verlauf nach Behandlung. Maximale Nachbeobachtungszeit 200 Tage

Bei den durchgeführten Myopiekorrekturen (Abb. 2) konnte frühpostoperativ eine max. Änderung der Hornhautbrechkraft von 13,0 dpt erzielt werden. 90 Tage nach Behandlung waren noch 1,75 dpt Korrektur erzielbar, bei der max. Nachbeobachtungszeit von 372 Tagen fanden sich noch 0,75 dpt.

In der frühpostoperativen Phase fand sich bei der Astigmatismusbehandlung (Abb. 3) eine induzierte Änderung von maximal 18,0 dpt. 90 Tage postoperativ lag diese Änderung max. bei 2,0, bei der längsten Nachbeobachtungszeit von 200 Tagen bei 0,75 dpt.

Videokeratoskopisch fand sich bei den Hyperopie- und Myopiekorrekturen bei 5 Patienten ein induzierter Astigmatismus über 0,5 dpt (max. 2,75 dpt frühpostoperativ). Im Beobachtungszeitraum fand sich hier eine Regression auf Werte unter 1,5 dpt. Videokeratoskopisch waren bei den Myopiekorrekturen mit schnellerer Regression kleine zentrale Areale mit Aufsteilung der Hornhaut im abgeflachten Hornhautareal nachweisbar.

## Diskussion

Neben ablativen und chirurgischen Verfahren bzw. Kombination beider Methoden zur refraktiven Hornhautchirurgie ist die Thermokeratoplastik eine weitere Methode zur Refraktionsänderung. Bei dem wenig invasiven Verfahren der Holmium-YAG-Laserthermokeratoplastik wird die Hornhaut lokal auf etwa 60° C erwärmt. Die hierdurch induzierten Strukturveränderungen des Kollagens bewirken sekundär eine Aufsteilung oder Abflachung der zentralen Hornhautoberfläche.

Seiler [8] berichtet über den Einsatz der Laserthermokeratoplastik zur niedrigen bis mittleren Hyperopiekorrektur bis 4 dpt. Die LTK zeigte eine bessere Vorhersagbarkeit als die radiäre Thermokeratoplastik nach Fyodorov. Die Regression im ersten Jahr postoperativ ist geringer im Vergleich zur radiären Thermokeratoplastik. Durrie [4] berichtet über Hyperopiekorrekturen mit bis zu 16 Herden. Er fand eine Abflachung der Regressionskurve nach 4–6 Monaten. Derse [3] untersuchte die Astigmatismuskorrektur mit 6 Monaten Nachbeobachtungszeit. Der präoperative Astigmatismus ließ sich von 3,81 dpt auf 1,63 dpt reduzieren. Er weist auf die erforderliche frühpostoperative Überkorrektur hin. Thompson [10] fand bei der Astigmatismuskorrektur mittels LTK eine höhere Regression im Vergleich zur Hyperopiekorrektur. Die Astigmatismuskorrektur bewirkt eine sekundäre zentrale Aufsteilung der Hornhaut. Kriegerwoski [6] untersuchte experimentell die Astigmatismuskorrektur mit einem Silikonabgußverfahren der Hornhaut. Schirner [7] berichtet ausführlich über experimentelle Untersuchungen zum Dosiswirkungszusammenhang bei der LTK. Ein Schwellenwert von ca. 8 Joule pro Quadratzentimeter bei 2,5 mJ je Einzelpuls wurde gefunden. Über 30 mJ ergab sich keine weitere Refraktionsänderung. Experimentelle Hyperopiekorrekturen bis 8,3 dpt wurden an Tieraugen erreicht. Koch [5] fand bei nur einem Behandlungsring von 6 mm Durchmesser, bei Behandlung mit dem Non-Contact-Laser eine Hyperopiekorrektur von 0.9 dpt bei 6 Monaten Nachbeobachtungszeit. Bei kleineren Zonendurchmessern war kein sicherer refraktiver Effekt nachweisbar. Über neuere Möglichkeiten zum Einsatz des Holmium:YAG-Lasers in der refraktiven Chirurgie berichten Simon [9] und Chow [1]. Durch limbusnahe Koagulation der Sklera läßt sich eine Astigmatismuskorrektur ohne Applikation der Behandlungsherde nahe der optischen Zone erreichen. Eine geringe Myopiekorrektur durch Bulbusverkürzung ist ebenfalls mit der Laserskleroplastik durch äquatornahe Applikation der Herde über der Sklera möglich. Dies sind jedoch erst experimentelle Ansätze. Daxer [2] untersuchte die Veränderungen des stromalen Kollagens nach Holmium:YAG-Laserthermokeratoplastik. Eine longitudinale Schrumpfung der Kollagenfibrillen konnte nicht nachgewiesen werden. Die Untersuchung legt die Vermutung nahe, daß an den Behandlungsherden das Volumen der Kollagenfibrillen reduziert wird.

Sämtliche bisher durchgeführten Untersuchungen zur Laserthermokeratoplastik zeigen unabhängig von Zonendurchmesser, applizierter Energie oder Modifikation der Anordnung der Behandlungsringe eine erhebliche Regression des Behandlungseffektes. Zur Kompensation ist eine frühpostoperative Überkorrektur erforderlich. Die Regression ist bei der Korrektur des Hornhautastigmatismus ausgeprägt und verläuft zeitlich wesentlich schneller als bei der Hyperopiekorrektur. In unserem Patientengut wurde bei einer Patientin mit hohem postoperativem Hornhautastigmatismus nach ECCE und IOL-Implantation bei erfolgloser Argonlaserfadendurchtrennung eine Laserthermokeratoplastik durchgeführt. Die Kontrollen zeigten, daß im Vergleich zu den nichtoperierten Augen die Regression des Behandlungseffektes hier wesentlich geringer war. Weitere Untersuchungen müssen zeigen, ob hier ein mögliches Einsatzgebiet der Laserthermokeratoplastik liegt. Zum heutigen Zeitpunkt ist die Laserthermokeratoplastik einsetzbar zur Voll- oder Teilkorrektur leichter bis mittlerer Weitsichtigkeit. Ein mögliches Einsatzgebiet kann in der Korrektur der Presbyopie liegen. Eine Myopiekorrektur ist mit den derzeitigen Behandlungsparametern nicht indiziert, je nach Ausmaß der Kurzsichtigkeit empfehlen sich hier ablative und/oder chirurgische Korrekturmethoden.

## Literatur


1. Chow DR, Chen JC, Saheb NA, Burnier MN, Kapoor S (1994) Holmium laser scleroplasty – a new idea in refractive surgery. Invest Ophthalmol Vis Sci 35 : 2021
2. Daxer A, Fratzl P, Seiler T (1994) Veränderungen des Kollagens bei Ho:YAG-Laserthermokeratoplastik. In: Pham DT, Wollensak J, Rochels R, Hartmann Ch (Hrsg) 8. Kongreß der Deutschsprachigen Gesellschaft für Intraokularlinsen Implantation. Springer, Berlin Heidelberg New York Tokyo
3. Derse M, Seiler T, Genth U, Wollensak J (1993) Astigmatismuskorrektur mit dem Ho:YAG-Laser. Ophthalmologe 90 (Suppl 1) : 42
4. Durrie DS, Seiler T, King MC, Sacharoff AC, Hunkeler JD, Muller DF (1992) Application of the holmium : YAG laser for refractive surgery. Ophthalmologic Technologies II 1644 : 56–59
5. Koch DD, Abarca AA, Villarreal R, Menefree RF, Berry MJ, Hennings DR (1994) Six-month follow-up of laser thermal keratoplasty for treatment of hyperopia. Invest Ophthalmol Vis Sci 35 : 1488
6. Kriegerowski M, Bende M, Rassmann K, Pels L, Jean B (1993) Refraktionsbestimmung an enukleierten Augen am Beispiel der Ho:YAG-Thermokeratoplastik. Ophthalmologe 90 (Suppl)1 : 40
7. Schirner G, Huber A, Wördemann A, Dröge G, Hifnawi EL, Birngruber R, Brinkmann R (1994) Experimentelle Untersuchungen zur Wirkung des Er: Glas- und Cr: TM: Ho : YAG-Lasers bei der Thermokeratoplastik. Ophthalmologe 91 : 638–645
8. Seiler T (1992) Ho:YAG laser thermokeratoplasty for hyperopia. Ophthalmol Clinics North Am 5 : 773–780
9. Simon G, Ren Q (1994) Laser refractive scleroplasty (LRS) for astigmatic correction. Invest Ophthalmol Vis Sci 35 : 2021
10. Thompson VM, Seiler T, Durrie DS, Cavanaugh TB (1993) Holmium:YAG laser thermokeratoplasty for hyperopia and astigmatism: An overview. Refract Corneal Surg 9 (Suppl) : 134–137

# Vergleichende Untersuchung zweier refraktiver Methoden zur Korrektur höhergradiger Myopien: Photorefraktive Keratektomie versus Laser-in situ-Keratomileusis

M. Amm, W. Wetzel, D. Uthoff und G. I. W. Duncker

**Zusammenfassung.** In der Behandlung der Myopie werden heute zwei unterschiedliche refraktive Laserverfahren favorisiert: die photorefraktive Keratektomie (PRK) und die Laser-in situ-Keratomileusis (LASIK). Nach photorefraktiver Keratektomie können in höheren Dioptriebereichen überschießende korneale Wundheilung mit dem Risiko subepithelialer Trübungen und erhöhte Regressionstendenz die postoperativen Ergebnisse verschlechtern.

Bei der Laser-in situ-Keratomileusis bleiben die oberflächlichen Hornhautschichten, deren Verletzung für die Aktivierung zellulärer Reparationsmechanismen verantwortlich gemacht wird, unangetastet.

6 Monate nach photorefraktiver Keratektomie bzw. Laser-in situ-Keratomileusis mit dem Excimerlaser 193 nm untersuchten wir am Kaninchenmodell korneale Klarheit und Heilungsstruktur. Es wurde jeweils eine 10-dpt-Ablation durchgeführt.

Nach licht- und fluoreszenzmikroskopischer Auswertung wiesen die Hornhäute der mit Laser-in situ-Keratomileusis operierten Kaninchen eine regelmäßigere stromale Architektur nahezu ohne neugebildetes Gewebe auf. Subepitheliale Trübungen im Interface beobachteten wir spaltlampenmikroskopisch nach 6 Monaten nicht. 9 von 12 mit der Standard-PRK (– 10 dpt) behandelte Tiere wiesen dagegen erhebliche oberflächliche Narbenbildung (Haze) auf. Dies ist um so erstaunlicher, da das Kaninchen keine Bowman-Membran besitzt, deren fehlende oder defekte Barrierefunktion bislang als Hauptfaktor für die Hazebildung angeschuldigt wurde.

*Schlußfolgerung:* Die Laser-in situ-Keratomileusis zeigt nach raschem Heilungsverlauf im optischen Zentrum korneale Klarheit bei geringen stromalen Umbauprozessen. Sie erscheint besonders geeignet zur Korrektur hoher Myopien.

**Summary.** In the treatment of myopia two different refractive laser procedures are of special interest: the photorefractive keratectomy (PRK) and the laser in situ keratomileusis (LASIK). After PRK for correcting high myopia, however, excessive corneal remodeling with the risk of subepithelial opacity and increasing regression may diminish the postoperative result. With the technique of laser in situ keratomileusis, the superficial corneal layers, which are possibly responsible for the activation of cellular repair mechanisms remain undamaged. Some 6 months after PRK and LASIK by excimer laser (193 nm), we studied corneal transparency and wound healing in 24 rabbits. A 10 D ablation was always performed.

On light and fluorescence microscopy the corneas of the rabbits operated by LASIK showed a regular stromal architecture with minimal newly formed tissue. No subepithelial opacity in the interface was observed after 6 months. Of 12 animals treated with standard PRK (– 10 D), however, nine showed a higher amount of haze. This is astonishing indeed, because the rabbit has no Bowman membrane. Touching or destroying of this layer is believed to be a main factor for haze development so far.

The results achieved with LASIK show good corneal clarity with only a small amount of stromal remodeling. This technique appears especially suitable for correcting high myopia.

R. Rochels et al. (Hrsg.)
9. Kongreß der DGII
© Springer-Verlag Berlin Heidelberg 1995

## Einleitung

Der Gedanke, die Refraktion des Auges durch Modellierung der Hornhautoberfläche zu verändern, die mit ca. 43 dpt den höchsten Brechungsanteil des Auges besitzt, läßt sich bereits in die zweite Hälfte des 19. Jahrhunderts zurückverfolgen [1, 9].

Vor allem die Einführung des Excimerlasers 1983 durch Trokel hat zu einer Renaissance der refraktiven Chirurgie geführt [11].

Die photorefraktive Keratektomie (PRK) erreicht jedoch nur bis zum mittleren Dioptriebereich (ca. −6 bis −7dpt) vorhersagbare, stabile Refraktionsergebnisse. Darüber hinaus steigt das Risiko von Nebenwirkungen, insbesondere der subepithelialen Trübungsbildung und der Regression in direkter Korrelation mit der Ablationstiefe [6].

Zur Behandlung im höheren Dioptriebereich gewinnen in den letzten Jahren die automatische lamelläre Keratektomie, kurz ALK, und die Kombination aus Mikrokeratomschnitt mit anschließender Excimer − PRK, die Laser-in situ-Keratomileusis (LASIK), zunehmend an Bedeutung.

Die unmittelbar subepithelialen Schichten, deren Verletzung bei der PRK verantwortlich gemacht wird für die Aktivierung zellulärer Reparationsmechanismen und damit für überschießende Heilungsvorgänge und anschließende subepitheliale Narbenbildung, bleiben bei diesen neuen Techniken unangetastet.

Wir möchten im folgenden die klinischen und histologischen Ergebnisse einer tierexperimentellen Untersuchung vorstellen, die sich mit dem Vergleich zweier refraktiver Methoden zur Korrektur höhergradiger Myopien beschäftigt; Heilungsprozesse nach PRK werden den Wundheilungsvorgängen nach Laser-in situ-Keratomileusis gegenübergestellt.

## Material und Methoden

Für alle Experimente verwandten wir den Excimerlaser 193 nm der Firma Aesculap-Meditec MEL 60, dessen Laserstrahl in Scantechnik geführt wird und auf eine am korneoskleralen Übergang fixierte Maske mit einer Irisblende übertragen wird. Diese Öffnung schließt sich bei der Myopiebehandlung computerkontrolliert in konzentrischen Schritten. Die Laserparameter sind hier zusammengestellt:

Technische Parameter des verwendeten ArFl Excimer-Lasers 193 nm:
Excimer-Laser MEL 60
(Aesculap Meditec)
Pulsfrequenz 20 Hz
Pulsenergie 250 mJ/cm²
Ablationsrate/Scan 0,9–1,0 micron
Optische Zone 7 mm (TTZ)

### Photorefraktive Keratektomie

Zur Erzielung eines stufenlosen, allmählichen Übergangs gerade am Wundrand der Ablationszone wurde eine modifizierte Irismaske mit sog. „tapered transi-

**Tabelle 1.** Schema der postoperativen Nachsorge jeweils für PRK und LASIK, 2wöchige Behandlungsdauer

| | | |
|---|---|---|
| 3 Kaninchen | Dexamethason-21-Dihydrogenphosphat AT | 2mal/Tag |
| 3 Kaninchen | Fusidinsäure AT | 2mal/Tag |
| 3 Kaninchen | Mitomycin C 0,5 mg/ml AT | 2mal/Tag |
| 3 Kaninchen | Kontrollgruppe | |

tion zone", TTZ, eingesetzt, die zum nicht behandelten Areal hin ein flach auslaufendes Ablationsprofil aufweist. Der damit erreichte Irisblendendurchmesser erhöht sich hierdurch von ursprünglich 5 auf 7 mm bei um 14 μm vergrößerter Behandlungstiefe.

## Laser-in situ-Keratomileusis

Bei der Laser-in situ-Keratomileusis orientierten wir uns an der von Pallikaris beschriebenen Technik [7]. Benutzt wurde das Mikrokeratom BKS 1000 (Barraquer-Krumeich-Swinger) mit einem speziell geformten Ansaugring, der über eine 7 mal 9 mm ovale Öffnung verfügt. Die Dicke der Hornhautscheibe wird durch eine Einschubleiste bestimmt, die einen Schnitt von 150 μm gewährleistet. Anders als bei der von Buratto beschriebenen Technik [2] wird das Hornhautscheibchen nicht komplett als rundes Lentikel abgeschnitten, sondern durch frühzeitiges Stoppen des Schnittes entsteht ein zungenförmiger Hornhautlappen, der sog. Flap, der zur Seite geklappt wird. Auf dem stromalen Bett erfolgt anschließend die PRK; benutzt wurde die identische, bereits beschriebene Excimersoftware für eine Ablation von 10 dpt. Das zurückgelegte Hornhautscheibchen haftet nach kurzem Antrocknen allein durch stromale Adhäsivkräfte.

Insgesamt behandelten wir 24 Kaninchen. 12 Tiere erhielten eine PRK. Die berechnete Gesamtablationstiefe betrug 90 μm. 12 Tiere wurden mit der Laser-in situ-Keratomileusis operiert. Hier wurde dann nach dem gleichen 10-dpt-Ablationsprogramm eine Gesamtschnittiefe von 240 μm erreicht.

Ein identisches Nachbehandlungsschema wurde nach PRK wie LASIK eingehalten. Wie in Tabelle 2 beschrieben, bildeten wir bei beiden refraktiven Verfahrensweisen gleiche Untereinheiten zu je 3 Kaninchen, die einer bestimmten 14tägigen Augentropfentherapie zugeteilt wurden. Nach 6 Monaten regelmäßiger Kontrolluntersuchungen erfolgte die Enukleation, anschließend eine licht- und fluoreszenzmikroskopische Aufarbeitung.

## Ergebnisse

### Klinischer Verlauf

Bei allen Tieren dieser Studie verlief die unmittelbare und spätere Heilung komplikationslos. Zu keinem Zeitpunkt war ein intraokularer Reizzustand zu beobachten. Der zeitliche Verlauf war aber deutlich unterschiedlich mit rascherer

Rückbildung der konjunktivalen Reizerscheinungen in der mit intrastromaler Keratomileusis behandelten Gruppe. Bereits am 2. bis max. 3. postoperativen Tag waren diese Augen klinisch reizfrei.

Nach PRK imponierte in den ersten Wochen in allen Augen eine homogene, milchglasartige Mattigkeit, die im weiteren Heilungsverlauf aufklarte. Zum Zeitpunkt der Enukleation klassifizierten wir bei 3 Augen eine hauchige subepitheliale Trübung entsprechend einem Hazegrad 0,5. 8 Hornhäute wiesen eine subepitheliale Trübung Grad II, z. T. inhomogener Natur mit inselförmigen Verdichtungen auf, 1 Hornhaut zeigte auch nach 6 Monaten einen Hazegrad III. Nach Laser-in situ-Keratomileusis war das optische Zentrum zu allen Kontrollterminen klar mit wenig spaltlampenmikroskopischer Trübung im Interface. Eine halbkreisförmige Opaleszenz entsprechend der Außengrenzen der Keratomschnittkante ließ das behandelte Areal erkennen.

Refraktive Ergebnisse konnten aufgrund differierender Messungen bei wiederholter Skiaskopie der nicht fixierenden Kaninchen und der unterschiedlichen Hornhauttrübungen mit mangelhaftem retinalem Reflex nicht mit genügender Exaktheit erhoben werden.

## Lichtmikroskopie

### PRK

Als Grundmuster der Wundheilungsantwort in allen PRK-Präparaten beobachteten wir:

- eine Epithelhyperplasie mit wellenförmig differierender Dicke;
- ungeordnete epitheliale Zellsäulen mit vor allem in der epithelialen Basalzellreihe auffälligen Veränderungen:
  vertikale Verlängerung der Zellkörper der unteren Zellreihe, Zellkernverklumpungen und z. T. fokale Unterbrechungen der epithelialen Basalmembran (Abb. 1);
- im Stroma imponierten Ansammlungen von Keratozyten direkt unter dem Epithel. Dieser inselartige Keratozytenreichtum wich in tieferen Stromaabschnitten schließlich einer geordneteren, parallelen Anordnung (Abb. 2).

Lichtmikroskopisch waren tiefes Stroma, Descemet-Membran und Endothel stets unauffällig.

Die histologischen Unregelmäßigkeiten zeigten graduelle Unterschiede und relative Streubreite zwischen den unterschiedlichen Behandlungsgruppen. Die im Vergleich geringsten und in allen 3 Präparaten ziemlich gleichförmig ausgebildeten Reparaturmechanismen beobachteten wir nach Mitomycin C.

### Laser-in situ-Keratomileusis

Die lichtmikroskopischen Veränderungen nach Laser-in situ-Keratomileusis waren in allen Hornhäuten homogen, unabhängig von der postoperativen Nachsorge, ebenfalls mit einem typischen Wundheilungsschema:
- ein epithelialer hyperplastischer Zapfen kennzeichnete den Beginn des Schnittareals. Dieses mehrschichtige, unregelmäßig konfigurierte Epithel ging aber rasch im weiteren Schnittverlauf in geradlinige 3- bis 5schichtige Epithellagen über.

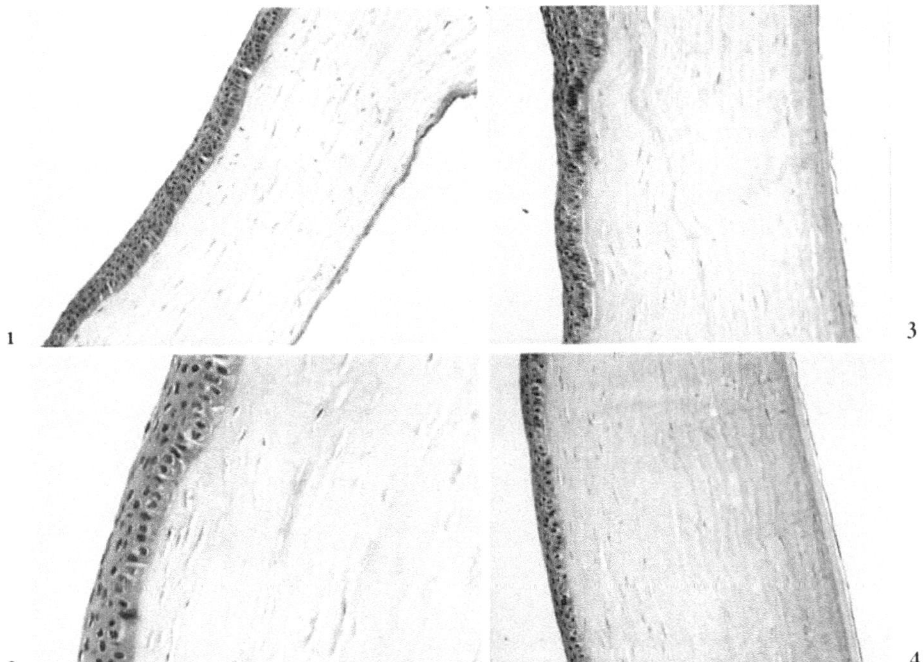

**Abb. 1.** Lichtmikroskopischer Schnitt einer Kaninchenhornhaut 6 Monate nach PRK (HE-Färbung, Vergrößerung 20×/0,5); postoperatives Nachsorgeschema Dexamethason – 21-Dihydrogenphosphat AT (Totocortin)

**Abb. 2.** Gleiche Hornhaut wie in Abb. 1 in der Vergrößerung 40×/0,75

**Abb. 3.** Lichtmikroskopischer Schnitt einer Kaninchenhornhaut 6 Monate nach LASIK. Schnittkantenbereich (HE-Färbung, Vergrößerung 20×/0,5)

**Abb. 4.** Gleiche Hornhaut wie in Abb. 3 stromaler Verlauf der Mikrokeratominzision (HE-Färbung, Vergrößerung 20×/0,5)

Epitheliale Veränderungen in dieser Zone der Schnittkante beinhalteten eine Vielfalt der Kernstruktur, unregelmäßige Anordnung der Zellkolumnen und z. T. unscharfer Übergang der unteren Epithelleiste zum Stroma mit Aufbruch der epithelialen Basalmembran (Abb. 3).
- Auch stromal fanden sich die Unregelmäßigkeiten v. a. direkt im Bereich der Anschnittskante: gewisse Keratozytenvermehrung mit Zellpolymorphie und querverlaufender Zellausrichtung. Entlang der Mikrokeratominzision war dann wieder eine parallele Anordnung der gleichartigen, schmalen, länglichen Keratozyten anzutreffen (Abb. 4).

Lichtmikroskopisch ließ sich also im Interface keine wesentliche Zellpathologie erkennen, was dem klinischen Eindruck der klaren optischen Zone entsprach.

Auch in dieser Behandlungsgruppe waren tiefes Stroma, Descemet-Membran und Endothel lichtmikroskopisch unauffällig.

## Fluoreszenzmikroskopie

*PRK*

Das Ausmaß der Reparationsvorgänge ließ sich gut anhand der Fluoreszenzmikroskopie verfolgen:

Unmittelbar nach der Excimerlaserbehandlung wurde die stromale Oberfläche aller Kaninchenhornhäute mit DTAF betropft. Dies ist ein fluoreszierender Farbstoff, der kovalent an alle Proteinaminogruppen bindet und somit das

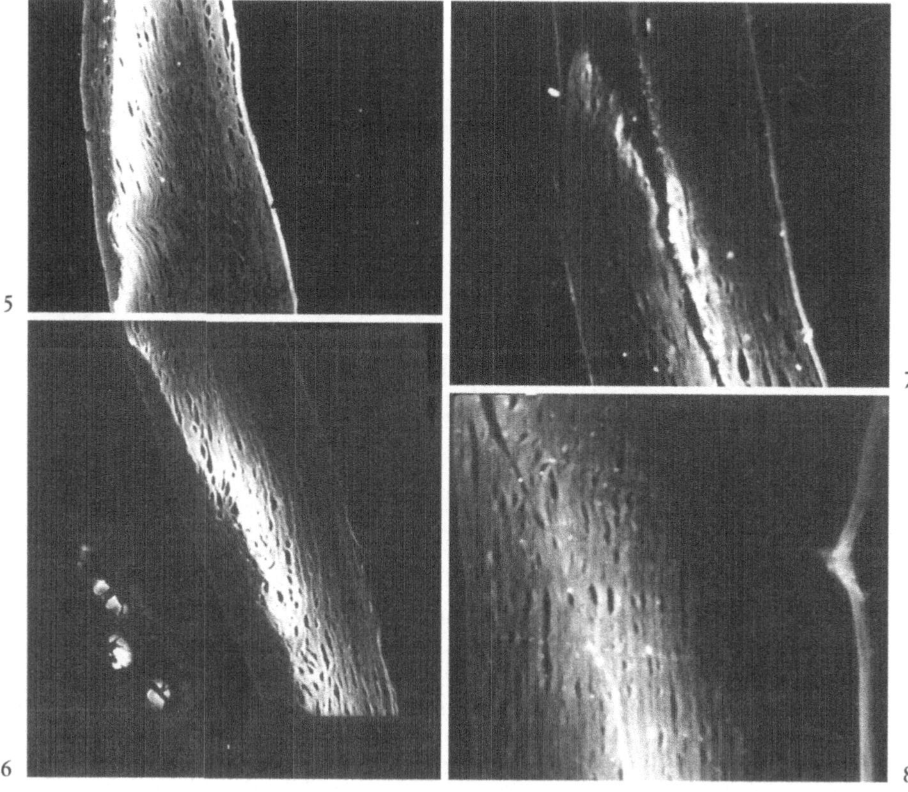

**Abb. 5.** Fluoreszenzmikroskopische Aufnahme 6 Monate nach PRK; mäßiggradiger Anteil neugebildeter Substanz unter dem Epithel nachweisbar. (Vergrößerung 10/0,25); postoperatives Nachsorgeschema Dexamethason-21-Dihydrogenphophat AT (Totocortin)

**Abb. 6.** Fluoreszenzmikroskopisches Bild, ebenfalls 6 Monate nach PRK, stärkerer Anteil neuen Stromas (Vergrößerung 10×/0,25); postoperatives Nachsorgeschema Fusidinsäure AT (Fucithalmic)

**Abb. 7.** Fluoreszenzmikroskopisches Bild 6 Monate nach LASIK; Schnittkante (Vergrößerung 10×/0,25)

**Abb. 8.** Fluoreszenzmikroskopisches Bild 6 Monate nach LASIK; intrastromaler Verlauf (Vergrößerung 20×/0,4)

postoperativ freiliegende Kollagen anfärbt. Seine Fluoreszenz ist noch nach einem Jahr nachweisbar.

Das ursprüngliche stromale Gewebe leuchtet bei der Mikroskopie fluoreszierend auf, während sich alle neugewachsene Substanz dunkel darstellt [5].

Zwei Präparate zeigten eine Fluoreszenz direkt unter dem Epithel, d. h., kein neues Stroma war reparativ nachgewachsen. Die Mehrzahl der Hornhäute wies mäßiggradig neugebildete Substanz auf (Abb. 5).

Abbildung 6 zeigt ein Präparat mit deutlichem Anteil neuen Stromas.

Eine Korrelation zwischen den fluoreszenzmikroskopischen Befunden bzw. dem Anteil neugebildeter Substanz sowie unserer klinischen Beurteilung des „haze" ließ sich nicht durchgängig herstellen.

*Laser-in situ-Keratomileusis*
Korrespondierend zu unseren lichtmikroskopischen Ergebnissen fiel das Verhalten in der Fluoreszenzmikroskopie aus: direkt unter dem verdickten Epithel an der Schnittkante beobachtete man eine dunkle Kerbe ohne Fluoreszenz gemäß einem Anteil neugebildeten Stromas. Die Fluoreszenzlinie darunter markiert die operative Grenze, das alte stromale Bett (Abb. 7). In der Übersicht ließ sich der weitere Schnittverlauf verfolgen, der durch zwei zarte Fluoreszenzlinien gekennzeichnet war. Diese entsprechen den einander zugekehrten, durch DTAF gefärbten Grenzen von stromalem Bett und Hornhautlentikel. Sie verliefen z. T. fast kongruent „Naht an Naht" bzw. mit einem geringen fluoreszenzfreien, stets homogen breiten Spalt (Abb. 8).

## Diskussion und Schlußfolgerung

Der Verlust der Bowman-Membran nach PRK wird häufig angeschuldigt, für überschießende Heilungsvorgänge, damit Narbenbildung und Rückgang der ursprünglich erreichten Refraktionsänderung verantwortlich zu sein. Interessanterweise kam es trotz der fehlenden Bowman-Lamelle bei 9 von 12 Kaninchen zu erheblichen Narbenbildungen. Offensichtlich sind für die Entwicklung eines „haze" die epithelialen und stromalen Proliferationen ausreichend.

Trotz dieser anatomischen Gegebenheit der fehlenden Bowman-Membran entschieden wir uns für diese Tierart, da die Heilungsantworten des vorderen Stromas des Kaninchens denen der menschlichen Kornea ähnlich sein sollen [4].

Die theoretischen Überlegungen, daß eine glatte Hornhautoberfläche für das Oberlid weniger Irritation und Fremdkörperreiz bedeutet, was sich in verringerten Scherkräften fortsetzt und in einem geringeren Zellmetabolismus resultieren könnte, führten bei der PRK zur Entwicklung der speziellen Irismaske mit „tapered transition zone". Entgegen Beschreibungen anderer Autoren [4] beobachteten wir trotz der Verwendung der parabelförmigen Übergangszone mit einem gegen Null gehenden Randwinkel zur Korrektur höherer Myopien eine häufig unregelmäßige Heilung mit erheblicher oberflächlicher Narbenbildung in 9 von 12 Tieren.

Nach unseren tierexperimentellen Ergebnissen erscheint die Laser-in situ-Keratomileusis zur Korrektur höhergradiger Myopien dagegen vielversprechend und besonders geeignet [3]. Unsere experimentellen Ergebnisse bestätigen die Befunde von Pallikaris [8], der an sehenden und nichtsehenden menschlichen Augen die Effekte von PRK und LASIK verglich: Nach einjähriger Nachbeobachtung konnte er einen deutlich geringeren kornealen „haze", frühzeitig stabilere Refraktion und dreimal höhere Vorhersagbarkeit in der Gruppe der mit Laser-in situ-Keratomileusis behandelten Patienten feststellen im Vergleich zur PRK nach tiefer Ablation bei Ausgangsrefraktionen zwischen –8 bis –16 dpt.

Zusammenfassend läßt sich nach unseren Versuchen am Kaninchen sagen, daß im Vergleich zur PRK

1. nach Laser-in situ-Keratomileusis eine raschere Heilung und Erholung des postoperativen Reizzustandes auftraten.
2. Am Ende unseres Nachbeobachtungszeitraumes war nur eine geringe subepitheliale Trübungsentwicklung der optischen Zone zu verzeichnen. Die stärkere halbkreisförmige Opaleszenz entsprechend dem Mikrokeratomschnittrand erklären wir durch die am Ende der Laserablation notwendige verstärkte Trocknung des kornealen Lentikels mit Schrumpfungseffekt, um bei den Tieren ohne zusätzliche Fixierungsmaßnahmen eine gute Haftfähigkeit der Hornhautschichten zu erlangen. Die damit verbundenen Dehiszenzen und Oberflächenunregelmäßigkeiten führen zu einem höheren Proliferationsreiz.
3. Die epithelialen und stromalen Umbauprozesse fielen deutlich geringer aus, was mit der Unversehrtheit der oberflächlichen Hornhautschichten in Zusammenhang stehen kann. Diese regulären Wundheilungsvorgänge untermauern den klinischen Eindruck der zentral klaren Hornhaut.

## Literatur


1. Bates WH (1894) A suggestion of an operation to correct astigmatism. Arch Ophthalmol 23, 9
2. Buratto L, Ferrari M, Rama P (1992) Excimer laser intrastromal keratomileusis. Am J Ophthalmol 113, 291–295
3. Buratto L, Ferrari M, Genisi C (1993) Myopic keratomileusis with the excimer laser: one year follow-up. Refract Corn Surg, 12–19
4. Dausch D, Klein R, Schröder E, Dausch B (1993) Excimer laser photorefractive keratectomy with tapered transition zone for high myopia. J Cataract Refract Surg 19, 590–594
5. Davison PF, Galbavy EJ (1986) Connective tissue remodeling in corneal and scleral wounds. Invest Ophthalmol Vis Sci 27, 1478–1484
6. Goodman GL, Trokel SL, Stark WJ, Munnerlyn CR, Green WR (1989) Corneal healing following laser refractive keratectomy. Arch Ophthalmol 107, 1799–1803
7. Pallikaris IG, Papatzanaki ME, Stathi EZ, Frenschock O, Georgiadis A (1990) Laser in situ - keratomileusis. Lasers Surg Med 10, 463–468
8. Pallikaris IG, Siganos DS (1994) Excimer laser in-situ keratomileusis and photorefractive keratectomy for correction of high myopia. J Refract Corn Surg 10, 498–510
9. Snellen H (1869) Die Richtungen der Hauptmeridiane des astigmatischen Auges. Albert v Graefe Arch Klin Exp Ophthalmol 15, 199
10. Talamo JH, Gollamudi S, Green R, De La Cruz Z, Filatow V, Stark WJ (1991) Modulation of corneal wound healing after excimer laser keratomileusis using topical mitomycin C and steroids. Arch Ophthalmol 109, 1141–1146

# Photorefraktive Astigmatismuskorrektur

W. W. Hütz, H. B. Eckhardt, U. Gehm, H. U. Frank und R. Wolff

**Zusammenfassung.** Es wird ein photorefraktives Verfahren (exzentrische Astigmatismus PRK) vorgestellt, bei dem im flacheren Meridian der Kornea zwei periphere Ablationen mit dem Excimerlaser von 3,4 mm Durchmesser außerhalb einer 3,0 mm großen, unbehandelten zentralen Zone durchgeführt werden. Von Oktober 1993 bis Dezember 1994 wurden insgesamt 19 Patienten behandelt. Bei 6 Patienten wurde nur der Astigmatismus behandelt und dieser konnte von 3,29 dpt (1,75–5,0 dpt) auf einen restlichen Astigmatismus von 0,47 dpt, das heißt um 86% reduziert werden. Bei 13 Patienten wurde gleichzeitig mit der Astigmatismuskorrektur eine Myopiekorrektur mit einer zentralen 6,0-mm-PRK vorgenommen. Der Astigmatismus konnte in dieser Gruppe von im Mittel 2,81 dpt (1,25–5,0 dpt) auf einen verbleibenden Astigmatismus von 0,35 dpt, das heißt um 88% reduziert werden. Bei den Patienten mit einer längeren Nachbeobachtungszeit von 9–14 Monaten, konnte in dem angegebenen Zeitraum keine Regression beobachtet werden.

**Summary.** Two peripheral ablations of 3.4 mm diameter were performed outside an untreated central zone of 3.0 mm in the flatter meridian of the cornea with the eccentric photoablative refractive keratectomy (PRK) method for correcting eccentric astigmatism. A total of 19 patients were operated on from October 1993 to December 1994 using this method. In the first group of six patients, the astigmatism was reduced by an average of 3.29 dpt (1.75–5.0 dpt) to a residual astigmatism of 0.47 dpt, i.e., by 86%. In the second group of 13 patients, correction of the myopia was carried out with a central 6.0 mm PRK at the same time as correction of the astigmatism. In this group, the astigmatism could be reduced from an average of 2.81 dpt (1.25–5.0 dpt) to a remaining astigmatism of 0.35 dpt, i.e., by 88%. Within a follow-up period of 9–14 months, regression was not observed in any of the patients.

## Einleitung

Wie die Vielfalt der vorgeschlagenen refraktiven Verfahren [1–7, 9, 10, 13, 16] zeigt, gibt es nicht das Verfahren zur Astigmatismuskorrektur schlechthin, sondern verschiedene Ansätze, die sich dadurch unterscheiden, daß sie im steileren Meridian wie die T-Exzision [10, 13], im flacheren Meridian wie die Behandlung mit dem Holmiumlaser oder im Zentrum der Kornea wie die torische Ablation [5–7] ansetzen. Von besonderem Interesse sind natürlich die Verfahren, die die Hornhautmitte unbehandelt lassen, so daß das Risiko, zentrale Hornhautnarben zu erhalten, entfällt. Für die Entwicklung unseres theoretischen Modells, das neben einer Änderung des äußeren Radius auch eine Änderung der Spannungsverteilung in der Hornhaut postuliert, haben die Arbeiten von Thiele [18], Smolek [14] und Meek [8] entscheidende Impulse gegeben.

R. Rochels et al. (Hrsg.)
9. Kongreß der DGII
© Springer-Verlag Berlin Heidelberg 1995

## Methode

Bei der exzentrischen Astigmatismus-PRK werden im flacheren Meridian zwei
exzentrische Ablationen außerhalb einer 3 mm großen zentralen Zone, die unbehandelt bleibt, durchgeführt. Die behandelten Zonen haben einen Durchmesser von 3,4 mm (Abb. 1). Die Ablation folgt dem Algorithmus der Myopie-PRK,
wobei sich die Höhe der Abtragung an der Höhe des korrigierenden Zylinders
orientiert, das heißt, bei einem Astigmatismus von 3,5 dpt werden zwei exzentrische Ablationen entsprechend einer Myopie-PRK von 3,5 dpt durchgeführt.

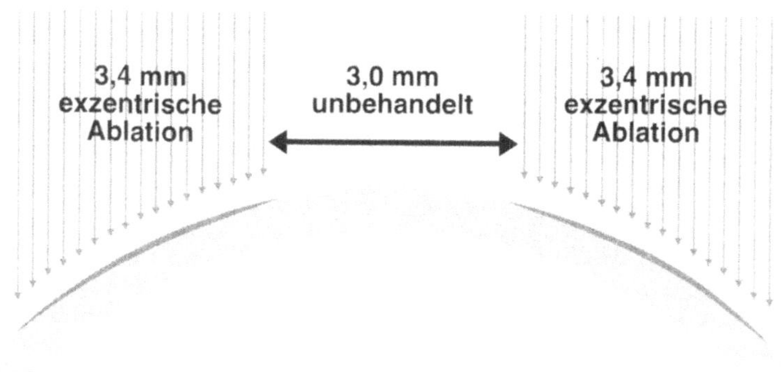


a

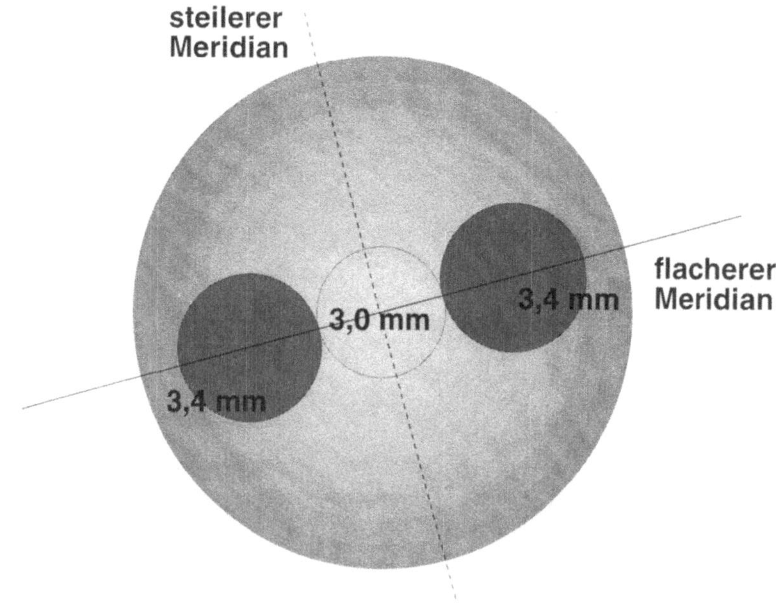


b

**Abb. 1 a, b.** Schema der exzentrischen Astigmatismus-PRK

Durch diese Ablationen kommt es einerseits zu einer Änderung des äußeren Radius, andererseits wird aber auch eine Umverteilung der kornealen Spannung möglich. Mit Ablationen von 2 × 3,5 dpt ändert sich bei einer maximalen Abtragungstiefe von 0,016 mm und einer Behandlungszone von 3,4 mm der Radius im flacheren Meridian von 7,8 mm auf 7,64 mm (Abb. 2). Diese Radienänderung errechnet sich aus dem im Abb. 3 gezeigten Ansatz.

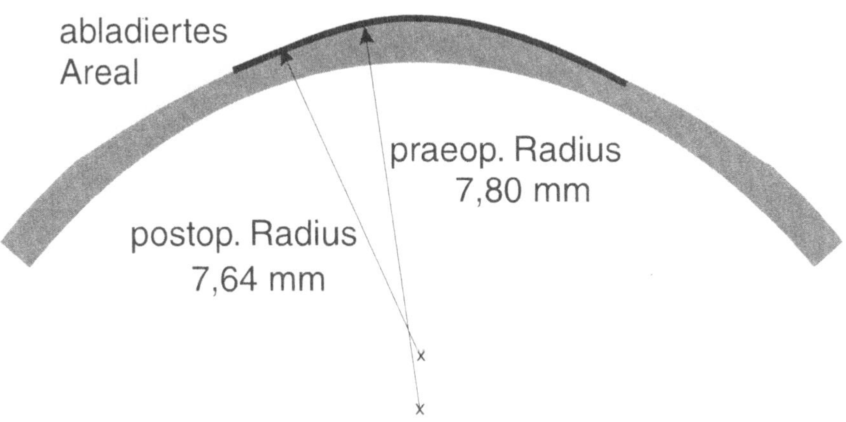


**Abb. 2.** Die peripheren Ablationen führen zu einer Änderung des Radius in den zentralen Anteilen des flacheren Meridians

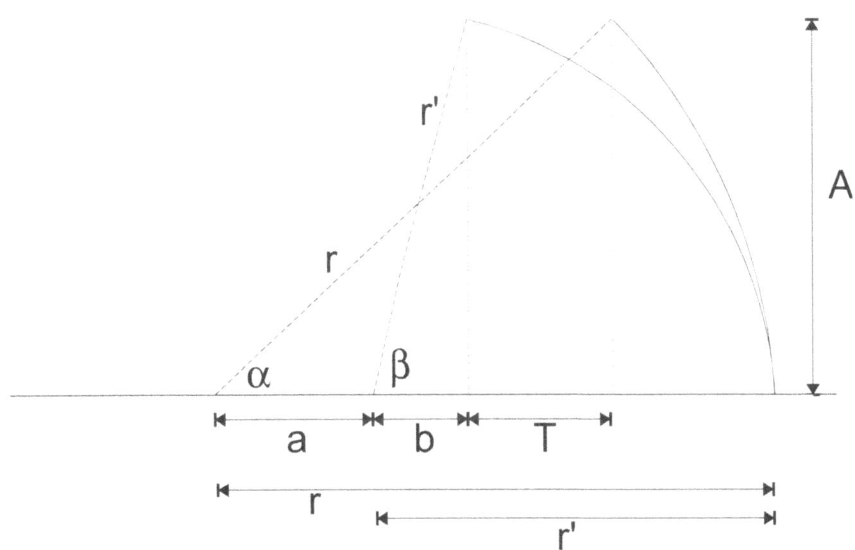


**Abb. 3.** Berechnung der Radienänderung ($A$ Abstand zwischen Hornhautmitte und Zentrum der Ablation = 3,2 mm $r$ alter Radius = 7,8 mm, $r'$ neuer Radius = 7,64 mm, $T$ maximale Ablationstiefe = 0,016 mm bei 3,5 dpt PRK mit 3,4-mm-Zone

**Tabelle 1.** Prä- und postoperative Originaldaten der nur mit der exzentrischen Astigmatismus-PRK behandelten Patienten und achslagenkorrigierte Änderungen (berechnet nach Formeln IIIb und IVb aus Seiler [22])

| Patient | Präoperativ | | | Postoperativ | | | Änderungen | | |
|---|---|---|---|---|---|---|---|---|---|
| | Sphäre | Zylin-der | Achse | Sphäre | Zylin-der | Achse | Sph. Äquiv. | Zylin-der | Wirk-achse |
| 1 | 1,25 | 4,25 | 177 | 1,00 | 1,50 | 165 | 1,13 | 2,94 | 93 |
| 2 | 0,00 | 1,75 | 170 | 0,50 | 0,00 | 0 | 1,38 | 1,75 | 80 |
| 3 | 0,25 | 5,00 | 169 | −1,50 | 2,00 | 165 | −0,25 | 3,03 | 82 |
| 4 | −1,00 | 3,50 | 170 | −3,25 | 0,00 | 0 | −0,50 | 3,50 | 80 |
| 5 | 1,75 | 3,00 | 86 | −1,50 | 1,00 | 160 | −2,25 | 3,88 | 98 |
| 6 | 2,00 | 2,25 | 104 | 0,25 | 0,50 | 95 | −0,88 | 1,78 | 16 |
| Mittelwert | | 3,29 | | | 0,83 | | −0,23 | 2,82 | |
| Standard-abweichung | | 1,22 | | | 0,82 | | 1,34 | 0,88 | |

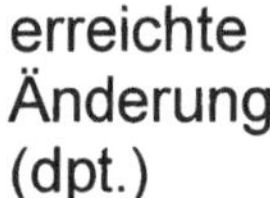

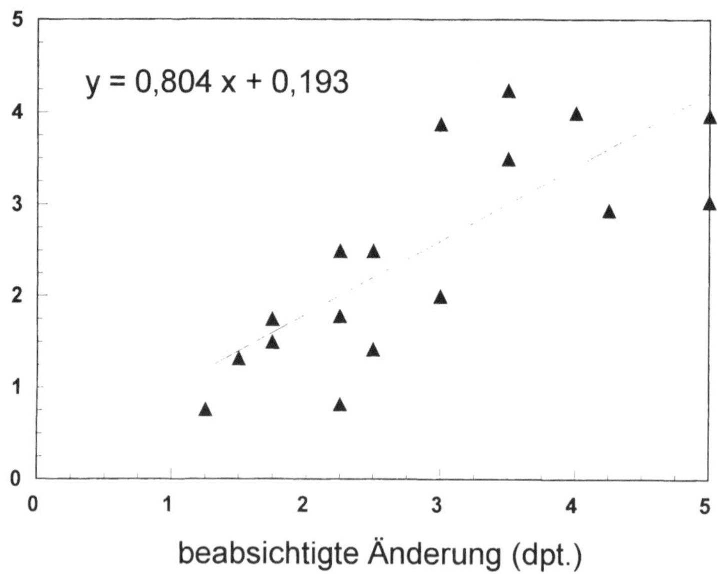


**Abb. 4.** Regressionsanalyse unter Einbeziehung aller Patientendaten

**Tabelle 2.** Prä- und postoperative Originaldaten der mit der kombinierten Myopie- und Astigmatismus-PRK behandelten Patienten und achslagenkorrigierte Änderungen (berechnet nach Formeln IIIb und IVb aus Seiler [22])

| Patient | Präoperativ | | | Postoperativ | | | Änderungen | | |
|---|---|---|---|---|---|---|---|---|---|
| | Sphäre | Zylinder | Achse | Sphäre | Zylinder | Achse | Sph..Äqu | Zylinder | Wirkachse |
| 1 | −5,00 | 5,00 | 155 | 0,00 | 1,50 | 175 | 6,75 | 3,97 | 58 |
| 2 | −5,50 | 4,00 | 172 | −0,50 | 0,00 | | 7,00 | 4,00 | 82 |
| 3 | −5,75 | 3,50 | 175 | 0,00 | 0,75 | 90 | 7,13 | 4,24 | 86 |
| 4 | −2,00 | 3,50 | 175 | −1,00 | 0,00 | | 2,75 | 3,50 | 85 |
| 5 | −5,50 | 3,50 | 30 | −0,75 | 0,00 | | 6,50 | 3,50 | 120 |
| 6 | −4,00 | 3,00 | 35 | 1,00 | 1,00 | 35 | 6,00 | 2,00 | 125 |
| 7 | −3,00 | 2,50 | 175 | 0,00 | 0,00 | | 4,25 | 2,50 | 85 |
| 8 | −6,25 | 2,50 | 75 | 1,75 | 1,50 | 60 | 8,50 | 1,42 | 89 |
| 9 | −4,75 | 2,25 | 115 | −0,50 | 1,25 | 158 | 4,75 | 2,50 | 10 |
| 10 | −8,75 | 2,25 | 5 | −2,00 | 1,50 | 0 | 7,13 | 0,82 | 104 |
| 11 | −6,25 | 1,75 | 170 | 0,50 | 0,25 | 175 | 7,50 | 1,50 | 79 |
| 12 | −6,00 | 1,25 | 175 | −0,75 | 0,50 | 0 | 5,63 | 0,76 | 82 |
| 13 | −4,50 | 1,50 | 0 | −0,75 | 0,50 | 150 | 5,00 | 1,32 | 100 |
| Mittelwert | | 2,81 | | | 0,67 | | 6,07 | 2,46 | |
| Standardabweichung | | 1,07 | | | 0,62 | | 1,56 | 1,26 | |

Die Ansteuerung der zu behandelnden kornealen Areale erfolgt rein optisch mit einem von uns entwickelten Dezentrierungssystem, eine Markierung auf der Kornea ist nicht erforderlich. Von Oktober 1993 bis Dezember 1994 wurden bei 6 Patienten, die einen durchschnittlichen Astigmatismus von 3,29 dpt aufwiesen (1,75–5,0 dpt, Standardabweichung 1,22 dpt) (Tabelle 1) eine exzentrische Astigmatismus-PRK durchgeführt. Behandelt wurden 4 Frauen und 2 Männer, Durchschnittsalter 48 Jahre (35–72 Jahre). Der Visus lag präoperativ im Median bei 0,5 (0,2–0,6).

Bei einer weiteren Gruppe von 13 Patienten wurde von Januar 1994 bis September 1994 außer der exzentrischen Astigmatismus-PRK auch eine Myopiekorrektur durchgeführt (Abb. 4). Der Astigmatismus betrug bei diesen Patienten präoperativ im Mittel 2,81 dpt (1,25–5,0 dpt, Standardabweichung 1,07 dpt). Der gleichzeitig vorhandene myope Anteil betrug im Mittel −5,17 dpt (−2,0 bis −8,75 dpt) (Tabelle 2). Behandelt wurden 9 Frauen und 3 Männer mit einem Durchschnittsalter von 40 Jahren (27–50 Jahre). Der Visus lag präoperativ im Median bei 0,7 (0,2–0,8).

Behandelt wurde in Tropfanästhesie (Conjucain AT). Nach Einsetzen eines Lidsperrers wurde das Epithel in den vorgesehenen Behandlungsarealen mit einem Hockeymesser abgetragen. Die Behandlung mit dem Excimerlaser erfolgte bei einer Energiedichte von 180 mJ/cm², einer Repetitionsrate von 20 Hz und zwei Behandlungszonen von 2 × 3,4 mm im flacheren Meridian bei der Astigmatismuskorrektur und einer zusätzlichen zentralen Behandlungszone von 6,0 mm bei der Myopiekorrektur.

Die postoperative Behandlung bestand in Gentamicin AS bis zum Schluß des Epithels, danach wurde mit Efflumidex AT (3mal tgl.) über einen Zeitraum von 2 Monaten weiterbehandelt. Die Nachuntersuchungen erfolgten nach 1, 4 und 8 Wochen. Neben einer objektiven Refraktometrie, einer Visusprüfung, einer Messung der Hornhautradien wurde eine Hornhauttopographie durchgeführt.

## Ergebnisse

Bei Patienten, bei denen nur der Astigmatismus und keine zusätzliche Myopie behandelt wurde, konnte dieser von 3,5 dpt (Mittelwert) um 2,6 dpt auf 0,9 dpt reduziert werden (s. Tabelle 1). Berechnet man die Veränderung des Astigmatismus mit Hilfe mathematischer Formeln unter Berücksichtigung der neuen Wirkachse [11], so beträgt die Astigmatismusänderung sogar 3,02 dpt, was einer Reduktion um 86% entspricht (s. Tabelle 1). Diese Reduktion des Astigmatismus war mit einer geringfügigen Myopisierung von durchschnittlich 0,1 dpt verbunden. Der Visus verbesserte sich von 0,5 (0,2–0,6) auf 0,6 (0,4–0,8).

Bei allen 6 Patienten trat nur vorübergehend eine korneale Trübung (max. bis Grad 1) auf, die im Laufe der Nachbeobachtungszeit vollkommen abklang.

Bei den Patienten, die sich einer kombinierten Myopie- und Astigmatismuskorrektur unterzogen, konnte der Astigmatismus, der präoperativ im Mittel 2,92 dpt betrug, um 2,23 dpt auf einen restlichen Astigmatismus von 0,69 dpt reduziert werden (s. Tabelle 2). Berechnet man die Astigmatismusänderung wieder unter Berücksichtigung der neuen Wirkachse, so kommt man auf eine Reduktion von 2,56 dpt entsprechend 88% des präoperativ vorhandenen Wertes (s. Tabelle 2). Die sphärische Änderung, die bei diesen Patienten durch die zusätzlich geführte Myopie-PRK erzielt wurde, führte im Mittel zu einer geringfügigen Unterkorrektur mit einer Änderung des sphärischen Äquivalents um 6,16 dpt bei einem präoperativen sphärischen Äquivalent von –6,69 dpt.

Der Visus verbesserte sich in diesem Kollektiv in 5 Fällen und blieb in weiteren 5 Fällen auf dem gleichen Stand (Median 0,7, Werte zwischen 0,4 und 1,0). Anders als in dem Kollektiv mit ausschließlicher Astigmatismuskorrektur bestand in diesem Kollektiv mit kombinierter PRK das Problem der Entwicklung von kornealen Trübungen im Zentrum der Hornhaut. Bei 2 Patienten verschlechterte sich der postoperative Visus um 1 bzw. 2 Zeilen wegen einer zentralen kornealen Trübung (Grad 1). Alle übrigen Patienten wiesen keine oder nur Spuren einer zentralen kornealen Trübung (Grad 0) auf. Im Bereich der exzentrischen Ablationszonen waren bei 4 auf 13 Augen diskrete Trübungen zu sehen (Grad 0–1), eine Beeinträchtigung trat dadurch nicht auf.

Das Ergebnis der Regressionsanalyse deutet darauf hin, daß mit der bisher durchgeführten Dosierung bei der exzentrischen Astigmatismus-PRK (s.o.) eine geringgradige Unterkorrektur besteht.

## Diskussion

Nach unseren Messungen erklärt sich der Wirkmechanismus der exzentrischen Astigmatismus-PRK so, daß durch die beiden exzentrischen Ablationen im flacheren Meridian ein neuer äußerer Radius im Zentrum der Hornhaut entsteht (s. Abb. 2 und 3). Da die Topographien einen stufenlosen Übergang bis in die 3,0 mm große, nicht behandelte zentrale Zone zeigen, sind wir der Auffassung, daß die erzielte Astigmatismuskorrektur nicht allein durch das Entstehen eines neuen äußeren Radius, sondern auch durch eine gewisse Umverteilung der kornealen Spannungsverhältnisse zu erklären ist.

Die Frage der Dosierung ist wegen der noch kleinen Datenbasis nicht endgültig geklärt, obwohl mit der vorläufigen Regel, daß die Höhe des korrigierenden Minuszylinders die Höhe der exzentrischen Ablationen bestimmt, gute Ergebnisse erzielt worden sind. Überkorrekturen wurden nicht beobachtet, es besteht im Gegenteil ein Trend zur geringfügigen Unterkorrektur (s. Abb. 4). Ein wesentlicher Vorteil des Verfahrens besteht darin, daß das Zentrum unbehandelt bleibt, so daß fakultativ auftretende Hornhauttrübungen keine Beeinträchtigung für den Patienten darstellen. Dieser Vorteil ist allerdings dann hinfällig, wenn eine kombinierte Myopie- und Astigmatismuskorrektur vorgenommen wird und dann auch zentrale Hornhauttrübungen postoperativ auftreten können. Diesen Nachteil haben die meisten Verfahren, die mit dem Excimerlaser Astigmatismus korrigieren [2, 5–7, 15–17]. Auch das von McDonnell [5, 6] beschriebene Verfahren der torischen Ablation findet im Zentrum der Hornhaut statt und weist somit diesen Nachteil auf. Das von Seiler [12, 15] beschriebene Verfahren der T-Exzision mit dem Excimerlaser hat, wie die von uns beschriebene exzentrische Astigmatismus-PRK den Vorteil, daß das Zentrum der Hornhaut unbehandelt bleibt. Der Effekt dieses Verfahrens ist jedoch unsicher, zumindest was die Stabilität über einen längeren Zeitraum anbelangt [9]. Unsere Nachbeobachtungszeit beträgt bisher maximal 14 Monate, und in dieser Zeit war keine wesentliche Regression zu verzeichnen. Die Fortsetzung dieser noch nicht abgeschlossenen Studie, über deren Ausgang berichtet werden soll, wird zeigen, ob sich die positiven Ansätze bestätigen.

## Literatur


1. Campos M, Hertzog L, Garbus J, Lee M, McDonnell PJ (1992) Photorefractive keratectomy for severe postkeratoplasty astigmatism. Am J Ophthalmol 114 : 429-436
2. Dausch D, Klein R, Landesz M, Schroder E (1994) Photorefractive keratectomy to correct astigmatism with myopia or hyperopia. J Cataract Refract Surg 20 (Suppl) : 252–257
3. Duffey RJ, Jain VN, Tchah H, Hofmann RF, Lindstrom RL (1988) Paired arcuate keratotomy. A surgical approach to mixed and myopic astigmatism. Arch Ophthalmol 106 : 1130–1135
4. Lavery GW, Lindstrom RL, Hofer LA, Doughman DJ (1985) The surgical management of corneal astigmatism after penetrating keratoplasty. Ophthalmic Surg 16 : 165–169
5. McDonnell PJ, Moreira H, Clapham TN, D'Arcy J, Munnerlyn CR (1991) Photorefractive keratectomy for astigmatism. Initial clinical results. Arch Ophthalmol 109 : 1370–1373

6. McDonnell PJ, Moreira H, Garbus J, Clapham TN, D'Arcy J, Munnerlyn CR (1991) Photorefractive keratectomy to create toric ablations for correction of astigmatism. Arch Ophthalmol 109 : 710–713

7. McDonnell PJ, Campos M, Hertzog L, Garbus JJ (1993) Photorefractive keratectomy for correction of myopic astigmatism. Klin Monatsbl Augenheilkd 202 : 238-244

8. Meek KM, Blamires T, Elliott GF, Gyi TJ, Nave C (1987) The organisation of collagen fibrils in the human corneal stroma: a synchrotron X-ray diffraction study. Curr Eye Res 6 : 841–846

9. Schipper I, Suppelt C, Senn P (1994) Correction of astigmatism with excimer laser transverse keratectomy. Acta Ophthalmol (Copenh) 72 : 39-42

10. Seiler T, Jean B (1992) Photorefractive keratectomy as a second attempt to correct myopia after radial keratotomy. Refract Corneal Surg 8 : 211–214

11. Seiler T, Wollensak J (1993) Über die mathematische Darstellung des postoperativen regulären Hornhautastigmatismus. Klin Monatsbl Augenheilkd 203 : 70–76

12. Seiler T, Bende T, Wollensak J (1987) Correction of astigmatism with the excimer laser. Klin Monatsbl Augenheilkd 191 : 179–183

13. Seiler T, Bende T, Wollensak J, Trokel S (1988) Excimer laser keratectomy for correction of astigmatism. Am J Ophthalmol 105 : 117-124

14. Smolek MK (1994) Holographic interferometry of intact and radially incised human eye-bank corneas. J Cataract Refract Surg 20 : 277–286

15. Spigelman AV, Albert WC, Cozean CH et al. (1994) Treatment of myopic astigmatism with the 193 nm excimer laser utilizing aperture elements. J Cataract Refract Surg 20 (Suppl) : 258–261

16. Taylor HR, Guest CS, Kelly P, Alpins NA (1993) Comparison of excimer laser treatment of astigmatism and myopia. The excimer laser and research group. Arch Ophthalmol 111 : 1621–1626

17. Taylor HR, Kelly P, Alpins N (1994) Excimer laser correction of myopic astigmatism. J Cataract Refract Surg 20 (Suppl) : 243–251

18. Thiele H (1967) Histolyse und Histogenese. Akademische Verlagsgesellschaft, S 84–102

# Ergebnisse der Astigmatismuskorrektur mit transversalen Hornhautinzisionen

G. Prinz und U. Mester

**Zusammenfassung.** Während geringgradige astigmatische Komponenten bei Myopie mittlerweile auch mit dem Excimerlaser korrigiert werden können, bleibt die Behandlung höhergradiger Hornhautastigmatismen der chirurgischen Inzisionstechnik mit dem Diamantmesser vorbehalten. Hierbei haben sich transversale Hornhautinzisionen (T-Inzisionen) als sichere und wirkungsvolle Operationstechnik erwiesen. Wir überblicken derzeit ein Krankengut von 72 Augen mit einer postoperativen Beobachtungszeit von über 6 Monaten. Überwiegend handelt es sich um einen höhergradigen angeborenen Hornhautastigmatismus ($n = 48$). Bei jeweils 10 Augen war eine Kataraktoperation bzw. eine Keratoplastik vorausgegangen. 4 Augen hatten eine perforierende Hornhautverletzung erlitten. Der mittlere Astigmatismus aller operierten Augen betrug präoperativ 5,47 dpt, postoperativ 2,71 dpt. Der korrigierte Visus war postoperativ bei allen Augen gleich oder besser als präoperativ. Besonders eindrucksvoll und entscheidend für die Zufriedenheit der Patienten war der Anstieg des unkorrigierten Visus, trotz häufig vorliegender Amblyopie: Einem präoperativen Mittelwert von 0,19 (0,02–0,5) steht ein postoperativer Mittelwert von 0,41 (0,05–1,0) gegenüber. Da weder intra- noch postoperative Komplikationen auftraten und auch keine subjektiven Beschwerden wie Blendempfindlichkeit oder fluktuierende Sehschärfe, halten wir T-Inzisionen für ein geeignetes Operationsverfahren zur Korrektur höherer Hornhautastigmatismen.

**Summary.** While low astigmatic components combined with myopia can be corrected with excimer laser, the method of choice in the treatment of middle- and high-grade astigmatism is surgical incision with a diamond knife. Transversal corneal incisions have proved to be especially safe and effective. In our current study, we have 72 eyes, followed postoperatively for more than 6 months. Most cases were higher congenital corneal astigmatism. Ten eyes had previously undergone cataract or keratoplastic operation. Four eyes had penetrating corneal injuries. The average preoperative astigmatism of all operated eyes was 5.6 D and after the operation 2.8 D. In every case the corrected visual acuity was the same or better than before the operation. Particularly impressive and the most satisfying for the patients was the increase of the uncorrected visual acuity despite frequent cases of amblyopia: preoperatively 0.19 in the mean (range: 0.02–0.5) and postoperatively 0.41 (range: 0.05–1.0).

Since there were neither intra- nor postoperative complications and no subjective discomforts such as photophobia or fluctuating visual acuity, we are of the opinion that T-incisions are a suitable surgical procedure for the correction of high-grade corneal astigmatism.

R. Rochels et al. (Hrsg.)
9. Kongreß der DGII
© Springer-Verlag Berlin Heidelberg 1995

## Einleitung

Seit 5 Jahren wrden in unserem Hause operative Astigmatismuskorrekturen durchgeführt. Für uns ist die Indikation zu einer solchen Operation gegeben, wenn ein mittelgradiger oder hochgradiger Astigmatismus vorliegt und der Patient Kontaktlinsen nicht verträgt bzw. durch Brillenkorrektur kein optimaler Visus erreicht wird, oder wenn beruflich geforderte Mindestwerte des korrigierten und unkorrigierten Visus nicht erreicht werden. Dies ist von Bedeutung für bestimmte Führerscheingruppen, Piloten, Berufsfeuerwehrleute und Justizvollzugsbeamte.

## Ergebnisse

Zur Zeit überblicken wir ein Krankengut von 72 operierten Augen mit einer postoperativen Beobachtungszeit von mindestens 6 Monaten. Die größte Patientengruppe ist die mit angeborenem Astigmatismus mit 48 operierten Augen (Tabelle 1). Die Behandlung bestand in allen Fällen in anfangs geraden, später bogenförmigen transversalen Inzisionen, und zwar meist ein Paar Inzisionen bei 38 Augen, aber auch 2 Paar bei 9 und 3 Paar bei 2 Augen. Eine optische Zone von 4 mm wurde dabei nicht unterschritten. Abbildung 1 zeigt ein Paar bogenförmiger Transversalinzisionen. Der Zylinder reduzierte sich von im Mittel 4,69 dpt auf 2,31 dpt. Dies entspricht einer vektorkorrigierten Zylinderdifferenz von 2,66 dpt. Der unkorrigierte Visus stieg von 0,22 auf 0,47 und der korrigierte von 0,67 auf 0,74. Die Refraktion war ausnahmslos nach längstens 6 Wochen stabil. Komplikationen traten nicht auf, es kam insbesondere nicht zu einer Benetzungsstörung oder einer erhöhten Blendempfindlichkeit.

**Tabelle 1.** Angeborener Astigmatismus [$n = 48$]

| Zylinder | Präoperativ | Postoperativ | Einfache Zylinderdifferenz | Zylinderdifferenz vektorkorrigiert |
|---|---|---|---|---|
| Mittelwert | 4,69 | 2,31 | 2,38 | 2,66 |
| Range | 2,0–7,5 | 0,75–6,0 | | |
| Standardabweichung | 1,30 | 1,29 | 1,21 | 1,05 |

| Visus | Präoperativ | | Postoperativ | |
|---|---|---|---|---|
| | sc | ccm | sc | ccm |
| Mittelwert | 0,22 | 0,67 | 0,47 | 0,74 |
| Range | 0,05–0,5 | 0,1–1,0 | 0,1–1,0 | 0,25–1,2 |

| Sphärisches Äquivalent | Präoperativ | Postoperativ | Differenz | – |
|---|---|---|---|---|
| Mittelwert | + 0,25 dpt | + 0,08 dpt | – 0,17 dpt | – |

Auch in der Patientengruppe mit Astigmatismus nach Kataraktoperation (Tabelle 2) konnte der Zylinderwert deutlich reduziert werden. Der mittlere Astigmatismus betrug präoperativ 5,95 dpt. Nach den Transversalinzisionen kam es zur deutlichen Verbesserung auf im Mittel 1,63 dpt. Die vektorkorrigierte Zylinderdifferenz betrug 4,33 dpt. Die unkorrigierte Sehschärfe stieg von 0,13 auf 0,41 an. Auch in dieser Gruppe traten keinerlei Komplikationen auf.

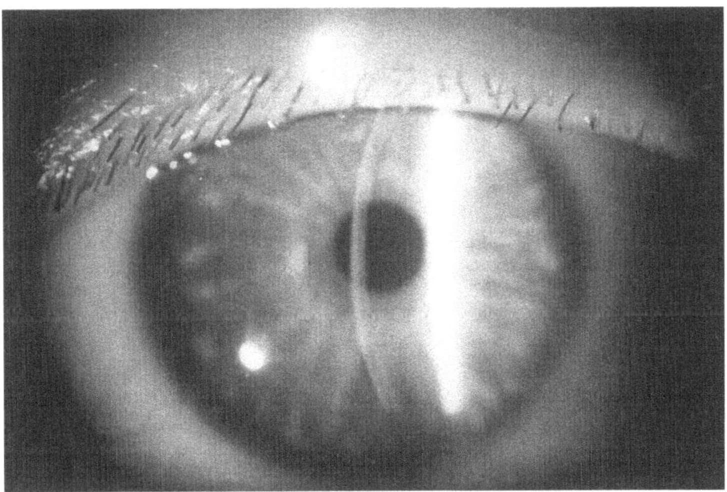

**Abb. 1.** Ein Paar bogenförmiger Transversalinzisionen

**Tabelle 2.** Astigmatismus nach Kataraktoperation [$n = 10$]

| Zylinder | Präoperativ | Postoperativ | Einfache Zylinderdifferenz | Zylinderdifferenz vektorkorrigiert |
| --- | --- | --- | --- | --- |
| Mittelwert | 5,95 | 1,63 | 4,32 | 4,33 |
| Range | 4,0–8,0 | 0,0–3,5 | | |
| Standardabweichung | 1,21 | 1,20 | 1,33 | 1,36 |

| Visus | Präoperativ | | Postoperativ | |
| --- | --- | --- | --- | --- |
| | sc | ccm | sc | ccm |
| Mittelwert | 0,13 | 0,6^ | 0,41 | 0,63 |
| Range | 0,1–0,2 | 0,32–1,0 | 0,16–0,8 | 0,3–1,0 |

| Sphärisches Äquivalent | Präoperativ | Postoperativ | Differenz | 1 |
| --- | --- | --- | --- | --- |
| Mittelwert | – 2,33 dpt | – 2,44 dpt | – 0,11 dpt | – |

Bei Zustand nach perforierender Keratoplastik wird man mit hohen präoperativen Zylinderwerten konfrontiert. Entsprechend ist der Restastigmatismus nach der Operation höher als bei mittelgradigem Astigmatismus. In der Gruppe bei Zustand nach perforierender Keratoplastik reduzierte sich der mittlere Astigmatismus von 8,78 auf 5,33 dpt (Tabelle 3 und Abb. 2). Der unkorrigierte Visus stieg nur leicht an, und der korrigierte blieb etwa gleich.

Die letzte Gruppe umfaßt 4 Augen mit hochgradigem Astigmatismus nach perforierender Verletzung (Tabelle 4). Drei dieser Patienten hatten periphere Hornhautnarben, und die Ergebnisse der Operationen waren zufriedenstellend.

**Tabelle 3.** Astigmatismus nach perforierender Keratoplastik [$n = 10$]

| Zylinder | Präoperativ | Postoperativ | Einfache Zylinder- differenz | Zylinder- differenz vektor- korrigiert |
|---|---|---|---|---|
| Mittelwert | 8,78 | 5,33 | 3,45 | 5,63 |
| Range | 4,0–23,0 | 0,75–18,5 | | |
| Standardabweichung | 5,24 | 5,23 | 2,74 | 3,60 |

| Visus | Präoperativ | | Postoperativ | |
|---|---|---|---|---|
| | sc | ccm | sc | ccm |
| Mittelwert | 0,09 | 0,44 | 0,17 | 0,42 |
| Range | 0,02–0,2 | 0,1–0,8 | 0,05–0,25 | 0,16–0,8 |

| Sphärisches Äquivalent | Präoperativ | Postoperativ | Differenz | – |
|---|---|---|---|---|
| Mittelwert | – 3,79 dpt | – 4,39 dpt | – 0,60 dpt | – |

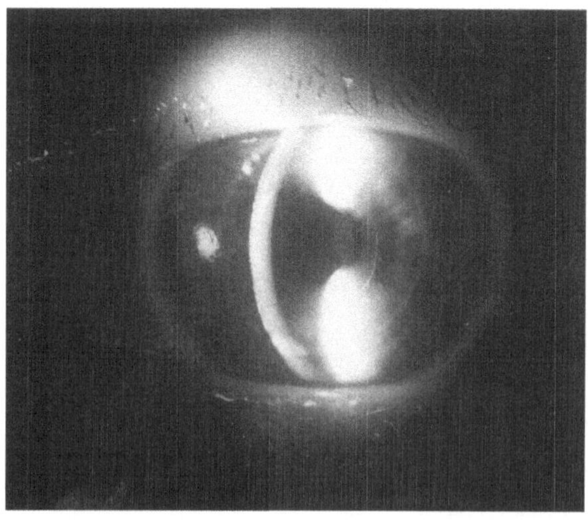

Abb. 2. Ein Paar bogenförmiger Transversalinzisionen bei Zustand nach Keratoplastik

Der 4. hatte ausgedehnte, bis nach zentral reichende Narben. In diesem Fall konnte auch in einem Zweiteingriff keine Verbesserung erzielt werden.

Zusammenfassend dürfen die Ergebnisse des gesamten Krankengutes als zufriedenstellend angesehen werden (Tabelle 5). Der Astigmatismus wurde im Mittel von 5,47 auf 2,71 dpt gesenkt. Besonders eindrucksvoll und entscheidend für die Zufriedenheit der Patienten war der Anstieg des unkorrigierten Visus trotz häufig vorliegender Amblyopie: Einem präoperativen Mittelwert von 0,19 steht

**Tabelle 4.** Astigmatismus nach perforierender Verletzung [$n = 4$]

| Zylinder | Präoperativ | Postoperativ | Einfache Zylinderdifferenz | Zylinderdifferenz vektorkorrigiert |
|---|---|---|---|---|
| Mittelwert | 5,38 | 3,63 | 1,75 | 2,05 |
| Range | 2,5–9,0 | 1,0–8,0 | | |
| Standardabweichung | 2,81 | 3,20 | 0,64 | 0,91 |

| Visus | Präoperativ | | Postoperativ | |
|---|---|---|---|---|
| | sc | ccm | sc | ccm |
| Mittelwert | 0,22 | 0,51 | 0,3 | 0,58 |
| Range | 0,07–0,4 | 0,25–1,0 | 0,1–0,5 | 0,2–1,0 |

| Sphärisches Äquivalent | Präoperativ | Postoperativ | Differenz | – |
|---|---|---|---|---|
| Mittelwert | + 1,88 dpt | + 1,56 dpt | – 0,32 dpt | – |

**Tabelle 5.** Gesamtübersicht [$n = 72$]

| Zylinder | Präoperativ | Postoperativ | Einfache Zylinderdifferenz | Zylinderdifferenz vektorkorrigiert |
|---|---|---|---|---|
| Mittelwert | 5,47 | 2,71 | 2,76 | 3,27 |
| Range | 2,0–23,0 | 0,0–18,5 | | |

| Visus | Präoperativ | | Postoperativ | |
|---|---|---|---|---|
| | sc | ccm | sc | ccm |
| Mittelwert | 0,19 | 0,62 | 0,41 | 0,67 |
| Range | 0,02–0,5 | 0,1–1,0 | 0,05–1,0 | 0,16–1,2 |

| Sphärisches Äquivalent | Präoperativ | Postoperativ | Differenz | – |
|---|---|---|---|---|
| Mittelwert | – 0,58 dpt | – 0,81 dpt | – 0,23 dpt | – |

ein postoperativer von 0,41 gegenüber. Der Eingriff ist für den Patienten wenig belastend. Er wird in Tropfanästhesie durchgeführt und dauert etwa 5 Minuten. In keinem Fall kam es zu einer Überkorrektur, was auch nicht zu befürchten ist, solange man keine Augen mit niedriggradigem Astigmatismus operiert.

Das sphärische Äquivalent veränderte sich durch transversale Hornhautinzisionen nur unwesentlich. Im Mittel wurden die operierten Augen um 0,23 dpt myoper.

Es traten keine intra- oder postoperativen Komplikationen auf und auch keine subjektiven Beschwerden wie Blendempfindlichkeit oder fluktuierende Sehschärfe. Wir halten transversale Inzisionen für ein geeignetes Operationsverfahren von höherem oder mittelgradigem Hornhautastigmatismus.


## Diskussion

Während geringgradige Astigmatismuswerte insbesondere bei gleichzeitig zu korrigierender Myopie mittlerweile mit dem Excimerlaser erfolgreich mitbehandelt werden können, trifft dies für höhergradige Astigmatismen nicht zu. Hier ist die beschriebene Technik der transversalen Hornhautinzisionen mit dem Diamantmesser die Methode der Wahl.

# Ultraschallbiomikroskopie (UBM) nach refraktiver Hornhautchirurgie, PRK (Excimerlaserphotoablation) und zirkulärer/tangentialer Keratotomie (Astigmatismuskorrektur)

U. Fries, C. Ohrloff, H. M. Müller und M. Koch

**Zusammenfassung.** Nach refraktiver Hornhautchirurgie treten anatomische/lichtmikroskopische Veränderungen der Kornea auf. Diese sind in der akustischen Mikroskopie mit entsprechend den Kriterien der Reflektivität darstellbar. Nach Excimerlaser-PRK ist bei hoher Vergrößerung die Doppellinigkeit des Epithels/der Bowman-Membran aufgehoben. Bei starken subepithelialen Rauhigkeiten bzw. Trübungen („Haze") sind diese akustisch nachweisbar. Nach höheren refraktiven Korrekturen ist die Stromaverdünnung sowie Abplattung nachweisbar. Nach konventioneller refraktiver Chirurgie (TK) zur Astigmatismuskorrektur sind Stufen- und Narbenbildungen nachweisbar.

**Summary.** Changes in corneal structure are seen after refractive corneal surgery. In acustic microscopy there are other criteria than in light microscopy (slit lamp). After PRK (excimer-laser-photokcratectomy) the structure of corneal surface is changed. The double line of epithelium/Bowman's membrane changes into a single highly reflective line, seen in cases of „haze". After higher myopic correction a thinning and flattening of the cornea is observed. After conventional refractive surgery (TK; tangential keratotomy) in cases of astigmatism, gaps and scars are demonstrable.

## Einleitung

Die refraktive Hornhautchirurgie wird zumeist optisch (spaltlampenmikroskopisch) und funktionell beurteilt. Mittels der akustischen Mikroskopie (Ultraschallbiomikroskopie) können weitere Beurteilungskriterien, die der Reflektivität z. B., herangezogen werden. Am lebenden Auge kann ein Querschnitt mit lupenmikroskopischer Auflösung weitgehend artefakt- und verzerrungsfrei untersucht werden.

Durch die refraktive Chirurgie wird die Struktur der Hornhaut verändert. Nach Excimer-PRK treten in einigen Fällen subepitheliale Rauhigkeiten und Trübungen (Haze) auf. Nach Keratotomien können opake stromale Narben auftreten.

## Methodik

Es wurden jeweils 10 Augen prospektiv vor und nach refraktiver Hornhautchirurgie (Beobachtungszeit 6 Monate) mittels hochfrequenter B-mode Echographie

R. Rochels et al. (Hrsg.)
9. Kongreß der DGII
© Springer-Verlag Berlin Heidelberg 1995

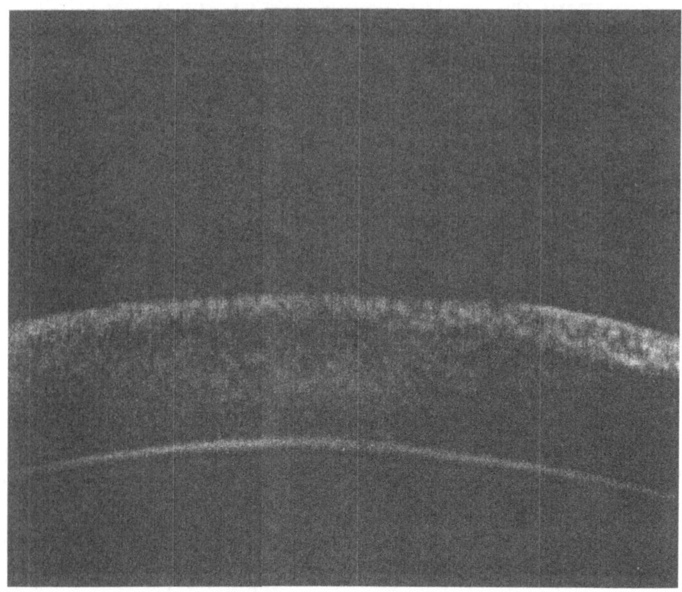

**Abb. 1.** Direkt nach Excimer-PRK deutliche zentrale Hornhautabflachung

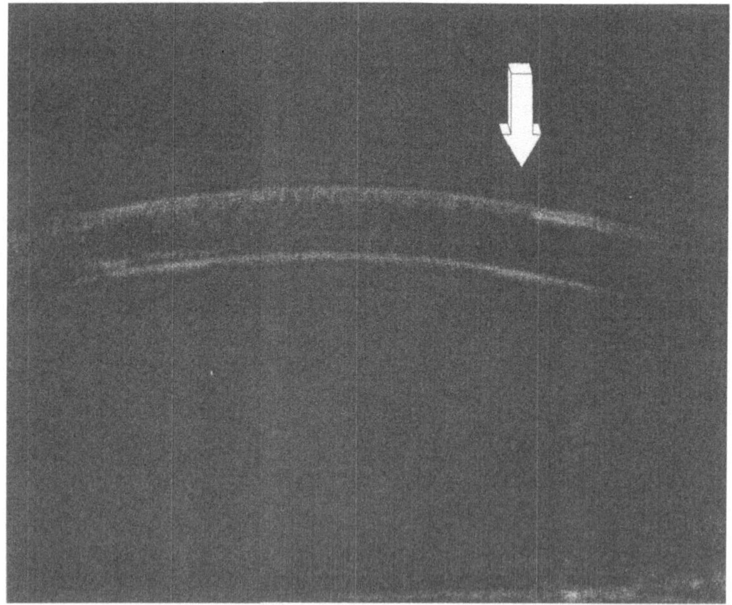

**Abb. 2.** 6 Monate nach Excimer-PRK deutliche „Stufe" im Oberflächenecho *(Pfeil)* Übergang zur gelaserten Zone

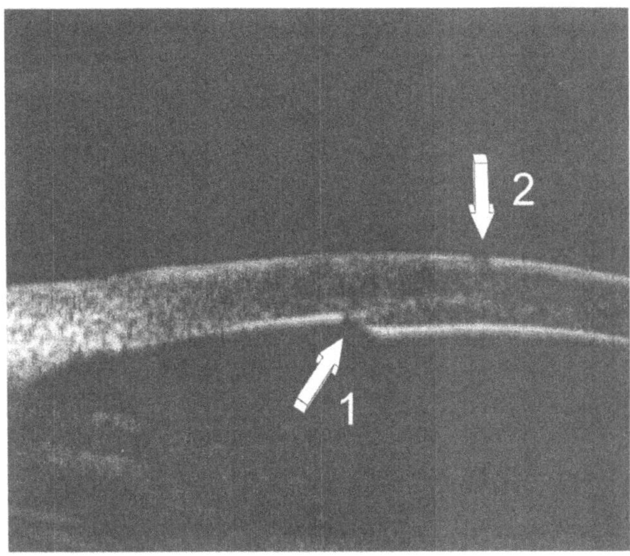

**Abb. 3.** 6 Monate nach zirkulärer (tangentialer) Keratotomie (7 n. perforierender Keratoplastik), *1* interne Stufe des Transplantates, *2* fehlendes Bowman-Echo im Bereich der zirkulären Keratotomie

(50 MHz) untersucht. Die Untersuchungen fanden unter Tropfanästhesie in Immersionstechnik (NaCl 0,9%ig) mittels dem Gerät „UBM 840" von Zeiss-Humphrey bei mittlerer und hoher Verstärkerauflösung mit Bildausschnitten von 5 × 5 mm und 2,5 × 2,5 mm statt. Die Verstärkerkennlinie und Fokusebene wurden so gewählt, daß die jeweils interessierenden Hornhautteile gut dargestellt waren. Die Bilder wurden elektronisch gespeichert und zweitzeitig weiterverarbeitet.

## Ergebnisse

Bei Augen nach Excimerlaser-PRK zeigte sich ultraschallbiomikroskopisch eine veränderte Korneastruktur. Bei allen Augen besteht im Bereich der refraktiven PRK-Zone nur das anteriore hochreflektive Epithelecho, das Echo der Bowman-Membran fehlte, d. h. die ultraschalltypische Doppellinie des Epithels ging in eine einfache Linie über. Bei Augen mit unterschiedlich ausgeprägten stromalen Trübungen (Haze) zeigten sich die Narben als höherreflektive Zonen. Bei höhermyopen Augen konnte eine Stromaverdünnung sowie deutliche Abflachung gezeigt werden.

Nach zirkulärer/tangentialer Keratotomie zeigte die Ultraschallbiomikroskopie im Bereich der Inzisionen abhängig von der spaltlampenmikroskopischen Narbenbildung höherreflektive Zonen im Stroma und nach der Korrektur höherer Astigmatismen angedeutete Stufen- und Kurvaturänderungen.

## Diskussion

Mittels der Ultraschallbiomikroskopie können anatomisch-strukturelle Veränderungen nach refraktiver Hornhautchirurgie beurteilt werden. Dies ist in vivo bei rascher Untersuchungstechnik weitgehend artefaktfrei möglich. Die Methodik ist bei einer Auflösung von etwa 50 µm bei der Epitheldickendarstellung an der Grenze der Auflösungsfähigkeit. Korneauntersuchungen mit diesem Gerät sind gut möglich [1–4] und werden von verschiedenen Arbeitsgruppen durchgeführt. Die Darstellung der Epitheldicke ist jedoch bei der handelsüblichen Geräteversion nach Excimer-PRK bei dünnen Epithelien mitunter kritisch. Optisch wirksame subepitheliale Trübungen (Haze) lassen sich auf dem Bildschirm darstellen, sie erscheinen als etwas höherreflektive Echos im oberen Hornhautbereich.

Nach tangentialer/zirkulärer Keratotomie fanden wir Echostrukturen ähnlich denen einer unkomplizierten glatten Inzision. Im Bereich von Narbenbildungen erfolgte eine Echoanhebung (Fibrose); bei höheren Astigmatismen fehlte das Descemetecho im Inzisionsbereich teilweise.


## Literatur

1. Fries U, Müller HM, Heider W (1995) Darstellbarkeit (Auflösung und Quantifizierung) von Hornhautbefunden mittels Ultraschallbiomikroskopie (UBM). Ophthalmologe (im Druck)
2. Pavlin CJ, Foster FS (1994) Ultrasound biomicroscopy of the eye. Springer, Berlin Heidelberg New York Tokyo
3. Pavlin CJ, Harasiewicz K, Foster FS (1994) Ultrasound biomicroscopic assessment of the cornea following excimer laser photokeratectomy. J Cat Refract Surg 20 (Suppl) : 206–211
4. Reinstein DZ, Aslanidis IM, Silverman RH, Najafi DJ, Brownlow RL, Belmont S, Haight DM, Coleman DJ (1994) Epithelial and corneal 3-D ultrasound pachymetric topography post excimer laser surgery. Invest Ophthalmol Vis Sci 35, 4(S):1739

# Vergleich von fünf Hornhauttopographiesystemen auf Placidoscheibenbasis

G. Schirner, N. Koop, M. Langholz und G.-O. Bastian

**Zusammenfassung.** Placidoscheibengeräte zur Falschfarbendarstellung der oberflächlichen Hornhautkrümmung sind methodisch nicht unumstritten. Neue Geräte weisen Detailverbesserungen auf, ohne das grundsätzliche Prinzip der Ringprojektion zu verlassen. Unsere Studie verglich 5 Topographiegeräte bezüglich Meßgenauigkeit und Reproduzierbarkeit anhand sphärischer und asphärischer Eichkugeln sowie augengesunder Probanden. Der Dezentrierungs- und Defokussierungsspielraum der verschiedenen Geräte wurde gemessen. Des weiteren wurden Messungen vor, während und nach medikamentöser Mydriasis vorgenommen.

Bei sphärischen Eichkugeln wich keines der Geräte um mehr als 0,125 dpt vom Eichwert ab. Torische Oberflächen wurden im Mittel mit einer Genauigkeit von 0,25 dpt genau bestimmt. Die Abweichung war im steileren Meridian größer als im flacheren Meridian. Im klinischen Einsatz an 10 Normalprobanden betrug die mittlere Abweichung der Geräte maximal 0,3 dpt. Neuere Geräte wiesen einen größeren axialen und lateralen Dejustierungsspielraum auf. Es zeigte sich keine relevante Abhängigkeit der Meßgenauigkeit vom Durchmesser der Pupille.

Trotz Modifikation der Datenaufnahme und -auswertung fanden wir keine für klinische Belange relevanten Unterschiede in der durchweg hohen Meßgenauigkeit und -reproduzierbarkeit der untersuchten Ringprojektionsgeräte. Neue Verfahren wie Spaltprojektionsgeräte und auf Holographie basierende Messungen versprechen demgegen erweiterte Einsatzmöglichkeiten, standen aber für vergleichende Studien noch nicht zur Verfügung.

**Summary.** The commonly available systems for corneal topography all use placidodisk reflection from the tear film surface to create coloured coded maps of the corneal curvature. These systems vary in details only. We compared five topography systems for their accuracy and reproducibility using spherical and aspherical calibration balls and normal human test subjects. The range of allowed decentration and defocussing of every system was determined. The correlation between drug induced pupil dilation and topographical result was examined, when dilating the pupil.

On spherical calibration balls non of the tested devices deviated more than 0.125 dpt from the true value. The standard deviation on aspherical surfaces was in the range of 0.25 dpt, usually being higher on the steeper meridian than on the flatter one. The mean deviation in a clinical set-up with ten healthy human individuals was $\leq$ 0.3 D. Recently developed systems gave correct readings in an area of larger axial and lateral missalignment, thus resulting in smaller standard deviations. No relevant influence of the pupil diameter was demonstrated.

Although, according to their producers, the compared topography systems vary in ring detection and data calculation, they all give very precise measurements of the dioptric power of well-reflecting surfaces. Their difference in accuracy and reproducibility is small and negligible for clinical use. Using slit projection or holography for corneal topography promises new application possibilities (e.g., pachymetry), but are not available for comparative tests so far.

R. Rochels et al. (Hrsg.)
9. Kongreß der DGII
© Springer-Verlag Berlin Heidelberg 1995

## Einleitung

Die Hornhautoberfläche bildet gemeinsam mit dem präkornealen Tränenfilm den Hauptanteil der Fokussierungsoptik des menschlichen Auges.
Ausmaß und Regelmäßigkeit ihrer Krümmung bestimmen wesentlich
die Qualität der optischen Abbildung auf der Netzhaut. Bereits geringe, biomikroskopisch nicht erkennbare Krümmungsunregelmäßigkeiten können
zu einer deutlichen Visusminderung, z. B. bei postkeratoplastischem Astigmatismus, führen. Zur Vermessung der kornealen Radien nutzten bereits
die ersten Keratometer nach Javal und Zeiss das erste Purkinje-Reflexions-
bild. Diese Systeme bestimmen mit hoher Genauigkeit die Werte des steilsten
und flachsten Meridianes im Abstand von 1,5 mm vom Schnittpunkt der optischen Achse mit der Hornhaut. Bei geringster Asymmetrie der Hornhautkrümmung werden die Purkinje-Reflexionsbilder jedoch verzerrt. Eine
quantitative Aussage über die Beschaffung der oberflächlichen Hornhautradien ist dann nicht mehr möglich. Werden als Projektionsmuster kon-
zentrische Ringe [9] verwendet, kann bei koaxialer Reflexion die gesamte
Hornhautoberfläche qualitativ bewertet werden. Mehr als eine semiquan-
titative Einschätzung der Hornhautform ist aber mit diesen Methoden nicht
möglich. Erst wenn das Betrachterauge durch eine CCD-Kamera ersetzt
und das aufgenommene Bild mittels definierter Algorithmen und Mikro-
computer ausgewertet wird, kann die Hornhautkrümmung exakt berechnet
und mit Hilfe von Falschfarbengraphik dokumentiert werden. Die laterale
Ringabfolge wird bestimmt und deren Abweichung von einer im jeweiligen Gerätealgorithmus definierten „Normkugel" verwendet, um die sphärischen Radien des Objektes zu berechnen. Das Maß der Konzentrizität der
Ringe wird benutzt, um einen eventuell vorliegenden Astigmatismus zu bestimmen [3, 8].

Die computergestützte Videokeratoskopie – allgemein als „Hornhauttopographie" bekannt – stellt also die Dioptrienwerte der Hornhaut und
nicht etwa eine Höhenkarte dar. Sie ist heute die Methode der Wahl zur Planung und Dokumentation der refraktiven Hornhautchirurgie [1, 4, 11]. Mehr
und mehr Anbieter ophthalmologischer Geräte entwickeln eigene Systeme
auf Placidoscheibenbasis und betonen die Vorzüge ihrer Gerätemodifika-
tion, die meist im Detail liegt. Der klinische Anwender findet sich dementsprechend in Entscheidungsnot, welches System das für seine Belange Beste
ist. Wir verglichen im 2. Halbjahr 1994 handelsübliche Geräte 5 verschiedener Firmen.

Die Pupillenweite könnte – wie vereinzelt berichtet [10] – durch Veränderung des Reflexkontrastes oder auch durch die Ziliarmuskelaktivität einen
rein mechanischen Effekt auf das Meßergebnis haben. Dieser Einfluß wurde
von uns daher ebenfalls untersucht.

## Material und Methoden

### Verwendete Systeme und deren Besonderheiten

Folgende handelsübliche Videokeratoskope wurden uns entsprechend dem technischen Stand im Sommer 1994 von den in Deutschland vertreibenden Firmen dankenswerterweise zur Verfügung gestellt:

1.  Master Vue    (Firma Optical Radiation Corporation, Vertrieb Fa. Domilens)
2.  C-Scan    (Fa. Technomed)
3.  CAS    (Corneal Analysis System, Fa. Eye Sys, Vertrieb Fa. Pro-Optic)
4.  TMS    (Topographic Modelling System, Fa. Tomey)
5.  EH-270    (Fa. Visioptic, Vertrieb Fa. Adatomed)

Die wesentlichen Systemunterschiede zu diesem Zeitpunkt sind in Tabelle 1 aufgelistet. Das Master-Vue-Gerät zeichnet sich durch eine zweite CCD-Videokamera aus, die zu einer verbesserten Meßgenauigkeit im zentralen 3-mm-Bereich führen soll. Das Projektionsmuster des C-Scan verwendet unterschiedliche Ringfarben aus. Im Gegensatz zum schwarz-weißen Ringmuster aller anderen Geräte sind die Ringe in abwechselnd rot, grün und blau gefärbt. Dadurch können die

Tabelle 1. Wesentliche technische Daten der Geräte laut Herstellerangaben (Stand Sommer 1994). Der minimale und maximale Ringdurchmesser sowie der Abstand der Ringe zueinander und der Abstand der Videokamera zum Apex corneae können nur in Dimensionswerten angegeben werden, da sie bei unterschiedlichen Radien des vermessenen Objektes unterschiedlich ausfallen

| Gerät (Software-Version) | Ringzahl (Gesamt) | Minimaler Ringdurchmesser [mm] | Maximaler Ringdurchmesser [mm] | Ringabstand [mm] | Meßabstand zum Auge [cm] | Besonderheiten |
|---|---|---|---|---|---|---|
| Master Vue (1.61) | 20 | 0,6 | 8,3 | 0,2 | 20 | 2. Kamera für erhöhte Auflösung der zentralen Ringe |
| C-Scan (1.03) | 16 | 0,4 | 8 | 0,25 | 10 | Farbringe zur besseren Ringseparation, Fangfeldfokussierung |
| CAS (2.10 D) | 16 | 0,9? | 14 | 0,25 | 30 | Großer Arbeitsabstand, Projektionsbild kann editiert werden |
| TMS (1.61) | 25 | 0,4 | 10 | 0,2 | 10 | Hohe Ringzahl |
| EH 270 (3.07) | 23 | 0,3 | 12 | 0,25 | 20 | Autofokus, Z-Achsen-Algorithmus |

Ringverläufe bei Unregelmäßigkeiten der reflektierenden Oberfläche, die zu Ringüberlagerungen führen, besser detektiert werden können und z. B. auch frühpostoperative Befunde dokumentierbar sein. Das CAS – ein gerät der ersten Generation – bietet für diese Fälle die Möglichkeit, das aufgenommene Reflexionsbild über eine Editierfunktion zu bearbeiten und evtl. auftretende Ringüberschneidungen zu korrigieren. Der hohe Arbeitsabstand erhöht theoretisch die Genauigkeit der Messung. Das TMS-Gerät – ebenfalls schon länger erhältlich – bietet eine besonders hohe Anzahl von auszuwertenden Ringen und Meßpunkten mit einem sehr kleinen Ringmindestdurchmesser. Das EH-270 letztlich verfügt über ein Autofokussystem, das eine optimale Reproduzierbarkeit verspricht. Der verwandte Algorithmus soll in der Lage sein, neben der Dioptrienkarte auch die wirkliche Topographie oder Höhenverhältnisse darzustellen.

**Testmessungen**

Alle Geräte berechnen entsprechend dem kornealen Reflexionsmuster mehrere tausend Dioptrienwerte. Die errechneten Einzelwerte werden für den Meridian der stärksten und schwächsten Krümmung für die zentralen 3 mm, die mittleren 3–5 mm und die periphere 5- bis 7-mm-Zone getrennt gemittelt. Diese von den Geräten vorgemittelten Werte der Drei-, Fünf- und Sieben-mm-Zone wurden für die Auswertung der Meßgenauigkeit und -reproduzierbarkeit weiterverwendet.

Die Genauigkeit wurde durch 10 Messungen eines Objektes in folge ohne Positionsveränderung bestimmt. Zur Erhebung der Reproduzierbarkeit wurde nach Neupositionierung des Gerätes vor dem Testobjekt gemessen. Die Genauigkeit der Geräte wurde für eine sphärische und asphärische Testoberfläche getrennt bestimmt. Als Testsphäre verwendeten wir eine Glaslinsenoberfläche (Radius 8,475 mm ≠ 39,6 dpt). Als asphärisches Meßobjekt benutzten wir eine Kontaktlinse mit 3,5 dpt Astigmatismus (Radien 40,0 und 43,5 dpt). Die Meßobjekte wurden in einen Testaufbau eingespannt und mittels Mikrometerschraube optimal zentriert und fokussiert.

Weiterhin bestimmten wir den Toleranzbereich für Defokussierung und Dezentrierung, in dem die Geräte maximal ± 0,25 dpt vom eigentlichen Wert des Meßobjektes abweichen. Dazu wurde das Meßobjekt nach optimaler Zentrierung und Fokussierung mittels Mikrometerschraube in 100-μm-Schritten in verschiedenen Meßreihen in der x/y-Achse dezentriert und der z-Achse defokussiert.

Unter Mithilfe von 10 Normalprobanden mit einem maximalen Astigmatismus von 1,5 dpt wurde die klinische in-vivo-Situation simuliert. Die topographische Brechkraftverteilung der Probanden wurde mit jedem der 5 Geräte jeweils zehnmal vermessen. Zwischen den Messungen erfolgte jeweils eine erneute Zentrierung und Fokussierung. Vor jeder Messung wurde der Proband zu mehrmaligem, willkürlichem Lidschlag aufgefordert. Der Tränenfilm mußte regelmäßig und intakt sein. Andernfalls wurde eine Meßpause von ca. 10 Minuten vorgenommen. Die Standardabweichung der Meridiane wurde für die 3-mm-, 5-mm- und die 7-mm-Zone getrennt ausgewertet. Die 3 Systeme, die bei der Vermessung von Normalprobanden die geringste Standardabweichung zeigten (Master Vue, C-Scan, EH 270), wurden zusätzlich an Patienten mit Z. n. perforierender Keratoplastik eingesetzt. Diese Patienten konnten jeweils nur mit einem Gerät untersucht werden. Auch hier wurde die Messung zehnmal wiederholt.

Die Beziehung von Meßergebnis und Pupillenweite wurde bei 10 Probanden mittels C-Scan nach einmaliger Gabe von Tropicamid und Neosynephrine bestimmt. Die Messungen erfolgten vor 5, 10, 20, 30, 45 und 60 Minuten nach Mydriatikumapplikation. Als Kontrolle wurde jeweils eine Javal-Keratometrie durchgeführt. Die Meridianwerte wurden gemittelt.

## Ergebnisse

Abbildung 1 zeigt die Standardabweichung (Ordinate) von 10 Untersuchungen mit jedem der 5 Geräte (Abszisse) an der Eichsphäre. Es wurden jeweils 10 Messungen ohne („fixiert") und mit („neu positioniert") erneutem Justierungsvorgang durchgeführt. Alle Geräte arbeiten mit einer Abweichung von maximal 0,08 dpt vom reellen Wert (39,6 dpt), wenn diese Messungen bei identischer Justierung durchgeführt werden. Erfolgt zwischen den Messungen jeweils eine vollständig neue Zentrierung und Fokussierung beträgt die maximale Abweichung 0,125 dpt. Das Gerät mit Autofokus (EH 270) arbeitet unter diesen Bedingungen am genauesten.

Bei Vermessung einer torischen Eichkugel sank die Genauigkeit. Bei unveränderter Meßposition betrug die Standardabweichung maximal ≤ 0,16 dpt, bei mehrfacher Neupositionierung ≤ 0,2 dpt (Abb. 2). Das System mit Autofokus war auch bei dieser Versuchsreihe das genaueste, das Gerät mit Farbringprojektion das am wenigsten zuverlässige.

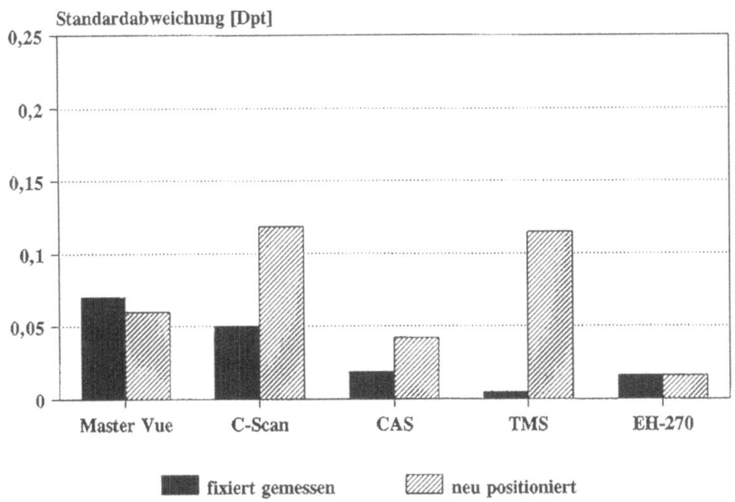


Abb. 1. Standardabweichung der 5 Geräte in Dioptrien (dpt) im zentralen 3-mm-Bereich bei 10 Messungen einer sphärischen Eichoberfläche ohne *(fixiert gemessen)* und mit Neujustierung *(neu positioniert)* zwischen den Meßvorgängen

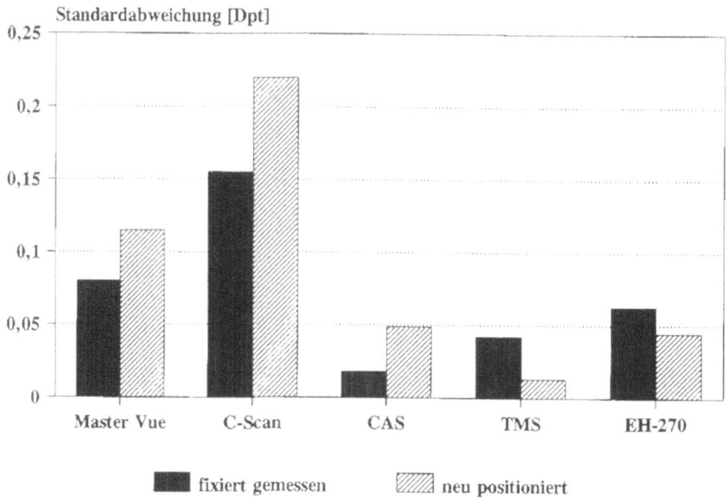


**Abb. 2.** Standardabweichung der 5 Geräte in Dioptrien (dpt) im zentralen 3-mm-Bereich bei 10 Messungen einer asphärischen Eichoberfläche ohne *(fixiert gemessen)* und mit Neujustierung *(neu positioniert)* zwischen den Meßvorgängen

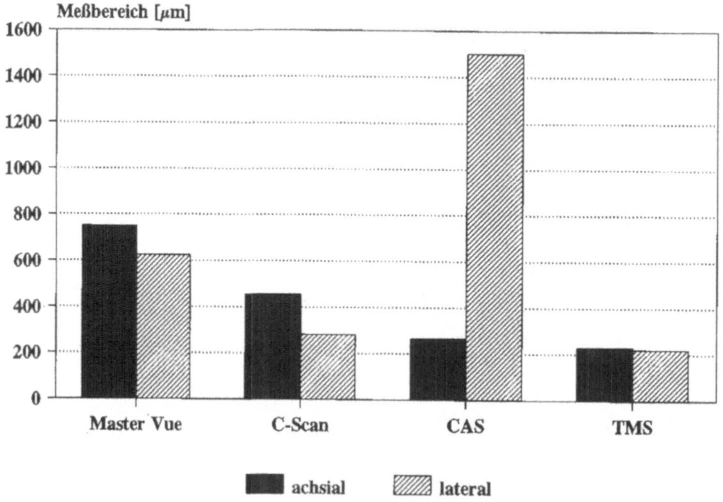


**Abb. 3.** Bereich in μm, in dem die Geräte bei Dezentrierung *(lateral)* und Defokussierung *(achsial)* mit einer Genauigkeit von 0,25 dpt den Ist-Wert der Eichsphäre (39,6 dpt) ermitteln

In Abb. 3 ist der Bereich der zulässigen Dejustierung in x/y- („lateral") und z-Achse („achsial") in μm aufgetragen. Innerhalb dieser Distanz von der optimalen Fokussierung und Zentrierung weichen die Geräte um maximal 0,25 dpt vom Ist-Wert ab. Das Gerät mit der Zusatzkamera für die zentrale Ringe kompensiert Defokussierungen am besten. Auch der Dezentrierungsspielraum dieses Systems

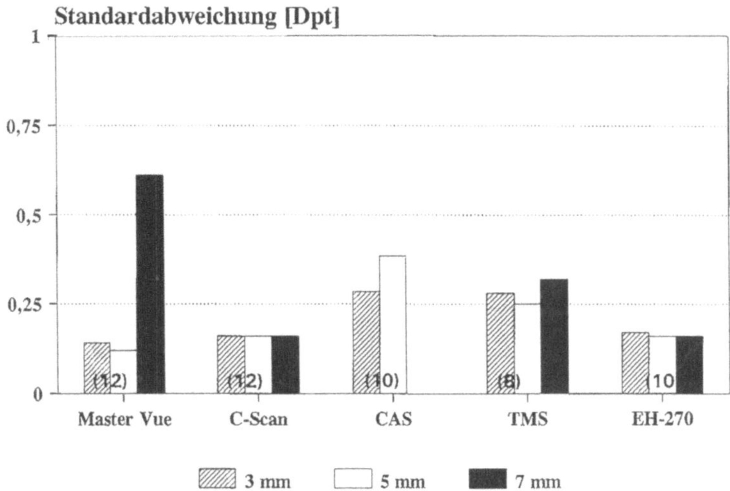



**Abb. 4.** Standardabweichung der 5 Geräte in Dioptrien (dpt) bei jeweils 10 Messungen an Normalprobanden (Zahl der Patienten jeweils in Klammern). Die Werte wurden für den 3-, 5- und 7-mm-Bereich separat ermittelt

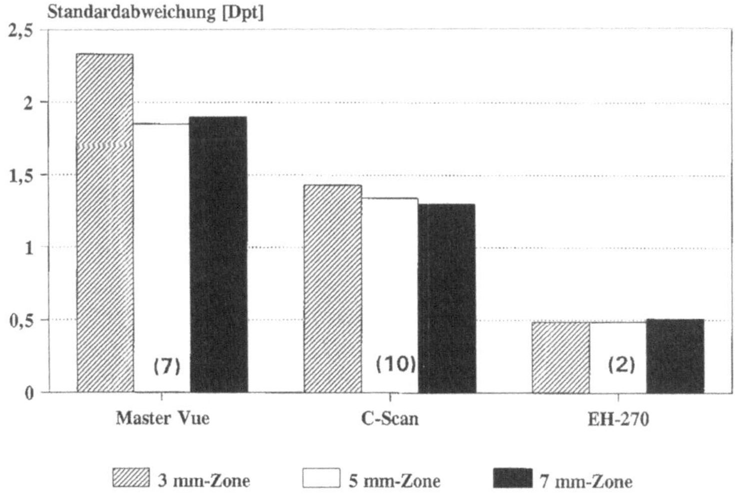



**Abb. 5.** Standardabweichung von 3 der 5 Geräte in Dioptrien (dpt) bei jeweils 10 Messungen an Patienten (Zahl der Patienten jeweils in Klammern) mindestens 1 Monat nach Keratoplastik. Die Werte wurden für den 3-, 5- und 7-mm-Bereich separat ermittelt

ist relativ gut. Das Gerät mit dem größten Arbeitsabstand ist gegenüber Dezentrierungen jedoch am weitaus unempfindlichsten. Nicht dargestellt in Abb. 3 ist das System mit Autofokus. Naturgemäß war bei diesem Gerät (EH-270) keine willkürliche Dezentrierung bzw. Defokussierung möglich. Dieses Gerät ist bei diesem Vergleich - zumindest theoretisch – der eigentliche „Testsieger".

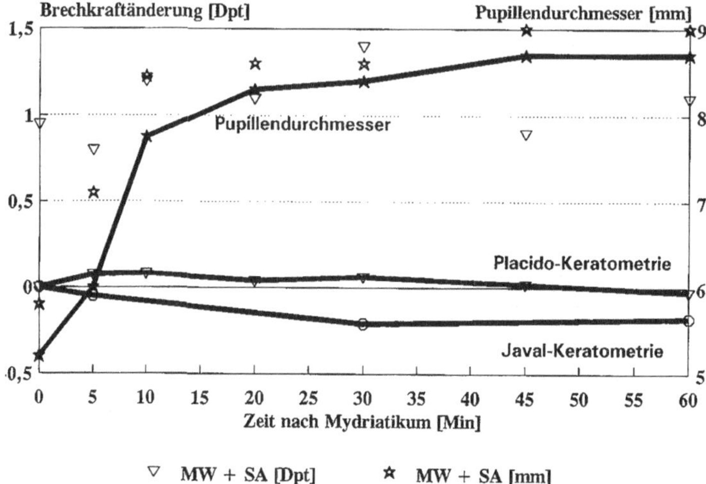



**Abb. 6.** Änderung der Pupillenweite [mm] und der Brechkraft [dpt] in der zentralen 3-mm-Zone nach einmaliger Gabe von Tropicamid und Neosynephrine-AT im zeitlichen Verlauf 1 Stunde (*MW* Mittelwert, *SA* Standardabweichung)

Der Gerätevergleich an Augen gesunder Normalprobanden entspricht am ehesten der klinischen Situation. In Abb. 4 sind die Standardabweichung in Dioptrien für die 5 getesteten Geräte getrennt für die 3-, 5- und 7-mm-Zone aufgetragen. Alle Geräte messen zentral mit einer Genauigkeit von ≤ 0,3 dpt. Die Abweichung des Master Vue, des C-Scan und des EH 270 beträgt sogar ≤ 0,2 dpt bis einschließlich der 5-mm-Zone. Auffällig ist die hohe Abweichung des Master Vue-Gerätes in der 7-mm-Zone. Die geringere Schärfentiefe zur Peripherie hin wird zugunsten der erhöhten zentralen Auflösung in Kauf genommen. Das CAS-System gab keine Werte für die 7-mm-Zone an. Aufgrund des hohen Arbeitsabstandes dieses Gerätes wird die Hornhautperipherie oft durch die Orbitakante und den Nasenrücken abgeschattet. Eine quantitative Aussage ist dann in der Peripherie nicht mehr möglich. 3 der 5 Geräte wurden auch an stärker irregulären Oberflächen bei Patienten mit Z. n. Keratoplastik (mindestpostoperative Zeit 1 Monat) verglichen (Abb. 5). Die Standardabweichung des Master Vue-Gerätes lag – trotz erhöhter zentraler Auflösung – für die zentralen 3 mm bei 2,3 dpt. Bei Verwendung einer Farbringprojektion weichen die Ergebnisse um etwa 1,5 ab. Das dpt Autofokussystem EH-270 konnte nur an 2 Patienten eingesetzt werden. Bei jeweils 10 Messungen dieser Augen lag die Standardabweichung mit ca. 0,5 dpt sehr günstig.

Die letzte Graphik (Abb. 6) stellt die Brechkraftänderung der zentralen 3-mm der Hornhaut – einmal mittels Videokeratoskop und einmal mittels Javal-Keratometer gemessen – in Beziehung zur Pupillenweite nach medikamentöser Mydriasis dar. Während bei der Javal-Keratometrie eine zentrale Brechkraftreduktion um ca. 0,25 dpt gefunden wird, scheint die Hornhautkrümmung bei Verwendung der Videokeratoskopie unverändert. Die gefundene Brechkraftänderung ist somit bei beiden Geräten kleiner als ihre Meßgenauigkeit. Eine Abhängigkeit der zentralen Hornhautkrümmung von der Aktivität des iridoziliaren Muskelapparates ist nicht damit gegeben.

## Diskussion und Bewertung

Die computerunterstützte Videokeratoskopie (kurz „Topographie") ist derzeitig das Verfahren der Wahl zur flächigen Erfassung und abstrakten Darstellung der vorderen Hornhautkrümmung. Verschiedene Untersucher haben bereits über deren klinische Anwendbarkeit berichtet und teilweise Systemvergleiche vorgenommen [2, 5, 6]. Dabei wurden bisher nur die Geräte der „1. Generation", das Corneal Analysis System (CAS, Fa. Eye Sys) und das Topographie Modeling System (TMS, Fa. Tomey) direkt verglichen. Da die Systeme laufend fortentwickelt wurden, wechselte auch die Bewertung, welches Gerät genauere und reproduzierbarere Ergebnisse liefert. Mittlerweile wurden weitere Gerätealternativen entwickelt, die ebenfalls das Prinzip der Placidoscheibenprojektion verwenden. Die von uns durchgeführten Untersuchungen liefern daher nur Anhaltspunkte, welche einzelnen Gerätekomponenten sich vor- oder nachteilhaft auswirken.

### Absolute Genauigkeit/Ringanzahl

Die absolute Genauigkeit der zentralen 3-mm-Zone – gemessen an sphärischen Eichobjekten – liegt in unseren Ergebnissen mit dpt ≤ 0,08 Abweichung für alle Geräte weit unterhalb der klinischen Relevanz von 0,25 dpt. Bei einer asphärischen Eichoberfläche verdoppelt sich die Abweichung teilweise, fällt aber auch mit maximal 0,16 dpt faktisch im klinischen Alltag nicht ins Gewicht. Die absolute Genauigkeit erwies sich bei unseren Untersuchungen als unabhängig von der Gesamtringzahl der Placidoscheibe.

### Mechanik

Eine erste Einschränkung der absoluten Meßgenauigkeit ergibt sich durch den mechanisch auszuführenden Zentrierungs- und Fokussierungsvorgang. Bei manueller Neupositionierung des Gerätes vor jeder Messung steigt die Standardabweichung aller Geräte gegenüber Reihenmessungen bei unveränderter Meßposition mehr oder weniger an. Trotzdem gewährleisten alle Geräte sowohl für sphärische wie asphärische Eichflächen eine Standardabweichung von < 0,2 dpt. D. h., die Mechanik der untersuchten Systeme ist ausreichend fein bedienbar, um unterhalb der kleinsten Phoropterstufe von 0,25 dpt zu messen. Bei Messungen an Normalprobanden stieg die Standardabweichung nochmals auf maximal 0,3 dpt im Bereich der zentralen 3–5 Millimeter. Hier spielen andere Faktoren, wie die statische Stabilität des Gerätes, des Gerätetisches und der Kopfstütze eine Rolle. Dennoch liegen die getesteten Systeme damit im Bereich der klinischen Meßgenauigkeit der manuellen Keratometer nach Javal und Zeiss. Alle Geräte liefern bei regelmäßiger, guter Reflexionseigenschaft der vermessenen Oberfläche ausreichend genaue Meßergebnisse.

## Dejustierungsspielraum/Arbeitsabstand

Ein großer Arbeitsabstand des Gerätes zum Auge erhöht die Genauigkeit der Messung bei Dezentrierung. Dies wurde bereits von Nieves und Applegate [7] dokumentiert und bestätigte sich durch den hohen lateralen Dejustierungsspielraum für das CAS auch in unseren Ergebnissen. Leider wird die Ringprojektion bei großem Abstand oft jedoch durch die Orbitakante oder den Nasenrücken abgeschattet. Ein größerer Anteil der peripheren Hornhautanteile wird so regelmäßig nicht dargestellt. Zudem ist der axiale Dejustierungsspielraum des CAS-Gerätes klein, die Meßgenauigkeit bei Defokussierung also eher gering.

## Autofokus

Die Automatisierung des Fokussierungs- und Zentrierungsablaufes erhöht die Reproduzierbarkeit und Genauigkeit der Messungen deutlich. Nach dem Eh-270 wurde mittlerweile auch dem CAS eine Autofokussierung zugefügt. Dieses Merkmal ist insbesondere bei größerem Nutzerkreis sinnvoll um die Vergleichbarkeit der Ergebnisse unabhängig vom Geschick verschiedener Untersucher zu gewährleisten.

## Zusatzkamera für erhöhte zentrale Auflösung

Die Verwendung einer Zusatzkamera erhöht die Auflösung zur Auswertung der zentralen Ringe. Das Master Vue-Gerät erzielte die genauesten Ergebnisse an Eichkugeln und Normalpatienten. Dies geht zwar zu Lasten der Meßgenauigkeit in der Peripherie, für die Qualität der optischen Abbildung sind aber die zentralen 4–5 Millimeter der Hornhaut ausschlaggebend. Eine Standardabweichung von ca. 0,6 dpt in der Hornhautperipherie erscheint für die meist nur qualitativ notwendige Beurteilung dieser Abschnitte (z. B. ob ein irregulärer Astigmatismus vorliegt) ausreichend.

## Farbringprojektion

Die Verwendung eines farbigen Ringprojektionsmusters wirkt sich insbesondere bei irregulären Oberflächen z. B. nach Keratoplastik vorteilhaft aus. Das untersuchte Gerät (C-Scan) war in der Lage, die zentrale 3-mm-Zone um ca. 1 dpt genauer zu bestimmen als ein System, das mit höherer Ringdichte und Zusatzkamera für eine zentral ca. 4fach verstärkte Auflösung arbeitet (Master Vue). Hier zeigt sich, daß unregelmäßige Oberflächen durch die farbliche Separation der Ringe genauer berechnet werden können. Dies ist z. B. bei Tränenfilmstörungen und frühpostoperativer Epithelunruhe vorteilhaft. Dennoch erlaubt auch die Verwendung eines Ringprojektionsmusters bei Standardabweichung von bis zu ca. 1,5 dpt nur bedingt quantitative Aussagen. Diese reicht aber für Indikationen wie die selektive Fadenentfernung zur Reduzierung des frühpostkeratoplastischen Astigmatismus durchaus aus [11]. Die absolute Genauigkeit der Messung wird zwar reduziert, bewegt sich aber noch im o.e. klinischen Toleranzbereich.

**Weitere Faktoren**

Wichtig ist auch der minimal mögliche Ringdurchmesser. Je geringer der kleinste Ringdurchmesser, desto besser wird die zentrale Hornhaut dargestellt. Dies erscheint insbesondere wichtig für die Detektion von zentralen Oberflächenveränderungen wie dem pathophysiologisch noch nicht eingeordneten aber mehrfach beschriebenen „central island" nach photorefraktiver Keratektomie mittels Excimerlaser (PRK).

**Software**

Den schnellsten Veränderungen unterliegen die Softwareapplikationen, z. B. für Kontaktlinsenanpassung, Keratokonusdetektionsprogramme und Hilfestellungen für die radiäre Keratotomie. Die Modifikationsmöglichkeiten sind vielfältig. Ihre klinische Nutzbarkeit ist aber im Gegensatz zur Hauptanwendung, nämlich der Erstellung einer Brechkraftkarte der Hornhaut, eher gering zu bewerten. Die für den refraktiven Chirurgen wesentlichen Applikationen wie Pupillendetektion, relative und absolute Dioptrienskalaeinteilung und Differenzbilder verschiedener Aufnahmen sind bei allen Systemen vorhanden.

Für den Routineanwender ist vielmehr von Bedeutung, daß die Bedienerfuhrung einfach und übersichtlich gestaltet ist. Dies sollte entsprechend den individuellen Bedürfnissen und Vorlieben von jedem Anwender selbst getestet und beurteilt werden.

**Fazit**

Durch Verwendung einer auflösungserhöhenden Zusatzkamera für die zentralen Ringe wird die Genauigkeit, durch Autofokussierung die Reproduzierbarkeit der plazidoscheibenbasierten Hornhauttopographie gesteigert. Die Verwendung eines Farbringprojektionsmusters verbessert die Darstellbarkeit unregelmäßiger Oberflächen.

Die grundstäzlichen Grenzen der Placidotopographie, nämlich die exakte Darstellung nicht spiegelnder Oberflächen (z. B. intraoperativ während einer PRK oder PTK) oder auch die Wiedergabe einer reellen Hornhaut-„Höhenkarte" können nur mit vollständig neuen Verfahren überwunden werden. Holographie- oder auch spaltprojektionsgestützte Systeme befinden sich noch in der frühen Erprobungsphase und standen noch nicht für vergleichende Messungen zur Verfügung. Zwischenzeitlich sind Placidoscheibensysteme die Methode der Wahl. Die Genauigkeit und Reproduzierbarkeit der getesteten Systeme reicht für klinische Belange im allgemeinen vollkommen aus.

## Literatur

1. Amano S, Tanaka S, Shimizu K (1994) Topographical evaluation of centration of excimer laser myopic photorefractive keratectomy. J Cataract Refract Surg 20 : 616–619
2. Bartz-Schmidt KU, Hartmann C (1992) Vergleichende videokeratoskopische und keratometrische Untersuchungen. 6. Kongreßband der DGII. Springer, Berlin Heidelberg New York Tokyo, p 382–390
3. Bogan SJ, Waring III GO, Ibrahim O, Drews C, Curtis L (1990) Classification of normal corneal topography based on computer-assisted videokeratography. Arch Ophthalmol 108 : 945–949
4. Frangieh GT, Kwitko S, McDonnell PJ (1991) Prospective corneal topographic analysis in surgery for postkeratoplasty astigmatism. Arch Ophthalmol 109 : 506–510
5. Legeais JM, Ren Q, Simon G, Parel JM (1993) Computer-assisted corneal topography: accuracy and reproducibility of the topographic modeling system. Refract Corn Surg 9 : 347–353
6. Maguire LJ, Wilson SE, Camp JJ, Verity S (1993) Evaluating the reproducibility of topography systems on spherical surfaces. Arch Ophthalmol 111 : 259–262
7. Nieves JE, Applegate RA (1992) Alignment errors and working distance directly influence the accuracy of corneal topography measurements. Invest ophthalmol: Vol 33, Suppl 993
8. O'Brart DPS, Corbett MC, Green W, Saunders DC, Rosen ES (1994) The topography of corneal astigmatism. Europ J Impl. Refract Surg 6 : 361–369
9. Placido A (1880) Novo instrumento de Esploracao da Cornea. Periodico d'Óftalmologica Practica, Lisbon 5 : 945–949
10. Roberts JT, Martinez JA, Marino A (1993) Effects of pupillary dilation on corneal topography, Invest ophthalmol: Vol 34, Suppl 1250
11. Strelow S, Cohen EJ, Leavit KG, Laibson PR (1991) Corneal topography for selective suture removal after penetrating keratoplasty. Am J Ophthalmol 112 : 657–665

# Charakterisierung der Ablationsraten und des Ablationsprofils eines Erbium-YAG-Laser im Fundamentalmode

A. HOLSCHBACH, M. DERSE, T. SEILER und J. WOLLENSAK

**Zusammenfassung**

*Einleitung:* Als Alternative zur Photoablation mit dem Excimerlaser (193 nm, UV) gilt der Erbium-YAG-Laser (2,9 µm, Infrarot). Zur Myopiekorrektur ist (in erster Näherung) entsprechend einer umgekehrten parabolischen Kurve im Zentrum der Ablationszone eine tiefere Hornhautabtragung notwendig als im peripheren Bereich. Beim Erbium-YAG-Laser kann daher im Fundamentalmode die Erzeugung des Ablationsprofils vereinfacht werden.

*Material und Methoden:* Bei dem verwendeten Laser handelt es sich um einen Erbium-YAG-Laser der im Fundamentalmode als Energieprofil (Fluence, in Joule pro cm² in Abhängigkeit vom Ort) eine Gauß-Verteilung zeigen sollte. Um das Energieprofil zu bestimmen, wurden die Fluencewerte an verschiedenen Profilpunkten mit dem Joulemeter gemessen. Darüber hinaus wurden Hornhäute (Schwein) mit einer durchschnittlicher Fluence zwischen 0,8 2,9 J/cm² bestrahlt, um das Ablationsprofil mit den gemessenen Werten zu vergleichen. Die Ablationsherde wurden photografisch dokumentiert, die Hornhäute wurden präpariert, in Formalin fixiert und mit Hämatoxilin und Eosin gefärbt. Die Schnitte durch das Ablationszentrum wurden photographiert, um das Ablationsprofil zu gewinnen.

*Ergebnisse:* Messungen mit dem Joulemeter zeigen, daß das Energieprofil des Laserstrahls einer Gauß-Verteilung entspricht. Photoablation findet in einer Zone von 3,5 mm Durchmesser statt. Das Ablationsprofil der Hornhäute entspricht einer umgekehrten parabolischen Kurve mit weitgehend homogenem Rand und geringen thermischen Reaktionen.

*Schlußfolgerungen:* Der Erbium-YAG-Laser im Fundamentalmode ist eine aussichtsreiche Alternative zur herkömmlichen Photoablation mit dem Excimerlaser, die neben rascher Ablation eine technische Vereinfachung durch Wegfall der herkömmlichen Blende ermöglicht.

**Summary**

*Objective:* Photovaporisation with the erbium:YAG laser ($\lambda$ = 2.94 µm) is caused by energy absorption in water molecules. For myopia correction, a deeper ablation in the center than in the periphery is required. Such a profile can be approximated by a gaussian-curved fluence as produced by an Er:YAG laser running in fundamental mode, offering simplification of the instrument.

*Materials and Methods:* An Er:YAG laser running in fundamental mode was used to evaluate the energy profile. Measurements obtained by the joulemeter were compared to the ablation profiles of cadaver pig eyes. The pig eyes were treated with different fluences (0.8–2.9 J/cm² on average) and, after histological, preparation morphologically examined using light microscopy and SEM.

*Results:* Measurements with the joulemeter and in the cadaver pig eyes showed a gaussian-curved energy profile (ablation). In this setting, the diameter of ablation was 3.5 mm. Histological examination showed a homogeneous profile of ablation with minor thermal damage.

*Conclusion:* The Er:YAG laser, running in its fundamental mode, allows homogeneous ablation of corneal tissue. In addition to the easier technical handling of the Er:YAG laser (compared to the excimer laser), it has none of the potential risks of UV light.

R. Rochels et al. (Hrsg.)
9. Kongreß der DGII
© Springer-Verlag Berlin Heidelberg 1995

## Einleitung

Als Alternative zur photorefraktiven Keratektomie mit dem Excimerlaser gilt der Erbium-YAG-Laser. Während beim Excimerlaser ultraviolettes Licht ($\lambda = 193$ nm) zur Photoablation verwendet wird [5, 10, 11], abladiert der Erbium-YAG-Laser mit infrarotem Licht ($\lambda = 2{,}94$ μm). Der Erbium-YAG-Laser bietet durch das Absorptionsmaximum von Wasser im 3-μm-Bereich eine Möglichkeit zur maximalen Abtragung von Gewebe bei minimalen thermischen Veränderungen [1, 16] und kommt damit der Ablationscharakteristik des Excimerlasers nahe.

Zur Myopiekorrektur ist, annähernd dem mittleren (parabolischen) Teil einer umgekehrten Gauß-Kurve, im Zentrum der Ablationszone eine tiefere Hornhautabtragung notwendig als peripher. Schwingt der Erbium-YAG-Laser im Grundschwingungsmodus (Fundamentalmode) wird ein gaußförmiges Fluenceprofil erzeugt, das unmittelbar zur Erzeugung des nötigen umgekehrten Ablationsprofils verwendet werden kann [15]. Die Stärke der angestrebten Korrektur ist dann nur von der Zahl der applizierten Laserpulse abhängig, die Größe der Ablationszone ist durch die Gesamtenergie pro Puls des Lasers begrenzt. Im folgenden werden die Ablationscharakteristika eines neuen experimentellen Erbium-YAG-Lasers vorgestellt, der erstmals genügend Leistung liefert, um eine flächige photorefraktive Keratektomie durchzuführen.

## Material und Methoden

Es handelt sich um einen experimentellen Erbium-YAG-Laser, der im Fundamentalmode (Grundschwingungsmodus) arbeitet. Die maximale Leistung des Lasers beträgt 320 mJ, die Wellenlänge 2,94 μm und die Repetitionsrate 2 Hz. Der Strahl ist gering divergent ($\alpha \approx 0{,}0007$ rad), so daß die Fluence mit dem Abstand variiert werden kann. Der Laserstrahl wird mit einem Spiegel auf das Joulemeter bzw. auf die Hornhaut umgelenkt.

### Bestimmung des Energieprofils

Das Energieprofil wurde im Abstand von 0,5 m, 1,0 m, 1,5 m und 2 m vom Auskopplungsspiegel bestimmt. Zur Messung diente eine kleine Blende von 200 μm Durchmesser, die punktweise unmittelbar vor ein Joulemeter (Soliton, Genetec ED 200) gehalten wurde. Es wurden keine zusätzlichen Quarzlinsen zur Strahlaufweitung verwendet, um diffraktive Fehler zu minimieren. Die Meßwerte an den verschiedenen Profilpunkten wurden auf die Laserleistung pro Puls normalisiert und einem gaußförmigen Profil gemäß der Gleichung $f(r) = c \cdot e^{(-2 \cdot r^2 / w^2)}$ angepaßt.

### Hornhäute und Laserung

Frisch enukleierte Augen (Schwein) wurden in den oben genannten Abständen bestrahlt, um das Ablationsprofil mit dem Energieprofil zu vergleichen. Außer-

**Tabelle 1.** Versuchsdaten

| Abstand vom Endspiegel des Lasers | Strahldurch-messer (Ablations-durchmesser) [mm] | Pulszahl bis zur Perforation (Standard-abweichung) | Anzahl der durchschnitt-lichen Pulse zur Profil-messung | Kalkulierte durch-schnittliche Fluence [mJ/cm²] |
|---|---|---|---|---|
| 0,5 | 3,5 (2,5) | 33,33 (2,88) | 17/23 | 2912 |
| 1,0 | 4,0 (3,0) | 84,25 (19,60) | 48/61 | 2240 |
| 1,5 | 5,0 (3,5) | 132 (20,78) | 66/88 | 1427 |
| 2,0 | 6,5 (3,5) | 235 (13,22) | 117/156 | 845 |

dem wurde die zur Perforation benötigte Anzahl von Pulsen ermittelt. Die Augen wurden dazu in einer vertikalen Halterung befestigt und seitlich mit einer dünnen Kanüle in Richtung Glaskörper perforiert. An die dicht schließende Kanüle wurde eine Infusionsflasche mit physiologischer Kochsalzlösung angeschlossen, um einen konstanten intraokularen Druck von ca. 21 mm Hg zu erhalten. Die Hornhautdicke wurden mit dem Pachymeter gemessen (Fa. Storz).

Die durchschnittliche Fluence in den 4 beschriebenen Abständen betrug zwischen 845 mJ/cm² und 2,9 J/cm² (Tabelle 1). Je Fluence wurden mindestens 3 Augen bis zur Perforation gelasert und die Zahl der Pulse notiert. Die Perforation war eindeutig durch ausströmendes Vorderkammerwasser gekennzeichnet. Anschließend wurden für jede gewählte Fluence je 2 Augen bis zur kalkulierten halben Hornhautdicke beziehungsweise bis zur kalkulierten Tiefe von ²/₃ der Hornhautdicke gelasert. Die Ablationsherde wurden photografisch dokumentiert. Die Hornhäute wurden präpariert und in Formalin fixiert. Nach der Färbung mit Hämatoxylin und Eosin wurden Schnitte durch das Zentrum der Ablationsherde gelegt. Zusätzlich wurden pro Fluence je eine Hornhaut bis zur kalkulierten halben Hornhautdicke abladiert, in 5% Glutaraldehyd fixiert und für die Elektronenmikroskopie präpariert.

Zur Auswertung der Ablationsprofile wurden die histologischen Schnitte photografiert, vergrößert und die Ablationstiefe vermessen. Um Fehler infolge von histologischen Verzerrungen auszugleichen, wurde die Ablationstiefe relativ auf die Hornhautdicke am Rand der histologischen Ablationszone und auf die pachymetrisch bestimmte Hornhautdicke bezogen. Etwa 10–15 Punktmessungen entlang des korrigierten histologischen Ablationsprofils wurden herangezogen, um eine parabolische bzw. gaußförmigen Kurve anzupassen.

## Ergebnisse

Die Ergebnisse ähneln sich für die verschiedenen Energiedichten (in den 4 Abständen). Alle im folgenden gezeigten Abbildungen beziehen sich auf die Ergebnisse im Abstand von 1,5 m vom Auskopplungsspiegel.

## Fluenceprofil

Messungen mit dem Joulemeter zeigen, daß das Energieprofil des Laserstrahls einer gaußförmigen Kurve entspricht. In Abb. 1 ist das gemessene Fluenceprofil wiedergegeben. Das Profil wurde in 2 aufeinander senkrecht stehenden Ebenen bestimmt. Die Schwankungen liegen innerhalb von 5%. Die Spitzenfluence betrug 3,5 J/cm² bei einer durchschnittlichen Fluence von 1,4 J/cm².

Im Abstand von 2 m vom Auskopplungsspiegel ist die Gauß-Kurve entsprechend flacher, in der Form jedoch erhalten, im Abstand von 1 m und 0,5 m ist die Kurve steiler.

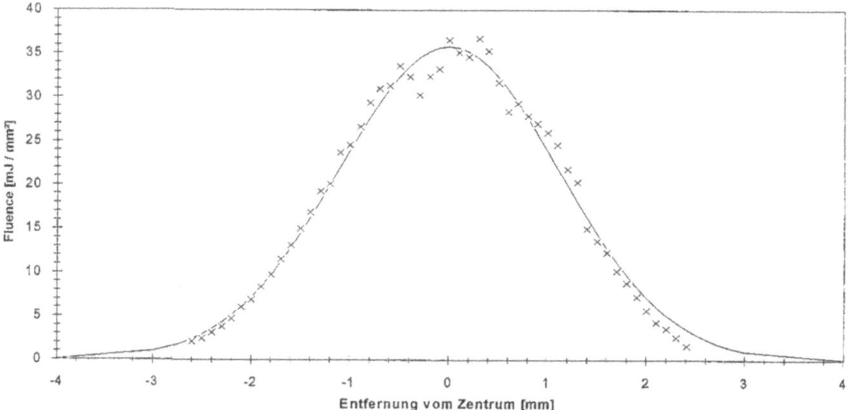


**Abb. 1.** Fluenceprofil. Der Laser zeigt im Fundamentalmode ein gaußförmiges Fluenceprofil mit Abweichungen von 5%

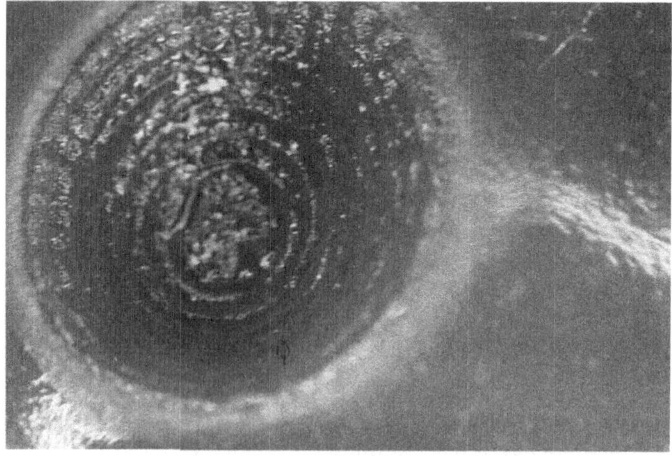

**Abb. 2.** Ablationsherd mit thermischen Reaktionen im Randbereich

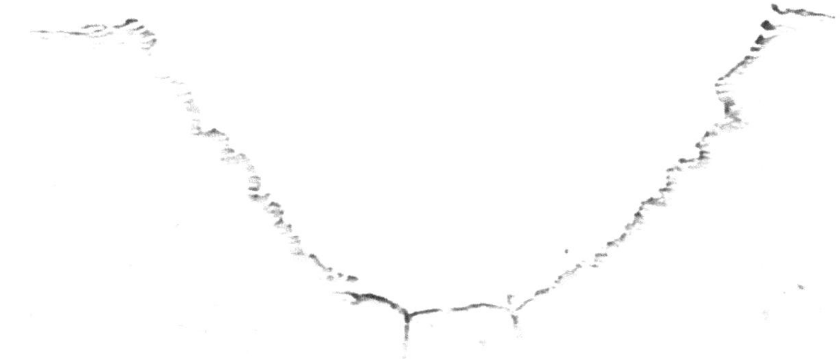

**Abb. 3.** Das Ablationsprofil entspricht einer umgekehrten parabolischen Kurve. Verzerrungen durch die Präparation der Schnitte, insbesondere im Bereich der Ablationszone, wurden bei der Profilberechnung berücksichtigt

## Ablationsprofile (Photografien, H & E gefärbte histologische Präparate)

Der Gesamtradius des Laserstrahls (definiert als der Radius, bei dem die Fluence auf $1/e^2 = 0,135$ der Spitzenfluence abfällt) war $2,5 \pm 0,1$ mm, was einem Strahldurchmesser von 5 mm entspricht. Abbildung 2 zeigt das Foto eines Ablationsherdes unmittelbar nach der Laserung. Der zentrale Ablationsherd ist umgeben von einem dünnen bräunlich gefärbten Rand, der den Bereich markiert, bei dem die Fluence den Schwellenwert unterschreitet (entspricht dem Randbereich des Fluenceprofils). Hier finden thermische Reaktionen statt. Der Schwellenwert für die Photoablation lag bei unseren Fällen bei ca. $1$ J/cm$^2$. Photoablation findet nur im zentralen Teil des Laserstrahls statt, in unseren Fällen entspricht dies ca. 70% des Strahldurchmessers, also 3,5 mm. Die kalkulierte refraktive Änderung lag bei 0,37 dpt pro Puls.

Die Auswertung der histologischen Profile zeigt, daß das Ablationsprofil der Hornhäute dem mittleren Teil einer umgekehrten Gauß-Kurve, also einer parabolischen Kurve, entspricht. Die Ablation zeigt einen weitgehend homogenem Rand und geringe thermische Reaktionen. In Abbildung 3 ist das entsprechende Ablationsprofil gezeigt.

## Korrelation zwischen Ablationsprofil und Fluenceprofil

Abbildung 4 zeigt die überlagerten Kurven von Fluence und Ablation für das oben beschriebene Präparat in Abhängigkeit von der Entfernung zum Zentrum des Ablationsherdes. Trägt man die Fluence gegen die Ablationstiefe pro Puls auf, erhält man Abb. 5. Die Ablationstiefe ist weder linear von der Fluence noch vom Logarithmus der Fluence in einfacher Weise abhängig, in erster Näherung ist ein logarithmischer Zusammenhang zwischen Fluence und Ablationstiefe jedoch hinreichend genau.

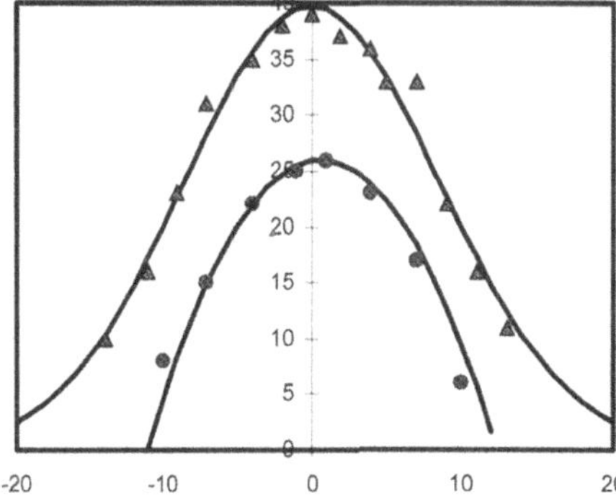

**Abb. 4.** Fluence [mJ/cm²] *(Dreiecke)* versus Ablationstiefe in Hornhaut pro Puls [μm] *(Kreise)* in Abhängigkeit von der Entfernung zum Zentrum

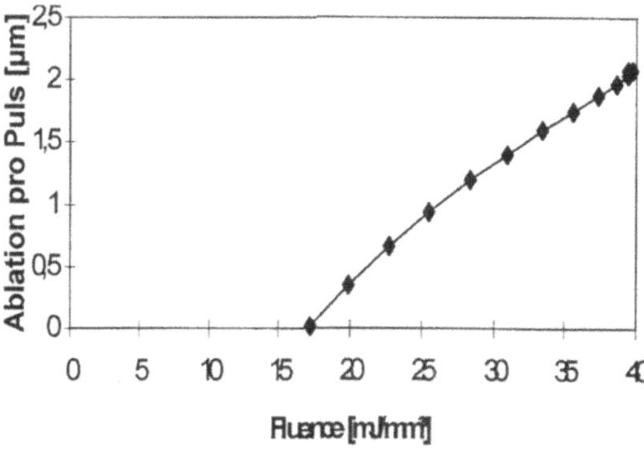

**Abb. 5.** Es besteht weder ein einfacher linearer noch ein logarithmischer Zusammenhang zwischen Ablationstiefe pro Puls und Fluence

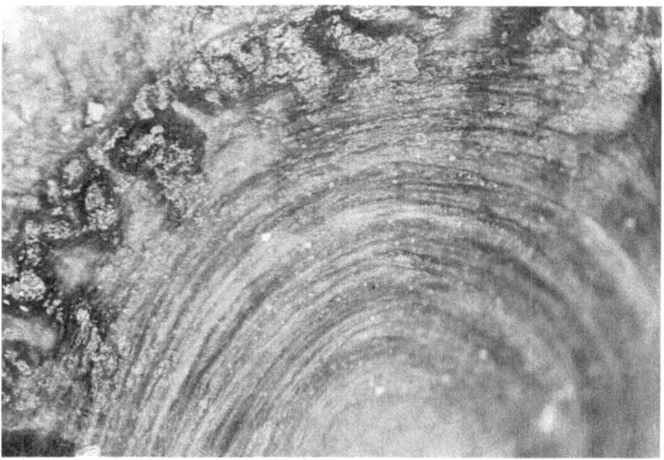

**Abb. 6.** In der Ablationszone finden sich ringartige Strukturen

Der vorgestellte Laser ist in der Lage, Keratektomien von 3–4 mm Durchmesser zu erzeugen. Dies ist für einen klinischen Einsatz unzureichend, jedoch steht uns inzwischen ein Laser mit der dreifachen Leistung zur Verfügung, so daß Zonen bis 6 mm Durchmesser möglich sind.

Als schwerwiegendes Problem aus ophthalmologischer Sicht könnten sich die intraokularen Schockwellen erweisen, die bei großflächigen Keratektomien hoher Energie entstehen. Sie könnten das Hornhautendothel schädigen, zum Makulaödem oder zur Netzhautablösung führen. Die experimentelle Bestimmung der Schockwellen ist eine vorrangige, ausstehende Arbeit.

Zusammenfassend ist ein weiterentwickelter Erbium-YAG-Laser im Fundamentalmode eine aussichtsreiche Alternative zur herkömmlichen Photoablation mit dem Excimerlaser, der die Vorteile einer effizienten Ablation, einer technischen Vereinfachung und eines geringen kanzerogenen Risikos in sich vereint.

## Literatur


1. Bende T, Kriegerowski M, Seiler T (1989) Photoablation in different ocular tissues performed with an erbium-YAG laser. Laser Light Ophthalmol 2 : 263–269
2. Buchelt M, Dutschera HP, Katerschafka T, Kiss H, Schneider B, Ullrich R (1992) Erb : YAG and Hol : YAG laser ablation of meniscus and intervertebral discs. Lasers Surg Med 12 : 375–381
3. Gailitis RP, Patterson SW, Samuels MA, Hagen K, Ren Q, Waring GO (1993) Comparison of laser phakovaporization using the Er-YAG and the Er-YSGG laser. Arch Ophthalmol 111 : 697-700
4. Hale GM, Querry MR (1973) Optical constance of water in the 200 nm to 200 µm wavelength region. Appl Opt 12 : 555–563
5. Hanna KD, Pouliquen Y, Waring GO, Savoldelli M, Cotter J, Morton K, Menasche M (1989) Corneal stromal wound healing in rabbits after 193 nm Excimer laser surface ablation. Arch Ophthalmol 107 : 895–901
6. Hill RA, Le MT, Yashiro H, Constan C, Treadway A, Stern D, Lesiecki ML, Brown L, Berns MW (1993) Ab-interno erbium (Er) : YAG laser sclerostomy with iridotomy in dutch cross rabbits. Laser Surg Med 13 : 559–564
7. Hill RA, Stern D, Lesiecki ML, Hsia J, Berns MW (1993) Effects of pulse width on erbium : YAG laser photothermal trabecular ablation (LTA). Lasers Surg Med 13 : 440–446
8. Kahle G, Daqun XU, Seiler T, Schröter-Kermani C, Wollensak J (1991) Wundheilung der Cornea von Neuweltaffen nach flächiger Keratektomie. Er : YAG Excimerlaser. Fortschr Ophthalmol 88 : 380–385
9. Kaufmann R, Hartmann A, Hibst R (1994) Cutting and skin ablative properties of pulsed mid-infrared laser surgery. J Dermatol Surg Oncol 20 : 112–118
10. Marshall J, Trokel S, Rothery S, Krueger RR (1985) An ultrastructural study of corneal incisions induced by an excimer laser at 193 nm. Ophthalmology 9 : 749–758
11. Marshall J, Trokel S, Rothery S, Krueger RR (1988) Long-term healing of the central cornea after photorefractive keratectomy using and excimer laser. Ophthalmology 95 : 1411-1421
12. Margolis TI, Farnath DA, Destro M, Puliafito CA (1989) Erbium YAG laser surgery on experimental vitreous membranes. Arch Ophthalmol 107 : 424–428
13. Nelson JS, Yow L, Liaw LH, Maclea L, Zavar RB, Orenstein A, Wright WH, Andrew JJ, Berns MW (1988) Ablation of bone and methacrylate by a prototype mid-infrared erbium : YAG laser. Lasers Surg Med 8 : 494–500

14. Peyman GA, Badaro R, Khoobehi B (1989) Corneal ablation in rabbits using an infrared (2.9 µm) erbium : YAG laser. Ophthalmology 8 : 1160–1170
15. Seiler T, Wollensak J (1993) Fundamental mode photoablation of the cornea for myopic correction. 1. Theoretical background. Lasers Light Ophthalmol 5(4) : 199-203
16. Seiler T, Marshall J, Rothery S, Wollensak J (1986) The potential of an infrared hydrogen fluoride (HF) laser (3.0 µm) for corneal surgery. Lasers Ophthalmol 1 : 49–60
17. Tsubota K (1990) Applications of erbium : YAG laser in ocular ablation. Ophthalmologica 200 : 117–122
18. Walsh JT, Deutsch TF (1989) Er : YAG laser ablation of tissue: measurement of ablation rates. Lasers Surg Med 9 : 327–337
19. Walsh JT, Flotte TJ, Deutsch TF (1989) Er : YAG laser ablation of tissue: effect of pulse duration and tissue type on thermal damage. Lasers Surg Med 9 : 314–326

# Beurteilung der Hornhautkompressibilität bei der Kontaktpachymetrie

D. Gutermuth, U. Fries, A. Avinpour und C. Ohrloff

**Zusammenfassung.** Die technische Durchführung der Hornhautpachymetrie ist in der ophthalmologischen Anwendung noch wenig standardisiert. Zur Erzielung korrekter Meßwerte ist bei A-Mode-Verfahren ein senkrechtes Auftreffen des Schallstrahles auf die reflektierende akustische interne Hornhautgrenzfläche nötig. Dies geschieht zentral ohne Aufsatzdruck, bei peripherer Messung ist dies jedoch nicht artefaktfrei möglich. Durch eine „sanfte Applanation" wird der erzielte Meßwert der peripheren Hornhautdicke statistisch nicht signifikant verändert.

**Summary.** The technical approach of corneal pachymetry is not a standardized ophthalmological examination technique. To record correct data, the ultrasound beam has to be perpendicular to the reflecting acoustical internal corneal interface. In the center, this is possible without applanation. In the corneal periphery, it is not possible to measure without artefacts. A "soft applanation" enables data collection without statistically significant differences.

## Einleitung

Die akustische Hornhautpachymetrie hat in der ophthalmologischen Routinediagnostik bis auf die refraktive Hornhautchirurgie und das Kontaktlinsenwesen bisweilen keine weite Verbreitung gefunden. Vor refraktiver Hornhautchirurgie (RK, zirkulärer/tangentialer RK, PRK) ist eine pachymetrische Dickenmessung unabdingbar. Die Meßgenauigkeit wird sowohl durch Geräteparameter wie Frequenz und Impulsrepetitionsrate als auch durch die verwandte Untersuchungstechnik (Abb. 1) beeinflußt.

Handelsübliche Geräte arbeiten nach dem Kontaktverfahren. Im Bereich des Hornheitscheitels ist eine senkrechte Beschallung der internen akustischen Grenzfläche (Descemet-Membran/Endothel) auch bei „soft-touch"-Technik gewährleistet. Wegen der peripheren Dickenzunahme der Hornhaut wird bei sanftem senkrechten Aufsetzen des Schallkopfes auf das Epithel die innere akustische Grenzfläche schräg getroffen, was zu systematischen Meßfehlern führt. Die Ankopplung mit Medien zur senkrechten Beschallung der Bowman-Membran/Endothel führt zu Artefakten, d. h. fälschlicherweise zu dick gemessene Hornhäuten. Für periphere Messungen ist eine sanfte Applanation erforderlich, diese führt potentiell zu kompressionsbedingten Artefakten.

R. Rochels et al. (Hrsg.)
9. Kongreß der DGII
© Springer-Verlag Berlin Heidelberg 1995

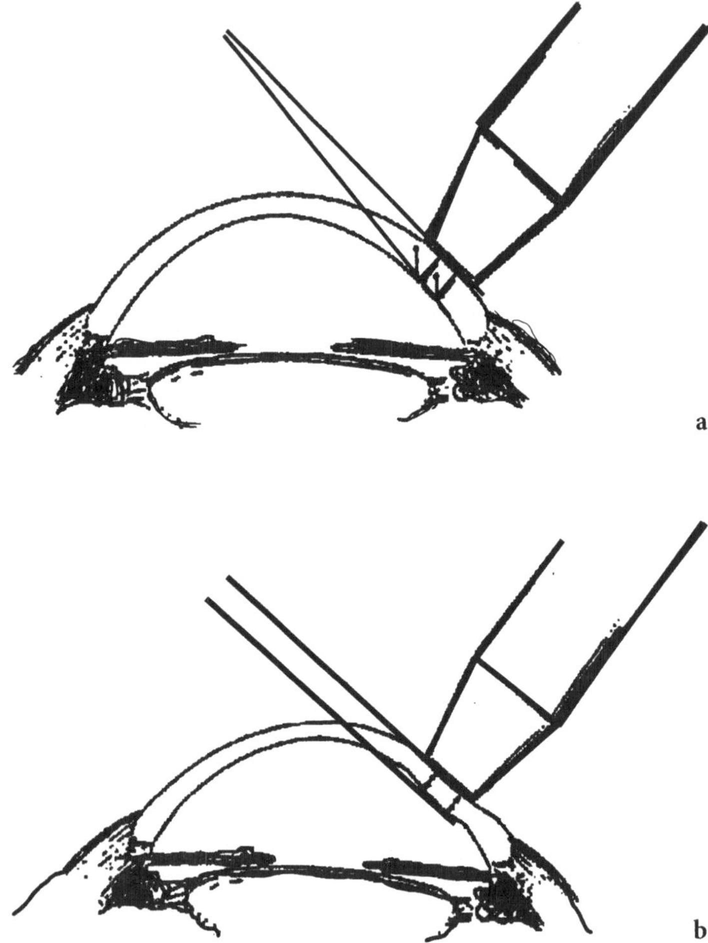

**Abb. 1 a, b.** Periphere Hornhautpachymetrie ohne Kompression; a die Meßstrahlen werden von der internen akustischen Hornhautgrenzfläche vom Schallkopf weg reflektiert, b die Meßstrahlen werden von der internen akustischen Hornhautgrenzfläche zum Schallkopf zurück reflektiert

## Methodik

An 50 frisch enukleierten Schweineaugen wurden zentral und peripher mit aufsteigenden Ankopplungsdrucken im Kontaktverfahren ohne Ortswechsel ultraschallpachymetrische Dickenmessungen durchgeführt. Die Messungen erfolgten mit einem 20-MHz-Gerät (Chiron Corneogage™), welches über eine feste Vorlaufstrecke verfügte (PMMA). Die zugrunde gelegte Schallaufzeit in der Kornea betrug 1630 m/sec. Der Ankopplungsdruck wurde tonometrisch bestimmt, es wurde mit einem Ankopplungsdruck von 5 mm Hg begonnen, um Artefakte durch den Flüssigkeitsmeniskus auszuschließen. Die Messungen erfolgten bei konstanter Temperatur (20° C), um temperaturbedingte Artefakte auszuschließen.

Es wurden jeweils der Ankopplungsdruck sowie die Dicke aufgezeichnet und statistisch ausgewertet.

## Ergebnisse

Bei mäßiger Applanation (5–20 mm Hg) Ankopplungsdruck zeigten sich nur geringfügige Meßwertabnahmen, welche jedoch keine statistische Signifikanz erreichten. Ab 25 mm Hg Ankopplungsdruck zeigten sich sowohl zentral als auch peripher statistisch signifikante Dickenabnahmen ($p < 0,05$; Wilcoxon-Test) zu den Meßwerten ermittelt bei sehr niedrigen Ankopplungsdrucken (5 mm Hg), gegenüber den mittleren Ankopplungsdrucken (15 mm Hg) zeigten sie jedoch keine statistische Signifikanz.

Die Meßwerte zeigten bei zunehmenden Ankopplungsdruck eine Abnahme mit nur geringfügiger Streuung; erst ab 20 mm Hg Druckzunahme gegenüber dem jeweiligen Ausgangsankopplungsdruck wurde das Signifikanzniveau erreicht.

## Diskussion

Die Hornhäute zeigten in unserer Studie bei sanfter Applanation und Kontaktankopplungsdruck bis zum mittelnormotonen Bereich (5–15 mm Hg) in pachymetrischen Dickenmessung keine statistisch-nachweisbare Kompressibilität. In der spärlichen Literatur wird dies sowohl gestützt [5] als auch widerlegt [1]. In der stützenden Arbeit [5] werden jedoch nur in einer Graphik Mittelwerte und Standardabweichungen angegeben, keine konkreten Meßwerte genannt; hier wird ein Anpreßdruck unter 5 mm Hg gefordert. Dieser Grafik ist jedoch eine Waagrechte bis etwa 12 mm Hg und eine deutliche Dickenabnahme ab ca. 15 mm Hg zu entnehmen. Andere Autoren fanden keine Korneakompressibilität [1], geprüft wurde mit demselben Gerät wie bei uns, jedoch im HF-Mode abgeleitet. Diese Studie wurde jedoch an nur 5 Schweineaugen durchgeführt, und ihre Ergebnisse sind unseres Erachtens für biologische Materialien in frischem nichtgefrorenem Zustand unwahrscheinlich. Durch steigende Kompression der Kornea wird neben der verformungsbedingten Verdünnung noch durch eine Ausquetschung interstitieller Flüssigkeit eine Schallgeschwindigkeitserhöhung erreicht. Bei gleichbleibender Schallaufzeittransformation – wie in unserer Studie – könnte hierdurch ein systematischer Meßfehler aufgetreten sein. Eine Gegenprobe mittels moderner optischer Verfahren [2] war technisch nicht durchführbar. Durch sanfte Applanation treten keine methodischen Meßfehler auf, durch sie kann die periphere Hornhautdicke am besten ermittelt werden.

Die methodische Meßgenauigkeit der Pachymeter wird vom Gesetzgeber [3] mit 50 µm Maximaltoleranz festgelegt, was angesichts der zentralen Dicke von

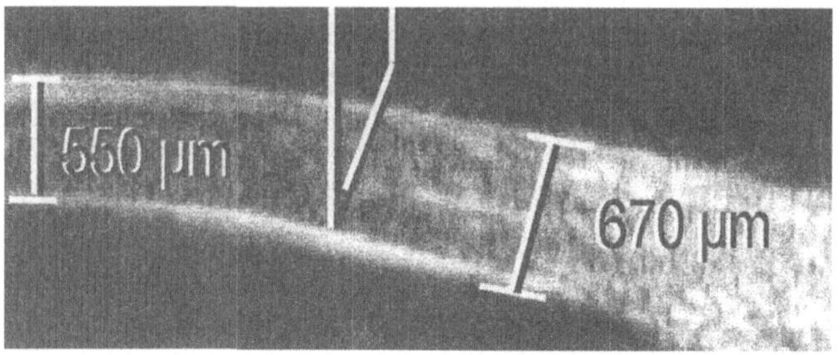


**Abb. 2.** Schnittiefe bei refraktiver Hornhautchirurgie. Die therapeutische Tiefe liegt im Bereich der Meßtoleranz (ultraschallbiomikroskopische Darstellung der Kornea in radiären Schnittbild bei 50 Hz Frequenz und 50 µm Auflösung)

etwa 500 µm bei Gesunden einer Abweichung von immerhin etwa 10% entspricht. Diese Meßgenauigkeit kann als Qualitätskriterium über die örtliche Auflösung der Frequenz (20 MHz) oder durch sehr hohe Repetitionsraten erreicht werden, was im verwandten A-Mode-Verfahren zu schädlichen Bioeffekten am Hornhautendothel führen könnte; hieraus läßt sich ein weiterer Entwicklungsbedarf dieser Geräte [6] ableiten.

Nachfolgende Pachymetertypen sollten für zentrale und periphere Messungen ohne Applanation geeignet sein, um Hornhautepitheltouchagen auszuschließen [5] und bei geringer Sendeleistung höhere örtliche Auflösung (Meßgenauigkeit) besitzen, um die potentielle Patientengefährdung durch Hornhautperforation bei refraktiver Chirurgie (Abb. 2) zu verringern. Wünschenswert wären Meßgenauigkeiten von 1% Toleranz, d. h. bis zu maximal 5 µm Abweichung. In Entwicklung befinden sich akustische Systeme mit wesentlich höheren Frequenzen und besserer Auflösung sowie der Option intrakornealer Teilstreckenmessungen und B-Mode-Darstellung [4].

## Literatur


1. Dybbs A, Solomon OD (1993) Is the cornea compressible. Invest Ophthal Vis Sci 34 (4) : 1249
2. Hitzenberger CK, Drexler W, Fercher F (1992) Measurement of the corneal thickness by laser doppler interferometry. Invest Ophthalmol Vis Sci 33(1) : 98–103
3. Kassenärztliche Bundesvereinigung, Köln (1993) § 135 Abs. 2 SGB V zur Durchführung von Untersuchungen in der Ultraschalldiagnostik (Ultraschall-Vereinbarung) vom 10. Februar 1993. Dtsch Ärztebl 90 : B-390–403
4. Reinstein DZ, Silverman DH, Rondean MJ, Coleman D (1994) Epithelial and corneal thickness measurements by high-frequency ultrasound digital signal processing. Ophthalmology 101 : 140–146
5. Roth HW (1994) Hornhautpachymetrie beim Gesunden, Erkrankten und Kontaktlinsenträger. Contactologica-Bücherei Bd. 6. Enke, Stuttgart
6. Trier HG (1994) Apparative Qualitätssicherung in der Ultraschalldiagnostik. Dtsch Ärztebl 91 : A-19949–1957

# Einsatz des Excimerlasers bei der lamellierenden Keratoplastik

H. B. Eckhardt, W. W. Hütz, W. E. Kaiser und A. W. Heinrich

**Zusammenfassung.** Der Einsatz der Excimerlasertechnik bei der Präparation des Transplantatbettes, der Präparation des Spenderlentikeldurchmessers sowie der Spenderlentikeldicke gestattet eine Optimierung der Kongruenz der Schnittflächen.
*Material und Methoden.* Nach in vitro-Voruntersuchungen, über die bereits vorgetragen wurde, berichten wir nun über die klinischen Ergebnisse von drei Patienten mit nicht durchgreifenden Hornhauttrübungen, die nach der von uns entwickelten Kalibrierungsmethode mit einer lamellierenden Keratoplastik versorgt wurden (Follow up 3–15 Monate). Die erforderliche Lentikeldicke schwankte je nach Trübungsausdehnung zwischen 320 und 415 µm. Eine Nahtfixation der Lentikels erfolgte für 9 Monate.
*Ergebnisse:* Alle Transplantate heilten klar und komplikationslos ein. Die mit dem Laser behandelten Hornhautanteile wiesen weder Trübungen im Interface noch in den angrenzenden Hornhautschichten auf.
*Schlußfolgerung:* Neben einer optimalen Einpassung des Transplantates rechtfertigt das Fehlen jeglicher intrastromaler Trübungen den hohen apparativen Aufwand. Die klinischen Resultate sind denen konventioneller Präparationsverfahren überlegen. Das Fehlen intrastromaler Hornhauttrübungen bei unserer Methodik sollte für die Behandlung höherer Myopie eine Anregung sein, falls möglich, nach Lamellierung intrastromal zu behandeln (Keratomileusis in situ).

**Summary.** Use of the excimer laser technique in preparation of the transplant bed and donor lens diameter and thickness allows the congruence of the cut surfaces to be optimized.
*Materials and Methods:* The preliminary in vitro investigations have already been reported on. We now present the clinical results of three patients with circumscript corneal opacities whom we treated with lamellating keratoplasty in accordance with the calibration method we developed (follow-up 3–15 months). The lens thickness required varied between 320 and 415 um, depending on the extent of the opacity. The lens was fixed with a suture for 9 months.
*Results:* All transplants healed without complications. The parts of the cornea treated with the laser showed opacities neither in the "interface" nor in the adjacent corneal layers.
*Conclusions:* Thus, besides an optimal fit of the transplant, the absence of any intrastromal opacities justifies the use of instrument and apparatus. The clinical results are superior to those of conventional dissection methods. The absence of intrastromal opacities indicates that our method will be suitable for treating intrastromal and superficial corneal opacities.

## Einleitung

Die relativ selten gegebene Indikation zur lamellierenden Keratoplastik müßte seit der Einführung des Excimerlasers in die Ophthalmologie noch seltener gegeben sein, da mit diesem Laser mühelos Trübungen in den oberen Anteilen der

R. Rochels et al. (Hrsg.)
9. Kongreß der DGII
© Springer-Verlag Berlin Heidelberg 1995

Hornhaut abgetragen werden können. Es sind flächige Ablationen bis zu einer Tiefe von 100 μm beschrieben worden, allerdings um den Preis einer deutlichen Hyperopisierung [20]. Tiefergelegene Stromatrübungen, die bis zu 300 μm Tiefe reichen, werden in der Regel mit einer perforierenden Keratoplastik behandelt, obwohl eine lamellierende Keratoplastik ausreichen würde, wenn sie mit der gleichen Präzision durchgeführt werden könnte. Die lamellierende Keratoplastik von Hand ist schwierig, präparationsbedingte Unebenheiten zwischen Spender und Empfängerseite sind unvermeidlich und stellen ein großes Risiko für eine postoperative Eintrübung im Interface dar [11]. Diese Problematik war der Anlaß, unsere Erkenntnisse aus experimentellen Voruntersuchungen klinisch umzusetzen.

## Material und Methoden

Geht man davon aus, daß mit dem Excimerlaser bei der lamellierenden Keratoplastik ähnlich präpariert werden kann, wie bei der perforierenden Keratoplastik [16–18, 32, 35], so bleibt als ein wesentliches Problem, daß man in vivo nicht in der Lage ist, die Tiefe der auf dem Empfängerauge vorgenommenen Abtragung genau zu messen und den Spenderlentikel in Dicke und Oberflächenhomogenität entsprechend aufzubereiten.

Mit der von uns beschriebenen Kalibrierungsmethode [10] läßt sich dieses Problem lösen.

Im Zeitraum von September 1993 bis März 1994 wurden 3 amblyope Patientenaugen mit nicht vaskularisierten Hornhautnarben behandelt. Nach der ausführlichen Untersuchung der vorderen und hinteren Augenabschnitte (einschließlich Keratometrie: Zeiss, Javal, TMS) erfolgte die Präparation des Empfängerbettes sowie die Spenderlentikelpräparation in ITN in der folgenden Weise:

Die Spenderhornhäute wurden aus der modifizierten McCarey-Kaufmann-Lösung genommen und mit dem Scheitel nach unten in einen Silikon-Teflonblock gelegt, der vom Ausstanzen von Transplantaten für die perforierende Keratoplastik bekannt ist. Nach viermaliger Laserperforation der peripheren Spenderhornhaut mit einer auf 2 mm Durchmesser geöffneten Blende wurde, unter Kenntnis der mittleren Impulszahl, mittels eines Korrekturfaktors auf die zentrale Lentikeldicke rückgeschlossen [26]. Die so ermittelten Hornhautdicken waren im Einklang mit den von Rohen [24] angegebenen mittleren zentralen Werten [3].

Bei der Kalibrierung und Abtragung arbeiteten wir bei einer Wellenlänge von 193 nm, einer Fluence von 180 mJ/cm$^2$ und einer Frequenz von 25 Hz unter Verwendung eines Excimerlasers der Fa. Inpro, dessen Blendenöffnung von 0–6,9 mm stufenlos regelbar ist.

Neben der Kalibrierung mit dem Excimerlaser wurden alle Hornhäute zentral sonographisch pachymetriert und mit dem Zeiss-Stroma- und Vorderkammertiefenmesser vermessen.

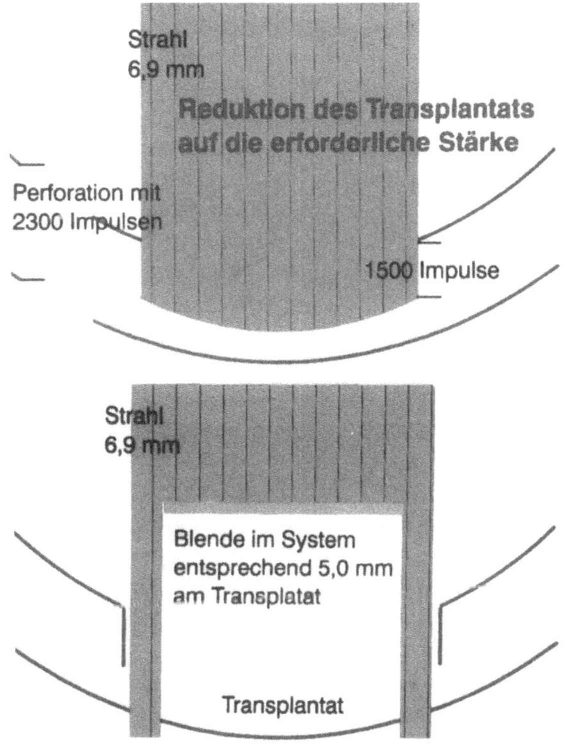


**Abb. 1.** Dickenreduktion des Spendelentikels

**Abb. 2.** Ausstanzen des Transplantates

Nach mechanischer Entfernung des Epithels am Empfängerauge erfolgte die Abtragung der zentralen Hornhauttrübung durch Photoablation mit dem Excimerlaser bei 5,0 mm Blendenöffnung. Entsprechend der Anzahl der Laserimpulse, die zur Entfernung der zentralen Hornhauttrübung am Empfängerauge notwendig waren, wurde in einem weiteren Schritt der auf dem Silikonblock liegende Spenderlentikel vom Endothel her berührungsfrei auf die benötigte Empfängerbettiefe verdünnt. Dabei wurde die Laserblende auf 6,9 mm Durchmesser geöffnet (Abb. 1). Die zur Lentikelverdünnung notwendige Impulszahl ergab sich aus der Differenz der „mittendickenkorregierte Perforationsimpulszahl" des peripheren Spenderlentikels minus „Zahl der zur Trübungsentfernung am Empfängerauge notwendigen Impulse".

Zur Exzision des so gewonnenen, verdünnten Spenderlentikels war das Einschwenken einer rotierenden 5,0-mm-Blende in den Strahlengang des Lasers erforderlich, um kontaktfrei, ohne Auflage von Metallblenden und damit ohne thermische Belastung des Gewebes arbeiten zu können. Unter Verwendung dieser Blende konnte ein 5,0 mm im Durchmesser betragendes kongruentes Transplantat ausgeschnitten werden (Abb. 2). Die Fixation des eingepaßten 5,0-mm-Lentikels erfolgte stets mit einer fortlaufenden 10-0-Nylonnaht für 9 Monate. Die Nachbehandlung erfolgte lokal mit Antibiotika, Mydriatika sowie Kortikosteroiden.

## Ergebnisse

Bei dem ersten Patienten bestand seit 50 Jahren eine Keratitis scrophulosa. Die Kalibrierung des Spenderlentikels mit dem Laser ergab eine periphere HH-Dicke von 621 μm entsprechend einer zentralen HH-Dicke von 501 μm. Dies stand in guter Übereinstimmung mit den sonographisch gefundenen Pachymetriewerten einerseits (im Mittel 494 μm ± 11 μm) sowie mit den Meßwerten, die mit dem Zeiss-Stromatiefenmesser optisch bestimmt worden waren (im Mittel 505 μm ± 13 μm). Zur zentralen Ablation der Trübung beim Empfänger waren 1200 Impulse notwendig, entsprechend einer Dicke von 324 μm, so daß der Spenderlentikel um 177 μm, entsprechend 654 Effekten, verdünnt werden mußte.

Der Visus besserte sich von präoperativ cc + 8,50 sph – 3,5 cycl/25° = 0,1 auf postoperativ cc + 3,0 sph – 3,0 cycl/50° = 0,2 ein Viertel Jahr nach der OP.

Bei der zweiten 57jährigen Patientin mit der Diagnose einer fleckförmigen HH-Dystrophie betrug die notwendige zentrale Ablationszone 272 μm bei einem Durchmesser von 5,0 mm.

Entsprechend einer rechnerisch ermittelten zentralen Spenderlentikeldicke von 469 μm (mittlerer zentraler Pachymetriewert 461 μm ± 14 μm; Zeiss-Stromatiefenmesser 481 μm ± 15 μm) war eine Dickenreduktion des Spenderlentikels um 197 μm, entsprechend 728 Impulsen, notwendig.

Der Visus besserte sich von präoperativ sc 1/25 auf sc 0,1 14 Tage postoperativ. Ursächlich für die seit 55 Jahren bestehende Visusreduktion des dritten Patienten, den wir jetzt seit einem Jahr verfolgen, war eine früher rezidivierende, seit 10 Jahren aber stabile Herpeskeratitis, die mit einer im Zentrum der Hornhaut gelegenen Hornhautnarbe abgeheilt war. Der präoperative Visus betrug cc –3,75 sph = 0,1.

Die zentrale Spenderlentikeldicke betrug 496 μm (Pachymetrie 486 μm ± 14 μm, Zeiss-Stromatiefenmesser 493 μm ± 16 μm). Die Ablation beim Empfänger war mit 424 μm nahe an der Grenze zur perforierenden Keratoplastik, entsprechend war nur eine geringfügige Spenderlentikeldickenreduktion um 72 μm (entsprechend 276 Impulsen) notwendig. Ein Jahr postoperativ beträgt der Visus cc –2,0 sph = 0,2.

Intraoperative Komplikationen traten nicht auf. Der postoperative Epithelschluß erfolgte bei allen Patienten innerhalb der ersten Woche. Alle Transplantate heilten klar und komplikationslos ein, insbesondere traten keine Trübungen im Interface oder den angrenzenden Stromaschichten auf. Der postoperative Astigmatismus ist mit maximal 3 dpt als gering anzusehen, bei allen Patienten kam es sowohl subjektiv als auch objektiv zu einer Visusverbesserung.


## Diskussion

Die Weiterentwicklung operativer Techniken führt zum einen zur Therapierbarkeit früher untherapierbarer Augenerkrankungen, zum anderen hat sie das Ziel, Eingriffe minimalinvasiv zu gestalten und das operative Risiko zu vermindern.

Der therapeutische Ersatz einer perforierenden Keratoplastik durch eine lamellierende Keratoplastik ist als eine das operative Risiko deutlich reduzierende Operation einzuordnen, da die Bulbuseröffnung und die damit verbundenen Komplikationen entfallen.

Die lamellierende Keratoplastik von Hand ist schwierig. Präparationsbedingte Unebenheiten auf Spender- und Empfängerseite sind unvermeidlich und stellen ein hohes Risiko für eine postoperative Eintrübung der Grenzfläche: Empfängerbett-Spenderlentikel dar [11, 37]. Aus diesem Grund wird auf deren Durchführung häufig verzichtet und stattdessen perforierend operiert. Über den Einsatz der Excimerlasertechnik bei der Durchführung perforierender Keratoplastiken wurde bereits ausführlich berichtet [17, 18, 22, 32]. Durch den Einsatz der Excimerlasertechnik ist man in der Lage, definierte Oberflächenbehandlungen im Sinne einer Abtragung mit homogener Oberfläche durchzuführen [17, 18, 22, 23, 34]. Ein Nachweis für die reproduzierbare Abhängigkeit der Abtragungstiefe von der Impulszahl wurde von Kubota et al. [16, 25] beschrieben. Auf die Notwendigkeit einer individuellen Kalibrierung wurde hingewiesen [25].

Während sich die meisten Arbeitsgruppen mit dem Einsatz des Excimerlasers bei refraktiven Eingriffen [5–7, 20, 27–30, 36] dem Behandeln oberflächlicher Hornhauterkrankungen [4, 7, 12, 14, 23, 31] zum Teil um den Preis einer deutlichen Hyperopisierung [20] oder dem Einsatz bei der perforierenden Keratoplastik beschäftigen [1, 15, 17, 18, 22, 32, 35], ist es uns gelungen, eine reproduzierbare Methode zu entwickeln, mit der kongruente Verhältnisse von Empfängerbett und am Transplantat (Dicke und Durchmesser) geschaffen werden können. Über die isolierte Präparation von Spenderlentikeln mit dem Excimerlaser wurde von Altmann et al. berichtet [1]. Im Gegensatz zu anderen Autoren [13] kann bei unserem Verfahren die benötigte Lentikeldicke an die jeweilige Gegebenheit angepaßt werden.

Über die mögliche Schädigung der Endothelzellen durch den Excimerablationsvorgang wurde in der Vergangenheit kontrovers diskutiert. Neuere Studien zeigen [2, 9], daß der Endothelzellverlust bei Ablation mit dem Excimerlaser bei bis zu 90%iger Abtragungstiefe der Hornhaut nicht größer ist als bei herkömmlicher Präparation mit dem Diamantmesser, sofern ein Sicherheitsabstand von 40 µm zur Descemet-Membran eingehalten wird [19].

Während die Präparation des Transplantatbettes keine Schwierigkeiten bereitet (Durchmesser und Tiefe werden präoperativ durch Ausmessen an der Spaltlampe festgelegt und mit der Pachymetrie bzw. ermittelten Hornhautdicke korreliert), bereitet die paßgenaue Aufarbeitung des Spenderlentikels bei der lamellierenden Keratoplastik sowohl in bezug auf die Dicken- als auch auf die Durchmesserpräparation Probleme. Lange Präparationszeiten bedingen ein hohes Risiko der Transplatatdehydratation und dadurch einer nicht exakt voraussehbaren Abtragungsrate in bezug auf die Tiefe sowie die Kantenschärfe des Transplantates.

Wenngleich mit dem von uns propagierten Kalibrierungsverfahren die bislang beste Kongruenz zwischen Empfängerbettiefe und Lentikeldicke hergestellt werden kann, so ist jedoch zu berücksichtigen, daß der Quellungszustand der Empfängerhornhaut von der des Spenderlentikels trotz Verwendung optimierter Nährlösung abweichen kann. Nach Smolek [33] ist die Hydratation der Hornhaut proportional zur Dicke der Hornhaut. In Abhängigkeit von der unterschiedlichen Dicke von Empfänger- und Spenderhornhaut können sich aufgrund der damit verbundenen Hydratationsdifferenzen Unterschiede in der Ablation der beiden Gewebe ergeben, die in postoperativ nicht beabsichtigten Refraktionsänderungen resultieren. Um diesen Fehler zu minimieren, verwandten wir nur Spenderlentikel, die nicht länger als 36 h in der McCary-Kaufmann-Lösung aufbewahrt worden waren. Vor der Laserbehandlung wurden die Lentikel nach Entnahme aus der Nährlösung mechanisch – unter Verwendung von Pro-Ophtha-Stäbchen – trockengetupft. Eine Schonung des Endothels war hierbei nicht notwendig, da dieses bei der nachfolgenden Dickenreduktion des Lentikesl von der Endothelseite zwangsläufig entfernt wurde.

Inwieweit der noch verbleibende unterschiedliche Quellungszustand von Empfängerhornhaut und Spenderlentikel durch einen Korrekturfaktor für den Abtrag pro Impuls im Spendergewebe im Vergleich zur Empfängerhornhaut berücksichtigt werden muß, um die postoperativen Ergebnisse zu optimieren, bleibt weiteren Studien vorbehalten.

Unter Verwendung einer Oberflächenmaske ist man in der Lage, den gewonnenen, dickenreduzierten Spenderlentikel mit scharfer Kantenbildung auf die benötigte Lentikelgröße zu präparieren [22]. Um die dafür notwendige Bearbeitungszeit auf ein tolerables Maß zu beschränken und die Gefahr einer Austrocknung des Spenderlentikels zu reduzieren, ist man gezwungen, mit Bearbeitungsfrequenzen zu arbeiten (15–25 Hz), die bei strahlöffnenden Lasersystemen zur Aufheizung der Maske und damit thermischen Schädigung der dünnen Lentikel führen. Die von uns verwandte hornhautferne, in den Strahlengang einschwenkbare Blende zur Transplantatausstanzung erlaubt bei Verwendung von 25 Hz eine rasche Präparation des Lentikels bei sehr guter Kantenschärfe.

Da es sich bei unseren operierten Augen um amblyope handelte, ist davon auszugehen, daß der postoperative erreichte Visus durch die Ambylopie be-

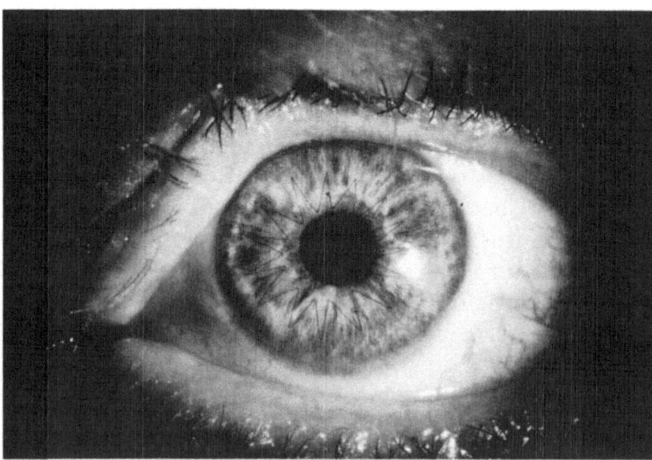

**Abb. 3.** Befund ein halbes Jahr nach lamellierender Keratoplastik

dingt ist und die optische Qualität der Transplantate einen besseren Visus zuläßt.

## Schlußbetrachtung

Die technischen Voraussetzungen zur schnellen und exakten Durchführung einer lamellierenden Keratoplastik mit dem Excimerlaser können als gegeben angesehen werden (Abb. 3).

Die Vorteile des Einsatzes ergeben sich in kongruenten Oberflächenverhältnissen von Spenderlentikel und Transplantatbett. Typische Komplikationen perforierender Keratoplastiken wie „vertikale Verkippung" und „horizontale Torsion" [22], die auch bei konventionell präparierten lamellierenden Keratoplastiken auftreten können, sind somit seltener, so daß eine bessere Transplantateinpassung, eine bessere Transplantateinheilung, ein geringerer Astigmatismus und eine schnelle optische Rehabilitation zu postulieren sind.

Mit dem Ziel, die Transplantatdurchmesser vergrößern und die Lentikeldicke optimieren zu können, werden wir an dieser Methode weiter arbeiten.

## Literatur


1. Altmann J, Grabner G, Husinsky W et al. (1991) Corneal lathing using the excimer laser and a computer-controlled positioning system: part i-lathing of epikeratoplasty lenticules. Refract Corneal Surg 7 : 377–384
2. Amano S, Shimizu K (1993) Corneal endothelial changes after excimer laser photorefractive keratectomy. Am J Ophthalmol 116 : 692–694
3. Apple DJ, Naumann GOH (1980) Embryologie, Anatomie und Untersuchungstechnik. In: Naumann GOH (Hrsg) Pathologie des Auges. Springer, Berlin Heidelberg New York Tokyo, S 1–49
4. Bende T, Seiler T, Wollensak J (1989) Flächige Ablation der Hornhaut mit dem Excimer-Laser. Fortschr Ophthalmol 86 : 589–591
5. Brancato R, Scialdone A, Carones F, Bertuzzi A (1992) Excimer laser ablation of a corneal protuberance. J Cataract Refract Surg 18 : 111–112
6. Brancato R, Tavola A, Carones F et al (1993) Excimer laser photorefractive keratectomy for myopia: results in 1165 eyes. Italian Study Group. Refract Corneal Surg 9 : 95–104
7. Dausch D, Landesz M, Klein R, Schroder E (1993) Phototherapeutic keratectomy in recurrent corneal epithelial erosion. Refract Corneal Surg 9 : 419–424
8. Dausch D, Klein R, Landesz M, Schroder E (1994) Photorefractive keratectomy to correct astigmatism with myopia or hyperopia. J Cataract Refract Surg 20 (Suppl)252–257
9. Dehm EJ, Puliafito CA, Adler CM, Steinert RF (1986) Corneal endothelial injury in rabbits following excimer laser ablation at 193 and 248 nm. Arch Ophthalmol 104 : 1364–1368
10. Eckhardt HB, Hütz WW (1993) Lamellierende Keratoplastik mit dem Excimerlaser. In: Anonymous Mannheim DOG
11. Fantes FE, Waring GO (1989) 3d-Effect of excimer laser radiant exposure on uniformity of ablated corneal surface. Lasers Surg Med 9 : 533–542
12. Forster W, Grewe S, Busse H (1993) Clinical use of the excimer laser in treatment of surface corneal opacities-therapeutic strategy and case reports. Klin Monatsbl Augenheilkd 202 : 126–129

13. Gabay S, Slomovic A, Jares T (1989) Excimer laser-processed donor corneal lenticules for lamellar keratoplasty. Am J Ophthalmol 107 : 47–51

14. Heinrich AW, Frank HU, Eckhardt HB, Hütz WW (1994) Zur Behandlung der rezidivierenden Erosio corneae mit dem 193nm-Excimerlaser. In: Pham DT, Wollensak J, Rochels R, Hartmann C (Hrsg) 8. Kongreß der Deutschsprachigen Gesellschaft für Intraokularlinsenimplantation. Springer, Berlin Heidelberg New York Tokyo, S 605–608

15. Husinsky W, Mitterer S, Altmann J et al. (1991) Corneal lathing using the excimer laser and a computer-controlled positioning system: Part II-variable trephination of corneal buttons. Refract Corneal Surg 7 : 385–389

16. Kubota T, Seitz B, Tetsumoto K, Naumann GO (1992) Lamellar excimer laser keratoplasty: reproducible photoablation of corneal tissue. A laboratory study. Doc Ophthalmol 82 : 193–200

17. Lang GK, Schroeder E, Koch JW, Yanoff M, Naumann GO (1989) Excimer laser keratoplasty. Part 1: Basic concepts. Ophthalmic Surg 20 : 262–267

18. Lang GK, Schroeder E, Koch JW, Yanoff M, Naumann GO (1989) Excimer laser keratoplasty. Part 2: Elliptical keratoplasty. Ophthalmic Surg 20 : 342–346

19. Marshall J, Trokel S, Rothery S, Krueger RR (1986) A comparative study of corneal incisions induced by diamond and steel knives and two ultraviolet radiations from an excimer laser. Br J Ophthalmol 70 : 482–501

20. McDonnell PJ, Seiler T (1992) Phototherapeutic keratectomy with excimer laser for reisbuckler's corneal dystrophy. Refract Corneal Surg 8 : 306–310

21. McDonnell PJ, Campos M, Hertzog L, Garbus JJ (1993) Photorefraktive Keratektomie zur Korrektur von myopem Astigmatismus. Klin Monatsbl Augenheilkd 202 : 238–244

22. Naumann GOH, Seitz B, Lang GK, Langenbucher A, Kus KK (1994) Excimer-Laser 193nm-Trepanation bei der perforierenden Keratoplastik. Klin Monatsbl Augenheilkd 203 : 252–261

23. Nielsen U, Thomann U, Schipper I (1994) Phototherapeutische Keratektomie. Klin Monatsbl Augenheilkd 205 : 187–195

24. Rohen JW (1977) Anatomie und Embryologie des Auges. In: François J, Hollwich F (Hrsg) Augenheilkunde in Klinik und Praxis. Thieme, Stuttgart, S 1–57

25. Saarloos PPV, Constable IJ (1990) Bovine corneal stroma ablation rate with 193-nm excimer-laser radiation: quantitative measurement. J Cataract Refract Surg 6 : 424–429

26. Seiler T (1987) Laserchirurgie der Kornea, Habilitationsschrift. Freie Universität Berlin

27. Seiler T, Wollensak J (1993) Results of a prospective evaluation of photorefractive keratectomy at 1 year after surgery. Ger J Ophthalmol 2 : 135–142

28. Seiler T, Kriegerowski M, Schnoy N, Bende T (1990) Ablation rate of human corneal epithelium and bowman's layer with the excimer laser (193 nm). Refract Corneal Surg 6 : 99–102

29. Seiler T, Reckmann W, Maloney RK (1993) Effective spherical aberration of the cornea as a quantitative descriptor in corneal topography. J Cataract Refract Surg 19 (Suppl) : 155–165

30. Seiler T, Holschbach A, Derse M, Jean B, Genth U (1994) Complications of myopic photorefractive keratectomy with the excimer laser. Ophthalmology 101 : 153–160

31. Seitz B, Langenbucher M, Kus MM, Naumann GOH (1994) Therapie der rezidivierenden Erosio corneae mittels 193 nm Excimerlaser. In: Pham DT, Wollensak J, Rochels R, Hartmann C (Hrsg) 8. Kongreß der Deutschsprachigen Gesellschaft für Intraokularlinsenimplantation. Springer, Berlin Heidelberg New York Tokyo, S 598–604

32. Serdarevic ON, Hanna K, Gribomont AC, Savoldelli M, Renard G, Pouliquen Y (1988) Excimer laser trephination in penetrating keratoplasty. Morphologic features and wound healing. Ophthalmology 95 : 493–505

33. Smolek MK (1994) Holographic interferometry of intact and radially incised human eyebank corneas. J Cataract Refract Surg 20 : 277–286
34. Taylor DM, L'Esperance FA Jr, Del Pero RA et al. (1989) Human excimer laser lamellar keratectomy. A clinical study. Ophthalmology 96 : 654–664
35. Thompson KP, Barraquer E, Parel JM et al. (1989) Potential use of lasers for penetrating keratoplasty. J Cataract Refract Surg 15 : 397–403
36. Trokel SL (1990) Development of the excimer laser in ophthalmology: a personal perspective. Refract Corneal Surg 6 : 357–362
37. Tuft SJ, Zabel RW, Marshall J (1989) Corneal repair following keratectomy. A comparison between conventional surgery and laser photoablation. Invest Ophthalmol Vis Sci 30 : 1769-1777

# Klinische Strategien
zur „phototherapeutischen Excimerlaserkeratektomie"
bei oberflächlichen Hornhauterkrankungen

W. Förster und H. Busse

**Zusammenfassung.** Wir beschreiben unsere operative Strategie mit dem 193-nm-Excimerlaser bei oberflächlichen Hornhauterkrankungen. Der Excimerlaser wird eingesetzt, entweder um epitheliale Erkrankungen zu behandeln oder eine maximale Glättung der Hornhautoberfläche nach mechanischer Abtragung oberflächlicher Unregelmäßigkeiten zu erreichen. Die Abtragungszone sollte so groß wie technisch möglich und medizinisch sinnvoll gewählt werden, um unerwünschte Änderungen der Hornhautbrechkraft gering zu halten. Zur Glättung verwenden wir eine Immersionsflüssigkeit in unterschiedlicher Konzentration.

**Summary.** We describe our surgical strategy using the 193 nm excimer laser for treating superficial corneal diseases. The excimer laser is used to treat epithelial diseases or to achieve a maximal smoothing of the cornea after mechanical removal of superficial irregularities. The diameter of the ablation zone should be as large as technically possible and reasonable enough to minimize undesired changes of corneal refraction. To smooth the cornea an immersion fluid at a different concentration is used.

## Einleitung

Eine große Anzahl unterschiedlicher Hornhauterkrankungen wurde und wird mit dem 193-nm-Excimerlaser behandelt. Einige Anwendungsbeispiele zeigt diese Übersicht aus der Literatur. [Nach 1–13, 15, 17–21, 23].

- Rezidivierende Erosionen der Hornhaut nach Trauma oder bei epithelialen Dystrophien der Hornhaut,
- Glättung der irregulären Hornhautoberfläche, z. B. nach Pterygiumoperationen,
- bandförmige Keratopathien,
- oberflächliche Hornhautnarben,
- Salzmannsche noduläre Degeneration,
- Herpes-simplex-Infektion,
- Narben nach Verätzung,
- Narben nach Infektionen,
- Kontaktlinsenschaden,
- Irregularitäten nach Keratokonjunktivitis epidemica,
- Hornhautdystrophien: Reis-Bückler, granuläre Dystrophie, Avellino-Dystrophie,

R. Rochels et al. (Hrsg.)
9. Kongreß der DGII
© Springer-Verlag Berlin Heidelberg 1995

– kristalline Keratopathie nach Streptokokkeninfektion,
– Steven-Johnson-Syndrom,
– Eintrübungen nach Keratoplastik,
– nichtheilende Ulzerationen der Hornhaut unterschiedlicher Gene (z. B. meta-
  herpetische Keratitis, Ulzerationen nach bakterieller Infektion),
– Keratopathie von Szilly,
– familiäre Amyloidose, Amyloid der Hornhaut.

Neben unterschiedlichen Indikationen kommen auch vollständig unterschiedliche operative Strategien zum Einsatz. Dies ist sicher auch von den technischen
Möglichkeiten der eingesetzten Excimerlasersysteme abhängig. Von der Behandlung von Hornhauterkrankungen im Zusammenhang mit einer Herpes-
simplex-Infektion (wegen der Gefahr der Reaktivierung [16]) und von der Nachbehandlung von Tumorarealen mit dem Excimerlaser möchten wir abraten.

**Klinische Strategie zur Behandlung oberflächlicher Hornhauterkrankungen
mit dem 193-nmm-Excimerlaser**

Wir orientieren unser therapeutisches Vorgehen am Krankheitsbild und nicht
nur nach der Oberflächenstruktur:

1. Sollen rezidivierende Erosionen oder epitheliale Erkrankungen wie epitheliale
   Dystrophien der Hornhaut behandelt werden oder
2. sollen Narben und Trübungen mit und ohne oberflächliche Irregularitäten behandelt werden (Abb. 1).

Zu 1: Liegen die Voraussetzungen für Punkt 1 vor, behandeln wir bei rezidivierenden Erosionen vorzugsweise im freien Intervall. Das Vorgehen bei rezidivierenden Erosionen und epithelialen Dystrophien ist bei uns identisch:
a) Mobilisierung des Epithels mit einem feuchten Watteträger,
b) Markierung des Epithels,
c) mechanische Entfernung des Epithels,
d) falls möglich, wird eine PTK-Behandlungszone gewählt, die 1 mm größer ist
   als die mechanische Abrasio. Ansonsten behandeln wir die zentralen Anteile
   der mechanischen Abtragung,
e) die PTK erfolgt mit folgenden Parametern: 180 mJ/cm$^2$ Fluence, 15–20 Pulse,
   5–8 mm Durchmesser, 10 Hz,
f) anschließend beidseitiger Augenverband mit antibiotischer Salbe; vor und
   nach der PTK Schmerzmedikation.

Zu 2: Liegen die Voraussetzungen für Punkt 2 vor, verzichten wir nur bei sehr
oberflächlichen Veränderungen und glatter Oberfläche auf eine mechanische
Entfernung des Epithels:
a) Bei unregelmäßiger Oberfläche entfernen wir das Epithel mechanisch,
b) wir führen eine maximale aber vorsichtige ebenfalls mechanische Entfernung
   der Trübungen oder Narben vor,
c) nun erfolgt die Excimerlaser-PTK zur Glättung der Oberfläche unter Einsatz
   von Immersionsflüssigkeiten unterschiedlicher Viskosität und Konzentration

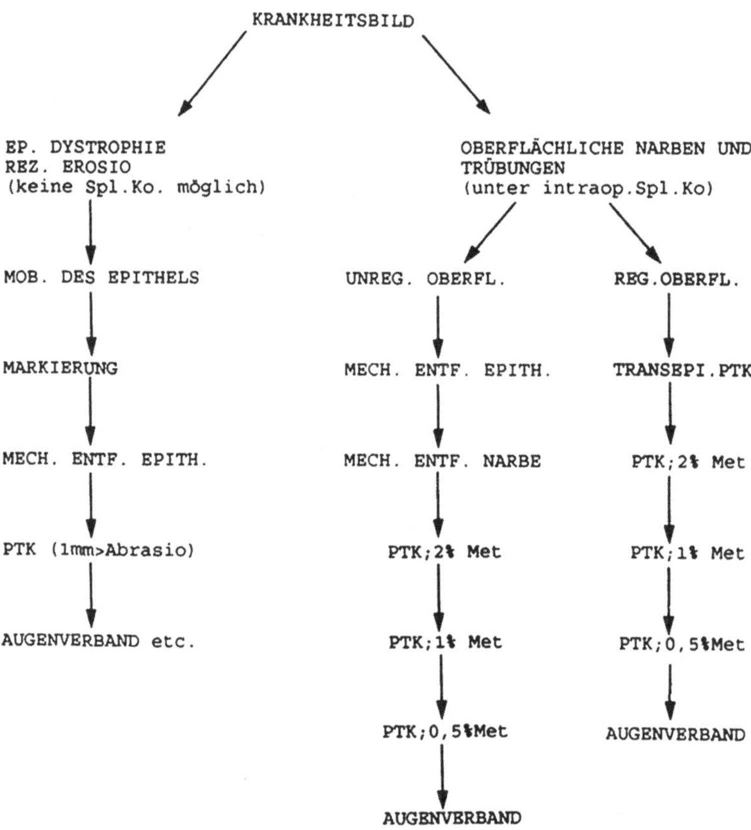



**Abb. 1.** Schematische Darstellung der operativen Strategie zur phototherapeutischen Excimer-Laserbehandlung bei oberflächlichen Hornhauterkrankungen (*MECH* mechanisch, *ENTE* Entfernung, *EPITH* Epithel, *Met* Methylzellulose, *EP* epithelial, *Spl. Ko* Spaltlampenkontrolle, *REZ* rezidivierend, *MOB* Mobilisierung, *UNREG/REG* un-/regelmäßig

nach einem Standardschema. Wir benutzen Methylzellulose 2%, 1% und 0,5%. Bei einzelnen Indikationen setzen wir zudem noch eine Konzentration von 0,25% ein. Diese Glättung der Oberfläche erfolgt unter Spaltlampenkontrolle während der Abtragung.

d) Laserparameter sind mindestens 160 mJ/cm² Fluence, 10 Hz, Durchmesser mindestens 6 mm,

e) anschließend beidseitiger Augenverband mit antibiotischer Salbe, vorher und nach der PTK Schmerzmedikation.

Die Bedeutung der Immersionsflüssigkeiten unterschiedlicher Viskosität wird in Abb. 2 nochmals verdeutlicht: Wird eine irreguläre Hornhautoberfläche mit dem Excimerlaser ohne Immersionsflüssigkeit behandelt, resultiert idealerweise ein Abbild dieser Unregelmäßigkeiten in einer tieferen Hornhautschicht (s. Abb. 2a).

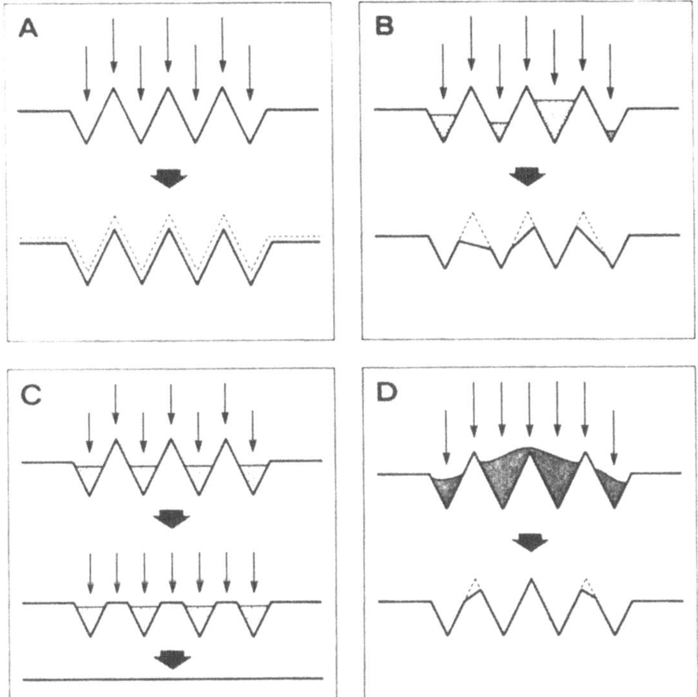

**Abb. 2 .** Wird eine irreguläre Hornhautoberfläche mit dem Excimer-Laser ohne Immersionsflüssigkeit behandelt resultiert idealerweise ein Abbild dieser Unregelmäßigkeiten in einer tieferen Hornhautschicht. b Eine Idealflüssigkeit bedeckt die Täler der Unregelmäßigkeiten und läßt die Spitzen frei. Die bedeckten Täler werden geschützt und die spitzen abgetragen. Die Oberfläche wird geglättet. Der Vorgang muß eventuell mehrfach wiederholt werden. c Eine Flüssigkeit mit zu geringer Viskosität verteilt sich nicht regelmäßig in den Tälern. Die Abtragung erfolgt unregelmäßig. d Gleiches gilt für eine Flüssigkeit mit zu hoher Viskosität. Auch hier erfolgt eine unregelmäßige Abtragung und die Hornhautoberfläche ist rauh (Mod. nach Kornmehl et al. [14])

Eine Idealflüssigkeit bedeckt die Täler der Unregelmäßigkeiten und läßt die Spitzen frei. Die bedeckten Täler werden geschützt und die Spitzen abgetragen. Die Oberfläche wird geglättet. Der Vorgang muß eventuell mehrfach wiederholt werden (s. Abb. 2b).

Eine Flüssigkeit mit zu geringer Viskosität verteilt sich nicht regelmäßig in den Tälern. Die Abtragung erfolgt unregelmäßig (s. Abb. 2c).

Gleiches gilt für eine Flüssigkeit mit zu hoher Viskosität. Auch hier erfolgt eine unregelmäßige Abtragung, und die Hornhautoberfläche ist rauh (s. Abb. 2d).

## Diskussion

Die Behandlung rezidivierender Erosionen der Hornhaut und epithelialer Dystrophien kann im freien Intervall oder im akuten Stadium vorgenommen werden. Das Epithel der Hornhaut kann entfernt oder belassen werden (z. B. [5]). Die Behandlung kann wie bei uns mit großem Durchmesser oder mit kleinem Durchmesser des Excimerlaserstrahls (Spotsize 1,5 mm, z. B. [3]). Zur Glättung einer irregulären Hornhautoberfläche (z. B. nach Pterygiumoperation, bandförmige Keratopathie) muß derzeit die sogenannte Immersionsmethode (z. B. [6]) eingesetzt werden. Wir bevorzugen die Durchführung der Operation unter kontinuierlicher Spaltlampenkontrolle. Idealerweise könnte zukünftig eine topographiegesteuerte individuelle und genaue Abtragung erfolgen.

Bei der Entfernung oberflächlicher Hornhauttrübungen machen einige Autoren ihre therapeutische Strategie davon abhängig, ob die Oberfläche der Hornhaut glatt, irregulär oder rauh ist. So empfehlen Talamo et al. [22] bei glatter Oberfläche das Epithel zu belassen und nur bei rauher Oberfläche eine Abrasio durchzuführen. Örndahl et al. [18] bevorzugen bei Hornhautdystrophien einen transepithelialen Zugang.

Das operative Vorgehen bei einer Vielzahl von Einzelindikationen muß individuell festgelegt werden. Durch den Einsatz neuester Technologien [8] mit großer Behandlungszone von bis zu 8 mm und der Ankoppelung einer Spaltlampe an den Excimerlaser konnten diese negativen Effekte aber drastisch reduziert werden.

## Literatur


1. Campos M, Nielsen S, Szerenyi K, Garbus JJ, McDonnel PJ (1993) Clinical follow-up of phototherapeutic keratectomy for treatment of corneal opacities. Am J Opthalmol 115 : 433–440
2. Cennamo G, rosa N, Rosenwasser GOD, Sebastiani A (1994) Phototherapeutic keratectomy in the treatment of avellino dystrophy. Ophthalmologica 208 : 198–200
3. Dausch D, Schröder E (1990) Die Behandlung von Hornhaut- und Skleraerkrankungen mit dem Excimer Laser. Fortsch Ophthalmol 87 : 115–120
4. Eifferman RA, Forgey DR, Cook Y (1992) Excimer laser ablation of infectious crystalline keratopathy. Arch Opthalmol 110 : 18
5. Fagerholm P, Fitzsimmons TD, Örndahl M, Öhman L, Tengroth B (1993) Phototherapeutic keratectomy: long-term results in 166 eyes. Refract Corn Surg (Suppl) : 76–81
6. Förster W, Grewe S, Atzler U, Lunecke C, Busse H (1993) Phototherapeutic keratectomy in cornea diseases. Refract Corn Surg 9 (Suppl) : 85–89
7. Förster W, Grewe S, Busse H (1993) Klinischer Einsatz des Excimer Lasers zur Behandlung oberflächlicher Hornhauttrübungen. Therapeutische Strategie und Falldarstellungen. Klin Monatsbl Augenheilkd 202 : 126–129
8. Förster W, Beck R, Busse H (1993) Design and development of a new 193-nanometer excimer laser surgical system. Refract Corn Surg 9 : 293–299
9. Förster W, Atzler U, Busse H (1995) Spezielle Indikationen für photorefraktive (PRK) und phototherapeutische (PTK) Excimer-Laser-Keratektomien. Ophthalmologe 92 : 419–423
10. Gartry D, Kerr Muir M, Marshal J (1991) Excimer laser treatment of corneal surface pathology: a laboratory and clinical study. Brit J Opthalmol 75 : 258–259
11. Hahn TW, Sah WJ, Kim JH (1993) Phototherapeutic Keratectomy in Nine Eyes With Superficial Corneal Diseases. Refract Corn Surg 9 (Suppl) : 115–118
12. Heinrich AW, Frank HU, Eckhardt BH, Hütz WW (1994) Zur Behandlung der rezidivierenden Erosio corneae mit dem 193 nm Excimerlaser. In: Pham DT, Wollensak J, Rochels R, Hartmann Ch (Hrsg) 8. Kongreß der Deutschsprachigen Gesellschaft für Intraokularlinsenimplantation. Springer, Berlin Heidelberg New York Tokyo, S 605–608

13. John ME, Martines E, Cvintal T, Ballwe C (1993) Excimer laser photoablation of primary familial amyloidosis of the cornea. Refract Corn Surg 9 (Suppl) : 138-141

14. Kornmehl EW, Steinert RF, Puliafito CA (1991) A comparative study of masking fluids for excimer laser phototherapeutic keratectomy. Arch Opthalmol 109 : 860–863

15. Mcdonnell PJ, Seiler T (1992) Phototherapeutic keratectomy with excimer laser for Reis-Buckler's corneal dystrophy. Refract Corn Surg 8 : 306–308

16. Pepose JS, Laycock KA, Kelvin Miller J, Chansue E, Lenze E, Gans L, Smith E (1992) Reactivation of latent herpes simplex virus by excimer laser photokeratectomy. Am J Opthalmol 114 : 45–50

17. O'Bart DP, Kerr Muir MG, Marshall J (1994) Phototherapeutic keratectomy for recurrent corneal erosions. Eye 8 : 378–383

18. Örndahl M, Fagerholm P, Fitzsimmons T, Tengroth B (1994) Treatment of corneal dystrophies with excimer laser. Acta Ophthalmologica 72 : 235–240

19. Seiler T, Schnelle B, Wollensak J (1992) Pterygium excision using 193 nm excimer laser smoothing and topical Mitomycin-C. Ger J Opthalmol 1 : 429-431

20. Sher NA, Bowers RA, Zabel RW, Frantz JM, Eiferman RA, Brown MD, Rowsey JJ, Parker P, Chen V, Lindstrom RL (1991) Clinical use of the 193 nm excimer laser in the treatment of corneal scars. Arch Opthalmol 109 : 491–498

21. Stark WJ, Chamon W, Kamp MT, Enger CL, Rencs EV, Gottsh JD (1991) Clinical follow-up of 193 nm ArF excimer laser photokeratectomy. Opthalmology 99 : 805–812

22. Talamo JH, Steinert RF, Puliafito CA (1992) Clinical strategies for excimer laser therapeutic keratectomy. Refract Corn Surg 8 : 319–324

23. Thompson V, Durrie DS, Cavanough TB (1993) Philosophy and technique for excimer laser phototherapeutic keratectomy. Refract Corn Surg 9 (Suppl) : 81–85

# Das Wundheilungsverhalten intrastromaler Hornhautläsionen nach Laser-in situ-Keratomileusis

C. Slowik, S. Somodi, A. A. Thaer, J. S. Jörgensen, A. Neumann, und R. Guthoff

**Zusammenfassung.** Zur Korrektur hoher Myopien mit möglichst geringfügiger Alteration des Gewebes wurde die Kombination von lamellärer Keratoplastik und intrastromaler Excimerlaserablation entwickelt. Schon einige Wochen nach dem Eingriff waren bei den Patienten spaltlampenmikroskopisch kaum noch Veränderungen im Interface sichtbar. Mit Hilfe der konfokalen in vivo-Hornhautmikroskopie gelang es, die Veränderungen nach Laser-in situ-Keratomileusis zu erfassen.

Wir untersuchten 8 Patienten zwischen 2 und 16 Wochen postoperativ mit dem konfokalen Spaltscanningmikroskop (Microphthal) der Firma Hund.

Die morphologischen Befunde wurden als Video aufgezeichnet. Dabei waren dem chirurgischen Eingriff zuzuordnende Veränderungen insbesondere im Bereich des Epithels und des vorderen Stromas sichtbar. Ebenfalls erfolgte mit dem Z-Scan des Mikroskops eine Analyse der Streulichtverteilung in sagittaler Richtung durch die Hornhaut. Die erhöhte Reflektivität in der Wundheilungsregion war als zusätzlicher Peak im vorderen Stroma registrierbar.

**Summary.** In order to correct high myopia without severe alteration of the tissue, a combination lamellar keratoplasty with intrastromal excimer laser ablation was developed. Slit lamp examination of patients showed only few corneal changes in the interface some weeks after this treatment. By means of confocal in vivo microscopy of the cornea it was successful to demonstrate changes due to laser in situ keratomileusis.

We examined 8 patients with the confocal slit scanning microscope (Microphthal; Hund Corporation) 2 to 16 weeks after surgery. Video recording was used for registering the data. There were morphological findings as a result of the surgery especially in the epithelium and in the anterior stroma. We investigated the distribution of scattered light in the cornea using the z-scan of the microscope, and found an additional peak determined by the higher reflectivity in the anterior stroma.

## Einleitung

Gegenwärtig kann mit der refraktiven Hornhautchirurgie eine Myopiekorrektur einerseits über die indirekte Abflachung des Hornhautzentrums durch radiale Einschnitte in der Hornhautperipherie oder über eine direkte Abflachung durch Entfernung von zentralem Hornhautgewebe erfolgen.

Wegen der bekannten Nachteile der radiären Keratotomie, wie vermehrte Blendungsempfindlichkeit, induzierter Astigmatismus, nicht genaue Vorhersagbarkeit des refraktiven Resultates und tägliche Schwankungen der Refraktion, wird bei der Anwendung dieses Verfahrens große Zurückhaltung geübt.

R Rochels et al. (Hrsg.)
9. Kongreß der DGII
© Springer-Verlag Berlin Heidelberg 1995

In den 60er Jahren wurde von Barraquer [2] die Keratomileusis eingeführt. Probleme entstanden vor allem beim Schnitt mit dem Mikrokeratom und beim Frieren und Formen des Lentikels. Traumatisierung und Destruktion des Gewebes waren nicht zu vermeiden [6, 11, 16]. Später wurden Operationsverfahren ohne Notwendigkeit des Frierens des Lentikels [13] entwickelt.

Mit der Einführung des Excimerlasers 193 nm in die Augenheilkunde in den 80er Jahren verfügte man über ein präzises Instrument zur photoablativen Neuformung der kornealen Oberfläche [14, 23, 24].

Die bei der photorefraktiven Keratektomie aufgetretenen Komplikationen [9, 10, 17, 18], insbesondere durch die Epithelabrasion und Zerstörung der Bowman-Membran, versuchte man mit der Entwicklung schonenderer Operationstechniken zu vermeiden. 1990 bezeichnete Pallikaris die von ihm im Tierexperiment erstmals beschriebene Laser-in situ-Keratomileusis als eine Kombination der Vorteile des Excimerlasers mit einer lamellären Keratektomie zum Erhalt der anatomischen Gegebenheiten der vorderen Schichten der Kornea [7, 15, 19].

Mit der Entwicklung konfokaler Mikroskope für die Untersuchung der Hornhaut entstand eine Möglichkeit der in vivo-Untersuchung mit einer bisher nicht gekannten Vergrößerung und Auflosung [8, 12]. Durch Unterdrückung von Streulicht, das nicht aus der fokussierten Ebene stammt, können optische Schnitte durch das zu untersuchende Gewebe gelegt werden. Mit Hilfe dieser Methode gelingt es routinemäßig, alle Schichten der Kornea darzustellen und atypische bzw. pathologische Veränderungen der Hornhaut morphologisch zu erfassen [5].

In der vorliegenden Arbeit sollen postoperative Hornhautveränderungen nach Laser-in situ-Keratomileusis mit der konfokalen Spaltscanningmikroskopie aufgezeigt werden.

## Patienten und Methodik

Wir untersuchten 8 Patienten zwischen 2 und 16 Wochen nach Laser-in situ-Keratomileusis zur Korrektur einer hohen Myopie. Die Patienten waren zwischen 20 und 53 Jahre alt. Wegen beruflicher Verpflichtungen konnten die Patienten keinen Kontrollen in regelmäßigen Abständen unterzogen werden. Von diesen 8 Patienten stellten sich 5 zu einer zweiten Untersuchung zur Verfügung.

Vor der Operation erhielten die Patienten Pilocarpin 2%ige Augentropfen, um die optische Achse exakt festlegen zu können.

Der operative Eingriff wurde in Tropfanästhesie vorgenommen. Die korneale Lamelle mit einem Durchmesser von 8,0 mm und einer Dicke von 160 µm wurde mit dem Mikrokeratom (Chiron/Adatomed) bei einem Augendruck von über 65 mm Hg erzeugt. Nasal wurde eine Brücke von ca. 20° belassen. Nachdem das Lentikel zur Seite geklappt wurde, erfolgte auf dem zentralen Stromabett die Laserablation (Meditec) entsprechend der zu erwartenden Zielrefraktion. Anschließend konnte das Lentikel zurückgeklappt und ohne zusätzliche Nähte in die ursprüngliche Position gebracht werden. Die postoperative Therapie bestand in steroidalen und antibiotischen Augentropfen.

Der Wundheilungsverlauf war bei den von uns untersuchten Patienten komplikationslos.

Die Patienten wurden spaltlampenmikroskopisch inspiziert, der Befund photodokumentiert und anschließend die Untersuchung beider Augen am konfokalen Mikroskop (Microphthal/Hund) in Tropfanästhesie vorgenommen. Wir benutzten dafür ein 40/0,75-Wasserimmersionsobjektiv und erzielten so eine ca. 800fache Vergrößerung auf dem Monitor.

Die Befundaufzeichnung erfolgte als Video. Zusätzlich wurde eine Analyse der Streulichtverteilung in der Kornea mit dem Z-Scan des Mikroskops durchgeführt und mit einem xy-Schreiber registriert.

## Ergebnisse

Bei diffuser Beleuchtung an der Spaltlampe gab es kaum sichtbare Hinweise auf eine stattgefundene Hornhautoperation. Jedoch bei Inspektion mit einer höheren Vergrößerung waren bei den Patienten zarte glitzernde Veränderungen, seltener kleine geformte rundliche oder faserige Partikelchen im Interface zu finden (Abb. 1).

Mit Hilfe der konfokalen Mikroskopie gelang es uns, diese Hornhautveränderungen zu verschiedenen Zeitpunkten postoperativ zu erfassen.

Die Morphologie der Superfizialzellen des Epithels entsprach bei allen Patienten dem Erscheinungsbild bei Normalprobanden.

Bei 5 von 8 untersuchten Patienten fanden wir in der Intermediärzellschicht des Hornhautepithels auffällig große und reflektive Zellkerne, die sonst sehr fein und nur wenig reflektiv sind (Abb. 2).

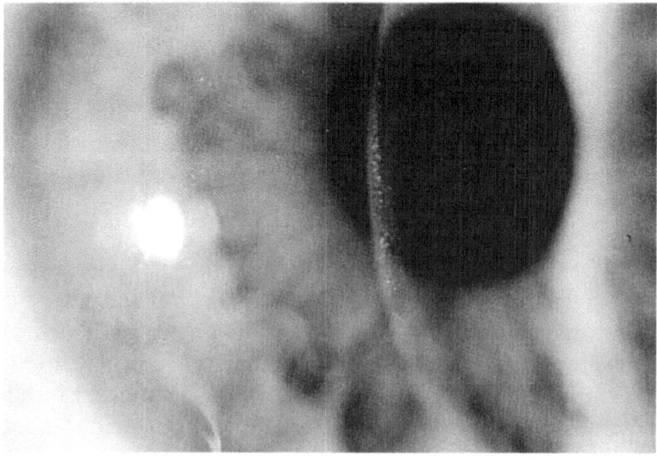

**Abb. 1.** Spaltlampenbefund einer 47jährigen Patientin 2 Wochen nach dem Eingriff. Es sind glitzernde rundliche Einlagerungen im Interface sichtbar

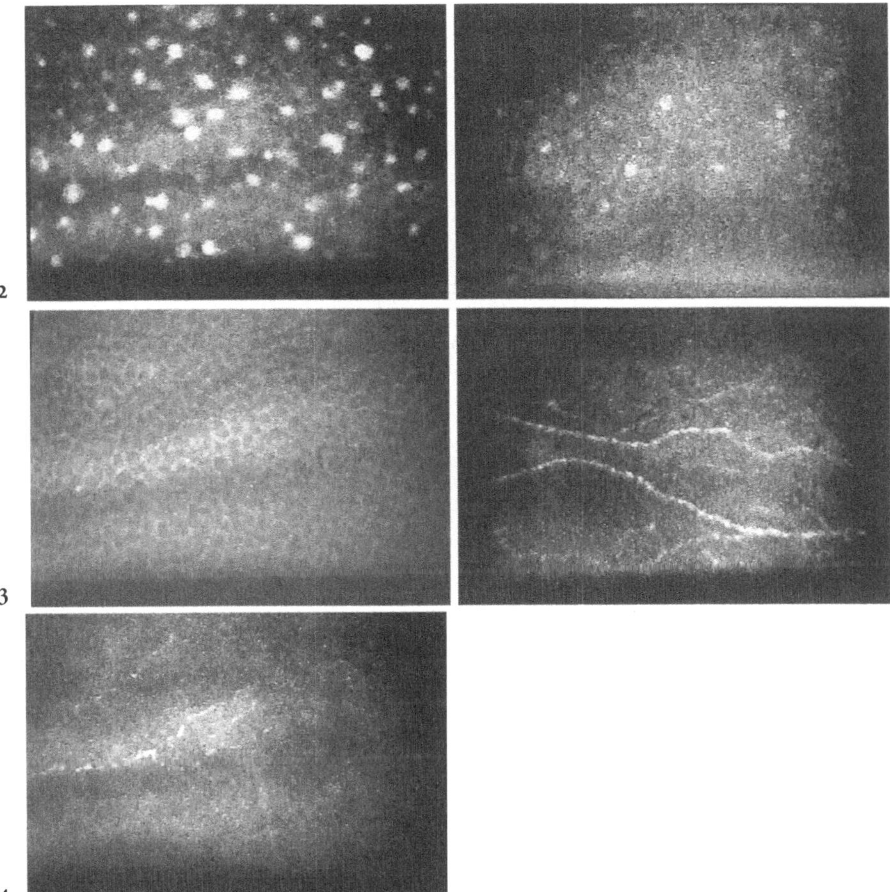

**Abb. 2.** Hochreflektive große Zellkerne der Intermediärzellschicht bei operierten Patienten *(links)*, wenig reflektive Zellkerne bei Normalprobanden *(rechts)*

**Abb. 3.** Regelmäßig angeordnete Basalzellen des zentralen Epithels bei operierten Patienten *(links)*, bei denen der basale epitheliale Nervenplexus im Vergleich zu hornhautgesunden Probanden *(rechts)* fehlt

**Abb. 4.** Feine, in den epithelialen Bereich einsprossende Nerven 6 Wochen postoperativ im peripheren Lentikelbereich

Die Basalzellen zeigten bei allen Patienten ein regelmäßiges Muster mit typischer Reflektivität, d. h. ein dunkel erscheinendes Zytoplasma und helle Zellgrenzen. Auffällig war dennoch, daß der epitheliale Nervenplexus im Bereich der Basalzellen und der Bowman-Membran völlig fehlte.

Hornhautgesunde Probanden besitzen ein gut entwickeltes basales epitheliales Nervengeflecht, das mit der konfokalen Mikroskopie problemlos dargestellt werden kann (Abb. 3).

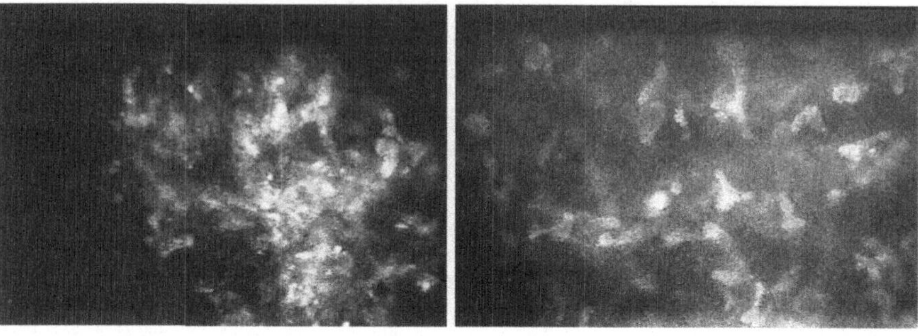

**Abb. 5.** Trübungen im vorderen Stroma im Bereich der Laserablation *(links)*. Dazwischenliegende unregelmäßig verteilte Keratozytenkerne. Das *rechte* Bild zeigt ein vorderes Stroma ohne pathologische Veränderungen

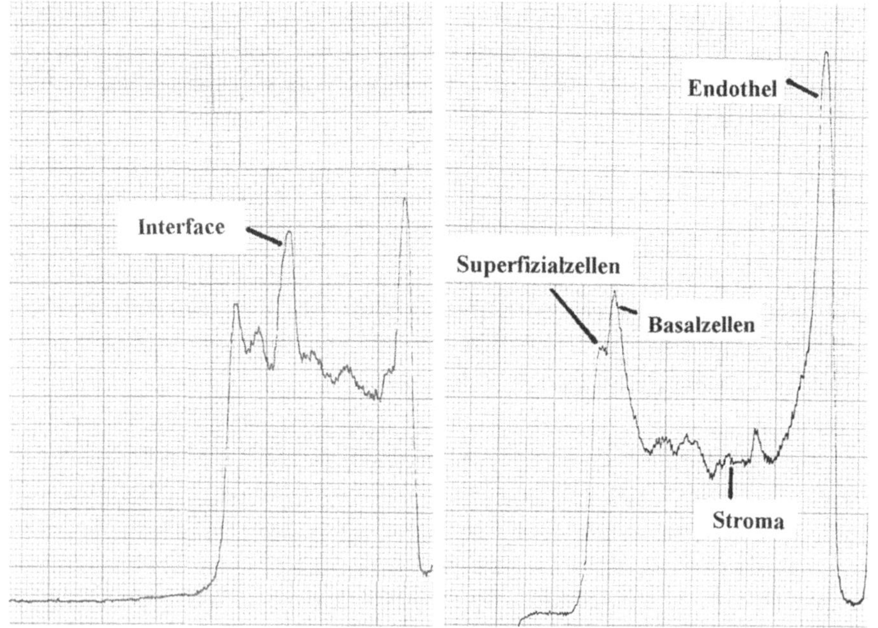


**Abb. 6.** Z-Scan-Aufzeichnung zu den Befunden in Abb. 5. Nachweis erhöhter Reflektivität im Interface, die dem vorderen Stroma zuzuordnen war *(links)*, reguläre Peaks werden durch die Superfizial-, Basal- und Endothelzellen erzeugt *(rechts)*

Bei den von uns untersuchten Patienten fanden wir keine Nerven im zentralen Lentikelbereich bis zu 4 Monaten postoperativ.

Bei einem Patienten sahen wir 6 Wochen postoperativ sehr feine neu einsprossende Nerven im peripheren Lentikelbereich (Abb. 4).

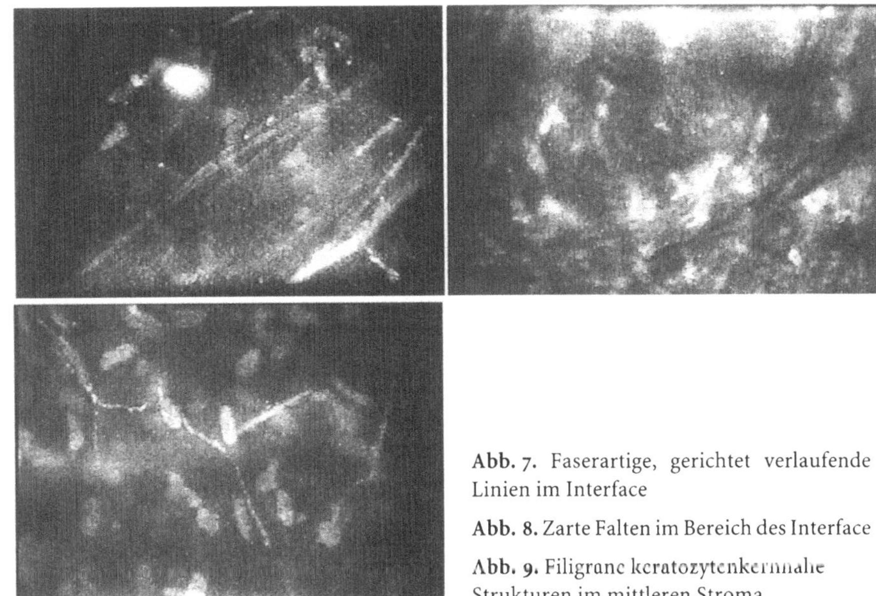

**Abb. 7.** Faserartige, gerichtet verlaufende Linien im Interface

**Abb. 8.** Zarte Falten im Bereich des Interface

**Abb. 9.** Filigrane keratozytenkernnahe Strukturen im mittleren Stroma

Im Areal der Laserablation im vorderen Stroma konnten Trübungen in unterschiedlichster Form und Ausprägung nachgewiesen werden. Zwischen den Trübungen fanden sich einzelne unregelmäßig verteilte und geformte Keratozytenkerne (Abb. 5).

Bei der Aufzeichnung der Streulichtverteilung in sagittaler Richtung durch die Schichten der Hornhaut mit dem Z-Scan des Mikroskops war die erhöhte Reflektivität in diesem Bereich nachweisbar. Neben den regulären Peaks, bedingt durch die Superfizialzell-, Basalzell- und die Endothelzellschicht, konnte ein zusätzlicher Peak dem vorderen Stroma zugeordnet werden (Abb. 6).

Im Interface sahen wir bei den ersten Kontrolluntersuchungen 14 Tage postoperativ bei 2 Patienten deutliche faserartige Linien, die oft in eine Richtung verliefen (Abb. 7). Bei nachfolgenden Befunderhebungen waren diese Veränderungen nicht mehr nachzuweisen.

Es fanden sich bei 4 Patienten zarte Falten im Bereich der Trübungen und im vorderen Stroma, die auch noch bei den späteren Kontrollen darstellbar waren (Abb. 8).

Im mittleren Stroma sahen wir bei 3 Patienten filigrane, granuliert erscheinende Veränderungen. Diese schienen in Verbindung zu den Keratozytenkernen zu stehen (Abb. 9).

Im tiefen Stroma gab es keine weiteren, dem operativen Eingriff zuzuordnenden Veränderungen. Auch die tiefen stromalen Nerven waren morphologisch unauffällig. Es ließen sich große Aufzweigungen darstellen. Bei keinem Patienten sahen wir Endothelläsionen.

## Diskussion

Die spaltlampenmikroskopisch nur gering ausgeprägten Veränderungen nach Laser-in situ-Keratomileusis lassen sich mit der konfokalen Mikroskopie in einer hohen Vergrößerung erfassen und den verschiedenen Schichten der Hornhaut zuordnen.

Die atypisch großen und reflektiven Kerne der Intermediärzellschicht sind möglicherweise Folge eines veränderten Regenerationszyklus des Epithels. Dabei könnte der fast zirkuläre lamelläre Schnitt die zentripedale Wanderung der Basalzellen und damit die Erneuerung des Epithels beeinflussen [1]. Mikroskopische Untersuchungen an Kaninchenaugen nach Laser-in situ-Keratomileusis zeigten ein unauffälliges Epithel auf dem Lentikel bei deutlicher Verdickung an den Lentikelrändern [15].

Trophische Störungen des kornalen Epithels mit herabgesetzter Adhäsion und erhöhter Permeabilität wurden nach artefiziellen Läsionen im Ganglion trigeminale beschrieben [3]. Veränderungen des Epithels nach Denervierung sind u.a. auf eine Unterdrückung seiner proliferativen Aktivität zurückzuführen [4].

Mit dem lamellären Schnitt bei der Laser-in situ-Keratomileusis kommt es zu einer großflächigen Durchtrennung der Nervenfasern im vorderen Stroma sowie im Bereich des Epithels an den Schnitträndern. Eine zusätzliche Alteration erfolgt zentral durch die Laserablation.

Verschiedene Autoren berichten von mikroskopischen und Immunfluoreszenzuntersuchungen der Reinnervation nach photorefraktiver Keratektomie, die zeigten, daß zuerst ein Neueinsprossen der Nerven in horizontaler Richtung von den Wundrändern her erfolgt [21, 22]. Erst nach ca. einem Jahr fand man aus dem Stroma kommende Nervenfasern, die die Bowman-Membran penetrierten und an der Neubildung des basalen epithelialen Nervenplexus beteiligt waren.

Bei den im mittleren Stroma gefundenen keratozytenkernnahen filigranen Elementen handelt es sich möglicherweise um neugebildete, feinste stromale Nervenfasern. Die Beziehung dieser Fasern zu den Keratozytenkernen kann durch eine Überlagerung im optischen Schnitt vorgetäuscht werden.

Es ist nach unseren bisherigen Befunden und den eben genannten Erfahrungen anzunehmen, daß die zentrale Reinnervation nach Laser-in situ-Keratomileusis sehr spät abgeschlossen sein wird.

Die unterschiedlich geformten, hochreflektiven Trübungen im Bereich des Interface sind mit der konfokalen Mikroskopie nicht näher zu klassifizieren. Es kann sich dabei um Einlagerungen von Fremdmaterial, aber auch um Zellabbauprodukte oder reaktiv gebildetes Material wie Kollagen und Protokeratan handeln [20]. Die fibroblastische Aktivität ist den im Areal der Laserablation gefundenen, unregelmäßig verteilten Keratozyten mit auffällig geformten Zellkernen zuzuordnen [8, 20].

Die Verdichtungen im Interface waren 4 Monate postoperativ noch sichtbar. Eine narbige Umwandlung des Gewebes scheint auch hier stattzufinden. Spätere postoperative Kontrolluntersuchungen wären sehr sinnvoll, um das Ausmaß der Läsion nach Abschluß der Heilungs- und Umbauprozesse einschätzen zu können.

Die von uns beschriebenen gerichteten faserartigen Strukturen in der Umgebung des Interface sind von ihrer Erscheinung her als schnittechnische Artefakte im Sinne von kratzerartigen Gewebsverletzungen mit einer reparativen Kollagenfasersynthese einzuordnen. Sie können wegen der veränderten Reflektivität zur Darstellung gebracht werden und sind bei fortschreitender Wundheilung nicht mehr vom umgebenden Gewebe zu unterscheiden. Ebenfalls sind die zarten Falten im Bereich der Trübungen und des vorderen Stromas als chirurgische Alteration aufzufassen.

Zusammenfassend läßt sich feststellen, daß die konfokale in vivo-Mikroskopie außerordentlich gut geeignet ist, die morphologischen Veränderungen nach refraktiver Hornhautchirurgie zu erfassen und die Wundheilung zu beobachten. Langzeituntersuchungen können Aufschluß über die Folgen verschiedener refraktiver Operationsverfahren an der mikroskopischen Struktur der Hornhaut geben.

*Danksagung:* Wir danken der Gertrud-Kusen-Stiftung Hamburg für die Unterstützung bei der Beschaffung des konfokalen Mikroskops. Weiterhin danken wir der Firma Chiron/Adatomed für die Übernahme der Druckkosten der Abbildungen dieser Arbeit.

## Literatur

1. Auran JD, Koester CJ, Kleiman NJ, Rapaport R, Bomann JS, Wirotsko BM, Florakis GJ, Koniarek JP (1995) Scanning slit confocal microscopic observation of cell morphology and movement within the normal human anterior cornea. Ophthalmology 102 : 33–41
2. Barraquer JI (1964) Queratomileusis para la correccion de la miopia. Arch Soc Am Oftal Optom 5 : 27–48
3. Beuerman RW, Schimmelpfennig B (1980) Sensory denervation of the rabbit cornea affects epithelial properties. Exp Neurol 69 : 196–201
4. Beuerman RW, Tanelian DL, Schimmelpfennig B (1988) Nerve tissue interactions in the cornea. In: Cavanagh HD (ed) The Cornea: Transactions of the World Congress on the Cornea III. Raven, New York
5. Böhnke M, Thaer AA (1994) Untersuchung der Kornea mit einem neuen konfokalen Mikroskop. In: Lund OE, Waubke TN (Hrsg) Bildgebende Verfahren in der Augenheilkunde, Hauptreferate der XXIX. Essener Fortbildung für Augenärzte. Ferdinand Enke, Stuttgart
6. Bornfeld N, Hoffmann F, Mellin KB, Hifnawi ESE, Waubke TN (1986) Ultrastructure of rabbit corneal stroma after experimental keratomileusis. Arch Ophthalmol 104 : 253–258
7. Buratto L, Ferrari M, Rama P (1992) Excimer laser intrastromal keratomileusis. Am J Ophthalmol 113 : 291–295
8. Cavanagh HD, Petroll WM, Jester JV (1993) The application of confocal microscopy to the study of living systems. Neurosci Biobehavioral Rev 17 : 483–498
9. Hanna KD, Pouliquen Y, Waring GO, Savoldelli M, Cotter J, Morton K, Menasche M (1989) Corneal stromal wound healing in rabbits after 193-nm excimer laser surface ablation. Arch Ophthalmol 107 : 895–901
10. Hanna KD, Pouliquen YM, Savoldelli M, Fantes F, Thompson KP, Waring GO, Samson J (1990) Corneal wound healing in monkeys 18 months after excimer laser photorefractive keratectomy. Refract Corneal Surg 6 : 340–345

11. Jester JV, Rodrigues MM, Villasenor RA, Schanzlin DJ (1984) Keratophakia and keratomileusis: Histopathologic, ultrastructural, and experimental studies. Ophthalmology 91 : 793–805

12. Jester JV, Cavanagh HD, Lemp MA (1990) Confocal microscopic imaging of the living eye with tandem scanning confocal microscopy. In: Masters BR (ed) Noninvasive diagnostic techniques in Ophthalmology. Springer, Berlin Heidelberg New York Tokyo

13. Krumeich JH, Swinger CA, Boyd B (1987) The planar non-freeze lamellar refractive keratoplasty techniques. Non-freeze keratomileusis, non-freeze epikeratophakia. In: Boyd B (ed) Refractive Surgery with the Masters, Coral Gables, Florida; Highlights of Ophthalmology. pp 122–136

14. Marshall J, Trokel S, Rothery S, Schubert H (1985) An ultrastructural study of corneal incisions induced by an excimer laser at 193 nm. Ophthalmology 92 : 749–758

15. Pallikaris IG, Papatzanaki ME, Stathi EZ, Frenschock O, Georgiadis A (1990) Laser in situ keratomileusis. Lasers Surg Med 10 : 463–468

16. Pokorny KS, Kenyon KR, Swinger C, Barker BA, Henriquez AS, Barraquer JI, Amin D, Schmitterer M, Hanninen LA (1990) Histopathology of human keratorefractive Lenticules. Cornea 9 : 223–233

17. Seiler T, Wollensack J (1992) Komplikationen der Laserkeratomileusis mit dem Excimerlaser (193 nm). Klin Monatsbl Augenheilkd 200 : 648–653

18. Seiler T, Kriegerowski M, Schnoy N, Bende T (1990) Ablation rate of human corneal epithelium and Bowman's layer with the excimer laser (193 nm). Refract Corneal Surg 6 : 99–102

19. Slade SG (1994) Lamellar refractive surgery. Sem Ophthalmol 9 : 117–124

20. SundarRaj N, Geiss MJ, Fantes F, Hanna K, Anderson SC, Thompson KP, Thoft RA, Waring GO (1990) Healing of excimer laser ablated monkey corneas. Arch Ophthalmol 108 : 1604–1610

21. Tervo K, Latvala TM, Tervo TMT (1994) Recovery of corneal innervation following photorefractive keratoablation. Arch Ophthalmol 112 : 1466-1470

22. Trabucchi G, Brancato R, Verdi M, Carones F, Sala C (1994) Corneal nerve damage and regeneration after excimer laser photokeratectomy in rabbit eyes. Invest Ophthalmol Vis Sci 35 : 229–235

23. Trokel S (1989) Evolution of excimer laser corneal surgery. J Cataract Refract Surg 15 : 373–383

24. Trokel SL, Srinivasan R, Braren B (1983) Excimer laser surgery of the cornea. Am J Ophthalmol 96 : 710–715